医师资格考试 大纲细则

中医(具有规定学历)执业助理医师

医学综合笔试部分(上册)

国家中医药管理局中医师资格认证中心
中医类别医师资格考试专家委员会 组织编写

中国中医药出版社
·北 京·

图书在版编目（CIP）数据

医师资格考试大纲细则．中医（具有规定学历）执业助理医师．医学综合笔试部分/国家中医药管理局中医师资格认证中心中医类别医师资格考试专家委员会组织编写．—北京：中国中医药出版社，2018.12

ISBN 978-7-5132-5353-6

Ⅰ.①医… Ⅱ.①国… Ⅲ.①中医师-资格考试-考试大纲 Ⅳ.①R-41

中国版本图书馆 CIP 数据核字（2018）第 263210 号

中国中医药出版社出版
北京市朝阳区北三环东路28号易亨大厦16层
邮政编码 100013
传真 010-64405750
山东百润本色印刷有限公司印刷
各地新华书店经销

开本 889×1194 1/16 印张 48 字数 1290 千字
2018 年 12 月第 1 版 2018 年 12 月第 1 次印刷
书号 ISBN 978-7-5132-5353-6
定价 264.00 元（上下册）
网址 www.cptcm.com

社 长 热 线 010-64405720
购 书 热 线 010-89535836
维 权 打 假 010-64405753

微信服务号 zgzyycbs
微商城网址 https://kdt.im/LIdUGr
官方微博 http://e.weibo.com/cptcm
天猫旗舰店网址 https://zgzyycbs.tmall.com

如有印装质量问题请与本社出版部联系（010-64405510）
版权专有 侵权必究

医师资格考试大纲细则
中医（具有规定学历）执业助理医师
（医学综合笔试部分）
编委会

主　审

张伯礼　晁恩祥　鲁兆麟　戴万亨

主　编

（以姓氏笔画为序）

王　广	王阿丽	王素梅	吕圭源	年　莉
孙广仁	杜蕙兰	李　雁	李兴广	杨建红
吴力群	张永涛	张燕生	陆小左	周家俊
赵　丽	赵吉平	黄象安	潘　涛	

编　委

（以姓氏笔画为序）

王　付	王凤珍	王振宇	邓高丕	孔德智
代红雨	皮明钧	任献青	刘　彤	刘　盼
闫平慧	闫东宁	许庆友	李　明	李秀惠
李桂伟	李新民	杨　桢	杨博华	余曙光
邹小娟	宋捷民	张　丹	张　卉	张　宏
张宁苏	张恩户	陈　伟	陈明龄	陈宪海
陈家旭	陈素红	苗华为	林　谦	畅洪昇
金　华	周永坤	赵二鹏	赵靖文	胡　玲
姜智慧	倪　伟	郭霞珍	谈　勇	崔晓萍
梁　宏	彭代银	董　勤	蒋梅先	傅金英
解　英	阙华发	裴晓华	薛博瑜	
马小允	王义祁	冯冬兰	孙　平	李广元
李书香	李全兴	张宏伟	张秋雨	张益民
陈建章	罗跃娥	赵国胜	郝庆芝	姚巧林
康凤河	魏修华			

再 版 说 明

医师资格考试是行业准入考试，是评价申请医师资格者是否具备从事医师工作所必需的专业知识与技能的考试。我国自 1999 年开始实行医师资格考试制度以来，考试大纲几经修订完善，考试依据一直没有脱离教材。目前各中医药院校使用的教材各异，各出版社的中医药系列教材也各有特色与优势。

2011 年在国家中医药管理局医政司的直接指导下，中医师资格认证中心组织专家启动了中医（具有规定学历）执业医师、中医（具有规定学历）执业助理医师、中西医结合执业医师、中西医结合执业助理医师资格医学综合笔试大纲的修订工作，新大纲在注重基础理论、基本知识、基本技能的同时，突出中医，突出临床，强调共性，要求应知应会。

为配合新大纲的实施，国家中医药管理局中医师资格认证中心组织专家编写了中医（具有规定学历）执业医师、中医（具有规定学历）执业助理医师、中西医结合执业医师、中西医结合执业助理医师资格医学综合笔试大纲细则，作为大纲的细化与扩展，也作为医师资格医学综合笔试研发试题的依据。故此，大纲细则不等同于教材，不具备教材理论体系的完整性与系统性，但编写时参考了许多版本的教材，力争本大纲细则能符合并体现应试者的实际水平。

大纲细则的编写得到了北京中医药大学、天津中医药大学、长春中医药大学、辽宁中医药大学、山东中医药大学、上海中医药大学、浙江中医药大学、南京中医药大学、河南中医学院、陕西中医学院、首都医科大学的大力支持，在使用过程中许多专家也提出了不少有益的意见和建议，在修订过程中我们也选择性采纳了，在此表示衷心的感谢！同时，感谢所有参与细则编写、审核的专家们所付出的辛勤努力！

由于时间仓促、经验不足，可能存在不严谨之处，望广大读者朋友不吝指正，以便再版时完善。

国家中医药管理局中医师资格认证中心
2018 年 10 月

总 目 录

上 册

中医基础理论 / 1
中医诊断学 / 57
中药学 / 129
方剂学 / 189
中医内科学 / 235
中医外科学 / 323

下 册

中医妇科学 / 371
中医儿科学 / 423
针灸学 / 477
诊断学基础 / 537
内科学 / 597
传染病学 / 653
医学伦理学 / 697
卫生法规 / 717

目 录

（上册）

中医基础理论

- 第一单元　中医学理论体系的主要特点
  - 细目一　整体观念 / 3
  - 细目二　辨证论治 / 3
- 第二单元　精气学说
  - 细目一　精气学说的概念 / 4
  - 细目二　精气学说的基本内容 / 4
  - 细目三　精气学说在中医学中的应用 / 4
- 第三单元　阴阳学说
  - 细目一　阴阳的概念 / 5
  - 细目二　阴阳学说的基本内容 / 5
  - 细目三　阴阳学说在中医学中的应用 / 6
- 第四单元　五行学说
  - 细目一　五行学说的概念 / 7
  - 细目二　五行学说的基本内容 / 8
  - 细目三　五行学说在中医学中的应用 / 9
- 第五单元　藏象学说
- 第六单元　五脏
  - 细目一　五脏的生理机能与特性 / 11
  - 细目二　五脏之间的关系 / 16
  - 细目三　五脏与五体、五官九窍、五志、五液的关系 / 17
- 第七单元　六腑
  - 细目一　六腑的生理机能 / 19
  - 细目二　五脏与六腑之间的关系 / 22
- 第八单元　奇恒之腑
  - 细目一　脑 / 23
  - 细目二　女子胞 / 23
- 第九单元　精、气、血、津液
  - 细目一　精 / 24
  - 细目二　气 / 25
  - 细目三　血 / 28
  - 细目四　津液 / 29
  - 细目五　精、气、血、津液之间的关系 / 30
- 第十单元　经络
  - 细目一　经络学说概述 / 31
  - 细目二　十二经脉 / 32
  - 细目三　奇经八脉 / 33
  - 细目四　经别、别络、经筋、皮部 / 34
  - 细目五　经络的生理机能和经络学说的应用 / 35
- 第十一单元　体质
  - 细目一　体质的概念和构成 / 35
  - 细目二　体质学说的应用 / 36
- 第十二单元　病因
  - 细目一　六淫 / 38
  - 细目二　疠气 / 39
  - 细目三　七情内伤 / 40
  - 细目四　饮食失宜 / 41
  - 细目五　劳逸失度 / 42
  - 细目六　痰饮 / 42
  - 细目七　瘀血 / 43
- 第十三单元　发病
  - 细目一　发病的基本原理 / 44
  - 细目二　影响发病的主要因素 / 45
  - 细目三　发病类型 / 45

第十四单元　病机
细目一　邪正盛衰　/ 46
细目二　阴阳失调　/ 47
细目三　精、气、血失常　/ 48
细目四　津液代谢失常　/ 50
细目五　内生"五邪"　/ 51
细目六　疾病传变　/ 52

第十五单元　防治原则
细目一　预防　/ 53
细目二　治则　/ 53

第十六单元　养生与寿夭
细目一　养生　/ 55
细目二　生命的寿夭　/ 56

中医诊断学

第一单元　绪论

第二单元　望诊
细目一　望神　/ 60
细目二　望面色　/ 61
细目三　望形态　/ 62
细目四　望头面五官　/ 63
细目五　望皮肤　/ 66
细目六　望排出物　/ 67
细目七　望小儿指纹　/ 67

第三单元　望舌
细目一　舌诊原理与方法　/ 69
细目二　正常舌象　/ 70
细目三　望舌质　/ 71
细目四　望舌苔　/ 73
细目五　舌象综合分析　/ 76

第四单元　闻诊
细目一　听声音　/ 77
细目二　嗅气味　/ 79

第五单元　问诊
细目一　问诊内容　/ 80
细目二　问寒热　/ 80
细目三　问汗　/ 82
细目四　问疼痛　/ 82
细目五　问头身胸腹　/ 84
细目六　问耳目　/ 85
细目七　问睡眠　/ 85
细目八　问饮食与口味　/ 86

细目九　问二便　/ 87
细目十　问经带　/ 88

第六单元　脉诊
细目一　脉诊概说　/ 89
细目二　正常脉象　/ 93
细目三　常见脉象的特征与临床意义　/ 93

第七单元　按诊

第八单元　八纲辨证
细目一　概述　/ 99
细目二　表里　/ 99
细目三　寒热　/ 100
细目四　虚实　/ 101
细目五　阴阳　/ 102
细目六　八纲证候间的关系　/ 103

第九单元　气血津液辨证
细目一　气病辨证　/ 106
细目二　血病辨证　/ 107
细目三　气血同病辨证　/ 109
细目四　津液病辨证　/ 110

第十单元　脏腑辨证
细目一　心与小肠病辨证　/ 112
细目二　肺与大肠病辨证　/ 114
细目三　脾与胃病辨证　/ 117
细目四　肝与胆病辨证　/ 120
细目五　肾与膀胱病辨证　/ 123
细目六　脏腑兼病辨证　/ 124
细目七　脏腑辨证各相关证候的鉴别　/ 127

中 药 学

- **第一单元 中药的性能**
  - 细目一 四气 / 131
  - 细目二 五味 / 131
  - 细目三 升降浮沉 / 132
  - 细目四 归经 / 132
  - 细目五 毒性 / 132
- **第二单元 中药的配伍**
  - 细目 中药配伍的内容 / 133
- **第三单元 中药的用药禁忌**
  - 细目一 配伍禁忌 / 134
  - 细目二 证候禁忌 / 134
  - 细目三 妊娠用药禁忌 / 134
  - 细目四 服药饮食禁忌 / 134
- **第四单元 中药的剂量与用法**
  - 细目一 剂量 / 135
  - 细目二 中药的用法 / 135
- **第五单元 解表药**
  - 细目一 概述 / 136
  - 细目二 发散风寒药 / 136
  - 细目三 发散风热药 / 139
- **第六单元 清热药**
  - 细目一 概述 / 141
  - 细目二 清热泻火药 / 141
  - 细目三 清热燥湿药 / 143
  - 细目四 清热解毒药 / 144
  - 细目五 清热凉血药 / 146
  - 细目六 清虚热药 / 147
- **第七单元 泻下药**
  - 细目一 概述 / 148
  - 细目二 攻下药 / 148
  - 细目三 润下药 / 149
  - 细目四 峻下逐水药 / 149
- **第八单元 祛风湿药**
  - 细目一 概述 / 149
  - 细目二 祛风寒湿药 / 150
  - 细目三 祛风湿热药 / 151
  - 细目四 祛风湿强筋骨药 / 151
- **第九单元 化湿药**
  - 细目一 概述 / 152
  - 细目二 具体药物 / 152
- **第十单元 利水渗湿药**
  - 细目一 概述 / 153
  - 细目二 利水消肿药 / 153
  - 细目三 利尿通淋药 / 154
  - 细目四 利湿退黄药 / 154
- **第十一单元 温里药**
  - 细目一 概述 / 155
  - 细目二 具体药物 / 155
- **第十二单元 理气药**
  - 细目一 概述 / 157
  - 细目二 具体药物 / 157
- **第十三单元 消食药**
  - 细目 具体药物 / 159
- **第十四单元 驱虫药**
  - 细目一 概述 / 160
  - 细目二 具体药物 / 160
- **第十五单元 止血药**
  - 细目一 概述 / 161
  - 细目二 凉血止血药 / 161
  - 细目三 化瘀止血药 / 162
  - 细目四 收敛止血药 / 163
  - 细目五 温经止血药 / 163
- **第十六单元 活血化瘀药**
  - 细目一 概述 / 164
  - 细目二 活血止痛药 / 164
  - 细目三 活血调经药 / 165
  - 细目四 活血疗伤药 / 167
  - 细目五 破血消癥药 / 167
- **第十七单元 化痰止咳平喘药**
  - 细目一 概述 / 167
  - 细目二 温化寒痰药 / 167
  - 细目三 清化热痰药 / 168

细目四　止咳平喘药 / 169
- 第十八单元　安神药
    细目一　概述 / 170
    细目二　重镇安神药 / 170
    细目三　养心安神药 / 171
- 第十九单元　平肝息风药
    细目一　概述 / 172
    细目二　平抑肝阳药 / 172
    细目三　息风止痉药 / 173
- 第二十单元　开窍药
    细目一　概述 / 175
    细目二　具体药物 / 175
- 第二十一单元　补虚药
    细目一　概述 / 177
    细目二　补气药 / 177
    细目三　补阳药 / 179
    细目四　补血药 / 181
    细目五　补阴药 / 182
- 第二十二单元　收涩药
    细目一　概述 / 184
    细目二　固表止汗药 / 184
    细目三　敛肺涩肠药 / 185
    细目四　固精缩尿止带药 / 186
- 第二十三单元　攻毒杀虫止痒药
    细目一　概述 / 186
    细目二　具体药物 / 187

方　剂　学

- 第一单元　总论
    细目一　方剂与治法 / 191
    细目二　方剂的组成与变化 / 192
    细目三　剂型 / 192
- 第二单元　解表剂
    细目一　概述 / 194
    细目二　辛温解表 / 194
    细目三　辛凉解表 / 195
    细目四　扶正解表 / 196
- 第三单元　泻下剂
    细目一　概述 / 197
    细目二　寒下 / 197
    细目三　温下 / 198
    细目四　润下 / 198
- 第四单元　和解剂
    细目一　概述 / 199
    细目二　和解少阳 / 199
    细目三　调和肝脾 / 200
    细目四　调和肠胃 / 200
- 第五单元　清热剂
    细目一　概述 / 201
    细目二　清气分热 / 201
    细目三　清营凉血 / 201
    细目四　清热解毒 / 202
    细目五　清脏腑热 / 203
    细目六　清虚热 / 204
- 第六单元　祛暑剂
    细目一　概述 / 205
    细目二　祛暑解表 / 205
    细目三　祛暑益气 / 205
- 第七单元　温里剂
    细目一　概述 / 206
    细目二　温中祛寒 / 206
    细目三　回阳救逆 / 207
    细目四　温经散寒 / 207
- 第八单元　表里双解剂
    细目一　概述 / 208
    细目二　解表清里 / 208
    细目三　解表攻里 / 208
- 第九单元　补益剂
    细目一　概述 / 209
    细目二　补气 / 209
    细目三　补血 / 210
    细目四　气血双补 / 211

细目五　补阴　/ 211
细目六　补阳　/ 212
细目七　阴阳双补　/ 213

- 第十单元　固涩剂
    细目一　概述　/ 213
    细目二　固表止汗　/ 214
    细目三　涩肠固脱　/ 214
    细目四　涩精止遗　/ 214
    细目五　固崩止带　/ 215

- 第十一单元　安神剂
    细目一　概述　/ 215
    细目二　重镇安神　/ 216
    细目三　滋养安神　/ 216

- 第十二单元　开窍剂
    细目一　概述　/ 217
    细目二　凉开　/ 217
    细目三　温开　/ 217

- 第十三单元　理气剂
    细目一　概述　/ 218
    细目二　行气　/ 218
    细目三　降气　/ 219

- 第十四单元　理血剂
    细目一　概述　/ 220
    细目二　活血祛瘀　/ 220
    细目三　止血　/ 222

- 第十五单元　治风剂
    细目一　概述　/ 223

    细目二　疏散外风　/ 223
    细目三　平息内风　/ 224

- 第十六单元　治燥剂
    细目一　概述　/ 225
    细目二　轻宣外燥　/ 225
    细目三　滋阴润燥　/ 226

- 第十七单元　祛湿剂
    细目一　概述　/ 226
    细目二　燥湿和胃　/ 227
    细目三　清热祛湿　/ 227
    细目四　利水渗湿　/ 228
    细目五　温化寒湿　/ 229
    细目六　祛湿化浊　/ 229
    细目七　祛风胜湿　/ 230

- 第十八单元　祛痰剂
    细目一　概述　/ 230
    细目二　燥湿化痰　/ 231
    细目三　清热化痰　/ 231
    细目四　润燥化痰　/ 231
    细目五　温化寒痰　/ 232
    细目六　化痰息风　/ 232

- 第十九单元　消食剂
    细目一　概述　/ 232
    细目二　消食化滞　/ 232
    细目三　健脾消食　/ 233

- 第二十单元　驱虫剂

中医内科学

- 第一单元　肺系病证
    细目一　感冒　/ 237
    细目二　咳嗽　/ 239
    细目三　哮病　/ 241
    细目四　喘证　/ 244
    细目五　肺痈　/ 246
    细目六　肺痨　/ 248

- 第二单元　心系病证

    细目一　心悸　/ 250
    细目二　胸痹　/ 252
    细目三　不寐　/ 255

- 第三单元　脑系病证
    细目一　头痛　/ 257
    细目二　眩晕　/ 259
    细目三　中风　/ 261
    细目四　痫病　/ 264

　　　　细目五　痴呆　/ 266
● 第四单元　脾胃病证
　　　　细目一　胃痛　/ 268
　　　　细目二　痞满　/ 270
　　　　细目三　呕吐　/ 272
　　　　细目四　噎膈　/ 274
　　　　细目五　呃逆　/ 276
　　　　细目六　腹痛　/ 277
　　　　细目七　泄泻　/ 279
　　　　细目八　痢疾　/ 281
　　　　细目九　便秘　/ 284
● 第五单元　肝胆病证
　　　　细目一　胁痛　/ 286
　　　　细目二　黄疸　/ 287
　　　　细目三　积聚　/ 289
● 第六单元　肾系病证
　　　　细目一　水肿　/ 291
　　　　细目二　淋证　/ 294
　　　　细目三　癃闭　/ 296
● 第七单元　气血津液病证
　　　　细目一　郁证　/ 298
　　　　细目二　血证　/ 300
　　　　细目三　痰饮　/ 305
　　　　细目四　消渴　/ 307
　　　　细目五　内伤发热　/ 309
　　　　细目六　虚劳　/ 311
　　　　细目七　癌病　/ 314
● 第八单元　肢体经络病证
　　　　细目一　痹证　/ 316
　　　　细目二　痿证　/ 318
　　　　细目三　颤证　/ 318
　　　　细目四　腰痛　/ 320

中医外科学

● 第一单元　中医外科疾病治法
　　　　细目一　内治法　/ 325
　　　　细目二　外治法　/ 325
● 第二单元　疮疡
　　　　细目一　疖　/ 327
　　　　细目二　疔　/ 328
　　　　细目三　痈　/ 329
　　　　细目四　发　/ 330
　　　　细目五　丹毒　/ 331
　　　　细目六　走黄与内陷　/ 332
● 第三单元　乳房疾病
　　　　细目一　乳痈　/ 332
　　　　细目二　乳癖　/ 334
　　　　细目三　乳核　/ 334
　　　　细目四　乳岩　/ 335
● 第四单元　瘿
　　　　细目一　气瘿　/ 336
　　　　细目二　肉瘿　/ 337
　　　　细目三　石瘿　/ 337
● 第五单元　瘤、岩
　　　　细目一　脂瘤　/ 338
　　　　细目二　血瘤　/ 338
　　　　细目三　肉瘤　/ 339
　　　　细目四　失荣　/ 340
● 第六单元　皮肤及性传播疾病
　　　　细目一　蛇串疮　/ 341
　　　　细目二　疣　/ 341
　　　　细目三　癣　/ 341
　　　　细目四　脂溢性皮炎　/ 343
　　　　细目五　油风　/ 343
　　　　细目六　虫咬皮炎　/ 344
　　　　细目七　疥疮　/ 344
　　　　细目八　湿疮　/ 345
　　　　细目九　接触性皮炎　/ 345
　　　　细目十　药毒　/ 346
　　　　细目十一　瘾疹　/ 347
　　　　细目十二　牛皮癣　/ 348
　　　　细目十三　白疕　/ 349

细目十四　淋病 / 349
　　　细目十五　尖锐湿疣 / 351
● 第七单元　肛门直肠疾病
　　　细目一　痔 / 352
　　　细目二　息肉痔 / 355
　　　细目三　肛隐窝炎 / 355
　　　细目四　肛痈 / 355
　　　细目五　肛漏 / 357
　　　细目六　肛裂 / 358
　　　细目七　脱肛 / 359
　　　细目八　锁肛痔 / 359
● 第八单元　泌尿男性疾病
　　　细目一　子痈 / 360

　　　细目二　子痰 / 361
　　　细目三　尿石症 / 362
　　　细目四　慢性前列腺炎 / 363
● 第九单元　周围血管疾病
　　　细目一　概论 / 364
　　　细目二　股肿 / 365
　　　细目三　血栓性浅静脉炎 / 365
　　　细目四　筋瘤 / 366
　　　细目五　臁疮 / 367
　　　细目六　脱疽 / 367
● 第十单元　其他外科疾病
　　　细目一　毒蛇咬伤 / 369
　　　细目二　肠痈 / 369

中医基础理论

第一单元　中医学理论体系的主要特点

细目一　整体观念

要点

1. 整体观念的概念　整体观念，是中医学关于人体自身的完整性及人与自然、社会环境的统一性的认识。整体观念认为，人体是一个由多层次结构构成的有机整体。构成人体的各个部分之间，各个脏腑形体官窍之间，结构上不可分割，机能上相互协调、相互为用，病理上相互影响。人生活在自然和社会环境中，人体的生理机能和病理变化，必然受到自然环境、社会条件的影响。人类在适应和改造自然与社会环境的斗争中维持着机体的生命活动。

2. 整体观念的内容

（1）人体是一个有机整体　人体是一个内外联系、自我调节和自我适应的有机整体。主要体现于：①五脏一体观，即构成人体的脏腑、形体、官窍等各个组成部分，通过经络的沟通联络作用，构成以五脏为中心的五个生理病理系统，系统之间在结构与机能上是完整统一的。②形神一体观，即人的形体与精神是相互依附、不可分割的。

（2）人与自然环境的统一性　人类生活在自然界中，自然界存在着人类赖以生存的必要条件。自然气候和地理环境的变化又可直接或间接地影响人体的生命活动，而人也在适应自然环境变化的过程中维持生命活动的稳定。这种人与自然环境息息相关的认识，即是"天人一体"的整体观。

（3）人与社会环境的统一性　人与社会环境是统一的，相互联系的。政治、经济、文化、宗教、法律、婚姻、人际关系等社会因素，必然通过与人的信息交换影响着人体的各种生理、心理活动和病理变化，而人也在认识世界和改造世界的交流中，维持着生命活动的稳定、有序、平衡、协调，此即人与社会环境的统一性。

细目二　辨证论治

要点

1. 病、证、症的概念和关系　病，即疾病，是致病邪气作用于人体，人体正气与之抗争而引起的机体阴阳失调、脏腑组织损伤、生理机能失常或心理活动障碍的一个完整的异常生命过程。

证，是疾病过程中某一阶段或某一类型的病理概括，一般由一组相对固定的、有内在联系的、能揭示疾病某一阶段或某一类型病变本质的症状和体征构成。证是病机的外在反映；病机是证的内在本质。

症，即症状和体征的总称，是疾病过程中表现出的个别、孤立的现象，可以是病人异常的主观感觉或行为表现，也可以是医生检查病人时发现的异常征象。症是判断疾病、辨识证的主要依据。

2. 辨证论治的概念　辨证论治，是运用中医学理论辨析有关疾病的资料以确立证，论证其治则治法方药并付诸实施的思维和实践过程。

辨证，是在认识疾病的过程中确立证的思维和实践过程，即将四诊（望、闻、问、切）所收集的有关疾病的所有资料，包括症状和体征，运用中医学理论进行分析、综合，辨清疾病的原因、性质、部位及发展趋向，然后概括、判断为某种性质的证的过程。由于证是疾病过程中某一阶段或某一类型的病理概括，只能反映疾病某一阶段和某一类型的病变本质，故中医学在辨识证时，要求同时辨明疾病的病因、病位、病性及其发展变化趋向，即辨明疾病从发生到转归的总体病机。

论治，是在通过辨证思维得出证的诊断的基础上，确立相应的治疗原则和方法，选择适当的治疗手段和措施来处理疾病的思维和实践过程。

论治过程一般分为因证立法、随法选方、据方施治三个步骤。

3. 同病异治和异病同治 同病异治，指同一种病，由于发病的时间、地域不同，或所处的疾病的阶段或类型不同，或病人的体质有异，故反映出的证不同，因而治疗也就有异。

异病同治，指几种不同的疾病，在其发展变化过程中出现了大致相同的病机，大致相同的证，故可用大致相同的治法和方药来治疗。

（孙广仁）

第二单元 精气学说

细目一 精气学说的概念

● 要点

1. 精的概念 精，又称精气，在中国古代哲学中泛指充塞宇宙之中的无形（指肉眼看不见形质）而运动不息的极细微物质，是构成宇宙万物的本原；在某些情况下专指气中的精粹部分，是构成人类的本原。精的概念源于"水地说"。

2. 气的概念 气，在古代哲学中，指存在于宇宙之中的无形而不断运动的极细微物质，是宇宙万物的共同构成本原。气的概念源于"云气说"。

细目二 精气学说的基本内容

● 要点

1. 精气是构成宇宙的本原 宇宙万物是由精或气构成的。精气有两种存在形式：一是处于弥散而运动的"无形"状态；二是处于凝聚而稳定的"有形"状态。

2. 精气的运动与变化 精气是活动力很强，运行不息的精微物质。自然界一切事物的纷繁变化，都是精气运动的结果。气的运动，称为气机。气运动的形式多种多样，但主要有升、降、

聚、散等几种。气的运动产生宇宙各种变化的过程称为气化，宇宙万物在形态、性能及表现方式上所出现的各种变化，皆是气化的结果。气的运动是产生气化过程的前提和条件，而在气化过程中又寓有气的各种形式的运动。

3. 天地精气化生为人 人为宇宙万物之一，宇宙万物皆由精气构成，是由天地阴阳精气交感聚合而化生。人类与宇宙中的他物不同，不仅有生命，还有精神活动，故由"精气"，即气中的精粹部分所化生。气聚则成形，气散则形亡，人的生死过程，也就是气的聚散过程。

4. 精气是天地万物相互联系的中介 精气维系着天地万物之间的相互联系，使万物之间得以相互感应。

细目三 精气学说在中医学中的应用

● 要点

1. 构建中医学的精气生命理论 中医学的精气学说是研究人体内精与气的内涵、来源、分布、功能、相互关系，以及与脏腑经络关系的系统理论。古代哲学精气学说关于精或气是宇宙万物本原的认识，对中医学中精是人体生命之本原，气是人体生命之维系，人体诸脏腑形体官窍由精化

生，人体的各种生理机能由气推动和调控等理论的产生，具有极为重要的影响。中医学的精气理论接纳了古代哲学精气学说的精髓，将其作为一种思维方法引入其中，与其自身固有的理论和实践相融合，创立了独特的中医学精气生命理论。

2. 构建中医学的整体观念 精气是宇宙万物的构成本原，人类为自然万物之一，与自然万物有着共同的化生之源；运行于宇宙中的精气，充塞于各个有形之物间，具有传递信息的中介作用，使万物之间产生感应。这些哲学思想渗透到中医学中，促使中医学形成了同源性思维和相互联系的观点，构建了表达人体自身完整性及人与自然社会环境统一性的整体观念。

（孙广仁）

第三单元　阴阳学说

细目一　阴阳的概念

● 要点

1. 阴阳的含义 阴阳，是中国古代哲学的一对范畴，是对自然界相互关联的某些事物或现象对立双方属性的概括。阴阳，既可以标示相互对立的事物或现象，又可以标示同一事物或现象内部对立着的两个方面。

一般来说，凡是运动的、外向的、上升的、弥散的、温热的、明亮的、兴奋的都属于阳；相对静止的、内守的、下降的、凝聚的、寒冷的、晦暗的、抑制的都属于阴。

2. 事物阴阳属性的绝对性和相对性 事物阴阳属性的绝对性，主要表现在其属阴或属阳的不可变性，即绝对性。

事物阴阳属性的相对性主要体现在三个方面：一是阴阳属性可互相转化，二是阴阳之中复有阴阳，三是因比较的对象的改变而改变。

细目二　阴阳学说的基本内容

● 要点

1. 阴阳对立制约 指属性相反的阴阳双方在一个统一体中的相互斗争、相互制约和相互排斥。阴阳的相互对立，主要表现于它们之间的相互斗争、相互制约。阴与阳之间的对立制约，维持了阴阳之间的动态平衡，因而促进了事物的发生发展和变化。

2. 阴阳互根互用 阴阳互根，是指一切事物或现象中相互对立着的阴阳两个方面，具有相互依存，互为根本的关系。即阴和阳任何一方都不能脱离另一方而单独存在，每一方都以相对的另一方的存在作为自己存在的前提和条件。如果由于某些原因，阴和阳之间的互根关系遭到破坏，就会导致"孤阴不生，独阳不生"，甚则"阴阳离决，精气乃绝"而死亡。

阴阳互用，是指阴阳双方具有相互资生、促进和助长的关系。阳以阴为基，阴以阳为偶；阴为阳守持于内，阳为阴役使于外。所谓"阴在内，阳之守也；阳在外，阴之使也。"

3. 阴阳交感互藏 阴阳交感，是指阴阳二气在运动中相互感应而交合，亦即发生相摩、相错、相荡的相互作用。阴阳交感是宇宙万物赖以生成和变化的根源。

阴阳互藏，是指相互对立的阴阳双方中的任何一方都包含着另一方，即阴中有阳，阳中有阴。阴阳互藏是阴阳双方交感合和的动力根源：阴中有阳则能升，阳中有阴则能降。阴阳互藏是阴阳消长与转化的内在根据。

4. 阴阳的消长 阴阳消长是阴阳运动变化的一种形式，而导致阴阳出现消长变化的根本原因在于阴阳之间存在着的对立制约与互根互用的关系。由阴阳对立制约关系导致的阴阳消长主要表现为阴阳的互为消长，有阴长阳消、阳长阴消、阴消阳长、阳消阴长4种形式；由阴阳互根互用关系导致的阴阳消长主要表现为阴阳的皆消皆长，有阴随阳消、阳随阴消、阴随阳长、阳随阴长4种形式。阴阳双方在一定限度内的消长变化，反映了事物之间对立制约和互根互用关系的协调平衡，在自然界可表征气候的正常变化，在人体则表征生命过程的协调有序。

5. 阴阳的转化 阴阳转化，指事物的总体属性，在一定条件下可以向其相反的方向转化。阴阳双方的消长运动发展到一定阶段，事物内部阴与阳的比例出现了颠倒，则该事物的属性即发生转化，所以说转化是消长的结果。阴阳相互转化，一般都产生于事物发展变化的"物极"阶段，即所谓"物极必反"。因此，在事物的发展过程中，如果说阴阳消长是一个量变的过程，阴阳转化则是在量变基础上的质变。

阴阳转化一般有两种形式：一是渐变，如一年四季的温热寒凉变化；二是突变，如气候出现剧烈的寒热变化。

细目三　阴阳学说在中医学中的应用

● 要点

1. 在组织结构和生理功能方面的应用 脏腑及形体组织的阴阳属性，就大体部位来说，上部为阳，下部为阴；体表属阳，体内属阴。就其腹背四肢内外侧来说，则背为阳，腹为阴；四肢外侧为阳，四肢内侧为阴。以脏腑来分，五脏属里，为阴；六腑属表，为阳。由于阴阳之中复有阴阳，所以分属于阴阳的脏腑形体组织还可以再分阴阳。如体表属阳，然皮肉为阳中之阳，筋骨为阳中之阴。再继续分，则皮肤为阳中之阳，肌肉为阳中之阴；筋为阴中之阳，骨为阴中之阴。再如五脏分阴阳：心肺居于膈上属阳，而心属火，位南方，通于夏，属阳中之阳的太阳；肺属金，位西方，通于秋，属阳中之阴的少阴。肝、脾、肾居膈下属阴，而肝属木，位东方，通于春，属阴中之阳的少阳；肾属水，位北方，通于冬，属阴中之阴的太阴；脾属土，居中央，主四时，属阴中之至阴。《素问·金匮真言论》说："背为阳，阳中之阳，心也；背为阳，阳中之阴，肺也。腹为阴，阴中之阴，肾也；腹为阴，阴中之阳，肝也；腹为阴，阴中之至阴，脾也。"

经络系统的阴阳属性：十二正经中有手足三阴三阳经，属腑而行于肢体外侧面的为阳经，属脏而行于肢体内侧面的为阴经。奇经八脉中的跷脉与维脉，行于身之内侧者，称阴跷、阴维；行于身体之外侧者，称阳跷、阳维。督脉行于背，有总督一身之阳经的作用，称为"阳脉之海"。任脉行于腹，有总任一身之阴经的作用，称为"阴脉之海"。

人体的整体生命活动，是由各脏腑经络形体官窍各司其职，协调一致来完成的，而脏腑经络的机能，是由贮藏和运行于其中的精与气为基础的。精藏于脏腑之中，主内守而属阴，气由精所化，藏于脏腑，运行于全身而属阳。精与气的相互资生、相互促进，维持了脏腑经络形体官窍的机能活动稳定有序。人体之气，含有具有不同作用和运动趋向的阴阳两部分：具有凉润、宁静、抑制、沉降等作用和运动趋向的为阴气，具有温煦、推动、兴奋、升发等作用和运动趋向的为阳气。正是由于阴阳二气的交感相错、相互作用，推动着人体内物质与物质之间、物质与能量之间的相互转化，推动和调控着人体的生命进程。

2. 在病理方面的应用 病邪可以分为阴、阳两大类。一般而言，六淫属阳邪，饮食居处、情志失调等属阴邪。阴阳之中复有阴阳：六淫之中，风邪、暑邪、火（热）邪属阳，寒邪、湿邪属阴。

疾病的发生发展过程就是邪正斗争的过程：阳邪侵犯人体，人体正气中的阴气奋而抗之；阴邪侵犯人体，正气中的阳气与之斗争。如此产生了邪正相搏，导致了阴阳失调而发生疾病。因此，阴阳失调是疾病的基本病机之一。阴阳失调的主要表现形式是阴阳的偏盛偏衰和互损。"阳胜则热，阴胜则寒"，"阳胜则阴病，阴胜则阳病"，"阳虚则寒，阴虚则热"，是寒热性疾病的病理总纲。

3. 在疾病诊断方面的应用 望、闻、问、切四诊所收集的各种资料，包括即时的症状和体证,以阴阳理论辨析其阴阳属性。如色泽分阴阳:色泽鲜明为病属于阳;色泽晦暗为病属于阴。气息分阴阳:语声高亢洪亮、多言而躁动者,多属实、属热,为阳;语声低微无力、少言而沉静者,多属虚、属寒,为阴。动静喜恶分阴阳:躁动不安属阳,蜷卧静默属阴;身热恶热属阳,身寒喜暖属阴;等等。脉象分阴阳:辨脉之部位、动态、至数、形状也可以分辨病证的阴阳属性。如以部位分,寸为阳,尺为阴;以动态分,则至者为阳,去者为阴;以至数分,则数者为阳,迟者为阴;以形状分,则浮大洪滑为阳,沉涩细小为阴。

在临床辨证中,阴阳学说用阴阳来概括分析错综复杂的各种证候。在八纲辨证中,表证、热证、实证属阳;里证、寒证、虚证属阴。阴阳是八纲辨证的总纲。

4. 在疾病预防和治疗方面的应用 调整阴阳,使之保持或恢复相对平衡,达到阴平阳秘,是防治疾病的基本原则,也是阴阳学说用于疾病防治的主要内容。

指导养生:注重养生是保持身体健康无病的重要手段,而其最根本的原则就是要"法于阴阳","春夏养阳,秋冬养阴",即遵循自然界阴阳的变化规律来调理人体之阴阳,使人体中的阴阳与四时阴阳的变化相适应,如以"春夏养阳,秋冬养阴"及"冬病夏治,夏病冬养"之法,调养"能夏不能冬""能冬不能夏"之人。

确定治疗原则:阴阳偏盛的治疗原则是"实则泻之",即损其有余。阳偏盛而导致的实热证,用"热者寒之"的治疗方法;阴偏盛而导致的寒实证,用"寒者热之"的治疗方法。若在阳盛或阴盛的同时,由于"阳胜则阴病"或"阴胜则阳病"而出现阴虚或阳虚时,则又当兼顾其不足,于"实者泻之"之中配以滋阴或助阳之品。

阴阳偏衰的治疗原则是"虚则补之",即补其不足。阴偏衰产生的是"阴虚则热"的虚热证,治疗当滋阴制阳,《内经》称之为"阳病治阴"。阳偏衰产生的是"阳虚则寒"的虚寒证,治疗当扶阳抑阴,《内经》称之为"阴病治阳"。

阴阳互损导致阴阳两虚应采用阴阳双补的治疗原则。对阳损及阴导致的以阳虚为主的阴阳两虚证,当补阳为主,兼以补阴;对阴损及阳导致的以阴虚为主的阴阳两虚证,当补阴为主,兼以补阳。如此则阴阳双方相互资生,相互为用。

分析和归纳药物的性能:药物的性能,一般的说,主要靠它的气(性)、味和升降浮沉来决定,而药物的气、味和升降沉浮,又皆可以用阴阳来归纳说明。

药性,主要是寒、热、温、凉四种药性,又称"四气",其中寒凉属阴,温热属阳。五味,就是酸、苦、甘、辛、咸五种滋味,辛、甘二味属阳,酸、苦、咸三味属阴。升降浮沉,是指药物在体内发挥作用的趋向。升浮之药,其性多具有上升发散的特点,故属阳。沉降之药,其性多具有收涩、泻下、重镇的特点,故属阴。

(孙广仁)

第四单元 五行学说

细目一 五行学说的概念

● 要点

1. 五行的含义 五行,即木、火、土、金、水五种物质及其运动变化,是归纳宇宙万物并阐释其相互关系的五种基本属性。

2. 五行的特性和事物与现象的五行归类

(1)五行特性 是古人在长期的生活和生产实践中对木、火、土、金、水五种物质的直观观察和朴素认识的基础上,进行抽象而逐渐形成的理性概念,是用以识别各种事物的五行属性的基本依据。"水曰润下,火曰炎上,木曰曲直,金曰从革,土爰稼穑"是对五行特性的概括。

"木曰曲直":"曲",屈也;"直",伸也。

曲直，是指树木的枝条具有生长、柔和，能屈又能伸的特性，引申为凡具有生长、升发、条达、舒畅等性质或作用的事物和现象，归属于木。

"火曰炎上"："炎"，是焚烧、炎热、光明之义；"上"，是上升。炎上，是指火具有炎热、上升、光明的特性。引申为凡具有温热、上升、光明等性质或作用的事物和现象，归属于火。

"土爰稼穑"："爰"，通"曰"；"稼"，即种植谷物；"穑"，即收获谷物。稼穑，泛指人类种植和收获谷物的农事活动。引申为凡具有生化、承载、受纳性质或作用的事物和现象，归属于土。故有"土载四行""万物土中生""万物土中灭"和"土为万物之母"说。

"金曰从革"："从"，顺也；"革"，即变革。是指金有刚柔相济之性：金之质地虽刚硬，可作兵器以杀戮，但有随人意而更改的柔和之性。引申为凡具有沉降、肃杀、收敛等性质或作用的事物和现象，归属于金。

"水曰润下"："润"，即滋润、濡润；"下"即向下、下行。润下，是指水具有滋润、下行的特性。引申为凡具有滋润、下行、寒凉、闭藏等性质或作用的事物和现象，归属于水。

（2）事物与现象的五行归类　五行学说依据五行各自的特性，对自然界的各种事物和现象进行归类，从而构建了五行系统。事物和现象五行归类的方法，主要有取象比类法和推演络绎法两种。

取象比类法："取象"，即是从事物的形象（形态、作用、性质）中找出能反映本质的特有征象；"比类"，即是以五行各自的抽象属性为基准，与某种事物所特有的征象相比较，以确定其五行归属。

推演络绎法：即根据已知的某些事物的五行归属，推演归纳其他相关的事物，从而确定这些事物的五行归属。

中医学在天人相应思想指导下，以五行为中心，以空间结构的四方一位，时间结构的五季或四时，人体结构的五脏为基本框架，将自然界的各种事物和现象以及人体的生理病理现象，按其属性进行归纳，从而将人体的生命活动与自然界的事物或现象联系起来，形成了联系人体内外环境的五行结构系统，用以说明人体以及人与自然环境的统一。

事物属性的五行归类表

自然界							五行	人体					
五音	五味	五色	五化	五气	方位	季节		五脏	五腑	五官	形体	情志	五声	变动
角	酸	青	生	风	东	春	木	肝	胆	目	筋	怒	呼	握
徵	苦	赤	长	暑	南	夏	火	心	小肠	舌	脉	喜	笑	忧
宫	甘	黄	化	湿	中	长夏 四时	土	脾	胃	口	肉	思	歌	哕
商	辛	白	收	燥	西	秋	金	肺	大肠	鼻	皮	悲	哭	咳
羽	咸	黑	藏	寒	北	冬	水	肾	膀胱	耳	骨	恐	呻	栗

细目二　五行学说的基本内容

● 要点

1. 五行相生与相克　五行相生，指木、火、土、金、水之间存在着有序的递相资生、助长和促进的关系。相生次序是：木生火，火生土，土生金，金生水，水生木。在五行相生关系中，任何一行都具有"生我"和"我生"两方面的关系。《难经》将此关系比喻为母子关系："生我"者为母，"我生"者为子。五行相生，实际上是指五行中的某一行对其子行的资生、促进和助长。

五行相克，指木、火、土、金、水之间存在着有序的递相克制、制约的关系。相克次序是：木克土、土克水、水克火、火克金、金克木。在五行相克关系中，任何一行都具有"克我"和"我克"两方面的关系。《内经》把相克关系称为"所胜""所不胜"关系："克我"者为"所不胜"，"我克"者为"所胜"。五行相克，实为五行中的某一行对其所胜行的克制和制约。

2. 五行制化 五行制化，是指五行之间既相互资生，又相互制约，维持平衡协调，推动事物间稳定有序的变化与发展。

五行制化的规律是：五行中一行亢盛时，必然随之有制约，以防止亢而为害。即在相生中有克制，在克制中求发展。

3. 五行相乘与相侮 五行相乘，指五行中一行对其所胜的过度制约或克制。相乘的次序与相克相同，即木乘土，土乘水，水乘火，火乘金，金乘木。导致五行相乘的原因有两种情况：一是指五行中的某一行过于亢盛，对其所胜行进行超过正常限度的克制，产生相乘，如木亢乘土等；二是五行中某一行过于虚弱，难以抵御其所不胜的正常限度的克制，产生相乘，如土虚木乘等。

五行相侮，指五行中一行对其所不胜的反向制约和克制。相侮的次序是：木侮金，金侮火，火侮水，水侮土，土侮木。导致五行相侮的原因有二：一是五行中的某一行过于强盛，使原来克制它的一行不仅不能克制它，反而受到它的反向克制，产生相侮，如木亢侮金等；二是五行中某一行过于虚弱，不仅不能制约其所胜的一行，反而受到其所胜的相侮，如金虚木侮等。

4. 五行的母子相及 母子相及包括母病及子和子病及母两种情况，属于五行之间相生关系异常的变化。

母病及子：指五行中的某一行异常，累及其子行，导致母子两行皆异常。母病及子的一般规律是：母行虚弱，引起子行亦不足，终致母子两行皆不足。

子病及母：指五行中的某一行异常，影响到其母行，终致子母两行皆异常。子病及母的一般规律有三种：一是子行亢盛，引起母行亦亢盛，结果是子母两行皆亢盛，一般称为"子病犯母"；二是子行虚弱，上累母行，引起母行亦不足，终致子母俱不足；三是子行亢盛，损伤母行，以致子盛母衰，一般称为"子盗母气"。

细目三 五行学说在中医学中的应用

● 要点

1. 在生理方面的应用

（1）说明五脏的生理特点 五行学说将人体的五脏分别归属于五行，并以五行的特性来说明五脏的生理机能。如木有生长、升发、舒畅、条达的特性，肝喜条达而恶抑郁，有疏通气血，调畅情志的机能，故以肝属木。

（2）构建天人一体的五脏系统 五行学说除以五行特性类比五脏的生理特点，确定五脏的五行属性外，还以五脏为中心，推演络绎整个人体的各种组织结构与生理机能，将人体的形体、官窍、精神、情志等分归于五脏，构建以五脏为中心的生理病理系统。同时又将自然界的五方、五气、五色、五味等与人体的五脏联系起来，建立了以五脏为中心的天人一体的五脏系统，将人体内外环境联结成一个密切联系的整体。

（3）说明五脏之间的生理联系 五脏的机能活动不是孤立的，而是互相联系的。五行学说运用生克制化理论来说明脏腑生理机能的内在联系，即五脏之间存在着既相互资生又相互制约的关系。以五行相生说明五脏之间的资生关系，以五行相克说明五脏之间的制约关系，以五行制化说明五脏之间的协调平衡。

2. 在病理方面的应用 五行学说可以说明在病理情况下脏腑间的相互影响。某脏有病可以传至他脏，他脏疾病也可以传至本脏，这种病理上的相互影响称之为传变。五脏病变的相互影响，可用五行的乘侮和母子相及规律来阐释。相生关系的传变，包括"母病及子"和"子病及母"两个方面。相克关系的传变，包括"相乘"和"相侮"两个方面。如肝有病，影响到心，为母病及子；影响到肾，为子病及母；影响到脾，称为乘；影响到肺，称为侮。他脏以此类推。

3. 在疾病诊断方面的应用 五行学说将人体五脏与自然界的五色、五音、五味等都作了相应联系，构成了天人一体的五脏系统，因而观察分析望、闻、问、切四诊所搜集的外在表现，依据事物属性的五行归类和五行生克乘侮规律，可确定五脏病变的部位，推断病情进展和判断疾病的预后。即所谓"视其外应，以知其内脏"。

4. 在疾病治疗方面的应用

（1）指导脏腑用药　不同的药物，有不同的颜色与气味。以颜色分，有青、赤、黄、白、黑"五色"；以气味辨，则有酸、苦、甘、辛、咸"五味"。药物的五色、五味与五脏的关系是以天然色味为基础，以其不同性能与归经为依据，按照五行归属来确定的。青色、酸味入肝，赤色、苦味入心，黄色、甘味入脾，白色、辛味入肺，黑色、咸味入肾。

（2）控制疾病的传变　根据五行生克乘侮理论，五脏中一脏有病，可以传及其他四脏而发生传变。如肝有病可以影响到心、肺、脾、肾等脏。心、肺、脾、肾有病也可以影响肝脏。不同脏腑的病变，其传变规律不同。因此，临床治疗时除对所病本脏进行治疗之外，还要依据其传变规律，治疗其他脏腑，以防止其传变。如"见肝之病，则知肝当传之于脾，故先实其脾气"（《难经·七十七难》）。

（3）确定治则治法　运用五行相生规律来治疗疾病，其基本治疗原则是补母和泻子，即"虚则补其母，实则泻其子"。补母适用于母子关系的虚证；泻子适用于母子关系的实证。依据五行相生规律确定的治法，常用的有滋水涵木法、益火补土法、培土生金法和金水相生法四种。运用五行相克规律来治疗疾病，其基本治疗原则是抑强扶弱。抑强，适用于相克太过引起的相乘和相侮。扶弱，适用于相克不及引起的相乘和相侮。依据五行相克规律确定的治法，常用的有抑木扶土法、培土制水法、佐金平木法和泻南补北法四种。

（4）指导针灸取穴　在针灸疗法中，针灸学家将手足十二经近手足末端的井、荥、输、经、合"五输穴"，分别配属于木、火、土、金、水五行。在治疗脏腑病证时，根据不同的病情以五行的生克规律进行选穴治疗。

（5）指导情志疾病的治疗　依据五行的相生相克，人的情志活动也有相互抑制的作用。临床上可以运用不同情志变化的相互抑制关系来达到治疗目的。如"怒伤肝，悲胜怒……喜伤心，恐胜喜……思伤脾，怒胜思……忧伤肺，喜胜忧……恐伤肾，思胜恐"。这就是情志病治疗中的所谓"以情胜情"之法。

（孙广仁）

第五单元　藏象学说

● **要点**

五脏、六腑、奇恒之腑的生理特点及临床意义　脏腑分为脏、腑和奇恒之腑三类。脏有五，即心、肺、脾、肝、肾，合称五脏（在经络学说中，心包亦作为脏，故又称"六脏"）。腑有六，即胆、胃、小肠、大肠、膀胱、三焦，合称六腑。奇恒之腑亦有六，即脑、髓、骨、脉、胆、女子胞。

中医学以生理机能特点的不同作为区分脏与腑的主要依据。五脏共同的生理特点是化生和贮藏精气，六腑共同的生理特点是受盛和传化水谷。"所谓五脏者，藏精气而不泻也，故满而不能实；六腑者，传化物而不藏，故实而不能满也。"奇恒之腑在形态上中空有腔与六腑相类，机能上贮藏精气与五脏相同，与五脏和六腑都有明显区别，故称之。

五脏六腑的生理特点，对临床辨证论治有重要指导意义。一般来说，病理上"脏病多虚"，"腑病多实"；治疗上"五脏宜补"，"六腑宜泻"。

（孙广仁）

第六单元 五 脏

细目一 五脏的生理机能与特性

● 要点

1. 心的生理机能与特性

（1）主血脉 指心气推动和调控血液在脉道中运行，流注全身，发挥营养和滋润作用。心主血脉包括心主血和主脉两个方面。

心主血的基本内涵，一是心气能推动血液运行，以输送营养物质于全身脏腑形体官窍；二是心有生血的作用，即所谓"奉心化赤"，饮食水谷经脾胃之气的运化，化为水谷之精，水谷之精再化为营气和津液，营气和津液入脉，经心火（即心阳）的作用，化为赤色血液，即《素问·经脉别论》所谓"浊气归心，淫精于脉。"

心主脉，指心气推动和调控心脏的搏动和脉的舒缩，使脉道通利，血流通畅。心气充沛，心脏有规律的搏动，脉有规律的舒缩，血液则被输送到各脏腑形体官窍，发挥濡养作用，以维持人体正常的生命活动。

心、脉、血三者密切相连，构成一个血液循环系统。血液在脉中正常运行，必须以心气充沛，血液充盈，脉道通利为基本条件。其中心脏的正常搏动，起着主导作用。

（2）藏神 又称主神明或主神志，指心有统帅全身脏腑、经络、形体、官窍的生理活动和主司意识、思维、情志等精神活动的作用。人体之神，有广义与狭义之分。广义之神，是整个人体生命活动的主宰和总体现；狭义之神，是指人的意识、思维、情感、性格等精神活动。心所藏之神，既是主宰人体生命活动的广义之神，又包括意识、思维、情感等狭义之神。《素问·灵兰秘典论》说："心者，君主之官也，神明出焉。"《素问·六节藏象论》说："心者，生之本，神之变也。"

心的主血脉与藏神机能是密切相关的。血是神志活动的物质基础之一，心血充足则能化神养神而使心神灵敏不惑，而心神清明，则能驭气以调控心血的运行，濡养全身脏腑形体官窍及心脉自身。

（3）生理特性 ①心为阳脏而主通明。心在五行属火，属阳中之阳的太阳，故称为阳脏，又称"火脏"。心主通明，指心脉以通畅为本，心神以清明为要。心脉畅通和心神清明，是心阳的温煦、推动作用与心阴的凉润、宁静作用相协调的结果。②心气下降。心火在心阴的牵制下合化为心气下行以温肾，维持人体上下协调。

（4）心血、心气、心阴、心阳的生理作用 心血指在心、脉中流动的血液，具有濡养心脏及其形体官窍和化生心神的生理作用。心气由心血化生，具有推动和调控心脏搏动、脉管舒缩及精神活动的生理作用。心气充沛，则心脏搏动有力，脉管舒缩有度，血运通畅，精神振奋，思维敏捷。心阴是心气中具有凉润、宁静、抑制作用的部分；心阳是心气中具有温煦、推动、兴奋作用的部分。心阴能制约心阳，抑制心脏的搏动和精神活动。心阳能制约心阴，激发心脏的搏动和精神活动。心阴与心阳协调，则心气冲和畅达，心脏搏动和精神活动稳定有度。

2. 肺的生理机能与特性

（1）主气司呼吸 包括主呼吸之气和主一身之气两个方面。

肺主呼吸之气，是指肺是气体交换的场所。通过肺的呼吸作用，不断吸进清气，排出浊气，吐故纳新，实现机体与外界环境之间的气体交换，以维持人体的生命活动。肺主呼吸，实际上是肺气的宣发与肃降运动在气体交换过程中的具体表现：肺气宣发，浊气得以呼出；肺气肃降，清气得以吸入。肺气的宣发与肃降运动协调有序，则呼吸均匀通畅。

肺主一身之气，是指肺有主司一身之气的生

成和运行的作用。体现在两个方面：①宗气的生成。一身之气主要由先天之气和后天之气构成。宗气属后天之气，由肺吸入的自然界清气，与脾胃运化的水谷之精所化生的谷气相结合而生成。宗气在肺中生成，积存于胸中"气海"，上走息道出喉咙以促进肺的呼吸，并能贯注心脉以助心推动血液运行，还可沿三焦下行脐下丹田以资先天元气，故在机体生命活动中占有非常重要的地位。②对全身气机的调节作用。肺有节律的呼吸，对全身之气的升降出入运动起着重要的调节作用。《素问·六节藏象论》说："肺者，气之本。"

（2）主行水　指肺气的宣发肃降运动推动和调节全身水液的输布和排泄。肺主行水表现在两个方面：一是通过肺气的宣发运动，将脾气转输至肺的水液和水谷之精中的较轻清部分，向上向外布散，上至头面诸窍，外达全身皮毛肌腠以濡润之；输送到皮毛肌腠的水液在卫气的推动作用下化为汗液，并在卫气的调节作用下有节制地排出体外。二是通过肺气的肃降运动，将脾气转输至肺的水液和水谷精微中的较稠厚部分，向内向下输送到其他脏腑以濡润之，并将脏腑代谢所产生的浊液下输至膀胱，成为尿液生成之源。肺以其气的宣发与肃降运动输布水液，故说"肺主行水"。又因为肺为华盖，故称"肺为水之上源"。若肺气的宣发或肃降失常，均可致津液代谢而出现尿少、痰饮、水肿等病症，可用宣肺利水或降气利水方法进行治疗。

（3）朝百脉，主治节　肺朝百脉，指全身的血液都通过百脉流经于肺，经肺的呼吸，进行体内外清浊之气的交换，然后再通过肺气宣降作用，将富有清气的血液通过百脉输送到全身。全身的血脉均统属于心，心气是血液循环运行的基本动力。而血液的运行，又赖于肺气的推动和调节，即肺气具有助心行血的作用。肺通过呼吸运动，调节全身气机，从而促进血液运行。宗气有"贯心脉"以推动血液运行的作用。肺气充沛，宗气旺盛，气机调畅，则血运正常。

肺主治节，指肺气具有治理调节肺之呼吸及全身之气、血、水的作用，是对肺的主要生理机能的高度概括。主要表现在四个方面：一是治理调节呼吸运动：肺气的宣发与肃降运动协调，维持通畅均匀的呼吸，使体内外气体得以正常交换；二是调理全身气机：通过呼吸运动，调节一身之气的升降出入，保持全身气机调畅；三是治理调节血液的运行：通过肺朝百脉和气的升降出入运动，辅佐心脏，推动和调节血液的运行；四是治理调节津液代谢：通过肺气的宣发与肃降，治理和调节全身水液的输布与排泄。《素问·灵兰秘典论》说："肺者，相傅之官，治节出焉。"

（4）生理特性　①肺为华盖：肺位于胸腔，覆盖五脏六腑之上，位置最高，因而有"华盖"之称。肺居高位，又能行水，故称之为"水之上源"。肺覆盖于五脏六腑之上，又能宣发卫气于体表，具有保护诸脏免受外邪侵袭的作用，故有"脏之长"之称。②肺为娇脏：肺脏清虚而娇嫩，不耐寒热燥湿诸邪之侵；外感六淫之邪从皮毛或口鼻而入，常易犯肺而为病。③肺气宣降：肺气宣发，是肺气向上向外的布散运动，主要体现在以下三个方面：一是呼出体内浊气；二是将脾所转输来的津液和部分水谷精微上输头面诸窍，外达于全身皮毛肌腠；三是宣发卫气于皮毛肌腠，以温分肉，充皮肤，肥腠理，司开阖，将代谢后的津液化为汗液，并控制和调节其排泄。肺气肃降，是肺气向内向下的布散运动，主要体现在以下三个方面：一是吸入自然界之清气，并将吸入之清气与谷气相融合而成的宗气向下布散至脐下，以资元气；二是将脾转输至肺的津液及部分水谷精微向下向内布散于其他脏腑以濡润之；三是将脏腑代谢后产生的浊液下输于膀胱，成为尿液生成之源。肺气的宣发与肃降，是相互制约、相互为用的两个方面。宣降运动协调，维持着肺的呼吸和行水机能。

（5）肺津、肺气、肺阴、肺阳的生理作用　肺津，即脾转输至肺的津液，具有濡养滋润肺、大肠、皮毛、鼻、喉等脏器的作用。肺气主要由肺津化生，具有推动和调控呼吸、行水等作用。肺气中具有凉润、沉降等作用和运动趋向的部分称为肺阴，具有温煦、宣发等作用和运动趋向的部分称为肺阳。肺阴能够凉润肺脏，使肺气下行；肺阳能温暖肺脏，使肺气上行。肺阴与肺阳的作用协调，则肺气的宣发与肃降运动相反相成，呼吸均匀，和缓有度，"水精四布，五经并行。"

3. 脾的生理机能与特性

（1）主运化　指脾具有把饮食水谷转化为水谷精微（即谷精）和津液（即水精），并把水谷精微和津液吸收、转输到全身各脏腑的生理机能。包括运化食物和运化水液两个方面：

运化食物：食物经胃的受纳腐熟，被初步消化后，变为食糜，下送于小肠作进一步消化，经脾气的作用，则分为清浊两部分。其精微部分，经脾气的激发作用由小肠吸收，再由脾气的转输作用输送到其他四脏，内养五脏六腑，外养四肢百骸。

运化水液：指脾气将水液化为水精，亦即津液，并将其吸收、转输到全身脏腑的生理机能。脾气转输津液的途径及方式有四：一是上输于肺，通过肺气宣降输布全身；二是向四周布散，"以灌四傍"，发挥其滋养濡润脏腑的作用；三是将胃、小肠、大肠中的部分水液经过三焦（六腑之一的三焦）下输膀胱，成为尿液生成之源；四是居中而枢转津液，使全身津液随脾胃之气的升降而上腾下达：肺之上源之水下降，膀胱水府之津液上升。脾气健运，津液化生充足，输布正常，脏腑形体官窍得养。

运化食物和运化水液，是脾主运化的两个方面，二者是同时进行的。饮食物的消化及其精微的吸收、转输都由脾所主。脾气不但将饮食物化为水谷精微，而且能将水谷精微吸收并转输至全身促进人体的生长发育，是维持人体生命活动的根本，故称为"后天之本"。脾为"后天之本"的理论，对养生防病有着重要意义。

（2）主统血　指脾气具有统摄、控制血液在脉中正常运行而不逸出脉外的作用。脾气统摄血液，实际上是气的固摄作用的体现。脾气是一身之气分布到脾脏的部分，一身之气充足，脾气必然充盛；而脾气健运，一身之气自然充足。气足则能摄血，故脾统血与气摄血是统一的。

（3）生理特性　①脾气上升，指脾气具有向上运动以维持水谷精微的上输和内脏位置相对稳定的生理特性。脾主升清，指脾气的升动转输作用，将胃肠道吸收的水谷精微和水液上输于心、肺等脏，通过心、肺的作用化生气血，以营养濡润全身。若脾气虚衰或为湿浊所困，不得升清，可见"清气在下，则生飧泄。"脾主升举内脏，指脾气上升能起到维持内脏位置的相对稳定，防止其下垂的作用。若脾气虚弱，无力升举，可见胃下垂、肾下垂、子宫脱垂、脱肛等。②喜燥恶湿。脾的喜燥恶湿的特性，与其运化水饮的生理机能相关。脾气健旺，运化水饮正常，水精四布，自然无痰饮水湿的停聚。脾气升动，才能将水液布散全身，而脾气升运的条件之一就是脾体干燥而不被痰饮水湿所困。因而有"脾生湿""湿困脾""脾恶湿""脾燥则升"等说法。据以上两生理特性推测，脾气下陷的病机主要有二：一是脾气虚衰，无力升举，又称为中气下陷；二是脾气为湿所困，不得上升反而下陷。③脾为孤脏。脾属土，居中央，与四方、四时无配；脾主运化，为精血津液生化之源，"灌四傍"而长养四脏，称为后天之本，属人体中最大最重要的脏，故称孤脏。

（4）脾精、脾气、脾阴、脾阳的生理作用　脾精，主要指脾吸收的水谷之精。脾精由脾气转输到其他四脏，化为诸脏之精，故《素问·玉机真藏论》有"脾为孤藏，中央土以灌四傍"之说。其中脾精之浓厚者化营化血，轻清者化卫化气，故又有脾为"后天之本，气血生化之源"之论。脾气由脾精化生，具有运化水谷，统摄血液等作用。脾阴即脾气中的具有凉润、宁静等作用的部分，脾阳是脾气中具有温煦、推动等作用的部分。脾阴与脾阳协调统一，维护着脾生理机能的正常发挥。

4. 肝的生理机能与特性

（1）主疏泄　指肝气具有疏通、畅达全身气机的作用，主要表现在以下几个方面：①促进血液与津液的运行输布：血液的运行和津液的输布代谢，有赖于气机的调畅。肝气疏泄，调畅气机，使全身脏腑经络之气的运行畅达有序。气能运血，气行则血行，故说肝气的疏泄作用能促进血液的运行，使之畅达而无瘀滞。②促进脾胃运化和胆汁的分泌排泄：肝气疏泄，畅达气机，促进和协调脾胃之气的升降，从而促进脾胃的运化。胆汁乃肝之余气所化，其分泌和排泄受肝气疏泄作用的影响。肝气疏泄，气机调畅，胆汁才能够正常的分泌与排泄。③调畅情志：肝气疏泄，能调畅气机，因而能使人心情舒畅，既无亢奋，也无抑郁。情志活动分属五脏，依赖于气机的调畅，因肝主疏泄，调畅气机，所以肝具有调畅情志的功能。④促进男子排精与女子排卵行经："主闭藏者肾也，司疏泄者肝也。"男子精液的贮藏与施泄，是肝肾二脏之气的闭藏与疏泄作用相互协调的结果。肝气疏泄，则精液排泄通畅有度；肝失疏泄，则排精不畅而致精瘀。女子的按时排卵，也是肝气疏泄和肾气闭藏作用相互协调的体现。气机调畅又是女子行经能否通畅有度的重要条件，因而亦受肝气的疏泄作用的影响。

肝气的疏泄作用失常，称为肝失疏泄。其病机主要有三个方面：一为肝气郁结，疏泄失职。多因情志抑郁，郁怒伤肝而致。二是肝气亢逆，疏泄太过。多因暴怒伤肝，或气郁日久化火，导致肝气亢逆，升发太过。三是肝气虚弱，疏泄不及，升发无力，表现出一系列因虚而郁滞的临床表现。

(2) 主藏血　指肝脏具有贮藏血液、调节血量和防止出血的功能。肝藏血的生理意义有以下六个方面：①涵养肝气：肝贮藏充足的血液，化生和涵养肝气，使之冲和畅达，发挥其正常的疏泄作用。②调节血量：在正常情况下，人体各部分的血量，是相对恒定的。但是随着机体活动量的增减、情绪的变化、外界气候的变化等因素，人体各部分的血量也随之有所变化。如剧烈运动或情绪激动时，外周血流量增加；而在安静或休息时，外周血液分配量则减少。这种变化是通过肝的藏血和疏泄机能协调而实现的。③濡养肝及筋目：肝贮藏充足的血液，可濡养肝脏及其形体官窍，使其发挥正常的生理机能。④化生和濡养魂，维持正常神志及睡眠。《灵枢·本神》说："肝藏血，血舍魂。"⑤为经血之源：肝藏血而称为血海，冲脉起于胞中而通于肝，与女子月经来潮密切相关，也称为"血海"。女子以血为本，肝藏血充足，冲脉血液充盛，是其月经按时来潮的重要保证。⑥防止出血：肝主藏血以防止出血。气有固摄血液之能，肝气充足，则能固摄肝血而不致出血；肝阴充足，肝阳被涵，阴阳协调，则血藏于肝而防止出血。

(3) 生理特性　①肝为刚脏：指肝气主升主动，具有刚强躁急的生理特性而言。肝在五行属木，木性曲直，肝气具有木的冲和条达、伸展舒畅之能；肝有主疏泄的生理机能，肝气性喜条达而恶抑郁；肝内寄相火，主升主动，皆反映了肝为刚脏的生理特性。②肝气升发：指肝气的向上升动和向外发散以调畅气机的生理特性。肝在五行属木，通于春气，比类春天树木的生长伸展和生机勃发之性，肝气具有条达疏畅、升发生长和生机盎然的特性。

(4) 肝血、肝气、肝阴、肝阳的生理作用　肝血，即肝所藏之血，有濡养目、筋、爪，化生和涵养魂与怒的作用。肝气由肝血化生，具有升发的特性，能畅达全身气的运行，进而调畅血液与津液的运行输布，调畅脾胃之气的升降，调畅胆汁的分泌与排泄，调畅情志活动，调畅男子泄精、女子排卵和月经等。肝阴是肝气中具有凉润、宁静、抑制作用的部分，肝阳是肝气中具有温煦、推动、兴奋作用的部分。肝阴与肝阳协调，肝气冲和条达。

5. 肾的生理机能与特性

(1) 藏精，主生长发育生殖与脏腑气化　肾藏精，指肾具有贮存、封藏精的生理功能。精，是构成人体和维持人体生命活动的最基本物质，是生命之本原，是脏腑形体官窍功能活动的物质基础。肾藏的精包括先天之精和后天之精，先天之精来源于父母的生殖之精，是禀受于父母的生命遗传物质，与生俱来，藏于肾中。人出生后，机体由脾胃的运化作用从饮食物中摄取的营养物质，称为"后天之精"。后天之精经脾气的转输作用以"灌四傍"，则为脏腑之精。肾精的构成，是以先天之精为基础，加之部分后天之精的充养而化成。先天之精是肾精的主体成分，后天之精仅起充养作用，先、后天之精相互资助，相互为用。《素问·六节藏象论》说："肾者，主蛰，封藏之本，精之处也。"

主生长发育与生殖，指肾精、肾气促进机体生长发育与生殖机能成熟的作用。《素问·上古天真论》记述了肾气由稚嫩到充盛，由充盛到衰少继而耗竭的演变过程。

人体的生、长、壮、老、已的生命过程，可分为幼年期、青年期、壮年期和老年期等几个阶段，而每一阶段机体的生长发育或衰退情况，都取决于肾精及肾气的盛衰。

脏腑气化，指由脏腑之气的升降出入运动推动和调控着各脏腑形体官窍的生理机能，进而推动和调控着机体精气血津液各自的新陈代谢及其与能量的相互转化的过程。肾精、肾气及其分化的肾阴、肾阳在推动和调控脏腑气化过程中起着极其重要的作用。肾气由肾精所化，也是一身之气分布到肾的部分。由于肾精的主体成分是先天之精，肾气也主要属先天之气，与元气的概念大致相同，故为脏腑之气中最重要者，称为脏腑之气的根本。肾气也涵有阴阳两种成分：肾阴是其中具有凉润、宁静、抑制、凝聚等作用的部分，肾阳是其中具有温煦、推动、兴奋、宣散等作用的部分。肾阴与肾阳对立统一，协调共济，则肾气冲和畅达。肾阳为一身阳气之本，"五脏之阳气，非此不能发"，能推动和激发脏腑的各种机能，温煦全身脏腑形体官窍。肾阴为一身阴气之本，"五脏之阴气，非此不能滋"，能宁静和抑制脏腑的各种机能，凉润全身脏腑形体官窍。肾精、肾气及其所含的肾阴、肾阳称为机体生命活动的根本，肾阴肾阳又称为"五脏阴阳之本"。

（2）主水　指肾气具有主司和调节全身水液代谢的作用。主要体现在两方面：一是肾气对参与水液代谢脏腑的促进作用：肾气及肾阴肾阳对水液代谢过程中各脏腑之气的功能，尤其是脾肺之气的运化和输布水液的功能，具有促进和调节作用。二是肾气的生尿和排尿作用：水液代谢过程中，各脏腑形体官窍代谢后产生的浊液，下输于膀胱，在肾气的蒸化作用下，分为清浊：清者回吸收，由脾气的转输作用通过三焦水道上腾于肺，重新参与水液代谢；浊者则化为尿液，在肾与膀胱之气的推动作用下排出体外。

（3）主纳气　指肾气有摄纳肺所吸入的自然界清气，保持吸气的深度，防止呼吸表浅的作用。人体的呼吸，由肺所主，但吸入的清气，由肺气的肃降下达于肾，必须再经肾气的摄纳潜藏，使其维持一定的深度，以利于气体的交换。故《难经·四难》说："呼出心与肺，吸入肾与肝。"《类证治裁·喘证》说："肺为气之主，肾为气之根。"

（4）生理特性　①主蛰守位。主蛰，喻指肾有潜藏、封藏、闭藏之生理特性，是对其藏精机能的高度概括。肾的藏精、主纳气、主生殖、主二便等机能，都是肾主蛰藏生理特性的具体体现。守位，是指肾中相火（肾阳）涵于肾中，潜藏不露，以发挥其温煦、推动等作用。相火与君火相对而言。君火，即心阳，心之生理之火，又称心火；相对于心火，其他脏腑之火皆称为相火。生理状态下，各脏腑的阳气称"少火"；病理状态下，各脏腑的亢盛之火称"壮火"。相火以其所在脏腑的不同而有不同的称谓，肝之相火称为"雷火"，肾之相火称为"龙火"。君火与相火的关系是：君火在心，主发神明，以明著为要；相火在肝肾，禀命行令，以潜藏守位为要。心神清明，机体的生命活动有序稳定，相火自然潜藏守位以发挥其温煦、激发等作用；肾阴充足，涵养相火，相火则潜藏于肾中而不上僭。②肾气上升：肾阳鼓动肾阴，合化为肾气上升以济心，维持人体上下的协调。

（5）肾精、肾气、肾阴、肾阳的生理作用　肾精为生命产生之本原，决定人体的生长发育与生殖，并能化髓充骨通脑。肾气由肾精化生，具有推动和调控人体的生长发育生殖，促进和调节水液代谢，摄纳肺吸入的清气等作用。肾阴是肾气中具有凉润、宁静、抑制等作用的部分，肾阳是肾气中具有温煦、推动、兴奋等作用的部分。肾阴与肾阳协调共济，则合化为冲和之肾气，推动和调控肾的各种机能活动。

细目二 五脏之间的关系

● 要点

1. 心与肺的关系 心主血而肺主气，心主行血而肺主呼吸。心与肺的关系，主要表现在血液运行与呼吸吐纳之间的协同调节关系。

血液的正常运行，必须依赖于心气的推动，亦有赖于肺气的辅助。由于宗气具有贯心脉而司呼吸的生理功能，从而加强了血液运行与呼吸吐纳之间的协调平衡。因此，积于胸中的宗气是连接心之搏动和肺之呼吸的中心环节。

2. 心与脾的关系 心主血而脾生血，心主行血而脾主统血。心与脾的关系，主要表现在血液生成方面的相互为用及血液运行方面的相互协同。

3. 心与肝的关系 心与肝的关系，主要表现在行血与藏血以及精神调节两个方面。

血液运行方面：心主行血，心为一身血液运行的枢纽；肝藏血，肝是贮藏血液、调节血量的重要脏器。两者相互配合，共同维持血液的正常运行。

精神调节方面：心藏神，主宰意识、思维、情感等精神活动。肝主疏泄，调畅气机，维护情志的舒畅。心肝两脏，相互为用，共同维持正常的精神活动。

4. 心与肾的关系 心与肾在生理上的联系，主要表现为"心肾相交"。心肾相交的机理，主要从水火既济、精神互用、君相安位来阐发。

水火既济：心居上焦属阳，在五行中属火；肾居下焦属阴，在五行中属水。在上者宜降，在下者宜升，升已而降，降已而升。心位居上，故心火（阳）必须下降于肾，使肾水不寒；肾位居下，故肾水（阴）必须上济于心，使心火不亢。肾无心火之温煦则水寒，心无肾阴之凉润则火炽。心与肾之间的水火升降互济，维持了两脏之间生理机能的协调平衡。

精神互用：心藏神，肾藏精。精能化气生神，为气、神之源；神能控精驭气，为精、气之主。故积精可以全神，神清可以控精。

君相安位：心为君火，肾为相火（命火）。君火在上，如日照当空，为一身之主宰；相火在下，系阳气之根，为神明之基础。命火秘藏，则心阳充足；心阳充盛，则相火亦旺。君火相火，各安其位，则心肾上下交济。

5. 肺与脾的关系 肺与脾的关系，主要表现在气的生成与水液代谢两个方面。

气的生成：肺主呼吸，吸入自然界的清气；脾主运化，化生水谷之精并进而化为谷气。清气与谷气在肺中汇为宗气，宗气与元气再合为一身之气。一身之气的盛衰，主要取决于宗气的生成。

水液代谢：肺气宣降以行水，使水液正常地输布与排泄；脾气运化，散精于肺，使水液正常地生成与输布。人体的水液，由脾气上输于肺，通过肺气的宣发肃降而布散周身及下输膀胱。肺脾两脏协调配合，相互为用，是保证津液正常输布与排泄的重要环节。

6. 肺与肝的关系 肺与肝的生理联系，主要体现在人体气机升降的调节方面。"肝生于左，肺藏于右。"肝气从左升发，肺气由右肃降。肝气以升发为宜，肺气以肃降为顺。此为肝肺气机升降的特点所在。肝升肺降，升降协调，对全身气机的调畅，气血的调和，起着重要的调节作用。

7. 肺与肾的关系 肺与肾的关系，主要表现在水液代谢、呼吸运动及阴阳互资三个方面。

水液代谢：肺主行水，为水之上源；肾主水液代谢，为主水之脏。肺气宣发肃降而行水的作用，有赖于肾气及肾阴肾阳的促进；肾气所蒸化的水液，有赖于肺气的肃降运动使之下归于膀胱。肺肾之气的协同作用，保证了体内水液输布与排泄的正常。

呼吸运动：肺主气而司呼吸，肾藏精而主纳气。人体的呼吸运动，虽由肺所主，但亦需肾的纳气机能协助。只有肾精及肾气充盛，封藏机能正常，肺吸入的清气才能经过其肃降而下纳于肾，以维持呼吸的深度。

阴阳互资：肺肾阴阳，相互资生。肺阴充

足，下输于肾，使肾阴充盈。肾阴为诸阴之本，肾阴充盛，上滋于肺，使肺阴充足。肾阳为诸阳之本，能资助肺阳，推动津液输布，则痰饮不生，咳喘不作。

8. 肝与脾的关系 肝与脾的生理联系，主要表现在疏泄与运化的相互为用、藏血与统血的相互协调关系。

饮食物消化：肝主疏泄，调畅气机，协调脾胃升降，并疏利胆汁，输于肠道，促进脾胃对饮食物的消化及对精微的吸收和转输。脾气健运，水谷精微充足，气血生化有源，肝得以濡养而使肝气冲和条达。

血液运行：肝主藏血，调节血量；脾主生血，统摄血液。肝脾相互协作，共同维持血液的正常运行。

9. 肝与肾的关系 肝肾之间的关系，有"肝肾同源"或"乙癸同源"之称。主要表现在精血同源、藏泄互用以及阴阳互滋互制等方面。

精血同源：肝藏血，肾藏精，精血皆由水谷之精化生和充养，且能相互资生，故曰同源互化。

藏泄互用：肝主疏泄，肾主封藏，二者之间存在着相互为用、相互制约的关系。肝气疏泄可促使肾气封藏有度，肾气闭藏可防肝气疏泄太过。疏泄与封藏，相反而相成，从而调节女子的月经来潮、排卵和男子的排精。

阴阳互滋互制：肝气由肝血所化所养，内含肝阴与肝阳；肾气由肾精化生，内含肾阴与肾阳。不仅肝血与肾精之间存在着同源互化的关系，而且肝肾阴阳之间也存在着相互资养和相互制约的联系。

10. 脾与肾的关系 脾为后天之本，肾为先天之本，脾肾两者首先表现为先天与后天的互促互助关系；脾主运化水液，肾为主水之脏，脾肾的关系还表现在水液代谢方面。

先天后天相互资生：脾主运化水谷精微，化生气血，为后天之本；肾藏先天之精，是生命之本原，为先天之本。脾的运化水谷，是有赖于肾气及肾阴肾阳的资助和促进，始能健旺；肾所藏先天之精及其化生的元气，亦赖脾气运化的水谷之精及其化生的谷气的不断充养和培育，方能充盛。后天与先天，相互资生，相互促进。

水液代谢：脾气运化水液作用的正常发挥，须赖肾气的蒸化及肾阳的温煦作用的支持。肾主水液输布代谢，又须赖脾气及脾阳的协助，即所谓"土能制水"。脾肾两脏相互协同，共同主司水液代谢的协调平衡。

细目三　五脏与五体、五官九窍、五志、五液的关系

● 要点

1. 五脏与五体的关系 五体是指脉、筋、肉、皮、骨五种形体组织。

（1）心在体合脉　指全身的血脉统属于心，由心主司。

（2）肺在体合皮　又称肺合皮毛。肺对皮毛的作用有二：一是肺气宣发，将卫气外输于皮毛，以发挥其"温分肉，充皮肤，肥腠理，司开阖"及防御外邪的作用；二是肺气宣发，将水谷精微和津液外输于皮毛，以发挥其濡养、滋润的作用。若肺津亏、肺气虚，既可致卫表不固而见自汗或易罹感冒，又可因皮毛失养而见枯槁不泽。皮毛对肺的作用也主要有二：一是皮毛宣散肺气，以调节呼吸。《内经》把汗孔称作"玄府"，又叫"气门"，是说汗孔不仅是排泄汗液之门户，而且是随着肺气宣发肃降进行体内外气体交换的场所。二是皮毛受邪，可内合于肺。如寒邪客表，卫气被遏，可见恶寒发热、头身疼痛、无汗、脉紧等症；若伴有咳喘等症，则表示病邪已伤及肺脏。故治疗外感表证时，解表与宣肺常同时并用。

（3）脾在体合肉　指脾气的运化与肌肉的壮实及其机能发挥之间有着密切的联系。全身的肌肉，都有赖于脾胃运化的水谷精微及津液的营养滋润，才能壮实丰满，并发挥其收缩运动。

（4）肝在体合筋　筋依赖肝血的濡养。肝血充足，筋得其养，才能运动灵活而有力，能耐受疲劳，并能较快地解除疲劳，故称肝为"罢极之

本"。

(5) 肾在体合骨,生髓　髓分骨髓、脊髓和脑髓,皆由肾精化生。肾藏精,精生髓,髓居于骨中称骨髓。骨的生长发育,有赖于骨髓的充盈及其所提供的营养。脊髓上通于脑,脑由髓聚而成,故称"脑为髓海"。肾精的盛衰,不仅影响骨骼的发育,而且也影响脊髓及脑髓的充盈。故《素问·灵兰秘典论》说:"肾者,作强之官,伎巧出焉。"齿与骨同出一源,亦由肾精充养,故称"齿为骨之余"。

2. 五脏的外华　内在脏腑精气的盛衰及其功能的强弱,可显露于外在相应的体表组织器官。

(1) 心之华在面　心血、心气的盛衰,可从面部的色泽表现出来。由于全身血气皆上注于面,故心的精气盛衰及其生理机能正常与否,可以显露于面部的色泽变化。

(2) 肺之华在毛　由于肺气宣发,将输送于肺的津液和部分水谷之精向上向外布散于全身皮毛肌腠以滋养之,使之红润光泽。

(3) 脾之华在唇　口唇的色泽可以反映脾精、脾气的盛衰。

(4) 肝之华在爪　爪甲,包括指甲和趾甲,乃筋之延续,所以有"爪为筋之余"之说。爪甲亦赖肝血的濡养,因而肝血的盈亏,可以影响到爪甲的荣枯,而观察爪甲的荣枯,又可以测知肝血是否充足。

(5) 肾之华在发　发的生长,赖血以养,故称"发为血之余"。但发的生机根源于肾。肾藏精,精化血,精血旺盛,则毛发粗壮而润泽,由于发为肾之外候,所以发之生长与脱落,润泽与枯槁,常能反映肾精的盛衰。

3. 五脏与五官九窍的关系　五脏的生理机能可通过相应官窍反映出来。

(1) 心在窍为舌　又称心开窍于舌,指心之精气盛衰及其机能常变可从舌的变化得以反映。因而观察舌的变化可以了解心的主血脉及藏神机能是否正常。《素问·金匮真言论》有"南方,赤色,入通于心,开窍于耳"的说法。

(2) 肺开窍于鼻　鼻为呼吸道之最上端,通过肺系(喉咙、气管等)与肺相连,具有主通气和主嗅觉的机能。鼻的通气和嗅觉机能,都必须依赖肺气的宣发运动。喉为肺之门户,主司发音,有赖于肺津的滋养与肺气的推动。肺津充足,喉得滋养,或肺气充沛,宣降协调,则呼吸通畅,声音洪亮。若各种内伤或过用,耗损肺津、肺气,以致喉失滋养或推动,发音失常,出现声音嘶哑、低微,称为"金破不鸣";若各种外邪袭肺,导致肺气宣降失常,郁滞不畅,出现声音嘶哑、重浊,甚或失音,称为"金实不鸣"。

(3) 脾开窍于口　指人的食欲、口味与脾气的运化密切相关。脾的经脉"连舌本,散舌下",舌又主司味觉,所以,食欲和口味都可反映脾的运化机能是否正常。

(4) 肝在窍为目　目为视觉器官,具有视物机能,故又称"精明"。目之所以能有视物辨色,依赖肝血之濡养和肝气之疏泄的协调。肝的经脉上连目系,肝之血气循此经脉上注于目,使其发挥视觉作用。肝血充足,肝气调和,目才能正常发挥其视物辨色的机能。除肝之外,目的视物辨色还依赖于五脏六腑之精的濡养。《灵枢·大惑论》说:"五脏六腑之精气,皆上注于目而为之精。精之窠为眼,骨之精为瞳子,筋之精为黑眼,血之精为络,其窠气之精为白眼,肌肉之精为约束。"后世在此基础上发展了"五轮"学说,为眼科疾病的辨证论治奠定了理论基础。

(5) 肾在窍为耳及二阴　耳是听觉器官,耳的听觉灵敏与否,与肾精、肾气的盛衰密切相关。临床常以耳的听觉变化,作为判断肾精及肾气盛衰的重要标志,故说肾开窍于耳。二阴,指前阴和后阴。前阴是指排尿和生殖的器官;后阴是指排泄粪便的通道,都与肾精、肾气及肾阴肾阳的关系密切。

4. 五脏与五志的关系　情志活动由脏腑精气应答外在环境因素的作用所产生,脏腑精气是情志活动产生的内在生理学基础。

(1) 心在志为喜　喜,是心之精气对外界刺激的应答而产生的良性情绪反应。心精、心血、心气充沛,心阴、心阳协调,是产生喜乐情绪的内在基础。喜乐愉悦有益于心主血脉的机能,但喜乐过度则可使心神受伤。心为神明之主，不仅喜能伤心，而且五志过极均能损伤心神。

（2）肺在志为忧（悲） 悲忧皆为人体正常的情绪变化或情感反映，由肺精、肺气所化生。过度悲哀或过度忧伤，又可损伤肺精、肺气，或导致肺气的宣降运动失调。

（3）脾在志为思 思即思虑，属人体的情志活动。思虽为脾志，但与心神有关，故有"思出于心，而脾应之"之说。思虑过度，或所思不遂，最易妨碍脾气运化，致使脾胃之气结滞，脾气不能升清，胃气不能降浊，因而出现不思饮食、脘腹胀闷、头目眩晕等症。

（4）肝在志为怒 怒是人在情绪激动时的一种情志变化，由肝血、肝气所化。一般来说，怒志人人皆有，一定限度内的情绪发泄对维持机体的生理平衡有重要的意义，但大怒或郁怒不解，对于机体是一种不良的刺激，可引起肝气上逆或肝气郁结的病机变化。

（5）肾在志为恐 恐，是一种恐惧、害怕的情志活动，由肾精、肾气对外在环境的应答而产生，人人皆有。过度恐惧可伤肾精、肾气，出现二便失禁，甚则遗精、滑精等症。

5. 五脏与五液的关系 五液包括汗、泪、涎、唾、涕，这些都是人体官窍正常的分泌液，其生成和代谢，又都依赖于脏腑的正常生理活动才得以进行。

（1）心在液为汗 指心精、心血为汗液化生之源。汗液的生成、排泄与心血、心神的关系密切。心主血脉，血液与津液同源互化，故又有"血汗同源""汗为心之液"之说。心又藏神，汗液的生成与排泄又受心神的主宰与调节。

（2）肺在液为涕 鼻涕由肺津所化，由肺气的宣发运动布散于鼻窍，有润泽鼻窍、防御外邪、利于呼吸的作用。肺津、肺气的作用是否正常，亦能从涕的变化中得以反映。

（3）脾在液为涎 涎为口津，即唾液中较清稀的部分，由脾精、脾气化生并转输布散。涎具有保护口腔、润泽口腔、助食物的咀嚼和消化的作用。

（4）肝在液为泪 泪由肝精、肝血所化。肝开窍于目，泪从目出，有濡润、保护眼睛的作用。

（5）肾在液为唾 唾，即唾液中较稠厚的部分，由肾精化生，经肾气的推动作用，沿足少阴肾经，从肾向上经过肝、膈、肺、肺系，直达舌下之金津、玉液二穴，分泌而出，有润泽口腔，滋润食物及滋养肾精的作用。

（孙广仁）

第七单元　六　腑

细目一　六腑的生理机能

● 要点

六腑，即胆、胃、小肠、大肠、膀胱、三焦六个脏器的总称。其共同生理特点是传化物而不藏，实而不能满。后世医家将此概括为"六腑以通为用"。

1. 胆的生理机能 胆位于右胁腹腔内，与肝紧密相连，附于肝之短叶间。胆为中空的囊状器官，内盛胆汁。因胆汁清静，称为"精汁"，故《灵枢·本输》称胆为"中精之腑"，亦有医家将其称为"中清之腑"。胆为中空器官而类腑，其内盛的胆汁应适时排泄，具有"泻而不藏"的特性，故胆为六腑之一；又因其内盛精汁，与六腑传化水谷，排泄糟粕有别，故又属奇恒之腑。胆的生理机能主要有两个方面。

（1）贮藏和排泄胆汁 胆汁来源于肝，由肝之余气凝聚而成。胆汁生成后，进入胆腑，由胆腑浓缩并贮藏。贮藏于胆腑的胆汁，在肝气的疏泄作用下排泄而注入肠中，以促进饮食水谷的消化和吸收。

（2）**主决断** 是指胆具有判断事物、作出决定的作用。胆的这一作用对于防御和消除某些精神刺激的不良影响，以维持精气血津液的正常运行和代谢，确保脏腑之间的协调关系，有着极为重要的意义。所以《素问·灵兰秘典论》说："胆者，中正之官，决断出焉。"

2. 胃的生理机能与特性 胃位于腹腔之内，横膈膜以下，上接食管，下连小肠。胃又称"胃脘"，分为上、中、下三部。上部为上脘，包括贲门；下部为下脘，包括幽门；上下脘之间为中脘，包括胃体。其中贲门上接食管，幽门下连小肠。

（1）**生理功能** ①主受纳水谷：指胃气具有接受和容纳饮食水谷的作用。饮食入口，经过食管（咽）进入胃中，在胃气的通降作用下，由胃接受和容纳，暂存于其中，故胃有"太仓""水谷之海"之称。②主腐熟水谷：指胃气将饮食物初步消化，并形成食糜的作用。容纳于胃中的饮食物，经过胃气的磨化和腐熟作用后，精微物质被吸收，并由脾气转输而营养全身，未被消化的食糜则下传于小肠作进一步消化。经过胃的腐熟，水谷才能游溢出人体所需要的精微物质，人的气血才能充盛，脏腑组织才能得到水谷精微的充养而发挥其各自的生理机能，故又称胃为"水谷气血之海"，"五脏六腑之海也"。

（2）**生理特性** ①胃气下降：指胃气的向下通降运动以下传水谷及糟粕的生理特性。胃气下降，主要体现于饮食物的消化和糟粕的排泄过程中：一是饮食物入胃，胃容纳而不拒之；二是经胃气的腐熟作用而形成的食糜，下传小肠作进一步消化；三是食物残渣下移大肠，燥化后形成粪便；四是粪便有节制地排出体外。②喜润恶燥：指胃当保持充足的津液以利饮食物的受纳和腐熟。胃的受纳腐熟，不仅依赖胃气的推动和蒸化，亦需胃中津液的濡润。胃中津液充足，则能维持饮食水谷的受纳腐熟和胃气的通降下行。

（4）胃津、胃气、胃阴、胃阳的生理作用 胃津，即胃中津液。含义有二：一指胃中分泌的津液及摄入的水饮，有滋润胃腑、促进胃气向下运动，助于饮食物受纳和腐熟等作用。二是泛指水谷精微，如《素问·厥论》所谓"脾主为胃行其津液者也"，其津液即指水谷之精。胃气的含义，主要有以下四点：一指推动胃的运动以发挥受纳腐熟水谷作用的一类精微物质，是一身之气分布到胃的部分。二指脾气与胃气的合称，又称为"中气"。中气的盛衰影响着整个消化系统的机能，关系着机体的营养来源，乃至于人体生命活动的强弱与存亡。三指水谷之气，即水谷之精化生的气，简称谷气。谷气是一身之气的重要组成部分，谷气充则五脏之气足。四指一身之气或正气。胃阴、胃阳都是胃气（上述第一义）的一部分：胃阴为胃气中具有凉润、抑制作用的部分，胃阳为胃气中具有温煦、推动作用的部分。二者相辅相成，对立统一，共同完成胃气的受纳、腐熟水谷的生理作用。

3. 小肠的生理机能 小肠位于腹中，其上口与胃在幽门相接，下口与大肠在阑门相连。小肠的主要生理机能有：

（1）**主受盛化物** 表现于以下两个方面：一是小肠接受由胃腑下传的食糜而盛纳之，即受盛作用。小肠承受适时下降的经过胃初步腐熟的饮食物，并在小肠内停留一定的时间，以便进一步充分的消化和吸收。二由脾气对小肠中的食糜进一步消化，化为精微和糟粕两部分，即化物作用。故《素问·灵兰秘典论》说："小肠者，受盛之官，化物出焉。"

（2）**主泌别清浊** 指小肠中的食糜在作进一步消化的过程中，随之分为清浊两部分：清者，即水谷精微和津液，由小肠吸收，经脾气的转输全身；浊者，即食物残渣和部分水液，经胃和小肠之气的作用通过阑门传送到大肠。

（3）**小肠主液** 指小肠在吸收谷精的同时，吸收了大量的津液。小肠吸收的津液与谷精合为水谷之精，由脾气转输到全身，其中部分津液经三焦下渗膀胱，成为尿液生成之源。临床以"利小便所以实大便"的方法治疗泄泻，即是"小肠主液"理论的具体应用。

4. 大肠的生理机能 大肠居腹中，其上口在阑门与小肠相接，其下端连肛门，是一个管腔性器官。大肠的主要生理机能有：

（1）主传化糟粕　大肠将食物残渣经过燥化变成粪便，并将粪便传送至大肠末端，经肛门有节制地排出体外。《素问·灵兰秘典论》说："大肠者，传导之官，变化出焉。"大肠的传化糟粕，实为对小肠泌别清浊的承接，并与胃气的通降，肺气的肃降，脾气的运化，肾气的推动和固摄作用相关。

（2）大肠主津　指大肠接受食物残渣，吸收津液，使之形成粪便，即所谓燥化作用。大肠吸收食物残渣中的津液，由脾气转输全身，部分津液经三焦下渗于膀胱，成为尿液生成之源。由于大肠参与体内的津液代谢，故说"大肠主津"。

5. 膀胱的生理机能　膀胱位于小腹部，下有尿道，开口于前阴。膀胱的主要生理机能有：

（1）汇聚水液　人体的津液通过肺、脾、肾等脏腑的作用，布散全身脏腑形体官窍，发挥其滋养濡润作用，其代谢后的浊液则下归于膀胱。胃、小肠、大肠中的部分津液由脾吸收后，经三焦之腑渗入膀胱，成为尿液生成之源。因此，膀胱是水液汇聚之处。《素问·灵兰秘典论》说："膀胱者，州都之官，津液藏焉。"汇聚于膀胱中的水液，经肾气和膀胱之气的蒸化作用，其清者上输于脾，重新参与津液代谢，而剩余者则留于膀胱为尿。

（2）贮存和排泄尿液　膀胱中尿液的贮存和排泄，由肾气及膀胱之气的激发和固摄作用调节。肾气及膀胱之气的激发与固摄作用协调，则膀胱开合有度，尿液可及时地从溺窍排出体外。

6. 三焦的概念和生理机能　三焦是上焦、中焦、下焦的合称。三焦概念有六腑三焦、部位三焦与辨证三焦的不同。

（1）六腑三焦　三焦作为六腑之一，位于腹腔中，有着特定的形态结构和生理机能。

六腑三焦的主要生理机能是疏通水道，运行津液。《素问·灵兰秘典论》说："三焦者，决渎之官，水道出焉。"津液自胃肠经三焦水道下渗膀胱，成为尿液生化之源。

（2）部位三焦　三焦作为人体上中下部位的划分，源于《灵枢·营卫生会》的"上焦如雾，中焦如沤，下焦如渎"之论，与《难经·三十八难》所谓"有名而无形"的三焦相通。部位三焦，包含了上至头、下至足的整个人体，已经超出了实体六腑的概念。张介宾等医家将其称之为"孤府"。

部位三焦的总体生理作用有二：一是通行诸气，即部位三焦是一身之气上下运行的通道。肾精化生的元气，自下而上运行至胸中，布散于全身；胸中气海的宗气，自上而下达于脐下，以资先天元气。诸气运行输布于周身，皆以三焦为通道。二是运行津液，即部位三焦是全身津液上下输布运行的通道。全身津液的输布和排泄，是在肺、脾、肾等脏腑的协同作用下完成的，但必须以三焦为通道。三焦水道不利，肺、脾、肾等脏腑输布调节津液代谢的作用则难以实现，所以又把津液代谢的协调平衡状态，称作"三焦气化"。

上中下三焦部位的划分及其生理特点如下：

①横膈以上的胸部，包括心、肺两脏，以及头面部，称作上焦。也有人将上肢归属于上焦。"上焦如雾"（《灵枢·营卫生会》）作为其生理特点，是对心肺输布营养至全身的作用和形式的形象描写与概括，喻指上焦宣发卫气，敷布水谷精微和津液，如雾露之灌溉。

②中焦在横膈以下、脐以上的上腹部，包括脾胃、肝胆等脏腑。"中焦如沤"（《灵枢·营卫生会》）作为其生理特点，是对脾胃、肝胆等脏腑的消化饮食物的作用和形式的形象描写与概括，喻指中焦消化饮食物，如发酵酿造之过程。

③脐以下的部位为下焦，包括小肠、大肠、肾、膀胱、女子胞、精室等脏腑以及两下肢。"下焦如渎"（《灵枢·营卫生会》）作为其生理特点，是对小肠、大肠、肾和膀胱的排泄糟粕的作用和形式的描写与概括，喻指肾、膀胱、大肠等脏腑排泄二便，如沟渠之通导。

（3）辨证三焦　既非六腑三焦，亦非部位三焦，而是温病发生发展过程中由浅及深的三个不同病理阶段。

细目二　五脏与六腑之间的关系

● 要点

脏与腑的关系，即是脏腑阴阳表里相合的关系。五脏属阴，六腑属阳；五脏为里，六腑为表。脏腑之间之所以构成这种紧密关系，主要根据有以下几方面：①经脉属络：即属脏的经脉络于所合之腑，属腑的经脉络于所合之脏，如手太阴肺经属肺络大肠，手阳明大肠经属大肠络肺，肺与大肠构成脏腑表里关系，手太阴经与手阳明经则构成表里经。其他脏腑依此类推。②生理配合：六腑机能受五脏之气的支持和调节，五脏功能也有赖于六腑的配合。如肺气肃降，有利于大肠的传导，而大肠的传导也有助于肺气的肃降。③病理相关。脏病可影响到其相合的腑，腑病也可影响其相合的脏。如心经有热，可以循经下移于小肠，小肠有火亦可循经上扰于心等。因此，在治疗上，相应的就有脏病治腑、腑病治脏、脏腑同治诸法。

1. 心与小肠的关系　心与小肠通过手少阴经与手太阳经的相互属络构成表里关系。

生理上，心主血脉，心阳之温煦，心血之濡养，有助于小肠的化物等机能；小肠化物，泌别清浊，清者经脾上输心肺，化赤为血，以养心脉，即《素问·经脉别论》所谓"浊气归心，淫精于脉。"

病理上，心经实火，可移热于小肠，引起尿少、尿赤涩刺痛、尿血等小肠实热的症状。反之，小肠有热，亦可循经上熏于心，可见心烦、舌赤糜烂等症状。

2. 肺与大肠的关系　肺与大肠通过手太阴经与手阳明经的相互属络构成表里关系。

在生理上，肺气的下降可以推动大肠的传导，有助于糟粕下行。而大肠传导正常，腑气通畅，亦有利于肺气的下降。

在病理上，肺失清肃，津液不能下达，大肠失润，传导失常，可见大便干结难下。若肺气虚弱，推动无力，大肠传导无力，可见大便困难，中医称之为"气虚便秘"。反之，若大肠腑气不通，传导不利，则肺气壅塞而不能下降，出现胸闷、咳喘、呼吸困难等，是谓上窍不通则下窍不利，下窍不利则上窍为之闭塞。

3. 脾与胃的关系　脾与胃以膜相连，通过足太阴经与足阳明经的相互属络而构成表里关系。脾与胃在生理上密切配合，共同完成饮食物的消化吸收。

（1）纳运相成　脾主运化，胃主受纳，受纳与运化相辅相成。二者一纳一运，紧密配合，完成饮食物的消化吸收。在病理上，胃之受纳失常则脾之运化不利，脾失健运则胃纳失常，出现恶心呕吐、脘腹胀满、不思饮食等，称为"脾胃不和"。

（2）升降相因　脾气主升，以升为顺；胃气主降，以降为和。脾气主升，将水谷精微输布于头目心肺；胃气主降，将水谷下降于小肠而泌别清浊，糟粕并得以下行。脾胃之气，升降相因，相反相成，饮食物得以正常的消化吸收。在病理上，脾气不升，水谷夹杂而下，出现泄泻，甚则完谷不化；胃气不降反而上逆，可见恶心呕吐，呃逆嗳气。

（3）燥湿相济　脾为阴脏，喜燥而恶湿；胃为阳腑，喜润而恶燥。脾易生湿，得胃阳以制之，使脾不至于湿；胃易生燥，得脾阴以制之，使胃不至于燥。脾胃阴阳燥湿相济，是保证两者纳运、升降协调的必要条件。病理上，脾属阴，阳气易损；胃属阳，津液和阴气易伤。如湿困脾运，可导致胃纳不振；胃津不足，亦可影响脾气运化；脾湿则其气不升，胃燥则其气不降，可见中满痞胀、排便异常等症。

4. 肝与胆的关系　胆附于肝，通过足厥阴经与足少阳经的互为属络构成表里关系。

（1）同司疏泄　肝主疏泄，分泌胆汁；胆附于肝，藏泄胆汁。两者协调合作，疏利胆汁于小肠，帮助脾胃消化饮食物。肝气疏泄正常，促进胆汁的分泌和排泄；而胆汁排泄无阻，又有利于肝气疏泄的正常发挥。病理上，若肝气郁滞，可影响胆汁疏利；胆腑郁热，也可影响肝气疏泄。最终均可导致肝胆气滞、肝胆湿热，或郁而化火、肝胆火旺之证。

（2）共主勇怯　《素问·灵兰秘典论》说："肝者，将军之官，谋虑出焉。胆者，中正之官，决断出焉。"胆主决断与人的勇怯有关，而决断又基于肝之谋虑，肝胆相互配合，情志活动正常，处事果断。

5. 肾与膀胱的关系　肾与膀胱通过足少阴经与足太阳经的相互属络构成了表里关系。

生理上，肾为主水之脏，开窍于二阴；膀胱为津液之府。肾与膀胱相互协作，共同完成尿液的生成、贮存与排泄。膀胱的汇聚水液及贮尿排尿，取决于肾气的盛衰。肾气充足，蒸化及固摄作用正常发挥，则尿液正常生成，贮于膀胱并有度地排泄。膀胱贮尿排尿有度，也有利于肾气的主水作用。

病理上，若肾气虚弱，蒸化无力，或固摄无权，可影响膀胱的汇聚水液及贮尿排尿，而见尿少、癃闭或尿失禁。膀胱湿热，或膀胱失约，也可影响到肾气的蒸化和固摄，出现尿液及其排泄异常。

（郭霞珍）

第八单元　奇恒之腑

奇恒之腑，包括脑、髓、骨、脉、胆、女子胞六个脏器组织。它们在形态上类腑，但其机能上似脏主贮藏精气，与六腑传化水谷有别，故称之为奇恒之腑，亦即有别于六腑的腑。如《素问·五脏别论》所说"脑、髓、骨、脉、胆、女子胞，此六者，地气之所生也，皆藏于阴而象于地，故藏而不泻，名曰奇恒之腑。"

细目一　脑

● **要点**

脑位于头部的颅腔之内，为髓汇聚之处，故《灵枢·海论》说："脑为髓之海。"《素问·五脏生成》说："诸髓者，皆属于脑。"

1. 脑的生理机能

（1）主宰生命活动　脑为神明之所出，称为"元神之府"（《本草纲目》），是生命的枢机，主宰人体的生命活动。

（2）主司感觉运动　人的感官位于头部，与脑相通，依赖脑髓的充养才能发挥感觉机能。脑主元神，神能驭气，各类感觉随气运行于诸筋百节，调控肢体运动。脑髓充盈，则视物精明，听力正常，嗅觉灵敏，感觉无碍，运动如常，轻劲多力。

（3）主司精神活动　人的精神活动，包括思维、意识和情志活动等，都是客观外界事物反映于脑的结果。思维意识是精神活动的高级形式，是"任物"的结果。脑为髓海，主人的思维意识和记忆，是精神活动的枢纽。

2. 脑与脏腑精气的关系　脑的生理病理统归于心而分属于五脏，心是君主之官，五脏六腑之大主，神明之所出，故将人的意识、思维及情志活动统归于心，称之曰"心藏神"。但又把神分为神、魂、魄、意、志五种不同的表现，分别由心、肝、肺、脾、肾五脏主司，即所谓"五神脏"。如《素问·宣明五气》说："心藏神，肺藏魄，肝藏魂，脾藏意，肾藏志。"脑的功能与五脏密切相关，五脏之精充盈，五脏之气畅达，才能化养五神并发挥其生理功能。

细目二　女子胞

● **要点**

女子胞，又称胞宫、胞脏、子宫、子脏等。女子胞位于小腹部，膀胱之后，直肠之前，通过阴道与外界相通，是女性的生殖器官。男子之胞称为"精室"。

1. 女子胞的生理机能

（1）主持月经　月经，又称月信、月事、月水，是女子天癸来至后周期性子宫出血的生理现象。健康女子，到14岁左右，天癸至，生殖器官发育成熟，子宫发生周期性变化，约1个月（28天）左右周期性排血一次，即月经开始来潮，到49岁左右，天癸竭绝，月经闭止。月经周期中还要排卵一次。月经的产生，是脏腑经脉气血及天癸作用于胞宫的结果。胞宫的形态与机能正常与否直接影响月经的来潮，所以胞宫有主持月经的作用。

（2）孕育胎儿　胞宫是女性孕育胎儿的器官。女子在发育成熟后，月经应时来潮，经后便要排卵，因而有受孕生殖的能力。此时，两性交媾，两精相合，就构成了胎孕。女子在其受孕后，女子胞即成为孕育胎儿的场所。此时，女子胞停止排泄月经，全身的气血，有相当一部分输送到胞宫，保护胎元，促进胎儿的发育，直至分娩。故《类经》说："女子之胞，子宫是也，亦以出纳精气而成胎孕者为奇。"

2. 女子胞与脏腑经脉的关系

（1）与天癸的关系　天癸，是肾精肾气充盈到一定程度时体内出现的一种精微物质，有促进生殖器官发育成熟、女子月经来潮及排卵、男子精气溢泻，因而具备生殖能力的作用。如《素问·上古天真论》说：女子"二七而天癸至，任脉通，太冲脉盛，月事以时下，故有子……七七，任脉虚，太冲脉衰少，天癸竭，地道不通，故形坏而无子也。"可见，肾精肾气的盛衰，对天癸的来至，女子生殖器官的发育和生殖能力的维持，具有决定性的作用。

（2）与经脉的关系　女子胞与冲、任、督、带及十二经脉，均有密切关系。其中与冲脉和任脉联系最紧密。冲、任二脉，同起于胞中。冲脉与肾经并行且与阳明脉相通，能调节十二经气血，与女子月经排泄关系密切，有"冲为血海"之称；任脉与足三阴经交会，能调节全身阴经，为"阴脉之海"。任脉又与胎儿孕育密切相关，故有"任主胞胎"之称。

（3）与脏腑的关系　女子以血为本，经水为血液所化，月经的来潮和周期，以及孕育胎儿，均离不开气血的充盈和血液的正常运行。而心主血，肝藏血，脾胃为气血生化之源又主统血。肾藏精，关乎天癸，且精能化血。肺主气，朝百脉而输精微。诸脏分司血的生化、统摄与调节等。故脏腑安和，血脉流畅，血海充盈，则经候如期，胎孕乃成。五脏之中，女子胞与心、肝、脾、肾的关系尤为密切。

（郭霞珍）

第九单元　精、气、血、津液

细目一　精

● 要点

1. 人体之精的概念　精，是由禀受于父母的生命物质与后天水谷精微相融合而形成的一种精华物质，是人体生命的本原，是构成人体和维持人体生命活动的最基本物质。《素问·金匮真言论》说："夫精者，身之本也。"

人体之精的概念与古代哲学中的精概念有严格的区别：人体之精是人体生命的本原，古代哲学的精是宇宙万物的生成本原。

人体之精，有狭义之精、广义之精和一般意义之精之分：狭义之精，特指具有繁衍后代作用的生殖之精，是精的本始含义。广义之精，指一切构成人体和维持人体生命活动的液态精华物质。如先天之精、水谷之精、生殖之精、脏腑之精以及血、津液等，都属广义之精范畴。一般意义的精，即通常所说的先天之精、水谷之精、生殖之精、脏腑之精，不包含血、津液。

2. 人体之精的功能

（1）繁衍生命　由先天之精与后天之精合化而生成的生殖之精，具有繁衍生命的作用。由于具有遗传功能的先天之精主要藏于肾，并且五脏六腑之精都可资助藏于肾的先天之精，故生殖之精实由肾精化生。

（2）濡养作用　精能滋润濡养人体各脏腑形体官窍。先天之精与后天之精充盛，则脏腑之精充盈，肾精也充盛，因而全身脏腑组织官窍得到精的濡养，各种生理机能得以正常发挥。

（3）化血作用　一是精可以转化为血，是血液生成的来源之一。二是精作为精微的生命物质，既可单独存在于脏腑组织中，也可不断地融合于血液中。如心精一般融入心血中，肝精一般融入肝血中以发挥其濡养作用。

（4）化气作用　先天之精可以化生先天之气（元气），水谷之精可以化生谷气，再加上肺吸入的自然界清气，综合而成一身之气。精是气的化生本原。

（5）化神作用　精是神化生的物质基础之一。神是人体生命活动的主宰及其外在总体现，其产生离不开精这一基本物质。只有积精，才能全神，这是生命存在的根本保证。反之，精亏则神疲，精亡则神散，生命休矣。

3. 人体之精的分类

（1）先天之精与后天之精　人体之精从生成来源来说，有先天之精与后天之精之分。先天之精禀受于父母，源于父母的生殖之精，是构成胚胎的原始物质，是生命产生的本原。后天之精源于饮食水谷，由脾胃等脏腑吸取饮食精华而产生，是维持人体生命活动的重要物质。先天之精为基础，后天之精为补充，二者相辅相成，使一身之精生成有源，逐渐充盛。

（2）生殖之精　生殖之精源于肾精，在天癸的促发下由肾藏的先天之精在水谷之精的资助充养下合化而成，起着繁衍后代的作用。人们在生殖活动过程中，通过生殖之精的交合将生命物质遗传给下一代。男女双方生殖之精结合成为胚胎，产生了新的生命体。

（3）脏腑之精　一身之精分藏于脏腑，成为脏腑之精。脏腑之精，指脏腑所藏的具有濡养、滋润本脏腑及其所属的形体、官窍等作用的液态精华物质。各脏腑之精都由先天之精与后天之精相融合而成，其中肾精主要由先天之精构成，而心肺脾肝四脏之精主要由后天之精构成。

细目二　气

● 要点

1. 人体之气的概念　气是人体内活力很强运行不息的极精微物质，是构成人体和维持人体生命活动的基本物质之一。气运行不息，推动和调控着人体内的新陈代谢，维系着人体的生命进程。气的运动停止，则意味着生命的终止。

人体之气的概念与古代哲学的气概念是有严格区别的。人体之气是客观存在于人体中的运动不息的细微物质，既是构成人体的基本物质，又对生命活动起着推动和调控作用。古代哲学认为存在于宇宙中的气，是宇宙万物包括人类的生成本原。

精与气的概念在中医学中是有严格区别的。精是构成人体的最基本物质，也是维持人体生命活动的基本物质。《灵枢·经脉》说："人始生，先成精。"气是由精化生的运行不息的极细微物质。《素问·阴阳应象大论》说："精化为气。"精为脏腑机能活动的物质基础，气是推动和调控脏腑生理机能的动力。精是人体生命的本原，气是人体生命的维系。

人体之精化为人体之气，人体之气含有阴气、阳气两部分：阴气是气中具有寒凉、抑制等特性的部分，阳气是气中具有温热、兴奋等特性的部分。气中的阴阳两部分对立互根，协调共济，共同推动和调控机体的生命进程。

2. 人体之气的生成

（1）人体之气的生成之源　人体之气来源于先天之精所化生的先天之气（即元气）、水谷之精所化生的水谷之气和自然界的清气，后两者又合称为后天之气（即宗气），并通过肺、脾胃和肾等脏腑的综合作用，将此三者结合起来而成一身之气，《内经》称为"人气"。

（2）与气生成相关的脏腑　①肾为生气之根：肾藏先天之精，并受后天之精的充养。先天之精化生元气。②脾胃为生气之源：脾主运化，胃主受纳，共同完成对饮食水谷的消化和水谷精微的吸收。水谷之精化生水谷之气。③肺为生气之主：肺主气，主司宗气的生成，在气的生成过程中占有重要地位。

肾与先天之气的生成关系密切，脾胃和肺与后天之气的生成关系密切，诸多脏腑的功能协调，密切配合，则人体之气的生成来源不断，人体之气得以充足旺盛。

3. 人体之气的运动与气化

（1）人体之气的运动　气的运动称作气机。人体之气的运动形式，可以简单地归纳为升、降、出、入四种基本形式。气机的升降出入运动，对于人体的生命活动至关重要。故《素问·六微旨大论》说："出入废则神机化灭，升降息则气立孤危。故非出入，则无以生长壮老已；非升降，则无以生长化收藏。是以升降出入，无器不有。"

脏腑之气的运动规律：心肺位置在上，其气宜降；肝肾位置在下，在下者宜升；脾胃属土，居中央，主四时，养四脏，脾气升而胃气降，斡旋四脏之气的升降运动，为脏气升降之枢纽。脾胃之气的升降失调，导致气血化生无源，而且可阻滞中焦，导致其他四脏之气的升降运动失常而出现心肾水火不济、肝肺左升右降不和等病理状态。

气的升降出入运动失常称为"气机失调"。气的运行受阻而不畅通，称作"气机不畅"；受阻较甚，局部阻滞不通，称作"气滞"；气的上升太过或下降不及，称作"气逆"；气的上升不及或下降太过，称作"气陷"；气的外出太过而不能内守，称作"气脱"；气不能外达而郁结闭塞于内，称作"气闭"。

（2）气化的概念和形式　气的运动而产生的各种变化称为气化。诸如体内精微物质的化生及输布，精微物质之间、精微物质与能量之间的互相转化，以及废物的排泄等等都属气化。气化的形式多种多样。体内精气血津液各自的代谢及其相互转化，是气化的基本形式。如精的生成，包括先天之精的充盛和后天水谷之精的化生；精化为气，包括先天之精化生元气和后天之精化生谷气，以及谷气分化为营卫二气；精化为髓，髓充骨而造血或汇脑而化神；精与血同源互化；津液与血同源互化；血的化生与其化气养神；津液的化生与其化汗化尿；气的生成与代谢，包括化为能量、热量以及生血、化精、化神，并分化为脏腑之气和经络之气。如此等等，皆属气化的具体体现。气化过程的有序进行，是脏腑生理活动相互协调的结果。

4. 人体之气的功能

（1）推动与调控作用　气的推动作用，指气中属阳部分（阳气）的激发、兴奋、促进等作用。主要体现于：①激发和促进人体的生长发育及生殖机能。②激发和促进各脏腑经络的生理机能。③激发和促进精血津液的生成及运行输布。④激发和兴奋精神活动。

气的调控作用，指气中属阴部分（阴气）的减缓、抑制、宁静等作用。主要体现于：①抑制和减缓人体的生长发育及生殖机能。②抑制和宁静各脏腑经络的生理机能。③抑制和减缓精血津液的生成及运行输布。④抑制和宁静精神活动。

人体的各种机能活动的协调平衡和稳定有序，是一身之气中阳气部分的推动作用与阴气部分的调控作用相反相成的结果。若阴气不足，宁静、抑制等作用减弱，阴不制阳，阳气相对亢盛，激发、兴奋作用过亢，则脏腑机能虚性亢奋，精气血津液的生成、输布、运行、代谢加快，消耗过多，精神亢奋。反之，若阳气不足，激发、兴奋等作用减退，阳不制阴，阴气相对过盛，宁静、抑制等作用过亢，则脏腑机能减弱，精气血津液的生成、输布、代谢减缓，运行不畅，精神抑制。

（2）温煦与凉润作用　气的温煦作用，指气中属阳部分（阳气）的促进产热，消除寒冷，使人体温暖的作用。气的温煦作用对人体有重要的生理意义：①温煦机体，维持相对恒定的体温。②温煦各脏腑、经络、形体、官窍，助其进行正常的生理活动。③温煦精血津液，助其正常施泄、循行、输布，即所谓"得温而行，得寒而凝"。

气的凉润作用，指气中属阴部分（阴气）的抑制产热，消除热量，使人体寒凉的作用。气的凉润作用对人体有重要的生理意义：①凉润机体，维持相对恒定的体温。②凉润各脏腑、经络、形体、官窍，防其生理机能过亢。③凉润精血津液，防其过度代谢和运行失常。

人体体温的恒定、脏腑机能的稳定发挥及精血津液的正常运行输布，是一身之气中阳气部分的温煦作用和阴气部分的凉润作用对立统一的结果。

（3）防御作用　气既能护卫肌表，防御外邪入侵，同时也可以祛除侵入人体内的病邪。《素问遗篇·刺法论》说："正气存内，邪不可干。"说明气的防御功能正常，则邪气不易入侵。若气的防御作用低下，邪气易于入侵而发生疾病，故《素问·评热病论》说："邪之所凑，其气必虚。"气的防御功能决定着疾病的发生、发展和转归。

邪气有阴邪、阳邪之分，人体正气含有阴气、阳气两部分。正气中的阳气部分能抵抗寒冷等阴邪的入侵并能祛除已侵入的阴邪，正气中的阴气部分能抵抗火热等阳邪的入侵并能祛除已侵入的阳邪。

（4）固摄作用　指气对体内血、津液、精等液态物质的固护、统摄和控制作用，防止其无故流失，保证它们发挥正常的生理作用。气的固摄作用表现为：①统摄血液，使其在脉中正常运行，防止其逸出脉外。②固摄汗液、尿液、唾液、胃液、肠液，控制其分泌量、排泄量，使之有度而规律地排泄，防止其过多排出及无故流失。③固摄精液，防止其妄泄。若气的固摄作用减弱，则有可能导致体内液态物质的大量丢失。

（5）中介作用　指气能感应传导信息以维系机体的整体联系。气充斥于人体各个脏腑组织器官之间，是感应传递信息之载体，彼此相互联系的中介。外在信息感应并传递于内脏，内脏的各种信息反映于体表，以及内脏之间各种信息的相互传递，都以人体之气作为信息的载体来感应和传导。例如，针灸、按摩或其他外治方法产生的刺激和信息，是通过气的感应运载而传导于内脏，达到调节机体生理活动协调的目的。

5. 人体之气的分类　人体之气，因其生成来源、分布部位及功能特点的不同而有着各自不同的名称，一般可从三个层次进行分类：第一层次是人身之气，亦即一身之气；第二层次是元气、宗气、营气和卫气，都属一身之气的组成部分；第三层次是脏腑之气和经络之气，它们都由先天元气和后天宗气来构成。

（1）人身之气　是活力很强、运行于全身的极细微物质，简称"人气"或"气"。人身之气与邪气相对而言，称为正气。人身之气从生成来源而言，先天之精化生为元气，水谷之精化生为谷气。人身之气从分布部位而言，其行于脉中为营气，行于脉外为卫气；谷气与自然界清气相聚于胸中者为宗气；分布于脏腑、经络者称为脏腑之气、经络之气。

（2）元气　是人体最根本、最重要的气，是人体生命活动的原动力。元气在《难经》中又称"原气"，《内经》中无"元气"或"原气"之称，但有"真气"之说。元气、原气、真气，三者的内涵是同一的，都是由先天之精化生的先天之气。

元气由肾精化生，根于命门。肾精的主体成分是先天之精，但必须得到水谷之精的充养，方能充盛而化生充足的元气。元气通过三焦流行于全身。

元气的生理功能主要有两个方面：一是推动和调节人体的生长发育和生殖机能；二是推动和调控各脏腑、经络、形体、官窍的生理活动。

元气含有元阴、元阳，为一身阴阳之根，脏腑阴阳之本。元阳具有推动、兴奋、温煦等作用，元阴具有宁静、抑制、凉润等作用。元阴与元阳协调平衡，元气则能发挥推动和调控各脏腑的生理机能、人体的生长发育和生殖机能。

（3）宗气　是由谷气与自然界清气相结合而积聚于胸中的气，属后天之气的范畴。宗气的生成直接关系到一身之气的盛衰。宗气在胸中积聚之处，《灵枢·五味》称为"气海"，又名为"膻中"。

宗气的生成有两个来源，一是脾胃运化的水谷之精所化生的水谷之气，一是肺从自然界中吸入的清气，二者相结合生成宗气。宗气聚于胸中，通过上出息道（呼吸道），贯注心脉及沿三焦下行的方式布散全身。

宗气的生理功能主要有走息道以行呼吸、贯心脉以行血气和下蓄丹田以资先天三个方面。凡语言、声音、呼吸的强弱，气血的运行，肢体的寒温和活动能力，视听的感觉能力，心搏的强弱及其节律等，皆与宗气的盛衰有关。

（4）营气　是行于脉中而具有营养作用的气。营气在脉中，是血液的重要组成部分，营与血关系密切，可分不可离，故常常将"营血"并称。营气与卫气从性质、功能和分布进行比较，则营属阴，卫属阳。有些医籍将营气称为"营阴"，将卫气称为"卫阳"。

营气由水谷精微中的精华部分化生，并进入脉中运行全身。《素问·痹论》说："营者，水谷之精气也。和调于五脏，洒陈于六腑，乃能入于脉也。故循脉上下，贯五脏，络六腑也。"

营气的生理功能有化生血液和营养全身两个方面。营气注于脉中，化为血液。《灵枢·邪客》说："营气者，泌其津液，注之于脉，化以为血。"营气循血脉流注于全身，五脏六腑、四肢百骸均得到营气的滋养。

（5）卫气　是运行于脉外而具有保卫作用的气。因其有卫护人体，避免外邪入侵的作用，故称之为卫气。

卫气由水谷精微中的慓悍滑利部分化生，在脉外运行。《素问·痹论》说："卫者，水谷之悍气也。其气慓疾滑利，不能入于脉也。故循皮肤之中，分肉之间，熏于肓膜，散于胸腹。"卫气行于脉外，外而皮肤肌腠，内而胸腹脏腑，布散全身。

卫气的生理功能，主要有：①防御外邪。②温养全身。③调控腠理。《灵枢·本藏》说："卫气者，所以温分肉、充皮肤、肥腠理、司开合者也。"又说："卫气和，则分肉解利，皮肤润柔，腠理致密矣。"

（6）脏腑之气、经络之气　一身之气分布到某一脏腑或某一经络，即成为某一脏腑或某一经络之气。

脏腑之气由脏腑之精化生，也可以说是一身之气分布到各脏腑的部分。一身之气含有阴气与阳气两个部分，因而各脏腑之气也含有阴气与阳气两个部分：脏腑之阴气，是脏腑之气中具有凉润、宁静、抑制等作用的部分；脏腑之阳气，是脏腑之气中具有温煦、推动、兴奋等作用的部分。在正常情况下，脏腑之阴气与脏腑之阳气维持着协调平衡关系，因而脏腑之气冲和畅达，运行有序，各发挥其应有的作用。

由于肾气由肾精所化，而肾精的主体是先天之精，故肾气也主要属于先天之气，其所含有的肾阴、肾阳分别是各脏腑阴气与脏腑阳气的根本，所谓"五脏之阴气，非此不能滋"，"五脏之阳气，非此不能发"。

经络之气，是一身之气运行于经络系统的极细微物质，是各种刺激、信息的感应、负载和传导者。经络之气在经络系统中运行，感应、负载和传导各种刺激、信息（如针灸、推拿、拔罐等）到达病所，因而起到治疗作用。

细目三　血

● 要点

1. 血的基本概念　血是循行于脉中而富有营养的红色液态物质，又称血液。它是构成人体和维持人体生命活动的基本物质之一，具有很高的营养和滋润作用。血液必须在脉管中循行，才能发挥其正常的生理效应。如因某些原因而致血液逸出于脉外，则失去其正常的生理作用，即为出血，又称为"离经之血"。

2. 血的生成

（1）血液生化之源　①水谷之精化血。《灵枢·决气》指出："中焦受气取汁，变化而赤，是谓血。"即是说明中焦脾胃受纳运化饮食水谷，吸取其中的精微物质，即所谓"汁"，其中包含营气和津液，二者进入脉中，变化而成红色的血液。因此，由水谷之精化生的营气和津液是化生血液的主要物质，也是血液的主要构成成分。②肾精化血。精与血之间存在着相互资生和相互转化的关系，因而肾精充足，则可化为肝血以充实血液。

（2）与血生成相关的脏腑　①脾胃是血液生化之源：脾胃运化的水谷精微所产生的营气和津液，是化生血液的主要物质。②心肺对血液的生成起重要作用：脾胃运化水谷精微所化生的营气和津液，由脾向上升输于心肺，与肺吸入的清气相结合，贯注心脉，在心气的作用下变化而成为红色血液。③肾藏精，精生髓，精髓是化生血液的基本物质之一。同时肾精充足，肾气充沛，也可以促进脾胃的运化，有助于血液的化生。

3. 血的运行

（1）影响血液运行的因素　①血液的正常运行需要气的推动与宁静作用的协调、温煦与凉润作用的平衡。②血的运行还需要气的固摄作用的发挥。③血的运行需要脉道的完好无损与通畅无阻。④血的运行还与血液的清浊及黏稠状态相关。⑤血液的或寒或热，直接影响着血运的或迟或速。⑥阳邪侵入则阳盛，易致血液妄行；阴邪侵袭则阴盛，可致血行缓慢，甚至出现瘀血。

（2）影响血液运行的相关脏腑　心、肝、脾、肺等脏生理机能的相互协调与密切配合，共同保证了血液的正常运行。心阳的推动和温煦、肺气的宣发与肃降、肝气的疏泄是推动和促进血液运行的重要因素；心阴的宁静与凉润、脾气的统摄、肝气的藏血是控制和固摄血液运行的重要因素。

4. 血的功能

（1）濡养作用　血液由水谷精微所化生，含有人体所需的丰富的营养物质，对全身各脏腑组织器官起着濡养和滋润作用。《难经·二十二难》提出"血主濡之"。《素问·五藏生成》也提出："肝受血而能视，足受血而能步，掌受血而能握，指受血而能摄。"血的濡养作用，较明显地反映在面色、肌肉、皮肤、毛发、感觉和运动等方面。血量充盈，濡养作用正常，则面色红润，肌肉壮实，皮肤和毛发润泽，感觉灵敏，运动自如。如若血量亏少，濡养作用减弱，则可能出现面色萎黄，肌肉瘦削，肌肤干涩，毛发不荣，肢体麻木或运动无力失灵等。

此外，血液亦是化生经水、乳汁，养育胎儿，哺育婴儿的物质基础。

（2）化神作用　血是机体精神活动的主要物质基础。《素问·八正神明论》说："血气者，人之神，不可不谨养。"《灵枢·平人绝谷》说："血脉和利，精神乃居。"说明人体的精神活动必须得到血液的营养，只有物质基础的充盛，才能产生充沛而舒畅的精神活动。若人体血气充盛，则精神充沛，神志清晰，感觉灵敏，思维敏捷。反之，在诸多因素影响下，出现血液亏耗，血行异常时，都可能出现不同程度的精神方面的病症。

细目四　津　液

● 要点

1. 津液的基本概念　津液，是机体一切正常水液的总称，包括各脏腑形体官窍的内在液体及其正常的分泌物。津液是构成人体和维持生命活动的基本物质之一。

津液是津和液的总称。质地较清稀，流动性较大，布散于体表皮肤、肌肉和孔窍，并能渗入血脉之内，起滋润作用的，称为津；质地较浓稠，流动性较小，灌注于骨节、脏腑、脑、髓等，起濡养作用的，称为液。《灵枢·决气》说："腠理发泄，汗出溱溱，是谓津。""谷入气满，淖泽注于骨，骨属屈伸，泄泽补益脑髓，皮肤润泽，是谓液。"

2. 津液的生成输布与排泄

（1）津液的生成　津液来源于饮食水谷，通过脾胃的运化及有关脏腑的生理机能而生成。胃主受纳腐熟，"游溢精气"而吸收饮食水谷的部分精微。小肠泌别清浊，将水谷精微和水液大量吸收后并将食物残渣下送大肠。大肠主津，在传导过程中吸收食物残渣中的水液，促使糟粕成形为粪便。

（2）津液的输布　津液的输布主要是依靠

脾、肺、肾、肝和三焦等脏腑生理机能的协调配合来完成的：①脾气转输布散津液。②肺气宣降以行水。③肾气蒸腾气化水液。④肝气疏泄促水行。⑤三焦决渎利水道。

（3）津液的排泄 津液的排泄主要通过排出尿液和汗液来完成。除此之外，呼气和粪便也将带走一些水分。因此，津液的排泄主要与肾、肺、脾的生理机能有关。由于尿液是津液排泄的最主要途径，因此肾脏的生理功能在津液排泄中的地位最为重要。

3. 津液的功能

（1）滋润濡养 津液是液态物质，有着较强的滋润作用。津液中含有营养物质，又有着丰富的濡养作用。如若津液不足，可致皮毛、肌肉、孔窍、关节、脏腑失去滋润而出现一系列干燥的病变，骨髓、脊髓、脑髓失去濡养而生理活动受到影响。

（2）充养血脉 津液入脉，成为血液的重要组成部分。《灵枢·邪客》中已说明津液在营气的作用下，渗注于脉中，化生为血液，以循环全身发挥滋润、濡养作用。

另外，津液的代谢能调节机体体温以适应自然环境的气温变化。当天气炎热或体内发热时，津液化为汗液向外排泄以散热；当天气寒冷或体温低下时，津液因腠理闭塞而不外泄，如此则可维持人体体温相对恒定。

细目五 精、气、血、津液之间的关系

● 要点

精、气、血、津液均是人体内的精微物质，是产生一切生理机能和维持生命活动的物质基础，皆归属为"形"。而人体生命的主宰及总体现，包括意识、思维、情志等精神活动，概称之为"神"。形与神二者之间相互依附而不可分割：无形则神无以附，无神则形无以活；形为神之宅，神为形之主。形神统一是生命存在的根本保证。

1. 气与血的关系

（1）气为血之帅 ①气能生血：气能参与促进血液的化生。血液的化生以营气、津液和肾精作为物质基础，在这些物质本身的生成以及转化为血液的过程中，每一个环节都离不开相应脏腑之气的推动和激发作用，这是血液生成的动力。②气能行血：气能推动与调控血液在脉中稳定运行。血液的运行主要依赖于心气、肺气的推动和调控，以及肝气的疏泄调畅。③气能摄血：气能控制血液在脉中正常循行而不逸出脉外。气的摄血主要体现在脾气统血的生理作用之中。

（2）血为气之母 ①血能养气：指血液对气的濡养作用，血足则气旺。②血能载气：指气存于血中，依附于血而不致散失，赖血之运载而运行全身。大失血的病人，气亦随之发生大量丧失，导致气的涣散不收，漂浮无根的气脱病变，称为"气随血脱"。

2. 气与津液的关系

（1）气能生津 气是津液生成的动力，津液的生成依赖于气的推动作用。在津液生成的一系列气化过程中，诸多脏腑之气，尤其是脾胃之气起到至关重要的作用。

（2）气能行津 气是津液在体内正常输布运行的动力，津液的输布、排泄等代谢活动离不开气的推动与调控作用的协调和升降出入运动的有序。津液由脾胃化生之后，经过脾、肺、肾及三焦之气的有序的升降出入运动，输布到全身各处，以发挥其生理作用。

（3）气能摄津 气的固摄作用可以防止体内津液无故地大量流失，气通过对津液排泄的有节制的控制，维持着体内津液量的相对恒定。例如，卫气司汗孔开阖，固摄肌腠，不使津液过多外泄；肾气固摄下窍，使膀胱正常贮尿，不使津液过多排泄等等，都是气对于津液发挥固摄作用的体现。

（4）津能生气 津液在输布过程中受到各脏腑阳气的蒸腾温化，可以化生为气，以敷布于脏腑、组织、形体、官窍，促进正常的生理活动。

（5）津能载气 津液是气运行的载体之一。在血脉之外，气的运行必须依附于津液，否则也会使气漂浮失散而无所归，故说津能载气。因此，津液的丢失，必定导致气的损耗。

3. 精、血、津液之间的关系

（1）精血同源　精与血都由水谷精微化生和充养，化源相同；两者之间又互相资生，互相转化，并都具有濡养和化神等作用。精与血的这种化源相同而又相互资生的关系称为精血同源。

（2）津血同源　血和津液都由饮食水谷精微所化生，都具有滋润濡养作用，二者之间可以相互资生，相互转化，这种关系称为"津血同源"。由于汗由津液化生，故又有"汗血同源"之说。《灵枢·营卫生会》有"夺血者无汗，夺汗者无血"之论。

4. 精、气之间的关系　精是生命产生的本原，气是生命维系的动力。

（1）气能化精、摄精　气的运行不息能促进精的化生；气又能固摄精，防止其无故耗损外泄。

（2）精能化气　人体之精在气的推动激发作用下可化生为气。各脏之精化生各脏之气，而藏于肾中的先天之精化为元气，水谷之精化为谷气。精为气化生的本原，精足则人身之气得以充盛，分布到各脏腑经络，则各脏腑经络之气亦充足；各脏之精充足则各脏之气化生充沛，自能推动和调控各脏腑形体官窍的生理活动。

（郭霞珍）

第十单元　经　络

细目一　经络学说概述

● 要点

1. 经络的基本概念　经络，是经脉和络脉的总称，是运行全身气血，联络脏腑形体官窍，沟通上下内外，感应传导信息的通路系统，是人体结构的重要组成部分。经脉是经络系统中的主干，是气血运行和信息传导的主要通道；络脉是经脉的分支，网络全身。《灵枢·本藏》说："经脉者，所以行血气而营阴阳，濡筋骨，利关节者也。"《灵枢·海论》说："夫十二经脉者，内属于腑脏，外络于肢节。"说明经络是运行气血、沟通联系脏腑肢节的通路。

在经络中运行的气称为经络之气，简称经气。经气是一身之气分布到经络的部分，与脏腑之气相通。经气是信息的载体，有感应和传导信息的作用，是经络沟通联络脏腑形体官窍的中介。

2. 经络系统的组成　人体的经络系统由经脉、络脉及其连属部分组成

（1）经脉　是经络系统的主干，主要有正经、经别和奇经三大类。

正经有十二，故又称"十二正经"或"十二经脉"，包括手三阴经、足三阴经、手三阳经、足三阳经。十二正经是气血运行的主要通道，在肢体的分布及走向有一定的规律，相互之间有表里关系，与脏腑有直接的属络关系。

奇经八脉是十二经脉以外的重要经脉，包括督脉、任脉、冲脉、带脉、阴维脉、阳维脉、阴跷脉、阳跷脉，有统率、联络和调节十二经脉的作用。

十二经别是从十二经脉别出的经脉，有加强十二经脉中相为表里的两经之间联系的作用。

（2）络脉　包括别络、浮络和孙络三部分。

别络是十二经脉及任、督各分出一支别络，加脾之大络，共十五支，有加强十二经脉表里两经在体表的联系和渗灌气血的作用。浮络是浮现于体表的络脉。孙络是最细小的络脉。

（3）连属部分　十二经脉对内连属脏腑，对外连于筋肉、皮肤。经筋，是十二经脉之气濡养和支持筋肉骨节的体系，为十二经脉的附属部分，具有约束骨骼，屈伸关节的作用。皮部，是十二经脉及其所属络脉在体表的分区，经气布散之所在，具有保卫机体，抗御外邪的作用，并能

反映十二经脉的病证。

细目二　十二经脉

● 要点

1. 十二经脉的走向规律　手三阴经，起于胸中走向手指端，与手三阳经交会；手三阳经，起于手指端走向头面部，与足三阳经交会；足三阳经，起于头面部走向足趾端，与足三阴经交会；足三阴经，起于足趾端走向腹部和胸部，在胸中与手三阴经交会。《灵枢·逆顺肥瘦》说："手之三阴，从脏走手；手之三阳，从手走头；足之三阳，从头走足；足之三阴，从足走腹。"手三阳经从手走头，足三阳经从头走足，手足六阳经均行经头面部，故称"头为诸阳之会"。

2. 十二经脉的交接规律

（1）相为表里的阴经与阳经在四肢末端交接　如手太阴肺经和手阳明大肠经在食指端交接，手少阴心经和手太阳小肠经在小指端交接，手厥阴心包经和手少阳三焦经在无名指端交接，足阳明胃经和足太阴脾经在足大趾端交接，足太阳膀胱经和足少阴肾经在足小趾端交接，足少阳胆经和足厥阴肝经在足大趾爪甲后交接。

（2）同名手足阳经在头面部交接　如手阳明大肠经与足阳明胃经交接于鼻翼旁，手太阳小肠经与足太阳膀胱经交接于目内眦，手少阳三焦经与足少阳胆经交接于目外眦。

（3）足手阴经在胸部交接　如足太阴脾经与手少阴心经交接于心中；足少阴肾经与手厥阴心包经交接于胸中；足厥阴肝经与手太阴肺经交接于肺中。

3. 十二经脉的分布规律

（1）头面部的分布　阳经在头面部的分布特点是：阳明经主要行于面部，其中足阳明经行于额部；少阳经主要行于侧头部；手太阳经主要行于面颊部，足太阳经行于头顶和头后部。

（2）四肢部的分布　十二经脉在四肢的分布特点是：阴经行于内侧面，阳经行于外侧面。上肢内侧为太阴在前，厥阴在中，少阴在后；上肢外侧为阳明在前，少阳在中，太阳在后；下肢内侧，内踝尖上八寸以下为厥阴在前，太阴在中，少阴在后；内踝尖上八寸以上则太阴在前，厥阴在中，少阴在后；下肢外侧为阳明在前，少阳在中，太阳在后。

（3）躯干部的分布　十二经脉在躯干部的分布特点是：手三阴经均从胸部行于腋下，手三阳经行于肩部和肩胛部。足三阳经则阳明经行于前（胸腹面），太阳经行于后（背面），少阳经行于侧面。足三阴经均行于腹胸面。循行于腹胸面的经脉，自内向外依次为足少阴肾经、足阳明胃经、足太阴脾经和足厥阴肝经。

4. 十二经脉的表里关系　手足三阴与三阳经，通过各自的经别和别络相互沟通，组成六对表里相合关系。如《素问·血气形志》说："手太阳与少阴为表里，少阳与心主为表里，阳明与太阴为表里，是为手之阴阳也"；"足太阳与少阴为表里，少阳与厥阴为表里，阳明与太阴为表里，是为足阴阳也"。

5. 十二经脉的流注次序　十二经脉是气血运行的主要通道，它们首尾相贯、依次衔接，因而脉中气血的运行也是循经脉依次传注的。

十二经脉流注次序表

细目三 奇经八脉

● 要点

1. 奇经八脉的含义及特点 奇经八脉，是督脉、任脉、冲脉、带脉、阴跷脉、阳跷脉、阴维脉、阳维脉的总称。奇经是与正经相对而言的，由于其分布不如十二经脉那样有规律，与五脏六腑没有直接的属络联系，相互之间也没有表里关系，有异于十二正经，故曰"奇经"。又因其数有八，故曰"奇经八脉"。

2. 奇经八脉的生理机能

（1）密切十二经脉的联系 奇经八脉在循行分布过程中，不但与十二经脉交叉相接，加强十二经脉间的联系，补充十二经脉在循行分布上的不足，而且对十二经脉的联系还起到分类组合的作用。

（2）调节十二经脉气血 奇经八脉具有蓄溢和调节十二经气血的作用。当十二经脉气血满溢时，则流入奇经八脉，蓄以备用；当十二经脉气血不足时，奇经中所蓄溢的气血则溢出给予补充，以保持十二经脉气血的相对恒定状态，有利于维持机体生理机能的需要。

（3）与某些脏腑关系密切 奇经八脉虽然不似十二经脉那样与脏腑有直接的属络关系，但它在循行分布过程中与脑、髓、女子胞等奇恒之腑以及肾脏等有较为密切的联系。

3. 督脉、任脉、冲脉、带脉、跷脉和维脉的循行特点和基本机能

（1）督脉

1）循行特点 督脉起于胞中，下出会阴，沿脊柱里面上行，至项后风府穴处进入颅内，络脑，并由项沿头部正中线，经头顶、额部、鼻部、上唇，到上唇系带处。分支：从脊柱里面分出，络肾。分支：从小腹内分出，直上贯脐中央，上贯心，到喉部，向上到下颌部，环绕口唇，再向上到两眼下部的中央。

2）基本机能：①调节阳经气血，为"阳脉之海"：督脉行于背部正中，背为阳，其脉与手足三阳经交会于大椎穴；督脉又与阳维脉会合于头部，故能蓄溢、调节全身阳经之气血，总督一身之阳经。②与脑、髓和肾的机能有关：督脉循行于脊柱后面，入颅络脑，分支属肾，肾能藏精生髓，脑为髓海，故督脉与脑、髓和肾的机能活动有着密切的联系。

（2）任脉

1）循行特点 任脉起于胞中，下出会阴，经阴阜，沿腹部和胸部正中线上行，至咽喉，上行至下颌部，环绕口唇，沿面颊，分行至目眶下。分支：由胞中别出，与冲脉相并，行于脊柱前。

2）基本机能：①调节阴经气血，为"阴脉之海"：任脉循行于腹面正中线，与足三阴经交会于关元、气海，而足三阴经上接手三阴经；任脉又与阴维脉交会于廉泉、天突，故能总任阴脉之间的相互联系，对阴经气血起着调节作用。②任主胞胎：任脉起于胞中，与女子月经来潮及妊养生殖机能有关，故为生养之本，有"任主胞胎"之说。

（3）冲脉

1）循行特点 冲脉起于胞中，下出会阴，从气街部起与足少阴经相并，挟脐上行，散布于胸中，再向上行，经喉，环绕口唇，到目眶下。分支：从少腹输注于肾下，浅出气街，沿大腿内侧进入腘窝，再沿胫骨内缘，下行到足底。分支：从内踝后分出，向前斜入足背，进入大趾。分支：从胞中分出，向后与督脉相通，上行于脊柱内。

2）基本机能：①调节十二经气血：冲脉上行于头，下至于足，后行于背，前布于胸腹，贯串全身，通受十二经之气血，为总领诸经气血之要冲。当脏腑经络气血有余时，冲脉能加以涵蓄和贮存，而在脏腑经络气血不足时，则冲脉给予补充灌注，以维持人体各组织器官正常生理活动的需要。由于冲脉能调节十二经脉气血，故又称其为"十二经脉之海"或"五脏六腑之海"。②与女子月经及孕育机能有关：冲脉起于胞中，具有调节妇女月经的作用，与人体生殖机能有着密切的联系，如《素问·上古天真论》说："太冲脉盛，月事以时下，故有子。""太冲脉"即冲脉，故亦称其为"血海"（《灵枢·海论》）。冲脉起于胞中，分布广泛，又为"十二经脉之海"。

（4）带脉

1）循行特点　带脉起于季胁，斜向下行到带脉穴，绕身一周，并于带脉穴处再向前下方沿髂骨上缘斜行到少腹。

2）基本机能：①约束纵行诸经：十二正经与奇经中的其余七脉均为上下纵行，唯有带脉环腰一周，有总束诸脉的作用。②固护胞胎：带脉有维络腰腹，提系胞胎，固护胎儿的作用。③主司带下：因带脉有病，常见妇人带下，故有"带脉主司带下"之说。

（5）蹻脉的基本机能　①主司下肢运动：具有交通一身阴阳之气和调节肢体肌肉运动的作用，主要使下肢运动灵活蹻捷。②司眼睑开合：阴阳蹻脉有司眼睑开合的作用，蹻脉有病则目不合。

（6）维脉的基本机能　阴维有维系联络全身阴经的作用；阳维有维系联络全身阳经的作用。

细目四　经别、别络、经筋、皮部

● 要点

1. 经别的概念、特点和生理机能

（1）经别的概念　经别，即别行的正经。十二经别，是从十二经别行分出，深入躯体深部，循行于胸腹及头部的重要支脉。

（2）经别的分布特点　十二经别，多分布于肘膝、脏腑、躯干、颈项及头部。其循行分布特点，可用"离、合、出、入"来加以概括。十二经别循行，多从四肢肘膝以上部位别出，称为"离"；走入体腔脏腑深部，呈向心性循行，称为"入"；然后浅出体表，而上头面，称为"出"；阴经的经别合于相表里的阳经经别，然后一并注入六条阳经，称为"合"。每一对相表里的经别组成一"合"，这样十二经别分手足三阴、三阳共组成六对，称为"六合"。

（3）经别的生理机能　①加强十二经脉表里两经在体内的联系。②加强体表与体内、四肢与躯干的向心性联系。③加强了十二经脉与头面部的联系，这为"十二经脉，三百六十五络，其血气皆上于面而走空窍"（《灵枢·邪气脏腑病形》）的理论奠定了基础。④扩大十二经脉的主治范围。⑤加强足三阴、足三阳经脉与心脏的联系。

2. 别络的概念、特点和生理机能

（1）别络的概念　别络，也是从经脉分出的支脉，大多分布于体表。别络有十五条，即十二经脉各有一条，加之任脉、督脉的别络和脾之大络。另外，若再加胃之大络，也可称为十六别络。

（2）别络的特点　别络多为斜行的支脉，其分布亦均有一定的规律。在四肢部，十二经脉的别络都是从四肢肘、膝以下分出，阴经的络脉走向与其相为表里的阳经，阳经的络脉走向与其相为表里的阴经，以沟通表里两经。在躯干部，共有三络分布于身前、身后、身侧，即任脉的络脉散布于腹部；督脉的络脉行于背部，散于头上并别走足太阳经；脾之大络散布于胸胁部。

（3）别络的生理机能　①加强十二经脉表里两经在体表的联系。②加强人体前、后、侧面统一联系，统率其他络脉。③渗灌气血以濡养全身。

3. 经筋的概念、特点和生理机能

（1）经筋的概念　经筋，是十二经脉之气濡养和支持筋肉骨节的体系，为十二经脉的附属部分，具有约束骨骼，屈伸关节的作用。

（2）经筋的特点　经筋均起于四肢末端，走向头身。经筋一般分布在周身的浅部，多结聚于关节和骨骼附近。有的进入胸腹腔，但不属络于脏腑。其中手足三阴经筋分布在肢体的内侧，手足三阳经筋分布在肢体的外侧。

（3）经筋的生理机能　经筋多附于骨和关节，具有约束骨骼，主司关节运动的作用。

4. 皮部的概念和应用

（1）皮部的基本概念　皮部，是十二经脉及其所属络脉在体表的分区，经气布散之所在，具有保卫机体，抗御外邪的作用，并能反映十二经脉的病证。

（2）皮部的应用　①用于疾病的诊断：由于十二皮部分属于十二经脉，而十二经脉又内属于脏腑，所以脏腑、经络的病变亦能在相应的皮部分区反映出来，故在临床上观察不同部位皮肤的色泽和形态变化，即可以诊断某些脏腑、经络的病变。②用于疾病的治疗：通过对浅表皮部的刺激和渗透作用，结合经络穴位所形成的敷贴、药浴、温灸、热熨、梅花针等疗法，可温通气血、疏通经络、增强机体抗病能力，治疗内在脏腑的病变。

细目五　经络的生理机能和经络学说的应用

● 要点

1. 经络的生理机能

（1）沟通联系作用　经络沟通联系的作用加强了脏腑与体表、脏腑与官窍、脏腑与脏腑之间，以及经脉与经脉之间的联系。

（2）运输渗灌作用　经脉作为运行气血的主要通道而具有运输气血的作用，络脉作为经脉的分支而具有布散和渗灌经脉气血到脏腑形体官窍及经络自身的作用。

（3）感应传导作用　感应传导，是指经络系统具有感应及传导针灸或其他刺激等各种信息的作用。如对经穴刺激引起的感应及传导，通常称为"得气"，即局部有酸、麻、胀的感觉及沿经脉走向传导，就是经络感应传导作用的体现。

（4）调节作用　经络系统通过其沟通联系、运输渗灌气血作用及其经气的感受和负载信息的作用，对各脏腑形体官窍的机能活动进行调节，使人体复杂的生理机能相互协调，维持阴阳动态平衡状态。

2. 经络学说的应用

（1）阐释病理变化及其传变　①外邪由表传里的途径：由于经络内属于脏腑，外布于肌表，因此当体表受到病邪侵袭时，可通过经络由表及里，由浅入深，逐次向里传变而波及脏腑。②体内病变反映于外的途径：由于内在脏腑与外在形体、官窍之间，通过经络密切相连，故脏腑病变可通过经络的传导反映于外。③脏腑病变相互传变的途径：由于脏腑之间有经脉相互联系，所以一脏腑的病变可以通过经络传到另一脏腑。

（2）指导疾病的诊断　①循经诊断，即根据疾病表现的症状和体征，结合经络循行分布部位及其属络脏腑进行诊断。②分经诊断，即根据病变所在部位，详细区分疾病所属经脉进行诊断。

（3）指导疾病的治疗　①指导针灸推拿治疗。②指导药物治疗。

（郭霞珍）

第十一单元　体　质

细目一　体质的概念和构成

● 要点

1. 体质的概念　体质是指人体生命过程中，在先天禀赋和后天获得的基础上所形成的形态结构、生理机能和心理状态方面综合的相对稳定的固有特质。

2. 体质的构成　体质由形态结构、生理机能和心理状态三个方面的差异性构成。

（1）形态结构的差异性　人体形态结构是个体体质特征的重要组成部分，包括外部形态结构和内部形态结构（有脏腑、经络、气血津液等）。根据中医学"司外揣内"的认识方法，内部形态结构与外观形象之间是有机的整体，外部形态结构是体质的外在表现，内部形态结构是体质的内在基础。

（2）生理机能的差异性　形态结构是产生生

理机能的基础，个体不同的形态结构特点决定着机体生理机能及对刺激反应的差异，而机体生理机能的个性特征，又会影响其形态结构，引起一系列相应的改变。因此，生理机能上的差异也是个体体质特征的组成部分。

（3）心理状态的差异性　心理是指客观事物在大脑中的反映，是感觉、知觉、情感、记忆、思维、性格、能力等的总称，属于中医学神的范畴。形与神是统一的整体，体质是特定的形态结构、生理机能与相关心理状况的综合体，形态、机能、心理之间具有内在的相关性。

3. 体质的特点

（1）先天遗传性　父母之精是生命个体形成的基础，人类的外表形态、脏腑机能、精神状态等的个性特点均形成于胎儿期，取决于个体的遗传背景。遗传因素维持着个体体质特征的相对稳定，是决定体质形成和发展的基础。

（2）差异多样性　体质特征因人而异，其有明显的个体差异性，且千变万化，呈现出多样性特征。它通过人体形态、机能和心理活动的差异现象表现出来，因此个体多样性差异现象是体质学说研究的核心问题。

（3）形神一体性　"形神合一"是中医学体质概念的基本特征之一，复杂多样的体质差异现象全面地反映着人体在形态结构（形）以及由脏腑机能活动所产生的各种精神活动（神）这两个方面的基本特征，是特定的生理特性与心理特性的综合体，是对个体身心特性的概括。

（4）群类趋同性　同一种族或聚居在同一地域的人，因为生存环境和生活习惯相同，遗传背景和生存环境具有同一性和一致性，从而使人群的体质具有相同或类似的特点，形成了地域人群的不同体质特征，使特定人群的体质呈现类似的特征，因此体质具有群类趋同性。

（5）相对稳定性　个体禀承于父母的遗传信息，使其在生命过程中遵循某种既定的内在规律，呈现出与亲代类似的特征，这些特征一旦形成，不会轻易改变，在生命过程某个阶段的体质状态具有相对的稳定性。

（6）动态可变性　先天禀赋决定着个体体质的相对稳定性和个体体质的特异性，后天各种环境因素、营养状况、饮食习惯、精神因素、年龄变化、疾病损害、针药治疗等，又使得体质具有可变性。

（7）连续可测性　体质的连续性体现在不同个体体质的存在和演变时间的不间断性，体质的特征伴随着生命自始至终的全过程，具有循着某种类型体质固有的发展演变规律缓慢演化的趋势，这就使得体质具有可预测性，为治未病提供了可能。

（8）后天可调性　体质既是相对稳定的，又是动态可变和连续可测的，这就为改善体质的偏倾，防病治病提供了可能。

细目二　体质学说的应用

● 要点

1. 体质与发病　人体的体质是正气盛衰偏倾的反映。因此，体质强弱决定着发病与否及发病情况，中医学认为"正气存内，邪不可干"。邪正交争是疾病发生的基本原理。正气虚是发病的内在根据，邪气是疾病形成的外在条件。因此，疾病发生与否，主要取决于正气的盛衰，而体质正是正气盛衰偏倾的反映。

2. 体质与病因病机

（1）决定个体对某些病因的易感性　体质反映了机体自身生理范围内阴阳寒热的盛衰偏倾，这种偏倾性决定了个体的机能状态的不同，因而对外界刺激的反应性、亲和性、耐受性不同。因此，体质因素决定着个体对某些病邪的易感性、耐受性。

（2）决定病变的从化和传变　从化，即病变随体质而变化。由于体质的特殊性，不同的体质类型有其潜在的、相对稳定的倾向性，可称之为"质势"。人体遭受致病因素的作用时，即在体内产生相应的病理变化，而且不同的致病因素具有不同的病变特点，这种病理演变趋势称之为"病势"。病势与质势结合就会使病变性质发生不同的变化。这种病势依附于质势，从体质而发生的转化，称之为"质化"，亦即从化。

传变，指病变部位在脏腑经络等之间的传递转移，以及疾病性质的转化和改变。体质因素决定疾病的传变，主要体现于以下两个方面：一是通过影响正气的强弱而决定疾病的传变：体质强者，正气亦强，不易发生传变；体质弱者，正气亦弱，易于发生传变。二是通过决定病邪的从化而影响传变：体质为阳盛阴虚者，感邪易从阳化热；体质为阴盛阳虚者，感邪多从阴化寒

3. 体质与诊治

（1）指导辨证 体质是辨证的基础，体质决定疾病的证的类型。感受相同的致病因素或患同一种疾病，因个体体质的差异可表现出阴阳表里寒热虚实等不同的证的类型，即同病异证。感受不同的病因或患不同的疾病，而体质在某些方面具有共同点时，常常可表现为相同或类似的证的类型。

（2）指导治疗

1）区别体质特征而治：在治疗中，常以患者的体质状态作为立法处方用药的重要依据。针对证的治疗实际上包含了对体质内在偏颇的调整，是根本的治疗，也是治病求本的反映。如面色白而体胖，属阳虚体质者，感受寒湿阴邪，易从阴化寒化湿，当用附子、肉桂、干姜等大热之品以温阳祛寒或通阳利湿；面色红而形瘦，属阴虚体质者，内火易动，若同感受寒湿阴邪，反易从阳化热伤阴，治宜清润之品。因此，偏阳质者，多发实热证，当慎用温热伤阴之剂；偏阴质者，多发实寒证，当慎用寒凉伤阳之药。针刺治疗也要依据病人体质施以补泻之法：体质强壮者，多发为实性病证，当用泻法；体质虚弱者，多发为虚性病证，当用补法。

2）根据体质特征注意针药宜忌：一般来说，体质偏阳者宜甘寒、酸寒、咸寒、清润，忌辛热温散；体质偏阴者宜温补益火，忌苦寒泻火；素体气虚者宜补气培元，忌耗散克伐；阴阳平和质者宜视病情权衡寒热补泻，忌妄攻蛮补；痰湿质者宜健脾芳香化湿，忌阴柔滋补；湿热质者宜清热利湿，忌滋补厚味；瘀血质者，宜疏利气血，忌固涩收敛等。

不同的体质对药物的反应不同。一般说来，体质强壮者，对药物耐受性强，剂量宜大，用药可峻猛；体质瘦弱者，对药物耐受性差，剂量宜小，药性宜平和。

体质不同，针灸治疗后的疼痛反应和得气反应有别。一般体质强壮者，对针石、火焫的耐受性强，体质弱者，耐受性差；肥胖体质者，多气血迟涩，对针刺反应迟钝，进针宜深，刺激量宜大，多用温针艾灸；瘦长体型者气血滑利，对针刺反应敏感，进针宜浅，刺激量相应宜小，少用温灸。

3）兼顾体质特征重视善后调理：疾病初愈或趋向恢复时，调理时皆须兼顾患者的体质特征。如体质偏阳者大病初愈，慎食狗肉、羊肉、桂圆等温热及辛辣之味；体质偏阴者大病初愈，慎食龟鳖、熟地等滋腻之物和五味子、诃子、乌梅等酸涩收敛之品。

4. 体质与养生 善于养生者，要根据各自不同的体质特征，选择相应的措施和方法。如在饮食调养方面：体质偏阳者，进食宜凉而忌热；体质偏寒者，进食宜温而忌寒；形体肥胖者多痰湿，食宜清淡而忌肥甘；阴虚之体，饮食宜甘润生津之品，忌肥腻厚味、辛辣燥烈之品；阳虚之体宜多食温补之品。在精神调摄方面：气郁质者，精神多抑郁不爽，神情多愁闷不乐，性格多孤僻内向，多愁善感，气度狭小，故应注意情感上的疏导，消解其不良情绪，以防过极；阳虚质者，精神多萎靡不振，神情偏冷漠，多自卑而缺乏勇气，应帮助其树立起生活的信心。

（郭霞珍）

第十二单元 病因

细目一 六淫

● 要点

1. 六淫的概念 六淫，指风、寒、暑、湿、燥、火（热）六种外感病邪。正常情况下，风、寒、暑、湿、燥、火是自然界六种不同的气候变化，是万物生长变化和人类赖以生存的条件，称为"六气"。当自然界气候变化异常，超过了人体的适应能力，或人体正气不足，抗病能力下降，不能适应自然界气候变化而导致发病时，六气则成为六淫，又称为"六邪"。

2. 六淫的共同致病特点

（1）外感性 六淫致病，其侵犯途径多从肌表、口鼻而入，或两者同时受邪。如风寒湿邪易犯人肌表，温热燥邪易自口鼻而入等。由于六淫邪气均是自外界侵犯人体，故称其为外感致病因素，所致疾病即称为"外感病"。

（2）季节性 六淫致病常具有明显的季节性。如春季多风病，夏季多暑病，长夏多湿病，秋季多燥病，冬季多寒病等。六淫致病与时令气候变化密切相关，故其所致病变又称之为"时令病"。由于气候异常变化的特殊性，因此夏季也可见寒病，冬季也可有热病。

（3）地域性 六淫致病与生活、工作的区域环境密切相关。如西北多燥病、东北多寒病、江南多湿热病；久居潮湿环境多湿病；长期高温环境作业者，多燥热或火邪为病等。

（4）相兼性 六淫邪气既可单独伤人致病，又可两种以上同时侵犯人体而为病。如风热感冒、暑湿感冒、湿热泄泻、风寒湿痹等。

3. 六淫各自的性质及致病特点

（1）风邪的性质及致病特点

①风性轻扬开泄，易袭阳位：风邪具轻扬、向上、向外特性。开泄，指风邪伤人易使腠理不固而汗出。故风邪侵袭，常伤及人体的上部（头、面）和肌表，易出现头痛、汗出、恶风、咽痒、咳嗽等症。

②风性善行而数变："善行"，指风性善动不居，游走不定。故风邪致病具有病位游走、行无定处的特点。"数变"，指风邪致病变幻无常，发病迅速。如风疹常表现为皮肤瘙痒时作，疹块发无定处，此起彼伏，时隐时现等。而且，以风邪为先导的外感病，一般发病急，传变也较快。

③风性主动：指风邪致病具有动摇不定的特征。如风邪伤人，常见颜面肌肉抽掣，或眩晕、震颤、抽搐、颈项强直、角弓反张、两目上视等。

④风为百病之长：一指风邪常兼它邪而伤人致病，二指风邪伤人致病最多。古人习惯将风邪作为外感致病因素的总称。

（2）寒邪的性质及致病特点

①寒为阴邪，易伤阳气：寒即阴气盛的表现，故称其为阴邪。感受寒邪，最易损伤人体阳气。即"阴盛则阳病"。

②寒性凝滞：指寒邪伤人，易致所伤部位之气血津液凝结，经脉阻滞。故寒邪伤人，阳气受损，失其温煦，易使经脉气血运行不畅，甚或凝结阻滞不通，不通则痛。故寒邪是最易导致疼痛的外邪。

③寒性收引：指寒邪伤人，可致气机收敛，腠理、筋脉挛急收缩。《素问·举痛论》说："寒则气收。"

（3）暑邪性质及致病特点

①暑为阳邪，其性炎热：暑为盛夏火热之气所化，故暑邪为阳邪。暑邪伤人多表现为一系列阳热症状，如高热、心烦、面赤、脉洪大等。

②暑性升散，易扰心神，易伤津耗气：暑为阳热之邪，易升发上犯，故易上扰心神、头目，出现心胸烦闷不宁、头昏、目眩、面赤等。暑邪伤人，可致腠理开泄而多汗。且汗出过多，不仅

伤津，而且气随津泄则易耗气，故临床除常见口渴喜饮、尿赤短少等津伤之症外，往往可见气短、乏力，甚则耗伤太过，清窍失养而突然昏倒、不省人事等。《素问·举痛论》说："炅则气泄。"

③暑多夹湿：暑季气候炎热，且常多雨潮湿，热蒸湿动，故暑邪致病，多夹湿邪为患。临床表现除发热、烦渴等暑热症状外，常可见身热不扬、汗出不畅、四肢困重、倦怠乏力、胸闷呕恶、大便溏泄不爽等湿滞症状。

(4) 湿邪的性质及致病特点

①湿为阴邪，易伤阳气：湿与水同类，故属阴邪。阴邪侵人，机体阳气与之抗争，故湿邪侵人，易伤阳气。脾主运化水液，性喜燥而恶湿，故外感湿邪，常易困脾，致脾阳不振，运化无权，从而使水湿内生、停聚等。所以说湿易损伤脾阳。

②湿性重浊：湿邪致病，常出现以沉重感及附着难移为特征的临床表现，如头身困重、四肢酸楚沉重并且附着难移等。湿邪为患，易出现分泌物和排泄物秽浊不清的特征。

③湿性黏滞，易阻气机：湿邪致病，其黏腻停滞的特性主要表现在三个方面：一是症状的黏滞性。湿邪为患，易呈现分泌物和排泄物黏滞不爽的特征等。二是病程的缠绵性。因湿性黏滞，易阻气机，气不行则湿不化，胶着难解，故湿邪为病，起病隐缓，病程较长，反复发作，或缠绵难愈。三是易阻气机。因湿为重浊之邪，故伤人最易留滞于脏腑经络，阻遏气机，使脏腑气机升降失常，经络阻滞不畅。

④湿性趋下，易袭阴位：湿邪类水属阴而有趋下之势，故湿邪为病，多易伤及人体下部。《素问·太阴阳明论》说"伤于湿者，下先受之。"

(5) 燥邪的性质及致病特点

①燥性干涩，易伤津液：燥邪为多发于秋季的干燥涩滞之病邪，侵犯人体，最易损耗津液，出现各种干燥、涩滞的症状。《素问·阴阳应象大论》说"燥胜则干。"

②燥易伤肺：肺为娇脏，喜润而恶燥。肺司呼吸，开窍于鼻，燥邪易从口鼻而入，故最易损伤肺津，从而影响肺气之宣降，甚或燥伤肺络。

(6) 火（热）邪的性质及致病特点

①火热为阳邪，其性燔灼趋上：火热之性燔灼、升腾，故为阳邪。阳邪伤人，发为实热性病证。火性炎上，火热之邪易侵害人体上部，故火热病证，多发生在人体上部，尤以头面部为多见。

②火热易扰心神：火性炎上躁扰，故火邪伤人尤易影响心神，轻者心神不宁而心烦、失眠；重者可扰乱心神，出现狂躁不安，或神昏、谵语等症。

③火热易伤津耗气：火热之邪伤人，因其性燔灼急迫，一是可迫津外泄，使气随津泄而致津亏气耗；二是直接消灼津液，耗伤人体的阴气。

④火热易生风动血："生风"，指火热之邪侵犯人体，燔灼津液，劫夺肝阴，筋脉失养失润，易引起肝风内动的病症。"动血"，指火热邪气入于血脉，迫血妄行和损伤血络，轻则血行加速而脉数，甚则可灼伤脉络，迫血妄行，引起各种出血证等。

⑤火邪易致疮痈：火邪入于血分，结聚于局部，燔灼腐肉，易发为痈肿疮疡。

细目二　疠气

● 要点

1. 疠气的概念　疠气，是一类具有强烈致病性和传染性病邪的统称。又称为"疫毒""疫气""异气""戾气""毒气""乖戾之气"等。明·吴又可《温疫论·原序》说："夫瘟疫之为病，非风非寒非暑非湿，乃天地间别有一种异气所感。"

疠气可通过空气传染，多从口鼻侵犯人体而致病；也可随饮食污染、蚊虫叮咬、虫兽咬伤、皮肤接触、性接触、血液传播等途径感染而发病。

疠气种类繁多，其所引起的疾病，统称为疫疠，又称疫病、瘟病，或瘟疫病。如时行感冒、痄腮（腮腺炎）、烂喉丹痧（猩红热）、白喉、天花、疫毒痢（中毒性痢疾）、肠伤寒、霍乱、鼠疫、疫黄（急性传染性肝炎）以及流行性出血热、艾滋病（AIDS）、严重急性呼吸道综合征（SARS）、禽流感、甲型H1N1流感等，都属感染疠气引起的疫病，实际上包括了现代临床许多传染病和烈性传染病。

2. 疠气的致病特点

（1）发病急骤，病情危笃　疠气之邪，其性暴戾，其伤人致病大多具有发病急骤，来势凶猛，变化多端，病情险恶的特点，病程中常出现发热、扰神、动血、生风、剧烈吐泻等危重病状。所以说疠气致病病情凶险，死亡率高。

（2）传染性强，易于流行　疠气可通过空气、食物、接触等多种途径伤人致病。无论男女老少，体质强弱，凡触之者，多可发病。且疠气发病，传染性强，可致疫病流行。

（3）一气一病，症状相似　疠气种类不同，所致之病各异。不同的疠气可专门侵犯某脏腑、经络或某一部位而发病。每一种疠气所致之疫病，均有各自的临床特点和传变规律，所谓"一气致一病"，且大都症状相似。例如痄腮，无论男女，大都表现为耳下腮部肿胀等。

细目三　七情内伤

● 要点

1. 七情内伤的基本概念　七情，指喜、怒、忧、思、悲、恐、惊七种正常的情志活动，是人体脏腑生理和精神活动对内外环境变化产生的情志反应，一般不会导致或诱发疾病。

七情内伤，指喜、怒、忧、思、悲、恐、惊等七种引发和诱发疾病的情志活动。过于突然、强烈或持久不解的七情反应，超越了人体生理和心理的适应和调节能力，导致脏腑精气损伤，机能失调，或人体正气虚弱，脏腑精气虚衰，对情志刺激的适应和调节能力低下，引发或诱发疾病时，七情则成为病因，因病从内发而称之为"七情内伤"。

2. 七情与脏腑精气的关系　情志活动与脏腑精气有着密切的关系。五脏精气是情志活动产生和保持正常的物质基础。外界的各种刺激只有作用于相应的内脏，五脏精气应答，才能表现出不同的情志反应。《素问·天元纪大论》说："人有五脏化五气，以生喜、怒、思、忧、恐。"即心"在志为喜"，肝"在志为怒"，脾"在志为思"，肺"在志为忧"，肾"在志为恐"。如果五脏精气发生病变，就会影响人的情志活动，出现异常的情志反应。另一方面，七情过激或持续不解，又可导致五脏精气的失常，气血运行失调。

3. 七情内伤的致病特点

（1）直接伤及内脏　七情过激致病，大都直接损伤内脏而导致内伤疾病的发生。《灵枢·百病始生》说："喜怒不节则伤脏。"

①损伤相应之脏：七情过激损伤相应之脏。即心在志为喜，过喜则伤心；肝在志为怒，过怒则伤肝；脾在志为思，过度思虑则伤脾；肺在志为悲为忧，悲忧过度则伤肺；肾在志为恐，过恐则伤肾。

②影响心神：心主神志，七情皆从心而发，故七情内伤均可作用于心神，导致心神不宁，甚至精神失常。如《灵枢·本神》说："是故怵惕思虑者则伤神……喜乐者，神惮散而不藏；愁忧者，气闭塞而不行；盛怒者，迷惑而不治；恐惧者，神荡惮而不收。"《素问·举痛论》也说："惊则心无所倚，神无所归"，"思则心有所存，神有所归"。说明不仅喜乐过度可伤心，致使精神涣散，神志失常，而且怵惕思虑、盛怒、恐惧、大惊等情志太过都可伤及心神。七情发于心而应于五脏。无论何种情志致病，均可影响心神和损伤相应的脏腑。

③数情交织，易伤心肝脾：七情伤脏，既可单一情志伤人，又可两种以上情志交织伤人。由于心肝脾三脏在人体生理和情志活动中发挥着重要作用，故情志内伤，最易损伤心肝脾三脏。

④易损伤潜病之脏腑：潜病，是指已经存在但无明显临床表现的病证。潜病之脏腑是指潜病所在的脏腑。潜病之脏腑因其正气已虚，即是情志易伤之所，故七情内伤易于损伤潜病之脏腑。

(2) 影响脏腑气机　情志内伤影响脏腑之气的运行，导致脏腑气机升降失常而出现相应的临床表现。故《素问·举痛论》说："百病生于气也，怒则气上，喜则气缓，悲则气消，恐则气下……惊则气乱……思则气结。"

怒则气上：指大怒致使肝气上逆，甚则血随气逆的病机变化。临床主要表现为：头胀头痛，面红目赤，急躁易怒；血随气逆则呕血，甚则昏厥卒倒；若肝气横逆犯脾，可兼见腹痛、腹泻等症。

喜则气缓：指过度喜乐，致使心气涣散或心神惮散的病机变化。轻者可见心悸失眠、少气无力、精神不集中等；重者神志失常、狂乱，或见心气暴脱而大汗淋漓、气息微弱、脉微欲绝等。

悲则气消：指过度悲忧，导致肺气耗伤或宣降失常的病机变化。临床常见意志消沉、精神不振、气短胸闷、乏力懒言等症。

恐则气下：指过度恐惧，致使肾气失固，气陷于下的病机变化。临床可见二便失禁，遗精、滑精、骨痿等症。

惊则气乱：指猝然受惊，导致心神不定，气机逆乱的病机变化。临床可见惊悸不安，慌乱失措，甚则神志错乱。

思则气结：指过度思虑，导致心脾气机郁滞，运化失职的病机变化。临床可见心悸、失眠、多梦、精神萎靡及倦怠乏力、食少、腹胀、便溏等症状。

(3) 多发为情志病　情志病，系指发病与情志刺激有关或具有情志异常表现的病证。包括：①因情志刺激而发的病证，如郁证、癫、狂等。②因情志刺激而诱发的病证，如胸痹、真心痛、眩晕、胃脘疼痛等。③其他原因所致但具有情志异常表现的病证，如消渴、恶性肿瘤、慢性肝胆疾病等，大都有异常的情志表现，并且其病情也随其情绪变化而有相应的变化。

(4) 影响病情变化　七情变化对病情具有两方面的影响：一是有利于疾病康复。良性的或积极乐观的情绪，有利于病情的好转乃至痊愈。二是诱发疾病发作或加重病情。消极悲观的情绪，或七情强烈波动，可诱发疾病发作或使病情加重、恶化。

细目四　饮食失宜

● 要点

1. 饮食不节　即饮食失于节制。如过饥过饱，或饥饱无常，均可影响健康，导致疾病发生。

(1) 过饥　指摄食不足，如饥而不得食，或有意识限制饮食，或因脾胃机能虚弱而纳少，或因七情强烈波动而不思饮食，或不能按时饮食等。过饥，一方面因气血亏虚而脏腑组织失养，机能衰退，全身虚弱；另一方面因正气不足，抗病力弱，易感邪而发病。

(2) 过饱　即饮食过量，或暴饮暴食，或中气虚弱而强食，以致脾胃难以运化而致病。轻则饮食积滞不化，以致"宿食"内停，可见脘腹胀满疼痛，嗳腐泛酸，呕吐、泄泻、厌食等。重则食滞日久，可至脾胃大伤，或可聚湿、化热、生痰而变生他病。

2. 饮食不洁　指因食用不清洁、不卫生或陈腐变质或有毒的食物而成为致病因素。饮食不洁所致病变以胃肠病为主。如进食或误食被毒物污染或有毒性的食物，则会发生食物中毒，轻则脘腹疼痛，呕吐腹泻；重则毒气攻心，神志昏迷，危及生命。

3. 饮食偏嗜　指过于喜食某种性味的食物或专食某些食物。包括饮食偏寒偏热，偏嗜五味，或食类偏嗜等。

(1) 寒热偏嗜　良好的饮食习惯要求寒温适中。若过于偏嗜寒热饮食，可导致人体阴阳失调而发生某些病变。如偏食生冷寒凉之品日久，则易损伤脾胃阳气，导致寒湿内生；如偏嗜辛温燥热饮食日久，则易致肠胃积热等。

(2) 五味偏嗜　指长期嗜食酸、苦、甘、辛、咸不同味道的饮食物。五味各入五脏，如果长期嗜好某种性味的食物，就会导致该脏的脏气偏盛，机能失调而发生多种病变。

(3) 食类偏嗜　指偏食某种或某类食品，或厌恶某类食物而不食等，久之也可成为导致某些疾病发生的原因。

细目五　劳逸失度

● 要点

1. 过度劳累　过劳包括劳力过度、劳神过度和房劳过度。

（1）劳力过度　即过度劳伤形体而积劳成疾，或是病后体虚，勉强劳作而致病。其病变特点主要表现在两个方面：一是过度劳力而耗气，出现少气懒言，体倦神疲，喘息汗出等。《素问·举痛论》说："劳则气耗。"二是劳伤筋骨。长时间用力太过，则致形体组织损伤，久而积劳成疾。《素问·宣明五气》说："久立伤骨，久行伤筋。"

（2）劳神过度　即长期思虑劳神而积劳成疾。长思久虑，暗耗心血，损伤脾气，以致心神失养而心悸、健忘、失眠、多梦和脾失健运而纳少、腹胀、便溏、消瘦等。

（3）房劳过度　即房事太过，或手淫恶习，或妇女早孕多育等，以致耗伤肾精肾气而致病。常见腰膝酸软、眩晕耳鸣、精神萎靡、性功能减退、早衰等。

2. 过度安逸　包括体力过逸和脑力过逸。其致病特点主要表现在三个方面：一是安逸少动，气机不畅。若长期运动减少，则人体气机失于畅达，可致脾胃等脏腑机能活动呆滞不振，出现食少、胸闷、腹胀、肌肉软弱或发胖臃肿等。久则进一步影响血液运行和津液代谢，导致气滞血瘀、水湿痰饮内生等。二是阳气不振，正气虚弱。过度安逸，或长期卧床则阳气失于振奋，以致脏腑经络机能减退，体质虚弱，正气不足，抗病力下降等。常见动则心悸、气喘汗出等，或易感外邪致病。《素问·宣明五气》说："久卧伤气，久坐伤肉。"三是长期用脑过少，加之阳气不振，可致神气衰弱，常见精神萎靡、健忘、反应迟钝等。

细目六　痰　饮

● 要点

1. 痰饮的概念　痰饮是人体水液代谢障碍所形成的病理产物，一般以较稠浊者称为痰，清稀者称为饮。痰分为有形之痰和无形之痰。有形之痰，指视之可见，闻之有声的痰液，如咳嗽吐痰、喉中痰鸣等，或指触之有形的痰核等。无形之痰，是指只见其征象，不见其形质，但从痰治疗有效，从而推测其病因为痰。如眩晕、癫狂等，是无形之痰在作祟。饮则流动性较大，可留积于人体脏器组织的间隙或疏松部位。因其停留的部位不同而表现各异。如《金匮要略·痰饮咳嗽病脉证并治》的"痰饮""悬饮""溢饮""支饮"等。

2. 痰饮的形成　多因外感六淫，或七情内伤，或饮食不节等，以致脏腑机能失调，气化不利，水液代谢障碍，津液停聚而形成。由于肺、脾、肾、肝及三焦等对水液代谢起着重要作用，故痰饮的形成，多与肺、脾、肾、肝及三焦的机能失常密切相关。

3. 痰饮的致病特点　痰饮一旦产生，可随气流行，外而经络、肌肤、筋骨，内而脏腑，无处不到，易导致各种不同的病变。

（1）阻滞气血运行　痰饮通常称为有形实邪，其随气流行，或停滞于经脉，或留滞于脏腑。若流注经络，可致经络阻滞，气血运行不畅，出现肢体麻木、屈伸不利，甚则半身不遂等。若结于局部，可形成瘰疬痰核、阴疽流注等。若留滞于脏腑，可致脏腑气机失常。如肺失宣降而胸闷气喘、咳嗽吐痰等；胃失和降而恶心呕吐等；痹阻心脉而胸闷心痛等；痰结咽喉形成"梅核气"等。

（2）影响水液代谢　痰饮本为水液代谢障碍所形成的病理产物，但痰饮形成之后又可作为致病因素反过来作用于机体，进一步影响肺、脾、肾等脏腑的机能活动而加重水液代谢失常。

（3）易于蒙蔽心神　痰饮致病，随气上逆，易于蒙蔽清窍，扰乱心神，致使心神活动失常，出现头晕目眩、精神不振等；或者痰浊上犯，与风、火相合，尤易扰乱神明，出现神昏谵妄，甚或引起癫、狂、痫等疾病。

（4）致病广泛，变幻多端　由于痰饮随气流行，内可五脏六腑，外可四肢百骸、肌肤腠理。故其致病面广，发病部位不一，且又易于兼邪致病，因而痰饮所形成的病证繁多，症状表现十分复杂，故有"百病多由痰作祟"之说。且痰饮停滞体内，还可夹风、夹热、化寒、化火、化燥；即可上犯清窍，也可下注足膝，且病势缠绵，病程较长。

细目七　瘀　血

● 要点

1. 瘀血的概念　瘀血是指体内因血行滞缓或血液停积而形成的病理产物，又称"恶血""衃血""蓄血""败血""污血"等。瘀血既是病理产物，又是具有致病作用的"死血"。"瘀血"与"血瘀"的概念不同，血瘀是指血液运行不畅或血液瘀滞不通的病理状态，属于病机学概念；瘀血是指具有致病性的病理产物，属于病因学概念。

2. 瘀血的形成　凡是影响血液正常运行，引起血液运行不畅，或致血离经脉而瘀积的内外因素，均可导致瘀血。

（1）血出致瘀　各种外伤，如跌打损伤、金刃所伤、手术创伤等，致血脉损伤而出血；或其他原因，如脾不统血、肝不藏血、热灼脉络而致出血以及妇女经行不畅、流产等，其所出之血未能排出或及时消散，留积于体内则成瘀血。

（2）血行不畅致瘀　凡是影响血液正常运行，使血液运行不畅的各种因素，均可致瘀血。如气滞致瘀、因虚致瘀（气虚而推动无力、阳虚而脉道失于温通、阴虚而脉道失于柔润、津液亏虚而无以充养血脉等）、血寒致瘀（寒邪入于血脉则血液凝涩而运行不畅）、血热致瘀（火热邪气入舍于血，血热互结，煎灼血中津液，血液黏稠而不畅）等。

3. 瘀血的致病特点

（1）易于阻滞气机　瘀血一旦形成，必然影响和加重气机郁滞，即所谓"血瘀则气滞"。且气机郁滞，又可引起局部或全身的血液运行不畅。出现局部青紫、肿胀、疼痛等症。

（2）影响血脉运行　瘀血形成之后，无论其瘀滞于脉内，还是留积于脉外，均可导致局部或全身的血液运行失常。如瘀血阻滞于心，心脉痹阻，气血运行不畅，可致胸痹心痛；瘀血阻滞于脉道，损伤脉络，血逸脉外，可致出血，血色紫黯有块等。

（3）影响新血生成　瘀血为病理性产物，不仅已失去其对机体的濡养滋润作用，且因其阻滞于体内，尤其是瘀血日久不散，还可严重地影响气血的运行，脏腑机能失常，生机受阻，影响新血的生成。因而有"瘀血不去，新血不生"之说。故久瘀之人，常可表现出肌肤甲错、毛发不荣等失于濡养的临床特征。

（4）病位固定，病证繁多　瘀血一旦停滞于某脏腑组织，多难于及时消散，故其致病又具有病位相对固定的特征，如局部刺痛、固定不移，或肿块形成等。而且，因瘀血阻滞的部位不同、形成原因各异、兼邪不同，其病理表现也就不同。

4. 瘀血致病的症状特点　瘀血致病，症状错综繁多，其主要病症特点如下：①疼痛：多为刺痛，痛处固定不移，拒按，夜间痛甚。②肿块：瘀血积于皮下或体内则可见肿块，肿块部位固定。③出血：因瘀血阻滞，损伤血络，血逸脉外而见出血色紫黯，或夹有瘀血块。④色紫黯：一是面色紫黯，口唇、爪甲青紫等；二是舌质紫黯，或舌有瘀斑、瘀点等。⑤可出现肌肤甲错，脉涩或脉结代等。

（皮明钧）

第十三单元 发 病

细目一 发病的基本原理

● 要点

1. 正气与邪气的概念

（1）正气的基本概念 正气，相对"邪气"而言，指人体内具有抗病、驱邪、调节、修复等作用的一类细微物质。正气含有阴气、阳气两部分：阴气有凉润、宁静、抑制、沉降等作用和运动趋向，阳气有温煦、推动、兴奋、升发等作用和运动趋向。阴气能抵抗阳邪的侵袭，并能抑制、祛除阳邪，阻止阳热病证的发展以使病情向愈；阳气能抵抗阴邪的入侵，并能制约、祛除阴邪，阻止阴寒病证的传变并使之康复。阳虚体质者，易引致寒邪的侵袭；阴虚体质者，易引致热邪的伤害。

正气的防御作用主要表现为：①抵御外邪：正气强盛，抗邪有力，则病邪难以入侵，故不发病，或虽邪气已经进入，但正气盛，能及时抑制或消除邪气的致病力，亦不发病。②祛除病邪：正气强盛，可祛除入侵病邪，或阻止邪气的深入，致病较轻浅，预后良好。③修复调节：正气对邪气侵入而导致的机体阴阳失调、脏腑组织损伤、精血津液亏耗及生理机能失常，有调节、修复的作用，可使疾病向愈。④维持脏腑经络机能的协调，防止痰饮、瘀血、结石等病理产物以及内风、内寒、内湿、内燥、内火等内生五"邪"的产生。

（2）邪气的基本概念 邪气，泛指各种致病因素，简称为"邪"。包括由外而入或由体内产生的各种具有致病作用的因素。如六淫、疠气、外伤、虫兽伤、寄生虫、七情内伤、饮食失宜、痰饮、瘀血、结石等。

邪气对机体的损害作用主要体现为：①导致生理机能失常：邪气侵入发病，可导致机体的阴阳失调，脏腑经络等组织器官的机能紊乱，气血精津液的代谢失常。②造成脏腑组织的形质损害：邪气作用于人体，可对机体的皮肉筋骨、脏腑经络等组织器官造成不同程度的损伤，或致气血精津液等物质的亏耗而为病。③改变体质类型：邪气侵入，还能改变个体的体质特征，进而影响其对疾病的易罹倾向。如阴邪致病，损伤阳气，久之可使体质由原型转变为阳虚体质，使之易感阴寒之邪；阳邪致病，易伤阴气，可使体质转化为阴虚体质，使之易感阳热之邪。

2. 正气不足是疾病发生的内在因素 《素问遗篇·刺法论》说："正气存内，邪不可干。"《素问·评热病论》说："邪之所凑，其气必虚。"正气在发病中起主导作用。主要体现在以下几个方面：

（1）正虚感邪而发病 正气不足，抗邪无力，外邪乘虚而入，疾病因之发生。如《灵枢·百病始生》说："卒然逢疾风暴雨而不病者，盖无虚，故邪不能独伤人。此必因虚邪之风，与其身形，两虚相得，乃客其形。"

（2）正虚生邪而发病 正气不足，调节脏腑经络机能活动的能力下降，易致脏腑机能紊乱，精气血津液的代谢失常，可"内生五邪"而发病；或导致病理产物的积聚而引起新的病变。

（3）正气强弱可决定发病的证候性质 邪气侵入，若正气充盛，奋起抗邪，邪正相搏剧烈，多表现为实证；正气不足，脏腑机能减退，气血精津液亏损，多表现为虚证或虚实夹杂证。若正气虚衰，不能敌邪，邪气易于深入内脏，为病多重。

3. 邪气是发病的重要条件 邪气在发病中的作用主要有：

（1）邪气是疾病发生的原因 一般说来，没有邪气侵袭，人体不会发病。

（2）影响发病的性质、类型和特点 不同的邪气作用于人体，表现出不同的发病特点、证候类型。如六淫邪气致病，发病急，病程较短，初起多有卫表证候，证属风、寒、暑、湿、燥、火。七情内伤，发病多缓慢，病程较长，多直接伤及内脏，或致气机紊乱、气血失调产生病变。

（3）影响病情和病位　邪气的性质、感邪的轻重、邪所中的部位与发病时病情的轻重有关。

（4）某些情况下主导疾病的发生　在邪气的毒力和致病力特别强，超越人体正气抗御能力和调节范围时，邪气对疾病的发生起着决定性的作用。如疠气、高温、高压、电流、枪弹伤、虫兽伤等，即使正气强盛，也难免被损伤而产生病变。

4. 邪正相搏的胜负与发病　邪气伤人，必然引起邪正相争，而邪正相争的胜负，不仅关系着疾病的发生，还关系疾病全过程病变的发展、变化与转归。就发病而言，邪气伤人，若正胜邪却则不发病。即病邪伤人之初，由于机体正气充足，正气驱邪外出，正胜邪却，机体不被邪气所侵害，可不发病。

邪胜正负则发病。即邪气伤人之后，正虚抗邪无力，邪气得以深入，则引起疾病发生。而且发病后，邪正相争的状态还决定其证候类型、病变性质、病情轻重。如正盛邪实，多形成实证；正虚邪衰，多形成虚证；正虚邪盛，多形成较为复杂的虚实夹杂证。感受阳邪，易形成实热证；感受阴邪，易形成实寒证或寒湿证。感邪轻或正气强，病位多轻浅；感邪重或正气弱，病位常较深重。

细目二　影响发病的主要因素

● 要点

1. 环境与发病　环境，指与人类生存密切相关的自然环境与社会环境而言，主要包括气候变化、地域因素、生活工作环境、社会环境等。这些因素均可形成病邪或导致正气不足而影响发病。

2. 体质与发病　不同的体质，在发病中①决定发病倾向，如体质虚弱，则易感邪发病，且发病后易形成实夹杂证。②决定对某种病邪的易

感性，如阳虚之体，每易感受寒邪；阴虚之质，每易感受热邪等。③决定某些疾病发生的证候类型，如感湿邪，阳盛之体易热化形成湿热病变；阳虚者则易寒化为寒湿病变等。

3. 精神状态与发病　精神状态能影响内环境的协调平衡，故能影响发病。精神状态好，情志舒畅，气机通畅，气血调和，脏腑机能协调，则正气强盛，邪气难以入侵，或虽受邪也易祛除。

细目三　发病类型

● 要点

1. 感邪即发　又称为卒发、顿发，即感邪后立即发病。多见于：①新感外邪较盛。如感受风寒、风热、温热、暑热、温毒邪气，邪气较盛时，多感邪即发。②情志剧变。剧烈的情绪变化，如暴怒、过度悲伤均可致气机逆乱，气血失调，脏腑机能障碍而顷刻发病。③毒物所伤。误服有毒食品，药物中毒、吸入有毒的秽浊之气，可使人中毒而迅速发病。④外伤。无论何种外伤，伤人后立即发病。⑤感受疠气。由于其性毒烈，致病力强，来势凶猛，感邪后多呈暴发。

2. 徐发　又称为缓发，指感邪后缓慢发病。徐发与致病因素的种类、性质，以及体质因素等密切相关。徐发多见于内伤邪气致病，如思虑过度、房室不节、忧愁不解、嗜酒成癖，引起机体渐进性病理改变，不断积累，而逐渐出现临床症状。在外感病邪中，如感受湿邪，其性黏滞重浊，起病多缓慢。正气不足之人，若感邪较轻，正气抗邪缓慢，亦可见到徐发。

3. 伏而后发　指感受邪气后，并不立即发病，病邪在机体内潜伏一段时间，或在诱因的作用下，过时而发病。这种发病形式多见于外感性疾病和某些外伤。外感性疾病多见于感受温热邪气所形成的"伏气温病"等。外伤所致的肌肤破损，经过一段时间后，发为破伤风、狂犬病等，亦属伏而后发。伏邪发病时，病情一般较重且多变。

4. 继发　指在原发疾病的基础上，继发新的

疾病。其特点是新的疾病与原发病在病理上有密切联系。如肝阳上亢所致的中风，小儿食积而致的疳积等等。

5. 合病 合病之说，首见于《伤寒论》。指外感病初起时两经同时受邪而发病。如太阳与少阳合病，太阳与阳明合病等。

6. 复发 指疾病初愈或慢性疾病的缓解阶段，在某些诱因的作用下，引起疾病再度发作或反复发作的一种发病形式。引起复发的机理是余邪未尽，正气未复，或慢性病变宿根未除，均可在诱因的作用下而引起复发。

（1）复发的基本特点 ①原病基本病症特点再度出现，但又不是原有病理过程的完全重现，大多比原病更复杂，病情更重。②复发的次数愈多，其宿根难除，大多反复发作，且容易留下后遗症。③大多有诱因。

（2）复发的诱因 ①外感致复：疾病初愈，邪气未尽，正气未复，或宿根未除，抗病力低下，易外感邪气而复发。②食复：因饮食失宜而致疾病复发。③劳复：因形神过劳，或早犯房事而致疾病复发。④药复：因病后滥用补剂，或药物调理失当而致疾病复发。⑤情志致复：即因情志失调引起疾病复发。⑥某些气候因素、地域因素也可成为复发的诱因。

（皮明钧）

第十四单元　病　机

细目一　邪正盛衰

● 要点

1. 邪正盛衰与虚实变化

（1）虚实病机 《素问·通评虚实论》说："邪气盛则实，精气夺则虚。"

实，指以邪气亢盛为主，而正气未衰，正邪激烈相争，临床上出现一系列以太过、亢奋、有余为特征的一种病理变化。常见于外感六淫和疠气致病的初期和中期，或由于湿、痰、水饮、食积、气滞、瘀血等引起的内伤病变。

虚，指以正气虚损为主，而邪气已退或不明显，正邪难以激烈相争，出现一系列以虚弱、衰退和不足为特征的一种病理变化。多见于素体虚弱，精气不充；或外感病的后期，以及各种慢性病证日久，耗伤人体的精血津液；或因暴病吐利、大汗、亡血等致使正气脱失的病变。

（2）虚实变化 虚实错杂：①虚中夹实：即以正虚为主，又兼有实邪为患的病理变化。如脾虚湿滞病变，即是由于脾气亏损，运化无力，而致湿自内生，阻滞中焦所致。②实中夹虚：即以邪实为主，又兼有正气虚损的病理变化。如外感热病发展过程中，由于热邪耗伤津液，可形成邪热炽盛兼津液损伤之证。

虚实真假：①真实假虚：指病机的本质为"实"，但表现出"虚"的假象。大多是因邪气过盛，结聚体内，阻滞经络，气血不能外达所致，故真实假虚又称为"大实有羸状"。②真虚假实：是指病机的本质为"虚"，但表现出"实"的假象。大多是因正气虚弱，脏腑经络之气不足，推动无力所致，故真虚假实证又称为"至虚有盛候"。

2. 邪正盛衰与疾病转归

（1）正胜邪退 指在疾病过程中，正气渐复并趋强盛，而邪气渐趋衰减，疾病向好转和痊愈方向发展的一种病理变化。多是因为患者的正气较盛，抗邪能力较强，或因为邪气较弱，或因治疗及时、正确，疾病可以较快地趋于好转、痊愈。

（2）邪去正虚 指在疾病过程中，正气抗御邪气，邪气退却而正气大伤的病理变化。多因邪气亢盛，正气耗伤较重；或正气素虚，感邪后重伤正气；或攻邪猛烈，正气大伤所致。此时的病机特点是邪气已退，对机体的损害作用也已消失，但正气被消耗的状况尚有待恢复。邪去正虚多见于重病的恢复期，其最终的转归一般仍然是趋向好转、痊愈。

（3）邪胜正衰　指在疾病过程中，邪气亢盛，正气渐弱，机体抗邪无力，疾病趋于恶化、危重，甚至向死亡方面转归的一种病理变化。多是由于机体的正气大虚，或邪气过盛，或失于治疗，或治疗不当，以致机体正气不能制止邪气的致病性，病情因而趋向恶化和加剧。

（4）邪正相持　指在疾病过程中，机体正气不甚虚弱，而邪气亦不亢盛，则邪正双方势均力敌，相持不下，病势处于迁延状态的一种病理变化。此时，由于正气不能完全祛邪外出，邪气可以稽留于一定的部位，病邪既不能消散，亦不能深入，又称为"邪留"或"邪结"。一般说来，邪气留结之处，即是邪正相搏病理表现明显之所。疾病则随邪留部位的不同而有不同的临床表现。

（5）正虚邪恋　指在疾病过程中，正气大虚，余邪未尽，或邪气深伏伤正，正气无力祛除病邪，致使疾病处于缠绵难愈的病理变化。一般多见于疾病后期，且是多种疾病由急性转为慢性，或慢性病久治不愈，或遗留某些后遗症的主要原因之一。

细目二　阴阳失调

● 要点

1. 阴阳偏胜　指人体在邪正斗争及其盛衰变化中，阴或阳一方病理性亢盛的病变，属于"邪气盛则实"的实性病机。

（1）阳偏胜　即是阳盛，指机体在疾病过程中所出现的一种阳气病理性偏盛、机能亢奋、机体反应性增强、热量过剩的病理变化。一般的说，其病机特点多表现为阳盛而阴未虚的实热病变。形成阳偏胜的原因，多由于感受温热阳邪，或阴邪从阳化热；也可由于情志内伤，五志过极而化火；或气滞、血瘀、食积等郁而化热所致。阳气病理性亢盛，多以热、动、燥为其特点。阳气亢盛，必然消灼津液和阴气。所以说"阳胜则阴病"。阳盛之初，对津液和阴气的损伤一般不明显，因而表现为实热病变。如果病情发展，阳气亢盛且明显耗伤机体津液和阴气，病变可从实热转化为实热兼津亏阴虚；若致阴气大伤，则病由实转虚而发展为虚热性病变。

（2）阴偏胜　即是阴盛，指机体在疾病过程中所出现的一种阴气病理性偏盛、机能抑制、热量耗伤过多的病理变化。一般的说，其病机特点多表现为阴盛而阳未虚的实寒病变。形成阴偏胜的主要原因，多由于感受寒湿阴邪，或过食生冷，寒邪中阻等。阴气过盛，多以寒、静、湿为其特点。阴气过盛，必然损伤阳气，所以说"阴胜则阳病"。故在阴偏胜时，常同时伴有程度不同的阳气不足。若阳气损伤较盛，可发展为虚寒性病变。

2. 阴阳偏衰　阴阳偏衰，是指人体在疾病过程中，阴或阳一方虚衰不足的病变，属于"精气夺则虚"的虚性病机。

（1）阳偏衰　即是阳虚，指机体阳气虚损，温煦、推动、兴奋等作用减退，出现机能减退或衰弱，代谢减缓，产热不足的病理变化。一般而言，其病机特点多表现为阳气不足，阳不制阴，阴气相对偏亢的虚寒证。

阳偏衰的形成多因先天禀赋不足，或后天失养，或劳倦内伤，或久病损伤阳气所致。阳虚则寒与阴胜则寒，不仅在病机上有区别，而且在临床表现方面也有不同，前者是虚而有寒；后者是以寒为主，虚象不明显。

阳气不足可发于五脏六腑，如心阳、脾阳和肾阳等，皆可出现虚衰病变，但一般以肾阳虚衰最为重要。肾阳为人身诸阳之本，所以肾阳虚衰在阳气偏衰的病机中占有极其重要的地位。

（2）阴偏衰　即阴虚，指机体阴气不足，凉润、宁静、抑制等作用减退，出现代谢相对增快，机能虚性亢奋，产热相对增多的病理变化。一般的说，其病机特点多表现为阴气不足，阴不制阳，阳气相对偏盛的虚热证。

阴偏衰的形成多因阳邪伤阴，或因五志过极，化火伤阴，或因久病伤阴所致。阴气虚衰，主要表现为凉润、抑制与宁静的作用减退，阴不能制约阳，阳气相对偏亢，从而形成阴虚内热、阴虚火旺和阴虚阳亢等多种病变，表现出虚热及虚性亢奋的症状。阴虚则热与阳胜则热的病机不同，其临床表现也有所区别：前者是虚而有热；后者是以热为主，虚象并不明显。

阴气不足可见于五脏六腑，如肺阴、脾阴、胃阴、心阴、肝阴和肾阴皆可发生亏虚的病变，但一般以肾阴亏虚为主。肾阴为人身诸阴之本，所以肾阴不足在阴偏衰的病机中占有极其重要的地位。

3. 阴阳互损 阴阳互损，是指在阴或阳任何一方虚损的前提下，病变发展损及另一方，形成阴阳两虚的病机。

（1）阴损及阳 指由于阴气亏损日久，以致阳气生化不足，形成以阴虚为主的阴阳两虚病理变化。如肝肾阴虚，水不涵木，阴不制阳的肝阳上亢，随着病变发展，可进一步损及阳气，出现畏寒、肢冷、面白、脉沉细等阳虚征象。

（2）阳损及阴 指由于阳气虚损日久，以致阴气化生不足，形成以阳虚为主的阴阳两虚病理变化。如肾阳亏虚之水肿，其病机主要为阳气不足，温煦、推动作用减退，水液停聚所致。但其病变发展，则又可因阳气不足而导致阴气化生无源而出现烦躁升火等阴虚征象。

4. 阴阳格拒 阴阳格拒，是指在阴阳偏盛至极的基础上，阴阳双方相互排斥而出现寒热真假病变的一类病机。

（1）阴盛格阳 指阴气偏盛至极，壅闭于里，寒盛于内，逼迫阳气浮越于外的一种病理变化。寒盛于内是疾病的本质，由于排斥阳气于外，可在原有面色苍白、四肢逆冷、精神萎靡、畏寒蜷卧、脉微欲绝等寒盛于内表现的基础上，又出现面红、烦热、口渴、脉大无根等假热之象，故称为真寒假热证。

（2）阳盛格阴 指阳气偏盛至极，深伏于里，热盛于内，格阴于外的一种病理变化。热盛于内是疾病的本质，但由于格阴于外，可在原有壮热、面红、气粗、烦躁、舌红、脉数大有力等热盛于内表现的基础上，又现四肢厥冷、脉象沉伏等假寒之象，故称为真热假寒证。

5. 阴阳亡失 阴阳亡失，是指机体的阴气或阳气突然大量地脱失，导致生命垂危的一种病理变化。

（1）亡阳 指机体的阳气突然大量脱失，而致全身机能严重衰竭的一种病理变化。多因邪气过盛，正不敌邪，阳气突然脱失所致；也可因汗出过多，或吐泻太过，气随津泄，阳气外脱；或由于素体阳虚，劳伤过度，阳气消耗过多所致；亦可因慢性疾病，长期大量耗散阳气所致。阳气暴脱，多见冷汗淋漓、面色苍白、四肢逆冷、精神萎靡、脉微欲绝等生命垂危的临床征象。

（2）亡阴 指由于机体阴气发生突然大量消耗或丢失，而致全身机能严重衰竭的一种病理变化。亡阴多由于热邪炽盛，或邪热久留，大量伤耗阴气，煎灼津液，或逼迫津液大量外泄而为汗，以致阴气随之大量消耗而突然脱失；也可由于长期大量耗损津液和阴气，日久导致亡阴者。阴气脱失，多见手足虽温而大汗不止、烦躁不安、心悸气喘、体倦无力、脉数疾躁动等危重征象。

由于机体的阴和阳存在着互根互用的关系，阴亡则阳无所依附而散越，阳亡则阴无以化生而耗竭，故亡阴可以迅速导致亡阳，亡阳也可继而出现亡阴，最终导致"阴阳离决，精气乃绝"，生命活动终止而死亡。

细目三 精、气、血失常

● 要点

1. 精的失常

（1）精虚 指肾精（主要为先天之精）和水谷之精不足，及其功能低下所产生的病理变化。因先天禀赋不足，或后天失养，或过劳伤肾，以及脏腑精亏不足，日久累及于肾等，均能导致肾精不足的病理变化。肾精不足常见生长发育不良、女子不孕、男子精少不育或滑遗过多、精神委顿、耳鸣、健忘，以及体弱多病、未老先衰等。脾失健运，或饮食不当等，可致水谷之精生成不足的病理变化。水谷之精不足，可出现面黄无华、肌肉瘦削、头昏目眩、疲倦乏力等虚弱状态。

（2）精的施泄失常　主要包括失精或精瘀。

失精：指生殖之精和水谷之精大量丢失的病理变化。失精的临床表现有两类：一是生殖之精的大量丢失，表现为精液排泄过多，或兼有滑精、梦遗、早泄等症，并兼有精力不支、思维迟钝、失眠健忘、少气乏力、耳鸣目眩等症。治疗一般宜补肾气加填肾精，而偏实者当泻肝火兼滋肾阴。二是水谷之精大量丢失，表现为长期蛋白尿或乳糜尿，并兼有少气乏力、精力不支、面黄无华、肌肉瘦削、失眠健忘等，治疗当用补脾气以摄精。

精脱为失精之重证。若精泄不止，则成精脱。精为气的化生本原，精脱必致气的大量损耗而致气脱。

精瘀：指男子精滞精道，排精障碍而言。多因房劳过度，忍精不泄，少年手淫，或久旷不交，或惊恐伤肾，或瘀血、败精、湿热瘀阻，或手术所伤等所致。精瘀的主要临床表现是排精不畅或排精不能，可伴随精道疼痛、睾丸小腹重坠、精索小核硬结如串珠、腰痛、头晕等症状。

2. 气的失常

（1）气虚　指一身之气不足及其功能低下的病理变化。多因先天禀赋不足，或后天失养，或肺脾肾的机能失调而致气的生成不足。也可因劳倦内伤，或久病不复等，过多耗气而致。常见神疲、乏力、眩晕、自汗、易感冒、面白、舌淡、脉虚等。

（2）气机失调　即气的升降出入运动失常，包括气滞、气逆、气陷、气闭、气脱等病理变化。

气滞：指气的运行不畅，或郁滞不通的病理变化。多是由于情志抑郁，或痰、湿、食积、热郁、瘀血等的阻滞，影响到气的流通；或因脏腑机能失调，如肝气失于疏泄、大肠失于传导等所致。气滞大多属于邪实，但亦有因气虚推动无力而致者。气滞的病理表现有多个方面：气滞于某一经络或局部，可出现相应部位的胀满、疼痛。气滞则血行不利，津液输布不畅，故气滞甚者可引起血瘀、津停，形成瘀血、痰饮水湿等病理产物。由于肝升肺降、脾升胃降，在调整全身气机中起着极其重要的作用，故脏腑气滞以肺、肝、脾胃为多见。气滞的表现虽然各不一样，但共同的特点不外闷、胀、疼痛。因气虚而滞者，一般在闷、胀、痛方面不如实证明显，并兼见相应的气虚征象。

气逆：指气升之太过，或降之不及，以致气逆于上的一种病理变化。气逆，多因情志所伤，或饮食不当，或外邪侵犯，或痰浊壅阻所致，亦可因虚而无力下降导致气机上逆者。气逆多见于肺、肝、胃等脏腑。

气陷：指气的上升不足或下降太过，以气虚升举无力而下陷为特征的一种病理变化。气陷多由气虚发展而来，与脾的关系最为密切，通常又称"脾气下陷"。气陷的病理变化，主要表现为"上气不足"与"中气下陷"两方面。"上气不足"，主要指上部之气不足，头目失养的病变。多因脾气虚损，升清无力，以致头目失养。"中气下陷"，指脾气虚损，升举无力，气机趋下，甚至内脏下垂。

气闭：指气机闭阻，失于外达，甚至清窍闭塞出现昏厥的一种病理变化。多与情志刺激，或外邪、痰浊等闭塞气机有关。气闭病机有因触冒秽浊之气所致的闭厥，突然精神刺激所致的气厥，剧痛所致的痛厥，痰闭气道之痰厥等等。

气脱：指气虚至极，不能内守而大量脱失，以致生命机能突然衰竭的一种病理变化。多是由于正不敌邪，或慢性疾病，长期耗气而衰竭，以致突然气不内守而外脱；或因大出血、大汗等气随血脱或气随津泄而致气脱。

气脱与亡阳、亡阴在病机和临床表现方面多有相同之处，病机都属气的大量脱失，临床上都可见因气脱失而致生命机能严重衰竭的表现。但亡阳是阳气突然大量脱失，当见冷汗淋漓、四肢厥冷等寒象；亡阴是阴气突然大量脱失，当出现大汗而皮肤尚温、烦躁、脉数疾等热性征象。若无明显寒象或热象,但见气虚不固及生命机能衰竭的上述表现,则称为气脱。

3. 血的失常

(1) 血虚 指血液亏少,濡养功能减退的病理变化。多因失血过多,或脾胃虚弱,血液生化乏源;或血液的化生障碍;或久病消耗等因素而致营血暗耗等,均可导致血虚。血虚以心、肝两脏为多见。

(2) 血运失常 血液运行失常主要有血瘀和出血两种病理变化。

血瘀:指血液的运行不畅,甚至血液瘀滞不通的病理变化。血瘀主要是血液运行不畅,或形成瘀积,可为全身性病变,亦可瘀阻于脏腑、经络、形体、官窍等某一局部。血瘀病机的形成,多与气虚、气滞、痰浊、瘀血、血寒、血热、津亏等所致血行不畅有关。

出血:指血液溢出血脉的病理变化。若突然大量出血,可致气随血脱而引起全身机能衰竭。出血病机的形成多与血热、气虚、外伤及瘀血内阻等有关。

4. 精、气、血关系失调

(1) 精与气血关系的失调

精气两虚:由于精可化气,气聚为精,故精气两虚或精伤及气、气伤及精,都可见精气虚。肾主藏精化元气,因此,精气两虚多与肾有关。肾之精气亏虚,以生长、发育迟缓,生殖机能障碍以及早衰等为临床特征。

精血不足:肾藏精,肝藏血,两者精血同源。病及肝肾,或肝病及肾、肾病及肝皆可形成肝肾精血不足的病机。

气滞精瘀和血瘀精阻:气机阻滞,疏泄失司,或瘀血内阻,血瘀气滞,皆可致精道瘀阻而形成气滞精瘀或血瘀精阻的病机变化。

(2) 气与血关系的失调

气滞血瘀:指气机阻滞,导致血液运行障碍,出现血瘀的病理变化。且气滞可致血瘀,血瘀可致气滞,两者互相影响。

气虚血瘀:指因气虚推动无力而致血行不畅,甚至瘀阻不通的病理变化。

气不摄血:指因气虚统摄无力,以致血逸脉外而出血的病理变化。由于脾主统血,所以气不摄血的病变,多与脾气亏虚有关。

气随血脱:指在大量出血的同时,气随血液的流失而脱失,形成气血两脱的危重病理变化。常见于外伤失血、呕血,或妇女产后大出血的过程中。

气血两虚:即气虚和血虚同时存在的病理变化。多因久病气血耗伤;或先有失血,气随血耗;或先因气虚,血液生化障碍而日渐衰少而形成气血两虚。气血两虚,则脏腑经络、形体官窍失之濡养,机能衰退,出现脏腑组织不荣的病变。

细目四 津液代谢失常

要点

1. 津液不足 指津液亏损,脏腑组织失于滋养,表现一系列干燥枯涩征象的病理变化。导致津液不足的原因:一是热邪伤津,如外感燥热之邪,灼伤津液。二是耗失过多,如吐泻、大汗、多尿或久病耗津等。三是生成不足,如脏腑机能减退,津液生成不足。

2. 津液输布、排泄障碍 津液输布障碍,指津液转输、运行失调,津液停滞体内某些部位的病变。津液排泄障碍,指津液化为汗、尿的作用失调,导致水液贮留体内为患。

津液的输布障碍和排泄障碍,均导致痰饮水湿形成,且两者常相互影响,导致湿浊困阻、痰饮凝聚、水液贮留等多种病变。

3. 津液与气血关系失调

(1) 水停气阻 指津液代谢障碍,水湿痰饮停留导致气机阻滞的病理变化。因水湿痰饮的形成,可因气滞而水停,而痰饮等有形之邪停滞,又易阻碍气的运行,故水停与气滞常常并见。

(2) 气随津脱 指津液大量耗失,气失其依附而出现暴脱亡失的病理变化。多由高热伤津,或大汗伤津,或严重吐泻耗伤津液等所致。如《金匮要略心典·痰饮篇》说:"吐下之余,定无完气。"

（3）**津枯血燥** 指津液亏损，导致血燥虚热内生或血燥生风的病理变化。多因高热伤津，或烧伤导致津液耗损，或阴虚痨热，津液暗耗，而致津枯血燥。

（4）**津亏血瘀** 指津液耗损导致血行瘀滞不畅的病理变化。津液充足是保持血脉充盈，血行通畅的重要条件。若因高热、烧伤，或吐泻、大汗出等因素，致使血中津液大量亏耗，则血液循行滞涩不畅，从而发生血瘀之病变。

（5）**血瘀水停** 指因血脉瘀阻，血行不畅导致津液输布障碍而水液停聚的病理变化。血瘀则津液不行，从而导致津停为水湿痰饮。

细目五　内生"五邪"

● 要点

1. 内生"五邪"的概念　内生"五邪"，指在疾病过程中，机体自身由于脏腑机能异常而导致化风、化火、化寒、化燥、化湿的病理变化。因病起于内，又与风、寒、湿、燥、火外邪所致病证的临床征象类似，故分别称为"内风""内寒""内湿""内燥"和"内火"，统称为内生"五邪"。内生"五邪"并不是致病因素，而是由于脏腑机能失调及精气血津液的代谢失常所引起的综合性病机变化。

内生"五邪"与外感六淫有一定区别：内生"五邪"属内伤病的病机；外感六淫属于外感病的病因。

2. 风气内动　即"内风"，与外风相对，指脏腑精气阴阳失调，体内阳气亢逆而致风动之征的病理变化。凡是在疾病发展过程中，因为阳盛，或阴虚不能制阳，阳升无制，出现动摇、眩晕、抽搐、震颤等类似风动的征象，都是风气内动的具体表现。

（1）**肝阳化风**　指肝阳偏亢，或肝肾阴亏，阴不制阳，致肝阳亢逆无制而动风的病理变化。多由于情志所伤，肝郁化火；或年老肝肾阴亏；或操劳过度等，耗伤肝肾之阴，导致阴虚阳亢，风气内动。

（2）**热极生风**　又称热甚动风，指邪热炽盛，燔灼津液，劫伤肝阴，筋脉失养而动风的病理变化。多见于热性病的极期，由于火热亢盛，煎灼津液，致使筋脉失养，动而生风。

（3）**阴虚风动**　指阴气虚衰，宁静、抑制作用减退而动风的病理变化。多见于热病后期，或由于久病耗伤，阴气和津液大量亏损，阴虚则阳亢，抑制能力减弱，加之筋脉失之滋润，变生内风。

（4）**血虚生风**　是血液虚少，筋脉失养而动风的病理变化。多由于生血不足或失血过多，或久病耗伤营血，肝血不足，筋脉失养，或血不荣络，致虚风内动。

3. 寒从中生　又称"内寒"，指机体阳气虚衰，温煦作用减退，阳不制阴而虚寒内生的病理变化。多因先天禀赋不足，阳气素虚，或久病伤阳，或外感寒邪，过食生冷，损伤阳气，以致阳气虚衰所致。内寒病机多见于心脾肾。

阳虚阴盛之寒从中生，与外感寒邪之外寒的区别是："内寒"的临床特点主要是虚而有寒，以虚为主；"外寒"的临床特点是以寒邪为主，多为实寒。两者之间的联系：寒邪侵犯人体，必然会损伤机体阳气，而日久可致阳虚；阳气素虚之体，易感寒邪而致病。

4. 湿浊内生　又称"内湿"，指因体内水液输布排泄障碍而引起湿浊停滞的病理变化。多因过食肥甘，嗜烟好酒，恣食生冷，内伤脾胃，以致脾失健运，或喜静少动，素体肥胖，情志抑郁，以致气机不利，津液输布障碍，聚而成湿所致。脾气的运化失职是湿浊内生的关键，但脾气运化有赖肾阳的温煦，故肾阳虚亦易导致湿浊内生。

外感湿邪与内生湿浊常密切相关。湿邪外袭每易伤脾，困遏脾气，而脾失健运，内湿素盛之体，易外感湿邪而发病。

5. 津伤化燥　又称"内燥"，指津液耗伤，各脏腑形体官窍失其滋润而出现干燥枯涩的病理变化。多因久病伤津耗液，或大汗、大吐、大下、或亡血失精导致津亏，也可因热性病过程中热盛伤津所致。内燥病变可发生于各脏腑形体官窍，但以肺、胃及大肠为多见。常见肌肤干燥不泽，起皮脱屑，甚则皲裂，口燥咽干，舌上无津，大便燥结，小便短赤等症。

此外，因气虚或气滞，津液不得布散而发挥滋润作用，也可导致内燥产生。

6. 火热内生 火热内生有虚实之分，其病机也各有不同：

（1）实火 ①阳气过盛化火的"壮火"，又称为"气有余便是火"。②外感六淫病邪，郁而从阳化火。③病理性代谢产物（如痰、瘀血、结石等）和食积、虫积等邪郁化火。④以及因情志刺激，气机郁结，气郁日久化火等。临床多表现为壮热、烦渴、尿赤、便结、舌苔黄、脉数有力等。

（2）虚火 阴气亏虚，不能制阳，阳气相对亢盛而阳亢化热化火，虚热虚火内生。一般说来，阴虚内热多见全身性的虚热征象，如五心烦热、骨蒸潮热、面部烘热、消瘦、盗汗、舌红少苔、脉细数无力等；阴虚火旺，多见集中于机体某一部位的火热征象，如虚火上炎所致的牙痛、齿衄、咽痛、升火颧红等。

此外，气虚无力推动机体的精血津液的代谢，可致代谢迟缓或郁滞而虚火内生。

细目六 疾病传变

● 要点

1. 疾病传变的形式

（1）病位传变 包括表里之间与内脏之间的传变。

表与里，是一个相对的概念。疾病表里的传变，即是病邪的表里出入。包括：表邪入里和里病出表。表邪入里，指外邪侵袭肌表之后，由表传里，病及脏腑的病理传变过程。多是由于机体正气受损，抗病能力减退，正气抗邪力弱，病邪入里，或因邪气过盛，或因失治、误治等，以致表邪不解，迅速传变入里所致。里病出表，指病邪原本位于脏腑，由于正气渐复，抗邪有力，病邪由里透达于外的病理传变过程。如温热病变之汗出而热邪外解，脉静身凉，症状缓解等。

（2）外感病传变 外感病的发展变化，可表现为自表入里、由浅而深的传变。

六经传变：指疾病的病位在六经之间的传移，实际上是对伤寒热病六个不同发展阶段的病变规律和本质的概括。六经由表入里传变的基本形式是由阳入阴，即先太阳、阳明、少阳，而后太阴、少阴、厥阴的六个层次，以说明疾病由轻到重的发展过程。若正气不支，邪气亢盛，病邪也可不经阳经而直接侵犯阴经，称为直中三阴。

三焦传变：指外感病循上、中、下三焦发生传移。温热病邪，多自口鼻而入，首先侵犯上焦肺卫。病邪深入，则从上焦传入中焦脾胃，再入下焦肝肾。这是疾病由浅入深，由轻而重的一般发展过程，故称之为顺传。若病邪从肺卫直接传入心包，病情恶化，则称为逆传。

卫气营血传变：指温热病过程中，病变部位在卫、气、营、血四个阶段的传移变化。卫分是温病的初期阶段，病位在肺卫；气分为温病的中期，病位在胃、肠、脾及肺、胆；营分是温病的严重阶段，病位在心包及心；血分属温病的晚期，病位在肝、肾及心。卫气营血传变，一般从卫分，发展为气分，再入营分、血分。反映病邪由浅入深，病势由轻而重的发展过程，称为"顺传"。若邪入卫分后，不经过气分阶段，直接深入营分或血分，称为"逆传"。此外，卫气营血传变，还有初起即不见卫分阶段，而径入气分、营分者；亦有卫分证未罢，又兼见气分证的"卫气同病"；或气分证尚存，同时出现营分、血分证而成"气营两燔""气血两燔"等。

（3）内伤病传变 内伤病的病位在脏腑，内伤病的基本传变形式是脏腑传变。包括①脏与脏之间的传变：即指病位传变发生于五脏之间，这是内伤病最主要的病位传变形式。②脏与腑传变：具体传变形式则是按脏腑之间表里关系而传。③腑与腑传变：指病变部位在六腑之间发生传移变化。④形脏内外传变：包括病邪通过形体而内传相关之脏腑，及脏腑病变影响外在形体。

2. 病性转化

（1）寒热转化，指疾病过程中，病机性质由寒转化为热，或由热转化为寒的病理变化。其中由寒化热主要有两种形式：一是实寒转为实热病变，以寒邪化热入里为常见；二是虚寒转化为虚热病变，即"阳损及阴"。由热转寒，主要有三种形式：一是实热转化为虚寒病变，一般多是"壮火食气"所致。二是实热转化为实寒病变。如风湿热邪痹阻肢体关节的热痹证，或因治疗用药，或素体阳虚，热去而从寒化为风寒湿邪痹阻的寒痹证。三是虚热转化为虚寒病变，即为"阴损及阳"。

（2）虚实转化，包括由实转虚，因虚致实。由实转虚，指疾病本来是以邪气盛为矛盾主要方面的实性病变，继而转化为以正气虚损为矛盾主要方面的虚性病变。多是由于邪气过于强盛，正不敌邪，正气耗损所致。此外，因失治、误治等原因，致使病程迁延，虽邪气渐去，然正气已伤，亦可由实转虚。如肝火上炎的眩晕，日久可因火盛伤阴而发展为肝肾阴虚的病变。因虚致实，指疾病本来是以正气亏损为矛盾主要方面的虚性病变，转变为邪气盛为主的实性病变。多是由于脏腑机能减退，气化失常，以致全身气血津液等代谢障碍，从而产生食积、水饮、痰浊、瘀血等病理变化；或因正虚病证，复感外邪，邪盛致实。

（皮明钧）

第十五单元　防治原则

细目一　预　防

● 要点

1. 未病先防　指在未病之前，采取各种措施，以防止疾病的发生，是预防中的重要内容之一。预防，就是采取一定的措施，防止疾病的发生与发展，传统称为"治未病"。未病先防，包括：

（1）养生以增强正气　其措施主要有：①顺应自然。②养性调神。③护肾保精。④形体锻炼。⑤调理饮食。⑥针灸、推拿、药物调养等。

（2）防止病邪侵害　其措施主要有：①避其邪气，《素问·上古天真论》曰："虚邪贼风，避之有时。"②药物预防以防止病邪伤害。

2. 既病防变　指在疾病发生之后，力求做到：

（1）早期诊治　《素问·阴阳应象大论》说："故邪风之至，疾如风雨，故善治者治皮毛，其次治肌肤，其次治筋脉，其次治六腑，其次治五脏。治五脏者，半死半生也。"《素问·八正神明论》说："上工救其萌芽……下工救其已成。"

（2）防止疾病的传变　①阻截病传途径。②先安未受邪之地。

细目二　治　则

● 要点

1. 治则、治法的概念　治则，是治疗疾病时所必须遵循的基本原则，是在整体观念和辨证论治精神指导下而制定的治疗疾病的准绳。如扶正祛邪、调整阴阳、正治反治、治标治本、调理精气血津液及三因制宜等，属于基本治则，从属于治病求本的指导思想。

治法，是在一定治则指导下制订的针对疾病与证的具体治疗大法、治疗方法和治疗措施。其中治疗大法是针对一类相同病机的证而确立的，如汗、吐、下、和、清、温、补、消法等八法，其适应范围相对较广，是治法中的较高层次。治疗方法则是在治疗大法限定范围之内，针对某一具体的证所确立的具体治疗方法，如辛温解表、镇肝息风、健脾利湿等，它可以决定选择何种治疗措施。治疗措施，是在治法指导下对病证进行治疗的具体技术、方式与途径，包括药治、针灸、按摩、导引、熏洗等，是治法中的较低层次。

2. 治病求本 指在治疗疾病时，通过辨析其病因病机，抓住疾病的本质，并针对疾病的本质进行治疗。因此，治病求本是中医学治疗疾病的指导思想，位于治则治法理论体系的最高层次。

3. 正治与反治 是针对疾病过程中病变本质与征象是否一致而提出的治则。

（1）正治 指采用与疾病的证候性质相反的方药以治疗的一种原则。适用于疾病的征象与其本质相一致的病证。由于采用的方药与疾病证候性质相逆，如热证用寒药，故又称"逆治"。包括寒者热之、热者寒之、虚者补之、实者泻之。

（2）反治 指顺从病证的外在假象而治的一种治疗原则。适用于疾病的征象与其本质不相符的病证，即病有假象者。由于采用的方药性质与病证假象性质相同，故又称为"从治"。究其实质，仍然是针对疾病本质而进行的治疗。包括：①热因热用，即以热治热，是用热性药物来治疗具有假热征象的病证。适用于阴盛格阳的真寒假热证。②寒因寒用，即以寒治寒，是用寒性药物来治疗具有假寒征象的病证。适用于阳盛格阴的真热假寒证。③塞因塞用，即以补开塞，是用补益药物来治疗具有闭塞不通症状的虚证。适用于"至虚有盛候"的真虚假实证。④通因通用，即以通治通，是指用通利的药物来治疗具有通泻症状的实证。适用于"大实有羸状"的真实假虚证。

4. 治标与治本 标与本是相对而言的，这里主要是用来概括病变过程中矛盾的主次关系。如邪与正，正气为本，邪气为标；病机与症状，病机为本，症状为标；疾病先后，旧病、原发病为本，新病、继发病为标。在复杂多变的疾病过程中，根据标本主次的不同，治疗上就有先后缓急之分。

（1）缓则治本 多用在病情缓和、病势迁延、暂无急重病状的情况下，此时必须着眼于疾病本质的治疗。因标病产生于本病，本病得治，标病自然也随之而去。如痨病肺肾阴虚之咳嗽，肺肾阴虚是本，咳嗽、潮热、盗汗是标，标病不至于危及生命，故治疗多不选用单纯止咳、敛汗之剂来治标，而采滋补肺肾之阴以治其本，本病得以恢复，咳嗽盗汗等诸症也自然会消除。

（2）急则治标 适用于病情严重，在疾病过程中又出现某些急重症状的情况。这时则应当先治或急治。此时的危重症状已成为疾病矛盾的主要方面时，若不及时解决就要危及生命，或影响本病的治疗，故必须采取紧急措施先治其标。如病因明确的剧痛，频繁呕吐，二便不通等，可分别采用缓急止痛、降逆止呕、通利二便等治标之法，缓解危机再图其本。又如水臌病人，就原发病与继发病而言，臌胀多是在肝病基础上形成，则肝血瘀阻为本，腹水为标，如腹水不重，则宜化瘀为主，兼以利水；但若腹水严重、腹部胀满、呼吸急促、二便不利时，则为标急，此时当先治标病之腹水，待腹水减退，病情稳定后，再治其肝病。又如大出血病人，由于大出血会危及生命，故不论何种原因的出血，均应采用"急则治其标"紧急止血，待血止，病情缓和后再治其本。

（3）标本兼治 病变过程中标本错杂并重时，当标本兼治。如素体气虚，抗病力低下，反复感冒，如单补气则易留邪，只解表则易伤正，当标本兼顾，治宜益气解表等。

5. 扶正与祛邪 扶正，即扶助正气以提高机体的抗病能力。适用于各种虚性病变，即"虚则补之。"祛邪，即祛除邪气以安正气。适用于各种实性病变，即所谓"实则泻之。"

扶正祛邪的运用，包括：①单独运用。扶正，适用于虚性病变或真虚假实；祛邪，适用于实性病变或真实假虚。②同时运用。即攻补兼施，适用于虚实夹杂的病变。按主次有扶正兼祛邪和祛邪兼扶正的不同。③先后运用。适用于虚实夹杂病变。先扶正后祛邪，即先补后攻，适应于正虚为主，兼祛邪或更伤正气，或机体不能耐受攻伐者；先祛邪后扶正，即先攻后补，适用于邪盛为主，兼扶正反会助邪，或正气尚能耐受攻伐者。

6. 调整阴阳 即针对疾病过程中机体阴阳的偏盛偏衰，损其有余、补其不足，以恢复人体阴阳的相对平衡的治则。

（1）损其有余 即"实则泻之"。适用于疾病过程中人体阴阳偏盛有余的实性病变。"阳胜则热"的实热则"热者寒之"；"阴胜则寒"的实寒则"寒者热之"。

（2）补其不足 即"虚则补之"，适用于疾病过程中人体阴阳中一方虚损不足的病变。"阴虚则热"的虚热，当"壮水之主，以制阳光"，也可"阳中求阴"，即在补阴时适当佐以补阳药，如肾阴虚衰而相火上僭的虚热证，可用滋阴降火的知柏地黄丸少佐温热药性的肉桂以阳中求阴。"阳虚则寒"的虚寒则"益火之源，以消阴翳"，也可"阴中求阳"，即补阳时适当佐以补阴药，如真武汤中大量补阳药中配以芍药，以阴中求阳。

（3）阴阳两补 适用于阴阳两虚病变。阳损及阴者，以阳虚为主，则在补阳的基础上辅以补阴；阴损及阳者，以阴虚为主，则应在补阴的基础上辅以补阳。

7. 调理精气血津液

（1）调理气与血的关系 气虚生血不足，而致血虚者，宜补气为主，辅以补血，或气血双补；气虚行血无力而致血瘀者，宜补气为主，辅以活血化瘀；气滞致血瘀者，行气为主，辅以活血化瘀；气虚不能摄血者，补气为主，辅以收涩止血。血虚不足以养气，可致气虚，宜补血为主，辅以益气；但气随血脱者，应先益气固脱以止血，待病势缓和后再进补血之品。

（2）调理气与津液的关系 气虚而致津液化生不足者，宜补气生津；气不行津而成水湿痰饮者，宜补气、行气以行津；气不摄津而致体内津液丢失者，宜补气以摄津。津停而致气阻者，在治水湿痰饮的同时，应辅以行气导滞；气随津脱者，宜补气以固脱，辅以补津。

（3）调理气与精的关系 气滞致精阻而排出障碍者，治宜疏利精气；精亏不化气或气虚不化精的精气两虚证，治宜补气填精并用。

（4）调理精血津液的关系 "精血同源"，故血虚者在补血的同时，也可填精补髓；精亏者在填精补髓的同时，也可补血。"津血同源"，病理上常有津血同病而见津血亏少或津枯血燥，治当补血养津或养血润燥。

8. 三因制宜

（1）因时制宜 是根据时令气候特点，考虑用药的治则。如《素问·六元正纪大论》所说："用寒远寒，用凉远凉，用温远温，用热远热，食宜同法。"

（2）因地制宜 是根据不同地域环境特点，考虑用药的治则。不同的地域，地势有高下，气候有寒热湿燥，水土性质各异，以及生活习惯与方式的不同，病理变化亦不尽相同，因此，处方用药要因地制宜。

（3）因人制宜 是根据病人的年龄、性别、体质等不同特点，考虑用药的治则。

（皮明钧）

第十六单元　养生与寿夭

细目一　养　生

● 要点

1. 养生的原则 养生，又称道生、摄生、保生，即采取各种方法以保养身体，增强体质，预防疾病，延缓衰老。养生的原则包括：①顺应自然。了解和把握自然界各种变化的规律和特点，保持与自然的统一，即"天人合一"。②形神兼养。注意将调养形体与调摄精神活动相结合，使"形与神俱"，即保持形神合一。③调养脾肾。脾为后天之本，肾为先天之本，保养肾精，"食饮有节"，才能保养脾肾。④因人而异。根据每个人的体质特点、所患疾病、生活习惯等的不同制定具体的养生方法，才能达到有效养生的目的。

2. 养生的方法 主要包括：①适应自然，避其邪气。即提高自身的适应能力，顺应自然界四季气候变化规律，注意"虚邪贼风，避之有时"，防止疾病的发生。②调摄精神，内养真气。保持良好心态，精神内守，喜怒有节对养生具有重要意义。《素问·上古天真论》就指出"恬惔虚无，真气从之，精神内守，病安从来？"③饮食有节，谨和五味。注意饮食不可过饥过饱，不可过于偏食。④劳逸结合，不可过劳。讲究"起居有常，不妄作劳"，"与天地同纪"。⑤和于术数，适当调补。术数，包括导引、吐纳等。即要注意活动肢体，动静结合才有益养生。同时，可以根据自身的体质适当进食调补之品。

细目二 生命的寿夭

● 要点

1. 人体生命的产生与变化规律 关于人体生命的产生，《内经》有两种说法：一是人体生命由父母媾精而产生，这是中医学的生命观；二是人类如同宇宙万物，由天地精气相合而生成，这是古代哲学的生命观。

关于人体生命进程及其规律，《内经》有多篇作了描述。《素问·上古天真论》以女子七七、男子八八之数论述人体生长发育到衰老的过程；《灵枢·天年》以十岁为纪描述了人体生命活动的进程和发展变化规律。

《内经》对人体生命的产生及其发展变化的论述，主要强调三点：一是脏腑精气的充盛及其生理机能的协调是生命进程的基础；二是形神合一是生命的保证；三是肾精、肾气是构成生命、维持生命活动的根本。

2. 决定寿夭的基本因素 依据《内经》的有关论述，决定人之生命长短的基本因素有：

（1）脏腑机能协调者寿。

（2）肾精肾气充盛者寿。

（3）与天地融为一体者寿。

（皮明钧）

中医诊断学

第一单元 绪 论

● **要点 中医诊断的基本原则**

在中医基础理论指导下，正确运用科学的诊断思维方法，才能在错综复杂的临床表现中找出疾病的根结所在，才能确诊无误。中医诊断的三大原则有整体审察、四诊合参、病证结合。

（一）整体审察

整体审察，是指诊断疾病时，重视病人整体的病理联系，同时，还要将病人与其所处环境结合起来综合地判断病情。因此，整体审察可视为整体观念在中医诊断学中的集中体现。

1. 整体审察的理论依据 人是一个有机的整体，内在的脏腑与体表的形体官窍之间是密切相关的，整个人体又受到社会环境和自然环境的影响。人体一旦患了疾病，局部的病变可以影响全身；精神的刺激可以导致气机甚至形体的变化，脏腑的病变可以造成气血阴阳的失常和精神活动的改变等，任何疾病都或多或少地具有整体性的变化。

2. 整体审察的含义

（1）通过诊法收集病人的临床资料时，必须从整体上进行多方面的考虑，而不能只看到局部的痛苦。要从整体上了解疾病的病因病机、脏腑气血阴阳的变动状况，不仅应对局部的病状进行详细的询问、检查，而且要通过寒热、饮食、二便、睡眠、精神状况、舌象、脉象等，了解全身的情况。

（2）要了解病史、体质、家庭、环境、时令、气候等对疾病有无影响。

（二）四诊合参

"四诊合参"，是指四诊并重，诸法参用，综合收集病情资料。

1. 疾病是一个复杂的过程，其临床表现可体现于多个方面，必须四诊合参，才能全面、详尽地获取诊断所需的临床资料。

2. 望、闻、问、切四诊是从不同的角度检查病情和收集临床资料，各有其独特的方法与意义，不能互相取代。

（三）病证结合

中医诊断包括辨病和辨证，中医的诊断结论由病名和证名组成。病与证是疾病诊断的两个不同的侧重点，辨病是探求病变全过程总的发展规律，认识贯穿疾病始终的基本矛盾；而辨证则是识别疾病某一阶段的主要病理症结，抓住当前疾病的主要矛盾。中医历来既强调辨证，也不忽视辨病，把辨证与辨病结合起来。

1. 病是对疾病全过程的特点与规律所作的概括。

2. 证是对疾病当前阶段的病位、病性等所作的结论。

3. 病注重从贯穿疾病始终的根本矛盾上认识病情，证主要是从机体反应状况上认识病情。辨病有利于从疾病全过程、特征上认识疾病的本质，重视疾病的基本矛盾；辨证则重在从疾病当前的表现中判断病变的位置与性质，抓住当前的主要矛盾。

（陆小左）

第二单元 望　诊

望诊，是医生运用视觉对人体外部情况进行有目的的观察，以了解健康状况，测知病情的方法。

细目一　望　神

● **要点一　得神、失神、少神、假神的常见临床表现及其意义**

（一）得神

得神即有神，是精充气足神旺的表现。

1. 临床表现　神志清楚，语言清晰；目光明亮，精彩内含；面色荣润含蓄，表情丰富自然；反应灵敏，动作灵活，体态自如；呼吸平稳，肌肉不削。

2. 临床意义　提示精气充盛，体健神旺，为健康的表现，或虽病而精气未衰，病轻易治，预后良好。

（二）失神

失神即无神，是精亏神衰或邪盛神乱的表现。

1. 精亏神衰

（1）临床表现　精神萎靡，意识模糊，反应迟钝，面色无华，晦暗暴露，目无光彩，眼球呆滞，呼吸微弱，或喘促无力，肉削著骨，动作艰难等。

（2）临床意义　提示脏腑精气亏虚已极，正气大伤，功能活动衰竭。多见于慢性久病重病之人，预后不良。

2. 邪盛神乱

（1）临床表现　神昏谵语，躁扰不宁，循衣摸床，撮空理线；或猝然昏倒，双手握固，牙关紧闭等。提示邪气亢盛，热扰神明，邪陷心包；或肝风夹痰，蒙蔽清窍，阻闭经络。

（2）临床意义　提示气血功能严重障碍，气血津液失调，多见于急性病人，亦属病重。

（三）少神

少神又称为神气不足，是精气不足，神气不旺的表现。介于得神与失神之间。

1. 临床表现　精神不振，两目乏神，面色少华，肌肉松软，倦怠乏力，少气懒言，动作迟缓等。

2. 临床意义　提示正气不足，精气轻度损伤，脏腑功能减弱。常见于虚证患者，或病后恢复期病人。

（四）假神

假神是指久病、重病患者，精气本已极度衰竭，而突然一时间出现某些神气暂时"好转"的虚假表现。是脏腑精气极度衰竭的表现。

1. 临床表现　如久病、重病患者，本已神昏或精神极度萎靡，突然神识清楚，想见亲人，言语不休，但精神烦躁不安；或原本目无光彩，突然目光转亮，但却浮光外露，目睛直视；或久病面色晦暗无华，突然两颧泛红如妆等；或原本身体沉重难移，忽思起床活动，但并不能自己转动；或久病脾胃功能衰竭，本无食欲，而突然欲进饮食等。

2. 临床意义　提示脏腑精气耗竭殆尽，正气将绝，阴不敛阳，虚阳外越，阴阳即将离决，属病危。常见于临终之前，为死亡的预兆。故古人比喻为回光返照、残灯复明。

● **要点二　神乱的常见临床表现及其意义**

神乱是指神志错乱失常。临床常表现为焦虑恐惧、狂躁不安、淡漠痴呆和猝然昏倒等，多见于癫、狂、痫、脏躁等病人。

1. 焦虑恐惧　焦虑恐惧是指病人时时恐惧，焦虑不安，心悸气促，不敢独处的症状。多由心胆气虚，心神失养所致，常见于卑慄、脏躁等病人。

2. 狂躁不安　狂躁不安是指患者毫无理智，

狂躁不安，胡言乱语，少寐多梦，甚者打人毁物，不避亲疏的症状。多由痰火扰乱心神所致，常见于狂病等。

3. 淡漠痴呆 淡漠痴呆是指病人表情淡漠，神识痴呆，喃喃自语，哭笑无常，悲观失望的症状。多由痰浊蒙蔽心神，或先天禀赋不足所致，常见于癫病、痴呆等。

4. 猝然昏倒 猝然昏倒是指病人突然昏倒，口吐白沫，目睛上视，四肢抽搐，移时苏醒，醒后如常的症状。多由脏气失调，肝风挟痰上逆，蒙蔽清窍所致，属痫病。

细目二 望面色

● 要点一 常色与病色的分类、临床表现及其意义

（一）常色的分类、临床表现及意义

常色指健康人面部皮肤的色泽，表示人体精神气血津液充盈。

我国正常人的面色应是红黄隐隐，明润含蓄，是有神气、有胃气的表现。所谓有神气，即光明润泽；所谓有胃气，即隐约微黄，含蓄不露。由于时间、气候、环境等变化，常色又有主色、客色之分。

1. 主色 主色为人生来就有的基本面色，属于个体特征，终生基本不变。但由于种族、禀赋的原因，主色也有偏白、偏黑、偏红、偏黄、偏青的差异。

2. 客色 客色是指因外界因素（如季节、昼夜、阴晴气候等）的不同，或生活条件的差异，而微有相应变化的面色。如春应稍青，夏应稍红，长夏应稍黄，秋应稍白，冬应稍黑等。

主色和客色都是正常的生理现象。此外，如饮酒、跑路、七情等一时的影响，或因职业、工作关系少见阳光，或久经日晒，以及风土、种族等而有所变化，也不是病色，诊断时必须注意。

（二）病色的分类、临床表现及意义

病色是指人体在疾病状态时面部显示的色泽。病色是以晦暗（即面部皮肤枯槁发暗而无光泽）、暴露（即某种面色异常明显地显露于外）为特点。

一般情况下，面部颜色显露程度与光泽的有无，受疾病轻重等不同情况的直接影响。一般而言，新病、轻病、阳证，面色多显露但尚有光泽；久病、重病、阴证，面色则多暴露而晦暗。观察病色的关键在于分辨面色的善、恶。

1. 善色 善色指病人面色虽有异常，但仍光明润泽。说明病变尚轻，脏腑精气未衰，胃气尚能上荣于面。其病易治，预后较好。

2. 恶色 恶色指病人面色异常，且枯槁晦暗。说明病变深重，脏腑精气已衰，胃气不能上荣于面。其病难治，预后较差。

● 要点二 五色主病的临床表现及其意义

病色大致可分为赤、白、黄、青、黑五种，分别见于不同脏腑和不同性质的疾病。

（一）赤色

赤色主热证，亦可见于戴阳证。

1. 满面通红者，多属外感发热，或脏腑火热炽盛的实热证。

2. 两颧潮红者，多属阴虚阳亢的虚热证。

3. 久病重病面色苍白，却颧颊部嫩红如妆，游移不定者，属戴阳证。是脏腑精气衰竭殆尽，阴阳虚极，阴不敛阳，虚阳浮越所致，属病重。

（二）白色

白色主虚证（包括血虚、气虚、阳虚）、寒证、失血证。

1. 面色淡白无华，舌、唇色淡者，多属血虚证或失血证。

2. 面色㿠白者，多属阳虚证；面色㿠白而虚浮者，多属阳虚水泛。

3. 面色苍白（白中透青）者，多属阳气暴脱之亡阳证；或阴寒凝滞，血行不畅之实寒证；或大失血之人。

（三）黄色

黄色主虚证、湿证。

1. 面色淡黄，枯槁无华，称"萎黄"。常见于脾胃气虚，气血不足者。

2. 面黄虚浮，称为"黄胖"。多是脾气虚衰，湿邪内阻所致。

3. 若面目一身俱黄，称为"黄疸"。黄而鲜明如橘子色者，属"阳黄"，为湿热熏蒸之故；黄而晦暗如烟熏者，属"阴黄"，为寒湿郁阻之故。

（四）青色

青色主寒证、气滞、血瘀、疼痛和惊风。

1. 面色淡青或青黑者，属寒盛、痛剧。
2. 突然面色青灰，口唇青紫，肢凉脉微，多为心阳暴脱，心血瘀阻之象。
3. 久病面色与口唇青紫，多属心气、心阳虚衰，血行瘀阻，或肺气闭塞，呼吸不利。
4. 面色青黄（苍黄），多见于肝郁脾虚。
5. 小儿眉间、鼻柱、唇周色青者，多属惊风或惊风先兆。

（五）黑色

黑色主肾虚、寒证、水饮、瘀血、剧痛。

1. 面黑暗淡者，多属肾阳虚。
2. 面黑干焦者，多属肾阴虚。
3. 眼眶周围色黑者，多属肾虚水饮或寒湿带下。
4. 面色黧黑、肌肤甲错者，多由瘀血日久所致。

细目三　望形态

要点一　形体强弱胖瘦的临床表现及其意义

（一）形体强弱

1. 体强　指身体强壮。表现为胸廓宽厚，筋强骨健，肌肉充实有力，皮肤光滑润泽，同时精力充沛，食欲旺盛。说明内脏坚实，气血旺盛，抗病力强，这种人不易患病，即使有病，也容易治愈，预后较好。

2. 体弱　指身体衰弱。表现为胸廓狭窄，筋细骨弱，肌肉瘦软无力，皮肤干枯不泽。同时精神不振，食少乏力。说明内脏脆弱，气血不足，抗病力弱，这种人容易患病，且病后多迁延难愈，预后较差。

（二）形体胖瘦

1. 肥胖　体重超过正常标准20%者，一般可视为肥胖。其体形特点是头圆形，颈短粗，肩宽平，胸厚短圆，大腹便便，体形肥胖。

（1）若形体肥胖，肌肉坚实，食欲旺盛，为形气有余。

（2）若形体肥胖，肉松皮缓，食少懒动，动则乏力气短，属形盛气虚。

肥胖多因嗜食肥甘，喜静少动，脾失健运，痰湿脂膏积聚等所致。因形盛气虚，水湿难以周流，则痰湿积聚，故有"肥人湿多""肥人多痰"之说。

2. 消瘦　指体重明显下降，较标准体重减少10%以上者。其体形特点是头长形，颈细长，肩狭窄，胸狭平坦，腹部瘦瘪，体形瘦长。形体较瘦但精力充沛，神旺有力，抗病力强，也应属正常健康之人。

（1）形瘦食多，为中焦有火。

（2）形瘦食少，为中气虚弱。

由于消瘦者，形瘦皮皱，多属阴血不足，内有虚火的表现，易患肺痨等病。故有"瘦人多火"之说。

要点二　姿态异常（动静姿态、异常动作）的临床表现及其意义

（一）动静姿态

1. 坐形

（1）坐而喜仰，但坐不得卧，卧则气逆，多为咳喘肺胀，或水饮停于胸腹等所致肺实气逆。

（2）坐而喜俯，少气懒言，多属体弱气虚。

（3）但卧不得坐，坐则神疲或昏眩，多为气血俱虚，或夺气脱血，或肝阳化风。

（4）坐时常以手抱头，头倾不能昂，凝神熟视，为精神衰败。

2. 卧式

（1）卧时常向外，躁动不安，身轻能自转侧，多为阳证、热证、实证。

（2）卧时喜向里，喜静懒动，身重不能转侧，多为阴证、寒证、虚证。

(3) 蜷卧缩足，喜加衣被者，多为虚寒证。

(4) 仰卧伸足，掀去衣被，多属实热证。

(5) 咳逆倚息不得卧，卧则气逆，多为肺气壅滞，或心阳不足，水气凌心，或肺有伏饮。

3. 立姿

(1) 站立不稳，伴见眩晕者，多属肝风内动，或脑有病变。

(2) 不耐久站，站立时常欲倚靠他物支撑，多属气虚血衰。

(3) 若以两手护腹，俯身前倾者，多为腹痛之征。

4. 行态

(1) 以手护腰，弯腰曲背，行动艰难，多为腰腿疼。

(2) 行走之际，突然止步不前，以手护心，多为脘腹痛或心痛。

(3) 行走时身体震动不定，为肝风内动。

(二) 异常动作

1. 病人睑、面、唇、指（趾）不时颤动者，在外感热病中，多是动风预兆；在内伤杂病中，多是气血不足，筋脉失养，虚风内动。

2. 四肢抽搐或拘挛，项背强直，角弓反张者，常见于小儿惊风、痫病、破伤风、子痫、马钱子中毒等。

3. 猝然昏倒，不省人事，口眼歪斜，半身不遂者，属中风病。卒倒神昏，口吐涎沫，四肢抽搐，醒后如常者，属痫病。

4. 恶寒战栗（寒战），见于疟疾发作，或伤寒、温病邪正剧争欲作战汗之时。

5. 肢体软弱无力，行动不灵而无痛，是痿病。关节拘挛，屈伸不利，多属痹病。

6. 儿童手足伸曲扭转，挤眉眨眼，呶嘴伸舌，状似舞蹈，不能自制，多由气血不足，风湿内侵所致。

细目四　望头面五官

● **要点一　望头发的主要内容及其临床意义**

头发的生长与肾气和精血的盛衰关系密切，故望发可以诊察肾气的强弱和精血的盛衰。正常人发黑稠密润泽，是肾气充盛，精血充足的表现。

(一) 发黄

发黄指发黄干枯，稀疏易落。多属精血不足，可见于慢性虚损病人或大病之后精血未复。

1. 小儿头发稀疏黄软，生长迟缓，甚至久不生发，或枕后发稀，或头发稀疏不匀者，多因先天不足，肾精亏损而致。

2. 小儿发结如穗，枯黄无泽，伴见面黄肌瘦，多为疳积病。

(二) 发白

发白指青少年白发。发白伴有耳鸣、腰酸者属肾虚；伴有失眠健忘症状者为劳神伤血所致；但亦有因先天禀赋所致者。

(三) 脱发

1. 突然片状脱发，脱落处显露圆形或椭圆形光亮头皮而无自觉症状，称为斑秃，多为血虚受风所致。

2. 青壮年头发稀疏易落，有眩晕、健忘、腰膝酸软等表现者，多为肾虚。

3. 头发已脱，头皮瘙痒、多屑多脂者，多为血热化燥所致。

● **要点二　面肿、腮肿及口眼㖞斜的临床表现及其意义**

(一) 面肿

面部浮肿，按之凹陷者，为水肿病，属全身水肿的一部分。

1. 颜面浮肿，发病迅速者，为阳水，多为外感风邪，肺失宣降所致。

2. 颜面浮肿，兼见面色㿠白，发病缓慢者属阴水，多由脾肾阳虚，水湿泛滥所致。

3. 颜面浮肿，兼见面唇青紫，心悸气喘，不能平卧者，多属心肾阳虚，血行瘀滞，水气凌心所致。

(二) 腮肿

1. 痄腮　指一侧或两侧腮部以耳垂为中心肿

起，边缘不清，局部灼热疼痛的症状。为外感温毒之邪所致，多见于儿童，属传染病。

2. 发颐　指颧下颌上耳前发红肿起，伴有寒热、疼痛的症状。为阳明热毒上攻所致。

（三）口眼㖞斜

1. 口僻　单见口眼㖞斜，肌肤不仁，面部肌肉患侧偏缓、健侧紧急，患侧目不能合，口不能闭，不能皱眉鼓腮，饮食言语皆不利者，为风邪中络所致。

2. 中风　若口眼㖞斜兼半身不遂者，则为中风病。

● **要点三　目的脏腑分属，望目色、目形、目态的主要内容及其临床意义**

（一）目的脏腑分属

1. 目内眦及外眦的血络属心，称为"血轮"。
2. 黑珠属肝，称为"风轮"。
3. 白睛属肺，称为"气轮"。
4. 瞳仁属肾，称为"水轮"。
5. 眼胞属脾，称为"肉轮"。

（二）望目色

1. 目赤肿痛　多属实热证。如白睛色红为肺火或外感风热；两眦赤痛为心火；睑缘赤烂为脾有湿热；全目赤肿为肝经风热上攻。

2. 白睛发黄　为黄疸的主要标志。多由湿热或寒湿内蕴，肝胆疏泄失常，胆汁外溢所致。

3. 目眦淡白　属血虚、失血。是血少不能上荣于目所致。

4. 目胞色黑晦暗　多属肾虚。

5. 黑睛灰白混浊　称为目生翳。多因邪毒侵袭，或肝胆实火上攻，或湿热熏蒸，或阴虚火炎等，使黑睛受伤而成。

（三）望目形

1. 目胞浮肿　为水肿的常见表现。

2. 眼窠凹陷　多为伤津耗液或气血不足，可见于吐泻伤津或气血虚衰的病人；若久病重病眼球深陷，伴形瘦如柴，则为脏腑精气竭绝，正气衰竭，属病危。

3. 眼球突出　眼球突出兼喘满上气者，属肺胀，为痰浊阻肺、肺气不宣、呼吸不利所致。若眼球突出兼颈前微肿，急躁易怒者，称为瘿病，因肝郁化火、痰气壅结所致。

4. 胞睑红肿　睑缘肿起结节如麦粒，红肿较轻者，称为针眼；胞睑漫肿，红肿较重者，称为眼丹，皆为风热邪毒或脾胃蕴热上攻于目所致。

（四）望目态

1. 瞳孔缩小　可见于川乌、草乌、毒蕈、有机磷类农药及吗啡、氯丙嗪等药物中毒。

2. 瞳孔散大　可见于颅脑损伤（如头部外伤）、出血中风病等，提示病情危重；若两侧瞳孔完全散大，对光反射消失则是临床死亡的指征之一；也可见于青风内障或颠茄类药物中毒等。

3. 目睛凝视　指病人两眼固定，不能转动。固定前视者，称瞪目直视；固定上视者，称戴眼反折；固定侧视者，称横目斜视。多属肝风内动所致。

4. 睡眠露睛　指病人昏昏欲睡，睡后胞睑未闭而睛珠外露。多属脾气虚弱，气血不足，胞睑失养所致。常见于吐泻伤津和慢脾风的患儿。

5. 胞睑下垂　又称睑废，指胞睑无力张开而上睑下垂者。双睑下垂者，多为先天不足、脾肾亏虚；单睑下垂者，多见于外伤所致。

● **要点四　望口、唇、齿、龈的主要内容及其临床意义**

（一）望口

1. 口之形色

（1）口角流涎　小儿见之多属脾虚湿盛；成人见之多为中风口㖞不能收摄。

（2）口疮　唇内和口腔肌膜出现灰白色小溃疡，周围红晕，局部疼痛。多由心脾二经积热上熏所致。

（3）口糜　口腔肌膜糜烂成片，口气臭秽，多由湿热内郁，上蒸口腔而成。

（4）鹅口疮　小儿口腔、舌上出现片状白屑，状如鹅口者，多因感受邪毒，心脾积热，上熏口舌所致。

2. 口之动态

（1）口张　口开而不闭，属虚证。若状如鱼口，但出不入，则为肺气将绝。

（2）口噤　口闭而难开，牙关紧急，属实证，多因筋脉拘急所致，可见于中风、痫病、惊风、破伤风等。

（3）口撮　上下口唇紧聚，不能吸吮，可见于小儿脐风。

（4）口㖞　口角向一侧歪斜，见于风邪中络，或中风病的中经络。

（5）口振　战栗鼓颌，口唇振摇，多为阳虚寒盛或邪正剧争所致，可见于温病、伤寒欲作汗时，或疟疾发作时。

（6）口动　口频繁开合，不能自禁，是胃气虚弱的表现；若口角掣动不止，是热极生风或脾虚生风之象。

（二）望唇

1. 唇之色泽

（1）唇色红润　此为正常人的表现，说明胃气充足，气血调匀。

（2）唇色淡白　多属血虚或失血。

（3）唇色深红　多属热盛。

（4）口唇赤肿而干　多为热极。

（5）口唇樱桃红色　多见于煤气中毒。

（6）口唇青紫　多属瘀血证。

（7）口唇青黑　多属寒盛、痛极。

2. 唇之形态

（1）口唇干裂，为津液损伤，多属燥热伤津或阴虚液亏。

（2）口唇糜烂，多为脾胃积热上蒸。

（3）唇内溃烂，其色淡红，为虚火上炎。

（4）唇边生疮，红肿疼痛，为心脾积热。

（5）唇角生疔，麻木痒痛，多为锁口疔；人中部生疔，多为人中疔。

（6）人中满唇反。久病而人中沟变平，口唇翻卷不能覆齿，称"人中满唇反"，为脾气将绝，属病危。

（三）望齿

1. 牙齿色泽

（1）牙齿洁白润泽，是津液内充、肾气充足的表现。

（2）牙齿干燥，为胃阴已伤。

（3）牙齿光燥如石，是阳明热盛，津液大伤。

（4）牙齿燥如枯骨，是肾阴枯涸，精不上荣，见于温热病的晚期。

（5）牙齿枯黄脱落，见于久病者，多为骨绝。

（6）齿焦有垢，为胃肾热盛，但气液未竭；齿焦无垢，为胃肾热甚，气液已竭。

2. 牙齿动态

（1）牙关紧急　多属风痰阻络或热极生风。

（2）咬牙龂齿　为热盛动风。

（3）睡中龂齿　多因胃热或虫积所致，也可见于正常人。

（四）望牙龈

1. 牙龈色泽

（1）牙龈淡红而润泽　是胃气充足，气血调匀。

（2）牙龈淡白　多是血虚或失血。

（3）牙龈红肿疼痛　多是胃火亢盛。

2. 牙龈形态

（1）齿衄齿缝出血，痛而红肿，多为胃热伤络；若不痛不红微肿者，多为气虚，或肾火伤络。

（2）牙宣，龈肉萎缩，牙根暴露，牙齿松动，多属肾虚或胃阴不足。

（3）牙疳，牙龈溃烂，流腐臭血水，多因外感疫疠之邪，积毒上攻所致。

● **要点五　望咽喉的主要内容及其临床意义**

（一）望咽喉色泽

1. 咽部深红，肿痛明显　属实热证，多因肺胃热毒壅盛所致。

2. 咽部嫩红，肿痛不显　属阴虚证，多由肾水亏少、阴虚火旺所致。

3. 咽喉淡红漫肿 多属痰湿凝聚所致。

（二）望咽喉形态

1. 乳蛾 一侧或两侧喉核红肿肥大，形如乳头或乳蛾，表面或有脓点，咽痛不适。属肺胃热盛，邪客喉核，或虚火上炎，气血瘀滞所致。

2. 喉痈 咽喉部红肿高突，疼痛剧烈，吞咽困难。多因脏腑蕴热，复感外邪，热毒客于咽喉所致。

3. 咽喉腐烂 溃烂成片或凹陷者，为肺胃热毒壅盛；若腐烂分散浅表者，为肺胃之热尚轻；若溃腐日久，周围淡红或苍白者，多属虚证。

4. 伪膜 咽部溃烂处上覆白腐，形如白膜者。如伪膜松厚，容易拭去，去后不复生，此属肺胃热浊上壅于咽，证较轻；如伪膜坚韧，不易剥离，重剥则出血，或剥去随即复生，此属重证，多是白喉，又称"疫喉"，因肺胃热毒伤阴而成，属烈性传染病。

5. 成脓 咽喉局部红肿高突，有波动感，压之柔软凹陷者，多已成脓；压之坚硬则尚未成脓。

细目五　望皮肤

● 要点一　望皮肤色泽的内容及其临床意义

（一）皮肤发赤

皮肤突然鲜红成片，色如涂丹，边缘清楚，灼热肿胀者，为丹毒。

1. 发于头面者，名抱头火丹。
2. 发于小腿足部者名流火。
3. 发于全身、游走不定，名赤游丹。
4. 发于上部者多由风热化火所致，发于下部者多因湿热化火而成，亦有因外伤染毒而引起者。

（二）皮肤发黄

面目、皮肤、爪甲俱黄者，为黄疸，多因外感湿热、疫毒，内伤酒食，或脾虚湿困，血瘀气滞等所致。

1. 黄色鲜明如橘皮色者，属阳黄，因湿热蕴蒸，胆汁外溢肌肤而成。
2. 黄色晦暗如烟熏色者，属阴黄，因寒湿阻遏，胆汁外溢肌肤所致。

（三）皮肤紫黑

面、手、乳晕、腋窝、外生殖器、口腔黏膜等处呈弥漫性棕黑色改变者，多为黑疸，由劳损伤肾所致；周身皮肤发黑亦可见于肾阳虚衰的病人。

（四）皮肤白斑

四肢、面部等处出现白斑，大小不等，界限清楚，病程缓慢者，为白驳风。多因风湿侵袭，气血失和，血不荣肤所致。

● 要点二　望斑疹的内容及其临床意义

斑和疹都是全身性疾病表现于皮肤的症状。

（一）斑

斑指皮肤黏膜出现深红色或青紫色片状斑块，平摊于皮肤，摸之不碍手，压之不褪色的症状。可由外感温热邪毒，热毒窜络，内迫营血，或脾虚血失统摄，或阳衰寒凝血瘀，或外伤血溢肌肤所致。

（二）疹

疹指皮肤出现红色或紫红色、粟粒状疹点，高出皮肤，抚之碍手，压之褪色的症状。常见于麻疹、风疹、瘾疹等病，也可见于温热病中。多因外感风热时邪，或过敏，或热入营血所致。

1. 麻疹 疹色桃红，形似麻粒，先见于耳后发际，渐延及颜面、躯干和四肢，疹发透彻后按出疹顺序依次消退。因外感时邪所致，属儿科常见传染病。

2. 风疹 疹色淡红，细小稀疏，瘙痒不已，时发时止。为外感风热时邪所致。

3. 瘾疹 皮肤上出现淡红色或苍白色风团，大小形态各异，瘙痒，搔之融合成片，高出皮肤，发无定处，出没迅速，时隐时现。为外感风邪或过敏所致。

要点三 望水疱的内容及其临床意义

（一）白㾦

白㾦又称白疹。指皮肤上出现的一种白色小疱疹。其特点是晶莹如粟，高出皮肤，擦破流水，多发于颈胸部，四肢偶见，面部不发。白㾦的出现，多因外感湿热之邪，郁于肌表，汗出不彻而发，见于湿温病。白㾦有晶㾦、枯㾦之分。色白，点细，形如粟，明亮滋润像水晶的，称晶㾦，是顺证；若㾦色干枯则称为枯㾦，是津液枯竭，为逆证。

（二）水痘

小儿皮肤出现粉红色斑丘疹，很快变成椭圆形小水疱，晶莹明亮，浆液稀薄，皮薄易破，分批出现，大小不等，兼有轻度恶寒发热表现者，称为水痘。因外感时邪，内蕴湿热所致，属儿科常见传染病。

（三）湿疹

湿疹指周身皮肤出现红斑，迅速形成丘疹、水疱，破后渗液，出现红色湿润之糜烂面者。多因湿热蕴结，复感风邪，郁于肌肤而发。

（四）热气疮

口角、唇边、鼻旁出现成簇粟米大小水疱，灼热痒痛。多因外感风热或肺胃蕴热上熏所致。

（五）缠腰火丹

腰部皮肤焮红，可见成簇水疱性皮疹，簇生成群，带状分布，缠腰而生。多因外感火毒，或肝经湿热，浸淫肌肤所致。

要点四 望疮疡的内容及其临床意义

（一）痈

痈指患部红肿高大，根盘紧束，伴有焮热疼痛，并能形成脓疡的疾病。具有未脓易消，已脓易溃，疮口易敛的特点，属阳证。多由湿热火毒内蕴，气血瘀滞所致。

（二）疽

疽指患部漫肿无头，肤色不变，疼痛不已的疾病。具有难消、难溃、难敛，溃后易伤筋骨的特点，属阴证。多由气血亏虚，阴寒凝滞所致。

（三）疔

疔指患部初起如粟如米，根脚坚硬较深，麻木或发痒，顶白而痛的疾病。多发于颜面和手足。因竹木刺伤，或感受疫毒、火毒等邪所致。

（四）疖

疖指患部形小而圆，红肿热痛不甚，根浅、脓出即愈的疾病。因外感火热毒邪或湿热蕴结所致。

细目六 望排出物

要点 望痰、涕的内容及其临床意义

（一）望痰

1. 痰黄黏稠，坚而成块者，属热痰。因热邪煎熬津液之故。

2. 痰白而清稀，或有灰黑点者，属寒痰。因寒伤阳气，气不化津，湿聚为痰之故。

3. 痰白滑而量多，易咯出者，属湿痰。因脾虚不运，水湿不化，聚而成痰之故。

4. 痰少而黏，难于咯出者，属燥痰。因燥邪伤肺，或肺阴虚津亏所致。

5. 痰中带血，色鲜红者，为热伤肺络。多因肺阴亏虚，或肝火犯肺，或痰热壅肺所致。

6. 咳吐脓血腥臭痰，属肺痈。是热毒蕴肺，化腐成脓所致。

（二）望涕

1. 新病鼻塞流清涕，是外感风寒；鼻流浊涕，是外感风热。

2. 阵发性清涕，量多如注，伴喷嚏频作，多属鼻鼽，是风寒束于肺卫所致。

3. 久流浊涕，质稠、量多、气腥臭者，为鼻渊，是湿热蕴阻所致。

细目七 望小儿指纹

要点一 望小儿指纹的方法及其正常表现

（一）望小儿指纹的方法

诊察小儿指纹时，令家长抱小儿面向光亮，

医生用左手拇指和食指握住小儿食指末端，再以右手拇指的侧缘在小儿食指掌侧前缘从指尖向指根部推擦几次，用力要适中，使指纹显露，便于观察。

（二）小儿指纹正常表现

1. 指纹特点 在食指掌侧前缘，隐隐显露于掌指横纹附近，纹色浅红略紫，呈单支且粗细适中。

2. 影响因素 小儿指纹亦受多种因素的影响。

（1）年幼儿络脉显露而较长；年长儿络脉不显而略短。

（2）皮肤薄嫩者，指纹较显而易见；皮肤较厚者，络脉常模糊不显。

（3）肥胖儿络脉较深而不显；体瘦儿络脉较浅而易显。

（4）天热脉络扩张，指纹增粗变长；天冷脉络收缩，指纹变细缩短。

● 要点二 小儿指纹病理变化的临床表现及其意义

对小儿病理指纹的观察，应注意其纹位、纹态、纹色、纹形四方面的变化，其要点可概括为：三关测轻重，浮沉分表里，红紫辨寒热，淡滞定虚实。

（一）三关测轻重

小儿食指按指节分为三关：食指第一节（掌指横纹至第二节横纹之间）为风关，第二节（第二节横纹至第三节横纹之间）为气关，第三节（第三节横纹至指端）为命关。根据络脉在食指三关出现的部位，可以测定邪气的浅深，病情的轻重。

1. 指纹显于风关 是邪气入络，邪浅病轻，可见于外感初起。

2. 指纹达于气关 是邪气入经，邪深病重。

3. 指纹达于命关 是邪入脏腑，病情严重。

4. 指纹直达指端（称透关射甲） 提示病情凶险，预后不良。

（二）浮沉分表里

1. 指纹浮而显露 为病邪在表，见于外感表证。因外邪袭表，正气抗争，鼓舞气血趋向于表，故指纹浮显。

2. 指纹沉隐不显 为病邪在里，见于内伤里证。因邪气内困，阻滞气血难于外达，故指纹沉隐。

（三）红紫辨寒热

1. 指纹鲜红 属外感表证、寒证。因邪正相争，气血趋向于表，指纹浮显，故纹色偏红。

2. 指纹紫红 属里热证。因里热炽盛，脉络扩张，气血壅滞，故见紫红。

3. 指纹色青 主疼痛、惊风。因痛则不通，或肝风内动，使脉络郁滞，气血不通，故纹色变青紫。

4. 指纹淡白 属脾虚、疳积。因脾胃气虚，生化不足，气血不能充养脉络，故纹色淡白。

5. 指纹紫黑 为血络郁闭，病属重危。因邪气亢盛，心肺气衰，脉络瘀阻，故见紫黑。

一般来说，指纹色深暗者，多属实证，是邪气有余；纹色浅淡者，多属虚证，是正气不足。

（四）淡滞定虚实

1. 指纹浅淡而纤细者，多属虚证。因气血不足，脉络不充所致。

2. 指纹浓滞而增粗者，多属实证。因邪正相争，气血壅滞所致。

（陆小左）

第三单元 望 舌

舌诊是观察病人舌质和舌苔的变化以诊察疾病的方法，是望诊的重要内容，是中医诊法的特色之一。

细目一 舌诊原理与方法

要点一 舌诊原理

舌为一肌性器官，由黏膜和舌肌组成，它附着于口腔底部、下颌骨、舌骨，呈扁平而长形。其主要功能是辨别滋味，调节声音，拌和食物，协助吞咽。舌由肌肉、血脉和经络所构成，三者都与脏腑存在着密切的联系。

（一）舌可反映心、神的病变

1. 舌为心之苗，手少阴心经之别系舌本。因心主血脉，而舌的脉络丰富，心血上荣于舌，故人体气血运行情况，可反映在舌质的颜色上。
2. 心主神明，舌体的运动又受心神的支配，因而舌体运动是否灵活自如，语言是否清晰，与神志密切相关。故舌可反映心、神的病变。

（二）舌可反映脾胃的功能状态

舌为脾之外候，足太阴脾经连舌本、散舌下，舌居口中司味觉。舌苔是禀胃气而生，与脾胃运化功能相应，故舌可反映脾胃的功能状态；脾胃为后天之本、气血的生化之源，故舌象亦是全身营养和代谢功能的反映，代表了全身气血津液的盛衰。

（三）舌可反映其他脏腑的病变

1. 肝藏血、主筋，足厥阴肝经络舌本。
2. 肾藏精，足少阴肾经循喉咙、挟舌本。
3. 足太阳膀胱经经筋结于舌本。
4. 肺系上达咽喉，与舌根相连。
5. 其他脏腑组织，由经络沟通，也直接、间接与舌产生联系，因此，脏腑的病变亦必然通过经络气血的变化而反映于舌。

（四）脏腑的病变反映于舌，具有一定的规律

1. 舌质多候五脏病变，侧重血分。
2. 舌苔多候六腑病变，侧重气分。
3. 舌尖多反映上焦心肺的病变。
4. 舌中多反映中焦脾胃的病变。
5. 舌根多反映下焦肾的病变。
6. 舌两侧多反映肝胆的病变。
7. 另外还有"舌尖属上脘，舌中属中脘，舌根属下脘"的说法。

舌尖红赤或破溃，多为心火上炎；舌体两侧出现青紫色斑点，多为肝经气滞血瘀；若舌见厚腻苔，多见于脾失健运所致的湿浊、痰饮、食积等；若舌苔出现剥脱，在舌中多为胃阴不足，在舌根多为肾阴虚等。

（五）舌可反映气血津液的盛衰

舌为血脉丰富的肌性组织，有赖气血的濡养和津液的滋润。舌体的形质和舌色与气血的盈亏和运行状态有关。舌苔和舌体的润燥与津液的多少有关。舌下肉阜部有唾液腺腺体的开口，中医认为唾为肾液，涎为脾液，为津液的一部分，其生成、输布离不开脏腑功能，尤其与肾、脾胃等脏腑密切相关，所以通过观察舌体的润燥，可以判断体内津液的盈亏及邪热的轻重。

要点二 舌诊方法与注意事项

舌诊以望诊为主，有时还须结合闻诊、问诊和扪摸揩刮等方法进行全面诊察。

（一）舌诊方法

1. 望舌的体位和伸舌姿势 望舌时，医者姿势可略高于患者，以便俯视口舌部位。患者可以采用坐位或仰卧位，面向自然光线，头略扬起，自然地将舌伸出口外，舌体放松，舌面平展，舌尖略向下，尽量张口使舌体充分暴露。如伸舌过分用力，舌体紧张卷曲，或伸舌时间久，都会影响舌体血液循环而引起舌色改变，或舌苔紧凑

变样，或干湿度发生变化。

2. 诊舌的方法 望舌的顺序是先看舌尖，再看舌中、舌边，最后看舌根部。先看舌质，再看舌苔。再根据舌质、舌苔的基本特征，分项察看。望舌质，主要观察舌质的颜色、光泽、形状及动态等；察舌苔，重点观察舌苔的有无、色泽、质地及分布状态等。在望舌过程中，既要迅速敏捷，又要全面准确，尽量减少患者伸舌的时间，以免口舌疲劳。若一次望舌判断不准，可让病人休息片刻后，再重新望舌。根据临床需要，还可察看舌下静脉。

3. 刮舌与揩舌 刮舌可用消毒压舌板的边缘，以适中的力量，在舌面上由舌根向舌尖刮三五次。若刮之不去或刮而留有污质，多为里有实邪；刮之即去，舌体明净光滑者，多为虚证。

揩舌可用消毒纱布卷在食指上，蘸少许清洁水在舌面上揩抹数次。可用于鉴别舌苔有根无根，以及是否属于染苔。

此外，还可以询问舌上味觉的情况，舌体是否有疼痛、麻木、灼辣等异常感觉，舌体运动是否灵活等，以协助诊断。

（二）诊舌的注意事项

为了使舌诊所获得的信息准确，必须注意排除各种操作因素所造成的虚假舌象。望舌时应注意以下几点：

1. 光线影响 光线的强弱与色调，对颜色的影响极大，常常会使望诊者对同一颜色产生不同的感觉。望舌以白天充足而柔和的自然光线为佳，如在夜间或暗处，用日光灯为好，光线要直接照射到舌面，避免面对有色的门窗。如光线过暗，可使舌色暗滞；日光灯下，舌色多偏紫；白炽灯下，舌苔偏于黄色；用普通灯泡或手电筒照明，易使舌苔黄、白二色难于分辨。周围有色物体的反射光，可使舌色发生相应的改变。

2. 饮食或药品影响 饮食及药物可使舌象发生变化。如进食之后，由于食物的反复摩擦，使舌苔由厚变薄；饮水后，可使干燥舌苔变为湿润。过冷过热的饮食及刺激性食物可使舌色发生改变，如刚进辛热食物，舌色可由淡红变为鲜红，或由红色转为绛色。过食肥甘之品及服大量镇静剂，可使舌苔厚腻；长期服用某些抗生素，可产生黑腻苔或霉腐苔。某些饮食或药物，会使舌苔染色，称为染苔。如饮用牛奶、豆浆、钡剂、椰汁等可使舌苔变白、变厚；食用花生、瓜子、豆类、核桃、杏仁等富含脂肪的食品，往往在短时间可使舌面附着黄白色渣滓，易与腐腻苔相混；食用蛋黄、橘子、柿子、核黄素等，可将舌苔染成黄色；各种黑褐色食品、药品，或吃橄榄、酸梅，长期吸烟等，可使舌苔染成灰色、黑色。一般染苔多在短时间内自然退去，或经揩舌除去，与病情亦不相符。如有疑问，可询问饮食、服药等情况进行鉴别。

3. 口腔对舌象的影响 牙齿残缺，可造成同侧舌苔偏厚；镶牙可以使舌边留有齿痕；睡觉时张口呼吸者，可以使舌苔增厚、干燥等等。

细目二　正常舌象

● 要点　正常舌象的特点及临床意义

舌诊的内容主要分望舌质和望舌苔两方面。舌质，又称舌体，是舌的肌肉脉络组织。舌苔，是舌体上附着的一层苔状物。

（一）正常舌象的主要特征

1. 正常舌象的主要特征 舌色淡红鲜明，舌质滋润，舌体大小适中、柔软灵活；舌苔均匀薄白而润。简称"淡红舌，薄白苔"。

2. 影响因素 正常舌象受体内外环境的影响，可以产生生理性变异。

（1）年龄　儿童的舌质多淡嫩，舌苔偏少易剥，老年人的舌色多暗红。

（2）性别　受女性生理特点的影响，在月经期可以出现蕈状乳头充血而舌质偏红，或舌尖边部有明显的红刺。月经过后可以恢复正常。

（3）体质、禀赋　受禀赋体质因素的影响，舌象可以出现一些差异。如裂纹舌、齿痕舌、地图舌等，均有属于先天性者。

（4）气候、环境　夏天舌苔多厚，秋天舌苔偏干燥，冬季舌常湿润等。

（二）正常舌象的临床意义

正常舌象说明胃气旺盛，气血津液充盈，脏腑功能正常。

细目三　望舌质

● **要点一　舌色变化（淡白、淡红、红、绛、青紫）的特征与临床意义**

舌色是指舌质的颜色。

（一）淡白舌

1. 表现特征　淡白舌指舌色较正常人的淡红色浅淡，白色偏多，红色偏少，甚至全无血色者（枯白舌）的表现。

2. 临床意义　淡白舌主气血两虚、阳虚。枯白舌主脱血夺气。气血两亏，血不荣舌，或阳气不足，推动血液运行无力，致使血液不能充分营运于舌质中，故舌色浅淡。脱血夺气，病情危重，舌无血气充养，则显枯白无华。

（1）淡白湿润，舌体胖嫩　多为阳虚水湿内停。

（2）淡白光莹，舌体瘦薄　属气血两亏。

（二）淡红舌

1. 表现特征　淡红舌指舌体颜色淡红润泽、白中透红的表现。

2. 临床意义　淡红舌为气血调和的征象，多见于正常人，或病之轻者。淡红舌为心血充足，胃气旺盛的生理状态。若外感病初起，病情轻浅，尚未伤及气血及内脏，舌色仍可保持正常。

（三）红舌

1. 表现特征　舌色较淡红色为深，甚至呈鲜红色的表现。红舌可见于整个舌体，亦可只见于舌尖。

2. 临床意义　红舌主实热、阴虚。血得热则行，热盛则气血沸涌，舌体脉络充盈；或阴液亏虚，虚火上炎，故舌色鲜红。

（1）舌色稍红，或舌边尖略红　多属外感风热表证初期。

（2）舌色鲜红，舌体不小，或兼黄苔　多属实热证。

（3）舌尖红　多为心火上炎。

（4）舌两边红　多为肝经有热。

（5）舌体小，舌鲜红而少苔，或有裂纹，或光红无苔　属虚热证。

（四）绛舌

1. 表现特征　绛舌指舌色较红色更深，或略带暗红色的表现。

2. 临床意义　绛舌主里热亢盛、阴虚火旺。绛舌多由红舌进一步发展而来。其形成是因热入营血，耗伤营阴，血液浓缩而瘀滞，或虚火上炎，舌体脉络充盈。

（1）舌绛有苔，或伴有红点、芒刺　多属温病热入营血，或脏腑内热炽盛。

（2）舌绛少苔或无苔，或有裂纹　多属久病阴虚火旺，或热病后期阴液耗损。

（五）青紫舌

1. 表现特征　全舌呈现青紫色，或局部出现青紫斑点的表现。舌淡而泛现青紫者，为淡紫舌；舌红而泛现紫色者，为紫红舌；舌绛而泛现紫色者，为绛紫舌；舌体局部出现青紫色斑点者，为斑点舌。

2. 临床意义　紫舌，主血行不畅。

（1）全舌青紫　多是全身性血行瘀滞。

（2）舌有紫色斑点　多属瘀血阻滞于某局部。

（3）舌色淡红中泛现青紫　多因肺气壅滞，或肝郁血瘀，亦可见于先天性心脏病，或某些药物、食物中毒。

（4）舌淡紫而湿润　阴寒内盛，或阳气虚衰所致寒凝血瘀。

（5）舌紫红或绛紫而干枯少津　为热盛伤津，气血壅滞。

● **要点二　舌形变化（老嫩、胖瘦、点刺、裂纹、齿痕）的特征与临床意义**

舌形是指舌体的形状。

（一）老舌

1. 表现特征　舌质纹理粗糙或皱缩，坚敛而不柔软，舌色较暗者，为苍老舌。

2. 临床意义 老舌多见于实证。实邪亢盛，充斥体内，而正气未衰，邪正交争，邪气壅滞于上，故舌质苍老。

（二）嫩舌

1. 表现特征 舌质纹理细腻，浮胖娇嫩，舌色浅淡者，为娇嫩舌。

2. 临床意义 多见于虚证。气血不足，舌体脉络不充，或阳气亏虚，运血无力，寒湿内生，故舌嫩色淡白。

（三）胖舌（胖大舌）

1. 表现特征 舌体较正常舌大而厚，伸舌满口者，称为胖大舌；舌体肿大，盈口满嘴，甚者不能闭口，不能缩回者，称为肿胀舌。

2. 临床意义 胖大舌多主水湿内停、痰湿热毒上泛。

（1）舌淡胖大，多为脾肾阳虚，水湿内停。

（2）舌红胖大，多属脾胃湿热或痰热内蕴。

（3）肿胀舌，舌红绛肿胀者，多见于心脾热盛，热毒上壅。

（4）先天性舌血管瘤患者，可呈现青紫肿胀。

（四）瘦舌（瘦薄舌）

1. 表现特征 舌体比正常舌瘦小而薄者，称为瘦薄舌。

2. 临床意义 多主气血阴液不足。

（1）舌体瘦薄而色淡　多是气血两虚。

（2）舌体瘦薄而色红绛干燥　多见于阴虚火旺，津液耗伤。

（五）点、刺舌

1. 表现特征 点是指鼓起于舌面的红色或紫红色星点。大者为星，称红星舌；小者为点，称红点舌。刺是指舌乳头突起如刺，摸之棘手的红色或黄黑色点刺，称为芒刺舌。点、刺相似，多见于舌的边尖部分。

2. 临床意义 点、刺舌提示脏腑热极，或血分热盛。点、刺是由蕈状乳头增生，数目增多，充血肿大而形成。一般点、刺越多，邪热越盛。

（1）舌红而起芒刺　多为气分热盛。

（2）舌红而点刺色鲜红　多为血热内盛，或阴虚火旺。

（3）舌红而点刺色绛紫　多为热入营血而气血壅滞。

3. 根据点刺出现的部位，可区分热在何脏

（1）舌尖生点刺　多为心火亢盛。

（2）舌边有点刺　多属肝胆火盛。

（3）舌中生点刺　多为胃肠热盛。

（六）裂纹舌

1. 表现特征 是指舌面出现各种多少不等、深浅不一、各种形态明显的裂沟，有深如刀割剪碎的，有横直皱纹而短小的，有纵形、横形、井字形、爻字形，以及辐射状、脑回状、鹅卵石状等。

2. 临床意义 裂纹舌统属阴血亏损，不能荣润舌面所致。

（1）舌红绛而有裂纹，多是热盛伤津，或阴液虚损。

（2）舌淡白而有裂纹，多为血虚不润。

（3）舌淡白胖嫩，边有齿痕而又有裂纹，属脾虚湿侵。

（4）健康人舌面上出现裂纹、裂沟，裂纹中一般有舌苔覆盖，且无不适感觉者，为先天性舌裂，应与病理性裂纹舌作鉴别。

（七）齿痕舌

1. 表现特征 齿痕舌指舌体边缘见牙齿压迫的痕迹。

2. 临床意义 齿痕舌多主脾虚、水湿内停证。齿痕舌多因舌体胖大而受齿缘压迫所致，故常与胖大舌同见。

（1）舌淡胖大润而有齿痕　多属寒湿壅盛，或阳虚水湿内停。

（2）舌淡红而有齿痕　多是脾虚或气虚。

（3）舌红肿胀而有齿痕　为内有湿热痰浊壅滞。

（4）舌淡红而嫩，舌体不大而边有轻微齿痕可为先天性齿痕；如病中见之提示病情较轻，多见于小儿或气血不足者。

- 要点三 舌态变化（强硬、痿软、颤动、歪斜、吐弄、短缩）的特征与临床意义

舌态是指舌体的动态。

（一）强硬舌

1. 表现特征 强硬舌指舌体板硬强直，运动不灵活的表现。

2. 临床意义 强硬舌多见于热入心包，或高热伤津，或风痰阻络。外感热病，热入心包，扰乱心神，使舌无主宰；高热伤津，筋脉失养，使舌体失其灵活与柔和；肝风挟痰，阻于廉泉络道，以致舌体强硬失和。

(1) 舌红绛少津而强硬　多因邪热炽盛。

(2) 舌胖大兼厚腻苔而强硬　多见于风痰阻络。

(3) 舌强言语謇涩，伴肢体麻木、眩晕　多为中风先兆。

（二）痿软舌

1. 表现特征 痿软舌指舌体软弱，无力屈伸，痿废不灵的表现。

2. 临床意义 痿软舌多见于伤阴，或气血俱虚。痿软舌多因气血亏虚，阴液亏损，舌肌筋脉失养而废弛，致使舌体痿软。

(1) 舌淡白而痿软　多是气血俱虚。

(2) 新病舌干红而痿软　多是热灼津伤。

(3) 久病舌绛少苔或无苔而痿软　多见于外感病后期，热极伤阴，或内伤杂病，阴虚火旺。

（三）颤动舌

1. 表现特征 颤动舌指舌体震颤抖动，不能自主的表现。轻者仅伸舌时颤动，重者不伸舌时亦抖颤难宁。

2. 临床意义 颤动舌为肝风内动的表现，可因热盛、阳亢、阴亏、血虚等所致。气血两虚，使筋脉失于濡养而无力平稳伸展舌体；或因热极阴亏而动风、肝阳化风等导致舌抖颤难安。

(1) 久病舌淡白而颤动　多属血虚动风。

(2) 新病舌绛而颤动　多属热极生风。

(3) 舌红少津而颤动　多属阴虚动风。

(4) 酒毒内蕴　可见舌体颤动。

（四）歪斜舌

1. 表现特征 歪斜舌指伸舌时舌体偏向一侧，或左或右。

2. 临床意义 歪斜舌多见于中风、暗痱或中风先兆。多因肝风内动，挟痰或挟瘀，痰瘀阻滞一侧经络，受阻侧舌肌弛缓，收缩无力，而健侧舌肌如常所致。

（五）吐弄舌

1. 表现特征 舌伸于口外，不即回缩者，为"吐舌"；舌微露出口，立即收回，或舐口唇上下左右，摇动不停者，叫作"弄舌"。

2. 临床意义 吐弄舌两者皆因心、脾二经有热所致。心热则动风，脾热则津耗，以致筋脉紧缩不舒，频频动摇。

(1) 吐舌　可见于疫毒攻心或正气已绝。

(2) 弄舌　多见于热甚动风先兆。

(3) 吐弄舌　可见于小儿智能发育不全。

（六）短缩舌

1. 表现特征 指舌体卷短、紧缩，不能伸长的表现。

2. 临床意义 短缩舌，多属危重证候的表现。

(1) 舌短缩，色淡白或青紫而湿润　多属寒凝筋脉。

(2) 舌短缩，色淡白而胖嫩　多属气血俱虚。

(3) 舌短缩，体胖而苔滑腻　多属痰浊内蕴。

(4) 舌短缩，色红绛而干　多属热盛伤津。

细目四 望舌苔

- 要点一 苔质变化（厚薄、润燥、腐腻、剥落、真假）的特征与临床意义

苔质，是指舌苔的质地、形态。主要观察舌苔的厚薄、润燥、腐腻、剥落、真假等方面的改变。

（一）薄、厚苔

1. 表现特征 苔质的厚薄以"见底"和

"不见底"为标准，即透过舌苔能隐隐见到舌体的为"薄苔"，不能见到舌体则为"厚苔"。

2. 临床意义 苔的厚薄主要反映邪正的盛衰和邪气之深浅。

（1）薄苔 本是胃气所生，属正常舌苔；若有病见之，亦属疾病轻浅，正气未伤，邪气不盛。故薄苔主外感表证，或内伤轻病。

（2）厚苔 是胃气夹湿浊邪气熏蒸所致，故厚苔主邪盛入里，或内有痰湿、食积等。

3. 舌苔厚薄变化的临床意义

（1）舌苔由薄转厚 提示邪气渐盛，或表邪入里，为病进。

（2）舌苔由厚转薄 提示正气胜邪，内邪消散外达，为病退的征象。

舌苔的厚薄变化，一般是渐变的过程，如果薄苔突然增厚，提示邪气极盛，迅速入里；舌苔骤然消退，舌上无新生舌苔，为正不胜邪，或胃气暴绝。

（二）润、燥苔

1. 表现特征

（1）润苔 舌苔干湿适中，不滑不燥。

（2）滑苔 舌面水分过多，伸舌欲滴，扪之湿而滑。

（3）燥苔 舌苔干燥，扪之无津，甚则舌苔干裂。

（4）糙苔 苔质粗糙如砂石，扪之糙手，津液全无。

2. 临床意义 舌苔的润燥主要反映体内津液的盈亏和输布情况。

（1）润苔 是正常的舌苔表现。疾病过程中见润苔，提示体内津液未伤，多见于风寒表证、湿证初起、食滞、瘀血等。

（2）滑苔 舌面水分过多，伸舌欲滴，扪之湿而滑。滑苔多因水湿之邪内聚，主寒证、主湿证、主痰饮。外感寒邪、湿邪，或脾阳不振，寒湿、痰饮内生，均可出现滑苔。

（3）燥苔 提示体内津液已伤。如高热、大汗、吐泻、久不饮水或过服温燥药物等，导致津液不足，舌失于濡润而干燥。亦有因痰饮、瘀血内阻，阳气被遏，不能上蒸津液濡润舌苔而见燥苔者，属津液输布障碍。

（4）糙苔 糙苔可由燥苔进一步发展而成。多见于热盛伤津之重症。若苔质粗糙而不干者，多为秽浊之邪盘踞中焦。

3. 舌苔润燥变化的临床意义

（1）舌苔由润变燥 表示热重津伤，或津失输布。

（2）舌苔由燥变润 主热退津复，或饮邪始化。

但在特殊情况下也有湿邪苔反燥而热邪苔反润者，如湿邪传入气分，气不化津，则舌苔反燥；热邪传入血分，阳邪入阴，蒸动阴气，则舌苔反润，均宜四诊合参。

（三）腻苔

1. 表现特征 腻苔指苔质颗粒细腻致密，揩之不去，刮之不脱，如涂有油腻之状，中间厚边周薄者。

2. 临床意义 腻苔多由湿浊内蕴，阳气被遏，湿浊痰饮停聚于舌面所致。

（1）舌苔薄腻，或腻而不板滞 多为食积，或脾虚湿困。

（2）舌苔白腻而滑 为痰浊、寒湿内阻。

（3）舌苔黏腻而厚，口中发甜 为脾胃湿热。

（4）舌苔黄腻而厚 为痰热、湿热、暑湿等邪内蕴。

（四）腐苔

1. 表现特征 腐苔指苔质颗粒疏松，粗大而厚，形如豆腐渣堆积舌面，揩之可去者。若舌上黏厚一层，有如疮脓，则称"脓腐苔"。

2. 临床意义 腐苔，主痰浊、食积；脓腐苔主内痈。腐苔的形成，多因阳热有余，蒸腾胃中腐浊邪气上泛，聚集于舌面而成。

（1）腐苔 多见于食积胃肠，或痰浊内蕴。

（2）脓腐苔 多见于内痈，或邪毒内结，是邪盛病重的表现。

（3）病中腐苔渐退，续生薄白新苔 为正气胜邪之象，是病邪消散。

(4) 病中腐苔脱落，不能续生新苔　为病久胃气衰败，属于无根苔。

（五）剥落苔

1. 表现特征　剥落苔指舌面本有苔，疾病过程中舌苔全部或部分脱落，脱落处光滑无苔。根据舌苔剥脱的部位和范围大小，可分为以下几种：

（1）光剥苔　舌苔全部退去，以致舌面光洁如镜（又称为光滑舌或镜面舌）。

（2）花剥苔　舌苔剥落不全，剥脱处光滑无苔，余处斑斑驳驳地残存舌苔，界限明显。

（3）地图舌　舌苔不规则地大片脱落，边缘凸起界限清楚，形似地图。

（4）类剥苔　剥脱处并不光滑，似有新生颗粒。

（5）前剥苔　舌前半部分苔剥脱。

（6）中剥苔　舌中部分苔剥脱。

（7）根剥苔　舌根部分苔剥脱。

（8）鸡心苔　舌苔周围剥脱，仅留中心一小块。

2. 临床意义　观苔之剥落，可了解胃气胃阴之存亡及气血的盛衰，从而判断疾病预后。

（1）舌红苔剥　多为阴虚。

（2）舌淡苔剥或类剥　多为血虚或气血两虚。

（3）镜面舌而舌色红绛　胃阴枯竭，胃乏生气。

（4）舌色白如镜，甚至毫无血色　主营血大虚，阳气虚衰。

（5）舌苔部分脱落，未剥处仍有腻苔者　为正气亏虚，痰浊未化。

（6）动态观察舌苔之剥脱　舌苔从全到剥是胃的气阴不足，正气衰败的表现。舌苔剥脱后，复生薄白之苔为邪去正胜，胃气渐复之佳兆。

（六）真、假苔

1. 表现特征　判断舌苔之真假，以有根无根作为标准。

（1）真苔　指舌苔紧贴舌面，似从舌里生出，乃胃气所生，又称为有根苔。

（2）假苔　指舌苔浮涂舌上，不像从舌上长出来者，又称为无根苔。

2. 临床意义　舌苔之真假，对于辨别疾病的轻重与预后有重要意义。

（1）真苔　真苔是脾胃生气熏蒸食浊等邪气上聚于舌面而成。

病之初期、中期，舌见真苔且厚，为胃气壅实，病邪深重；久病见真苔，说明胃气尚存。

（2）假苔　假苔乃胃气告匮，不能接生新苔，而旧苔仅浮于舌面，并逐渐脱离舌体。新病出现假苔，乃邪浊渐聚，病情较轻；久病出现假苔，是胃气匮乏，不能上潮，病情危重。

● 要点二　苔色变化（白、黄、灰黑）的特征与临床意义

苔色，指舌苔的颜色。主要有白、黄、灰黑苔。

（一）白苔

1. 表现特征　舌面上所附着的苔垢呈现白色。白苔有厚薄之分，苔白而薄，透过舌苔可看到舌体者，是薄白苔；苔白而厚，不能透过舌苔见到舌体者，是厚白苔。

2. 临床意义　白苔一般常见于表证、寒证、湿证。但在特殊情况下，白苔也主热证。

（1）薄白苔　正常舌象，或见于表证初期，或是里证病轻，或是阳虚内寒。

（2）苔薄白而滑　多为外感寒湿，或脾肾阳虚，水湿内停。

（3）苔薄白而干　多见于外感风热。

（4）苔白厚腻　多为湿浊内停，或为痰饮、食积。

（5）苔白厚而干　主痰浊湿热内蕴。

（6）苔白如积粉，扪之不燥（称"积粉苔"）　常见于瘟疫或内痈等病，系秽浊时邪与热毒相结而成。

（7）苔白燥裂如砂石，扪之粗糙（"糙裂苔"）　提示内热暴起，津液暴伤。

（二）黄苔

1. 表现特征　舌苔呈现黄色。根据苔黄的程度，有淡黄、深黄和焦黄之分。淡黄苔又称微黄

苔，苔呈浅黄色，多由薄白苔转化而来；深黄苔又称正黄苔，苔色黄而深厚；焦黄苔又称老黄苔，是正黄色中夹有灰黑色苔。

2. 临床意义 黄苔一般主里证、热证。由于热邪熏灼，所以苔现黄色。淡黄热轻，深黄热重，焦黄为热结。外感病苔由白转黄，或黄白相兼，为外感表证处于入里化热的阶段。

（1）薄黄苔 提示热势轻浅，多见于外感风热表证或风寒化热。

（2）苔淡黄而滑润多津（黄滑苔） 多是阳虚寒湿之体，痰饮聚久化热，或为气血亏虚，复感湿热之邪。

（3）苔黄而干燥，甚至干裂 多见于邪热伤津，燥结腑实之证。

（4）苔黄而腻 主湿热或痰热内蕴，或食积化腐。

（三）灰黑苔

1. 表现特征 苔色浅黑，为灰苔；苔色深黑，为黑苔。灰苔与黑苔只是颜色深浅之别，故常并称为灰黑苔。

2. 临床意义 灰黑苔主阴寒内盛，或里热炽盛。

（1）苔灰黑而湿润 主阳虚寒湿内盛，或痰饮内停。

（2）苔灰黑而干燥 主热极津伤。

（3）苔黄黑（霉酱苔） 多见于胃肠素有湿浊宿食，积久化热，或湿热夹痰。

细目五 舌象综合分析

● 要点一 舌质和舌苔的综合诊察

舌体颜色、形质主要反映脏腑气血津液的情况。舌苔的变化主要与感受病邪和病证的性质有关，所以，观察舌体可以了解脏腑虚实，气血津液的盛衰；察舌苔重在辨病邪的寒热、邪正消长，以及胃气的存亡。

（一）舌苔或舌质单方面异常

一般无论病之久暂，舌苔或舌质单方面异常意味着病情尚属单纯。如淡红舌而伴有干、厚、腻、滑、剥等苔质变化，或苔色出现黄、灰、黑等异常时，主要提示病邪性质、病程长短、病位深浅、病邪盛衰和消长等方面的情况，正气尚未明显损伤，故临床治疗时应以祛邪为主。舌苔薄白而出现舌质老嫩，舌体胖瘦或舌色红绛、淡白、青紫等变化时，主要反映脏腑功能强弱，或气血、津液的盈亏以及运行的畅滞，或为病邪损及营血的程度等，临床治疗应着重于调整阴阳，调和气血，扶正祛邪。

（二）舌质和舌苔均出现异常

1. 舌苔和舌体变化一致 提示病机相同，所主病证一致，说明病变比较单纯。例如：舌质红，舌苔黄而干燥，主实热证；舌体红绛而有裂纹，舌苔焦黄干燥，多主热极津伤；青紫舌与白腻苔并见，提示气血瘀阻，痰湿内阻等病理特征。

2. 舌苔和舌体变化不一致 多提示病因病机复杂，应对二者的病因病机以及相互关系进行综合分析。

淡白舌黄腻苔者，其舌淡白多主虚寒，而苔黄腻又常为湿热之征，脾胃虚寒而感受湿热之邪可见上述之舌象，表明本虚标实，寒热夹杂的病变特征。

红绛舌白滑腻苔，舌色红绛属内热盛，而白滑腻苔又常见于寒湿内阻，分析其成因可能是由于外感热病，营分有热，故舌色红绛，但气分有湿则苔白滑而腻；又有素体阴虚火旺，复感寒湿之邪或饮食积滞，亦可见红绛舌白滑腻苔。所以，当舌苔和舌体变化不一致时，往往提示体内存在两种或两种以上的病理变化，病情一般比较复杂。

（三）舌象的动态分析

无论外感与内伤病，在疾病发展过程中，都有一个发生、发展、变化的动态过程，舌象亦随之相应变化。因此观察舌象的动态改变，可以了解疾病的进退、顺逆。

1. 外感病中舌苔由薄变厚表明邪由表入里；舌苔由白转黄，为病邪化热的征象。

2. 舌色转红，舌苔干燥为邪热充斥，气营两燔。

3. 舌苔剥落，舌质红绛为热入营血，气阴俱伤。

4. 在内伤杂病的发展过程中，舌象亦会产生一定的变化规律，如中风病人舌色淡红，舌苔薄白，表示病情较轻，预后良好，如舌色由淡红转红、转暗红、红绛、紫暗，舌苔黄腻或焦黑，或舌下络脉怒张，表明风痰化热，瘀血阻滞。反之，舌色由暗红、紫暗转为淡红，舌苔渐化，多提示病情趋向稳定好转。

● 要点二　舌诊的临床意义

舌象变化能较客观地反映病情，故对临床辨证、立法、处方、用药以及判断疾病转归，分析病情预后，都有十分重要的意义。

（一）判断邪正盛衰

邪正的盛衰能明显地在舌上反映出来，如气血充盛则舌色淡红而润；气血不足则舌色淡白；气滞血瘀则舌色青紫或舌下络脉怒张。津液充足则舌质舌苔滋润；津液不足则舌干苔燥。舌苔有根，表明胃气旺盛；舌苔无根或光剥无苔，表明胃气衰败等。

（二）区别病邪性质

不同的病邪致病，舌象特征亦各异。如外感风寒，苔多薄白；外感风热苔多薄黄。寒湿为病，舌淡而苔白滑；痰饮、湿浊、食滞或外感秽浊之气，均可见舌苔厚腻；燥热为病，则舌红苔燥；瘀血内阻，舌紫暗或有瘀点等。故风、寒、热、燥、湿、痰、瘀、食等诸种病因，大多可从舌象上加以辨别。

（三）辨别病位浅深

病邪轻、浅多见舌苔变化，而病情深、重可见舌苔舌体同时变化。以外感温热病而言，其病位可划分为卫、气、营、血四个层次。邪在卫分，则舌苔薄白；邪入气分，舌苔白厚而干或见黄苔，舌色红；舌绛则为邪入营分；舌色深红、紫绛或紫暗，舌枯少苔或无苔为邪入血分。说明不同的舌象提示病位浅深不同。

（四）推断病势进退

病情发展的进退趋势，可从舌象上反映出来。从舌苔上看，舌苔由薄转厚，由白转黄，由黄转焦黑色，苔质由润转燥，提示热邪由轻变重、由表及里、津液耗损；反之，苔由厚变薄，由黄转白，由燥变润，为邪热渐退，津液复生，病情向好的趋势转变。若舌苔突然剥落，舌面光滑无苔，是邪盛正衰，胃气、胃阴暴绝的证候；薄苔突然增厚，是病邪急剧入里的表现。从舌质观察，舌色淡红转红、绛，甚至转为绛紫，或舌上起刺，是邪热深入营血，有伤阴、血瘀之势；舌色由淡红转为淡白、淡青紫，或舌胖嫩湿润，则为阳气受伤，阴寒渐盛，病邪由表入里，由轻转重，由单纯变复杂，病势在进展。

（五）估计病情预后

舌荣有神，舌面薄苔，舌态正常者为邪气未盛，正气未伤之象，预后较好。舌质枯晦，舌苔无根，舌态异常者为正气亏损，胃气衰败，病情多凶险。

（陆小左）

第四单元　闻　诊

闻诊是通过听声音和嗅气味来诊察疾病的方法。听声音包括诊察病人的声音、呼吸、语言、咳嗽、心音、呕吐、呃逆、嗳气、太息、喷嚏、呵欠、肠鸣等各种响声。嗅气味包括嗅病体发出的异常气味、排出物的气味及病室的气味。

细目一　听声音

● 要点一　音哑与失音的临床表现及其意义

语声嘶哑者为音哑，语而无声者为失音，或

称为"喑"。前者病轻,后者病重。

1. 新病音哑或失音者,多属实证,多因外感风寒或风热袭肺,或痰湿壅肺,肺失清肃,邪闭清窍所致,即所谓"金实不鸣"。

2. 久病音哑或失音者,多属虚证,多因各种原因导致阴虚火旺,肺肾精气内伤所致,即所谓"金破不鸣"。

3. 暴怒喊叫或持续高声宣讲,伤及喉咙所致音哑或失音者,亦属气阴耗伤。

4. 久病重病,突见语声嘶哑,多是脏气将绝之危象。

5. 妇女妊娠末期出现音哑或失音者,称为妊娠失音(子喑),系因胎儿渐长,压迫肾之络脉,使肾精不能上荣于舌咽所致。

● **要点二 谵语、郑声、独语、错语、狂言、言謇的临床表现及其意义**

1. 谵语 谵语指神识不清,语无伦次,声高有力的症状。多属邪热内扰神明所致,属实证,故《伤寒论》谓"实则谵语"。见于外感热病,温邪内入心包或阳明实热证、痰热扰乱心神等。

2. 郑声 郑声指神识不清,语言重复,时断时续,语声低弱模糊的症状。多因久病脏气衰竭,心神散乱所致,属虚证,故《伤寒论》谓"虚则郑声"。见于多种疾病的晚期、危重阶段。

3. 独语 独语指自言自语,喃喃不休,见人语止,首尾不续的症状。多因心气虚弱,神气不足,或气郁痰阻,蒙蔽心神所致,属阴证。常见于癫病、郁病。

4. 错语 错语指病人神识清楚而语言时有错乱,语后自知言错的症状。证有虚实之分,虚证多因心气虚弱,神气不足所致,多见于久病体虚或老年脏气衰微之人;实证多为痰湿、瘀血、气滞阻碍心窍所致。

5. 狂言 狂言指精神错乱,语无伦次,狂叫骂詈的症状。《素问·脉要精微论》说:"衣被不敛,言语善恶,不避亲疏者,此神明之乱也。"多因情志不遂,气郁化火,痰火互结,内扰神明所致。多属阳证、实证,常见于狂病、伤寒蓄血证。

6. 言謇 言謇指神志清楚、思维正常而吐字困难,或吐字不清。因习惯而成者,不属病态。病中言语謇涩,每与舌强并见者,多因风痰阻络所致,为中风之先兆或后遗症。

● **要点三 咳嗽、喘、哮的临床表现及其意义**

(一)咳嗽

咳嗽指肺气向上冲击喉间而发出的一种"咳一咳"声音。古人将其分为三种,有声无痰谓之咳,有痰无声谓之嗽,有痰有声谓之咳嗽。多因六淫外邪袭肺、有害气体刺激、痰饮停肺、气阴亏虚等而致肺失清肃宣降,肺气上逆所致。临床上首先应分辨咳声和痰色、量、质的变化,其次参考时间、病史及兼症等,以鉴别病证的寒热虚实性质。

1. 咳声重浊沉闷,多属实证,是寒痰湿浊停聚于肺,肺失肃降所致。

2. 咳声轻清低微,多属虚证,多因久病肺气虚损,失于宣降所致。

3. 咳声不扬,痰稠色黄,不易咯出,多属热证,多因热邪犯肺,肺津被灼所致。

4. 咳有痰声,痰多易咯,多属痰湿阻肺所致。

5. 干咳无痰或少痰,多属燥邪犯肺或阴虚肺燥所致。

6. 咳声短促,呈阵发性、痉挛性、连续不断,咳后有鸡鸣样回声,并反复发作者,称为顿咳(百日咳),多因风邪与痰热搏结所致,常见于小儿。

7. 咳声如犬吠,伴有声音嘶哑,吸气困难,是肺肾阴虚,疫毒攻喉所致,多见于白喉。

(二)喘

喘,即气喘,指呼吸困难、急迫,张口抬肩,甚至鼻翼扇动,难以平卧。常由肺、心病变及白喉、急喉风等导致,而辨证还与脾、肾有关。喘有虚实之分。

1. 实喘 发作急骤,呼吸深长,息粗声高,唯以呼出为快者,为实喘。多为风寒袭肺或痰热壅肺、痰饮停肺,肺失宣肃,或水气凌心所致。

2. 虚喘 病势缓慢，呼吸短浅，急促难续，息微声低，唯以深吸为快，动则喘甚者，为虚喘。是肺肾亏虚，气失摄纳，或心阳气虚所致。

（三）哮

哮指呼吸急促似喘，喉间有哮鸣音的症状。多因痰饮内伏，复感外邪所诱发，或因久居寒湿之地，或过食酸咸生冷所诱发。

喘不兼哮，但哮必兼喘。喘以气息急迫、呼吸困难为主，哮以喉间哮鸣声为特征。临床上哮与喘常同时出现，所以常并称为哮喘。

● **要点四 呕吐、呃逆、嗳气的临床表现及其意义**

（一）呕吐

呕吐指饮食物、痰涎从胃中上涌，由口中吐出的症状。是胃失和降，胃气上逆的表现。前人以有声有物为呕吐，有物无声为吐，有声无物为干呕。但临床上难以截然分开，一般统称为呕吐。根据呕吐声音的强弱和吐势的缓急，可判断证候的寒热虚实等。

1. 吐势徐缓，声音微弱，呕吐物清稀者，多属虚寒证。常因脾胃阳虚，脾失健运，胃失和降，胃气上逆所致。

2. 吐势较猛，声音壮厉，呕吐出黏稠黄水，或酸或苦者，多属实热证。常因热伤胃津，胃失濡养所致。

3. 呕吐呈喷射状者，多为热扰神明，或因头颅外伤、颅内有瘀血、肿瘤等，使颅内压力增高所致。

4. 呕吐酸腐味的食糜，多因暴饮暴食，或过食肥甘厚味，以致食滞胃脘，胃失和降，胃气上逆所致。

5. 共同进餐者皆发吐泻，多为食物中毒。朝食暮吐、暮食朝吐者，为胃反，多属脾胃阳虚证。

6. 口干欲饮，饮后则吐者，称为水逆，因饮邪停胃，胃气上逆所致。

（二）呃逆

呃逆指从咽喉发出的一种不由自主的冲击声，声短而频，呃呃作响的症状。俗称打呃，唐代以前称"哕"。是胃气上逆的表现。

1. 呃声频作，高亢而短，其声有力者，多属实证。呃声低沉，声弱无力，多属虚证。

2. 新病呃逆，其声有力，多属寒邪或热邪客于胃；久病、重病呃逆不止，声低气怯无力者，属胃气衰败之危候。

3. 突发呃逆，呃声不高不低，无其他病史及兼症者，多属饮食刺激，或偶感风寒，一时胃气上逆动膈所致，一般为时短暂，不治自愈。

（三）嗳气

嗳气指胃中气体上出咽喉所发出的一种声长而缓的症状。古称"噫"。是胃气上逆的一种表现。饱食之后，或饮汽水后，偶有嗳气，无其他兼症者，是饮食入胃排挤胃中气体上出所致，不属病态。临床根据嗳声和气味的不同，可判断虚实寒热。

1. 嗳气酸腐，兼脘腹胀满者，多因宿食内停，属于实证。

2. 嗳气频作而响亮，嗳气后脘腹胀减，嗳气发作因情志变化而增减者，多为肝气犯胃，属于实证。

3. 嗳气频作，兼脘腹冷痛，得温症减者，多为寒邪犯胃，或为胃阳亏虚。

4. 嗳声低沉断续，无酸腐气味，兼见纳呆食少者，为胃虚气逆，属虚证。多见于老年人或体虚之人。

● **要点五 太息的临床表现及其意义**

太息又称叹息，指情志抑郁，胸闷不畅时发出的长吁或短叹声。不自觉地发出太息声，太息之后自觉宽舒者，是情志不遂，肝气郁结之象。

细目二 嗅气味

● **要点一 口气、排泄物之气味异常的临床意义**

（一）口气

口气指从口中散发出的异常气味。正常人呼

吸或讲话时，口中无异常气味散出。若口中散发臭气者，称为口臭，多与口腔不洁、龋齿、便秘或消化不良有关。

1. 口气酸臭，并伴食欲不振，脘腹胀满者，多属食积胃肠。
2. 口气臭秽者，多属胃热。
3. 口气腐臭，或兼咳吐脓血者，多是内有溃腐脓疡。
4. 口气臭秽难闻，牙龈腐烂者，为牙疳。

（二）排泄物

1. 便酸臭难闻者，多属肠有郁热。
2. 大便溏泄而腥者，多属脾胃虚寒。
3. 大便泄泻臭如败卵，或夹有未消化食物，矢气酸臭者，为伤食，是食积化腐而下趋的表现。
4. 小便黄赤混浊，有臊臭味者，多属膀胱湿热。
5. 尿甜并散发烂苹果样气味者，为消渴病。
6. 妇女经血臭秽者，多为热证。
7. 经血气腥者，多为寒证。
8. 妇女带下臭秽而黄稠者，多属湿热。
9. 带下腥而清稀者，多属寒湿。
10. 带下奇臭而色杂者，多见于癌症。

● 要点二　病室气味异常的临床意义

病室气味是由病体本身或排出物、分泌物散发而形成。气味从病体发展到充斥病室，说明病情重笃。临床上通过嗅病室气味，可作为推断病情及诊断特殊疾病的参考。

1. 病室臭气触人，多为瘟疫类疾病。
2. 病室有血腥味，病者多患失血。
3. 病室散有腐臭气，病者多患溃腐疮疡。
4. 病室尸臭，多为脏腑衰败，病情重笃。
5. 病室尿臊气（氨气味），见于肾衰。
6. 病室有烂苹果样气味（酮体气味），多为消渴并发症患者，属危重病症。
7. 病室有蒜臭气味，多见于有机磷中毒。

（陆小左）

第五单元　问　诊

"问诊"是询问病人有关疾病的情况，病人的自觉症状，既往病史，生活习惯等，从而了解患者的各种病态感觉以及疾病的发生发展、诊疗等情况的诊察方法。

细目一　问诊内容

● 要点一　主诉的概念与意义

（一）主诉的概念

主诉是病人就诊时最感痛苦的症状、体征及持续时间。

（二）主诉的意义

主诉通常是病人就诊的主要原因，也是疾病的主要矛盾所在，是调查、认识、分析及处理疾病的重要线索。确切的主诉常可作为某系统疾病的诊断向导，可初步估计疾病的范畴和类别、病势的轻重缓急等情况。

● 要点二　十问歌

明代医家张介宾在《景岳全书·十问篇》中，将问诊归纳为十问，便于临床应用。"一问寒热二问汗，三问头身四问便，五问饮食六胸腹，七聋八渴俱当辨，九问旧病十问因，再兼服药参机变，妇女尤必问经期，迟速闭崩皆可见，再添片语告儿科，天花麻疹全占验。"

细目二　问寒热

"寒"指病人自觉怕冷的感觉。临床上有恶风、恶寒和畏寒之分。病人遇风觉冷，避之可缓者，谓之恶风；病人自觉怕冷，多加衣被或近火取暖而不能缓解者，谓之恶寒；病人自觉怕冷，多加衣被或近火取暖而能够缓解者，谓之畏寒。

"热"指发热，包括病人体温升高，或体温正常而病人自觉全身或局部（如手足心）发热。

寒与热的产生，主要取决于病邪的性质和机体阴阳的盛衰两个方面。邪气致病者，由于寒为阴邪，其性清冷，故寒邪致病，恶寒症状突出；热为阳邪，其性炎热，故热邪致病，发热症状明显。机体阴阳失调时，阳盛则热，阴盛则寒，阴虚则热，阳虚则寒。

要点一 恶寒发热的临床表现及其意义

恶寒发热，是指病人恶寒的同时，伴有体温升高，是表证的特征性症状。恶寒发热产生的原因是由于外邪袭表，影响卫阳"温分肉"的功能所致。肌表失煦则恶寒；正气奋起抗邪，则阳气趋向于表，又因寒邪外束，玄府闭塞，阳气不得宣发，则郁而发热。

根据恶寒发热的轻重不同和有关兼症，又可分为以下三种类型：

1. 恶寒重发热轻 是风寒表证的特征。因寒为阴邪，束表伤阳，故恶寒明显。

2. 发热轻而恶风 是伤风表证的特征。因风性开泄，使玄府开张，故自汗恶风。

3. 发热重恶寒轻 是风热表证的特征。因热为阳邪，易致阳盛，故发热明显。

表证寒热的轻重，除与感受外邪的性质有关外，还与感邪轻重关系密切。一般而言：病邪轻者，则恶寒发热俱轻；病邪重者，则恶寒发热俱重。

要点二 但寒不热的临床表现及其意义

但寒不热是指病人只感寒冷而不发热的症状，是里寒证的寒热特征。临床常有新病恶寒、久病畏寒之分。

（一）新病恶寒

新病恶寒，指病人突然感觉怕冷，且体温不高的症状。常伴有四肢不温，或脘腹、肢体冷痛，或呕吐泄泻，或咳喘痰鸣，脉沉紧等症。主要见于里实寒证。多因感受寒邪较重，寒邪直中脏腑、经络，郁遏阳气，机体失于温煦所致。

（二）久病畏寒

久病畏寒，指病人经常怕冷，四肢凉，得温可缓的症状。常兼有面色㿠白，舌淡胖嫩，脉弱等症。主要见于里虚寒证。因阳气虚衰，形体失于温煦所致。

要点三 但热不寒（壮热、潮热、微热）的临床表现及其意义

但热不寒是指病人只发热而无怕冷感觉的症状，是里热证的寒热特征。根据发热的不同临床表现可有壮热、潮热、微热之别。

（一）壮热

壮热，即病人身发高热，持续不退（体温超过39℃以上），属里实热证。可见有满面通红、口渴饮冷、大汗出、脉洪大等症，是风寒之邪入里化热，或风热内传，正盛邪实，邪正剧争，里热亢盛，蒸达于外的表现。多见于伤寒阳明经证和温病气分阶段。

（二）潮热

潮热，即病人定时发热或定时热甚，有一定规律，如潮汐之有定时。

1. 日晡潮热 其特点是热势较高，日晡热甚，兼见腹胀便秘等。属阳明腑实证。因热结于阳明胃与大肠，日晡（申时，即下午3～5时）为阳明经气当旺之时，阳明气盛而又加之有实热，故日晡热甚。

2. 骨蒸潮热 午后或夜间潮热，其特点是午后和夜间有低热。有热自骨内向外透发的感觉者，称为骨蒸发热，多属阴虚火旺所致。由于阴液亏虚，不能制阳，机体阳气偏亢，午后卫阳渐入于里，夜间卫阳行于里，使体内偏亢的阳气更加亢盛而生内热。

3. 湿温潮热 午后发热明显，其特点是身热不扬，肌肤初扪之不觉很热，扪之稍久即觉灼手，此属湿温，为湿郁热蒸之象。

4. 瘀血潮热 午后和夜间有低热，可兼见肌肤甲错，舌有瘀点瘀斑者，属瘀血积久，郁而

化热。

（三）微热

微热指发热不高，体温一般在37℃～38℃，或仅自觉发热的症状。常见于某些内伤病和温热病的后期。按病机有气虚发热、血虚发热、阴虚发热、气郁发热和小儿夏季热等。

1. 气虚发热 长期微热，烦劳则甚，兼见有少气自汗、倦怠乏力等症。

2. 血虚发热 时有低热，兼面白、头晕、舌淡脉细等症。

3. 阴虚发热 长期低热，兼颧红、五心烦热等症。

4. 气郁发热 每因情志不舒而时有微热，兼胸闷、急躁易怒等症。

5. 小儿夏季热 小儿在夏季气候炎热时长期发热不已，兼见烦躁、口渴、无汗、多尿等症，至秋凉时不治自愈。是由于小儿气阴不足，不能适应夏令炎热气候所致。

● **要点四 寒热往来的临床表现及其意义**

寒热往来是指病人自觉恶寒与发热交替发作的症状，是正邪相争，互为进退的病理反映，为半表半里证寒热的特征。在临床上有以下两种类型：

（一）寒热往来无定时

病人自觉时冷时热，一日多次发作而无时间规律的症状，多见于少阳病。兼见口苦、咽干、目眩、胸胁苦满、不欲饮食、脉弦等症。是外感病邪由表入里而尚未达于里，邪气停于半表半里之间的阶段。因邪正交争于半表半里之间，邪胜则恶寒，正胜则发热，故恶寒与发热交替发作。

（二）寒热往来有定时

病人恶寒战栗与高热交替发作，发有定时，每日发作一次，或二三日发作一次的症状，兼见头痛剧烈、口渴、多汗等症，常见于疟疾。是因疟邪侵入人体，潜伏于半表半里的膜原部位，疟邪内入与阴争则恶寒战栗，外出与阳争则身发壮热，故寒战与壮热交替出现。

细目三 问 汗

● **要点一 特殊汗出（自汗、盗汗）的临床表现及其意义**

（一）自汗

自汗指醒时经常汗出，活动后尤甚的症状。兼见畏寒、神疲、乏力等症，多见于气虚证和阳虚证。因阳虚（卫阳不足）不能固密肌表，玄府不密，津液外泄，故自汗出。动则耗伤阳气，故出汗更为明显。

（二）盗汗

盗汗指睡时汗出，醒则汗止的症状。兼见潮热、颧红等症，多见于阴虚证。因阴虚阳亢而生内热，入睡时卫阳入里，不能固密肌表，虚热蒸津外泄，故睡眠时汗出较多；醒时卫气复出于表，肌表固密，故醒则汗止。

● **要点二 局部汗出（头汗、手足心汗）的临床表现及其意义**

（一）头汗

头汗指病人仅头部或头颈部出汗较多，又称为"但头汗出"。多因上焦热盛，或中焦湿热蕴结，或病危虚阳上越所致，或进食辛辣、热汤、饮酒，使阳气旺盛，热蒸于头。

（二）手足心汗

手足心汗指病人手足心汗出较多的症状。可因阴经郁热熏蒸，或阳明燥热内结，或脾虚运化失常所致。

细目四 问疼痛

● **要点一 疼痛的性质及其临床意义**

不同病因、病机所致疼痛，其性质特点表现各异，故询问疼痛的性质特点，有助于辨析疼痛的病因与病机。常见疼痛的性质如下：

（一）胀痛

胀痛指疼痛带有胀满的症状，是气滞作痛的

特点。如胸胁脘腹等处胀痛，时发时止，多属肺、肝、胃肠气滞之证；但头目胀痛，多见于肝阳上亢或肝火上炎的病证。

（二）刺痛

刺痛指疼痛如针刺之状，是瘀血致痛的特征之一。以头部及胸胁、脘腹等处较为常见。

（三）冷痛

冷痛指疼痛伴有冷感而喜暖的症状，是寒证疼痛的特点。常见于腰脊、脘腹及四肢关节等处。因寒邪侵入，阻滞脏腑、组织、经络所致者，属实寒证；因阳气不足，脏腑、组织、经络失于温煦所致者，属虚寒证。

（四）灼痛

灼痛指疼痛伴有灼热感而喜凉的症状，是热证疼痛的特点。常见于咽喉、口舌、胁肋、脘腹、关节等处。因火邪窜络，阳热熏灼所致者，属实热证；因阴虚火旺所致者，属虚热证。

（五）重痛

重痛指疼痛伴有沉重感的症状，多因湿邪困阻气机所致。常见于头部、四肢及腰部。但头部重痛，亦可因肝阳上亢，气血上壅所致。

（六）酸痛

酸痛指疼痛伴有酸软不适感的症状，多因风湿侵袭，气血运行不畅，或肾虚、气血不足，组织失养所致。常见于四肢、腰背的关节、肌肉处。

（七）绞痛

绞痛指疼痛剧烈如刀绞一般而难于忍受的症状，多因瘀血、气滞、结石、虫积等有形实邪阻闭气机，或寒邪凝滞气机所致。如心脉痹阻引起的真心痛，结石阻塞尿路引起的腰腹痛，寒邪内侵胃肠所致的脘腹痛等，往往都具有绞痛的特点。

（八）空痛

空痛指疼痛带有空虚感的症状，是虚证疼痛的特点。常见于头部、腹部，多因阴精不足，或气血亏虚，组织器官失养所致。

（九）隐痛

隐痛指痛势较缓，尚可忍耐，但绵绵不休的症状，是虚证疼痛的特点。常见于头、脘腹、胁肋、腰背等部位，多因精血亏虚，或阳气不足，机体失养所致。

（十）走窜痛

走窜痛指疼痛的部位游走不定，或走窜攻冲作痛的症状，或为气滞所致，或见于行痹。若胸胁脘腹疼痛而走窜不定者，称为窜痛，多因肝郁气滞所致；若肢体关节疼痛而游走不定者，称为游走痛，多见于痹病的行痹。

（十一）固定痛

固定痛指疼痛部位固定不移的症状。若胸胁脘腹等处固定作痛，多是瘀血为患；若四肢关节固定作痛，多因寒湿、湿热阻滞，或热壅血瘀所致。

（十二）掣痛

掣痛指抽掣牵引作痛，由一处连及他处的症状。也称引痛、彻痛。多因筋脉失养，或筋脉阻滞不通所致。

一般而言，新病疼痛，痛势剧烈，持续不解，或痛而拒按，多属实证；久病疼痛，痛势较轻，时痛时止，或痛而喜按，多属虚证。

● **要点二　问头痛、胸痛、胁痛、胃脘痛、腹痛、腰痛的要点及其临床意义**

（一）头痛

头痛指头的某一部位或整个头部疼痛的症状。

根据头痛部位的不同，可辨识病在何经。

1. 前额部连眉棱骨痛，属阳明经头痛。
2. 侧头部痛，痛在两侧太阳穴附近为甚者，属少阳经头痛。
3. 后头部连项痛，属太阳经头痛。
4. 巅顶痛属厥阴经头痛。
5. 全头重痛多为太阴经头痛。
6. 脑中痛，或牵及于齿多属少阴经头痛。

头痛有虚实的不同。凡外感风、寒、暑、

湿、燥、火以及瘀血、痰浊、郁火等阻滞或上扰脑窍所致者，多属实证；凡气血阴精亏虚，不能上荣于头，脑窍空虚所致者，多属虚证。

（二）胸痛

胸痛指胸的某一部位疼痛的症状。胸痛多与心肺病变有关。

1. 左胸心前区憋闷作痛，时痛时止者，多因痰、瘀等邪气阻滞心脉所致。
2. 胸痛剧烈，面色青灰，手足青冷者，多因心脉急骤闭塞不通所致，可见于真心痛等病。
3. 胸痛，壮热面赤，喘促鼻扇者，多因热邪壅肺，脉络不利所致，可见于肺热病等。
4. 胸痛，颧赤盗汗，午后潮热，咳痰带血者，多因肺阴亏虚，虚火灼络所致，可见于肺痨等病。
5. 胸痛，壮热，咳吐脓血腥臭痰者，多因痰热阻肺，热壅血瘀所致，可见于肺痈等病。

（三）胁痛

胁痛指胁的一侧或两侧疼痛的症状。胁痛多与肝胆病变有关。

肝郁气滞、肝胆湿热、肝胆火盛、肝阴亏虚及饮停胸胁等，均可导致胁痛。

（四）胃脘痛

胃脘痛指上腹部、剑突下，胃之所在部位疼痛的症状。胃失和降，气机不畅，则会导致胃脘痛。

1. 实证多在进食后疼痛加剧，虚证多在进食后疼痛缓解。
2. 胃脘突然剧痛暴作，出现压痛及反跳痛者，多因胃脘穿孔所致。
3. 胃脘疼痛失去规律，痛无休止而明显消瘦者，应考虑胃癌的可能。

（五）腹痛

腹痛指剑突下至耻骨毛际以上的腹部疼痛（胃脘所在部位除外）。

腹有大腹、小腹和少腹之分。大腹疼痛多属脾胃之病变；小腹疼痛多属膀胱、大小肠及胞宫的病变；少腹疼痛多属肝经的病变。

1. 腹部持续性疼痛，阵发性加剧，伴腹胀、呕吐、便闭者，多见于肠痹或肠结，因肠道麻痹、梗阻、扭转或套叠，气机闭塞不通所致。
2. 全腹痛，有压痛及反跳痛者，多因腹部脏器穿孔或热毒弥漫所致。
3. 脐外侧及下腹部突然剧烈绞痛，向大腿内侧及阴部放射，尿血者，多系结石所致。
4. 腹部脏器破裂，或癌瘤亦可引起腹痛，疼痛部位多是破裂脏器或癌瘤所在部位。
5. 妇女小腹及少腹部疼痛，常见于痛经、异位妊娠破裂等病。

另外，某些心肺病变可引起上腹部疼痛。肠痹、脂膜痹等病，可致全腹、脐周或右少腹疼痛。

（六）腰痛

腰痛指腰部两侧，或腰脊正中疼痛的症状。

1. 腰部经常酸软而痛，多因肾虚所致。
2. 腰部冷痛沉重，阴雨天加重，多因寒湿所致。
3. 腰部刺痛，或痛连下肢者，多因瘀血阻络所致。
4. 腰部突然剧痛，向少腹部放射，尿血者，多因结石阻滞所致。

细目五 问头身胸腹

● 要点 问头晕、胸闷、心悸、脘痞、腹胀的要点及其临床意义

（一）头晕

头晕是指病人自觉头脑眩晕，轻者闭目自止，重者感觉自身或眼前景物旋转，不能站立的症状。

1. 头晕而胀，烦躁易怒，舌红苔黄，脉弦数者，多因肝火上炎。
2. 头晕胀痛，头重脚轻，舌红少津，脉弦细者，多因肝阳上亢。
3. 头晕面白，神疲乏力，舌淡，脉细弱者，多因气血亏虚。
4. 头晕且重，如物裹缠，痰多苔腻者，多因

痰湿内阻。

5. 头晕耳鸣，腰酸遗精者，多因肾虚精亏。

6. 若外伤后头晕刺痛者，多属瘀血阻络。

（二）胸闷

胸闷是指患者自觉胸部痞塞满闷的症状。胸闷与心、肺等脏气机不畅，肺失宣降，肺气壅滞有关。

1. 胸闷，心悸气短者，多属心气不足，或心阳不足。

2. 胸闷，咳喘痰多者，多属痰饮停肺。

3. 胸闷，壮热，鼻翼扇动者，多因热邪或痰热壅肺。

4. 胸闷气喘，畏寒肢冷者，多因寒邪客肺。

5. 胸闷气喘，少气不足以息者，多因肺气虚或肾气虚所致。

（三）心悸

心悸是指病人自觉心跳不安的症状。

1. 惊悸 因惊恐而心悸，或心悸易惊，恐惧不安者，称为惊悸。

2. 怔忡 无明显外界诱因，心跳剧烈，上至心胸，下至脐腹，悸动不安者，称为怔忡。

形成心悸的原因主要有：心胆气虚，突受惊吓；胆郁痰扰，心神不安；心阳不足，鼓动乏力；心阴血亏虚，心神失养；心脉痹阻，血行不畅；脾肾阳虚，水气凌心等。

（四）脘痞

脘痞指病人自觉胃脘胀闷不舒的症状。是脾胃病变的表现。

1. 脘痞，嗳腐吞酸者，多为食积胃脘。

2. 脘痞，食少，便溏者，多属脾胃气虚。

3. 脘痞，饥不欲食，干呕者，多为胃阴亏虚。

4. 脘痞，纳呆呕恶，苔腻者，多为湿邪困脾。

5. 脘痞，胃脘有振水声者，为饮邪停胃。

（五）腹胀

腹胀指病人自觉腹部胀满不舒，如物支撑。多因脾、胃肠、肝肾等病变，导致气机不畅所致。腹胀有虚实之分。

1. 腹部时胀时减而喜按者，多属虚证，因脾胃虚弱，健运失司所致。

2. 持续胀满不减而拒按者，多属实证，因食积胃肠，或实热内结，气机阻塞所致。

3. 若腹部胀大如鼓，皮色苍黄，腹壁青筋暴露者，称为鼓胀。多因酒食不节、情志内伤或房劳太过，致使肝脾肾功能失常，气血水等邪结聚于腹内而成。

细目六 问耳目

● 要点一 耳鸣、耳聋的临床表现及其意义

耳鸣是指患者自觉耳内鸣响的症状。耳聋是指听力减退，甚至听觉完全丧失的症状。耳鸣、耳聋的病因病机及辨证基本相同。

（一）实证耳鸣、耳聋

突发耳鸣，声大如雷，按之鸣声不减，或新病暴聋者，多属实证。可因肝胆火盛、肝阳上亢、痰火壅结、气血瘀阻、风邪上袭，或药毒损伤耳窍等所致。

（二）虚证耳鸣、耳聋

渐起耳鸣，声细如蝉，按之可减，或耳渐失聪而听力减退者，多属虚证。可因肾精亏虚、脾气亏虚、肝阴血不足等引起。

● 要点二 目眩的临床表现及其意义

目眩是指病人自觉视物旋转动荡，如在舟车之上，或眼前如有蚊蝇飞动的症状。实者，多因肝阳上亢、肝火上炎、肝阳化风及痰湿上蒙清窍所致；虚者，多因气虚、血亏、阴精不足，目失充养所致。

细目七 问睡眠

● 要点一 失眠的临床表现及其意义

失眠是指病人经常不易入睡，或睡而易醒不能再睡，或睡而不酣时易惊醒，甚至彻夜不眠的病症，常伴有多梦。又称"不寐"或"不得

眠"。

正常人睡眠时间的长短有个体差异，且与年龄大小相关。不能单以睡眠时间的长短判断是否失眠。

失眠是阳不入阴，神不守舍的病理表现，多由阴虚或阳盛所致。其病机有虚实之分，虚者多因阴血亏虚、心神失养，或心胆气虚，心神不安所致，常见于心脾两虚、心肾不交、心胆气虚等证。实者多因邪气内扰心神所致，如心肝火盛，或痰火扰神，或食滞内停所致的"胃不和则卧不安"等。临床常见有四种类型：

1. 不易入睡，甚至彻夜不眠，兼心烦不寐者：多见于心肾不交。
2. 睡后易醒，不易再睡者，兼心悸、便溏：多见于心脾两虚。
3. 睡眠时时惊醒，不易安卧者：多见于胆郁痰扰。
4. 夜卧不安，腹胀嗳气酸腐者：多为食滞内停。

● 要点二　嗜睡的临床表现及其意义

嗜睡指患者神疲困倦，睡意很浓，经常不自主地入睡的症状。嗜睡常因痰湿内盛，或阳虚阴盛导致。

1. 困倦嗜睡，伴头目昏沉，胸闷脘痞，肢体困重者，乃痰湿困脾，清阳不升所致。
2. 若饭后嗜睡，兼神疲倦怠，食少纳呆者，多由脾失健运，清阳不升所致。
3. 大病之后，精神疲乏而嗜睡，是正气未复的表现。
4. 精神极度疲惫，神识朦胧，困倦欲睡，肢冷脉微者，系心肾阳衰，神失温养所致。

细目八　问饮食与口味

● 要点一　口渴与饮水：口渴多饮、渴不多饮的临床表现及其意义

询问病人口渴与饮水的情况，可以了解病人津液的盛衰和输布是否障碍，以及病性的寒热虚实。口渴饮水的多少直接反映体内津伤的程度。

（一）口渴多饮

口渴多饮指口干，欲饮水，饮水则舒的症状。

1. 口渴咽干，鼻干唇燥，发于秋季者，多因燥邪伤津。
2. 口干微渴，兼发热者，多见于外感温热病初期，伤津较轻。
3. 大渴喜冷饮，兼壮热面赤，汗出，脉洪数者，属里热炽盛，津液大伤，多见于里实热证。
4. 口渴多饮，伴小便量多，多食易饥，体渐消瘦者，为消渴病。
5. 口渴咽干，夜间尤甚，兼颧红盗汗，舌红少津者，属阴虚证。

（二）渴不多饮

1. 渴不多饮，兼身热不扬，头身困重，苔黄腻者，属湿热证。
2. 口渴饮水不多，兼身热夜甚，心烦不寐，舌红绛者，属温病营分证。
3. 渴喜热饮，饮水不多，或饮后即吐者，多为痰饮内停。
4. 口干但欲漱水而不欲咽，兼面色黧黑，或肌肤甲错者，为瘀血内停。

● 要点二　食欲与食量：食欲减退、厌食、消谷善饥、饥不欲食、除中的临床表现及其意义

询问病人的食欲和食量情况，可以了解脾胃功能的强弱、判断疾病的轻重和估计预后的好坏。

（一）食欲减退

食欲减退指病人进食的欲望减退，甚至不思进食的症状。

1. 食欲减退，兼见面色萎黄，食后腹胀，疲乏无力者，多属脾胃虚弱。
2. 纳呆食少，兼见脘闷腹胀，头身困重，便溏苔腻者，多属湿邪困脾。
3. 纳呆食少，脘腹胀闷，嗳腐食臭者，多属食滞胃脘。

（二）厌食

厌食指患者厌恶食物，或恶闻食味的症状。

1. 厌食，兼脘腹胀满，嗳气酸腐，舌苔厚腻者，多属食滞胃脘。

2. 厌食油腻之物，兼脘腹痞闷，呕恶便溏，肢体困重者，多属湿热蕴脾。

3. 厌食油腻厚味，伴胁肋胀痛灼热，口苦泛呕，身目发黄者，为肝胆湿热。

妇女在妊娠早期，若有择食或厌食反应，多为妊娠后冲脉之气上逆，影响胃之和降所致，属生理现象。但严重者，反复出现恶心呕吐，厌食，甚至食入即吐，则属病态，称为妊娠恶阻。

（三）消谷善饥

消谷善饥指患者食欲过于旺盛，进食量多，食后不久即感饥饿的症状。

1. 消谷善饥，兼多饮多尿，形体消瘦者，多见于消渴病。

2. 消谷善饥，兼大便溏泄者，多属胃强脾弱。

（四）饥不欲食

饥不欲食指病人虽然有饥饿感，但不想进食或进食不多。

饥不欲食，兼脘痞，胃中有嘈杂、灼热感，舌红少苔，脉细数者，是因胃阴不足，虚火内扰所致。

（五）除中

危重病人，本来毫无食欲，突然索食，食量大增，称为"除中"，是假神的表现之一，因胃气败绝所致。

● **要点三　口味：口淡、口甜、口黏腻、口酸、口涩、口苦、口咸的临床表现及其意义**

口味异常是指病人口中的异常味觉。询问病人口味的异常变化，可诊察内在脏腑的疾病。

（一）口淡

口淡是指病人味觉减退，口中乏味，甚至无味的症状。多见于脾胃虚弱证。

（二）口甜

口甜是指病人自觉口中有甜味的症状。多见于脾胃湿热或脾虚之证。

（三）口黏腻

口黏腻是指病人自觉口中黏腻不爽的症状。常见于痰热内盛、湿热蕴脾及寒湿困脾之证。

（四）口酸

口酸是指病人自觉口中有酸味，或泛酸。多因肝胃郁热或饮食停滞所致。

（五）口涩

口涩是指病人自觉口有涩味，如食生柿子的症状。为燥热伤津，或脏腑热盛所致。

（六）口苦

口苦是指病人自觉口中有苦味的症状。多见于心火上炎或肝胆火热之证。

（七）口咸

口咸是指病人自觉口中有咸味的症状。多见于肾病或寒水上泛的病证。

细目九　问二便

● **要点一　大便异常（便次、便质、排便感觉）的临床表现及其意义**

（一）便次异常

1. 便秘　指大便燥结，排出困难，便次减少，甚则多日不便。

便秘可因胃肠积热，或阳虚寒凝，或气血阴津亏损，或腹内癥块阻结等，导致肠道燥化太过，肠失濡润，或推运无力，传导迟缓，气机阻滞所致。

2. 泄泻　指大便次数增多，粪质稀薄不成形，甚至呈水样的症状。

泄泻可因外感风寒湿热疫毒之邪，或饮食所伤，食物中毒，痨虫或寄生虫寄生于肠道，或情志失调，肝气郁滞，或脾肾阳气亏虚等，导致脾失健运所致。

（二）便质异常

除便秘便燥、泄泻便稀外，常见的便质异常有：

1. 完谷不化　即大便中含有较多未消化食物

的症状，多见于脾虚、肾虚或食滞胃肠的泄泻。

2. 溏结不调 即大便时干时稀的症状。多因肝郁脾虚所致；若大便先干后溏，多属脾虚。

3. 脓血便 即大便中含有脓血黏液。多见于痢疾或肠癌，常因湿热疫毒等邪，阻滞肠道，肠络受损所致。

4. 便血 指血从肛门排出体外，或大便带血，或便血相混，或便后滴血，或全为血便。多因脾胃虚弱，气不摄血，或胃肠积热、湿热蕴脾、气血瘀滞等所致。

（1）远血 便黑如柏油，或便血紫暗，其来较远，为远血，多见于胃脘等部位出血。

（2）近血 便血鲜红，血附在大便表面，或于排便前后滴出者，为近血，多见于内痔、肛裂等。

（三）排便感异常

1. 肛门灼热 指排便时肛门有灼热感的症状。多因大肠湿热下注，或大肠郁热下迫直肠所致，见于湿热泄泻或湿热痢疾。

2. 里急后重 指腹痛窘迫，时时欲便，肛门重坠，便出不爽的症状。多因湿热内阻，肠道气滞所致，常见于湿热痢疾。

3. 排便不爽 指排便不通畅，有滞涩难尽之感的症状。多因湿热蕴结，肠道气机不畅；或肝气犯脾，肠道气滞；或因食滞胃肠等所致。

4. 大便失禁 指大便不能控制，滑出不禁，甚则便出而不自知的症状。多因脾肾虚衰、肛门失约所致。见于久病年老体衰，或久泻不愈的患者。

5. 肛门重坠 指肛门有下坠之感的症状。常于劳累或排便后加重。多属脾虚中气下陷，常见于久泻或久利不愈的患者。

● **要点二 小便异常（尿次、尿量、排尿感觉）的临床表现及其意义**

（一）尿次异常

1. 小便频数 指排尿次数增多，时欲小便的症状。

（1）小便短赤 频数急迫者，为淋证，是湿热蕴结下焦，膀胱气化不利所致。

（2）小便澄清 频数量多，夜间明显者，是因肾阳虚或肾气不固，膀胱失约所致。

2. 癃闭 小便不畅，点滴而出为"癃"；小便不通，点滴不出为"闭"，一般统称为"癃闭"。

癃闭有虚实的不同。因湿热蕴结，或瘀血、结石或湿热、败精阻滞、阴部手术者，多属实证；因老年气虚，肾阳不足，膀胱气化不利者多属虚证。

（二）尿量异常

1. 尿量增多 指尿次、尿量皆明显超过正常量次的症状。

（1）小便清长量多，属虚寒证。

（2）多饮多尿而形体消瘦者，属消渴病，是肾阴亏虚，开多合少所致。

2. 尿量减少 指尿次、尿量皆明显少于正常量次的症状。

（1）小便短赤量少，多属实热证，或汗、吐、下后伤津所致。

（2）尿少浮肿，是肺、脾、肾三脏功能失常，气化不利，水湿内停所致。

（三）排尿感异常

1. 尿道涩痛 即排尿不畅，且伴有急迫、疼痛、灼热感，见于淋证。可因湿热蕴结、热灼津伤、结石或瘀血阻塞等所致。

2. 余沥不尽 即排尿后小便点滴不尽，多因老年人肾阳亏虚，肾气不固所致。

3. 小便失禁 病人神志清醒时，小便不能随意控制而自遗。多属肾气不固，膀胱失约所致。

4. 遗尿 即睡时不自主排尿，多属肾气不足，膀胱虚衰所致。

细目十 问经带

● **要点一 经期、经量异常的临床表现及其意义**

（一）经期异常

1. 月经先期 指月经周期提前7天以上，并连续两个月经周期以上的症状。多因脾气亏虚、肾气不足、冲任不固；或因阳盛血热、肝郁化热、阴虚火旺，热扰冲任，血海不宁所致。

2. 月经后期 指月经周期延后7天以上，并连续两个月经周期以上的症状。因营血亏损、肾精不足，或因阳气虚衰，生血不足，使血海空虚所致者，属虚证；因气滞或寒凝血瘀，痰湿阻滞，冲任受阻所致者，属实证。

3. 月经先后不定期 指经期不定，月经或提前或延后7天以上，并连续两个月经周期以上的症状。多因肝气郁滞，或脾肾虚损，使冲任气血失调，血海蓄溢失常所致。

（二）经量异常

1. 月经过多 指月经周期、经期基本正常，但经量较常量明显增多。多因热伤冲任，迫血妄行；或气虚，冲任不固；或瘀阻胞络，络伤血溢等所致。

2. 月经过少 月经周期基本正常，但经量较常量明显减少，甚至点滴即净。属虚者，多因精血亏少，血海失充所致；属实者，常因寒凝瘀阻，痰湿阻滞，冲任气血不畅所致。

● **要点二 闭经、痛经、崩漏的临床表现及其意义**

（一）闭经

闭经是指女子年逾18周岁，月经尚未来潮，或已行经、未受孕、不在哺乳期，而停经达3个月以上的症状。多因肝肾不足，气血亏虚，阴虚血燥，血海空虚；或因瘀虫侵及胞宫，或气滞血瘀、阳虚寒凝、痰湿阻滞胞脉、冲任不通所致。

（二）痛经

痛经是指正值经期或行经前后，出现周期性小腹疼痛，或痛引腰骶，甚至剧痛难忍的症状。

1. 经前或经期小腹胀痛或刺痛，多属气滞或血瘀。

2. 小腹冷痛，得温痛减者，多属寒凝或阳虚。

3. 经期或经后小腹隐痛，多属气血两虚或肾精不足，胞脉失养所致。

（三）崩漏

非行经期间，阴道内大量出血，或持续下血，淋沥不止者，称为崩漏。一般来势急，出血量多者，称为崩，或称崩中；来势缓，出血量少者，称为漏，或称漏下。

崩与漏在病势上虽有缓急之分，但发病机理基本相同，在疾病演变过程中，又常互相转化，交替出现，故统称为崩漏。其形成多因热伤冲任，迫血妄行；或脾肾气虚，冲任不固；或瘀阻冲任，血不归经所致。

● **要点三 带下异常（白带、黄带）的临床表现及其意义**

（一）白带

白带是指带下色白量多，质稀如涕，淋沥不绝的症状，多属脾肾阳虚，寒湿下注所致。

（二）黄带

黄带是指带下色黄，质黏，气味臭秽的症状，多属湿热下注或湿毒蕴结所致。

（陆小左）

第六单元 脉 诊

细目一 脉诊概说

脉诊又称切脉，是医生用手指对患者身体某些特定部位的动脉进行切按，体验脉动应指的形象，以了解健康或病情，辨别病证的一种诊察方法。

● **要点一　脉象形成原理**

脉象是手指感觉脉搏跳动的形象，或称为脉动应指的形象。人体的血脉贯通全身，内连脏腑，外达肌表，运行气血，周流不休，所以，脉象能够反映全身脏腑功能、气血、阴阳的综合信息。脉象的产生，与心脏的搏动，心气的盛衰，脉管的通利和气血的盈亏及各脏腑的协调作用直接有关。

（一）心、脉是形成脉象的主要脏器

1. 心脏的搏动　在宗气和心气的作用下，心脏一缩一张的搏动，把血液排入脉管而形成脉搏。脉动源出于心，脉搏是心功能的具体表现。因此，脉搏的跳动与心脏搏动的频率、节律基本一致。

2. 脉管的舒缩　脉管是气血运行的通道。脉管尚有约束、控制和推进血液沿着脉管运行的作用。当血液由心脏排入脉管，则脉管必然扩张，然后血管依靠自身的弹性收缩，压迫血液向前运行，脉管的这种一舒一缩功能，既是气血周流、循行不息的重要条件，也是产生脉搏的重要因素。所以脉管的舒缩功能正常与否，能直接影响脉搏，产生相应的变化。

3. 心阴与心阳的协调　心血和心阴是心脏生理功能活动的物质基础，心气和心阳主导心脏的功能活动。心阴心阳的协调，是维持脉搏正常的基本条件。当心气旺盛，血液充盈，心阴心阳调和时，心脏搏动的节奏和谐有力，脉搏亦从容和缓，均匀有力。反之，可以出现脉搏的过大过小，过强过弱，过速过迟或节律失常等变化。

（二）气血是形成脉象的物质基础

气、血是构成人体组织和维持生命活动的基本物质。脉道必赖血液以充盈，因而血液的盈亏，直接关系到脉象的大小；气属阳主动，血液的运行全赖于气的推动，脉的壅遏营气有赖于气的固摄，心搏的强弱和节律亦赖气的调节。

脉乃血脉，赖血以充，赖气以行。心与脉、血相互作用，共同形成"心主血脉"的活动整体。

（三）其他脏腑与脉象形成的关系

脉象的形成不仅与心、脉、气、血有关，同时与脏腑的整体功能活动亦有密切关系。

1. 肺　肺主气，司呼吸。肺对脉的影响，首先体现在肺与心，以及气与血的功能联系上。由于气对血有运行、统藏、调摄等作用，所以肺的呼吸运动是主宰脉动的重要因素，一般情况下，呼吸平缓则脉象徐和；呼吸加快，脉率亦随之急促；呼吸匀和深长，脉象流利盈实；呼吸急迫浅促，或肺气壅滞而呼吸困难，脉象多呈细涩；呼吸不已则脉动不止，呼吸停息则脉搏亦难以维持。

2. 脾胃　脾胃能运化水谷精微，为气血生化之源，"后天之本"。气血的盛衰和水谷精微的多寡，表现为脉之"胃气"的多少。脉有胃气为平脉（健康人的脉象），胃气少为病脉，无胃气为死脉，所以临床上根据胃气的盛衰，可以判断疾病预后的善恶。同时，血液之所以能在脉管中正常运行而形成脉搏，还依赖脾气的统摄与裹护，使血液不溢于脉管之外而在脉管内运行，即"脾主统血"之谓。

3. 肝　肝藏血，具有贮藏血液、调节血量的作用。肝主疏泄，可使气血调畅，经脉通利。肝的生理功能失调，可以影响气血的正常运行，从而引起脉象的变化。

4. 肾　肾藏精，为元气之根，是脏腑功能的动力源泉，亦是全身阴阳的根本。肾气充盛则脉搏重按不绝，尺脉有力，是谓"有根"。若精血衰竭，虚阳浮越则脉象变浮，重按不应指，是为无根脉，提示阴阳离散、病情危笃。

● **要点二　诊脉部位**

（一）寸口

寸口又称气口或脉口。是指单独切按桡骨茎突内侧一段桡动脉的搏动，根据其脉动形象，以推测人体生理、病理状况的一种诊察方法。寸口脉分为寸、关、尺三部。通常以腕后高骨（桡骨茎突）为标记，其内侧的部位关前（腕侧）为寸，关后（肘侧）为尺。两手各有寸、关、尺三部，共六部脉。寸关尺三部又可施行浮、中、沉三候。

(二) 寸口诊法的原理

1. 寸口部为"脉之大会" 寸口脉属手太阴肺经之脉，气血循环流注起始于手太阴肺经，营卫气血遍布周身，循环五十度又终止于肺经，复会于寸口，为十二经脉的始终。脉气流注肺而总会聚于寸口，故全身各脏腑生理功能的盛衰，营卫气血的盈亏，均可从寸口部的脉象上反映出来。

2. 寸口部脉气最明显 寸口部是手太阴肺经"经穴"（经渠）和"输穴"（太渊）的所在处，为手太阴肺经经气流注和经气渐旺，以至达到最旺盛的特殊反应点，故前人有"脉会太渊"之说，其脉象变化最有代表性。

3. 可反映宗气的盛衰 肺脾同属太阴经，脉气相通，手太阴肺经起于中焦，而中焦为脾胃所居之处，脾将通过胃所受纳腐熟的食物之精微上输于肺，肺朝百脉而将营气与呼吸之气布散至全身，脉气变化见于寸口，故寸口脉动与宗气一致。

4. 便于诊察 寸口处为桡动脉，该动脉所在桡骨茎突处，其行径较为固定，解剖位置亦较浅表，毗邻组织比较分明，方便易行，便于诊察，脉搏强弱易于分辨，同时诊寸口脉沿用已久，在长期医疗实践中，积累了丰富的经验，所以说寸口部为诊脉的理想部位。

(三) 其他诊脉部位

1. 三部九候诊法 三部九候诊法，又称为遍诊法，出自《素问·三部九候论》。是遍诊上、中、下三部有关的动脉，以判断病情的一种诊脉方法。上为头部、中为手部、下为足部。上、中、下三部又各分为天、地、人三候，三三合而为九，故称为三部九候诊法。

2. 人迎寸口诊法 人迎寸口诊法，是对人迎和寸口脉象互相参照，进行分析的一种方法。寸口主要反映内脏的情况，人迎（颈总动脉）主要反映体表情况，这二处脉象是相应的，来去大小亦相一致。在正常情况下，春夏季人迎脉稍大于寸口脉；秋冬季寸口脉稍大于人迎脉。如果人迎脉大于寸口脉一倍、二倍、三倍时，疾病由表入里，并说明表邪盛为主，如果人迎脉大于寸口脉四倍者名为"外格"，大而数者是危重的证候。反之，寸口脉大于人迎脉一倍、二倍、三倍时，为寒邪在里，或内脏阳虚，寸口脉四倍于人迎脉者名为"内关"，大而数者亦为危重征象。

3. 仲景三部诊法 张仲景在《伤寒杂病论》中常用寸口、趺阳、太溪三部诊法。三部诊法是以诊寸口脉候脏腑病变，诊趺阳脉候胃气，诊太溪脉候肾气。现在这种方法多在寸口无脉搏或者观察危重病人时运用。如两手寸口脉象十分微弱，而趺阳脉尚有一定力量时，提示患者的胃气尚存，尚有救治的可能；如趺阳脉难以触及时，提示患者的胃气已绝，难以救治。一说为寸口、人迎、趺阳三部，以寸口候十二经，以人迎、趺阳分候胃气。

● 要点三 诊脉方法

(一) 患者体位

诊脉时患者应取正坐位或仰卧位，前臂自然向前平展，与心脏置于同一水平，手腕伸直，手掌向上，手指微微弯曲，在腕关节下面垫一松软的脉枕，使寸口部位充分伸展，局部气血畅通，便于诊察脉象。

(二) 医生指法

诊脉指法主要包括有选指、布指、运指三部分。

1. 选指 医生用左手或右手的食指、中指和无名指三个手指指目诊察，指目是指尖和指腹交界棱起之处，是手指触觉较灵敏的部位。诊脉者的手指指端要平齐即三指平齐，手指略呈弓形，与受诊者体表约呈45°左右为宜，这样的角度可以使指目紧贴于脉搏搏动处。

2. 布指 中指定关，医生先以中指按在掌后高骨内侧动脉处，然后食指按在关前（腕侧）定寸，无名指按在关后（肘侧）定尺。布指的疏密要与患者手臂长短、医生手指粗细相适应，如病人的手臂长或医者手指较细者，布指宜疏，反之宜密。定寸时可选取太渊穴所在位置（腕横纹上），定尺时可考虑按寸到关的距离确定关到尺的长度以明确尺的位置。寸关尺不是一个点，而是一段脉管的诊察范围。

3. 运指 医生运用指力的轻重、挪移及布指变化以体察脉象。常用的指法有举、按、寻、循、总按和单诊等，注意诊察患者的脉位（浮沉、长短）、脉次（至数与均匀度）、脉形（大小、软硬、紧张度等）、脉势（强弱与流利度等）及左右手寸关尺各部表现。

常用具体指法：

（1）举法 是指医生用较轻的指力，按在寸口脉搏跳动部位，以体察脉搏部位的方法。亦称"轻取"或"浮取"。

（2）按法 是指医生用较重的指力，甚至按到筋骨体察脉象的方法。此法又称"重取"或"沉取"。

（3）寻法 寻是指切脉时指力从轻到重，或从重到轻，左右推寻，调节最适当指力的方法。在寸口三部细细寻找脉动最明显的部位，统称寻法，以捕获最丰富的脉象信息。医生手指用力适中，按至肌肉以体察脉象的方法称为"中取"。

（4）循法 循是指切脉时三指沿寸口脉长轴循行，诊察脉之长短，比较寸关尺三部脉象的特点。

（5）总按 总按即三指同时用力诊脉的方法。从总体上辨别寸关尺三部和左右两手脉象的形态、脉位的浮沉等。总按时一般指力均匀，但亦有三指用力不一致的情况。

（6）单诊 单诊是用一个手指诊察一部脉象的方法。主要用于分别了解寸、关、尺各部脉象的形态特征。

首先用总按的方法，从总体上辨别脉象的形态、脉位的浮沉，然后再使用循法和单诊手法等辨别左右手寸、关、尺各部脉象的形态特征。

（三）平息

医生在诊脉时注意调匀呼吸，即所谓"平息"。一方面医生保持呼吸调匀，清心宁神，可以自己的呼吸计算病人的脉搏至数；另一方面，平息有利于医生思想集中，可以仔细地辨别脉象。

（四）切脉时间

一般每次诊脉每手应不少于1分钟，两手以3分钟左右为宜。

诊脉时需注意每次诊脉的时间至少应在五十动，一则有利于仔细辨别脉象变化，再则切脉时初按和久按的指感有可能不同，对临床辨证有一定意义，所以切脉的时间要适当长些。

● **要点四 脉象要素**

（一）四要素

1. 脉位 脉位指脉搏跳动显现的部位和长度。每次诊脉均应诊察脉搏显现部位的浅深、长短。正常脉搏的脉位不浮不沉，中取可得，寸、关、尺三部有脉。

（1）脉位表浅者为浮脉。

（2）脉位深沉者为沉脉。

（3）脉搏超越寸、关、尺三部者为长脉。

（4）脉动不及寸、尺者为短脉。

2. 脉数 脉数指脉搏跳动的至数和节律。每次诊脉均应诊察脉搏的频率快慢和节律是否均匀。正常成人，脉搏的频率约每分钟72~90次，且节律均匀，没有歇止。

（1）如一息五至以上为数脉。

（2）一息不满四至为迟脉。

（3）出现歇止者，有促、结、代等脉的不同。

（4）脉律快慢不匀者，为三五不调。

3. 脉形 脉形指脉搏跳动的宽度等形态。每次诊脉均应诊察脉搏的大小、软硬等形状。脉形主要与脉管的充盈度、脉搏搏动的幅度等因素有关。

（1）如脉管较充盈，搏动幅度较大者为洪脉。

（2）脉管充盈度较小，搏动幅度较小者为细脉。

（3）脉管弹性差、欠柔和者为弦脉。

(4) 脉体柔软无力者为濡脉、缓脉等。

4. 脉势 脉势指脉搏应指的强弱、流畅等趋势。脉势包含着多种因素，如脉动的轴向和径向力度；主要有由心脏和阻力影响所产生的流利度；由血管弹性和张力影响而产生的紧张度等。每次诊脉均应诊察脉动势力的强弱及流畅程度。正常脉象，应指和缓，力度适中。

（1）应指有力为实脉。

（2）应指无力为虚脉。

（3）通畅状态较好，脉来流利圆滑者为滑脉。

（4）通畅状态较差，脉来艰涩不畅者为涩脉。

（二）八要素

1. 脉位 指脉动显现部位的浅深。脉位表浅为浮脉；脉位深沉为沉脉。

2. 脉率（至数） 指脉搏的频率。中医以一个呼吸周期为脉搏的计量单位。一呼一吸为"一息"。一息脉来四～五至为平脉，一息六至为数脉，一息三至为迟脉。

3. 脉长 指脉动应指的轴向范围长短。即脉动范围超越寸、关、尺三部称为长脉，应指不及三部，但见关部或寸部者均称为短脉。

4. 脉势（脉力） 指脉搏的强弱。脉搏应指有力为实脉，应指无力为虚脉。

5. 脉宽 指脉动应指的径向范围大小，即手指感觉到脉道的粗细（不等于血管的粗细）。脉道宽大的为大脉，狭小的为细脉。

6. 流利度 指脉搏来势的流利通畅程度。脉来流利圆滑者为滑脉；来势艰难，不流利者为涩脉。

7. 紧张度 指脉管的紧急或弛缓程度。脉管绷紧为弦脉；弛缓为缓脉。

8. 均匀度 均匀度包括两个方面，一是脉动节律是否均匀，脉律不均匀，脉搏搏动无规律可见于散脉、微脉等，出现歇止者，有促、结、代等脉的不同；二是脉搏力度、大小是否一致，一致为均匀，不一致为参差不齐。

细目二　正常脉象

● **要点一　正常脉象的表现**

正常脉象的主要特点是：寸关尺三部有脉，一息四～五至，相当于72～90次/分，不浮不沉，不大不小，从容和缓，节律一致，尺部沉取有一定力量，并随生理活动、气候、季节和环境不同而有相应变化。这些特征在脉学中称为有胃、有神、有根。

● **要点二　正常脉象的特点（胃、神、根）**

（一）胃

胃也称胃气。脉之胃气主要反映脾胃运化功能的盛衰和营养状况的优劣。脉有胃气的特点是徐和、从容、软滑的感觉。

（二）神

脉搏有力是有神的标志，故有胃即有神。脉之有神是指：有力柔和、节律整齐。

（三）根

脉之有根关系到肾。脉之有根主要表现在尺脉有力、沉取不绝两个方面。

总之，胃、神、根是从不同侧面强调了正常脉象所必备的条件，三者相互补充而不能截然分开。

细目三　常见脉象的特征与临床意义

● **要点一　常见脉象的脉象特征及鉴别（浮脉、沉脉、迟脉、数脉、虚脉、实脉、洪脉、细脉、滑脉、涩脉、弦脉、紧脉、缓脉、濡脉、弱脉、微脉、结脉、促脉、代脉）**

（一）常见脉象的脉象特征

1. 浮脉 轻取即得，重按稍减而不空，举之有余，按之不足。其脉象特征是脉管的搏动在皮下较浅表的部位，即位于皮下浅层。因此，轻取即得，按之稍减而不空。

2. 沉脉 轻取不应，重按始得，举之不足，按之有余。其脉象特征是脉管搏动的部位在皮肉之下靠近筋骨之处，因此用轻指力按触不能察觉，用中等指力按触搏动也不明显，只有用重指力按到筋骨间才能感觉到脉搏明显的跳动。

3. 迟脉 脉来迟慢，一息不足四至（相当于每分钟脉搏在60次以下）。其脉象特征是脉管搏动的频率小于正常脉率。

4. 数脉 脉来急促，一息五至以上而不满七至（每分钟约在91~120次）。其脉象特征是脉率较正常为快，比疾脉慢。

5. 虚脉 三部脉举之无力，按之空豁，应指松软。亦是无力脉象的总称。其脉象特征是脉搏搏动力量软弱，寸、关、尺三部，浮、中、沉三候均无力。

6. 实脉 三部脉充实有力，其势来去皆盛。亦为有力脉象的总称。其脉象特征是脉搏搏动力量强，寸、关、尺三部，浮、中、沉三候均有力量，脉管宽大。

7. 洪脉 脉体宽大，充实有力，来盛去衰，状若波涛汹涌。其脉象特征主要表现在脉搏显现的部位、形态和气势三个方面。脉体宽大，搏动部位浅表，指下有力。

8. 细脉 脉细如线，但应指明显。其脉象特征是脉道狭小，指下寻之往来如线，但按之不绝，应指起落明显。

9. 滑脉 往来流利，应指圆滑，如盘走珠。其脉象特征是脉搏形态应指圆滑，如同圆珠流畅地由尺部向寸部滚动，浮、中、沉取皆可感觉到。

10. 涩脉 形细而行迟，往来艰涩不畅，脉势不匀。其脉象特征是脉形较细，脉势滞涩不畅，如"轻刀刮竹"；至数较缓而不匀，脉力大小亦不均，呈三五不调之状。

11. 弦脉 端直以长，如按琴弦。其脉象特征是脉形端直而似长，脉势较强，脉道较硬，切脉时有挺然指下、直起直落的感觉。

12. 紧脉 绷急弹指，状如牵绳转索。其脉象特征是脉势紧张有力，坚搏抗指，脉管的紧张度、力度均比弦脉高，其指感比弦脉更加绷急有力，且有旋转绞动或左右弹指的感觉，但脉体较弦脉柔软。

13. 缓脉
（1）平缓脉 脉来和缓，一息四至（每分钟60~70次），应指均匀，脉有胃气的一种表现，称为平缓脉，多见于正常人。
（2）病缓脉 脉来怠缓无力，弛纵不鼓的病脉。

14. 濡脉 浮细无力而软。其脉象特征是位浮、形细、势软。其脉管搏动的部位在浅层，形细而软，如絮浮水，轻取即得，重按不显。

15. 弱脉 沉细无力而软。其脉象特征是位沉、形细、势软。由于脉管细小不充盈，其搏动部位在皮肉之下靠近筋骨处，指下感到细而无力。

16. 微脉 极细极软，按之欲绝，若有若无。其脉象特征是脉形极细小，脉势极软弱，以致轻取不见，重按起落不明显，似有似无。

17. 结脉 脉来缓慢，时有中止，止无定数。其脉象特征是脉来迟缓，脉律不齐，有不规则的歇止。

18. 促脉 脉来数而时有一止，止无定数。其脉象特征是脉率较快且有不规则的歇止。

19. 代脉 脉来一止，止有定数，良久方还。其脉象特征是脉律不齐，表现为有规则的歇止，歇止的时间较长，脉势较软弱。

（二）常见脉象的脉象鉴别

1. 比类法鉴别

（1）归类 或称分纲，即将脉象进行归类、分纲，就能提纲挈领，执简驭繁。如浮脉类有浮、洪、濡，沉脉类有沉、弱，迟脉类有迟、缓、涩、结，数脉类有数、促，虚脉类有虚、细、微、代，实脉类有实、滑、弦、紧。

（2）辨异 在了解同类脉象相似特征的基础上，再将不同之处进行比较而予以区别，这就是脉象的辨异。

相似脉部位比较

脉位	脉名	特征
脉位表浅	浮脉	举之有余，重按稍减而不空，脉形不大不小
	濡脉	浮细无力而软
脉位在皮下深层	沉脉	轻取不应，重按始得
	弱脉	沉而细软无力

相似脉至数比较

至数	脉名	特征
脉率快于正常脉象	数脉	一息五至以上，不足七至（91~120次/分）
	促脉	脉率每息在五至以上，且有不规则的歇止
脉率慢于正常脉象	迟脉	一息不足四至
	缓脉	一息四至，脉来怠缓无力
	结脉	脉率不及四至，且有不规则的歇止

相似脉节律不整比较

节律不整	脉名	节律
有间歇的脉象	促脉	数而时止，止无定数
	结脉	缓而时止，止无定数
	代脉	脉来一止，止有定数，良久方还
无间歇的脉象	涩脉	脉律不齐，三五不调，往来艰涩，形态不匀
	微脉	极细极软，似有似无

相似脉脉宽比较

脉象宽细	脉名	脉宽
具有细的特征的脉象	细脉	脉细如线，应指显然
	濡脉	脉浮细而软，轻取即得
	弱脉	脉极沉细而软，重按乃得
	微脉	脉极细极软，似有若无
具有宽的特征的脉象	洪脉	脉体宽大，充实有力，来盛去衰
	实脉	三部脉充实有力，其势来去皆盛

相似脉脉紧张度比较

脉体紧张度	脉名	特征
脉体较硬	弦脉	脉长而坚硬，如按琴弦
	紧脉	紧张有力，如按绳索，在脉势绷急和脉形宽大两方面超过弦脉
脉体柔软	濡脉	浮细无力而软
	弱脉	沉细无力而软
	缓脉	脉来怠缓无力，弛纵不鼓

相似脉脉流利度比较

流利度	脉名	特征
脉来流利	数脉	频率快，一息五至以上而不满七至
	滑脉	往来流利圆滑，如珠走盘
脉来艰涩	涩脉	形细而行迟，往来艰涩不畅，脉势不匀，如轻刀刮竹

2. 对举法鉴别 对举法就是把两种相反的脉象对比而加以鉴别的方法。如分别进行浮与沉、迟与数、虚与实、滑与涩、洪与细、长与短、弦与紧、紧与缓、散与牢的鉴别比较。

◉ **要点二 常见脉象的临床意义**

1. 浮脉 一般见于表证，亦见于虚阳浮越证。

2. 沉脉 多见于里证。有力为里实；无力为里虚。亦可见于正常人。

3. 迟脉 多见于寒证，迟而有力为实寒；迟而无力为虚寒。亦见于邪热结聚之实热证。

4. 缓脉 多见于湿病，脾胃虚弱，亦可见于正常人。

5. 数脉 多见于热证，亦见于里虚证。

6. 虚脉 见于虚证，多为气血两虚。

7. 实脉 见于实证，亦见于常人。

8. 洪脉 多见于阳明气分热盛。

9. 细脉 多见于气血两虚、湿邪为病。

10. 濡脉 多见于虚证或湿困。

11. 弱脉 多见于阳气虚衰、气血俱虚。

12. 微脉 多见于气血大虚，阳气衰微。

13. 滑脉 多见于痰湿、食积和实热等病证。亦是青壮年的常脉，妇女的孕脉。

14. 涩脉 多见于气滞、血瘀和精伤、血少。

15. 弦脉 多见于肝胆病、疼痛、痰饮等，或为胃气衰败者。亦见于老年健康者。

16. 紧脉 见于实寒证、疼痛和食积等。

17. 结脉 多见于阴盛气结、寒痰血瘀，亦可见于气血虚衰。

18. 代脉 见于脏气衰微、疼痛、惊恐、跌仆损伤等病证。

19. 促脉 多见于阳盛实热、气血痰食停滞；亦见于脏气衰败。

（陆小左）

第七单元 按 诊

按诊是医生用手直接触摸或按压病人某些部位，以了解局部冷热、润燥、软硬、压痛、肿块或其他异常变化，从而推断疾病部位、性质和病情轻重等情况的一种诊断方法。

◉ **要点一 按诊的方法与注意事项**

（一）按诊的方法

主要有触、摸、按、叩四法。

1. 触法 医生将自然并拢的第二、三、四、五手指掌面或全手掌轻轻接触或轻柔地进行滑动触摸病人局部皮肤，以了解肌肤的凉热、润燥等情况，用于分辨病属外感还是内伤，是否汗出，以及阳气津血的盈亏。

2. 摸法 医生用指掌稍用力寻抚局部，如胸腹、腧穴、肿胀部位等，探明局部的感觉情况，如有无疼痛和肿物，肿胀部位的范围及肿胀程度等，以辨别病位及病性的虚实。

3. 按法 医生以重手按压或推寻局部，如胸腹部或某一肿胀或肿瘤部位，了解深部有无压痛或肿块，肿块的形态、大小，质地的软硬、光滑度，活动程度等，以辨脏腑虚实和邪气的痼结情况。

4. 叩法 医生用手叩击病人身体某部，使之震动产生叩击音、波动感或震动感，以此确定病变的性质和程度的一种检查方法。叩击法有直接叩击法和间接叩击法两种。

（1）直接叩击法　医生用中指指尖或并拢的二、三、四、五指的掌面轻轻地直接叩击或拍打按诊部位，通过听音响和叩击手指的感觉来判断病变部位的情况。

（2）间接叩击法　有拳掌叩击法和指指叩击法。

①拳掌叩击法：医生用左手掌平贴在病人的诊察部位，右手握成空拳叩击左手背，边叩边询问患者叩击部位的感觉，有无局部疼痛，医生根据病人感觉以及左手震动感，以推测病变部位、性质和程度。临床常用以诊察腹部和腰部疾病。

②指指叩击法：医生用左手中指第二指节紧贴病体需诊察的部位，其他手指稍微抬起，勿与体表接触，右手指自然弯曲，第二、四、五指微翘起，以中指指端叩击左手中指第二指节前端，叩击方向应与叩击部位垂直，叩时应用腕关节与掌指关节活动之力，指力要均匀适中，叩击动作要灵活、短促、富有弹性，叩击后右手中指应立即抬起，以免影响音响。此法病人可采取坐位或仰卧位，常用于对胸背腹及肋间的诊察，如两肋叩击音实而浊，多为悬饮之表现。

（二）按诊注意事项

1. 体位与手法的选择　按诊的体位及触、摸、按、叩四种手法的选择应具有针对性。临诊时，必须根据不同疾病要求的诊察目的和部位，选择适当的体位和方法。否则，将难以获得准确的诊断资料，亦即失去按诊的意义。

2. 医生举止　医生举止要稳重大方，态度要严肃认真，手法要轻巧柔和，避免突然暴力或冷手按诊，以免引起病人精神和肌肉紧张，以致不能配合，影响诊察的准确性。

3. 争取病人配合　注意争取病人的主动配合，使病人能准确地反映病位的感觉。如诊察病人肝、脾时，请病人作腹式呼吸运动，随着病人的深吸气，有节奏地进行按诊。同时亦可让病人由仰卧位改为侧卧位配合诊察。

4. 边检查边观察边询问　要边检查边注意观察病人的反应及表情变化，注意对侧部位以及健康部位与疾病部位的比较，以了解病痛所在的准确部位及程度。要边询问是否有压痛及疼痛程度，边通过谈话了解病情，以转移病人的注意力，减少病人因精神紧张而出现的假象反应，保证按诊检查结果的准确性。

● **要点二　按肌肤手足的内容及其临床意义**

（一）按肌肤

1. 诊寒热　按肌肤的寒热可了解人体阴阳的盛衰、表里虚实和邪气的性质。

（1）肌肤寒冷、体温偏低者为阳气衰少。

（2）肌肤冷而大汗淋漓、面色苍白、脉微欲绝者为亡阳之征象。

（3）肌肤灼热，体温升高者为阳气盛，多为实热证。

（4）若汗出如油，四肢肌肤尚温而脉躁疾无力者，为亡阴之征象。

（5）身灼热而肢厥为阳热内盛，格阴于外所致，属真热假寒证。

（6）外感病汗出热退身凉，为表邪已解。

（7）皮肤无汗而灼热者，为热甚。

（8）身热初按热甚，久按热反转轻者为热在表；久按其热反甚者为热在里。

（9）肌肤初扪之不觉很热，但扪之稍久即感灼手者，称身热不扬。常兼头身困重、脘痞、苔腻等症。主湿热蕴结证。

（10）局部病变通过按肌肤之寒热可辨证之阴阳。皮肤不热，红肿不明显者，多为阴证；皮肤灼热而红肿疼痛者，多为阳证。

2. 诊润燥滑涩　通过触摸患者皮肤的滑润和燥涩，可以了解汗出与否及气血津液的盈亏情况。

（1）皮肤干燥者，尚未出汗。

（2）干瘪者，为津液不足。

（3）湿润者，身已出汗；肌肤滑润者，为气血充盛。

（4）肌肤枯涩者，为气血不足。

(5) 新病皮肤多滑润而有光泽，为气血未伤之表现。

(6) 久病肌肤枯涩者，为气血两伤；肌肤甲错者，多为血虚失荣或瘀血所致。

3. 诊疼痛 通过触摸肌肤疼痛的程度，可以分辨疾病的虚实。

(1) 肌肤濡软，按之痛减者，为虚证。

(2) 硬痛拒按者，为实证。

(3) 轻按即痛者，病在表浅。

(4) 重按方痛者，病在深部。

4. 诊肿胀

(1) 按之凹陷，举手不能即起者，为水肿。

(2) 按之凹陷，举手即起者，为气肿。

5. 诊疮疡 触按疮疡局部的凉热、软硬，来判断证之阴阳寒热。

(1) 肿硬不热者，属寒证。

(2) 肿处灼手而压痛者，属热证。

(3) 根盘平塌漫肿者，属虚证。

(4) 根盘收束而隆起者，属实证。

(5) 患处坚硬多无脓；边硬顶软者已成脓。

6. 诊尺肤 即触摸从肘部内侧至掌后横纹处之间的皮肤。根据其缓急、滑涩、寒热的情况，来判断疾病的性质。

(1) 尺肤热甚，其脉象洪滑数盛者多为热证。

(2) 尺肤凉，而脉象细小者，多为泄泻、少气。

(3) 按尺肤窅而不起者，多为风水。

(4) 尺肤粗糙如枯鱼之鳞者，多为精血不足，或瘀血内阻，或脾阳虚衰、水饮不化之痰饮病。

（二）按手足

诊手足寒温，对判断阳气存亡，推测疾病预后，具有重要意义。

1. 阳虚之证，四肢犹温，为阳气尚存；若四肢厥冷，多病情深重。

2. 手足俱冷者，为阳虚寒盛，属寒证。

3. 手足俱热者，多为阳盛热炽，属热证。

4. 热证见手足热者，属顺候；热证反见手足逆冷者，属逆候。

5. 手足心与手足背比较，若手足背热甚者，多为外感发热；手足心热甚者，多为内伤发热。

6. 手心热与额上热比较，若额上热甚于手心热者为表热；手心热甚于额上热者为里热。

◉ **要点三　按腹部辨疼痛、痞满、积聚的要点**

（一）辨疼痛

1. 腹痛

(1) 腹痛喜按，按之痛减，腹壁柔软者，多为虚证，常见的有脾胃气虚等。

(2) 腹痛拒按，按之痛甚，并伴有腹部硬满者，多为实证，如饮食积滞、胃肠积热之阳明腑实、瘀血肿块等。

(3) 局部肿胀拒按者，多为内痈。

(4) 按之疼痛，固定不移，多为内有瘀血。

(5) 按之胀痛，病处按此联彼者，为病在气分，多为气滞气闭。

2. 腹部压痛

(1) 右季肋部压痛，见于肝、胆、右肾和降结肠的病变。

(2) 上腹部压痛，见于肝、胆、胃脘、胰和横结肠病变。

(3) 左季肋部压痛，见于脾、左肾、降结肠等病变。

(4) 脐部压痛，见于小肠、横结肠、输尿管病变。

(5) 下腹部压痛，常见于膀胱疾病、肠痈或女性生殖器官病变。

(6) 左少腹作痛，按之累累有硬块者，多为肠中有宿粪。

(7) 右少腹作痛而拒按，或出现"反跳痛"（按之局部有压痛，若突然移去手指，腹部疼痛加剧），或按之有包块应手者，常见于肠痈等病。

（二）辨痞满

1. 脘腹痞满 痞满是自觉心下或胃脘部痞塞不适和胀满的一种症状。

(1) 心下部按之较硬而疼痛者，多属实证，多因邪实积聚胃脘部。

(2) 按之濡软而无疼痛者，则属于虚证，多因胃腑虚弱所致。

2. 脘腹胀满

(1) 凡腹部按之手下饱满充实而有弹性、有压痛者，多为实满。

(2) 若腹部虽膨满，但按之手下虚软而缺乏弹性，无压痛者，多为虚满。

(3) 腹部高度胀大，如鼓之状者，称为鼓胀。

(4) 鼓胀中气鼓和水鼓的鉴别，可以通过以下方法：两手分置于腹部两侧对称位置，一手轻轻叩拍腹壁，另一手若有波动感，按之如囊裹水者为水鼓；一手轻轻叩拍腹壁，另一手无波动感，以手叩击如击鼓之膨膨然者为气鼓。

(5) 肥胖之人腹如鼓，按之柔软，无脐突、无病证表现者，不属病态。

(三) 辨积聚

1. 癥瘕积聚的鉴别

(1) 凡肿块推之不移，肿块痛有定处者，为癥积，病属血分。

(2) 肿块推之可移，或痛无定处，聚散不定者，为瘕聚，病属气分。

(3) 肿块大者为病深；形状不规则，表面不光滑者为病重。

(4) 坚硬如石者为恶候。

(5) 腹中结块，按之起伏聚散，往来不定，或按之形如条索状，久按转移不定，或按之手下如蚯蚓蠕动者，多为虫积。

(6) 小腹部触及肿物，若触之有弹性，不能被推移，呈横置的椭圆形或球形，按压时有压痛，有尿意，排空尿后肿物消失者，多因积尿所致。

(7) 排空尿后小腹肿物不消，若系妇女停经后者，多为怀孕而胀大的胞宫；否则可能是石瘕等胞宫或膀胱的肿瘤。

2. 辨妇女妊娠 妊娠3个月后，一般可以在其小腹部触及胀大的胞宫；妊娠5~6个月时，胞宫底约与脐平；妊娠7个月时，胞宫底在脐上3横指；妊娠9个月至足月时，胞宫底在剑突下二横指。

(1) 妊娠后腹形明显大于正常，皮肤光亮，按之胀满者，多为胎水肿满。

(2) 腹形明显小于正常，而胎儿尚存活者，多为胎萎不张。

(陆小左)

第八单元　八纲辨证

细目一　概　述

● **要点　八纲辨证的概念**

八纲：指表、里、寒、热、虚、实、阴、阳八个纲领。

根据病情资料，运用八纲进行分析综合，从而辨别疾病现阶段病变部位的浅深、病情性质的寒热、邪正斗争的盛衰和病证类别的阴阳，以作为辨证纲领的方法，称为八纲辨证。

细目二　表　里

● **要点一　表证与里证的概念**

表证指六淫、疫疠等邪气，经皮毛、口鼻侵入机体的初期阶段，正（卫）气抗邪于肌表浅层，以新起恶寒发热为主要表现的轻浅证候。

里证指病变部位在内，脏腑、气血、骨髓等受病所反映的证候。

● 要点二 表证与里证的临床表现、辨证要点

（一）表证的临床表现、辨证要点

表证常见临床表现有新起恶风寒，或恶寒发热，头身疼痛，喷嚏，鼻塞，流涕，咽喉痒痛，微有咳嗽、气喘，舌淡红，苔薄，脉浮。

表证是正气抗邪于外的表现，一般以新起恶寒，或恶寒发热并见，脉浮，内部脏腑的症状不明显为共同特征。多见于外感病初期，具有起病急、病位浅、病程短的特点。

（二）里证的临床表现、辨证要点

里证的范围极为广泛，其临床表现多种多样，概而言之，凡非表证（及半表半里证）的特定证候，一般都属里证的范畴，即所谓"非表即里"。其证候特征是无新起恶寒发热并见，以脏腑症状为主要表现。

里证可见于外感疾病的中、后期阶段，或为内伤疾病。不同的里证，可表现为不同的证候，故很难用几个症状全面概括，但其基本特征是一般病情较重，病位较深，病程较长。

● 要点三 表证与里证的鉴别要点

表证和里证的辨别，主要审察寒热症状，内脏证候是否突出，舌象、脉象等变化。《医学心悟·寒热虚实表里阴阳辨》说："一病之表里，全在发热与潮热，恶寒与恶热，头痛与腹痛，鼻塞与口燥，舌苔之有无，脉之浮沉以分之。假如发热恶寒，头痛鼻塞，舌上无苔（或作薄白），脉息浮，此表也；如潮热恶热，腹痛口燥，舌苔黄黑，脉息沉，此里也。"可作为辨别表里证的参考。

1. 外感病中，发热恶寒同时并见者属表证；但热不寒或但寒不热者属里证；寒热往来者属半表半里证。

2. 表证以头身疼痛，鼻塞或喷嚏等为常见症状，内脏证候不明显；里证以内脏证候如咳喘、心悸、腹痛、呕泻之类表现为主症，鼻塞、头身痛等非其常见症状；半表半里证则有胸胁苦满等特有表现。

3. 表证及半表半里证舌苔变化不明显，里证舌苔多有变化；表证多见浮脉，里证多见沉脉或其他多种脉象。

4. 此外，辨表里证尚应参考起病的缓急、病情的轻重、病程的长短等。

细目三 寒 热

● 要点一 寒证与热证的概念

寒证指感受寒邪，或阳虚阴盛，导致机体功能活动衰退所表现的具有冷、凉特点的证候。

热证指感受热邪，或脏腑阳气亢盛，或阴虚阳亢，导致机体机能活动亢进所表现的具有温、热特点的证候。

● 要点二 寒证与热证的临床表现、鉴别要点

（一）寒证与热证的临床表现

寒证常见的临床表现有恶寒，畏寒，冷痛，喜暖，口淡不渴，肢冷蜷卧，痰、涎、涕清稀，小便清长，大便稀溏，面色㿠白，舌淡，苔白而润，脉紧或迟等。

热证常见的临床表现有发热，恶热喜冷，口渴欲饮，面赤，烦躁不宁，痰、涕黄稠，小便短黄，大便干结，舌红，苔黄燥少津，脉数等。

（二）寒证与热证的鉴别要点

寒证与热证的鉴别，应对疾病的全部表现进行综合观察，尤其是恶寒发热、对寒热的喜恶、口渴与否、面色的赤白、四肢的温凉、二便、舌象、脉象等，是辨别寒证与热证的重要依据。《医学心悟·寒热虚实表里阴阳辨》说："一病之寒热，全在口渴与不渴，渴而消水与不消水，饮食喜热与喜冷，烦躁厥逆，溺之长短赤白，便之溏结，脉之迟数以分之。假如口渴而能消水，喜冷饮食，烦躁，溺短赤，便结，脉数，此热也；假如口不渴，或假渴而不能消水，喜饮热汤，手足厥冷，溺清长，便溏，脉迟，此寒也。"可作为辨别寒热证的参考。

鉴别要点如下表：

寒证与热证的鉴别

	寒证	热证
寒热喜恶	恶寒喜温	恶热喜凉
口渴	不渴	渴喜冷饮
面色	白	红
四肢	冷	热
大便	稀溏	秘结
小便	清长	短赤
舌象	舌淡苔白润	舌红苔黄
脉象	迟或紧	数

细目四　虚　实

● 要点一　虚证与实证的概念

虚证指人体阴阳、气血、津液、精髓等正气亏虚，而邪气不著，表现为不足、松弛、衰退特征的各种证候。

实证指人体感受外邪，或疾病过程中阴阳气血失调，体内病理产物蓄积，以邪气盛、正气不虚为基本病理，表现为有余、亢盛、停聚特征的各种证候。

● 要点二　虚证与实证的临床表现、鉴别要点

（一）虚证与实证的临床表现

一般久病、势缓者多为虚证，耗损过多者多虚证，体质素弱者多虚证。由于各种虚证的表现极不一致，各脏腑虚证的表现更是各不相同，所以很难用几个症状全面概括。

一般新起、暴病者多为实证，病情急剧者多实证，体质壮实者多实证。由于感受邪气的性质及致病特点的差异，以及病邪侵袭、停积部位的不同，实证的证候表现各不相同，所以很难以哪几个症状作为实证的代表。

（二）虚证与实证的鉴别要点

虚证与实证主要从病程、病势、体质及症状、舌脉等方面加以鉴别。鉴别要点如下表：

虚证与实证的鉴别

	虚证	实证
病程	长（久病）	短（新病）
体质	多虚弱	多壮实
精神	萎靡	兴奋
声息	声低息微	声高气粗
疼痛	喜按	拒按
胸腹胀满	按之不痛，胀满时减	按之疼痛，胀满不减
发热	五心烦热，午后微热	蒸蒸壮热
恶寒	畏寒，得衣近火则减	恶寒，添衣加被不减
舌象	质嫩，苔少或无苔	质老，苔厚腻
脉象	无力	有力

细目五 阴 阳

● 要点一 阴证与阳证的概念

凡见抑制、沉静、衰退、晦暗等表现的里证、寒证、虚证，以及症状表现于内的、向下的、不易发现的，或病邪性质为阴邪致病、病情变化较慢等，均属阴证范畴。

凡见兴奋、躁动、亢进、明亮等表现的表证、热证、实证，以及症状表现于外的、向上的、容易发现的，或病邪性质为阳邪致病、病情变化较快等，均属阳证范畴。

● 要点二 阴证与阳证的鉴别要点

阴证与阳证的鉴别，其要点可见于表里、寒热、虚实证候的鉴别之中，亦可从四诊角度进行对照鉴别。鉴别要点如下表：

阴证与阳证的鉴别

四诊	阴证	阳证
问	恶寒畏冷，喜温，食少乏味，不渴或喜热饮，小便清长或短少，大便溏泄气腥	身热，恶热，喜凉，恶食，心烦，口渴引饮，小便短赤涩痛，大便干硬，或秘结不通，或有奇臭
望	面色苍白或暗淡，身重蜷卧，倦怠无力，精神萎靡，舌淡胖嫩，舌苔润滑	面色潮红或通红，狂躁不安，口唇燥裂，舌红绛，苔黄燥或黑而生芒刺
闻	语声低微，静而少言，呼吸怯弱，气短	语声壮厉，烦而多言，呼吸气粗，喘促痰鸣
切	腹痛喜按，肢凉，脉沉、细、迟、无力等	腹痛拒按，肌肤灼热，脉浮、洪、数、大、滑、有力等

● 要点三 阳虚证、阴虚证的临床表现

（一）阳虚证的临床表现

阳虚证的特征性表现有：畏冷，肢凉，口淡不渴，或喜热饮，或自汗，小便清长或尿少不利，大便稀薄，面色㿠白，舌淡胖，苔白滑，脉沉迟（或为细数）无力。可兼有神疲、乏力、气短等气虚的表现。

本证多因久病损伤，阳气亏虚，或气虚进一步发展；久居寒凉之处，或过服寒凉清苦之品，阳气逐渐耗伤；年高而命门之火渐衰所致。

由于阳气亏虚，机体失却温煦，不能抵御阴寒之气，而寒从内生，故见畏冷肢凉等一派虚寒的证候；阳气不能蒸腾、气化水液，则见便溏、尿清或尿少不利、舌淡胖等症；阳虚水湿不化，则口淡不渴，阳虚不能温化和蒸腾津液上承，则可见渴喜热饮。

阳虚可见于许多脏器组织的病变，临床常见者有心阳虚证、脾阳虚证、胃阳虚证、肾阳虚证、胞宫（精室）虚寒证，以及虚阳浮越证等，并表现有各自脏器的证候特征。

阳虚证易与气虚同存，即阳气亏虚证；阳虚则寒，必有寒象并易感寒邪；阳虚可发展演变成阴虚（即阴阳两虚）和亡阳；阳虚可导致气滞、血瘀、水泛，产生痰饮等病理变化。

（二）阴虚证的临床表现

阴虚证的特征性表现有：形体消瘦，口燥咽干，两颧潮红，五心烦热，潮热，盗汗，小便短黄，大便干结，舌红少津或少苔，脉细数等。

本证多因热病之后，或杂病日久，伤耗阴液；情志过极，火邪内生，久而伤及阴精；房事不节，耗伤阴精；过服温燥之品，使阴液暗耗所致。

阴液亏少，则机体失却濡润滋养，同时由于阴不制阳，则阳热之气相对偏旺而生内热，故表现为一派虚热、干燥不润、虚火内扰的证候。

阴虚证可见于多个脏器组织的病变，常见肺阴虚证、心阴虚证、胃阴虚证、肝阴虚证、肾阴虚证等，并表现出各自脏器的证候特征。

阴虚可与气虚、血虚、阳虚、阳亢、精亏、津液亏虚以及燥邪等证候同时存在，或互为因果，而表现为气阴亏虚证、阴血亏虚证、阴阳两虚证、阴虚阳亢证、阴精亏虚证、阴津（液）亏虚证、阴虚燥热证等。阴虚可发展成阳虚、亡阴，阴虚可导致动风、气滞、血瘀、水停等病理变化。

● 要点四　亡阳证、亡阴证的临床表现与鉴别要点

(一) 亡阳证的临床表现

冷汗淋漓、汗质稀淡，神情淡漠，肌肤不温，手足厥冷，呼吸气弱，面色苍白，舌淡而润，脉微欲绝等。

亡阳一般是在阳气由虚而衰的基础上的进一步发展，但亦可因阴寒之邪极盛而致阳气暴伤，或因大汗、失精、大失血等阴血消亡而阳随阴脱，或因剧毒刺激、严重外伤、瘀痰阻塞心窍等而使阳气暴脱所致。

由于阳气极度衰微而欲脱，失却温煦、固摄、推动之能，故见冷汗、肢厥、面色苍白、神情淡漠、气息微弱、脉微等垂危病状。

(二) 亡阴证的临床表现

汗热味咸而黏、如珠如油，身灼肢温，虚烦躁扰，恶热，口渴饮冷，皮肤皱瘪，小便极少，面赤颧红，呼吸急促，唇舌干燥，脉细数疾等。

亡阴可以是在病久而阴液亏虚基础上的进一步发展，也可因壮热不退、大吐大泻、大汗不止、大量出血、严重烧伤致阴液暴失而成。

由于阴液欲绝，阴不能制阳，故见脉细数疾，身灼烦渴，面赤唇焦，呼吸急促等阴竭阳盛的证候，阳热逼迫欲绝之阴津外泄，故见汗出如油。

(三) 亡阳证、亡阴证的鉴别要点

亡阳与亡阴证均在疾病的危重阶段，突然大汗淋漓，必须及时、准确地辨识。根据汗质的稀冷如水或黏热如油，结合病情，身凉或身灼、四肢厥逆或温和、面白或面赤、脉微或数疾等，一般不难辨别。亡阳与亡阴鉴别见下表：

亡阳证与亡阴证的鉴别

证名	汗出	寒热	四肢	面色	气息	口渴	舌象	脉象
亡阳	汗冷清稀	身冷畏寒	厥冷	苍白	微弱	不渴或渴喜热饮	苔白润	脉微欲绝
亡阴	汗热黏稠	身热恶热	温暖	面赤颧红	息粗	渴喜冷饮	舌红干	脉细数疾而无力

细目六　八纲证候间的关系

八纲证候间的关系，主要可归纳为证候相兼、证候错杂、证候转化、证候真假四个方面。

● 要点一　证候相兼、错杂与转化（寒证转化为热证、热证转化为寒证、实证转虚）的概念

(一) 证候相兼的概念

广义的证候相兼，指各种证候的相兼存在。本处所指为狭义的证候相兼，即在疾病某一阶段，其病位无论是在表、在里，但病情性质上没有寒与热、虚与实等相反的证候存在。

临床常见的八纲相兼证候有表实寒证、表实热证、里实寒证、里实热证、里虚寒证、里虚热证等，其临床表现一般是有关纲领证候的相加。如恶寒重发热轻，头身疼痛，无汗，脉浮紧等，为表实寒证；五心烦热，盗汗，口咽干燥，颧红，舌红少津，脉细数等，为里虚热证。

所谓表虚，主要是指卫表（阳）不固证（偏于虚寒），然而以往常将表证有汗出者，称之为"表虚"，表证无汗者，称之为"表实"，其实表证的有无汗出，只是在外邪的作用下，毛窍的闭与未闭，是邪正相争的不同反应，毛窍未闭、肌表疏松而有汗出，不等于疾病的本质属虚。

(二) 证候错杂的概念

证候错杂指疾病某一阶段，不仅表现为病位的表里同时受病，而且呈现寒、热、虚、实性质相反的证候。

八纲中表里寒热虚实的错杂关系，可以表现为表里同病、寒热错杂、虚实夹杂，临床辨证应对其进行综合分析。证候间的错杂关系有四种情况：第一类是表里同病而寒热虚实性质并无矛盾，如表里实寒证；第二类是表里同病，寒热性

质相同,但虚实性质相反的证候,如表实寒里虚寒证;第三类是表里同病,虚实性质相同,但寒热性质相反的证候,如表实寒里实热证,即"寒包火"证;第四类是表里同病,而寒与热、虚与实的性质均相反的证候,临床上除可有表实寒里虚热证外,其余组合则极少见到。

(三) 证候转化的概念

证候转化指疾病在其发展变化过程中,其病位、病性,或邪正盛衰的状态发生变化,由一种证候转化为对立的另一种证候。证候的转化包括表里出入、寒热转化、虚实转化。

1. 表里出入 表里出入是指病情表与里的相互转化,或病情由表入里而转化为里证,或病邪由里出表而有出路。一般而言,这种病位上的变化,由表入里多提示病情转重,由里出表多预示病情减轻。掌握病势的表里出入变化,对于预测疾病的发展与转归,及时改变治法,及时截断、扭转病势,或因势利导,均具有重要意义。

(1) 由表入里 指证候由表证转化为里证,即表证入里。表明病情由浅入深,病势发展。

(2) 由里出表 指在里的病邪有向外透达所表现的证候。表明邪有出路,病情有向愈的趋势。

2. 寒热转化 指疾病的寒热性质发生相反的转变。寒证化热示阳气旺盛,热证转寒示阳气衰惫。

(1) 寒证化热 指原为寒证,后出现热证,而寒证随之消失。

寒证化热常见于外感寒邪未及时发散,而机体阳气偏盛,阳热内郁到一定程度,寒邪化热,形成热证;或是寒湿之邪郁遏,而机体阳气不衰,由寒而化热;或因使用温燥之品太过,亦可使寒证转化为热证。如寒湿痹病,初为关节冷痛、重着、麻木,病程日久,或过服温燥药物,而变成患处红肿灼痛;哮病因寒引发,痰白稀薄,久之见舌红苔黄,痰黄而稠;痰湿凝聚的阴疽冷疮,其形漫肿无头、皮色不变,以后转为红肿热痛而成脓等,均属寒证转化为热证。

(2) 热证转寒 指原为热证,后出现寒证,而热证随之消失。

常见于邪热毒气严重的情况之下,或因失治、误治,以致邪气过盛,耗伤正气,正不胜邪,机能衰败,阳气耗散,故而转为虚寒证,甚至出现亡阳的证候。如疫毒痢初期,高热烦渴,舌红脉数,泻利不止,若急骤出现四肢厥冷、面色苍白、脉微,或病程日久,而表现出畏冷肢凉、面白舌淡,皆是由热证转化为寒证。

3. 虚实转化 指疾病的虚实性质发生相反的转变。提示邪与正之间的盛衰关系出现了本质性变化。实证转虚为疾病的一般规律;虚证转实常常是证候的虚实夹杂。所谓实证转虚,指原先表现为实证,后来表现为虚证。提示病情发展。

邪正斗争的趋势,或是正气胜邪而向愈,或是正不胜邪而迁延。故病情日久,或失治误治,正气伤而不足以御邪,皆可形成实证转化为虚证。如本为咳嗽吐痰、息粗而喘、苔腻脉滑,久之见气短而喘、声低懒言、面白、舌淡、脉弱;或初期见高热、口渴、汗多、脉洪数,后期见神疲嗜睡、食少、咽干、舌嫩红无苔、脉细数等,均是邪虽去而正已伤,由实证转化为虚证。

● 要点二 证候真假(寒热真假、虚实真假)的鉴别要点

某些疾病在病情的危重阶段,可以出现一些与疾病本质相反的"假象",掩盖着病情的真象。所谓"真",是指与疾病内在本质相符的证候;所谓"假",是指疾病表现出某些不符合常规认识的假象,即与病理本质所反映的常规证候不相应的某些表现。证候真假的内容主要包括寒热真假与虚实真假。其鉴别主要指真寒假热与真热假寒的鉴别以及真虚假实与真实假虚的鉴别。

(一) 寒热真假的概念

当病情发展到寒极或热极的时候,有时会出现一些与其寒、热本质相反的"假象"症状或体征,即所谓真热假寒、真寒假热。

1. 真热假寒 指内有真热而外见某些假寒的"热极似寒"证候。其临床表现有四肢凉甚至厥

冷，神识昏沉，面色紫暗，脉沉迟。身热，胸腹灼热，口鼻气灼，口臭息粗，口渴引饮，小便短黄，舌红苔黄而干，脉有力。

由于邪热内盛，阳气郁闭于内而不能布达于外，故可表现出四肢凉甚至厥冷、脉沉迟等类似阴证的假寒现象；邪热内闭，气血不畅，故见神识昏沉、面色紫暗；热邪内蕴，伤津耗液，故见身热、胸腹灼热、口鼻气灼、口臭息粗、口渴引饮、小便短黄、舌红苔黄而干、脉有力等实热证的表现。

真热假寒证常有热深厥亦深的特点，故可称作热极肢厥证，古代亦有称阳盛格阴证者。

2. 真寒假热 指内有真寒而外见某些假热的"寒极似热"证候。其临床表现有自觉发热，欲脱衣揭被，触之胸腹无灼热、下肢厥冷；面色浮红如妆，非满面通红；神志躁扰不宁，疲乏无力；口渴但不欲饮；咽痛而不红肿；脉浮大或数，按之无力；便秘而便质不燥，或下利清谷；小便清长（或尿少浮肿），舌淡，苔白。

由于阳气虚衰，阴寒内盛，逼迫虚阳浮游于上、格越于外，故可表现为自觉发热，欲脱衣揭被，面色浮红如妆，躁扰不宁，口渴咽痛，脉浮大或数等颇似阳热证的表现。但因其本质为阳气虚衰，肢体失其温煦，水液不得输布、气化，故触之胸腹必然无灼热，且下肢厥冷，口渴而不欲饮，咽部不红肿，面色亦不会满面通红，并见疲乏无力，小便清长，或尿少而浮肿，便质不燥，甚至下利清谷，脉按之无力，舌淡，苔白等里虚寒的证候，故可知其所现"热"症为假象。

真寒假热实际是阳虚阴盛而阳气浮越，故又称虚阳浮越证，古代亦有称阴盛格阳证、戴阳证者。

（二）寒热真假的鉴别要点

辨别寒热证候的真假，应以表现于内部、中心的症状为准、为真，肢末、外部的症状是现象，可能为假象，故胸腹的冷热是辨别寒热真假的关键，胸腹灼热者为热证，胸腹部冷而不灼热者为寒证。

对于寒热真假的辨别，《温疫论·论阳证似阴》指出："捷要辨法，凡阳证似阴，外寒而内必热，故小便血赤；凡阴证似阳者，格阳之证也，上（外）热下（内）寒，故小便清白。但以小便赤白为据，以此推之，万不失一。"确为经验之谈。

（三）虚实真假的概念

虚证与实证，都有真假疑似的情况。《内经知要》所谓"至虚有盛候""大实有羸状"，就是指证候的虚实真假。

1. 真实假虚 指本质为实证，反见某些虚羸现象的证候。其临床表现可有神情默默，倦怠懒言，身体羸瘦，脉象沉细等表现。但虽默默不语却语时声高气粗；虽倦怠乏力却动之觉舒；肢体羸瘦而腹部硬满拒按；脉沉细而按之有力。

由于热结肠胃、痰食壅积、湿热内蕴、瘀血停蓄等，邪气大积大聚，以致经脉阻滞，气血不能畅达，因而表现出神情默默、倦怠懒言、身体羸瘦、脉象沉细等类似虚证的假象。但病变的本质属实，故虽默默不语却语时声高气粗，虽倦怠乏力却动之觉舒，虽肢体羸瘦而腹部硬满拒按，脉虽沉细却按之有力。因此《顾氏医镜》云："聚积在中，按之则痛，色红气粗，脉来有力，实也；甚则默默不欲语，肢体不欲动，或眩晕昏花，或泄泻不实，是大实有羸状。"

2. 真虚假实 指本质为虚证，反见某些盛实现象的证候。其临床表现可有腹部胀满，呼吸喘促，或二便闭涩，脉数等表现。但腹虽胀满而有时缓解，或触之腹内无肿块而喜按；虽喘促但气短息弱；虽大便闭塞而腹部不甚硬满；虽小便不利但无舌红口渴等症。并有神疲乏力，面色萎黄或淡白，脉虚弱，舌淡胖嫩等症。

多为脏腑虚衰，气血不足，运化无力，气机不畅，故可出现腹部胀满、呼吸喘促、二便闭塞等类似实证的假象。但其本质属虚，故腹部胀满而有时缓解，或内无肿块而喜按，可知并非实邪内积，而是脾虚不运所致；喘促而气短息弱，可知并非邪气壅滞、肺失宣降，而是肺肾气虚、摄纳无权之故；大便闭塞而腹部不甚硬满，系阳气失其温运之能而腑气不行的表现；阳气亏虚而不能气化水液，或肾关开合不利，可表现为小便不通；神疲乏力，面色萎黄或淡白，脉虚弱，舌淡胖嫩，更是正气亏虚的本质表现。因此《顾氏医镜》云："心下痞痛，按之则止，色悴声短，脉来无力，虚也；甚则胀极而不得食，气不舒，便不利，是至虚有盛候。"

（四）虚实真假的鉴别要点

虚实真假的辨别，关键在于脉象的有力无力、有神无神，其中尤以沉取之象为真谛；其次是舌质的嫩胖与苍老，言语呼吸的高亢粗壮与低怯微弱；病人体质状况、病之新久、治疗经过等，也是辨析的依据。

（陈家旭）

第九单元　气血津液辨证

细目一　气病辨证

● 要点一　气虚证的临床表现、辨证要点

指元气不足，气的推动、固摄、防御、气化等功能减退，或脏器组织的机能减退，以气短、乏力、神疲、脉虚等为主要表现的虚弱证候。

（一）临床表现

气短声低，少气懒言，精神疲惫，体倦乏力，脉虚，舌质淡嫩，或有头晕目眩，自汗，动则诸症加重。

（二）证候分析

气虚证所反映的是机体气生成不足，消耗太过的状态，其原因主要有：久病、重病、劳累过度等，使元气耗伤太过；先天不足，后天失养，致元气生成匮乏；年老体弱，脏腑机能减退而元气自衰。由于元气不足，脏腑机能衰退，故出现气短、声低、懒言、神疲、乏力；气虚而不能推动营血上荣，则头晕目眩，舌淡嫩；卫气虚弱，不能固护肌表，故为自汗；"劳则气耗"，故活动劳累则诸症加重；气虚鼓动血行之力不足，故脉象虚弱。气虚证临床常见于心、肺、脾、肾、胃等脏腑疾病，此时除见气虚证一般表现外，还有各脏腑气虚的特定表现。

（三）辨证要点

病体虚弱，以神疲、乏力、气短、脉虚为主要表现。

● 要点二　气陷证的临床表现、辨证要点

气陷证是指气虚无力升举，清阳之气下陷，以自觉气坠，或脏器下垂为主要表现的虚弱证候。

（一）临床表现

头晕眼花，气短疲乏，脘腹坠胀感，大便稀溏，形体消瘦，或见内脏下垂、脱肛、阴挺等。

（二）证候分析

气陷多是气虚的发展，或为气虚的一种特殊表现形式，一般指脾（中）气的下陷。清阳之气不升，则自觉气短、气坠，头晕眼花；气陷而机体失却营精的充养，则见神疲乏力，形体消瘦；脾失健运，水谷精微下趋，则见大便稀溏；气陷无力升举，不能维持脏器正常位置，故觉脘腹坠胀，甚至出现内脏下垂。

（三）辨证要点

体弱而瘦，以气短、气坠、脏器下垂为主要表现。

● 要点三　气不固证的临床表现、辨证要点

气不固证是指气虚失其固摄之能，以自汗，或大便、小便、经血、精液、胎元等不固为主要表现的虚弱证候。

（一）临床表现

气短，疲乏，面白，舌淡，脉虚无力；或见

自汗不止；或为流涎不止；或见遗尿，余溺不尽，小便失禁；或为大便滑脱失禁；或妇女出现崩漏，或为滑胎、小产；或见男子遗精、滑精、早泄等。

（二）证候分析

本证因气虚固摄失职所致。气不固，包括不能固摄津液、血液、小便、大便、精液、胎元等。其辨证有气虚证的一般证候表现，并有各自"不固"的证候特点。气不摄血则可导致妇女崩漏及各种慢性出血；气不摄津则可表现为自汗，流涎；气虚不能固摄二便，可表现为遗尿、余溺不尽、小便失禁，或大便滑脱失禁；气不摄精则见遗精、滑精、早泄；气虚胎元不固，可导致滑胎、小产。

（三）辨证要点

病体虚弱，以疲乏、气短、脉虚及自汗或二便、经、精等的不固为主要表现。

● **要点四　气滞证的临床表现、辨证要点**

气滞证是指人体某一部分或某一脏腑、经络的气机阻滞，运行不畅，以胀闷疼痛为主要表现的证候。

（一）临床表现

胸胁、脘腹等处或损伤部位的胀闷或疼痛，疼痛性质可为胀痛、窜通、攻痛，症状时轻时重，部位不固定，按之一般无形，通常随嗳气、肠鸣、矢气等而减轻，或症状随情绪变化而增减，脉象多弦，舌象可无明显变化。

（二）证候分析

引起气滞证的原因，主要有三方面：一是情志不舒，忧郁悲伤，思虑过度，而致气机郁滞；二是痰饮、瘀血、宿食、蛔虫、砂石等病理物质的阻塞，或阴寒凝滞，湿邪阻碍，外伤络阻等，都能导致气机郁滞；三是脏气虚弱，运行乏力而气机阻滞。

气机阻滞的主要机理是气的运行发生障碍，气机不畅则痞胀，障碍不通则疼痛，气得运行则症减，故气滞以胀闷疼痛为主要临床表现。

（三）辨证要点

以胸胁脘腹或损伤部位的胀闷、胀痛、窜痛为主要表现。

● **要点五　气逆证的临床表现、辨证要点**

气逆证是指气机失调，气上冲逆，以咳嗽喘促、呃逆、呕吐等为主要表现的证候。

（一）临床表现

咳嗽频作，呼吸喘促；呃逆、嗳气不止，或呕吐、呕血；头痛、眩晕，甚至昏厥、咯血等。

（二）证候分析

气逆一般是在气滞基础上的一种表现形式。表现为气机的当降不降而反上升，或升发太过。主要是指肺胃之气不降而上逆，或肝气升发太过而上逆。导致气逆的原因，可有外邪侵袭、痰饮瘀血内停、寒热刺激、情志过激等。

（三）辨证要点

以咳喘或呕吐、呃逆等为突出表现。

细目二　血病辨证

● **要点一　血虚证的临床表现、辨证要点**

血虚证是指血液亏虚，不能濡养脏腑、经络、组织，以面、睑、唇、舌色白，脉细为主要表现的虚弱证候。

（一）临床表现

面色淡白或萎黄，眼睑、口唇、舌质、爪甲的颜色淡白，头晕，或见眼花、两目干涩，心悸，多梦，健忘，神疲，手足发麻，或妇女月经量少、色淡、延期甚或经闭，脉细无力等。

（二）证候分析

本证多因血液耗损过多或生化不足所致。可因先天禀赋不足，或因脾胃、肾脏病变，生化乏源；或因各种急慢性出血，或因思虑劳神过度，暗耗阴血；或因虫积肠道，耗吸营养等导致。

血液亏虚，脉络空虚，形体组织缺乏濡养荣润，则见颜面、眼睑、口唇、舌质、爪甲的颜色淡白，脉细无力；血虚而脏器、组织得不到足够的营养，则见头晕眼花，两目干涩，心悸，手足发麻，妇女月经量少、色淡；血虚失养而心神不宁，故症见多梦，健忘，神疲等。

（三）辨证要点

病体虚弱，以面、睑、唇、舌、爪甲的颜色淡白、脉细为主要表现。

● 要点二　血瘀证的临床表现、辨证要点

血瘀证是指瘀血内阻，血行不畅，以固定刺痛、肿块、出血、瘀血色脉征为主要表现的证候。

（一）临床表现

疼痛特点为刺痛、痛久拒按、固定不移、常在夜间痛甚；肿块的性状是在体表者包块色青紫，腹内者触及质硬而推之不移；出血的特征是出血反复不止，色紫暗或夹血块，或大便色黑如柏油状，或妇女血崩、漏血；瘀血色脉征主要有面色黧黑，或唇甲青紫，或皮下紫斑，或肌肤甲错，或腹露青筋，或皮肤出现丝状红缕，或舌有紫色斑点、舌下络脉曲张，脉多细涩或结、代、无脉等。

（二）证候分析

本证多因气滞而血行不畅，或阳气亏虚，运血无力，或血寒、血热，或外伤出血等引起；也可因湿热、痰浊、砂石阻遏，使血行不畅，脉络阻滞不通所致。

血瘀证的机理主要为瘀血内积，气血运行受阻，不通则痛，故有刺痛、固定、拒按等特点；夜间阳气内藏，阴气用事，血行较缓，瘀滞益甚，故夜间痛增；血液瘀积不散而凝结成块，则见肿块紫暗、出血紫暗成块；血不循经而溢出脉外，则见各种出血；血行障碍，气血不能濡养肌肤，则见皮肤干涩、肌肤甲错；血行瘀滞，则血色变紫变黑，故见面色黧黑、唇甲青紫；脉络瘀阻，则见络脉显露、丝状红缕，舌现斑点，脉涩等症。

瘀血可阻滞于各种脏器、组织，而有不同的血瘀证名，如心脉瘀阻证、瘀阻脑络证、胃肠血瘀证、肝经血瘀证、瘀阻胞宫证、瘀滞胸膈证、下焦瘀血证、瘀滞肌肤证、瘀滞脉络证等，并表现出各自脏器、组织的证候特点。

（三）辨证要点

以固定刺痛、肿块、出血、瘀血色脉征为主要表现。

● 要点三　血热证的临床表现、辨证要点

血热证是指火热内炽，侵迫血分，以身热口渴、斑疹吐衄、烦躁谵语、舌绛、脉数等为主要表现的实热证候。即血分的热证。

（一）临床表现

身热夜甚，或潮热，口渴，面赤，心烦，失眠，躁扰不宁，甚或狂乱、神昏谵语，或见各种出血色深红，或斑疹显露，或为疮痈，舌绛，脉数疾等。

（二）证候分析

本证多因外感温热之邪，或情志过极、气郁化火，或过食辛辣燥热之品，导致火热内炽所致。

热在血分，血行加速，脉道扩张，则见面红目赤，舌绛，脉数疾；血热迫血妄行，可见各种出血；血热内扰心神，则见心烦，失眠，躁扰不宁，甚则狂乱、神昏谵语；热邪内犯营血，灼肉腐血，可为疮痈脓疡；身热夜甚，口渴，为热邪升腾，耗伤津液之象。

血热证常见于外感温热病中，即卫气营血辨证中的血分证；又可见于外科疮疡病、妇科月经病、其他杂病之中。

（三）辨证要点

以身热口渴、斑疹吐衄、烦躁谵语、舌绛、脉数等为主要表现。

● 要点四　血寒证的临床表现、辨证要点

血寒证是指寒邪客于血脉，凝滞气机，血行不畅，以患处冷痛拘急、畏寒、唇舌青紫，妇女月经愆期、经色紫暗夹块等为主要表现的实寒证候。即血分的寒证。

（一）临床表现

畏寒，手足或少腹等患处冷痛拘急，得温痛减，肤色紫暗发凉，或为痛经、月经愆期、经色紫暗、夹有血块，唇舌青紫，苔白滑，脉沉迟弦涩等。

（二）证候分析

血寒证主要因寒邪侵犯血脉，或阴寒内盛，凝滞脉络而成。

寒凝脉络，气血运行不畅，阳气不得流通，组织失于温养，故常表现为患处的寒冷、疼痛，寒性凝滞收引，故其痛具有拘急冷痛、得温痛减的特点。肤色紫暗，月经愆期、经色紫暗、夹有血块，唇舌青紫，脉沉迟弦涩等，均为血行不畅之瘀血征象。

血寒证属实寒证的范畴，寒滞肝脉证、寒凝胞宫证、寒凝脉络证等，均属于血寒证。

（三）辨证要点

以患处冷痛拘急、畏寒、唇舌青紫，妇女月经愆期、经色紫暗夹块等为主要表现。

细目三　气血同病辨证

● **要点　气滞血瘀、气虚血瘀、气血两虚、气不摄血、气随血脱证的临床表现、辨证要点**

气病或血病发展到一定的程度，往往影响到另一方的生理功能而发生病变，从而表现为气血同病的证候。

临床常见的气血同病证候，有气滞血瘀证、气虚血瘀证、气血两虚证、气不摄血证和气随血脱证等。各证的临床表现，一般是两个基本证候的相合而同时存在。

（一）气滞血瘀证的临床表现、辨证要点

气滞血瘀证是指气机郁滞，导致血行瘀阻所产生的证候。

临床表现：胸胁胀满疼痛，乳房胀痛，情志抑郁或易怒，兼见痞块刺痛、拒按，妇女痛经，经血紫暗有块，或闭经，舌紫暗或有瘀点瘀斑，脉弦涩。

证候分析：气机郁滞日久，血行瘀阻不畅，故见气滞及血瘀证表现。本证以情志不舒，同时伴有胸胁胀满疼痛、刺痛，女子月经不调为诊断要点。肝主疏泄而藏血，具有条达气机，调节情志的功能，情志不遂或外邪侵袭肝脉则肝气郁滞，疏泄失职，故情绪抑郁或急躁易怒，胸胁胀满疼痛，乳房胀痛；气为血帅，肝郁气滞，日久不解，必致瘀血内停，故渐成胁下痞块，刺痛拒按；肝主藏血，为妇女经血之源，肝血瘀滞，瘀血停滞，积于血海，阻碍经血下行，经血不畅则致经闭、痛经。舌质紫暗或有瘀斑，脉弦涩，均为瘀血内停之症。

辨证要点：临床以身体局部胀闷走窜疼痛，甚或刺痛，疼痛固定、拒按；或有肿块坚硬，局部青紫肿胀；或有情志抑郁，性急易怒；或有面色紫暗，皮肤青筋暴露；妇女可见经闭或痛经，经色紫暗或夹血块，或乳房胀痛；舌质紫暗或有斑点，脉弦涩等为辨证依据。

（二）气虚血瘀证的临床表现、辨证要点

气滞血瘀证是指气虚运血无力，导致血液瘀滞于体内所产生的证候。属本虚标实证。

临床表现：面色淡白，神疲乏力，气短懒言，食少纳呆；面色晦滞，局部青紫、肿胀、刺痛不移而拒按，或肢体瘫痪、麻木，或可触及肿块，舌淡紫或有瘀点瘀斑，脉细涩。

证候分析：气为血之帅，气虚则推动血行无力，导致血液瘀滞难行，形成气虚血瘀证，故见气虚和血瘀表现。气虚血瘀证虚中夹实，以气虚和血瘀的证候表现为辨证要点。面色淡白，身倦乏力，气短懒言，食少纳呆为气虚之证；气虚运血无力，血行缓慢，终致瘀阻络脉，故面色晦滞，局部青紫、肿胀；血行瘀阻，不通则痛，故疼痛如刺，拒按不移，瘀阻脑络则肢体瘫痪、麻木，结成癥瘕积聚时可触及肿块。气虚舌淡，血瘀舌紫暗，气虚血少则脉细，涩脉主瘀，是为气虚血瘀证的常见舌脉。

辨证要点：临床以面色淡白无华或面色紫暗，倦怠乏力，少气懒言，局部疼痛如刺，痛处固定不移、拒按，舌淡紫，或有斑点，脉涩等为辨证依据。

（三）气血两虚证的临床表现、辨证要点

气血两虚证是指气虚证和血虚证同时存在所表现的证候。

临床表现：头晕目眩，少气懒言，神疲乏力，自汗，面色淡白或萎黄，唇甲淡白，心悸失眠，形体消瘦，舌淡而嫩，脉细弱。

证候分析：本证多由久病不愈，气虚不能生血，或血虚无以化气所致。气血互根、互化，血虚则脏腑组织失养，气虚则机能活动减退，故见气血亏虚表现。气血两虚证，以气虚与血虚的证候共见为辨证要点。少气懒言，乏力自汗，为脾肺气虚之象；心悸失眠，为血不养心所致；血不能充盈脉络，见唇甲淡白，脉细弱；气血两虚不得上荣于面、舌，则见面色淡白或萎黄，舌淡嫩；不得外养肌肉则致形体瘦弱。

辨证要点：以少气懒言，神疲乏力，自汗；面色淡白无华或萎黄，口唇、爪甲颜色淡白，或见心悸失眠，头晕目眩，形体消瘦，手足发麻；舌质淡白，脉细无力等为辨证依据。

（四）气不摄血证的临床表现、辨证要点

气不摄血证是指气虚摄血无力，导致血溢脉外所产生的证候。

临床表现：吐血、便血、崩漏、皮下瘀斑、鼻衄，神疲乏力，气短懒言，面色淡白，舌淡，脉弱。

证候分析：气为血之帅，统摄血液运行。气虚则统血无权，血不归经而外溢，故见气虚及各种出血表现。气不摄血证，以出血和气虚证共见为辨证要点。血液能循行脉内而不溢于脉外，全赖气的统摄作用，如气虚统摄无权，血即离经而外溢，溢于胃肠，便为吐血、便血；溢于肌肤，则见皮下瘀斑；脾虚统摄无权，冲任不固，渐成月经过多或崩漏；气虚则气短，倦怠乏力；血虚则面白无华；舌淡，脉细弱，皆为气血不足之征。

辨证要点：临床以衄血、便血、尿血、崩漏、皮下青紫色斑块等各种慢性出血，并见面色淡白无华，神疲乏力，少气懒言，心慌心悸，食少，舌淡白，脉弱等为辨证依据。

（五）气随血脱证的临床表现、辨证要点

气随血脱证是指由于大失血，导致元气外脱所产生的危重证候。

临床表现：大出血时，突然面色苍白，大汗淋漓，四肢厥冷，呼吸微弱，甚至晕厥，舌淡，脉微欲绝或见芤脉。

证候分析：血为气之母，血脱则气无所依附，元气随血外脱，导致温运、推动、固摄等功能失职。本证以大出血时突然出现气脱之证为审证要点。由于气血相互依存，当血液大量亡失之时，则气无所依，乃随之外脱。气脱阳亡，不能上荣于面，故面色苍白；不能温煦四末，故手足厥冷；不能温固肌表，故见大汗淋漓；神随气散，神无所主，故昏厥。舌淡，脉微欲绝或芤，皆为失血亡阳气脱之象。

辨证要点：临床以大量出血的同时，出现面色苍白，气少息微，冷汗淋漓，舌淡，脉微欲绝或散大无根等为辨证依据。

细目四 津液病辨证

● 要点一 痰证的临床表现、辨证要点

痰证是指痰浊内阻或流窜，以咳吐痰多、胸闷、呕恶、眩晕、体胖，或局部有圆滑包块，苔腻，脉滑等为主要表现的证候。

（一）临床表现

常见咳嗽痰多，痰质黏稠，胸脘痞闷，呕恶，纳呆，或头晕目眩，或形体肥胖，或神昏而喉中痰鸣，或神志错乱而为癫、狂、痴、痫，或某些部位出现圆滑柔韧的包块等，舌苔腻，脉滑。

（二）证候分析

本证多因外感六淫、饮食不当、情志刺激、过逸少动等，影响肺、脾、肾等脏的气化功能，以致水液未能正常输布而停聚凝结成痰所致。

痰的生成与脾的运化功能失常，水湿不化而凝聚密切相关；痰浊为病，颇为广泛，见症多端。痰浊最易内停于肺，而影响肺气的宣发肃降，故痰证以咳吐痰多、胸闷等为基本表现。痰浊中阻，胃失和降，可见脘痞、纳呆、泛恶、呕吐痰涎等症；痰的流动性小而难以消散，故常凝积聚于某些局部而形成圆滑包块；痰亦可随气升降，流窜全身，如痰蒙清窍，则头晕目眩；痰蒙

心神则见神昏、神乱；痰泛于肌肤，则见形体肥胖；苔腻、脉滑等为痰浊内阻的表现。

（三）辨证要点

以咳吐痰多、胸闷、呕恶、眩晕、体胖，或局部有圆滑包块，苔腻，脉滑为主要表现。

● **要点二 水停证的临床表现、辨证要点**

水停证是指体内水液因气化失常而停聚，以肢体浮肿、小便不利，或腹不痞胀，舌淡胖等为主要表现的证候。

（一）临床表现

头面、肢体甚或全身水肿，按之凹陷不易起，或为腹水而见腹部膨隆、叩之音浊，小便短少不利，身体困重，舌淡胖，苔白滑，脉濡缓等。

（二）证候分析

本证多因风邪外袭，或湿邪内阻，亦可因房劳伤肾，或久病肾虚等，影响肺、脾、肾的气化功能，使水液运化、输布失常而停聚为患。此外，瘀血内阻，经脉不利，亦可影响水液的运行，使水蓄腹腔等部位，而成血瘀水停。

水为有形之邪，水液输布失常而泛溢肌肤，故以水肿、身体困重为主症；水液停聚腹腔，而成腹水，故见腹部膨隆、叩之音浊；膀胱气化失司，水液停蓄而不泄，故见小便不利；舌淡胖，苔白滑，脉濡，是水湿内停之征。

根据形成水停的机理、脏器的不同，临床常见的水停证有风水相搏（风袭水停）证、脾虚水泛证、肾虚水泛证、水气凌心证等。

（三）辨证要点

以肢体浮肿、小便不利，或腹大痞胀，舌淡胖等为主要表现。

（四）阳水与阴水的鉴别

阳水与阴水的鉴别

类型	病因	病机	性质	发病特点	临床表现
阳水	多因外邪侵袭所致	风邪犯肺，通调失职；湿邪困脾，脾失健运	实证	发病急，病程短	眼睑、颜面先肿，迅速遍及全身，皮薄光亮，小便短少，伴咽喉肿痛、咳嗽及表证
阴水	多因久病脾肾阳气虚衰所致	脾肾阳气虚衰，运化、主水失职	虚实夹杂	发病缓，病程长	足胫、下肢先肿，渐至全身，腰以下肿甚，按之凹陷难复，小便短少，兼脾、肾阳虚的表现

● **要点三 津液亏虚证的临床表现、辨证要点**

指体内津液亏少，脏腑、组织、官窍失却滋润、濡养、充盈，以口渴尿少，口、鼻、唇、舌、皮肤、大便干燥等为主要表现的证候。

（一）临床表现

口、鼻、唇、舌、咽喉、皮肤、大便等干燥，皮肤枯瘪而缺乏弹性，眼球深陷，口渴欲饮水，小便短少而黄，舌红，脉细数无力等。

（二）证候分析

本证多因大汗、大吐、大泻、高热、烧伤等，使津液耗损过多；或外界气候干燥，或体内阳气偏亢，使津液耗损；饮水过少，或脏气虚衰，使津液生成不足所致。

津液亏少，不能充养、濡润脏器、组织、官窍，则见口、鼻、唇、舌、咽喉、皮肤、大便等干燥，皮肤枯瘪而缺乏弹性，眼球深陷，口渴欲饮水等一派干燥少津的症状；津液亏少，阳气偏旺，则有舌红、脉细数等症。

津液亏虚的常见证有肺燥津伤证、胃燥津亏证、肠燥津亏证等，均有干燥见症，并表现出各自脏器的证候重点。

（三）辨证要点

以口渴尿少，口、鼻、唇、舌、皮肤、大便干燥等为主要表现。

（陈家旭）

第十单元 脏腑辨证

细目一 心与小肠病辨证

要点一 心气虚、心阳虚证的临床表现、鉴别要点

(一) 心气虚证

心气虚证是指心气不足,鼓动无力,以心悸、神疲及气虚症状为主要表现的虚弱证候。

临床表现:心悸,胸闷,气短,精神疲倦,或有自汗,活动后诸症加重,面色淡白,舌质淡,脉虚。

本证以心悸、神疲与气虚症状共见为辨证的主要依据。

(二) 心阳虚证

心阳虚证是指心阳虚衰,温运失司,鼓动无力,虚寒内生,以心悸怔忡、心胸憋闷及阳虚症状为主要表现的虚寒证候。

临床表现:心悸怔忡,心胸憋闷或痛,气短,自汗,畏冷肢凉,神疲乏力,面色㿠白,或面唇青紫,舌质淡胖或紫暗,苔白滑,脉弱或结或代。

本证以心悸怔忡、心胸憋闷与阳虚症状共见为辨证的主要依据。

(三) 心气虚与心阳虚的鉴别要点

心气虚与心阳虚均可见心悸、胸闷、气短等症,但阳虚证有畏冷肢凉、面色晦暗等表现,气虚证无寒象,疲乏等症表现明显。

要点二 心血虚、心阴虚证的临床表现、鉴别要点

(一) 心血虚证

心血虚证是指血液亏虚,心与心神失于濡养,以心悸、失眠、多梦及血虚症状为主要表现的虚弱证候。

临床表现:心悸,头晕眼花,失眠,多梦,健忘,面色淡白或萎黄,舌色淡,脉细无力。本证多有久病、失血等病史,以心悸、失眠、多梦与血虚症状共见为辨证的主要依据。

(二) 心阴虚证

心阴虚证是指阴液亏损,心与心神失养,虚热内扰,以心烦、心悸、失眠及阴虚症状为主要表现的虚热证候。

临床表现:心烦,心悸,失眠,多梦,口燥咽干,形体消瘦,或见手足心热,潮热盗汗,两颧潮红,舌红少苔乏津,脉细数。本证以心烦、心悸、失眠与阴虚症状共见为辨证的主要依据。

(三) 心血虚与心阴虚的鉴别要点

心血虚与心阴虚虽均可见心悸、失眠、多梦等症,但血虚以"色白"为特征而无热象,阴虚以"色赤"为特征而有明显热象。详见下表。

心血虚证与心阴虚证的鉴别

证型	相同症状	不同症状
心血虚证	心失所养、心神不安、心悸失眠多梦	有血虚表现——面色淡白或萎黄,唇舌色淡,脉细无力
心阴虚证		有阴虚表现——口燥咽干,形体消瘦,五心烦热,潮热盗汗,两颧潮红,舌红少苔乏津,脉细数

要点三 心脉痹阻证的临床表现及瘀阻心脉、痰阻心脉、寒凝心脉、气滞心脉四证的鉴别

(一) 心脉痹阻证

心脉痹阻证是指瘀血、痰浊、阴寒、气滞等因素阻痹心脉,以心悸怔忡、胸闷、心痛为主要表现的证候。又名心血(脉)瘀阻证。由于诱因的不同,临床又有瘀阻心脉证、痰阻心脉证、寒凝心脉证、气滞心脉证等之分。

临床表现:心悸怔忡,心胸憋闷疼痛,痛引

肩背内臂，时作时止。或以刺痛为主，舌质晦暗或有青紫斑点，脉细、涩、结、代；或以心胸憋闷为主，体胖痰多，身重困倦，舌苔白腻，脉沉滑或沉涩；或以遇寒痛剧为主，得温痛减，畏寒肢冷，舌淡苔白，脉沉迟或沉紧；或以胀痛为主，与情志变化有关，喜太息，舌淡红，脉弦。

本证以心悸怔忡，心胸憋闷疼痛与瘀血症状共见为辨证的主要依据。

1. 瘀阻心脉 以刺痛为特点，伴见舌暗，或有青紫色斑点，脉细涩或结或代等瘀血内阻的症状。

2. 痰阻心脉 以闷痛为特点，多伴体胖痰多，身重困倦，苔白腻，脉沉滑或沉涩等痰浊内盛的症状。

3. 寒凝心脉 以痛势剧烈，突然发作，遇寒加剧，得温痛减为特点，伴见畏寒肢冷，舌淡苔白，脉沉迟或沉紧等寒邪内盛的症状。

4. 气滞心脉 以胀痛为特点，其发作往往与精神因素有关，常伴见胁胀，善太息，脉弦等气机郁滞的症状。

（二）瘀阻心脉、痰阻心脉、寒凝心脉、气滞心脉四证的鉴别要点

心脉痹阻只是病理结果，导致心脉不通的原因主要有瘀血、痰浊、阴寒、气滞几个方面。心脉痹阻证以心悸怔忡、心胸憋闷疼痛、痛引肩背内臂、时作时止为主症。但由于导致心脉痹阻的原因不同，临床必须辨证求因。心脉痹阻证辨证比较见下表。

心脉痹阻证的鉴别

共同主症	证型	临床表现
心悸怔忡、心胸憋闷作痛，痛引肩背内臂，时作时止	瘀阻心脉	心胸刺痛，舌暗或有青紫斑点，脉细涩或结代
	痰阻心脉	心胸闷痛，体胖痰多，身重困倦，苔白腻，脉沉滑或沉涩
	寒凝心脉	心胸剧痛，遇寒加重，得温痛减，形寒肢冷，舌淡苔白，脉沉迟或沉紧
	气滞心脉	心胸胀痛，胁胀善太息，舌淡红，脉弦

● **要点四 痰蒙心神、痰火扰神的临床表现、鉴别要点**

（一）痰蒙心神证

痰蒙心神证是指痰浊蒙蔽心神，以神志抑郁、错乱、痴呆、昏迷为主要表现的证候。又名痰迷心窍证。

临床表现：神情痴呆，意识模糊，甚则昏不知人，或神情抑郁，表情淡漠，喃喃独语，举止失常。或突然昏仆，不省人事，口吐涎沫，喉有痰声。并见面色晦暗，胸闷，呕恶，舌苔白腻，脉滑等症。

本证以神志抑郁、错乱、痴呆、昏迷与痰浊症状共见为辨证的主要依据。

（二）痰火扰神证

指火热痰浊交结，扰闭心神，以狂躁、神昏及痰热症状为主要表现的证候。又名痰火扰心（闭窍）证。

临床表现：发热，口渴，胸闷，气粗，咯吐黄痰，喉间痰鸣，心烦，失眠，甚则神昏谵语，或狂躁妄动，打人毁物，不避亲疏，胡言乱语，哭笑无常，面赤，舌质红，苔黄腻，脉滑数。

本证以神志狂躁、神昏谵语与痰热症状共见为辨证的主要依据。

（三）痰蒙心神与痰火扰神证的鉴别要点

痰蒙心神与痰火扰神证均有神志异常的表现，均可或见神昏，但痰蒙心神证为痰浊，其症以抑郁、痴呆、错乱为主，有痰无火，无热证表现；痰火扰神证则为既有痰，又有火。

● **要点五 心火亢盛证的临床表现**

心火亢盛证是指火热内炽，扰乱心神，迫血妄行，上炎口舌，热邪下移，以发热、心烦、吐衄、舌赤生疮、尿赤涩灼痛等为主要表现的实热证候。

临床表现：发热，口渴，心烦，失眠，便秘，尿黄，面红，舌尖红绛，苔黄，脉数有力。甚或口舌生疮、溃烂疼痛；或见小便短赤、灼热涩痛；或见吐血、衄血；或见狂躁谵语、神识不清。

1. 以口舌生疮、赤烂疼痛为主者，称为心火上炎证。

2. 兼小便赤、涩、灼、痛者，称为心火下移证，习称心移热于小肠。

3. 吐血、衄血表现突出者，称为心火迫血妄行证。

4. 以狂躁谵语、神识不清为主症者，称为热扰心神证或热闭心神证。

本证以发热、心烦、吐衄、舌赤生疮、尿赤涩灼痛等症为辨证的主要依据。

● 要点六 瘀阻脑络证的临床表现

瘀阻脑络证是指瘀血犯头，阻滞脑络，以头痛、头晕及瘀血症状为主要表现的证候。

临床表现：头晕、头痛经久不愈，痛如锥刺、痛处固定，或健忘，失眠，心悸，或头部外伤后昏不知人，面色晦暗，舌质紫暗或有斑点，脉细涩。

本证以头痛、头晕与瘀血症状共见为辨证的主要依据。

● 要点七 小肠实热证的临床表现

小肠实热证是指心火下移小肠，以小肠里热炽盛为主要表现的证候。

临床表现：心烦失眠，面赤口渴，口舌生疮，溃烂灼痛，小便赤涩，尿道灼痛，尿血，舌红苔黄，脉数。

本证以小便赤涩灼痛与心火炽盛为辨证的主要依据。

细目二 肺与大肠病辨证

● 要点一 肺气虚、肺阴虚证的临床表现、鉴别要点

（一）肺气虚证

肺气虚证是指肺气虚弱，呼吸无力，卫外不固，以咳嗽无力、气短而喘、自汗等为主要表现的虚弱证候。

临床表现：咳嗽无力，气短而喘，动则尤甚，咯痰清稀，声低懒言，或有自汗、畏风，易于感冒，神疲体倦，面色淡白，舌淡苔白，脉弱。

本证以咳嗽无力、气短而喘、自汗与气虚症状共见为辨证的主要依据。

（二）肺阴虚证

肺阴虚证是指肺阴亏虚，虚热内扰，以干咳少痰、潮热、盗汗等为主要表现的虚热证候。又名肺虚热证。

临床表现：干咳无痰，或痰少而黏、不易咯出，或痰中带血，声音嘶哑，口燥咽干，形体消瘦，五心烦热，潮热盗汗，两颧潮红，舌红少苔乏津，脉细数。

本证以干咳、痰少难咯、潮热、盗汗等为辨证的主要依据。

（三）肺气虚、肺阴虚证的鉴别要点

肺气虚证与肺阴虚证的鉴别

证型	相同症状	不同症状
肺气虚证	咳嗽	有气虚表现——咳嗽无力，气短而喘，伴有气虚症状
肺阴虚证		有阴虚表现——干咳少痰，伴有虚热内扰、潮热盗汗等阴虚症状

● 要点二 风寒犯肺、寒痰阻肺、饮停胸胁证的临床表现、鉴别要点

（一）风寒犯肺证

风寒犯肺证是指风寒侵袭，肺卫失宣，以咳嗽、咯稀白痰、恶风寒等为主要表现的证候。

临床表现：咳嗽，咯少量稀白痰，气喘，微有恶寒发热，鼻塞，流清涕，喉痒，或见身痛无汗，舌苔薄白，脉浮紧。

本证多有外感风寒的病史，以咳嗽、咯稀白痰与风寒表证共见为辨证的主要依据。

(二)寒痰阻肺证

寒痰阻肺证是指寒饮或痰浊停聚于肺，肺失宣降，以咳喘、痰白量多易咯等为主要表现的证候。又名寒饮停肺证、痰浊阻肺证。

临床表现：咳嗽，痰多、色白、质稠或清稀、易咯，胸闷，气喘，或喉间有哮鸣声，恶寒，肢冷，舌质淡，苔白腻或白滑，脉弦或滑。

本证以咳喘，痰白量多易咯等为辨证的主要依据。痰稀者为寒饮停肺证，痰稠者为寒痰阻肺证。

(三)饮停胸胁证

饮停胸胁证是指水饮停于胸腔，阻碍气机，以胸廓饱满、胸胁胀闷或痛等为主要表现的证候。

临床表现：胸廓饱满，胸胁部胀闷或痛，咳嗽，气喘，呼吸、咳嗽或身体转侧时牵引胁痛，或有头目晕眩，舌苔白滑，脉沉弦。

本证以胸廓饱满、胸胁胀闷或痛等为辨证的主要依据。

(四)风寒犯肺、寒痰阻肺、饮停胸胁证的鉴别要点

风寒犯肺、寒痰阻肺、饮停胸胁证的鉴别

证型	相同症状	不同症状
风寒犯肺证	咳嗽，咳痰，痰色白	多为风寒侵袭，伴有风寒表证，舌苔薄白，脉浮紧
寒痰阻肺证		寒饮或痰浊停聚于肺，伴有寒象，舌质淡，苔白腻或白滑，脉弦或滑
饮停胸胁证		水饮停于胸胁，伴有胸廓饱满、胸胁胀闷或痛，舌苔白滑，脉沉弦

● 要点三 风热犯肺、肺热炽盛、痰热壅肺、燥邪犯肺证的临床表现、鉴别要点

(一)风热犯肺证

风热犯肺证是指风热侵袭，肺卫失宣，以咳嗽、发热恶风等为主要表现的证候。本证在三焦辨证中属上焦病证，在卫气营血辨证中属卫分证。

临床表现：咳嗽，痰少而黄，气喘，鼻塞，流浊涕，咽喉肿痛，发热，微恶风寒，口微渴，舌尖红，苔薄黄，脉浮数。

本证多有感受风热的病史，以咳嗽、痰少色黄与风热表证共见为辨证的主要依据。

(二)肺热炽盛证

肺热炽盛证是指火热炽盛，壅积于肺，肺失清肃，以咳喘气粗、鼻翼扇动等为主要表现的实热证候。简称肺热证或肺火证。本证在卫气营血辨证中属气分证，在三焦辨证中属上焦病证。

临床表现：发热，口渴，咳嗽，气粗而喘，甚则鼻翼扇动，鼻息灼热，胸痛，或有咽喉红肿疼痛，小便短黄，大便秘结，舌红苔黄，脉洪数。

本证以新病势急，咳喘气粗、鼻翼扇动与火热症状共见为辨证的主要依据。

(三)痰热壅肺证

痰热壅肺证是指痰热交结，壅滞于肺，肺失清肃，以发热、咳喘、痰多黄稠等为主要表现的证候。

临床表现：咳嗽，咯痰黄稠而量多，胸闷，气喘息粗，甚则鼻翼扇动，喉中痰鸣，或咳吐脓血腥臭痰，胸痛，发热口渴，烦躁不安，小便短黄，大便秘结，舌红苔黄腻，脉滑数。

本证以发热、咳喘、痰多黄稠等为辨证的主要依据。

(四)燥邪犯肺证

燥邪犯肺证是指外感燥邪，肺失宣降，以干咳痰少、鼻咽口舌干燥等为主要表现的证候，简称肺燥证。燥邪有偏寒、偏热的不同，而有温燥袭肺证和凉燥袭肺证之分。

临床表现：干咳无痰，或痰少而黏、不易咯出，甚则胸痛，痰中带血，或见鼻衄，口、唇、鼻、咽、皮肤干燥，尿少，大便干结，舌苔薄而干燥少津。或微有发热恶风寒，无汗或少汗，脉

浮数或浮紧。

本证与气候干燥有关，以干咳痰少、鼻咽口舌干燥等为辨证的主要依据。

（五）风热犯肺、肺热炽盛、痰热壅肺、燥邪犯肺证的鉴别要点

风热犯肺、肺热炽盛、痰热壅肺、燥邪犯肺证的鉴别

证型	病机	辨证要点	临床表现
风热犯肺证	风热犯肺肺卫失宣	咳嗽，痰黄稠及风热表证	咳嗽痰稠色黄，恶寒轻发热重，鼻塞流黄浊涕，身热恶风，口干咽痛，舌尖红苔薄黄，脉浮数。
肺热炽盛证	火热炽盛壅积于肺	咳喘气粗，鼻翼扇动与实热症状	发热，口渴，咳嗽，气粗而喘，甚则鼻翼扇动，鼻息灼热，咽喉红肿，小便短黄，舌红苔黄，脉洪数。
痰热壅肺证	痰热交结壅滞于肺	发热、咳喘、痰多黄稠	咳嗽，咯痰黄稠而量多，胸闷，气喘息粗，发热口渴，烦躁不安，舌红苔黄腻，脉滑数。
燥邪犯肺证	燥邪犯肺肺卫失宣	干咳，痰少，质黏及燥邪犯表证	干咳痰少质黏，口舌咽喉干燥，恶寒发热，无汗或少汗，舌苔薄而干燥，舌苔薄白，脉浮偏数。

● **要点四　肠道湿热、肠热腑实、肠燥津亏证的临床表现、鉴别要点**

（一）肠道湿热证

肠道湿热证是指湿热内蕴，阻滞肠道，以腹痛、暴泻如水、下痢脓血、大便黄稠秽臭及湿热症状为主要表现的证候。又名大肠湿热证。

临床表现：身热口渴，腹痛腹胀，下痢脓血，里急后重，或暴泻如水，或腹泻不爽、粪质黄稠秽臭，肛门灼热，小便短黄，舌质红，苔黄腻，脉滑数。

本证以腹痛、暴泻如水、下痢脓血、大便黄稠秽臭等与湿热症状共见为辨证的主要依据。

（二）肠热腑实证

肠热腑实证是指里热炽盛，腑气不通，以发热、大便秘结、腹满硬痛为主要表现的实热证候。又名大肠热结证、大肠实热证。六经辨证中称为阳明腑证，卫气营血辨证中属气分证，三焦辨证中属中焦证。

临床表现：高热，或日晡潮热，汗多，口渴，脐腹胀满硬痛、拒按，大便秘结，或热结旁流，大便恶臭，小便短黄，甚则神昏谵语、狂乱，舌质红，苔黄厚而燥，或焦黑起刺，脉沉数（或迟）有力。

本证以发热、大便秘结、腹满硬痛为辨证的主要依据。

（三）肠燥津亏证

肠燥津亏证是指津液亏损，肠失濡润，传导失职，以大便燥结、排便困难及津亏症状为主要表现的证候。

临床表现：大便干燥如羊屎，艰涩难下，数日一行，腹胀作痛，或可于左少腹触及包块，口干，或口臭，或头晕，舌红少津，苔黄燥，脉细涩。

本证多属病久而势缓，以大便燥结、排便困难与津亏症状共见为辨证的主要依据。

（四）肠道湿热、肠热腑实、肠燥津亏证的鉴别要点

肠道湿热、肠热腑实、肠燥津亏证的鉴别

证型	病机	辨证要点	临床表现
肠道湿热证	湿热内蕴阻滞肠道	腹痛，暴泻如水，下痢脓血，大便黄稠秽臭	身热口渴，下痢脓血，里急后重，或暴泻如水，或腹泻不爽、粪质黄稠秽臭，肛门灼热，小便短黄，舌质红，苔黄腻，脉滑数

续表

证型	病机	辨证要点	临床表现
肠热腑实证	里热炽盛 腑气不通	发热，大便秘结，腹满硬痛	高热，或日晡潮热，汗多，口渴，脐腹胀满硬痛、拒按，大便秘结，或热结旁流，大便恶臭，小便短黄，甚则神昏谵语、狂乱，舌质红，苔黄厚而燥，或焦黑起刺，脉沉数或迟而有力
肠燥津亏证	津液亏损 肠失濡润	大便燥结、排便困难与津亏症状	大便干燥如羊屎，艰涩难下，数日一行，腹胀作痛，或可于左少腹触及包块，口干，或口臭，或头晕，舌红少津，苔黄燥，脉细涩

细目三 脾与胃病辨证

要点一 脾气虚、脾阳虚、脾虚气陷、脾不统血证的临床表现、鉴别要点

（一）脾气虚证

脾气虚证是指脾气不足，运化失职，以食少、腹胀、便溏及气虚症状为主要表现的虚弱证候。

临床表现：不欲食，纳少，脘腹胀满，食后胀甚，或饥时饱胀，大便溏稀，肢体倦怠，神疲乏力，少气懒言，形体消瘦，或肥胖、浮肿，面色淡黄或萎黄，舌淡苔白，脉缓或弱。

本证以食少，腹胀，便溏与气虚症状共见为辨证的主要依据。

（二）脾阳虚证

脾阳虚证是指脾阳虚衰，失于温运，阴寒内重，以食少、腹胀腹痛、便溏等为主要表现的虚寒证候。又名脾虚寒证。

临床表现：食少，腹胀，腹痛绵绵，喜温喜按，畏寒怕冷，四肢不温，面白少华或虚浮，口淡不渴，大便稀溏，甚至完谷不化，或肢体浮肿，小便短少，或白带清稀量多，舌质淡胖或有齿痕，舌苔白滑，脉沉迟无力。

本证以食少、腹胀腹痛、便溏与虚寒症状共见为辨证的主要依据。

（三）脾虚气陷证

脾虚气陷证是指脾气虚弱，中气下陷，以脘腹重坠、内脏下垂及气虚症状为主要表现的虚弱证候。又名脾（中）气下陷证。

临床表现：脘腹重坠作胀，食后益甚，或便意频数，肛门重坠，或久泻不止，甚或脱肛，或小便浑浊如米泔，或内脏、子宫下垂，气短懒言，神疲乏力，头晕目眩，面白无华，食少，便溏，舌淡苔白，脉缓或弱。

本证以脘腹重坠、内脏下垂与气虚症状共见为辨证的主要依据。

（四）脾不统血证

脾不统血证是指脾气虚弱，不能统摄血行，以各种慢性出血为主要表现的虚弱证候。又名脾（气）不摄血证。

临床表现：各种慢性出血，如便血、尿血、吐血、鼻衄、紫斑、妇女月经过多、崩漏，食少便溏，神疲乏力，气短懒言，面色萎黄，舌淡，脉细无力。

本证以各种慢性出血与气血两虚证共见为辨证的主要依据。

（五）脾气虚、脾阳虚、脾虚气陷、脾不统血证的鉴别要点

四证均以脾气虚为病理基础，但因各证的病机不尽相同，故临床表现各有特点。

脾气虚证以脾气亏虚，失于健运为主要病机，以食少、腹胀、便溏，兼神疲乏力等气虚表现为特征。脾阳虚证是在脾气虚基础上，阳虚生寒所致，以腹部冷痛绵绵，喜温喜按，形寒肢冷等虚寒见症与脾气虚证并见为特征。

脾虚气陷证是因脾气亏虚，升举无力而清阳下陷所致，以脘腹坠胀，或内脏下垂等下陷证候与脾气虚证并见为特征。脾不统血证因脾气亏虚，统血无权而致，以各种慢性出血（便血，尿血，吐血，肌衄，或月经过多，崩漏）与脾气虚证并见为特征。

脾气虚、脾阳虚、脾虚气陷、脾不统血证的鉴别

证型	病机	相同症状	不同症状	舌象	脉象
脾气虚证	脾气亏虚，运化失职	纳呆腹胀，食后尤甚，便溏肢倦，食少懒言，神疲乏力，面色萎黄	或浮肿，或消瘦	舌质淡或胖嫩有齿痕，苔白润	脉缓弱或沉细弱或虚大
脾阳虚证	脾阳虚衰，失于温运，阴寒内生		腹痛喜温喜按，肢冷尿少等	舌质淡胖或边有齿痕，苔白滑	脉沉迟无力
脾虚气陷证	脾气亏虚，升举无力而反下陷		脘腹坠胀，或便意频数，肛门坠重，甚则脱肛，或子宫下垂等脏器脱垂表现	舌质淡，苔薄白	脉缓弱
脾不统血证	脾气虚弱，不能统摄血液		便血、尿血、鼻衄，或妇女月经过多、崩漏等各种出血证	舌淡苔白	脉细弱

要点二　湿热蕴脾、寒湿困脾证的临床表现、鉴别要点

（一）湿热蕴脾证

湿热蕴脾证是指湿热内蕴，脾失健运，以腹胀、纳呆、发热、身重、便溏不爽等为主要表现的湿热证候。又名中焦湿热、脾经湿热证。

临床表现：脘腹胀闷，纳呆，恶心欲呕，口中黏腻，渴不多饮，便溏不爽，小便短黄，肢体困重，或身热不扬，汗出热不解，或见面目发黄鲜明，或皮肤发痒，舌质红，苔黄腻，脉濡数或滑数。

本证以腹胀、纳呆、发热、身重、便溏不爽、苔黄腻等为辨证的主要依据。

（二）寒湿困脾证

寒湿困脾证是指寒湿内盛，困阻脾阳，脾失温运，以纳呆、腹胀、便溏、身重等为主要表现的寒湿证候。又名湿困脾阳证、寒湿中阻证、太阴寒湿证。

临床表现：脘腹胀闷，口腻纳呆，泛恶欲呕，口淡不渴，腹痛便溏，头身困重，或小便短少，肢体肿胀，或身目发黄，面色晦暗不泽，或妇女白带量多，舌体淡胖，舌苔白滑或白腻，脉濡缓或沉细。

本证以纳呆、腹胀、便溏、身重、苔白腻等为辨证的主要依据。

（三）湿热蕴脾、寒湿困脾证的鉴别要点

湿热蕴脾证、寒湿困脾证均因湿邪困脾，脾胃纳运失职所致，可见脘腹痞闷，纳呆呕恶，便溏，肢体困重，面目发黄，苔腻，脉濡等。区别在于兼热、兼寒之不同。前者病性属湿热，故有舌质红苔黄腻，身热不扬，阳黄，脉濡数等湿热内蕴表现；后者病性属寒湿，故见舌淡苔腻白滑，腹痛喜暖，口淡不渴，带下量多清稀，阴黄，脉濡缓等寒湿内停表现。

湿热蕴脾与寒湿困脾证的鉴别

证型	相同症状	不同症状	舌象	脉象
湿热蕴脾证	脘腹痞闷，纳呆，恶心呕吐，便溏，肢体困重	身热起伏，汗出热不解，肌肤发黄色泽鲜明，皮肤发痒，小便短赤	舌红苔黄腻	濡数
寒湿困脾证		口淡不渴，肢体浮肿，小便不利	舌淡苔白腻	濡缓

要点三 胃气虚、胃阳虚、胃阴虚证的临床表现、鉴别要点

(一) 胃气虚证

胃气虚证是指胃气虚弱，胃失和降，以胃脘隐痛或痞胀、喜按，食少等主要表现的虚弱证候。

临床表现：胃脘隐痛或痞胀、按之觉舒，食欲不振，或得食痛缓，食后胀甚，嗳气，口淡不渴，面色萎黄，气短懒言，神疲倦怠，舌质淡，苔薄白，脉弱。

本证以胃脘痞满、隐痛喜按，食少与气虚症状共见为辨证的主要依据。

(二) 胃阳虚证

胃阳虚证是指阳气不足，胃失温煦，以胃脘冷痛、喜温喜按，畏冷，肢凉等为主要表现的虚寒证候。又名胃虚寒证。

临床表现：胃脘冷痛，绵绵不已，时发时止，喜温喜按，食后缓解，泛吐清水或夹有不消化食物，食少脘痞，口淡不渴，倦怠乏力，畏寒肢冷，舌淡胖嫩，脉沉迟无力。

本证以胃脘冷痛、喜温喜按，畏冷肢凉为辨证的主要依据。

(三) 胃阴虚证

胃阴虚证是指阴液亏虚，胃失濡润、和降，以胃脘嘈杂，饥不欲食，脘腹痞胀、灼痛等为主要表现的虚热证候。又名胃虚热证。虚热证不明显者，则称胃燥津亏证。

临床表现：胃脘嘈杂，饥不欲食，或痞胀不舒，隐隐灼痛，干呕，呃逆，口燥咽干，大便干结，小便短少，舌红少苔乏津，脉细数。

本证以胃脘嘈杂、灼痛，饥不欲食与虚热症状共见为辨证的主要依据。

(四) 胃气虚、胃阳虚、胃阴虚证的鉴别要点

胃气虚证与胃阳虚证、胃阴虚证的鉴别

证型	病机	相同症状	不同症状	舌象	脉象
胃气虚证	胃气亏虚，胃失和降	胃痛痞胀	胃部按之觉舒，气短懒言，神疲乏力	舌质淡，苔薄白	脉弱
胃阳虚证	胃阳不足，胃失温煦	胃痛痞胀	胃脘冷痛，喜温喜按，畏寒肢冷	舌淡胖嫩	脉沉迟无力
胃阴虚证	胃阴亏虚，胃失濡润	胃痛痞胀	胃脘嘈杂，饥不欲食，或痞胀不舒，隐隐灼痛，干呕，呃逆，口燥咽干	舌红少苔乏津	脉细数

要点四 胃热炽盛、寒饮停胃证的临床表现、鉴别要点

(一) 胃热炽盛证

胃热炽盛证是指火热壅滞于胃，胃失和降，以胃脘灼痛、消谷善饥等为主要表现的实热证候。又名胃(实)热(火)证。

临床表现：胃脘灼痛、拒按，渴喜冷饮，或消谷善饥，或口臭，牙龈肿痛溃烂，齿衄，小便短黄，大便秘结，舌红苔黄，脉滑数。

本证以胃脘灼痛、消谷善饥等与实火症状共见为辨证的主要依据。

(二) 寒饮停胃证

指寒饮停积于胃，胃失和降，以脘腹痞胀、胃中有振水声、呕吐清水为等为主要表现的证候。

临床表现：脘腹痞胀，胃中有振水声，呕吐清水痰涎，口淡不渴，眩晕，舌苔白滑，脉沉弦。

本证以脘腹痞胀、胃中有振水声、呕吐清水等为辨证的主要依据。

（三）胃热炽盛、寒饮停胃证的鉴别要点

胃热炽盛证与寒饮停胃证的鉴别

证型	病机	相同症状	不同症状	舌象	脉象
胃热炽盛证	火热壅滞于胃，胃失和降	胃痛痞胀	胃部灼痛，渴喜冷饮，口臭，牙龈肿痛溃烂	舌红苔黄	脉滑数
寒饮停胃证	寒饮停积于胃，胃失和降		胃脘痞胀，呕吐清水痰涎，口淡不渴	舌苔白滑	脉沉弦

要点五 寒滞胃脘、食滞胃脘证的临床表现、鉴别要点

（一）寒滞胃脘证

指寒邪犯胃，阻滞气机，以胃脘冷痛，痛势急剧等为主要表现的实寒证候。又名中焦实寒证。

临床表现：胃脘冷痛，痛势暴急，遇寒加剧，得温则减，恶心呕吐，吐后痛缓，口淡不渴，或口泛清水，腹泻清稀，或腹胀便秘，面白或青，恶寒肢冷，舌苔白润，脉弦紧或沉紧。

本证多有寒冷刺激的诱因，以胃脘冷痛，痛势急剧等为辨证的主要依据。

（二）食滞胃肠证

食滞胃肠证是指饮食停积胃肠，以脘腹痞胀疼痛、呕泻酸馊腐臭食物等为主要表现的证候。

临床表现：脘腹胀满疼痛、拒按，厌食，嗳腐吞酸，呕吐酸馊食物，吐后胀痛得减，或腹痛，肠鸣，矢气臭如败卵，泻下不爽，大便酸腐臭秽，舌苔厚腻，脉滑或沉实。

本证多有伤食病史，以脘腹痞胀疼痛、呕泻酸馊腐臭等为辨证的主要依据。

（三）寒滞胃脘、食滞胃肠证的鉴别要点

寒滞肠胃证与食滞胃肠证的鉴别

证型	病机	相同症状	不同症状	舌象	脉象
寒滞胃脘证	寒邪犯胃，阻滞气机	胃脘疼痛，痞胀	胃脘部冷痛，痛势剧烈，得温则减	舌苔白润	脉弦紧或沉紧
食滞胃肠证	饮食阻滞肠胃，气机受阻		脘腹痞胀疼痛、呕泻酸馊腐臭	舌苔厚腻	脉滑或沉实

细目四 肝与胆病辨证

要点一 肝血虚、肝阴虚证的临床表现、鉴别要点

（一）肝血虚证

肝血虚证是指血液亏损，肝失濡养，以眩晕、视力减退、经少、肢麻手颤等及血虚症状为主要表现的虚弱证候。

临床表现：头晕眼花，视力减退或夜盲，或肢体麻木，关节拘急，手足震颤，肌肉眲动，或为妇女月经量少、色淡，甚则闭经，爪甲不荣，面白无华，舌淡，脉细。

本证以眩晕、视力减退、经少、肢麻手颤等与血虚症状共见为辨证的主要依据。

（二）肝阴虚证

肝阴虚证是指阴液亏损，肝失濡润，阴不制阳，虚热内扰，以头晕、目涩、胁痛、烦热等为主要表现的虚热证候。又名肝虚热证。

临床表现：头晕眼花，两目干涩，视力减退，或胁肋隐隐灼痛，面部烘热或两颧潮红，或手足蠕动，口咽干燥，五心烦热，潮热盗汗，舌

红少苔乏津，脉弦细数。

本证以头晕、目涩、胁痛等与虚热症状共见为辨证的主要依据。

（三）肝血虚、肝阴虚证的鉴别要点

两者均属肝的虚证，均有头晕等表现，但前者为血虚，无热象，常见眩晕、视物模糊、经少、肢麻手颤等症；后者为阴虚，虚热表现明显，常见眼干涩、潮热、颧红、手足蠕动等症。

● **要点二　肝郁气滞、肝火炽盛、肝阳上亢证的临床表现、鉴别要点**

（一）肝郁气滞证

肝郁气滞证是指肝失疏泄，气机郁滞，以情志抑郁、胸胁或少腹胀痛等为主要表现的证候。又名肝气郁结证，简称肝郁证。

临床表现：情志抑郁，善太息，胸胁、少腹胀满疼痛，走窜不定。或咽部异物感，或颈部瘿瘤、瘰疬，或胁下肿块。妇女可见乳房作胀疼痛，月经不调，痛经。舌苔薄白，脉弦。病情轻重与情绪变化关系密切。

本证多与情志因素有关，以情志抑郁、胸胁或少腹胀痛等为辨证的主要依据。

（二）肝火炽盛证

肝火炽盛证是指火热炽盛，内扰于肝，气火上逆，以头痛、烦躁、耳鸣、胁痛等及火热症状为主要表现的实热证候。又名肝火上炎证、肝经实火证，简称肝火（热）证。

临床表现：头晕胀痛，痛如刀劈，面红目赤，口苦口干，急躁易怒，耳鸣如潮，甚或突发耳聋，失眠，恶梦纷纭，或胁肋灼痛，吐血、衄血，小便短黄，大便秘结，舌红苔黄，脉弦数。

本证以头痛、烦躁、耳鸣、胁痛等与火热症状共见为辨证的主要依据。

（三）肝阳上亢证

肝阳上亢证是指肝阳亢扰于上，肝肾阴亏于下，以眩晕耳鸣、头目胀痛、面红、烦躁、腰膝酸软等为主要表现的证候。

临床表现：眩晕耳鸣，头目胀痛，面红目赤，急躁易怒，失眠多梦，头重脚轻，腰膝酸软，舌红少津，脉弦有力或弦细数。

本证以眩晕耳鸣、头目胀痛、面红、烦躁、腰膝酸软等为辨证的主要依据。

（四）肝火炽盛、肝阳上亢证的鉴别要点

两证的共同表现：头晕胀痛，面红目赤，口苦口干，急躁易怒，耳鸣，失眠。但前者属火热过盛的实证，以目赤头痛、胁肋灼痛、口苦口渴、便秘尿黄等火热证为主，阴虚证候不突出，病程较短，病势较急。后者属上实下虚，虚实夹杂，系肝肾阴虚阳亢所致，以眩晕、头目胀痛、头重脚轻等上亢症状为主，且见腰膝酸软、耳鸣等下虚症状，阴虚证候明显，病程较长。

● **要点三　肝风内动四证的临床表现、鉴别要点**

（一）肝阳化风证

肝阳化风证是指肝阳上亢，亢则化风，肝风内动，以眩晕、肢麻震颤、头胀痛、面赤，甚至突然昏仆、口眼㖞斜、半身不遂等为主要表现的证候。

临床表现：眩晕欲仆，步履不稳，头胀头痛，急躁易怒，耳鸣，项强，头摇，肢体震颤，手足麻木，言语謇涩，面赤，舌红，或有苔腻，脉弦细有力。甚至突然昏仆，口眼㖞斜，半身不遂，舌强语謇。

本证以眩晕、肢麻震颤、头胀痛、面赤，甚至突然昏仆、口眼㖞斜、半身不遂等为辨证主要依据。

（二）热极生风证

热极生风证是指邪热炽盛，热极动风，以高热、神昏、抽搐为主要表现的证候。本证在卫气营血辨证中归属血分证。

临床表现：高热口渴，烦躁谵语或神昏，颈项强直，两目上视，手足抽搐，角弓反张，牙关紧闭，舌质红绛，苔黄燥，脉弦数。

本证以高热、神昏、抽搐为辨证的主要依据。

（三）阴虚动风证

阴虚动风证是指肝阴亏虚，虚风内动，以眩

晕，手足震颤、蠕动，或肢体抽搐等及阴虚症状为主要表现的证候。

临床表现：手足震颤、蠕动，或肢体抽搐，眩晕耳鸣，口燥咽干，形体消瘦，五心烦热，潮热颧红，舌红少津，脉弦细数。

本证以眩晕，手足震颤、蠕动与阴虚内热症状共见为辨证的主要依据。

（四）血虚生风证

血虚生风证是指肝血亏虚，虚风内动，以眩晕，肢体震颤、麻木、拘急、瞤动、瘙痒等及血虚症状为主要表现的证候。

临床表现：眩晕，肢体震颤、麻木，手足拘急，肌肉瞤动，皮肤瘙痒，爪甲不荣，面白无华，舌质淡白，脉细或弱。

本证以眩晕、肢麻、震颤、瘙痒、拘急、瞤动等与血虚症状共见为辨证的主要依据。

（五）肝风内动四证的鉴别要点

肝风内动四证的成因与证候有别。肝阳化风证为阳亢阴虚，上盛下虚，表现为眩晕欲仆，头胀痛，头摇，肢麻震颤，步履不稳等；热极生风证为火热炽盛所致，病势急而重，表现为高热，神昏，抽搐；阴虚动风证多见于热病后期，阴液亏损，表现为眩晕，手足震颤、蠕动及虚热证候；血虚生风证多见于慢性久病，血虚失养，表现为眩晕、肢麻、震颤、拘急、面白舌淡等。

肝风内动四证鉴别

证型	性质	主症	兼症	舌象	脉象
肝阳化风证	上实下虚证	眩晕欲仆，头摇肢颤，言语謇涩或舌强不语	手足麻木，步履不正	舌红，苔白或腻	弦而有力
热极生风证	实热证	手足抽搐，颈项强直，两目上视，牙关紧闭，角弓反张	高热神昏，躁热如狂	舌质红绛	弦数
阴虚动风证	虚证	手足蠕动	午后潮热，五心烦热，口咽干燥，形体消瘦	舌红少津	弦细数
血虚生风证	虚证	手足震颤，肌肉瞤动，关节拘急不利，肢体麻木	眩晕耳鸣，面白无华	舌淡，苔白	细

● **要点四　寒滞肝脉证的临床表现**

寒滞肝脉证是指寒邪侵袭，凝滞肝经，以少腹、前阴、巅顶等肝经经脉循行部位冷痛为主要表现的实寒证候。又名寒凝肝经证、肝寒证、肝经实寒证。

临床表现：少腹冷痛，阴部坠胀作痛，或阴器收缩引痛，或巅顶冷痛，得温则减，遇寒痛增，恶寒肢冷，舌淡，苔白润，脉沉紧或弦紧。

本证以少腹、前阴、巅顶冷痛与实寒症状共见为辨证的主要依据。

● **要点五　肝胆湿热证的临床表现**

肝胆湿热证是指湿热内蕴，肝胆疏泄失常，以身目发黄、胁肋胀痛等及湿热症状为主要表现的证候。以阴痒、带下黄臭等为主要表现者，称肝经湿热（下注）证。

临床表现：身目发黄，胁肋胀痛，或胁下有痞块，纳呆，厌油腻，泛恶欲呕，腹胀，大便不调，小便短赤，发热或寒热往来，口苦口干，舌红，苔黄腻，脉弦滑数。或为阴部潮湿、瘙痒、湿疹，阴器肿痛，带下黄稠臭秽等。

本证以胁肋胀痛、身目发黄，或阴部瘙痒、带下黄臭等与湿热症状共见为辨证的主要依据。

● **要点六　胆郁痰扰证的临床表现**

胆郁痰扰证是指痰浊或痰热内扰，胆郁失宣，以胆怯、惊悸、烦躁、失眠、眩晕、呕恶等为主要表现的证候。

临床表现：胆怯易惊，惊悸不宁，失眠多梦，烦躁不安，胸胁胀闷，善太息，头晕目眩，口苦呕恶，吐痰涎，舌淡红或红，苔白腻或黄滑，脉弦缓或弦数。

本证以胆怯、惊悸、烦躁、失眠、眩晕、呕恶等为辨证的主要依据。

细目五　肾与膀胱病辨证

● **要点一　肾阳虚、肾阴虚、肾精不足、肾气不固、肾虚水泛证的临床表现、鉴别要点**

（一）肾阳虚证

肾阳虚证是指肾阳亏虚，机体失却温煦，以腰膝酸冷、性欲减退、夜尿多为主要表现的虚寒证候。又名元阳亏虚证、命门火衰证。

临床表现：头目眩晕，面色㿠白或黧黑，腰膝酸冷疼痛，畏冷肢凉，下肢尤甚，精神萎靡，性欲减退，男子阳痿早泄、滑精精冷，女子宫寒不孕，或久泻不止，完谷不化，五更泄泻，或小便频数清长，夜尿频多，舌淡，苔白，脉沉细无力，尺脉尤甚。

本证以腰膝酸冷、性欲减退、夜尿多与虚寒症状共见为辨证的主要依据。

（二）肾阴虚证

肾阴虚证是指肾阴亏损，失于滋养，虚热内扰，以腰酸而痛、遗精、经少、头晕耳鸣等为主要表现的虚热证候。又名真阴（肾水）亏虚证。

临床表现：腰膝酸软而痛，头晕，耳鸣，齿松，发脱，男子阳强易举、遗精、早泄，女子经少或经闭、崩漏，失眠，健忘，口咽干燥，形体消瘦，五心烦热，潮热盗汗，骨蒸发热，午后颧红，小便短黄，舌红少津，少苔或无苔，脉细数。

本证以腰酸而痛、遗精、经少、头晕耳鸣等与虚热症状共见为辨证的主要依据。

（三）肾精不足证

肾精不足证是指肾精亏损，脑与骨、髓失充，以生长发育迟缓、早衰、生育机能低下等为主要表现的虚弱证候。

临床表现：小儿生长发育迟缓，身体矮小，囟门迟闭，智力低下，骨骼痿软；男子精少不育，女子经闭不孕，性欲减退；成人早衰，腰膝酸软，耳鸣耳聋，发脱齿松，健忘恍惚，神情呆钝，两足痿软，动作迟缓，舌淡，脉弱。

本证多与先天不足有关，以生长发育迟缓、早衰、生育机能低下等为辨证的主要依据。

（四）肾气不固证

肾气不固证是指肾气亏虚，失于封藏、固摄，以腰膝酸软，小便、精液、经带、胎气不固等为主要表现的虚弱证候。

临床表现：腰膝酸软，神疲乏力，耳鸣失聪；小便频数而清，或尿后余沥不尽，或遗尿，或夜尿频多，或小便失禁；男子滑精、早泄；女子月经淋沥不尽，或带下清稀量多，或胎动易滑。舌淡，苔白，脉弱。

本证以腰膝酸软，小便、精液、经带、胎气不固与气虚症状共见为辨证的主要依据。

（五）肾虚水泛证

肾虚水泛证是指肾的阳气亏虚，气化无权，水液泛溢，以水肿下肢为甚、尿少、畏冷肢凉等为主要表现的证候。

临床表现：腰膝酸软，耳鸣，身体浮肿，腰以下尤甚，按之没指，小便短少，畏冷肢凉，腹部胀满，或见心悸，气短，咳喘痰鸣，舌质淡胖，苔白滑，脉沉迟无力。

本证以水肿下肢为甚、尿少、畏冷肢凉等为辨证的主要依据。

（六）肾阳虚与肾虚水泛证的鉴别要点

两者均以肾阳亏虚为病理基础，都有畏寒肢冷，腰膝酸冷，面白神疲等虚寒之象。但前者以温煦失职，生殖机能减退为主，后者以气化无权，水湿泛滥之水肿尿少为主要表现。

肾阳虚证与肾虚水泛证的鉴别

证型	病机	相同症状	不同症状	舌象	脉象
肾阳虚证	命门火衰，温煦失职，火不暖土，气化不行	腰膝酸冷，畏寒肢冷，面白神疲	头晕目眩，面色㿠白或黧黑，精神萎靡，性欲减退，男子阳痿早泄、滑精精冷，女子宫寒不孕，或久泻不止，完谷不化，五更泄泻，或小便频数清长，夜尿频多	舌淡苔白	沉细无力尺部尤甚
肾虚水泛证	肾阳虚弱，气化无权，水液泛滥		身体浮肿，腰以下为甚，按之没指，小便短少	舌质淡胖，苔白滑	沉迟无力

（七）肾阴虚与肾精不足证的鉴别要点

两者皆属肾的虚证，均可见腰膝酸软、头晕耳鸣、齿松发脱等症，但前者有阴虚内热的表现，性欲偏亢，梦遗、经少；后者主要为生长发育迟缓，早衰，生育机能低下，无虚热表现。

肾阴虚证与肾精不足证的鉴别

证型	相同症状	不同症状	舌苔	脉象
肾阴虚证	腰膝酸软	失眠多梦，阳强易举，遗精早泄，潮热盗汗，咽干颧红，溲黄便干	舌红少津	细数
肾精不足证		成人精少，经闭，发脱齿摇，健忘耳聋，动作迟缓，足痿无力，精神呆钝	舌淡红苔白	沉细

● **要点二　膀胱湿热证的临床表现**

膀胱湿热证是指湿热侵袭，蕴结膀胱，以小便频急、灼涩疼痛及湿热症状为主要表现的证候。

临床表现：小便频数，排尿灼热涩痛，小便短赤，尿血或有砂石，小腹胀痛，腰痛，发热口渴，舌红苔黄腻，脉濡数。

本证属新病势急，以小便频急、灼涩疼痛等与湿热症状共见为辨证的主要依据。

细目六　脏腑兼病辨证

● **要点一　心肾不交、心脾气血虚证的临床表现、鉴别要点**

（一）心肾不交证

心肾不交证是指心与肾的阴液亏虚，阳气偏亢，以心烦、失眠、梦遗、耳鸣、腰酸等为主要表现的虚热证候。又名心肾阴虚阳亢（火旺）证。

临床表现：心烦失眠，惊悸健忘，头晕，耳鸣，腰膝酸软，梦遗，口咽干燥，五心烦热，潮热盗汗，便结尿黄，舌红少苔，脉细数。

本证以心烦、失眠、腰酸、耳鸣、梦遗与虚热症状共见为辨证的主要依据。

（二）心脾气血虚证

心脾气血虚证是指脾气亏虚，心血不足，以心悸、神疲、头晕、食少、腹胀、便溏等为主要表现的虚弱证候。简称心脾两虚证。

临床表现：心悸怔忡，头晕，多梦，健忘，食欲不振，腹胀，便溏，神疲乏力，或见皮下紫斑，女子月经量少色淡、淋沥不尽，面色萎黄，舌淡嫩，脉弱。

本证以心悸、神疲、头晕、食少、腹胀、便溏等为辨证的主要依据。

（三）心肾不交、心脾气血虚证的鉴别要点

两者都有心悸、失眠的症状，但前者多由心

肾阴液亏虚所致，可兼有腰酸、腰痛、耳鸣及虚热症状；而后者多由脾气亏虚，心血不足所致，多伴有食少、腹胀、便溏等症状。

● **要点二 肝火犯肺、肝胃不和、肝郁脾虚证的临床表现、鉴别要点**

（一）肝火犯肺证

肝火犯肺证是指肝火炽盛，上逆犯肺，肺失肃降，以胸胁灼痛、急躁、咳嗽痰黄或咳血等为主要表现的实热证候。

临床表现：胸胁灼痛，急躁易怒，头胀头晕，面红目赤，口苦口干，咳嗽阵作，痰黄稠黏，甚则咳血，舌红，苔薄黄，脉弦数。

本证以胸胁灼痛、急躁、咳嗽痰黄或咳血等与实热症状共见为辨证的主要依据。

（二）肝胃不和证

肝胃不和证是指肝气郁结，胃失和降，以脘胁胀痛、嗳气、吞酸、情绪抑郁等为主要表现的证候。又名肝气犯胃证、肝胃气滞证。

临床表现：胃脘、胁肋胀满疼痛，走窜不定，嗳气，吞酸嘈杂，呃逆，不思饮食，情绪抑郁，善太息，或烦躁易怒，舌淡红，苔薄黄，脉弦。

本证以脘胁胀痛、嗳气、吞酸、情绪抑郁等为辨证的主要依据。

（三）肝郁脾虚证

肝郁脾虚证是指肝失疏泄，脾失健运，以胁胀作痛、情志抑郁、腹胀、便溏等为主要表现的证候。又称肝脾不调证。

临床表现：胸胁胀满窜痛，善太息，情志抑郁，或急躁易怒，食少，腹胀，肠鸣矢气，便溏不爽，或腹痛欲便、泻后痛减，或大便溏结不调，舌苔白，脉弦或缓。

本证以胁胀作痛、情志抑郁、腹胀、便溏等为辨证的主要依据。

（四）肝火犯肺、肝胃不和、肝郁脾虚证的鉴别要点

三证均有胸胁胀痛，急躁易怒的表现，但肝火犯肺证由肝火炽盛，上逆犯肺所致，临床多见胸胁灼痛，面红目赤，口苦口干，伴有咳嗽阵作，痰黄稠黏。而肝胃不和、肝郁脾虚证多由肝郁气滞引起，导致胃失和降、脾失健运，临床可见嗳气、吞酸等胃失和降的表现，或便溏、腹胀等脾失健运的表现。

● **要点三 心肺气虚、脾肺气虚、肺肾气虚证的临床表现、鉴别要点**

（一）心肺气虚证

心肺气虚证是指心肺两脏气虚，以咳喘、心悸、胸闷等为主要表现的虚弱证候。

临床表现：胸闷，咳嗽，气短而喘，心悸，动而尤甚，吐痰清稀，神疲乏力，声低懒言，自汗，面色淡白，舌淡苔白，或唇舌淡紫，脉弱或结或代。

本证以咳喘、心悸、胸闷与气虚症状共见为辨证的主要依据。

（二）脾肺气虚证

指脾肺两脏气虚，以咳嗽、气喘、咯痰、食少、腹胀、便溏等为主要表现的虚弱证候。又名脾肺两虚证。

临床表现：食欲不振，食少，腹胀，便溏，久咳不止，气短而喘，咯痰清稀，面部虚浮，下肢微肿，声低懒言，神疲乏力，面白无华，舌淡，苔白滑，脉弱。

本证以咳嗽、气喘、咯痰，食少、腹胀、便溏与气虚症状共见为辨证的主要依据。

（三）肺肾气虚证

肺肾气虚证是指肺肾气虚，摄纳无权，以久病咳喘、呼多吸少、动则尤甚等为主要表现的虚弱证候。又名肾不纳气证。

临床表现：咳嗽无力，呼多吸少，气短而喘，动则尤甚，吐痰清稀，声低，乏力，自汗，耳鸣，腰膝酸软，或尿随咳出，舌淡紫，脉弱。

本证以久病咳喘、呼多吸少、动则尤甚与气虚症状共见为辨证的主要依据。

（四）心肺气虚、脾肺气虚、肺肾气虚证的鉴别要点

均有肺气虚，呼吸功能减退，而见咳喘无

力、气短、咯痰清稀等症。心肺气虚证则兼有心悸怔忡、胸闷等心气不足的证候；肺脾气虚证则兼有食少、腹胀、便溏等脾失健运的证候；肺肾气虚证则兼有呼多吸少、腰酸耳鸣、尿随咳出等肾失摄纳的证候。

● **要点四　心肾阳虚、脾肾阳虚证的临床表现、鉴别要点**

（一）心肾阳虚证

心肾阳虚证是指心与肾的阳气虚衰，失于温煦，以心悸、水肿等为主要表现的虚寒证候。又名心肾虚寒证。水肿明显者，可称水气凌心证。

临床表现：畏寒肢冷，心悸怔忡，胸闷气喘，肢体浮肿，小便不利，神疲乏力，腰膝酸冷，唇甲青紫，舌淡紫，苔白滑，脉弱。

本证以心悸、水肿与虚寒症状共见为辨证的主要依据。

（二）脾肾阳虚证

脾肾阳虚证是指脾肾阳气亏虚，虚寒内生，以久泻久利、水肿、腰腹冷痛等为主要表现的虚寒证候。

临床表现：腰膝、下腹冷痛，畏冷肢凉，久泄久利，或五更泄泻，完谷不化，便质清冷，或全身水肿，小便不利，面色㿠白，舌淡胖，苔白滑，脉沉迟无力。

本证以久泻久利、水肿、腰腹冷痛等与虚寒症状共见为辨证的主要依据。

（三）心肾阳虚、脾肾阳虚证的鉴别要点

均有畏冷肢凉、舌淡胖、苔白滑等虚寒证候，且有腰膝酸冷、小便不利、浮肿等肾阳虚水湿内停的表现。但前者心悸怔忡、胸闷气喘、面唇紫暗等心阳不振、血行不畅的症状突出；后者则有久泄久利、完谷不化等脾阳虚，运化无权的表现。

● **要点五　心肝血虚、肝肾阴虚、肺肾阴虚证的临床表现、鉴别要点**

（一）心肝血虚证

心肝血虚证是指血液亏少，心肝失养，以心悸、多梦、眩晕、肢麻、经少与血虚症状为主要表现的证候。

临床表现：心悸心慌，多梦健忘，头晕目眩，视物模糊，肢体麻木、震颤，女子月经量少色淡，甚则经闭，面白无华，爪甲不荣，舌质淡白，脉细。

本证以心悸、多梦、眩晕、肢麻等与血虚症状共见为辨证的主要依据。

（二）肝肾阴虚证

肝肾阴虚证是指肝肾阴液亏虚，虚热内扰，以腰酸胁痛、眩晕、耳鸣、遗精等为主要表现的虚热证候。又名肝肾虚火证。

临床表现：头晕，目眩，耳鸣，健忘，胁痛，腰膝酸软，口燥咽干，失眠多梦、低热或五心烦热，颧红，男子遗精，女子月经量少，舌红，少苔，脉细数。

本证以腰酸胁痛、眩晕、耳鸣、遗精等与虚热症状共见为辨证的主要依据。

（三）肺肾阴虚证

肺肾阴虚证是指肺肾阴液亏虚，虚热内扰，以干咳、少痰、腰酸、遗精等为主要表现的虚热证候。

临床表现：咳嗽痰少，或痰中带血，或声音嘶哑，腰膝酸软，形体消瘦，口燥咽干，骨蒸潮热，盗汗，颧红，男子遗精，女子经少，舌红，少苔，脉细数。

本证以干咳、少痰、腰酸、遗精等与虚热症状共见为辨证的主要依据。

（四）心肝血虚、肝肾阴虚、肺肾阴虚证的鉴别要点

心肝血虚以心肝阴血不足为主要病机，临床证见心悸、失眠多梦、眩晕肢麻、视力减退等。而肝肾阴虚和肺肾阴虚证都有肾阴虚的证候，均见腰膝酸软、耳鸣、遗精及阴虚内热的表现。但肝肾阴虚证兼肝阴虚损，失于滋养，常见胁痛、目涩、眩晕等症；肺肾阴虚证兼肺阴亏损，肺失清肃，故有干咳、痰少难咯等表现。

细目七 脏腑辨证各相关证候的鉴别

要点 各脏腑间相关证候的鉴别要点

（一）心脾气血虚证与心肝血虚证鉴别

均有心血不足，心及心神失养，而见心悸、失眠多梦等症，但前者兼有脾虚失运，血不归经的表现，常见食少、腹胀、便溏、慢性失血等症；后者兼有肝血不足，失于充养的表现，常见眩晕、肢麻、视力减退、经少等症。

（二）肝胃不和证与肝郁脾虚证的鉴别

二者均有肝气郁结，而见胸胁胀满疼痛、情志抑郁或烦躁等表现，但肝胃不和证兼胃失和降，常有胃脘胀痛、嗳气、呃逆等症；肝郁脾虚证兼脾失健运，常有食少、腹胀、便溏等症。

肝胃不和证与肝郁脾虚证的鉴别

证型	病机	相同症状	不同症状	舌象	脉象
肝胃不和证	肝失疏泄，横逆犯胃，胃失和降	抑郁易怒，胸胁胀痛及纳少	脘胀、呕恶、呃逆、嗳气、嘈杂等胃气上逆的症状	舌苔薄白或薄黄	脉弦或带数
肝郁脾虚	肝失疏泄，横逆犯脾，脾失健运		腹痛肠鸣，腹泻不爽	舌苔白	脉弦或缓弱

（三）肝胆湿热证与湿热蕴脾证的鉴别

两证均因湿热内蕴所致，见湿热证候及脾胃纳运升降失职表现，均可出现脘腹胀满、纳呆呕恶、身目发黄色鲜明、大便不调、小便短黄、舌质红苔黄腻、脉滑数等症。肝胆与脾胃之间在病理上相互影响，由于二者主要病位病机不同，故症状有别。

肝胆湿热证病位主要在肝胆（疏泄功能失职），故以胁肋胀痛、胁下痞块、黄疸、口苦等肝胆疏泄失常症状为主，尚可出现寒热往来及阴部瘙痒，妇女带下黄臭等症。湿热蕴脾证病位主要在脾胃（纳运升降失职），故以脘腹胀闷、纳呆呕恶、大便溏泄等受纳运化功能失常症状为主，还可出现肢体困重、身热不扬等症状。

（四）肝火犯肺证与燥邪犯肺、热邪壅肺、肺阴虚证的鉴别

四证均可能有咳嗽、咳血的表现，但肝火犯肺证系肝经气火上逆犯肺，肺失清肃，有急躁易怒、胁肋灼痛等肝火内炽的症状；燥邪犯肺证只发于秋季，必兼发热恶寒之表证；热邪壅肺证系邪热内盛，痰热互结，壅闭于肺，有典型的实热表现；肺阴虚证系内伤久病，肺津受损，虚热内生，有潮热盗汗等阴虚内热症状。四证的舌脉表现也各有不同。

肝火犯肺证与燥邪犯肺、热邪壅肺、肺阴虚证的鉴别

证型	病机	相同症状	不同症状	舌象	脉象
肝火犯肺证	肝经气火上逆犯肺，肺失清肃	咳嗽，咳血	急躁易怒，胁肋灼痛等肝火内炽的症状	舌红，苔薄黄	脉弦数
燥邪犯肺证	外界燥邪侵犯肺卫，肺系津液耗伤		只发于秋季，必兼发热恶寒之表证	苔薄而干燥少津	脉浮数或浮紧
热邪壅肺证	邪热内盛，痰热互结，壅闭于肺		新病势急，咳喘气粗鼻翼扇动与火热症状共见	舌红苔黄或黄腻	脉数或滑数
肺阴虚证	内伤久病，肺津受损，虚热内生		潮热盗汗等阴虚内热症状	舌红少苔乏津	脉细数

（五）肝肾阴虚与肝阳上亢证的鉴别

二证均有肝肾阴亏，阴不制阳的病机，均有头晕目眩、耳鸣、腰膝酸软等症，但肝肾阴虚为虚证，以颧红盗汗、五心烦热等虚火内扰的表现为主，肝阳上亢证为本虚标实证，急躁易怒、头目胀痛、头重脚轻等肝阳亢逆、气血上冲的症状比较突出。

肝肾阴虚证与肝阳上亢证的鉴别

证型	病机	相同症状	不同症状	舌象	脉象
肝肾阴虚证	肝肾阴液亏虚，阴不制阳，虚热内扰	头晕目眩，耳鸣，腰膝酸软	颧红盗汗、五心烦热、男子遗精、女子月经量少等肾阴虚表现	舌红少苔	脉细数
肝阳上亢证	肝肾阴亏，阴不制阳，亢阳上扰	头晕目眩，耳鸣，腰膝酸软	面红目赤、急躁易怒、头目胀痛、头重脚轻等肝阳亢逆、气血上冲的症状	舌红	脉弦或弦细数

（陈家旭）

中药学

第一单元　中药的性能

中药的性能又称药性，是指中药具有的若干特性，又称为中药的偏性。其主要内容包括四气、五味、升降浮沉、归经、毒性。

细目一　四　气

● 要点一　结合有代表性的药物认识四气

四气，指药物的寒、热、温、凉四种不同药性，又称四性，是对药物治疗寒热病症作用的概括。一般而言，能够减轻或消除热证的药物属于寒性或凉性，如黄芩、板蓝根等有清热解毒作用；而能够减轻或消除寒证的药物属于温性或热性，如附子、干姜等有温中散寒作用。

在药物作用的程度上，寒重于凉，热重于温。从四性的本质而言，只有寒热两性的区分，此外，四性以外还有一类平性药，它是指寒热界限不很明显、药性平和、作用较和缓的一类药。如党参、山药、甘草等。平性是相对而言的，而不是绝对的，也有偏凉、偏温的不同，因此仍称四气（性）而不称五气（性）。

● 要点二　四气的作用及适应证

一般来讲，寒凉药分别具有清热泻火、凉血解毒、滋阴除蒸、泻热通便、清热利尿、清化痰热、清心开窍、凉肝息风等作用；而温热药则分别具有温里散寒、暖肝散结、补火助阳、温阳利水、温经通络、引火归原、回阳救逆等作用。

细目二　五　味

● 要点一　结合有代表性的药物认识五味

五味是指药物有辛、甘、酸、苦、咸五种不同的味道，因而具有不同的治疗作用。有些还具有淡味或涩味，因而实际上不止五种。但是，五味是最基本的五种滋味，所以仍称为五味。

● 要点二　五味的作用及适应证

现据前人的论述，结合临床实践，将五味所代表药物的作用及主治病证分述如下：

辛：有发散、行气、行血的作用。一般来讲，解表药、行气药、活血药多具有辛味。多用治表证及气血阻滞之证。如苏叶发散风寒、木香行气除胀、川芎活血化瘀等。

甘：有补益、和中、调和药性和缓急止痛的作用。一般来讲，滋养补虚、调和药性及制止疼痛的药物多具有甘味。多用治正气虚弱、身体诸痛，及调和药性、中毒解救等。如人参大补元气，熟地黄滋补精血，饴糖缓急止痛，甘草调和药性并解药食中毒等。

酸：有收敛、固涩的作用。一般固表止汗、敛肺止咳、涩肠止泻、固精缩尿、固崩止带的药物多具有酸味。多用治体虚多汗、肺虚久咳、久泻滑肠、遗精滑精、遗尿尿频、崩带不止等证。如山茱萸、五味子涩精、敛汗，乌梅敛肺止咳、涩肠止泻，乌梅、五味子生津止渴等。

苦：有泄、燥湿、坚阴的作用。即具有清泄火热、泄降气逆、通泻大便、燥湿等作用。一般来讲，清热泻火、下气平喘、降逆止呕、通利大便、清热燥湿、苦温燥湿的药物多具有苦味。多用治热证、火证、喘证、呕恶、便秘、湿证等证。如栀子、黄芩清热泻火，杏仁降泄肺气，陈皮降逆止呕，大黄泻热通便，龙胆草、黄连清热燥湿，苍术、厚朴苦温燥湿。

咸：有软坚散结、泻下通便作用。一般来

讲，泻下或润下通便及软化坚硬、消散结块的药物多具有咸味，多用治大便燥结、痰核、瘰疬、瘿瘤、癥瘕痞块等证，如芒硝泻下通便，海藻、牡蛎消散瘿瘤，鳖甲软坚消癥等。

淡：有渗湿、利小便的作用。故有些利水渗湿的药物具有淡味。多用治水肿、脚气、小便不利之证。如薏苡仁、通草、灯心草、茯苓、猪苓、泽泻等。

涩：与酸味药的作用相似，有收敛固涩的作用。多用治虚汗、泄泻、尿频、遗精、滑精、出血等证。如莲子固精止带，禹余粮涩肠止泻，乌贼骨收涩止血等。

细目三 升降浮沉

● 要点一 各类药物的升降浮沉趋向

升降浮沉是指药物对人体作用的不同趋向性。升，即上升提举，趋向于上；降，即下达降逆，趋向于下；浮，即向外发散，趋向于外；沉，即向内收敛，趋向于内。升降浮沉也就是指药物对机体有向上、向下、向外、向内四种不同的作用趋向。它与疾病所表现的趋向性是相对而言。一般而言，发表、透疹、升阳、涌吐、开窍等药具有升浮作用，收敛固涩、泻下、利水、潜阳、镇惊安神、止咳平喘、止呕等药具有沉降作用。

● 要点二 影响药物升降浮沉的主要因素

影响药物升降浮沉的因素主要与四气五味、药物质地轻重有密切关系，并受到炮制和配伍的影响。

药物的升降浮沉与四气五味有关：一般来讲，味属辛、甘，气属温、热的药物，大都是升浮药，如麻黄、升麻、黄芪等药；味属苦、酸、咸，性属寒、凉的药物，大都是沉降药，如大黄、芒硝、山楂等。

药物的升降浮沉与药物的质地轻重有关：一般来讲，花、叶、枝、皮等质轻的药物大多为升浮药，如苏叶、菊花、蝉衣等；而种子、果实、矿物、贝壳及质重者大多都是沉降药。

药物的升降浮沉与炮制、配伍的影响有关：药物的炮制可以影响转变其升降浮沉的性能。如有些药物酒制则升，姜炒则散，醋炒收敛，盐炒下行。如大黄，属于沉降药，峻下热结，泻热通便，经酒炒后，大黄则可清上焦火热，可治目赤头痛。配伍的影响，一般来讲，升浮药在大队沉降药中能随之下降；反之，沉降药在大队升浮药中能随之上升。

细目四 归 经

● 要点 结合有代表性的药物认识归经

归经指药物对于机体某部分的选择性作用，即某药对某些脏腑经络有特殊的亲和作用，因而对这些部位的病变起着主要的或特殊的治疗作用。归经指明了药物治病的适应范围，也就是说明了药效的所在，包含了药物定性定位的概念。

归经理论的形成是在中医基本理论指导下以脏腑经络为基础，以药物所治疗的具体病证为依据，经过长期临床实践总结出来的用药理论。由于经络能沟通人体内外表里，所以一旦机体发生病变可以通过经络影响内在的脏腑；反之，内在脏腑病变也可以在体表反映出来。由于发病所在脏腑及经络循行部位不同，临床上所表现的症状也各不相同。如心经的病变多见心悸失眠；肺经病变常见胸闷喘咳；肝经病变每见胁痛抽搐等。如朱砂、远志能治疗心悸失眠，说明它们归心经；桔梗、杏仁能治愈胸闷、咳喘，说明它们归肺经；而选用白芍、钩藤能治愈胁痛抽搐则说明它们归肝经。

细目五 毒 性

● 要点 引起毒性反应的原因

毒性指药物对机体所产生的不良影响及损害性。毒性反应与副作用不同，它对人体的危害性较大，甚至可危及生命。

所谓毒性一般系指药物对机体所产生的不良影响及损害性。包括急性毒性、亚急性毒性、亚慢性毒性、慢性毒性和特殊毒性如致癌、致突变、致畸胎、成瘾等。所谓毒药一般系指对机体发生化学或物理作用，能损害机体，引起功能障碍、疾病甚至死亡的物质。

中药的副作用有别于毒性。副作用是指在常用剂量时出现与治疗需要无关的不适反应，一般比较轻微，对机体危害不大，停药后可自行消失。

（李兴广）

第二单元　中药的配伍

细目　中药配伍的内容

● 要点一　各种配伍关系的意义

药物单独或配合应用主要有单行、相须、相使、相畏、相杀、相恶、相反七种情况，称为中药的"七情"配伍。

（1）单行：就是单用一味药物治疗某种病情单一的疾病。对病情比较单纯的病证，往往选择一种针对性强的药物即可达到治疗目的，如独参汤。

（2）相须：就是两种功效相似的药物配合应用，可以增强原有药物的疗效。如麻黄配桂枝，能增强发汗解表、祛风散寒的作用；石膏与知母配合，能明显增强清热泻火的治疗效果。

（3）相使：就是以一种药物为主，另一种药物为辅，两种药物合用，辅药可以提高主药的功效。如黄芪补气利水，茯苓利水健脾，两药配合，茯苓能提高黄芪补气利水的治疗效果；大黄清热泻火、泻热通便，芒硝润燥通便，可增强大黄峻下热结、排除燥屎的作用。

（4）相畏：就是一种药物的毒副作用能被另一种药物所抑制。如生半夏和生南星的毒性能被生姜减轻或消除，所以说生半夏和生南星畏生姜。

（5）相杀：就是一种药物能够减轻或消除另一种药物的毒副作用。如生姜能减轻或消除生半夏和生南星的毒性或副作用，所以说生姜杀生半夏和生南星的毒。相畏、相杀实际上是同一配伍关系从不同角度的两种提法。

（6）相恶：就是两药合用，一种药物能破坏另一种药物的功效。如人参恶莱菔子，莱菔子能削弱人参的补气作用。

（7）相反：就是两种药物同用能产生或增强毒性或副作用。如甘草反甘遂，贝母反乌头等，详见用药禁忌"十八反""十九畏"中的若干药物。

● 要点二　临证用药时怎样对待各种配伍关系

上述七情除单行外，相须、相使可以起到协同作用，能提高药效，是临床常用的配伍方法；相畏、相杀可以减轻或消除毒副作用，以保证安全用药，是使用毒副作用较强药物的配伍方法，也可用于有毒药物的炮制及中毒解救；相恶则是药物的拮抗作用，抵消或削弱其中一种药物的功效，应尽量避免使用；相反则是药物相互作用，能产生毒性反应或强烈的副作用，属于用药禁忌，故相恶、相反是配伍用药的禁忌。

（李兴广）

第三单元　中药的用药禁忌

用药禁忌主要包括配伍禁忌、证候禁忌、妊娠禁忌和服药饮食禁忌四个方面。

细目一　配伍禁忌

要点一　"十八反"的内容

甘草反甘遂、大戟、海藻、芫花；乌头反贝母、瓜蒌、半夏、白蔹、白及；藜芦反人参、沙参、丹参、玄参、细辛、芍药。（"本草明言十八反，半蒌贝蔹及攻乌，藻戟遂芫俱战草，诸参辛芍叛藜芦。"）

要点二　"十九畏"的内容

硫黄畏朴硝，水银畏砒霜，狼毒畏密陀僧，巴豆畏牵牛，丁香畏郁金，川乌、草乌畏犀角，牙硝畏三棱，官桂畏赤石脂，人参畏五灵脂。

十九畏与"七情"配伍中的"相畏"意义不同，十九畏是产生或增强毒副作用，为药物配伍禁忌，相畏是减弱或消除毒副作用，是应当运用的药物配伍。

细目二　证候禁忌

要点　证候禁忌的概念及内容

由于药物的药性不同，其作用各有专长和一定的适应范围，因此，临床用药也就有所禁忌，称"证候禁忌"。如麻黄性味辛温，功能发汗解表，散风寒，又能宣肺平喘利尿，故适用于外感风寒表实无汗或肺气不宣的喘咳，对表虚自汗及阴虚盗汗、肺肾虚喘则禁止使用。

细目三　妊娠用药禁忌

要点　妊娠禁忌药的分类与使用原则

（1）禁用药物：指毒性较强或药性猛烈的药物，如巴豆、牵牛子、大戟、商陆、麝香、三棱、莪术、水蛭、斑蝥、雄黄、砒霜等。

（2）慎用的药物：包括通经去瘀、行气破滞及辛热滑利之品，如桃仁、红花、牛膝、大黄、枳实、附子、肉桂、干姜、木通、冬葵子、瞿麦等。

慎用的药物可以根据病情需要酌情使用，禁用的药物绝对不能使用。

细目四　服药饮食禁忌

要点　服药时一般的饮食禁忌

一般忌食生冷、油腻、腥膻、有刺激性的食物。

根据病情的不同，饮食禁忌也有区别。如热性病，应忌食辛辣、油腻、煎炸性食物；寒性病，应忌食生冷食物、清凉饮料等；胸痹患者应忌食肥肉、脂肪、动物内脏及烟、酒等；肝阳上亢头晕目眩、烦躁易怒等应忌食胡椒、辣椒、大蒜、白酒等辛热助阳之品；黄疸胁痛应忌食动物脂肪及辛辣烟酒刺激物品；脾胃虚弱者应忌食油炸黏腻、寒冷固硬、不易消化的食物；肾病水肿应忌食盐、碱过多和酸辣太过的刺激食品；疮疡、皮肤病患者，应忌食鱼、虾、蟹等腥膻发物及辛辣刺激性食品。

（李兴广）

第四单元 中药的剂量与用法

细目一 剂量

要点 影响中药剂量的因素

中药用量得当与否，是直接影响药效的重要因素之一。一般来讲，确定中药的剂量，应考虑如下几方面的因素。

（1）药物性质与剂量的关系：剧毒药或作用峻烈的药物，应严格控制剂量，开始时用量宜轻，逐渐加量，一旦病情好转后，应当立即减量或停服，中病即止，防止过量或蓄积中毒。此外，花叶枝皮等量轻质松及性味浓厚、作用较强的药物用量宜小；矿物介壳质重沉坠及性味淡薄、作用温和的药物用量宜大；鲜品药材含水分较多用量宜大（一般为干品的2~4倍）；干品药材用量当小；过于苦寒的药物也不要久服过量，免伤脾胃。再如羚羊角、麝香、牛黄、猴枣、鹿茸、珍珠等贵重药材，在保证药效的前提下应尽量减少用量。

（2）剂型、配伍与剂量的关系：在一般情况下，同样的药物入汤剂比入丸散剂的用量要大些；单味药使用比复方中应用剂量要大些；在复方配伍使用时，主要药物比辅助药物用量要大些。

（3）年龄、体质、病情与剂量的关系：由于年龄、体质的不同，对药物耐受程度不同，则药物用量也就有了差别。一般老年、小儿、妇女产后及体质虚弱的病人，都要减少用量，成人及平素体质壮实的患者用量宜重。一般5岁以下的小儿用成人药量的1/4，5岁以上的儿童按成人用量减半服用。病情轻重、病势缓急、病程长短与药物剂量也有密切关系。一般病情轻、病势缓、病程长者用量宜小；病情重、病势急、病程短者用量宜大。

（4）季节变化与剂量的关系：夏季发汗解表药及辛温大热药不宜多用；冬季发汗解表药及辛热大热药可以多用；夏季苦寒降火药用量宜重；冬季苦寒降火药则用量宜轻。

除了剧毒药、峻烈药、精制药及某些贵重药外，一般中药常用内服剂量为5~10g；部分常用量较大，剂量为15~30g；新鲜药物常用量为30~60g。

细目二 中药的用法

要点 煎煮方法（包括先煎、后下、包煎、另煎、烊化、冲服等）

先将药材浸泡30~60分钟，用水量以高出药面为度。一般中药煎煮两次，第二煎加水量为第一煎的1/3~1/2。两次煎液去渣滤净混合后分2次服用。煎煮的火候和时间，要根据药物性能而定。一般来讲，解表药、清热药宜武火煎煮，时间宜短，煮沸后煎3~5分钟即可；补养药需用文火慢煎，时间宜长，煮沸后再续煎30~60分钟。某些药物因其质地不同，煎法比较特殊，处方上需加以注明，归纳起来包括先煎、后下、包煎、另煎、溶化、泡服、冲服、煎汤代水等不同煎煮法。

（1）先煎：主要指有效成分难溶于水的一些金石、矿物、介壳类药物，应打碎先煎，煮沸20~30分钟，再下其他药物同煎，以使有效成分充分析出。如磁石、代赭石、生石膏、龙骨、牡蛎、石决明、龟甲、鳖甲等。此外，附子、乌头等毒副作用较强的药物，宜先煎45~60分钟后再下他药，久煎可以降低毒性，安全用药。

（2）后下：主要指某些气味芳香的药物，久煎其有效成分易于挥发而降低药效，须在其他药物煎沸5~10分钟后放入，如薄荷、青蒿、砂仁等。此外，有些药物虽不属芳香药，但久煎也能破坏其有效成分，如钩藤、大黄、番泻叶等亦属后下之列。

（3）包煎：主要指那些黏性强、粉末状及带有绒毛的药物，宜先用纱布袋装好，再与其他药物同煎，以防止药液混浊或刺激咽喉引起咳嗽及沉于锅底，加热时引起焦化或糊化。如滑石、青黛、旋覆花、车前子、蒲黄等。

（4）另煎：又称另炖，主要是指某些贵重药材，为了更好地煎出有效成分，还应单独另煎，即另炖2~3小时。煎液可以另服，也可与其他煎液混合服用。如人参、西洋参、羚羊角、鹿茸等。

（5）溶化：又称烊化，主要是指某些胶类药物及黏性大而易溶的药物，为避免入煎粘锅或黏附其他药物影响煎煮，可单用水或黄酒将此类药加热溶化即烊化后，用煎好的药液冲服，也可将此类药放入其他药物煎好的药液中加热烊化后服用。如阿胶、鹿角胶等。

（6）泡服：又叫焗服，主要是指某些有效成分易溶于水或久煎容易破坏药效的药物，可以用少量开水或复方其他药物滚烫的煎出液趁热浸泡，加盖闷润，减少挥发，半小时后去渣即可服用。如藏红花、番泻叶、胖大海等。

（7）冲服：主要指某些贵重药，用量较轻，为防止散失，常需要研成细末制成散剂，用温开水或复方其他药物煎液冲服。如麝香、牛黄、珍珠、羚羊角、西洋参、鹿茸、人参等。某些药物高温容易破坏药效或有效成分难溶于水，也只能做散剂冲服。如雷丸、鹤草芽、朱砂等。

（8）煎汤代水：主要指为了防止某些药物与其他药物同煎使煎液混浊，难于服用，宜先煎后取其上清液代水再煎煮其他药物，如灶心土等。此外，某些药物质轻用量多，体积大，吸水量大，如玉米须、丝瓜络、金钱草等，也需煎汤代水用。

（李兴广）

第五单元　解表药

细目一　概　述

● 要点　解表药的使用注意事项

使用发汗作用较强的解表药时，用量不宜过大，以免发汗太过，耗阳伤阴，导致"亡阳""伤阴"的弊端；表虚自汗、阴虚盗汗以及疮疡日久、淋证、失血患者，也应慎用解表药；使用解表药还应注意因时因地而宜，如春夏腠理疏松，容易出汗，解表药用量宜轻，冬季腠理致密，不易出汗，解表药用量宜重；本类药物辛散轻扬，入汤剂不宜久煎，以免有效成分挥发而降低药效。

细目二　发散风寒药

● 要点

1. 麻黄

【性能】辛、微苦，温。归肺、膀胱经。

【功效】发汗解表，宣肺平喘，利水消肿。

【应用】

（1）风寒感冒。本品味辛发散，性温散寒，主入肺与膀胱经，善于宣肺气、开腠理、透毛窍而发汗解表，发汗力强，为发汗解表之要药。宜用于风寒外郁，腠理闭密无汗的外感风寒表实证，每与桂枝相须为用，如麻黄汤。

（2）咳嗽气喘。本品辛散苦泄，温通宣畅，主入肺经，可外开皮毛之郁闭，以使肺气宣畅；内降上逆之气，以复肺司肃降之常，故善平喘，为治疗肺气壅遏所致喘咳的要药，并常以杏仁等止咳平喘药为辅助。治疗寒痰停饮，咳嗽气喘，痰多清稀者，常配伍细辛、干姜、半夏等，如小青龙汤；若肺热壅盛，高热喘急者，每与石膏、杏仁、甘草配用，如麻杏甘石汤。

（3）风水水肿。本品上宣肺气、发汗解表，可使肌肤之水湿从毛窍外散，并通调水道、下输膀胱以下助利尿之力，故宜于风邪袭表，肺失宣降的水肿、小便不利兼有表证者，每与甘草同用,如甘草麻黄汤。

此外,取麻黄散寒通滞之功,也可用治风寒痹证,阴疽,痰核。

【用法用量】煎服,2~9g。发汗解表宜生用,止咳平喘多炙用。

【使用注意】本品发汗宣肺力强,凡表虚自汗、阴虚盗汗及肺肾虚喘者均当慎用。

2. 桂枝

【性能】辛、甘,温。归心、肺、膀胱经。

【功效】发汗解肌,温经通脉,助阳化气。

【应用】

(1) 风寒感冒。本品辛甘温煦,甘温通阳扶卫,其开腠发汗之力较麻黄温和,而善于宣阳气于卫分,畅营血于肌表,故有助卫实表、发汗解肌、外散风寒之功。对于外感风寒,不论表实无汗、表虚有汗及阳虚受寒者,均宜使用。如治疗外感风寒、表实无汗者,常与麻黄同用,如麻黄汤;若外感风寒、表虚有汗者,当与白芍同用,如桂枝汤。

(2) 寒凝血滞诸痛证。本品辛散温通,具有温通经脉、散寒止痛之效。如胸阳不振,心脉瘀阻,胸痹心痛者,桂枝能温通心阳,常与枳实、薤白同用,如枳实薤白桂枝汤;若妇女寒凝血滞,月经不调,经闭痛经,产后腹痛,多与当归、吴茱萸同用,如温经汤;若风寒湿痹,肩臂疼痛,可与附子同用,如桂枝附子汤。

(3) 痰饮、蓄水证。本品甘温,既可温扶脾阳以助运水,又可温肾阳、逐寒邪以助膀胱气化,而行水湿痰饮之邪,为治疗痰饮病、蓄水证的常用药。如脾阳不运,水湿内停所致的痰饮病眩晕、心悸、咳嗽者,常与茯苓、白术同用,如苓桂术甘汤;若膀胱气化不行,水肿、小便不利者,每与茯苓、猪苓、泽泻等同用,如五苓散。

(4) 心悸。本品辛甘性温,能助心阳,通血脉,止悸动。如心阳不振,不能宣通血脉,而见心悸动、脉结代者,每与甘草、人参、麦冬等同用,如炙甘草汤。

【使用注意】本品辛温助热,易伤阴动血,凡外感热病、阴虚火旺、血热妄行等证,均当忌用。孕妇及月经过多者慎用。

【鉴别用药】麻黄与桂枝均为辛温解表药,有发汗解表之功,治疗风寒表证,常相须为用。但麻黄发汗力强,多用于风寒表实无汗证,并有宣肺平喘、利水消肿的作用;桂枝发汗力缓,外感风寒有汗、无汗均可应用,并能温经通阳,常用于寒凝经脉、风寒湿痹、痰饮蓄水证、胸痹及心悸、脉结代等证。

3. 紫苏

【性能】辛,温。归肺、脾经。

【功效】解表散寒,行气宽中,解鱼蟹毒。

【应用】

(1) 风寒感冒。本品辛散性温,发汗解表散寒之力较为缓和,轻证可以单用,重证须与其他发散风寒药合用。风寒表证而兼气滞,胸脘满闷、恶心呕逆,或咳喘痰多者,较为适宜。治疗前者,常配伍香附、陈皮等药,如香苏散;治疗后者,每与杏仁、桔梗等药同用,如杏苏散。

(2) 脾胃气滞,胸闷呕吐。本品味辛能行,能行气以宽中除胀、和胃止呕,兼有理气安胎之功,可用治中焦气机郁滞之胸脘胀满、恶心呕吐。偏寒者,常与砂仁、丁香等温中止呕药同用;偏热者,常与黄连、芦根等清胃止呕药同用;若胎气上逆,胸闷呕吐,胎动不安者,常与砂仁、陈皮等理气安胎药配伍;用治七情郁结,痰凝气滞之梅核气证,常与半夏、厚朴、茯苓等同用,如半夏厚朴汤。

(3) 进食鱼蟹中毒引起的腹痛吐泻。常配伍生姜、陈皮、藿香等药。

4. 生姜

【功效】解表散寒,温中止呕,温肺止咳。

【主治病证】风寒感冒;脾胃寒证;胃寒呕吐;肺寒咳嗽。此外,能解生半夏、生南星和鱼蟹之毒。

5. 香薷

【功效】发汗解表,化湿和中,利水消肿。

【主治病证】风寒感冒;水肿脚气。

【用法用量】煎服,3~9g。用于发表,量不宜过大,且不宜久煎;用于利水消肿,量宜稍大，且须浓煎。

6. 荆芥

【性能】辛，微温。归肺、肝经。

【功效】祛风解表，透疹消疮，止血。

【应用】

（1）外感表证。本品辛散气香，长于发表散风，且微温不烈，药性和缓，为发散风寒药中药性最为平和之品。对于外感表证，无论风寒、风热或寒热不明显者，均可广泛使用。用治风寒感冒，恶寒发热、头痛无汗者，常与防风、羌活、独活等药同用，如荆防败毒散；治疗风热感冒，发热头痛者，每与辛凉解表药金银花、连翘、薄荷等配伍，如银翘散。

（2）麻疹不透、风疹瘙痒。本品质轻透散，祛风止痒，宣散疹毒。用治表邪外束，麻疹初起、疹出不畅，常与蝉蜕、薄荷、紫草等药同用；若配伍苦参、防风、白蒺藜等药，又治风疹瘙痒。

（3）疮疡初起兼有表证。本品能祛风解表，透散邪气，宣通壅结而达消疮之功，故可用于疮疡初起而有表证者。偏于风寒者，常配伍羌活、川芎、独活等药；偏于风热者，每与金银花、连翘、柴胡等药配伍。

（4）吐衄下血。本品炒炭，其性味已由辛温变为苦涩平和，长于理血止血，可用于吐血、衄血、便血、崩漏等多种出血证。

【用法用量】煎服，4.5~9g，不宜久煎。发表透疹消疮宜生用；止血宜炒用。荆芥穗更长于祛风。

7. 防风

【性能】辛、甘，微温。归膀胱、肝、脾经。

【功效】祛风解表，胜湿止痛，止痉。

【应用】

（1）外感表证。本品辛温发散，气味俱升，以辛散祛风解表为主，虽不长于散寒，但又能胜湿、止痛，且甘缓微温不峻烈，故外感风寒、风湿、风热表证均可配伍使用。治风寒表证，头痛身痛、恶风寒者，常配以荆芥、羌活、独活等药同用，如荆防败毒散；治外感风湿，头痛如裹、身重肢痛者，每与羌活、藁本、川芎等药同用，如羌活胜湿汤。本品与黄芪、白术等益卫固表药同用，相反相成，祛邪而不伤正，固表而不留邪，共奏扶正祛邪之效，如玉屏风散。

（2）风疹瘙痒。本品辛温发散，能祛风止痒，可以治疗多种皮肤病，其中尤以风邪所致之瘾疹瘙痒较为常用。治疗风寒者，常与麻黄、白芷、苍耳子等配伍，如消风散；治疗风热者，常配伍薄荷、蝉蜕、僵蚕等药；治疗湿热者，可与土茯苓、白鲜皮、赤小豆等同用；若血虚风燥者，常与当归、地黄等配伍，如消风散；若兼里实热结者，常配伍大黄、芒硝、黄芩等药，如防风通圣散。

（3）风湿痹痛。本品辛温，功能祛风散寒，胜湿止痛，为较常用之祛风湿、止痹痛药。治疗风寒湿痹，肢节疼痛、筋脉挛急者，可配伍羌活、独活、桂枝、姜黄等祛风湿、止痹痛药，如蠲痹汤。

（4）破伤风证。本品既能辛散外风，又能息内风以止痉。用治风毒内侵，贯于经络，引动内风而致肌肉痉挛，四肢抽搐，项背强急，角弓反张的破伤风证，常与天麻、天南星、白附子等祛风止痉药同用，如玉真散。

此外，以其升清燥湿之性，也可用于脾虚湿盛、清阳不升的泄泻，及土虚木乘、肝郁侮脾、肝脾不和、腹泻而痛者，如痛泻要方。

【鉴别用药】荆芥与防风二药皆性微温，温而不燥，长于祛风解表，既可用于风寒表证，也可用于风热表证，二药常相须为用。但荆芥质轻透散，发汗之力较防风强，并有透疹消疮、止血功效；防风祛风之力较强，为风药之润剂，并能胜湿、止痛和止痉，可用于风湿痹证及破伤风等证。

8. 羌活

【功效】解表散寒，祛风胜湿，止痛。

【主治病证】风寒感冒；风寒湿痹。

9. 白芷

【功效】解表散寒，祛风止痛，通鼻窍，燥湿止带，消肿排脓。

【主治病证】风寒感冒；头痛，牙痛，风湿痹痛；鼻渊；带下证；疮痈肿毒。

10. 细辛

【功效】解表散寒，祛风止痛，通窍，温肺化饮。

【主治病证】风寒感冒；头痛，牙痛，风湿痹痛；鼻渊；肺寒咳喘。

【用法用量】煎服，1～3g；散剂每次服0.5～1g。

【使用注意】阴虚阳亢头痛，肺燥阴伤干咳者忌用。不宜与藜芦同用。

11. 藁本

【功效】祛风散寒，除湿止痛。

12. 苍耳子

【功效】发散风寒，通鼻窍，祛风湿，止痛。

【使用注意】血虚头痛不宜使用。过量服用易致中毒。

13. 辛夷

【功效】发散风寒，通鼻窍。

【主治病证】风寒感冒；头痛鼻塞，鼻渊。

【用法用量】煎服，3～9g。本品有毛，易刺激咽喉，入汤剂宜用纱布包煎。

细目三 发散风热药

● 要点

1. 薄荷

【性能】辛，凉。归肺、肝经。

【功效】疏散风热，清利头目，利咽透疹，疏肝行气。

【应用】

（1）风热感冒，温病初起。本品辛以发散，凉以清热，清轻凉散，其辛散之性较强，是辛凉解表药中最能宣散表邪，且有一定发汗作用之药，为疏散风热常用之品，故风热感冒和温病卫分证十分常用。用治风热感冒或温病初起、邪在卫分，发热、微恶风寒、头痛等症，常与金银花、连翘、牛蒡子等配伍，如银翘散。

（2）风热头痛，目赤多泪，咽喉肿痛。本品轻扬升浮、芳香通窍，功善疏散上焦风热，清头目、利咽喉。用治风热上攻，头痛眩晕，宜与川芎、石膏、白芷等祛风、清热、止痛药配伍，如上清散。

（3）麻疹不透，风疹瘙痒。本品质轻宣散，有疏散风热、宣毒透疹、祛风止痒之功，用治风热束表，麻疹不透，常配伍蝉蜕、牛蒡子、柽柳等药，如竹叶柳蒡汤。治疗风疹瘙痒，可与荆芥、防风、僵蚕等祛风止痒药同用。

（4）肝郁气滞，胸闷胁痛。本品兼入肝经，能疏肝行气，常配伍柴胡、白芍、当归等疏肝理气调经之品，治疗肝郁气滞，胸胁胀痛，月经不调，如逍遥散。

（5）夏令感受暑湿秽浊之气，脘腹胀痛，呕吐泄泻。本品芳香辟秽，兼能化湿和中，还可用治夏令感受暑湿秽浊之气，脘腹胀痛，呕吐泄泻。

【用法】煎服，宜后下。薄荷叶长于发汗解表，薄荷梗偏于行气和中。

2. 牛蒡子

【功效】疏散风热，宣肺祛痰，利咽透疹，解毒散肿。

【主治病证】风热感冒，温病初起；麻疹不透，风热疹痒；痈肿疮毒，丹毒，痄腮喉痹。

【使用注意】本品性寒，滑肠通便，气虚便溏者慎用。

3. 蝉蜕

【功效】疏散风热，利咽开音，透疹，明目退翳，息风止痉。

【主治病证】风热感冒，温病初起，咽痛音哑；麻疹不透，风疹瘙痒；目赤翳障；急慢惊风，破伤风证；小儿夜啼不安。

【鉴别用药】薄荷、牛蒡子与蝉蜕，三药均可疏散风热，透疹，利咽。用于风热感冒及温病初起，麻疹不透，风疹瘙痒，咽喉肿痛等。但薄荷宣散表邪力强，且还可清利头目，利咽喉，疏肝行气，用于风热头痛、目赤多泪、咽喉肿痛、肝郁气滞、胸闷胁痛等；牛蒡子疏风发散之力虽不及薄荷，但长于宣肺祛痰，清利咽喉，对咽喉红肿疼痛，或咳嗽咳痰不利者尤为适宜；蝉蜕长于疏散肺经风热以宣肺利咽、开音疗哑，还可明目退翳，息风止痉，治疗目赤翳障、急慢惊风、破伤风证及小儿夜啼不安。

4. 桑叶

【功效】疏散风热，清肺润燥，平抑肝阳，清肝明目。

【主治病证】风热感冒，温病初起；肺热咳嗽、燥热咳嗽；肝阳上亢；目赤昏花；咯血、吐血、衄血。

5. 菊花

【功效】疏散风热，平抑肝阳，清肝明目，清热解毒。

【主治病证】风热感冒，温病初起；肝阳眩晕，肝风实证；目赤昏花；疮痈肿毒。

【鉴别用药】桑叶与菊花二药均能疏散风热，平抑肝阳，清肝明目，常相须为用治疗外感风热、肝火上炎的目赤肿痛及肝阳眩晕等证。但桑叶疏散风热之力较强，并长于清肺润燥，兼能凉血止血，可用于肺热燥咳以及血热吐衄；菊花则平肝明目之力较强，并能清热解毒，多用于肝阳上亢或疮痈肿毒。

6. 蔓荆子

【功效】疏散风热，清利头目。

7. 柴胡

【性能】苦、辛，微寒。归肝、胆经。

【功效】解表退热，疏肝解郁，升举阳气。

【应用】

（1）表证发热，少阳证。本品辛散苦泄，微寒退热，善于祛邪解表退热和疏散少阳半表半里之邪。对于外感表证发热，无论风热、风寒表证，皆可使用。治疗风寒感冒，恶寒发热，头身疼痛，常与防风、生姜等药配伍，如正柴胡饮；若伤寒邪在少阳，寒热往来、胸胁苦满、口苦咽干、目眩，本品用之最宜，为治少阳证之要药，常与黄芩同用，以清半表半里之热，共收和解少阳之功，如小柴胡汤。

（2）肝郁气滞证。本品辛行苦泄，性善条达肝气，疏肝解郁。治疗肝失疏泄，气机郁阻所致的胸胁或少腹胀痛、情志抑郁、妇女月经失调、痛经等症，常与香附、川芎、白芍同用，如柴胡疏肝散；若肝郁血虚，脾失健运，妇女月经不调，乳房胀痛，胁肋作痛，神疲食少，脉弦而虚者，常配伍当归、白芍、白术等，如逍遥散。

（3）气虚下陷，脏器脱垂。本品能升举脾胃清阳之气，可用治中气不足，气虚下陷所致的脘腹重坠作胀，食少倦怠，久泻脱肛，子宫下垂、肾下垂等脏器脱垂，常与人参、黄芪、升麻等同用，以补气升阳，如补中益气汤。

此外，本品还有退热截疟的作用，又为治疗疟疾寒热的常用药。

【用法】煎服。解表退热宜生用，且用量宜稍重，疏肝解郁宜醋炙，升阳可生用或酒炙，其用量均宜稍轻。

8. 升麻

【功效】解表透疹，清热解毒，升举阳气。

9. 葛根

【性能】甘、辛，凉。归脾、胃经。

【功效】解肌退热，透疹，生津止渴，升阳止泻。

【应用】

（1）表证发热，项背强痛。本品甘辛性凉，轻扬升散，具有发汗解表、解肌退热之功。外感表证发热，无论风寒与风热，均可选用本品。若风寒感冒，邪郁化热，发热重、恶寒轻、头痛无汗、目疼鼻干、口微渴、苔薄黄等症，常配伍柴胡、黄芩、白芷等药，如柴葛解肌汤。风寒感冒，表实无汗、恶寒、项背强痛者，常与麻黄、桂枝等同用，如葛根汤；若表虚汗出、恶风、项背强痛者，常与桂枝、白芍等配伍，如桂枝加葛根汤。

（2）麻疹不透。本品味辛性凉，有发表散邪、解肌退热、透发麻疹之功，故可用治麻疹初起，表邪外束，疹出不畅，常与升麻、芍药、甘草等同用，如升麻葛根汤。

（3）热病口渴，阴虚消渴。本品甘凉，于清热之中，又能鼓舞脾胃清阳之气上升，而有生津止渴之功。用治热病津伤口渴，常与芦根、天花粉、知母等同用。治疗消渴证属阴津不足者，可与天花粉、鲜地黄、麦门冬等清热养阴生津药配伍，如天花散；若内热消渴，口渴多饮，体瘦乏力，气阴不足者，又多配伍乌梅、天花粉、黄芪等药，如玉泉丸。

（4）热泻热痢，脾虚泄泻。湿热泻痢，热重于湿者，常与黄芩、黄连、甘草同用，如葛根芩连汤。若脾虚泄泻，常配伍人参、白术、木香等药，如七味白术散。

【用法】煎服。解肌退热、透疹、生津宜生用，升阳止泻宜煨用。

【鉴别用药】柴胡、升麻与葛根，三者皆能发表、升阳，均可治风热感冒、发热、头痛，以及清阳不升等证。其中柴胡、升麻两者均能升阳举陷，用治气虚下陷、食少便溏、久泻脱肛、胃下垂、肾下垂、子宫脱垂等脏器脱垂。升麻、葛根两者又能透疹，常用治麻疹初期，透发不畅。但柴胡主升肝胆之气，长于疏散少阳半表半里之邪、退热、疏肝解郁，为治疗少阳证的要药。升麻主升脾胃清阳之气，其升提（升阳举陷）之力较柴胡为强，并善于清热解毒，常用于多种热毒证。葛根主升脾胃清阳之气而达到生津止渴、止泻之功，常用于热病烦渴，阴虚消渴；热泻热痢，脾虚泄泻。同时，葛根解肌退热，对于外感表证，发热恶寒、头痛无汗、项背强痛，无论风寒表证、风热表证，均可使用。

（李兴广）

第六单元　清热药

细目一　概述

● **要点　清热药的使用注意事项**

本类药物多寒凉，易伤脾胃，故脾胃气虚、食少便溏者慎用；苦寒药物易化燥伤阴，热证伤阴或阴虚患者慎用；阴盛格阳、真寒假热之证，禁用清热药；使用本类药物，中病即止，以免克伐太过损伤正气。

细目二　清热泻火药

● **要点**

1. 石膏

【性能】甘、辛，大寒。归肺、胃经。

【功效】生用：清热泻火，除烦止渴；煅用：敛疮生肌，收湿，止血。

【应用】

（1）温热病气分实热证。本品性味辛甘寒，性寒清热泻火，辛寒解肌透热、甘寒清胃热、除烦渴，为清泻肺胃气分实热之要药。治温热病气分实热，症见壮热、烦渴、汗出、脉洪大者，常与知母相须为用，如白虎汤。

（2）肺热喘咳证。本品辛寒入肺经，善清肺经实热，配止咳平喘之麻黄、杏仁等，可治肺热喘咳、发热口渴者，如麻杏石甘汤。

（3）胃火牙痛、头痛，实热消渴。本品功能清泻胃火，可用治胃火上攻之牙龈肿痛，常配黄连、升麻等药用，如清胃散；若治胃火头痛，可配川芎用，如石膏川芎汤。取本品清泻胃热，配知母、生地黄、麦冬等，可用治胃热上蒸、耗伤津液之消渴证，如玉女煎。

（4）溃疡不敛，湿疹瘙痒，水火烫伤，外伤出血等。本品火煅外用，有敛疮生肌、收湿、止血等作用。用治溃疡不敛，可配红粉研末置患处，如九一散；用治湿疹瘙痒，可配枯矾用，如二味隔纸膏；用治湿疮肿痒，可配黄柏研末外掺，如石黄散；若治水火烫伤，可配青黛用，如牡蛎散。

【用法】生石膏煎服。宜先煎。煅石膏适宜外用，研末撒敷患处。

【使用注意】脾胃虚寒及阴虚内热者忌用。

2. 知母

【性能】苦、甘，寒。归肺、胃、肾经。

【功效】清热泻火，生津润燥。

【应用】

（1）热病烦渴。本品味苦甘而性寒质润，苦寒能清热泻火除烦，甘寒质润能生津润燥止渴，善治外感热病，高热烦渴者，常与石膏相须为用，如白虎汤。

（2）肺热燥咳。本品主入肺经而长于泻肺热、润肺燥，用治肺热燥咳，常配贝母用，如二母散；若配杏仁、莱菔子，可治肺燥久嗽气急，如宁嗽煎。

（3）骨蒸潮热。本品兼入肾经而能滋肾阴、泻肾火、退骨蒸，用治阴虚火旺所致骨蒸潮热、盗汗、心烦者，常配黄柏、生地黄等药用，如知柏地黄丸。

（4）内热消渴。本品性甘寒质润，能泻肺火、滋肺阴、泻胃火、滋胃阴、泻肾火、滋肾阴，可用治阴虚内热之消渴证，常配天花粉、葛根等药用，如玉液汤。

（5）肠燥便秘。本品功能滋阴润燥，可用治阴虚肠燥便秘证，常配生地黄、玄参、麦冬等药用。

【用法】煎服。

【鉴别用药】石膏与知母二药均能清热泻火，除烦止渴，常用于温病气分实热证及肺热咳嗽等。但石膏清解力强，重在清泻火热，并偏重于清泻肺胃实火，常用于肺热喘咳、胃火牙痛等，煅石膏外用还能收敛生肌；知母则滋阴润燥力强，重在滋润肺、胃、肾阴，常用于阴虚火旺证。

3. 芦根

【功效】清热泻火，生津止渴，除烦，止呕，利尿。

【主治病证】热病烦渴；胃热呕哕；肺热咳嗽，肺痈吐脓；热淋涩痛。

4. 天花粉

【功效】清热泻火，生津止渴，消肿排脓。

【主治病证】热病烦渴；肺热燥咳；内热消渴；疮疡肿毒。

【使用注意】不宜与乌头类药材同用。

5. 淡竹叶

【功效】清热泻火，除烦，利尿。

6. 栀子

【性能】苦，寒。归心、肺、三焦经。

【功效】泻火除烦，清热利湿，凉血解毒。

【应用】

（1）热病心烦。本品苦寒清降，能清泻三焦火邪、泻心火而除烦，为治热病心烦、躁扰不宁之要药，可与淡豆豉同用，如栀子豉汤；若配黄芩、黄连、黄柏等，可用治热病火毒炽盛，三焦俱热而见高热烦躁、神昏谵语者，如黄连解毒汤。

（2）湿热黄疸。本品有清利下焦肝胆湿热之功效，可用治肝胆湿热郁蒸之黄疸、小便短赤者，常配茵陈、大黄等药用，如茵陈蒿汤，或配黄柏用，如栀子柏皮汤。

（3）血淋涩痛。本品善清利下焦湿热而通淋，清热凉血以止血，故可治血淋涩痛或热淋证，常配木通、车前子、滑石等药用，如八正散。

（4）血热吐衄。本品功能清热凉血，可用治血热妄行之吐血、衄血等证，常配白茅根、大黄、侧柏叶等药用，如十灰散。

（5）目赤肿痛。本品清泻三焦热邪，可治肝胆火热上攻之目赤肿痛，常配大黄用，如栀子汤。

（6）火毒疮疡。本品功能清热泻火、凉血解毒，可用治火毒疮疡、红肿热痛者，常配金银花、连翘、蒲公英用。

焦栀子功专凉血止血，用于血热吐血、衄血、尿血、崩漏。

【用法】煎服。外用生品适量，研末调敷。

7. 夏枯草

【功效】清热泻火，明目，散结消肿。

【主治病证】目赤肿痛，头痛眩晕，目珠夜痛；瘰疬，瘿瘤；乳痈肿痛。

8. 决明子

【功效】清热明目，润肠通便。

【用法】煎服；用于润肠通便，不宜久煎。

细目三　清热燥湿药

● 要点

1. 黄芩

【性能】苦，寒。归肺、胆、脾、胃、大肠、小肠经。

【功效】清热燥湿，泻火解毒，止血，安胎。

【应用】

（1）湿温、暑湿、胸闷呕恶、湿热痞满、黄疸泻痢。本品性味苦寒，功能清热燥湿，善清肺胃胆及大肠之湿热，尤长于清中上焦湿热。治湿温、暑湿证，湿热阻遏气机而致胸闷恶心呕吐、身热不扬、舌苔黄腻者，常配滑石、白豆蔻、通草等药用，如黄芩滑石汤；若配黄连、干姜、半夏等，可治湿热中阻，痞满呕吐，如半夏泻心汤；若配黄连、葛根等药用，可治大肠湿热之泄泻、痢疾，如葛根黄芩黄连汤；若配茵陈、栀子，可治湿热黄疸。

（2）肺热咳嗽、高热烦渴。本品主入肺经，善清泻肺火及上焦实热，用治肺热壅遏所致咳嗽痰稠，可单用，如清金丸；若配苦杏仁、桑白皮、苏子，可治肺热咳嗽气喘，如清肺汤。

（3）血热吐衄。本品能清热泻火以凉血止血，可用治火毒炽盛迫血妄行之吐血、衄血等证，常配大黄用，如大黄汤。

（4）痈肿疮毒。本品有清热泻火、清解热毒的作用，可用治火毒炽盛之痈肿疮毒，常与黄连、黄柏、栀子配伍，如黄连解毒汤。

（5）胎动不安。本品具清热安胎之功，用治血热胎动不安，可配生地黄、黄柏等药用，如保阴煎；若配白术用，可治气虚血热胎动不安，如芩术汤；若配熟地黄、续断、人参等药用，可治肾虚有热胎动不安，如泰山磐石散。

2. 黄连

【性能】苦，寒。归心、脾、胃、胆、大肠经。

【功效】清热燥湿，泻火解毒。

【应用】

（1）湿热痞满，呕吐吞酸。本品大苦大寒，清热燥湿力大于黄芩，尤长于清中焦湿热。治湿热阻滞中焦，气机不畅所致脘腹痞满、恶心呕吐，常配苏叶用，如苏叶黄连汤，或配黄芩、干姜、半夏用，如半夏泻心汤；若配人参、白术、干姜等药用，可治脾胃虚寒，呕吐酸水，如连理汤。

（2）湿热泻痢。本品善去脾胃大肠湿热，为治泻痢要药，单用有效。若配木香，可治湿热泻痢，腹痛里急后重，如香连丸；若配葛根、黄芩等药用，可治湿热泻痢兼表证发热，如葛根黄芩黄连汤。

（3）高热神昏，心烦不寐，血热吐衄。本品泻火解毒之中，尤善清泻心经实火，可用治心火亢盛所致神昏、烦躁之证。若配黄芩、黄柏、栀子，可治三焦热盛，高热烦躁；若配石膏、知母、玄参等药用，可治高热神昏，如清瘟败毒饮；若配大黄、芦荟，可治邪火内炽，迫血妄行之吐衄，如泻心汤。

（4）痈肿疔疮，目赤牙痛。本品既能清热燥湿，又能泻火解毒，尤善疗疔毒。用治痈肿疔毒，多与黄芩、黄柏、栀子同用，如黄连解毒汤。

（5）消渴。本品善清胃火而可用治胃火炽盛、消谷善饥之消渴证，常配麦冬用，如消渴丸；或配黄柏用，如黄柏丸；若配生地黄，可治肾阴不足、心胃火旺之消渴，如黄连丸。

（6）外治湿疹、湿疮、耳道流脓。本品有清热燥湿、泻火解毒之功，取之制为软膏外敷，可治皮肤湿疹、湿疮。取之浸汁涂患处，可治耳道流脓；煎汁滴眼，可治眼目红肿。

3. 黄柏

【性能】苦，寒。归肾、膀胱、大肠经。

【功效】清热燥湿，泻火解毒，除骨蒸。

【应用】

（1）湿热带下，热淋。本品苦寒沉降，长于清泻下焦湿热。用治湿热下注之带下黄浊臭秽，常配山药、芡实、车前子等药用，如易黄汤；若治湿热下注膀胱，小便短赤热痛，常配萆薢、茯苓、车前子等药用，如萆薢分清饮。

（2）湿热泻痢，黄疸。本品清热燥湿之中，善除大肠湿热以治泻痢，常配白头翁、黄连、秦皮等药用，如白头翁汤；若配栀子用，可治湿热郁蒸之黄疸，如栀子柏皮汤。

（3）湿热脚气，痿证。取本品清泄下焦湿热之功，用治湿热下注所致脚气肿痛、痿证，常配苍术、牛膝用，如三妙丸。

（4）骨蒸劳热，盗汗，遗精。本品主入肾经而善泻相火、退骨蒸，用治阴虚火旺，潮热盗汗、腰酸遗精，常与知母相须为用，并配生地黄、山药等药用，如知柏地黄丸。

（5）疮疡肿毒、湿疹瘙痒。取本品既能清热燥湿，又能泻火解毒，用治疮疡肿毒，内服外用均可，如黄连解毒汤。

【鉴别用药】黄芩、黄连与黄柏，三药均能清热燥湿，泻火解毒，常用于多种湿热与热毒病证。但黄芩善清上焦热邪，并善清肺热，用于肺热咳嗽证，兼能凉血止血、清热安胎，可用于血热出血与胎热不安等证；黄连清热燥湿与泻火解毒力尤强，并善清中焦热邪，并善泻心火、清胃火，为治心、胃火热证常用之品；黄柏善清下焦热邪，多用于下焦湿热证，并能退虚热，可用于阴虚发热证。

4. 龙胆草

【功效】清热燥湿，泻肝胆火。

【主治病证】湿热黄疸，阴肿阴痒，带下，湿疹瘙痒；肝火头痛，目赤耳聋，胁痛口苦；惊风抽搐。

5. 苦参

【功效】清热燥湿，杀虫，利尿。

【主治病证】湿热泻痢，便血，黄疸；湿热带下，阴肿阴痒，湿疹湿疮，皮肤瘙痒，疥癣；湿热小便不利。

【使用注意】脾胃虚寒者忌用，反藜芦。

细目四 清热解毒药

⊙ 要点

1. 金银花

【性能】甘，寒。归肺、心、胃经。

【功效】清热解毒，疏散风热。

【应用】

（1）痈肿疔疮。可与皂角刺、穿山甲、白芷配伍，如仙方活命饮；用治疔疮肿毒，坚硬根深者，常与紫花地丁、蒲公英、野菊花等同用，如五味消毒饮；用治肠痈腹痛者，常与当归、地榆、黄芩等配伍，如清肠饮；用治肺痈咳吐脓血者，常与鱼腥草、芦根、桃仁等同用，以清肺排脓。

（2）外感风热，温病初起。本品甘寒，芳香疏散，善散肺经热邪，透热达表，常与连翘、薄荷、牛蒡子等同用，治疗外感风热或温病初起，身热头痛，咽痛口渴，如银翘散；本品善清心、胃热毒，有透营转气之功，配伍水牛角、生地黄、黄连等药，可治热入营血，舌绛神昏，心烦少寐，如清营汤；若与香薷、厚朴、连翘同用，又可治疗暑温，发热烦渴，头痛无汗，如新加香薷饮。

（3）热毒血痢。可与黄芩、黄连、白头翁等药同用，以增强止痢效果。

此外，尚可用治咽喉肿痛，小儿热疮及痱子。

2. 连翘

【性能】苦，微寒。归肺、心、小肠经。

【功效】清热解毒，消肿散结，疏散风热。

【应用】

（1）痈肿疮毒，瘰疬痰核。本品苦寒，主入心经，既能清心火，解疮毒，又能消散痈肿结聚，故有"疮家圣药"之称。若疮痈红肿未溃，常与穿山甲、皂角刺配伍，如加减消毒饮；若疮疡脓出、红肿溃烂，常与牡丹皮、天花粉同用，如连翘解毒汤；用治痰火郁结，瘰疬痰核，常与夏枯草、浙贝母、玄参等同用，共奏清肝散结、化痰消肿之效。

（2）风热外感，温病初起。本品苦能清泄，寒能清热，入心、肺二经，长于清心火，散上焦风热，常与金银花、薄荷、牛蒡子等同用，治疗风热外感或温病初起，头痛发热、口渴咽痛，如银翘散；本品又有透热转气之功，与水牛角、生地黄、金银花等同用，还可治疗热入营血之舌绛神昏，烦热斑疹，如清营汤。

（3）热淋涩痛。本品苦寒通降，兼有清心利尿之功，多与车前子、白茅根、竹叶等药配伍，治疗湿热壅滞所致小便不利或淋沥涩痛，如如圣散。

【鉴别用药】金银花与连翘二药均能清热解毒，疏散风热，常相须为用，治疗痈肿疮毒、外感风热与温病初起。但金银花疏散风热之力较强，并能凉血止痢，还可用于热毒血痢证；连翘清心解毒之力强，能消痈散结，为"疮家圣药"，并可治瘰疬痰核。

3. 穿心莲

【功效】清热解毒，凉血，消肿，燥湿。

4. 大青叶

【功效】清热解毒，凉血消斑。

【主治病证】热入营血，温毒发斑；喉痹口疮，痄腮丹毒。

5. 板蓝根

【功效】清热解毒，凉血，利咽。

【主治病证】外感发热，温病初起，咽喉肿痛；温毒发斑，痄腮，丹毒，痈肿疮毒。

6. 青黛

【功效】清热解毒，凉血消斑，清肝泻火，定惊。

【主治病证】温毒发斑，血热吐衄；咽痛口疮，火毒疮疡；咳嗽胸痛，痰中带血；暑热惊痫，惊风抽搐。

【用法用量】内服1.5～3g。本品难溶于水，一般作散剂冲服，或入丸剂服用。外用适量。

7. 贯众

【功效】清热解毒，凉血止血，杀虫。

【主治病证】风热感冒，温毒发斑；血热出血，虫积。此外，还可用于治疗烧烫伤及妇人带下等病证。

8. 蒲公英

【功效】清热解毒，消肿散结，利湿通淋。

【主治病证】痈肿疔毒，乳痈内痈；热淋涩痛，湿热黄疸；肝火上炎，目赤肿痛。

9. 紫花地丁

【功效】清热解毒，凉血消肿。

10. 土茯苓

【功效】解毒，除湿，通利关节。

11. 鱼腥草

【功效】清热解毒，消痈排脓，利尿通淋。

【主治病证】肺痈吐脓，肺热咳嗽；热毒疮毒；湿热淋证；湿热泻痢。

12. 射干

【功效】清热解毒，消痰，利咽。

【主治病证】咽喉肿痛；痰盛咳喘。

13. 山豆根

【功效】清热解毒，利咽消肿。

14. 白头翁

【功效】清热解毒，凉血止痢。

【主治病证】热毒血痢；疮痈肿毒。

15. 马齿苋

【功效】清热解毒，凉血止血，止痢。

16. 鸦胆子

【功效】清热解毒，止痢，截疟，腐蚀赘疣。

【用法用量】内服，0.5～2g，以干龙眼肉包裹或装入胶囊包裹吞服，亦可压去油制成丸剂、片剂服，不宜入煎剂。外用适量。

【使用注意】本品有毒，对胃肠道及肝肾均有损害，内服需严格控制剂量，不宜多用、久服。外用注意用胶布保护好周围的正常皮肤，以防止对正常皮肤的刺激。孕妇及小儿慎用。胃肠出血及肝肾病患者，应忌用或慎用。

17. 白花蛇舌草

【功效】清热解毒，利湿通淋。

18. 大血藤

【功效】清热解毒，活血，祛风，止痛。

19. 败酱草

【功效】清热解毒，消痈排脓，祛瘀止痛。

细目五 清热凉血药

要点

1. 生地黄

【性能】甘、苦，寒。归心、肝、肾经。

【功效】清热凉血，养阴生津。

【应用】

（1）热入营血，舌绛烦渴、斑疹吐衄。本品苦寒入营血分，为清热、凉血、止血之要药，又其性甘寒质润，能清热生津止渴，故常用治温热病热入营血，壮热烦渴、神昏舌绛者，多配玄参、连翘、丹参等药用，如清营汤；若治血热吐衄，常与大黄同用，如大黄散。

（2）阴虚内热，骨蒸劳热。本品甘寒养阴，苦寒泄热，入肾经而滋阴降火，养阴津而泄伏热。治阴虚内热，潮热骨蒸，可配知母、地骨皮用，如地黄膏；若配青蒿、鳖甲、知母等用，可治温病后期，余热未尽，阴津已伤，邪伏阴分，症见夜热早凉、舌红脉数者，如青蒿鳖甲汤。

（3）津伤口渴，内热消渴，肠燥便秘。用治热病伤阴，烦渴多饮，常配麦冬、沙参、玉竹等药用，如益胃汤；若治温病津伤，肠燥便秘，可配玄参、麦冬用，如增液汤。

2. 玄参

【性能】甘、苦、咸，微寒。归肺、胃、肾经。

【功效】清热凉血，泻火解毒，滋阴。

【应用】

（1）温邪入营，内陷心包，温毒发斑。本品咸寒入血分而能清热凉血。治温病热入营分，身热夜甚、心烦口渴、舌绛脉数者，常配生地黄、丹参、连翘等药用，如清营汤；若治温病邪陷心包，神昏谵语，可配麦冬、竹叶卷心、连翘心等药用，如清宫汤；若治温热病，气血两燔，发斑发疹，可配石膏、知母等药用，如化斑汤。

（2）热病伤阴，津伤便秘，骨蒸劳嗽。治肺肾阴虚，骨蒸劳嗽，可配百合、生地黄、贝母等药用，如百合固金汤。

（3）目赤咽痛，瘰疬，白喉，痈肿疮毒。本品性味苦咸寒，既能清热凉血，又能泻火解毒。用治肝经热盛，目赤肿痛，可配栀子、大黄、羚羊角等药用，如玄参饮；若治瘟毒热盛，咽喉肿痛、白喉，可配黄芩、连翘、板蓝根等药用，如普济消毒饮；配浙贝母、牡蛎，可治痰火郁结之瘰疬，如消瘰丸；若治脱疽，可配金银花、当归、甘草用，如四妙勇安汤。

【使用注意】脾胃虚寒，食少便溏者不宜服用。反藜芦。

【鉴别用药】生地黄与玄参二药均能清热凉血，养阴生津，适用于热入营血、热病伤阴、阴虚内热等证。但玄参泻火解毒力强，可用于痈肿疮毒，咽喉肿痛证；生地黄清热凉血作用较强，故血热出血、内热消渴多用。

3. 牡丹皮

【性能】苦、辛，微寒。归心、肝、肾经。

【功效】清热凉血，活血祛瘀。

【应用】

（1）温毒发斑，血热吐衄。本品苦寒，入心肝血分。善能清营分、血分实热，功能清热凉血止血。治温毒发斑，可配栀子、大黄、黄芩等药用，如牡丹汤；若治血热吐衄，可配大黄、大蓟、茜草根等药用，如十灰散。

（2）温病伤阴，阴虚发热，夜热早凉、无汗骨蒸。本品性味苦辛寒，入血分而善于清透阴分伏热，为治无汗骨蒸之要药，常配鳖甲、知母、生地黄等药用，如青蒿鳖甲汤。

（3）血滞经闭、痛经、跌打伤痛。治血滞经闭、痛经，可配桃仁、川芎、桂枝等药用，如桂枝茯苓丸。

（4）痈肿疮毒。善于散瘀消痈。本品苦寒，清热凉血之中，善于散瘀消痈。治火毒炽盛，痈肿疮毒，可配大黄、白芷、甘草等药用，如将军散。

4. 赤芍

【功效】清热凉血，散瘀止痛。

【主治病证】温毒发斑，血热吐衄；目赤肿痛，痈肿疮疡；肝郁胁痛，经闭痛经，癥瘕腹痛，跌打损伤。

【使用注意】血寒经闭不宜使用。反藜芦。

【鉴别用药】牡丹皮与赤芍，均味苦性微寒，均具有清热凉血、活血散瘀的功效，具有止血不留瘀，活血不动血的特点，血热、血瘀所致的病证常相须为用。同可用于治疗热入营血，斑疹吐衄；血滞经闭，痛经癥瘕，跌打瘀肿，痈肿疮毒等证。不同的是，牡丹皮兼辛味，清热凉血并能清透阴分伏热，可用于温热病后期，邪伏阴分，夜热早凉及肠痈腹痛等证。而赤芍苦泄，散瘀止痛力强，血滞诸证尤为多用，并能泻肝火，用于肝热目赤肿痛。

5. 紫草

【功效】清热凉血，活血，解毒透疹。

【使用注意】本品性寒而滑利，脾虚便溏者忌服。

6. 水牛角

【功效】清热凉血，解毒，定惊。

【用法】镑片或粗粉煎服，宜先煎3小时以上。水牛角浓缩粉冲服，每日2次。

细目六 清虚热药

● 要点

1. 青蒿

【性能】苦、辛，寒。归肝、胆经。

【功效】清透虚热，凉血除蒸，解暑，截疟。

【应用】

（1）温邪伤阴，夜热早凉。本品苦寒清热，辛香透散，长于清透阴分伏热，故可用治温病后期，余热未清，邪伏阴分，伤阴劫液，夜热早凉，热退无汗，或热病后低热不退等，常与鳖甲、知母、生地黄等同用，如青蒿鳖甲汤。

（2）阴虚发热，劳热骨蒸。本品苦寒，入肝走血，具有清退虚热、凉血除蒸的作用。用治阴虚发热，骨蒸劳热，潮热盗汗，五心烦热，舌红少苔者，常与银柴胡、胡黄连、鳖甲等同用，如清骨散。

（3）暑热外感，发热口渴。常与连翘、滑石、西瓜翠衣等同用，如清凉涤暑汤。

（4）疟疾寒热。本品辛寒芳香，主入肝胆，截疟之功甚强，尤善除疟疾寒热，为治疗疟疾之良药，可单用较大剂量鲜品捣汁服。

【用法】煎服，不宜久煎；或鲜用绞汁服。

2. 白薇

【功效】清热凉血，利尿通淋，解毒疗疮。

3. 地骨皮

【性能】甘，寒。归肺、肝、肾经。

【功效】凉血除蒸，清肺降火，生津止渴。

【应用】

（1）阴虚发热，盗汗骨蒸。本品甘寒清润，能清肝肾之虚热，除有汗之骨蒸，为退虚热、疗骨蒸之佳品，常与知母、鳖甲、银柴胡等配伍，治疗阴虚发热，如地骨皮汤；若用治盗汗骨蒸、肌瘦潮热，常与秦艽、鳖甲配伍，如秦艽鳖甲散。

（2）肺热咳嗽。本品甘寒，善清泄肺热，除肺中伏火，则清肃之令自行，故多用治肺火郁结，气逆不降，咳嗽气喘，皮肤蒸热等症，常与桑白皮、甘草等同用，如泻白散。

（3）血热出血证。本品甘寒入血分，能清热、凉血、止血，常用治血热妄行的吐血、衄血、尿血等。

此外，本品于清热除蒸泻火之中，尚能生津止渴，常与生地黄、天花粉、五味子等同用，可治内热消渴。

【鉴别用药】牡丹皮与地骨皮二药均能清热凉血，退虚热，均可治血热吐衄、阴虚发热证。前人虽有"丹皮治无汗骨蒸，地骨皮治有汗骨蒸"之说，但对阴虚发热证，无论有汗、无汗均可应用，并常相须为用。牡丹皮长于清热凉血，常用治热入营血证，又能活血化瘀，用于多种瘀血证以及肠痈、痈疡肿毒等证；地骨皮则长于清退虚热，多用于虚热证，并能清泻肺热，可用于肺热咳嗽，以及内热消渴证。

4. 银柴胡

【功效】退虚热，清疳热。

5. 胡黄连

【功效】退虚热，除疳热，清湿热。

【鉴别用药】黄连与胡黄连二药均能清湿热，善除胃肠湿热，可用于湿热泻痢。但黄连为毛茛科植物的根茎，清热燥湿与泻火解毒力强，并长于清心、胃之火，常用于多种热毒病症，以及心、胃火热证等；胡黄连为玄参科植物的根茎，长于退虚热、除疳热，可用于阴虚发热与小儿疳积证等。

（李兴广）

第七单元　泻下药

细目一　概　述

● 要点　泻下药的使用注意事项

使用泻下药中的攻下药、峻下逐水药时，因其作用峻猛，或有毒性，易伤正气及脾胃，故年老体虚、脾胃虚弱者当慎用；妇女胎前产后及月经期应忌用；应用作用较强的泻下药时，当奏效即止，慎勿过剂，以免损伤胃气；应用作用峻猛而有毒性的泻下药时，一定要严格炮制法度，控制用量，避免中毒现象发生，确保用药安全。

细目二　攻下药

● 要点

1. 大黄

【性能】苦，寒。归脾、胃、大肠、肝、心包经。

【功效】泻下攻积，清热泻火，凉血解毒，逐瘀通经。

【应用】

（1）积滞便秘。本品有较强的泻下作用，能荡涤肠胃，推陈致新，为治疗积滞便秘之要药。又因其苦寒沉降，善能泄热，故实热便秘尤为适宜。常与芒硝、厚朴、枳实配伍，以增强泻下攻积之力，为急下之剂，用治阳明腑实证，如大承气汤；若大黄用量较轻，与麻仁、杏仁、蜂蜜等润肠药同用，则泻下力缓和，方如麻子仁丸。

（2）血热吐衄、目赤咽肿。本品苦降，能使上炎之火下泄，又具清热泻火、凉血止血之功。常与黄连、黄芩同用，治血热妄行之吐血、衄血、咯血，如泻心汤。治火邪上炎所致的目赤、咽喉肿痛、牙龈肿痛等症，如凉膈散。

（3）热毒疮疡，烧烫伤。本品内服外用均可。内服能清热解毒，并借其泻下通便作用，使热毒下泄。治热毒痈肿疔疮，常与金银花、蒲公英、连翘等同用。

（4）瘀血诸证。本品有较好的活血逐瘀通经作用，其既可下瘀血，又清瘀热，为治疗瘀血证的常用药物。治妇女产后瘀阻腹痛、恶露不尽者，常与桃仁、土鳖虫等同用，如下瘀血汤。

（5）湿热痢疾、黄疸、淋证。本品可泻下通便，导湿热外出，故可用治湿热蕴结之证。如治肠道湿热积滞的痢疾，与黄连、黄芩、白芍等同用；治湿热黄疸，常配茵陈、栀子，如茵陈蒿汤；治湿热淋证者，常配木通、车前子、栀子等，如八正散。

【用法用量】煎服，5~15g。外用适量。

【使用注意】本品为峻烈攻下之品，易伤正气，如非实证，不宜妄用；本品苦寒，易伤胃气，脾胃虚弱者慎用；其性沉降，且善活血祛瘀，故妇女怀孕、月经期、哺乳期应忌用。

2. 芒硝

【功效】泻下攻积，润燥软坚，清热消肿。

【主治病证】积滞便秘；咽痛、口疮、目赤、疮痈肿痛。

【用法用量】内服，10～15g，冲入药汁内或开水溶化后服。外用适量。

【使用注意】孕妇及哺乳期妇女忌用或慎用。

【鉴别用药】大黄与芒硝二药均能泻热通便，外用均能清热消肿，常相须为用治疗肠燥便秘，并可治痈疮肿毒。但大黄味苦，泻下力强，有荡涤肠胃之功，为治疗热结便秘之主药；另大黄清热泻火力强，并能止血、解毒、活血祛瘀、清利湿热，可用于温病热毒、血热出血、瘀血证、湿热黄疸与淋证等。芒硝味咸，可软坚泻下，善除燥屎坚结；外用治疗咽喉肿痛、疮疡、目赤等。

3. 番泻叶

【功效】泻下通便。

【用法用量】温开水泡服，1.5～3g；煎服，2～6g，宜后下。

【使用注意】妇女哺乳期、月经期及孕妇忌用。

细目三 润下药

● 要点

1. 火麻仁

【功效】润肠通便。

2. 郁李仁

【功效】润肠通便，利水消肿。

3. 松子仁

【功效】润肠通便，润肺止咳。

细目四 峻下逐水药

● 要点

1. 甘遂

【功效】泻水逐饮，消肿散结。

【用法用量】入丸、散服，每次0.5～1g。外用适量，生用。内服醋制用，以减低毒性。

【使用注意】虚弱者及孕妇忌用。不宜与甘草同用。

2. 牵牛子

【功效】泻下逐水，去积杀虫。

【用法用量】煎服，3～9g。入丸散剂，每次1.5～3g。本品炒用药性减缓。

【使用注意】孕妇忌用。不宜与巴豆、巴豆霜同用。

3. 巴豆

【功效】峻下冷积，逐水退肿，祛痰利咽，外用蚀疮。

【用法用量】入丸散，每次0.1～0.3g。大多制成巴豆霜用，以减低毒性。外用适量。

【使用注意】孕妇及体弱者忌用。不宜与牵牛子同用。

（李兴广）

第八单元 祛风湿药

细目一 概 述

● 要点 祛风湿药的使用注意事项

痹证多属慢性病，为了服用方便，可制成酒或丸散剂。也可制成外敷剂型，直接用于患处。部分祛风湿药辛温性燥，易耗伤阴血，阴亏血虚者应慎用。

细目二　祛风寒湿药

● 要点

1. 独活

【性能】辛、苦，微温。归肾、膀胱经。

【功效】祛风湿，止痛，解表。

【应用】

(1) 风寒湿痹。本品辛散苦燥，气香温通，功善祛风湿，止痹痛，为治风湿痹痛主药，凡风寒湿邪所致之痹证，无论新久，均可应用；因其主入肾经，性善下行，尤以腰膝、腿足关节疼痛属下部寒湿者为宜。治感受风寒湿邪的风寒湿痹，肌肉、腰背、手足疼痛，常与当归、白术、牛膝等同用，如独活汤；若与桑寄生、杜仲、人参等配伍，可治痹证日久正虚，腰膝酸软，关节屈伸不利者，如独活寄生汤。

(2) 风寒夹湿表证。本品辛散温通苦燥，能散风寒湿而解表，治外感风寒夹湿所致的头痛头重，一身尽痛，多配羌活、藁本、防风等，如羌活胜湿汤。

(3) 少阴头痛。本品善入肾经而搜伏风，与细辛、川芎等相配，可治风扰肾经，伏而不出之少阴头痛，如独活细辛汤。

【鉴别用药】羌活与独活二药均能祛风胜湿、止痛、解表，常用治风寒湿痹和外感风寒湿表证。但羌活气味较浓，发散解表力强，善治上部风寒湿痹痛；独活气味较淡，性较和缓，长于治下部风寒湿痹痛，其解表之力不及羌活。若一身尽痛，则二药常相须为用。

2. 威灵仙

【功效】祛风湿，通络止痛，消骨鲠。

【主治病证】风湿痹痛，骨鲠咽喉。此外，本品宣通经络止痛，可治跌打伤痛、头痛、牙痛、胃脘痛等；并能消痰逐饮，可用于痰饮、噎膈、痞积。

【鉴别用药】独活与威灵仙均具祛风湿、止痛的功效，均能治疗风寒湿痹。独活还具解表功效，可治疗风寒夹湿表证，且善入肾经而搜伏风，治少阴头痛。威灵仙可消骨鲠，可治骨鲠咽喉。

3. 川乌

【功效】祛风湿，温经止痛。

【主治病证】风寒湿痹；心腹冷痛，寒疝疼痛；跌打损伤，麻醉止痛。

【用法】煎服，先煎、久煎。外用，适量。

【使用注意】孕妇忌用；不宜与贝母类、半夏、白及、白蔹、天花粉、瓜蒌类同用；内服一般应炮制用，生品内服宜慎；酒浸、酒煎服易致中毒，应慎用。

4. 蕲蛇

【性能】甘、咸，温。有毒。归肝经。

【功效】祛风，通络，止痉。

【应用】

(1) 风湿顽痹，中风半身不遂。本品具走窜之性，性温通络，能内走脏腑，外达肌表而透骨搜风，以祛内外之风邪，为截风要药，又能通经络，凡风湿痹证无不宜之，尤善治病深日久之风湿顽痹，经络不通，麻木拘挛，以及中风口眼㖞斜，半身不遂者，常与防风、羌活、当归等配伍，如白花蛇酒。

(2) 小儿惊风，破伤风。本品入肝，既能祛外风，又能息内风，风去则惊搐自定，为治抽搐痉挛常用药。治小儿急慢惊风、破伤风之抽搐痉挛，多与乌梢蛇、蜈蚣同用，如定命散。

(3) 麻风、疥癣。本品能外走肌表而祛风止痒，兼以毒攻毒，故风毒之邪壅于肌肤亦常用之。治疥癣，可与荆芥、薄荷、天麻同用，如驱风膏。

此外，本品有毒，能以毒攻毒，可治瘰疬、梅毒、恶疮。

【用法】煎服，研末吞服。或酒浸、熬膏、入丸散服。

5. 木瓜

【性能】酸，温。归肝、脾经。

【功效】舒筋活络，和胃化湿。

【应用】

(1) 风湿痹证。本品味酸入肝，益筋和血，善舒筋活络，且能祛湿除痹，尤为湿痹、筋脉拘挛要药，亦常用于腰膝关节酸重疼痛。常与乳香、没药、生地黄同用，治筋急项强，不可转侧，如木瓜煎。与羌活、独活、附子配伍，治脚膝疼重，不能远行久立者，如木瓜丹。

（2）脚气水肿。本品温通，去湿舒筋，为脚气水肿常用药，多配吴茱萸、槟榔、苏叶等，治感受风湿，脚气肿痛不可忍者，如鸡鸣散。

（3）吐泻转筋。本品温香入脾，能化湿和胃，湿去则中焦得运，泄泻可止；味酸入肝，舒筋活络而缓挛急。治湿浊中焦之腹痛吐泻转筋，偏寒者，常配吴茱萸、茴香、紫苏等，如木瓜汤；偏热者，多配蚕砂、薏苡仁、黄连等，如蚕矢汤。

6. 乌梢蛇

【功效】祛风，通络，止痉。

【主治病证】风湿顽痹，中风半身不遂；小儿惊风，破伤风；麻风，疥癣。此外，又可治瘰疬、恶疮。

细目三　祛风湿热药

● 要点

1. 秦艽

【性能】辛、苦，平。归胃、肝、胆经。

【功效】祛风湿，通络止痛，退虚热，清湿热。

【应用】

（1）风湿痹证。本品辛散苦泄，质偏润而不燥，为风药中之润剂。风湿痹痛，筋脉拘挛，骨节酸痛，无问寒热新久均可配伍应用。其性偏寒，兼有清热作用，故对热痹尤为适宜，多配防己、牡丹皮、络石藤等。

（2）中风不遂。本品既能祛风邪，舒筋络，又善"活血荣筋"，可用于中风半身不遂，口眼㖞斜，四肢拘急，舌强不语等，单用大量水煎服即能奏效。

（3）骨蒸潮热，疳积发热。本品能退虚热，除骨蒸，亦为治虚热要药。治骨蒸日晡潮热，常与青蒿、地骨皮、知母等同用，如秦艽鳖甲散。

（4）湿热黄疸。本品苦以降泄，能清肝胆湿热而退黄。

2. 防己

【功效】祛风湿，止痛，利水消肿。

【主治病证】风湿痹证；水肿，小便不利，脚气；湿疹疮毒。

【使用注意】本品大苦大寒，易伤胃气，胃纳不佳及阴虚体弱者慎服。

【鉴别用药】秦艽与防己均具有祛风湿、止痹痛功效，治疗风湿痹证，寒热均可。但秦艽还可通经络、退虚热、清湿热，用治中风不遂；骨蒸潮热，疳积发热；湿热黄疸。防己还可利水消肿，用治水肿，小便不利，脚气。

3. 豨莶草

【功效】祛风湿，利关节，解毒。

【用法用量】煎服，9～12g。外用，适量。治风湿痹痛、半身不遂宜制用，治风疹湿疮、疮痈宜生用。

4. 络石藤

【功效】祛风通络，凉血消肿。

细目四　祛风湿强筋骨药

● 要点

1. 五加皮

【功效】祛风湿，补肝肾，强筋骨，利水。

【主治病证】风湿痹证；筋骨痿软，小儿行迟，体虚乏力；水肿，脚气。

2. 桑寄生

【性能】苦、甘，平。归肝、肾经。

【功效】祛风湿，补肝肾，强筋骨，安胎。

【应用】

（1）风湿痹证。本品苦能燥，甘能补，祛风湿又长于补肝肾、强筋骨，对痹证日久，伤及肝肾，腰膝酸软，筋骨无力者尤宜，常与独活、杜仲、牛膝等同用，如独活寄生汤。

（2）崩漏经多，妊娠漏血，胎动不安。本品能补肝肾，养血而固冲任，安胎。治肝肾亏虚，月经过多，崩漏，妊娠下血，胎动不安者，每与阿胶、续断、当归等配伍，如桑寄生散；或配阿胶、续断、菟丝子，如寿胎丸。

【鉴别用药】五加皮与桑寄生均具有祛风湿、补肝肾、强筋骨作用，用于风湿痹证，筋骨痿软。但五加皮有温补之效，用于小儿行迟，体虚乏力；利水，用于水肿，脚气。桑寄生还能固冲任、安胎，用于崩漏经多，妊娠漏血，胎动不安。

3. 狗脊

【功效】祛风湿，补肝肾，强腰膝。

（李兴广）

第九单元 化湿药

细目一 概述

● 要点 化湿药的使用注意事项

化湿药气味芳香，多含挥发油，一般以作为散剂服用疗效较好，如入汤剂宜后下，不宜久煎，以免降低疗效。本类药多辛温香燥，易于耗气伤阴，故阴虚、血虚及气虚者宜慎用。

细目二 具体药物

● 要点

1. 藿香

【性能】辛，微温。归脾、胃、肺经。

【功效】化湿，止呕，解暑。

【应用】

（1）湿滞中焦。本品气味芳香，为芳香化湿浊要药。又因其性微温，故多用于寒湿困脾所致的脘腹痞闷、少食作呕、神疲体倦等症，常与苍术、厚朴等同用，如不换金正气散。

（2）呕吐。本品既能化湿，又能和中止呕。治湿浊中阻所致之呕吐，本品最为捷要。常与半夏、丁香等同用，如藿香半夏汤。

（3）暑湿或湿温初起。本品既能化湿，又可解暑。治暑月外感风寒，内伤生冷而致恶寒发热、头痛脘闷、呕恶吐泻暑湿证者，配紫苏、厚朴、半夏等，如藿香正气散；若湿温病初起，湿热并重者，多与黄芩、滑石、茵陈等同用，如甘露消毒丹。

2. 佩兰

【功效】化湿，解暑。

3. 苍术

【性能】辛，苦，温。归脾、胃、肝经。

【功效】燥湿健脾，祛风散寒。

【应用】

（1）湿阻中焦证。本品苦温燥湿以祛湿浊，辛香健脾以和脾胃。对湿阻中焦，脾失健运而致脘腹胀闷、呕恶食少、吐泻乏力、舌苔白腻等症，最为适宜。常与厚朴、陈皮等配伍，如平胃散。若脾虚湿聚，水湿内停的痰饮或外溢的水肿，则同利水渗湿之茯苓、泽泻、猪苓等同用，如胃苓汤。

（2）风湿痹证。本品辛散苦燥，长于祛湿，故痹证湿胜者尤宜，可与薏苡仁、独活等祛风湿药同用，如薏苡仁汤。若湿热痹痛，可配石膏、知母等清热泻火药，如白虎加苍术汤，或与黄柏、薏苡仁、牛膝配伍合用，用于湿热痿证，即四妙散。

（3）风寒夹湿表证。本品辛香燥烈，能开肌腠而发汗，祛肌表之风寒表邪，又因其长于胜湿，故以风寒表证夹湿者最为适宜。常与羌活、白芷、防风等同用，如神术散。

此外，本品尚能明目，用于夜盲症及眼目昏涩。

4. 厚朴

【性能】苦、辛，温。归脾、胃、肺、大肠经。

【功效】燥湿消痰，下气除满。

【应用】

（1）湿阻中焦，脘腹胀满。本品苦燥辛散，能燥湿，又下气除胀满，为消除胀满的要药。常与苍术、陈皮等同用，如平胃散。

（2）食积气滞，腹胀便秘。本品可下气宽中，消积导滞。常与大黄、枳实同用，如厚朴三物汤。若热结便秘者，配大黄、芒硝、枳实，以达峻下热结、消积导滞之效，即大承气汤。

（3）痰饮喘咳。本品能燥湿消痰，下气平喘。若痰饮阻肺，肺气不降，咳喘胸闷者，可与苏子、陈皮、半夏等同用，如苏子降气汤。

（4）梅核气。可取本品燥湿消痰、下气宽中之效，配伍半夏、茯苓、苏叶等药，如半夏厚朴汤。

【鉴别用药】苍术与厚朴二药均可燥湿，常用于湿阻中焦证。但厚朴苦降下气，消积除胀满，又下气消痰平喘，可治食积气滞、痰饮咳喘等证。苍术为燥湿健脾要药，并可祛风湿、散表邪和明目，可治风湿痹证、风寒表证以及夜盲等。

5. 砂仁

【功效】化湿行气，温中止泻，安胎。

【主治病证】湿阻中焦及脾胃气滞证；脾胃虚寒吐泻；气滞妊娠恶阻及胎动不安。

【用法用量】煎服，3~6g。入汤剂宜后下。

6. 白豆蔻

【功效】化湿行气，温中止呕。

【主治病证】湿阻中焦及脾胃气滞证；呕吐。

【用法用量】煎服，3~6g。入汤剂宜后下。

（李兴广）

第十单元　利水渗湿药

细目一　概　述

● 要点　利水渗湿药的使用注意事项

本类药物渗利，易耗伤津液，对阴虚津少、肾虚遗精遗尿者，宜慎用或忌用。有些药物有较强的通利作用，孕妇应慎用。

细目二　利水消肿药

● 要点

1. 茯苓

【性能】甘、淡，平。归心、脾、肾经。

【功效】利水渗湿，健脾，宁心。

【应用】

（1）水肿。本品味甘而淡，甘则能补，淡则能渗，药性平和，既可祛邪，又可扶正，利水而不伤正气，实为利水消肿之要药。可用治寒热虚实各种水肿。治疗水湿内停所致之水肿、小便不利，常与泽泻、猪苓、白术等同用，如五苓散。

（2）痰饮。本品善渗泄水湿，使湿无所聚，痰无由生，可治痰饮之目眩心悸，配以桂枝、白术、甘草同用，如苓桂术甘汤。

（3）脾虚泄泻。本品能健脾渗湿而止泻，尤宜于脾虚湿盛泄泻，可与山药、白术、薏苡仁同用，如参苓白术散。

（4）心悸，失眠。本品益心脾而宁心安神。常用治心脾两虚，气血不足之心悸，失眠、健忘，多与黄芪、当归、远志同用，如归脾汤。

2. 薏苡仁

【性能】甘、淡，凉。归脾、胃、肺经。

【功效】利水渗湿，健脾，除痹，清热排脓。

【应用】

（1）水肿，小便不利，脚气。本品淡渗甘

补，既利水消肿，又健脾补中。常用于脾虚湿胜之水肿腹胀，小便不利，多与茯苓、白术、黄芪等药同用。

（2）脾虚泄泻。本品能渗利脾湿，健脾止泻，尤宜治脾虚湿盛之泄泻，常与人参、茯苓、白术等合用，如参苓白术散。

（3）湿痹拘挛。常用治湿痹而筋脉挛急疼痛者，与独活、防风、苍术同用，如薏苡仁汤；本品药性偏凉，能清热而利湿，可治湿温初起或暑湿邪在气分，头痛恶寒，胸闷身重者，配杏仁、白豆蔻、滑石等，如三仁汤。

（4）肺痈，肠痈。本品清肺肠之热，排脓消痈。治疗肺痈胸痛，咳吐脓痰，常与苇茎、冬瓜仁、桃仁等同用，如苇茎汤；治肠痈，可与附子、败酱草、牡丹皮合用，如薏苡附子败酱散。

【用法】煎服。清利湿热宜生用，健脾止泻宜炒用。

【鉴别用药】茯苓与薏苡仁功效相似，均能利水消肿，渗湿健脾，用治水湿内停诸证以及脾虚证。但薏苡仁性偏寒凉，善清湿热，并能除痹、消肿排脓，还可用治风湿痹证，以及肺痈、肠痈等证。而茯苓性平，补益心脾，宁心安神。

3. 猪苓

【功效】利水渗湿。

【主治病证】水肿，小便不利，泄泻。

4. 泽泻

【功效】利水渗湿，泄热。

【主治病证】水肿，小便不利，泄泻；淋证，遗精。

细目三 利尿通淋药

● 要点

1. 车前子

【性能】甘，微寒。归肝、肾、肺、小肠经。

【功效】利尿通淋，渗湿止泻，明目，祛痰。

【应用】

（1）淋证，水肿。本品甘寒而利，善通利水道，清膀胱热结。治疗湿热下注于膀胱而致小便淋沥涩痛者，常与木通、滑石、瞿麦等清热利湿药同用，如八正散；对水湿停滞水肿，小便不利，可与猪苓、茯苓、泽泻同用。

（2）泄泻。本品能利水湿，分清浊而止泻，即利小便以实大便。尤宜于小便不利之水泻，可单用本品研末，米饮送服。

（3）目赤肿痛，目暗昏花，翳障。

（4）痰热咳嗽。本品入肺经，能清肺化痰止咳。

【用法】煎服。宜包煎。

2. 滑石

【功效】利水通淋，清热解暑，收湿敛疮。

【主治病证】热淋，石淋，尿热涩痛；暑湿，湿温；湿疮，湿疹，痱子。

【用法】煎服。宜包煎。外用适量。

【鉴别用药】车前子与滑石均具有利尿通淋作用，用治湿热下注膀胱之小便淋沥涩痛。而车前子还可渗湿止泻，明目，祛痰，用于暑湿泄泻，目赤肿痛，目暗昏花，翳障。滑石还可清热解暑，收湿敛疮，用于暑湿，湿温，湿疮，湿疹，痱子。

3. 瞿麦

【功效】利尿通淋，破血通经。

4. 地肤子

【功效】利尿通淋，清热利湿，止痒。

5. 海金沙

【功效】利尿通淋，止痛。

【用法】煎服。宜包煎。

6. 石韦

【功效】利尿通淋，清肺止咳，凉血止血。

7. 萆薢

【功效】利湿去浊，祛风除痹。

细目四 利湿退黄药

● 要点

1. 茵陈

【性能】苦、辛，微寒。归脾、胃、肝、胆经。

【功效】清利湿热，利胆退黄。

【应用】

（1）黄疸。本品苦泄下降，性寒清热，善清利脾胃肝胆湿热，使之从小便而出，为治黄疸之要药。若身目发黄，小便短赤之阳黄证，常与栀子、大黄同用，如茵陈蒿汤；若黄疸湿重于热者，可与茯苓、猪苓同用，如茵陈五苓散；若脾胃寒湿郁滞，阳气不得宣运之阴黄，多与附子、干姜等配用，如茵陈四逆汤。

（2）湿疮瘙痒。本品苦微寒，有解毒疗疮之功，故可用于湿热内蕴之风瘙瘾疹，湿疮瘙痒，可单味煎汤外洗，也可与黄柏、苦参、地肤子等同用。

2. 金钱草

【性能】甘、咸，微寒。归肝、胆、肾、膀胱经。

【功效】利湿退黄，利尿通淋，解毒消肿。

【应用】

（1）湿热黄疸。本品清肝胆之火，又能除下焦湿热；有清热利湿退黄之效。治湿热黄疸，常与茵陈蒿、栀子、虎杖等同用。

（2）石淋、热淋。金钱草利尿通淋，善消结石，尤宜于治疗石淋，可与海金沙、鸡内金、滑石等同用；治热淋，常与车前子、萹蓄等同用；配伍茵陈、大黄、郁金等同用，治疗肝胆结石，如利胆排石片。

（3）痈肿疔疮、毒蛇咬伤。

3. 虎杖

【功效】利湿退黄，清热解毒，散瘀止痛，化痰止咳，泻热通便。

【主治病证】湿热黄疸，淋浊，带下；水火烫伤，痈肿疮毒，毒蛇咬伤；经闭，癥瘕，跌打损伤；肺热咳嗽。此外，还有泻热通便的作用，可用于热结便秘。

【鉴别用药】大黄与虎杖均具有活血散瘀、清热解毒、利胆退黄、泻下通便的功效，治疗瘀血诸证、痈肿疮毒、水火烫伤、湿热黄疸、淋证、热结便秘等。然大黄泻下攻积，清热凉血，用于积滞便秘，血热吐衄，目赤咽肿，湿热痢疾。而虎杖还能化痰止咳，用于肺热咳嗽。

（李兴广）

第十一单元　温里药

细目一　概述

● 要点　温里药的使用注意事项

本类药物性多辛热燥烈，易耗阴助火，故天气炎热时或素体火旺者当减少用量；热伏于里，热深厥深，真热假寒证当禁用；凡实热证、阴虚火旺、津血亏虚者宜忌用；孕妇慎用。

细目二　具体药物

● 要点

1. 附子

【性能】辛、甘，大热。有毒。归心、肾、脾经。

【功效】回阳救逆，补火助阳，散寒止痛。

【应用】

（1）亡阳证。本品能上助心阳、中温脾阳、下补肾阳，为"回阳救逆第一品药"。常与干姜、甘草同用，治吐利汗出，发热恶寒，四肢拘急，手足厥冷，或大汗、大吐、大泻所致亡阳证，如四逆汤；若寒邪入里，直中三阴而见四肢厥冷，恶寒倦卧，吐泻腹痛，脉沉迟无力或无脉者，可与干姜、肉桂、人参同用，如回阳急救汤。

（2）阳虚证。本品辛甘温煦，有峻补元阳、益火消阴之效，凡肾、脾、心诸脏阳气衰弱者均可应用。配肉桂、山茱萸、熟地黄等，可治肾阳不足、命门火衰所致阳痿滑精、宫寒不孕、腰膝冷痛、夜尿频多者，如右归丸；配党参、白术、干姜等，可治脾肾阳虚、寒湿内盛所致脘腹冷痛、大便溏泻等，如附子理中汤；若治心阳衰弱、心悸气短、胸痹心痛者，可与人参、桂枝等同用；治阳虚兼外感风寒者，常与麻黄、细辛同用，如麻黄附子细辛汤。

(3) 寒痹证。本品气雄性悍，走而不守，能温经通络，逐经络中风寒湿邪，故有较强的散寒止痛作用。凡风寒湿痹周身骨节疼痛者均可用之，尤善治寒痹痛剧者，常与桂枝、白术、甘草同用，如甘草附子汤。

【用法用量】煎服，3~15g，本品有毒，宜先煎0.5~1小时，至口尝无麻辣感为度。

【使用注意】孕妇及阴虚阳亢者忌用。反半夏、瓜蒌、贝母、白蔹、白及。生品外用，内服须炮制。若内服过量，或炮制、煎煮方法不当，可引起中毒。

2. 干姜

【性能】辛，热。归脾、胃、肾、心、肺经。

【功效】温中散寒，回阳通脉，温肺化饮。

【应用】

(1) 腹痛，呕吐，泄泻。本品辛热燥烈，主入脾胃而长于温中散寒、健运脾阳，为温暖中焦之主药。多与党参、白术等同用，治脾胃虚寒，脘腹冷痛等，如理中丸；常配高良姜，治胃寒呕吐，如二姜丸；可与黄芩、黄连、人参等同用，治上热下寒，寒热格拒，食入即吐者，如干姜黄芩黄连人参汤。

(2) 亡阳证。本品辛热，入心、脾、肾经，有温阳守中、回阳通脉的功效。用治心肾阳虚、阴寒内盛所致亡阳厥逆，脉微欲绝者，每与附子相须为用，如四逆汤。

(3) 寒饮喘咳。本品辛热，入肺经，善能温肺散寒化饮。常与细辛、五味子、麻黄等同用，治寒饮喘咳、形寒背冷、痰多清稀之证，如小青龙汤。

【鉴别用药】附子与干姜，二药均能温中散寒、回阳救逆，常用于亡阳证，四肢厥逆，脉微欲绝，脾胃有寒脘腹冷痛泄泻。然附子为"回阳救逆第一品药"，并能补火助阳，散寒止痛，可用于各种阳虚证以及风寒湿痹证；干姜回阳救逆之功不及附子，长于温中散寒，常用于中焦寒证；又有温肺化饮之功，用于寒饮停肺证。

3. 肉桂

【性能】辛、甘，大热。归肾、脾、心、肝经。

【功效】补火助阳，散寒止痛，温通经脉，引火归原。

【应用】

(1) 阳痿，宫冷。本品辛甘大热，能补火助阳，益阳消阴，作用温和持久，为治命门火衰之要药。常配附子、熟地黄、山茱萸等，用治肾阳不足、命门火衰的阳痿宫冷、腰膝冷痛、夜尿频多、滑精遗尿等，如肾气丸、右归饮。

(2) 腹痛，寒疝。本品甘热助阳以补虚，辛热散寒以止痛，善去痼冷沉寒。治寒邪内侵或脾胃虚寒的脘腹冷痛，可与干姜、高良姜、荜茇等同用，如大已寒丸；治寒疝腹痛，多与吴茱萸、小茴香等同用。

(3) 腰痛，胸痹，阴疽，闭经，痛经。本品辛散温通，能行气血、运经脉、散寒止痛。常与独活、桑寄生、杜仲等同用，治风寒湿痹，尤以治寒痹腰痛为主，如独活寄生汤；与附子、干姜、川椒等同用，可治胸阳不振、寒邪内侵的胸痹心痛，如桂附丸；与鹿角胶、炮姜、麻黄等同用，可治阳虚寒凝、血滞痰阻的阴疽、流注等，如阳和汤；若与当归、川芎、小茴香等同用，可治冲任虚寒、寒凝血滞的闭经、痛经等证，如少腹逐瘀汤。

(4) 虚阳上浮。本品大热入肝肾，能使因下元虚衰所致上浮之虚阳回归故里，故曰引火归原。用治元阳亏虚、虚阳上浮的面赤、虚喘、汗出、心悸、失眠、脉微弱者，常与山茱萸、五味子、人参等同用。

此外，久病体虚气血不足者。在补益气血方中加入少量本品，可鼓舞气血生长。

【用法用量】煎服，1~4.5g，宜后下或焗服；研末冲服，每次1~2g。

【使用注意】阴虚火旺，里有实热，血热妄

行出血及孕妇忌用。畏赤石脂。

【鉴别用药】附子与肉桂二药均能补火助阳，散寒止痛，常用治里寒实证、虚寒证以及寒湿痹痛。但附子能回阳救逆，并长于温补脾肾；肉桂长于温补命门，还能引火归原，温通经脉，并能鼓舞气血生长，以治阴疽与虚寒性溃疡等。

4. 吴茱萸

【性能】辛、苦，热。有小毒。归肝、脾、胃、肾经。

【功效】散寒止痛，降逆止呕，助阳止泻。

【应用】

（1）寒凝疼痛。本品辛散苦泄，性热祛寒，主入肝经，既散肝经之寒邪，又疏肝气之郁滞，为治肝寒气滞诸痛之主药。每与生姜、人参等同用，治厥阴头痛，干呕吐涎沫，苔白脉迟等，如吴茱萸汤；常与小茴香、川楝子、木香等配伍，治寒疝腹痛，如导气汤；与桂枝、当归、川芎等同用，可治冲任虚寒、瘀血阻滞之痛经，如温经汤。

（2）胃寒呕吐。本品辛散苦泄，性热祛寒，善能散寒止痛，还能疏肝解郁，降逆止呕，兼能制酸止痛。常与干姜、甘草同用，治霍乱心腹痛，呕吐不止，如吴茱萸汤；配伍黄连，可治肝郁化火、肝胃不和的胁痛口苦，呕吐吞酸，如左金丸。

（3）虚寒泄泻。本品性味辛热，能温脾益肾，助阳止泻，为治脾肾阳虚、五更泄泻之常用药，多与补骨脂、肉豆蔻、五味子同用，如四神丸。

【用法用量】煎服，1.5~4.5g。外用适量。

5. 小茴香

【功效】散寒止痛，理气和胃。

【主治病证】寒疝腹痛，睾丸偏坠疼痛，少腹冷痛，痛经；中焦虚寒气滞证。

6. 丁香

【功效】温中降逆，散寒止痛，温肾助阳。

【使用注意】热证及阴虚内热者忌用。畏郁金。

7. 高良姜

【功效】温中止痛，温中止呕。

8. 花椒

【功效】温中止痛，杀虫止痒。

【用法用量】煎服，3~6g。外用适量，煎汤熏洗。

（李兴广）

第十二单元 理气药

细目一 概述

● 要点 理气药的使用注意事项

本类药物性多辛温香燥，易耗气伤阴，故气阴不足者慎用。

细目二 具体药物

● 要点

1. 陈皮

【性能】辛、苦，温。归脾、肺经。

【功效】理气健脾，燥湿化痰。

【应用】

（1）脾胃气滞证。本品辛行温通，有行气止痛、健脾和中之功，因其苦温而燥，故寒湿中阻之气滞最宜。治疗中焦寒湿脾胃气滞，脘腹胀痛、恶心呕吐、泄泻等，常与苍术、厚朴等同用，如平胃散；若食积气滞，脘腹胀痛，可配山楂、神曲等同用，如保和丸；若外感风寒、内伤湿滞之腹痛、呕吐、泄泻，可配藿香、苏叶等同用，如藿香正气散。

（2）呕吐、呃逆。本品辛香行气，善疏理气机，调畅中焦而使之升降有序。治疗呕吐、呃逆，常与生姜、竹茹、大枣同用，如橘皮竹茹汤；若脾胃寒冷，呕吐不止，又多配生姜、甘草同用，如姜橘汤。

（3）湿痰、寒痰咳嗽。本品既能燥湿化痰，又能温化寒痰，且辛行苦泄而能宣肺止咳，为治痰之要药。治湿痰咳嗽，多与半夏、茯苓等同用，如二陈汤；若治寒痰咳嗽，多与干姜、细辛、五味子等同用，如苓甘五味姜辛汤。

（4）胸痹。本品辛行温通、入肺走胸，而能行气通痹止痛。治疗胸痹胸中气塞短气，可配伍枳实、生姜，如橘皮枳实生姜汤。

2. 青皮

【功效】疏肝破气，消积化滞。

【主治病证】肝郁气滞证；气滞脘腹疼痛；食积腹痛；癥瘕积聚，久疟痞块。

【鉴别用药】陈皮与青皮二药均能行气消滞，用于食积气滞，脘腹胀痛。但陈皮性较平和，归脾肺经，主理脾肺气滞，并能燥湿化痰，主要治疗脾胃气滞之脘腹胀满及湿痰、寒痰壅肺之咳嗽、胸闷等证；青皮主归肝、胆、胃经，善于疏肝破气，常用于肝气郁结、食积气滞及癥瘕积聚等证。

3. 枳实

【性能】苦、辛、酸，温。归脾、胃、大肠经。

【功效】破气消积，化痰除痞。

【应用】

（1）胃肠积滞，湿热泻痢。本品辛行苦降，善破气除痞、消积导滞。治饮食积滞，脘腹痞满胀痛，常与山楂、麦芽、神曲等同用，如曲麦枳术丸；若胃肠积滞，热结便秘，腹满胀痛，则与大黄、芒硝、厚朴等同用，如大承气汤；治湿热泻痢、里急后重，多与黄芩、黄连同用，如枳实导滞丸。

（2）胸痹，结胸。本品能行气化痰以消痞，破气除满而止痛。治胸阳不振、痰阻胸痹之胸中满闷、疼痛，多与薤白、桂枝、瓜蒌等同用，如枳实薤白桂枝汤。

（3）气滞胸胁疼痛。本品善破气行滞而止痛，治疗气血阻滞之胸胁疼痛，可与川芎配伍，如枳芎散。

（4）产后腹痛。本品行气以助活血而止痛，可与芍药等份为末服用，用治产后瘀滞腹痛、烦躁，如枳实芍药散。

4. 木香

【性能】辛、苦，温。归脾、胃、大肠、胆、三焦经。

【功效】行气止痛，健脾消食。

【应用】

（1）脾胃气滞证。本品辛行苦泄温通，芳香气烈而味厚，善通行脾胃之滞气，既为行气止痛之要药，又为健脾消食之佳品。治脾胃气滞，脘腹胀痛，可单用本品或配砂仁、藿香等同用，如木香调气散；若脾虚气滞，脘腹胀满、食少便溏，可与党参、白术、陈皮等同用，如香砂六君子汤、健脾丸；若脾虚食少，兼食积气滞，可配砂仁、枳实、白术等同用，如香砂枳术丸。

（2）泻痢里急后重。本品辛行苦降，善行大肠之滞气，为治湿热泻痢里急后重之要药。常与黄连配伍，如香连丸。

（3）腹痛胁痛，黄疸，疝气疼痛。本品气香醒脾，味辛能行，味苦主泄，走三焦和胆经，故既能行气健脾又能疏肝利胆。用治脾失运化、肝失疏泄而致湿热郁蒸、气机阻滞之脘腹胀痛、胁痛、黄疸，可与郁金、大黄、茵陈等配伍。

（4）胸痹。本品辛行苦泄，性温通行，能通畅气机，气行则血行，故可止痛。用治寒凝气滞心痛，可与赤芍、姜黄、丁香等同用，如二香散。

此外，本品醒脾开胃，在补益药中用之，可减轻补益药的腻胃和滞气之弊。

【用法】煎服。生用行气力强，煨用行气力缓而实肠止泻，用于泄泻腹痛。

5. 川楝子

【功效】行气止痛，杀虫。

【主治病证】肝郁化火诸痛证；虫积腹痛；头癣、秃疮。

【使用注意】本品有毒，不宜过量或持续服用，以免中毒。又因性寒，脾胃虚寒者慎用。

6. 乌药

【功效】行气止痛，温肾散寒。

【主治病证】寒凝气滞胸腹诸痛证，尿频遗尿。

7. 香附

【性能】辛、微苦、微甘，平。归肝、脾、三焦经。

【功效】疏肝解郁，调经止痛，理气调中。

【应用】

（1）肝郁气滞胁痛、腹痛。本品主入肝经气分，芳香辛行，善散肝气之郁结，味苦疏泄以平肝气之横逆，故为疏肝解郁、行气止痛之要药。治肝气郁结之胁肋胀痛，多与柴胡、川芎、枳壳等同用，如柴胡疏肝散；用治寒凝气滞、肝气犯胃之胃脘疼痛，可配高良姜用，如良附丸；治气、血、痰、火、湿、食六郁所致胸膈痞满、脘腹胀痛、呕吐吞酸、饮食不化等，可配川芎、苍术、栀子等同用，如越鞠丸。

（2）月经不调，痛经，乳房胀痛。本品辛行苦泄，善于疏理肝气，调经止痛，为妇科调经之要药。治月经不调、痛经，可与柴胡、川芎、当归等同用，如香附归芎汤；若治乳房胀痛，多与柴胡、青皮、瓜蒌皮等同用。

（3）气滞腹痛。本品味辛能行而长于止痛，除善疏肝解郁之外，还能入脾经，而有宽中、消食下气等作用，故临床上也常用于脾胃气滞证。治疗脘腹胀痛、胸膈噎塞、噫气吞酸、纳呆，可配砂仁、甘草同用，如快气汤。

【鉴别用药】木香、香附与乌药均能行气止痛，可治气滞腹痛。但木香善行脾胃、大肠气滞，兼消食健胃，可用于脾胃气滞之脘腹胀满，痢疾里急后重等证；香附药性平和，并长于疏肝解郁，调经止痛，为调经之要药，多用于肝郁气滞胸胁胀痛、月经不调、痛经等证；乌药上入脾肺，下达肾与膀胱，长于散寒止痛，并能温肾，长于治寒凝气滞的胸胁脘腹诸痛、寒疝腹痛以及肾阳不足的小便频数与遗尿。

8. 佛手

【功效】疏肝解郁，理气和中，燥湿化痰。

9. 薤白

【功效】通阳散结，行气导滞。

【主治病证】胸痹心痛；脘腹痞满胀痛，泻痢里急后重。

10. 檀香

【功效】行气止痛，散寒调中。

【用法】煎服，宜后下。入丸散。

11. 大腹皮

【功效】行气宽中，利水消肿。

（金 华）

第十三单元 消食药

细 目　具体药物

● 要点

1. 山楂

【性能】酸、甘，微温。归脾、胃、肝经。

【功效】消食化积，行气散瘀。

【应用】

（1）肉食积滞。本品酸甘，微温不热，功善消食化积，能治各种饮食积滞，尤为消化油腻肉食积滞之要药。凡肉食积滞之脘腹胀满、嗳气吞酸、腹痛便溏者，均可应用。治食肉不消，以单味煎服，若配莱菔子、神曲等，可加强消食化积之功。

（2）泻痢腹痛，疝气痛。山楂入肝经，能行气散结止痛，炒用兼能止泻止痢。治泻痢腹痛，可配木香、槟榔等同用。治疝气痛，常与橘核、荔枝核等同用。

（3）产后瘀阻腹痛、痛经。本品性温兼入肝经血分，能通行气血，有活血祛瘀止痛之功。治疗产后瘀阻腹痛、恶露不尽或痛经、经闭，可与当归、香附、红花同用，如通瘀煎。

2. 神曲

【功效】消食和胃。

【主治病证】饮食积滞。丸剂中有金石药加入本品以助消化。

3. 麦芽

【功效】消食健胃，回乳消胀，疏肝解郁。

【主治病证】米面薯蓣食滞；断乳、乳房胀痛；肝气郁滞或肝胃不和之胁痛、脘腹痛。

【用法】煎服。生麦芽功偏消食健胃；炒麦芽多用于回乳消胀。

【使用注意】哺乳期妇女不宜使用。

4. 莱菔子

【性能】辛、甘，平。归肺、脾、胃经。

【功效】消食除胀，降气化痰。

【应用】

（1）食积气滞。本品味辛行散，消食化积之中，尤善行气消胀。常与山楂、神曲、陈皮同用，治食积气滞所致的脘腹胀满或疼痛，嗳气吞酸，如保和丸。

（2）咳喘痰多，胸闷食少。本品既能消食化积，又能降气化痰，止咳平喘。尤宜治咳喘痰壅，胸闷兼食积者，与白芥子、苏子等同用，如三子养亲汤。

此外，古方中生用研服治涌吐风痰。

【使用注意】本品辛散耗气，故气虚及无食积、痰滞者慎用。不宜与人参同用。

5. 鸡内金

【性能】甘，平。归脾、胃、小肠、膀胱经。

【功效】消食健胃，涩精止遗。

【应用】

（1）饮食积滞，小儿疳积。本品消食化积作用较强，并可健运脾胃，故广泛用于米面薯蓣乳肉等各种食积证。治疗食积较重者，配山楂、麦芽等，可增强消食导滞作用。治小儿脾虚疳积，与白术、山药、使君子等同用。

（2）肾虚遗精、遗尿。本品可固精缩尿止遗。以本品配菟丝子、桑螵蛸等，可治遗尿，如鸡肫胵散。

（3）砂石淋证，胆结石。本品入膀胱经，有化坚消石之功。

【用法】煎服。研末服。研末服效果比煎剂好。

（金　华）

第十四单元　驱虫药

细目一　概述

● **要点　驱虫药的使用注意事项**

本类药物对人体正气多有损伤，故要控制剂量，防止用量过大中毒或损伤正气；孕妇、年老体弱者，更当慎用；驱虫药一般应在空腹时服用，使药物充分作用于虫体而保证疗效。对发热或腹痛剧烈者，暂时不宜驱虫，待症状缓解后，再行施用驱虫药物。

细目二　具体药物

● **要点**

槟榔

【性能】苦、辛，温。归胃、大肠经。

【功效】杀虫消积，行气，利水，截疟。

【应用】

（1）肠道寄生虫病。本品驱虫谱广，对绦虫、蛔虫、蛲虫、钩虫、姜片虫等肠道寄生虫都有驱杀作用，并以泻下作用驱除虫体为其优点。用治绦虫症疗效最佳，可单用，亦可与木香同用，如圣功散，现代多与南瓜子同用，其杀绦虫疗效更佳；与使君子、苦楝皮同用，可治蛔虫病、蛲虫病；与乌梅、甘草配伍，可治姜片虫病。

（2）食积气滞，泻痢后重。本品辛散苦泄，入胃肠经，善行胃肠之气，消积导滞，兼能缓泻通便。常与木香、青皮、大黄等同用，治疗食积气滞、腹胀便秘等证，如木香槟榔丸；与木香、黄连、芍药等同用，可治湿热泻痢，如芍药汤。

（3）水肿，脚气肿痛。本品既能利水，又能行气，气行则助水运。常与商陆、泽泻、木通等同用，治疗水肿实证，二便不利，如疏凿饮子；与木瓜、吴茱萸、陈皮等配伍，用治寒湿脚气肿痛，如鸡鸣散。

（4）疟疾。本品截疟，常与常山、草果等同用，如截疟七宝饮。

【用法用量】煎服，3～10g。驱杀绦虫、姜片虫30～60g。生用力佳，炒用力缓；鲜者优于陈久者。

【使用注意】脾虚便溏或气虚下陷者忌用；孕妇慎用。

（金　华）

第十五单元　止血药

细目一　概述

● 要点　止血药的使用注意事项

"止血不留瘀"，这是运用止血药必须始终注意的问题。而凉血止血药与收敛止血药，易凉遏敛邪，有止血留瘀之弊，故出血兼有瘀滞者不宜单独使用。若出血过多，气随血脱者，当急投大补元气之药，以挽救气脱危候。

细目二　凉血止血药

● 要点

1. 小蓟

【性能】甘、苦，凉。归心、肝经。

【功效】凉血止血，散瘀解毒消痈。

【应用】

（1）血热出血证。本品性属寒凉，善清血分之热而凉血止血，无论吐咯衄血，便血崩漏等出血由于血热妄行所致者皆可选用。临证治疗多种出血证，常与大蓟、侧柏叶、白茅根等同用，如十灰散。因本品兼能利尿通淋，故尤善治尿血、血淋，可配伍生地黄、滑石、栀子等，如小蓟饮子。

（2）热毒痈肿。本品能清热解毒，散瘀消肿，用治热毒疮疡初起肿痛之证。可单用鲜品捣烂敷患处，也可与乳香、没药同用，如神效方。

2. 大蓟

【功效】凉血止血，散瘀解毒消痈。

【主治病证】血热出血证；热毒痈肿。

【鉴别用药】大蓟与小蓟二药均能凉血止血，散瘀解毒消痈，可用治血热出血证以及热毒痈肿，常相须为用。但大蓟解毒散瘀消肿、凉血止血作用较强，多用于治疗吐血、咯血及崩漏；小蓟凉血止血、解毒散瘀消肿作用弱于大蓟，但兼能利尿，故治疗尿血、血淋为优。

3. 地榆

【性能】苦、酸、涩，微寒。归肝、大肠经。

【功效】凉血止血，解毒敛疮。

【应用】

（1）血热出血证。本品味苦寒入血分，长于泄热而凉血止血；味兼酸涩，又能收敛止血，可用治多种血热出血之证。又因其性下降，故尤宜于下焦之下血。用治痔疮出血，血色鲜红者，常与槐角、防风、黄芩等配伍，如槐角丸。

（2）烫伤、湿疹、疮疡痈肿。本品苦寒能泻火解毒，味酸涩能敛疮，为治水火烫伤之要药，可单味研末麻油调敷，或配大黄粉，或配黄连、冰片研末调敷；用治湿疹及皮肤溃烂，可以本品浓煎外洗，或用纱布浸药外敷；本品清热凉血，又能解毒消肿，用治疮疡痈肿，无论成脓与否均可运用。

【使用注意】本品性寒酸涩，凡虚寒性便血、下痢、崩漏及出血有瘀者慎用。对于大面积烧伤病人，不宜使用地榆制剂外涂，以防其所含鞣质被大量吸收而引起中毒性肝炎。

4. 槐花

【功效】凉血止血，清肝泻火。

【主治病证】血热出血证；目赤，头痛。

5. 侧柏叶

【功效】凉血止血，化痰止咳，生发乌发。

【主治病证】血热出血证；肺热咳嗽；脱发，须发早白。

6. 白茅根

【功效】凉血止血，清热利尿，清肺胃热。

【主治病证】血热出血证；水肿，热淋，黄疸；胃热呕吐，肺热咳嗽。

细目三 化瘀止血药

● 要点

1. 三七

【性能】甘，微苦，温。归肝、胃经。

【功效】化瘀止血，活血定痛。

【应用】

（1）出血证。本品味甘微苦性温，入肝经血分，功善止血，又能化瘀生新，有止血不留瘀、化瘀不伤正的特点，对人体内外各种出血，无论有无瘀滞，均可应用，尤以有瘀滞者为宜。单味内服外用均有良效。若治咯血、吐血、衄血及二便下血，可与花蕊石、血余炭合用，如化血丹；治各种外伤出血，可单用本品研末外掺，或配龙骨、血竭等同用，如七宝散。

（2）跌打损伤，瘀滞肿痛。本品活血化瘀而消肿定痛，为治瘀血诸证之佳品，为伤科之要药。凡跌打损伤，或筋骨折伤，瘀血肿痛等，本品皆为首选药物。可单味应用；若皮破者，亦可用三七粉外敷。本品具散瘀止痛、活血消肿之功，对痈疽肿痛也有良效。治无名痈肿，疼痛不已，以本品研末，米醋调涂；治痈疽破烂，常与乳香、没药、儿茶等同用，如腐尽生肌散。

此外，本品有补虚强壮的作用，民间用治虚损劳伤。

【用法用量】多研末吞服，1～1.5g；煎服，3～10g；亦入丸、散。外用适量，研末外掺或调敷。

【使用注意】孕妇慎用。

2. 茜草

【性能】苦，寒。归肝经。

【功效】凉血化瘀止血，通经。

【应用】

（1）出血证。本品味苦性寒，善走血分，既能凉血止血，又能活血行血，故可用于血热妄行或血瘀脉络之出血证，对于血热夹瘀的各种出血证，尤为适宜。治衄血，可与艾叶、乌梅同用，如茜梅丸；治血热崩漏，常配生地黄、生蒲黄、侧柏叶等。

（2）血瘀经闭，跌打损伤，风湿痹痛。本品能通经络，行瘀滞，故可用治经闭、跌打损伤、风湿痹痛等血瘀经络闭阻之证，尤为妇科调经要药。治血滞经闭，配桃仁、红花、当归等同用；治跌打损伤，配三七、乳香、没药等同用；治痹证，配伍鸡血藤、海风藤、延胡等同用。

3. 蒲黄

【功效】止血，化瘀，利尿。

【主治病证】出血证；瘀血痛证；血淋尿血。

【用法用量】煎服，3～10g，包煎。外用适量，研末外掺或调敷。止血多炒用，化瘀、利尿多生用。

【使用注意】孕妇慎用。

【鉴别用药】三七、茜草与蒲黄，三药均能

止血，又能化瘀，具有止血而不留瘀的特点，可用治瘀血阻滞之多种出血。其中三七作用较优，不仅止血力强，化瘀力也强，为止血要药，可广泛用于内外各种出血证，同时也长于活血定痛，又为伤科要药，可用于跌打损伤和各种瘀血肿痛；茜草则能凉血化瘀止血，尤宜于血热夹瘀出血证，并能活血通经，可用于血滞经闭、跌打损伤和风湿痹痛证等；蒲黄化瘀止血并能利尿通淋，能治瘀血阻滞之心腹疼痛、痛经、产后瘀阻腹痛以及血淋涩痛证等。

细目四 收敛止血药

要点

1. 白及

【性能】苦、甘、涩，寒。归肺、胃、肝经。

【功效】收敛止血，消肿生肌。

【应用】

（1）出血证。本品质黏味涩，为收敛止血之要药，可用治体内外诸出血证。因其主入肺、胃经，故临床尤多用于肺胃出血之证。如验方独圣散，治诸内出血证，用单味研末，糯米汤调服；治咯血，可配伍枇杷叶、阿胶等，如白及枇杷丸；治吐血，可与茜草、生地黄、丹皮等煎服，如白及汤；用治衄血，可以本品为末，童便调服，如白及散；也可以白及末冷水调，用纸花贴鼻窍中，如白及膏。用治外伤或金创伤出血，可单味研末外掺或水调外敷；治金疮血不止，与白蔹、黄芩、龙骨等研细末，掺疮口上。

（2）痈肿疮疡，手足皲裂，水火烫伤。本品寒凉苦泄，能消散血热之痈肿；味涩质黏，能敛疮生肌，为外疡消肿生肌的常用药。对于疮疡，无论未溃或已溃均可应用。若疮疡初起，可与金银花、皂刺、乳香等同用，如内消散；若疮痈已溃，久不收口者，与黄连、贝母、轻粉等为末外敷，如生肌干脓散。治手足皲裂，可以之研末，麻油调涂，能促进裂口愈合；治水火烫伤，可以本品研末，用油调敷，能促进生肌结痂。

【使用注意】不宜与乌头类药材同用。

2. 仙鹤草

【功效】收敛止血，止痢，截疟，补虚。

【主治病证】出血证；腹泻、痢疾；疟疾寒热；脱力劳伤；疮疖痈肿、阴痒带下。

3. 血余炭

【功效】收敛止血，化瘀利尿。

【主治病证】出血证；小便不利。

细目五 温经止血药

要点

艾叶

【性能】辛、苦，温。有小毒。归肝、脾、肾经。

【功效】温经止血，散寒调经，安胎。

【应用】

（1）出血证。本品气香味辛，温可散寒，能暖气血而温经脉，为温经止血之要药，适用于虚寒性出血病证，尤宜于崩漏。主治下元虚冷、冲任不固所致的崩漏下血，可配阿胶、芍药、干地黄等同用，如胶艾汤。

（2）月经不调、痛经。本品能温经脉，逐寒湿，止冷痛，尤善调经，为治妇科下焦虚寒或寒客胞宫之要药。常用于下焦虚寒、月经不调、经行腹痛、宫寒不孕及带下清稀等证，每与香附、川芎、白芍等同用，若虚冷较甚者，再配伍吴茱萸、肉桂等，如艾附暖宫丸。

（3）胎动不安。本品为妇科安胎之要药。治疗妊娠猝胎动不安，多与阿胶、桑寄生等同用。

此外，将本品捣绒，制成艾条、艾炷等，用以熏灸体表穴位，能温煦气血，透达经络。

（金 华）

第十六单元　活血化瘀药

细目一　概述

● **要点**　活血化瘀药的使用注意事项

本类药物行散力强，易耗血动血，月经过多及其他出血无瘀者忌用；孕妇慎用或忌用。

细目二　活血止痛药

● **要点**

1. 川芎

【性能】辛，温。归肝、胆、心包经。

【功效】活血行气，祛风止痛。

【应用】

（1）血瘀气滞痛证。本品辛散温通，既能活血化瘀，又能行气止痛，为"血中之气药"，具通达气血功效，故治气滞血瘀之胸胁、腹部诸痛。若治心脉瘀阻之胸痹心痛，常与丹参、桂枝、檀香等同用；若治肝郁气滞之胁痛，常配柴胡、白芍、香附，如柴胡疏肝散；如肝血瘀阻，积聚痞块、胸胁刺痛，多与桃仁、红花等同用，如血府逐瘀汤。

川芎善"下调经水，中开郁结"，为妇科要药，能活血调经，可用治多种妇产科的疾病。如治血瘀经闭、痛经，常与赤芍、桃仁等同用，如血府逐瘀汤；若属寒凝血瘀者，可配桂心、当归等，如温经汤；若治产后恶露不下，瘀阻腹痛，可配当归、桃仁、炮姜等，如生化汤；若治月经不调，经期超前或错后，可配益母草、当归等，如益母胜金丹。

（2）头痛，风湿痹痛。本品辛温升散，能"上行头目"，祛风止痛，为治头痛要药，无论风寒、风热、风湿、血虚、血瘀头痛均可随证配伍用之。治风寒头痛，配羌活、细辛、白芷，如川芎茶调散；若配菊花、石膏、僵蚕等，可治风热头痛，如川芎散；若治风湿头痛，可配羌活、独活、防风等，如羌活胜湿汤；配当归、白芍，取本品祛风止痛之功，可治血虚头痛，如加味四物汤；若治血瘀头痛，可配赤芍、麝香，如通窍活血汤。

2. 延胡索

【性能】辛、苦，温。归心、肝、脾经。

【功效】活血，行气，止痛。

【应用】气血瘀滞诸痛证。本品辛散温通，为活血行气止痛之良药，前人谓其能"行血中之气滞，气中血滞，故能专治一身上下诸痛"。为常用的止痛药，无论何种痛证，均可配伍应用。若治心血瘀阻之胸痹心痛，常与丹参、桂枝、薤白等药同用；若配川楝子，可治热证胃痛，如金铃子散；治寒证胃痛，可配桂枝（或肉桂）、高良姜，如安中散；治气滞胃痛，可配香附、木香、砂仁；若治瘀血胃痛，可配丹参、五灵脂等药用；若配党参、白术、白芍等，可治中虚胃痛；若治肝郁气滞之胸胁痛，可伍柴胡、郁金；治肝郁化火之胸胁痛，配伍川楝子、栀子；治寒疝腹痛，可配小茴香、吴茱萸等药用；治气滞血瘀之痛经、月经不调、产后瘀滞腹痛，常配当归、红花、香附等药用；治跌打损伤、瘀肿疼痛，常与乳香、没药同用；治风湿痹痛，可配秦艽、桂枝等药用。

【用法】煎服，研粉吞服。

3. 郁金

【性能】辛、苦，寒。归肝、胆、心经。

【功效】活血止痛，行气解郁，清心凉血，利胆退黄。

【应用】

（1）气滞血瘀痛证。本品味辛能行能散，既能活血，又能行气，治气血瘀滞之痛证。常与木香配伍，气郁倍木香，血瘀倍郁金，如颠倒木金散；治肝郁气滞之胸胁刺痛，可配柴胡、白芍、香附等药用；治心血瘀阻之胸痹心痛，可配瓜蒌、薤白、丹参等药用；治肝郁有热、气滞血瘀之痛经、乳房作胀，配柴胡、栀子、当归、川芎等药，如宣郁通经汤；治癥瘕痞块，可配鳖甲、莪术、丹参等。

（2）热病神昏，癫痫痰闭。郁金辛散苦泄，能解郁开窍，且性寒入心经，能清心热，故可用于痰浊蒙蔽心窍、热陷心包之神昏，可配伍石菖蒲、栀子，如菖蒲郁金汤；治癫痫痰闭之证，可配伍白矾以化痰开窍，如白金丸。

（3）吐血，衄血，倒经，尿血，血淋。郁金性寒清热，味苦能降泄，入肝经血分而能凉血降气止血，用于气火上逆之吐血、衄血、倒经，可配生地黄、牡丹皮、栀子等以清热凉血，解郁降火，如生地黄汤；用于热结下焦，伤及血络之尿血、血淋，可与生地黄、小蓟等药同用，如郁金散。

（4）肝胆湿热黄疸、胆石症。郁金性寒入肝胆经，能清利肝胆湿热，可治湿热黄疸，配茵陈蒿、栀子；配伍金钱草可治胆石症。

【使用注意】畏丁香。

4. 姜黄

【功效】活血行气，通经止痛。

【主治病证】气滞血瘀痛证；风湿痹痛；牙痛，疮疡痈肿，皮癣痛痒。

【鉴别用药】郁金与姜黄，二药均能活血散瘀、行气止痛，用于气滞血瘀之证。但姜黄性温行散，祛瘀力强，以治寒凝气滞血瘀之证为佳，并用于风寒湿痹；郁金苦寒降泄，行气力强，且凉血，治血热瘀滞之证，又能利胆退黄，清心解郁，用于湿热黄疸、热病神昏等证。

5. 乳香

【功效】活血行气止痛，消肿生肌。

【主治病证】跌打损伤，疮疡痈肿；气滞血瘀痛证。

【使用注意】胃弱者慎用，孕妇及无瘀滞者忌用。

细目三 活血调经药

● 要点

1. 丹参

【性能】苦，微寒。归心、心包、肝经。

【功效】活血调经，祛瘀止痛，凉血消痈，除烦安神。

【应用】

（1）月经不调，闭经痛经，产后瘀滞腹痛。丹参功善活血祛瘀，性微寒而缓，能祛瘀生新而不伤正，善调经水，为妇科调经常用药。《本草纲目》谓其"能破宿血，补新血"。《妇科明理论》有"一味丹参散，功同四物汤"之说。临床常用于月经不调，经闭痛经及产后瘀滞腹痛。因其性偏寒凉，对血热瘀滞之证尤为相宜。

（2）血瘀心痛，脘腹疼痛，癥瘕积聚，跌打损伤，风湿痹证。本品善能通行血脉，祛瘀止痛，广泛应用于各种瘀血病证。如治血脉瘀阻之胸痹心痛，脘腹疼痛，可配伍砂仁、檀香用，如丹参饮；治跌打损伤，肢体瘀血作痛，常与当归、乳香、没药等同用，如活络效灵丹；治风湿痹证，可配伍防风、秦艽等祛风除湿药用。

（3）疮痈肿毒。本品性寒，既能凉血活血，又能清热消痈，可用于热毒瘀阻引起的疮痈肿毒，常配伍清热解毒药用。如治乳痈初起，可与金银花、连翘等同用，如消乳汤。

（4）热病烦躁神昏，心悸失眠。

【使用注意】反藜芦。孕妇慎用。

【鉴别用药】川芎与丹参二药均有活血祛瘀功效，常用于各种瘀血病证。但川芎辛温气香，为血中气药，故适用于血瘀气滞之诸痛证；还能祛风止痛，为治头痛和风湿痹痛之良药；丹参以活血化瘀为主，药性寒凉，故适用于血热瘀滞之证；兼能除烦安神，对热扰心神之心烦失眠有良效。

2. 红花

【性能】辛，温。归心、肝经。

【功效】活血通经，祛瘀止痛。

【应用】

（1）血滞经闭、痛经，产后瘀滞腹痛。红花辛散温通，为活血祛瘀、通经止痛之要药，是妇产科血瘀病证的常用药，常与当归、川芎、桃仁等相须为用。治痛经，可配伍赤芍、延胡索、香附等以理气活血止痛；治经闭，可配伍当归、赤芍、桃仁等，如桃红四物汤；治产后瘀滞腹痛，可与荷叶、蒲黄、牡丹皮等配伍，如红花散。

（2）癥瘕积聚。本品能活血通经，祛瘀消癥，可治疗癥瘕积聚，常配伍三棱、莪术、香附等药。

（3）胸痹心痛、血瘀腹痛、胁痛。本品能活血通经，祛瘀止痛，善治瘀阻心腹胁痛。若治胸痹心痛，常配桂枝、瓜蒌、丹参等药用；治瘀滞腹痛，常与桃仁、川芎、牛膝等同用，如血府逐瘀汤；治胁肋刺痛，可与桃仁、柴胡、大黄等同用，如复元活血汤。

（4）跌打损伤、瘀滞肿痛。本品善能通利血脉，消肿止痛，为治跌打损伤、瘀滞肿痛之要药，常配木香、苏木、乳香、没药等药用；或制为红花油、红花酊涂擦。

（5）瘀滞斑疹色暗。本品能活血通脉以化滞消斑，可用于瘀热郁滞之斑疹色暗，常配伍清热凉血透疹的紫草、大青叶等用，如当归红花饮。

此外，还用于回乳、瘀阻头痛、眩晕、中风偏瘫、喉痹、目赤肿痛等证。

3. 桃仁

【功效】活血祛瘀，润肠通便，止咳平喘。

【主治病证】瘀血阻滞诸证；肺痈，肠痈；肠燥便秘；咳嗽气喘。

4. 益母草

【性能】辛、苦，微寒。归心、肝、膀胱经。

【功效】活血调经，利尿消肿，清热解毒。

【应用】

（1）血滞经闭、痛经、经行不畅、产后恶露不尽、瘀滞腹痛。本品苦泄辛散，主入血分，善活血调经，祛瘀通经，为妇产科要药，故名益母。治血滞经闭、痛经、月经不调，可单用熬膏服，如益母草流浸膏、益母草膏；亦可配当归、丹参、川芎等药用，如益母丸；治产后恶露不尽、瘀滞腹痛，或难产、胎死腹中，可配当归、川芎、乳香等药用，如送胞汤。

（2）水肿，小便不利。本品既能利水消肿，又能活血化瘀，尤宜用于水瘀互阻的水肿。可单用，亦可与白茅根、泽兰等同用。

（3）跌打损伤，疮痈肿毒，皮肤瘾疹。本品既能活血散瘀以止痛，又能清热解毒以消肿。用于跌打损伤瘀痛，可与川芎、当归同用；治疮痈肿毒、皮肤瘾疹，可单用外洗或外敷，亦可配黄柏、蒲公英、苦参等煎汤内服。

5. 牛膝

【性能】苦、甘、酸，平。归肝、肾经。

【功效】活血通经，补肝肾，强筋骨，利水通淋，引火（血）下行。

【应用】

（1）瘀血阻滞的经闭、痛经、经行腹痛、胞衣不下、跌打伤痛。本品活血祛瘀力较强，性善下行，长于活血通经，其活血祛瘀作用有疏利降泄之特点，尤多用于妇科经产诸疾以及跌打伤痛。治瘀阻经闭、痛经、月经不调、产后腹痛，常配当归、桃仁、红花，如血府逐瘀汤；治胞衣不下，可与当归、瞿麦、冬葵子等同用，如牛膝汤；治跌打损伤、腰膝瘀痛，与续断、当归、乳香等同用，如舒筋活血汤。

（2）腰膝酸痛，下肢痿软。牛膝既能活血祛瘀，又能补益肝肾，强筋健骨，兼能祛除风湿，故既可用于肝肾亏虚之腰痛、腰膝酸软，可配伍杜仲、续断、补骨脂等同用，如续断丸；又可用于痹痛日久，腰膝酸痛，常配伍独活、桑寄生等，如独活寄生汤。

（3）淋证，水肿，小便不利。本品性善下行，既能利水通淋，又能活血祛瘀。治热淋、血淋、砂淋，常配冬葵子、瞿麦、车前子等同用，如牛膝汤。

（4）头痛，眩晕，齿痛，口舌生疮，吐血，衄血。本品味苦善泄降，能导热下泄，引血下行，以降上炎之火。治肝阳上亢之头痛眩晕，可与代赭石、生牡蛎、生龟板等配伍，如镇肝息风汤；治胃火上炎之齿龈肿痛、口舌生疮，可配石膏、知母等同用，如玉女煎。

【用法】煎服。活血通经、利水通淋、引火（血）下行宜生用；补肝肾、强筋骨宜酒炙用。

6. 鸡血藤

【功效】行血补血，调经，舒筋活络。

【主治病证】月经不调，痛经，闭经；风湿痹痛，手足麻木，肢体瘫痪，血虚萎黄。

细目四 活血疗伤药

● 要点

1. 土鳖虫

【功效】破血逐瘀，续筋接骨。

2. 骨碎补

【功效】破血续伤，补肾强骨。

细目五 破血消癥药

● 要点

1. 莪术

【功效】破血行气，消积止痛。

2. 三棱

【功效】破血行气，消积止痛。

3. 水蛭

【功效】破血通经，逐瘀消癥。

（金　华）

第十七单元　化痰止咳平喘药

细目一 概　述

● 要点　化痰止咳平喘药的使用注意事项

某些温燥之性强烈的刺激性化痰药，凡痰中带血或有出血倾向者，宜慎用；麻疹初起有表邪之咳嗽，不宜单投止咳药，当以疏解清宣为主，以免恋邪而致久喘不已及影响麻疹之透发，对收敛性及温燥之药尤为所忌。

细目二 温化寒痰药

● 要点

1. 半夏

【性能】辛，温。有毒。归脾、胃、肺经。

【功效】燥湿化痰，降逆止呕，消痞散结；外用消肿止痛。

【应用】

（1）湿痰，寒痰证。本品味辛性温而燥，为燥湿化痰、温化寒痰之要药。尤善治脏腑之湿痰。治痰湿壅滞之咳嗽声重，痰白质稀者，常配陈皮、茯苓同用，如二陈汤；湿痰上犯清阳之头痛、眩晕，甚则呕吐痰涎者，则配天麻、白术以化痰息风，如半夏白术天麻汤。

（2）呕吐。半夏味苦降逆和胃，为止呕要药。各种原因的呕吐，皆可随证配伍用之，对痰饮或胃寒所致的胃气上逆呕吐尤宜，常配生姜同用，如小半夏汤；配人参、白蜜，则治胃气虚呕吐，如大半夏汤。

（3）心下痞，结胸，梅核气。半夏辛开散结，化痰消痞。治痰热阻滞致心下痞满者，常配干姜、黄连、黄芩以苦辛通降，开痞散结，如半夏泻心汤；若配瓜蒌、黄连，可治痰热结胸，如小陷胸汤；治梅核气，气郁痰凝者，配紫苏、厚朴、茯苓等，以行气解郁，化痰散结，如半夏厚朴汤。

（4）瘿瘤，痰核，痈疽肿毒，毒蛇咬伤。本品内服能消痰散结，外用能消肿止痛。治瘿瘤痰核，常配昆布、海藻、贝母等；治痈疽发背、无名肿毒初起或毒蛇咬伤，可生品研末调敷或鲜品捣敷。

【用法用量】煎服，3~10g。一般宜制过用。炮制品中有姜半夏、法半夏等，其中姜半夏长于降逆止呕，法半夏长于燥湿且温性较弱，半夏曲则有化痰消食之功，竹沥半夏能清化热痰，主治热痰、风痰之证。外用适量。

【使用注意】反乌头。阴亏燥咳、血证、热痰、燥痰慎用。

2. 天南星

【功效】燥湿化痰，祛风解痉；外用散结消肿。

【主治病证】湿痰，寒痰证；风痰眩晕，中风，癫痫，破伤风；痈疽肿痛，蛇虫咬伤。

【用法用量】煎服，3~10g，多制用。外用适量。

【使用注意】阴虚燥痰及孕妇忌用。

【鉴别用药】半夏与天南星，二药均辛温有毒，均能燥湿化痰、温化寒痰，主治湿痰、寒痰证，炮制后又能治疗热痰、风痰；外用均能消肿止痛，用治疮疡肿毒以及毒蛇咬伤。但半夏善治脏腑湿痰，并能降逆止呕、消痞散结，常用于多种痰湿证、呕吐，以及痞证、结胸等病证；天南星则善治经络之风痰，并能祛风止痉，多用于风痰眩晕、中风、癫痫以及破伤风等病证。

3. 白芥子

【功效】温肺化痰，利气散结，通络止痛。

【用法用量】煎服，3~6g。外用适量，研末调敷，或作发泡用。

【使用注意】本品辛温走散，耗气伤阴，久咳肺虚及阴虚火旺者忌用；消化道溃疡、出血者及皮肤过敏者忌用。用量不宜过大。

4. 旋覆花

【功效】降气化痰，降逆止呕。

【主治病证】咳嗽痰多，痰饮蓄结，胸膈痞满；噫气，呕吐。

【用法用量】煎服，3~10g；本品有绒毛，易刺激咽喉作痒而致呛咳呕吐，故宜包煎。

5. 白前

【功效】降气化痰。

细目三 清化热痰药

◎ 要点

1. 川贝母

【性能】苦、甘，微寒。归肺、心经。

【功效】清热化痰，润肺止咳，散结消肿。

【应用】

（1）虚劳咳嗽，肺热燥咳。本品性寒味微苦，能清泄肺热、化痰，又味甘质润能润肺止咳，尤宜于内伤久咳，燥痰、热痰之证。治肺阴虚劳嗽，久咳有痰者，常配沙参、麦冬等以养阴润肺、化痰止咳；治肺热、肺燥咳嗽，常配知母以清肺润燥，化痰止咳，如二母散。

（2）瘰疬，乳痈，肺痈。本品能清化郁热，化痰散结。治痰火郁结之瘰疬，常配玄参、牡蛎等药用，如消瘰丸；治热毒壅结之乳痈、肺痈，常配蒲公英、鱼腥草等以清热解毒，消肿散结。

【使用注意】反乌头。脾胃虚寒及有湿痰者不宜用。

2. 浙贝母

【性能】苦，寒。归肺、心经。

【功效】清热化痰，散结消痈。

【应用】

（1）风热、痰热咳嗽。本品功似川贝母而偏于苦泄，归肺经，长于清肺，为治疗肺热咳嗽之常用药物，多与黄芩等配伍；若治风热咳嗽，则常配伍桑叶、前胡等。

（2）瘰疬，瘿瘤，乳痈疮毒，肺痈。本品苦泄、清解热毒，化痰散结消痈，治痰火瘰疬结核，可配玄参、牡蛎等，如消瘰丸；治瘿瘤，配海藻、昆布；治疮毒乳痈，多配连翘、蒲公英等，内服外用均可；治肺痈咳吐脓血，常配鱼腥草、芦根、桃仁等。

【使用注意】同川贝母。

【鉴别用药】川贝母与浙贝母均能清热化痰、散结，用于治疗热痰以及瘰疬瘿瘤等。但川贝母微寒，味甘质润，长于润肺，故多用于治疗燥痰，咳嗽痰少以及肺燥干咳和肺虚久咳；浙贝母苦寒，长于清热，性偏于泄，故多用于治疗热痰之咳嗽痰黄黏稠，以及肺热咳嗽和风热咳嗽。清热散结之功二者均有，但以浙贝母为胜。

3. 瓜蒌

【性能】甘、微苦，寒。归肺、胃、大肠经。

【功效】清热化痰，宽胸散结，润肠通便。

【应用】

（1）痰热咳喘。本品甘寒而润，善清肺热，润肺燥而化热痰、燥痰。用治痰热阻肺，咳嗽痰黄，质稠难咯，胸膈痞满者，可配黄芩、胆南星、枳实等，如清气化痰丸。

（2）胸痹、结胸。本品能利气开郁，导痰浊下行而奏宽胸散结之效。治痰气互结、胸阳不通之胸痹疼痛、不得卧者，常配薤白、半夏同用，如瓜蒌薤白白酒汤、瓜蒌薤白半夏汤。

（3）肺痈，肠痈，乳痈。

（4）肠燥便秘。瓜蒌仁润燥滑肠，适用于肠燥便秘，常配火麻仁、郁李仁、生地黄等同用。

【使用注意】本品甘寒而滑，脾虚便溏者及寒痰、湿痰证忌用。反乌头。

4. 竹茹

【功效】清热化痰，除烦止呕，凉血止血。

【主治病证】肺热咳嗽，痰热心烦不寐；胃热呕吐，妊娠恶阻；吐血、衄血、崩漏。

5. 前胡

【功效】降气化痰，疏散风热。

6. 桔梗

【性能】苦、辛，平。归肺经。

【功效】宣肺，祛痰，利咽，排脓。

【应用】

（1）咳嗽痰多，胸闷不畅。本品辛散苦泄，专入肺经，化痰并能开宣肺气。因其性平，故咳嗽无论属寒、属热，有痰、无痰均可应用。属寒者常配紫苏、杏仁，如杏苏散；属热者，常配桑叶、菊花，如桑菊饮。

（2）咽喉肿痛，失音。本品能宣肺泄邪以利咽开音。凡外邪犯肺，咽痛失音者，常配甘草、牛蒡子等用，如桔梗汤及加味甘桔汤。

（3）肺痈吐脓。本品性散上行，能利肺气以排壅肺之脓痰。治肺痈咳嗽胸痛，咳痰腥臭者，可配甘草用之，如桔梗汤。

7. 海藻

【功效】消痰软坚，利水消肿。

【使用注意】传统认为反甘草。

8. 竹沥

【功效】清热豁痰，定惊利窍。

【用法用量】内服30~50g，冲服。本品不能久藏，但可熬膏瓶贮，称竹沥膏；近年以安瓿瓶密封装置，可以久藏。

9. 天竺黄

【功效】清热化痰，清心定惊。

细目四　止咳平喘药

⊙ 要点

1. 苦杏仁

【性能】苦，微温。有小毒。归肺、大肠经。

【功效】止咳平喘，润肠通便。

【应用】

（1）咳嗽气喘。本品主入肺经，味苦降泄，肃降兼宣发肺气而能止咳平喘，为治咳喘之要药，随证配伍可治多种咳喘病证。如风寒咳喘，胸闷气逆，配麻黄、甘草，以散风寒、宣肺平喘，如三拗汤；若风热咳嗽，发热汗出，配桑叶、菊花，以散风热、宣肺止咳，如桑菊饮；若燥热咳嗽，痰少难咯，配桑叶、贝母、沙参，以清肺润燥止咳，如桑杏汤、清燥救肺汤；肺热咳喘，配石膏等以清肺泄热、宣肺平喘，如麻杏石甘汤。

（2）肠燥便秘。本品质润多脂，味苦而下气，故能润肠通便。常配柏子仁、郁李仁等同用，如五仁丸。

【用法】煎服。宜打碎入煎，或入丸、散。

【使用注意】阴虚咳喘及大便溏泻者忌用。用量不宜过大，婴儿慎用。

2. 紫苏子

【功效】降气化痰，止咳平喘，润肠通便。

【主治病证】咳喘痰多；肠燥便秘。

【鉴别用药】苦杏仁与紫苏子均有止咳平喘、润肠通便的功效，可用于治疗咳嗽气喘，以及肠燥便秘。但苦杏仁长于宣肺，多用于肺气不宣之咳嗽气喘；紫苏子润降，长于降气兼能化痰，故适用于痰壅气逆之咳嗽气喘。

3. 百部

【性能】甘、苦，微温。归肺经。

【功效】润肺止咳，杀虫灭虱。

【应用】

（1）新久咳嗽，百日咳，肺痨咳嗽。本品甘润苦降，微温不燥，功专润肺止咳，无论外感、内伤、暴咳、久嗽，皆可用之。治风寒咳嗽，配荆芥、桔梗、紫菀等，如止嗽散；久咳不已，气阴两虚者，则配黄芪、沙参、麦冬等，如百部汤。

（2）蛲虫，阴道滴虫，头虱及疥癣。本品有杀虫灭虱之功，以治蛲虫病为多用，以本品浓煎，睡前保留灌肠；治阴道滴虫，可单用，或配蛇床子、苦参等煎汤坐浴外洗，治头虱、体虱及疥癣，可制成20%乙醇液，或50%水煎剂外搽。

【用法】煎服，5～15g。外用适量。久咳虚嗽宜蜜炙用。

【使用注意】脾虚食少便溏者忌用。

4. 桑白皮

【功效】泻肺平喘，利水消肿。

【主治病证】肺热咳喘；水肿。

5. 葶苈子

【性能】苦、辛，大寒。归肺、膀胱经。

【功效】泻肺平喘，利水消肿。

【应用】

（1）痰涎壅盛，喘息不得平卧。本品苦降辛散，性寒清热，专泻肺中水饮及痰火而平喘咳。常佐大枣以缓其性，如葶苈大枣泻肺汤。还常配苏子、桑白皮、杏仁等用。

（2）水肿，悬饮，胸腹积水，小便不利。本品泄肺气之壅闭而通调水道，利水消肿。治腹水肿满属湿热蕴阻者，配防己、椒目、大黄，即己椒苈黄丸；治结胸、胸水、腹水肿满，配杏仁、大黄、芒硝，即大陷胸丸。

【鉴别用药】桑白皮与葶苈子，二药均有泻肺平喘和利水消肿作用，治疗肺热咳喘及水肿、小便不利等常相须为用。桑白皮甘寒，药性较缓，长于清肺热，降肺火，多用于肺热咳喘，痰黄及皮肤水肿；葶苈子力峻，重在泻肺中水气、痰涎，邪盛喘满不得卧者尤宜，其利水作用较强，可兼治鼓胀、胸腹积水等证。

（金　华）

第十八单元　安神药

细目一　概　述

● 要点　安神药的使用注意事项

矿石类安神药及有毒药物，只宜暂用，不可久服，中病即止。矿石类安神药，如作丸、散服，易伤脾胃，不宜长期服用，并须酌情配伍养胃健脾之品。入煎剂应打碎先煎、久煎。部分药物具有毒性，须慎用。

细目二　重镇安神药

● 要点

1. 朱砂

【性能】甘，微寒。有毒。归心经。

【功效】清心镇惊，安神解毒。

【应用】

（1）心神不安，心悸，失眠。本品甘寒质

重，寒能降火，重可镇怯，专入心经，既可重镇安神，又能清心安神，为镇心、清火、安神定志之药。若与当归、生地黄、炙甘草等同用，可治心火亢盛、阴血不足之失眠多梦、惊悸怔忡、心中烦热，如朱砂安神丸。

（2）惊风，癫痫。本品质重而镇，略有镇惊止痉之功。故可用治温热病，热入心包或痰热内闭所致的高热烦躁，神昏谵语，惊厥抽搐者，常与牛黄、麝香等开窍、息风药同用，如安宫牛黄丸；如治小儿惊风，又常与牛黄、全蝎、钩藤配伍，如牛黄散；用治癫痫猝昏抽搐，常与磁石同用，如磁朱丸。

（3）疮疡肿毒，咽喉肿痛，口舌生疮。本品性寒，不论内服、外用，均有清热解毒作用，用治疮疡肿毒，常与雄黄、山慈菇、大戟等同用，如太乙紫金锭；若咽喉肿痛，口舌生疮，可配冰片、硼砂外用，如冰硼散。

【用法用量】内服，只宜入丸、散服，每次0.1~0.5g；不宜入煎剂。外用适量。

【使用注意】本品有毒，内服不可过量或持续服用。孕妇及肝肾功能不全者禁服。入药只宜生用，忌火煅。

2. 磁石

【性能】咸，寒。归心、肝、肾经。

【功效】镇惊安神，平肝潜阳，聪耳明目，纳气平喘。

【应用】

（1）心神不宁，惊悸，失眠，癫痫。本品质重沉降，入心经，能镇惊安神；味咸入肾，又有益肾之功；性寒清热，清泻心肝之火，故能顾护真阴，镇摄浮阳，安定神志。主治肾虚肝旺，肝火上炎，扰动心神或惊恐气乱，神不守舍所致的心神不宁、惊悸、失眠及癫痫，常与朱砂、神曲同用，如磁朱丸。

（2）头晕目眩。本品入肝、肾经，既能平肝潜阳，又能益肾补阴，故可用治肝阳上亢之头晕目眩、急躁易怒等症，常与石决明、珍珠、牡蛎等平肝潜阳药同用；若阴虚甚者可配伍生地黄、白芍、龟甲等滋阴潜阳药。

（3）耳鸣耳聋，视物昏花。本品入肝、肾经，补益肝肾，有聪耳明目之功。用治肾虚耳鸣、耳聋，多配伍熟地黄、山茱萸、山药等滋肾之品，如耳聋左慈丸。

（4）肾虚气喘。本品入肾经，质重沉降，纳气归肾，有益肾纳气平喘之功。用治肾气不足、摄纳无权之虚喘，常与五味子、胡桃肉、蛤蚧等同用，共奏纳气平喘之功。

【用法用量】煎服，9~30g；宜打碎先煎。

【使用注意】因吞服后不易消化，如入丸散，不可多服。脾胃虚弱者慎用。

【鉴别用药】朱砂与磁石均为重镇安神的常用药，二药质重性寒入心经，均能镇惊安神。治疗心悸失眠、怔忡恐怯、惊风癫狂，还均能明目，治肝肾亏虚之目暗不明。然朱砂有毒，镇心、清心而安神，善治疗心火亢盛之心神不安。又能清热解毒，治疗热毒疮肿、咽喉肿痛、口舌生疮；磁石无毒，益肾阴、潜肝阳，主治肾虚肝旺、肝火扰心之心神不宁；又能平肝潜阳、聪耳明目、纳气平喘，用治肝阳上亢之头晕目眩，肾虚耳鸣、耳聋，肝肾不足之目暗不明，肾虚喘促。

3. 龙骨

【功效】镇惊安神，平肝潜阳，收敛固涩。

【主治病证】心神不宁，心悸失眠，惊痫癫狂；肝阳眩晕；滑脱诸证；湿疮痒疹，疮疡久溃不敛。

【用法用量】煎服，15~30g，宜先煎。外用适量。镇静安神、平肝潜阳宜生用。收敛固涩宜煅用。

4. 琥珀

【功效】镇惊安神，活血散瘀，利尿通淋。

【用法用量】研末冲服，或入丸、散，每次1.5~3g。外用适量。不入煎剂。忌火煅。

细目三　养心安神药

● 要点

1. 酸枣仁

【性能】甘、酸，平。归心、肝、胆经。

【功效】养心益肝，安神，敛汗，生津。

【应用】

(1) 心悸失眠。本品味甘，入心、肝经，能养心阴、益肝血而有安神之效，为养心安神要药。治肝虚有热之虚烦不眠，常与知母、茯苓、川芎等同用，如酸枣仁汤；若心脾气血亏虚，惊悸不安，体倦失眠者，可以本品与黄芪、当归、党参等补养气血药配伍应用，如归脾汤；若心肾不足，阴亏血少，心悸失眠，健忘梦遗者，又当与麦冬、生地黄、远志等合用，如天王补心丹。

(2) 自汗、盗汗。本品味酸能敛而有收敛止汗之功效，常用治体虚自汗、盗汗，每与五味子、山茱萸、黄芪等益气固表止汗药同用。

此外，有收敛生津止渴之功效，还可用治伤津口渴咽干。

2. 柏子仁

【功效】养心安神，润肠通便。

【主治病证】心悸失眠；肠燥便秘。还可用治阴虚盗汗，小儿惊痫。

【鉴别用药】酸枣仁与柏子仁，二药均为养心安神之品，常相须为用，治疗阴血不足，心神失养的心神不宁病证。但酸枣仁长于益肝血，更宜于心肝血虚的心神不宁证，并能敛汗，可治体虚自汗、盗汗；柏子仁长于治疗心阴虚及心肾不交的心神不宁证，并能润肠通便，可治肠燥便秘。

3. 合欢皮

【功效】解郁安神，活血消肿。

4. 远志

【功效】宁心安神，祛痰开窍，消散痈肿。

【主治病证】失眠多梦，心悸怔忡、健忘；癫痫惊狂；咳嗽痰多；痈疽疮毒，乳房肿痛，喉痹。

【使用注意】凡实热或痰火内盛者，以及有胃溃疡及胃炎者慎用。

（金　华）

第十九单元　平肝息风药

细目一　概　述

● 要点　平肝息风药的使用注意事项

本类药物有性偏寒凉或性偏温燥之不同，故当注意使用。若脾虚慢惊者，不宜用寒凉之品；阴虚血亏者，当忌温燥之品。

细目二　平抑肝阳药

● 要点

1. 石决明

【性能】咸，寒。归肝经。

【功效】平肝潜阳，清肝明目。

【应用】

(1) 肝阳上亢，头晕目眩。本品咸寒清热，质重潜阳，专入肝经，而有清泄肝热、镇潜肝阳、利头目之效，为凉肝、镇肝之要药，本品又兼有滋养肝阴之功，故对肝肾阴虚、肝阳眩晕，尤为适宜。用治邪热灼阴、筋脉拘急、手足蠕动、头目眩晕之症，常与白芍、生地黄、牡蛎等养阴、平肝药配伍应用，如阿胶鸡子黄汤；若肝阳独亢而有热象，头晕头痛，烦躁易怒者，可与夏枯草、黄芩、菊花等清热、平肝药同用，如平肝潜阳汤。

(2) 目赤，翳障，视物昏花。本品清肝火而明目退翳，治疗肝火上炎之目赤肿痛，可与黄连、龙胆草、夜明砂等同用，如黄连羊肝丸。治疗风热目赤，翳膜遮睛，常与蝉蜕、菊花、木贼等配伍；治目生翳障，本品常配伍木贼、荆芥、白菊花等，如石决明散；若肝虚血少，目涩昏暗，雀盲眼花属虚证者，每与熟地黄、枸杞子、菟丝子等配伍。

【用法】煎服，应打碎先煎。平肝、清肝宜生用，外用点眼宜煅用、水飞。

【鉴别用药】石决明与决明子均有清肝明目之功效，皆可用于治疗目赤肿痛、翳障等偏于肝热者。然石决明咸寒质重，凉肝镇肝，滋养肝阴，故无论实证、虚证之目疾均可应用，多用于血虚肝热之羞明、目暗、雀盲等；决明子苦寒，功偏清泻肝火而明目，常用于治疗肝经实火之目赤肿痛。然石决明又有平肝潜阳作用，用治肝阳上亢，头晕目眩。决明子又有润肠通便之功，用治肠燥便秘。

2. 珍珠母

【功效】平肝潜阳，清肝明目，镇惊安神。

【用法】煎服，宜打碎先煎。或入丸、散剂。外用适量。

3. 牡蛎

【性能】咸，微寒。归肝、胆、肾经。

【功效】重镇安神，平肝潜阳，软坚散结，收敛固涩。

【应用】

（1）心神不安，惊悸失眠。本品质重能镇，有安神之功效，用治心神不安、惊悸怔忡、失眠多梦等证，常与龙骨相须为用，如桂枝甘草龙骨牡蛎汤。

（2）肝阳上亢，头晕目眩。本品咸寒质重，入肝经，有平肝潜阳、益阴之功。用治水不涵木，阴虚阳亢，头目眩晕，烦躁不安，耳鸣者，常与龙骨、龟甲、白芍等同用，如镇肝息风汤；亦治热病日久，灼烁真阴，虚风内动，四肢抽搐之症，常与生地黄、龟甲、鳖甲等养阴、息风止痉药配伍，如大定风珠。

（3）痰核，瘰疬，瘿瘤，癥瘕积聚。本品味咸，软坚散结。用治痰火郁结之痰核、瘰疬、瘿瘤等，常与浙贝母、玄参等配伍，如消瘰丸。

（4）滑脱诸证。本品煅后有与煅龙骨相似的收敛固涩作用，通过不同配伍可治疗自汗、盗汗、遗精、滑精、尿频、遗尿、崩漏、带下等滑脱之证。用治自汗、盗汗，常与麻黄根、浮小麦等同用，如牡蛎散；治肾虚遗精、滑精，常与沙苑子、龙骨、芡实等配伍，如金锁固精丸。

此外，煅牡蛎有收敛制酸作用，可治胃痛泛酸。

【用法】煎服，宜打碎先煎。外用适量。收敛固涩宜煅用，其他宜生用。

【鉴别用药】牡蛎与龙骨二药均能重镇安神，平肝潜阳，收敛固涩，常相须为用，治疗心神不安、惊悸失眠、肝阳上亢、头晕目眩以及滑脱不禁诸证。但牡蛎还能软坚散结以及制酸，可治痰核瘰疬、胃酸过多等证；龙骨煅外用能收湿敛疮，可治湿疹湿疮等病证。

4. 代赭石

【功效】平肝潜阳，重镇降逆，凉血止血。

【主治病证】肝阳上亢，头晕目眩；呕吐，呃逆，噫气；气逆喘息；血热吐衄，崩漏。

【用法】煎服，宜打碎先煎。入丸、散，每次1~3g。外用适量。降逆、平肝宜生用，止血宜煅用。

【使用注意】孕妇慎用。因含微量砷，故不宜长期服用。

5. 刺蒺藜

【功效】平肝疏肝，祛风明目。

细目三 息风止痉药

● 要点

1. 羚羊角

【性能】咸，寒。归肝、心经。

【功效】平肝息风，清肝明目，清热解毒。

【应用】

（1）肝风内动，惊痫抽搐。本品主入肝经，咸寒质重，善能清泄肝热，平肝息风，镇惊解痉。故为治惊痫抽搐之要药，尤宜于热极生风所致者。用治温热病热邪炽盛之高热、神昏、惊厥抽搐者，常与钩藤、白芍、菊花等同用，如羚角钩藤汤；治妇女子痫，可与防风、独活、茯神等配伍，如羚羊角散。

（2）肝阳上亢，头晕目眩。本品味咸质重主降，有平肝潜阳之功。治肝阳上亢所致之头晕目眩、烦躁失眠、头痛如劈等症，常与石决明、龟甲、菊花等同用，如羚羊角汤。

（3）肝火上炎，目赤头痛。本品善清泻肝火而明目。故用治肝火上炎之头痛、目赤肿痛、羞明流泪等症，常与决明子、黄芩、龙胆草等同用，如羚羊角散。

（4）温热病壮热神昏，热毒发斑。本品入心肝二经，寒以胜热，故能气血两清，清热凉血散血，泻火解毒，用于温热病壮热神昏、谵语躁狂，甚或抽搐、热毒斑疹等症，常与石膏、寒水石、麝香等配伍，如紫雪丹。

此外，本品有解热、镇痛之效，可用于风湿热痹，肺热咳喘，百日咳等。

【用法用量】煎服，1~3g；宜单煎2小时以上。磨汁或研粉服，每次0.3~0.6g。

2. 牛黄

【性能】苦，凉。归心、肝经。

【功效】化痰开窍，凉肝息风，清热解毒。

【应用】

（1）热病神昏。本品性凉，其气芳香，入心经，能清心、祛痰、开窍醒神。故用治温热病热入心包及中风、惊风、癫痫等痰热阻闭心窍所致神昏谵语、高热烦躁、口噤、舌蹇、痰涎壅塞等症，常与麝香、冰片、朱砂等开窍醒神、清热解毒之品配伍，如安宫牛黄丸。

（2）小儿惊风、癫痫。本品入心、肝二经，有清心、凉肝、息风止痉之功。常用治小儿急惊风之壮热、神昏、惊厥抽搐等症，每与朱砂、全蝎、钩藤等清热息风止痉药配伍，如牛黄散；若治痰蒙清窍之癫痫发作，四肢抽搐者，可与珍珠、远志、胆南星等豁痰、开窍醒神、止痉药配伍，如痫证镇心丹。

（3）口舌生疮，咽喉肿痛，牙痛，痈疽疔毒。本品性凉，为清热解毒之良药，用治火毒郁结之口舌生疮、咽喉肿痛、牙痛，常与黄芩、雄黄、大黄等同用，如牛黄解毒丸；若咽喉肿痛、溃烂，可与珍珠为末吹喉，如珠黄散；治疗痈疽、疔毒、疮肿等，以牛黄与金银花、草河车、甘草同用，如牛黄解毒丸。

【用法用量】入丸、散剂，每次0.15~0.35g。外用适量，研末敷患处。

【使用注意】非实热证不宜使用，孕妇慎用。

【鉴别用药】羚羊角与牛黄均归心、肝经，共同功效：清肝热、息风止痉。同可用治温热病壮热神昏及肝风惊厥抽搐。不同功效：羚羊角性寒，又可平肝潜阳、明目、散血、解热、镇痛。常用治肝阳上亢之头晕目眩、肝火目赤头痛，及热毒发斑、风湿热痹、肺热咳喘、百日咳等证。牛黄性凉，又可化痰开窍，清热解毒。常用治热入心包或痰蒙清窍之癫痫和口舌生疮、咽喉肿痛、牙痛、痈疽疔毒等证。

3. 钩藤

【性能】甘，凉。归肝、心包经。

【功效】清热平肝，息风定惊。

【应用】

（1）头痛，眩晕。本品性凉，主入肝经，既能清肝热，又能平肝阳，故可用治肝火上攻或肝阳上亢之头胀头痛、眩晕等症。属肝火者，常与夏枯草、龙胆草等配伍，属肝阳者，常与天麻、石决明、怀牛膝等同用，如天麻钩藤饮。

（2）肝风内动，惊痫抽搐。本品入肝、心包二经，有和缓的息风止痉作用，又能清泄肝热，故用于热极生风、四肢抽搐及小儿高热惊风症，尤为相宜。如治小儿急惊风，壮热神昏、牙关紧闭、手足抽搐者，可与天麻、全蝎、僵蚕等同用，如钩藤饮子；用治温热病热极生风，痉挛抽搐，多与羚羊角、白芍、菊花等同用，如羚角钩藤汤。

此外，本品有轻清疏泄之性，能清热透邪，可用于外感风热、头痛目赤及斑疹透发不畅之证。有凉肝止惊之效，可治小儿惊啼、夜啼。

【用法用量】煎服，3~12g，入煎剂宜后下。

4. 天麻

【性能】甘，平。归肝经。

【功效】息风止痉，平抑肝阳，祛风通络。

【应用】

（1）肝风内动，惊痫抽搐。本品主入肝经，功能息风止痉，且味甘质润，药性平和。故可用治各种病因之肝风内动，惊痫抽搐，不论寒热虚实，皆可配伍应用。如治小儿急惊风，常与羚羊角、钩藤、全蝎等息风止痉药同用，如钩藤饮；用治小儿诸惊，可与全蝎、制南星、白僵蚕同用，如天麻丸，若用治破伤风痉挛抽搐、角弓反张，又与天南星、白附子、防风等药配伍，如玉真散。

（2）眩晕，头痛。本品既息肝风，又平肝阳，为治眩晕、头痛之要药。不论虚证、实证，随不同配伍皆可应用。用治肝阳上亢之眩晕、头痛，常与钩藤、石决明、牛膝等同用，如天麻钩藤饮；用治风痰上扰之眩晕、头痛、痰多胸闷者，常与半夏、白术等同用，如半夏白术天麻汤；若头风攻注，偏正头痛，头晕欲倒者，可配等量川芎为丸，如天麻丸。

（3）肢体麻木，手足不遂，风湿痹痛。本品又能祛外风，通经络，止痛。用治中风手足不遂，筋骨疼痛等，可与没药、制乌头、麝香等药配伍，如天麻丸；用治妇人风痹，手足不遂，可与牛膝、杜仲、附子浸酒服，如天麻酒；若治风湿痹痛，关节屈伸不利者，多与秦艽、羌活、桑枝等祛风湿药同用，如秦艽天麻汤。

【鉴别用药】钩藤与天麻，二药均能息风止痉、平肝潜阳。常用治肝风内动、惊痫抽搐，以及肝阳上亢的头痛、头晕、目眩等证。但钩藤能清热，尤宜于热极动风与肝经阳热病证；天麻性平，无论寒热虚实皆可应用，并能祛风湿，止痹痛，可用治风湿痹痛以及肢体麻木、手足不遂等证。

5. 地龙

【功效】清热息风，通络，平喘，利尿。

【主治病证】高热惊痫，癫狂；气虚血滞，半身不遂；痹证；肺热哮喘；小便不利，尿闭不通。

6. 全蝎

【功效】息风镇痉，攻毒散结，通络止痛。

【主治病证】痉挛抽搐；疮疡肿毒，瘰疬结核；风湿顽痹；顽固性偏正头痛。

【用法用量】煎服，3～6g。研末吞服，每次0.6～1g。外用适量。

【使用注意】本品有毒，用量不宜过大。孕妇慎用。

7. 蜈蚣

【功效】息风镇痉，攻毒散结，通络止痛。

【用法用量】煎服，3～5g。研末冲服，每次0.6～1g。外用适量。

【使用注意】本品有毒，用量不宜过大。孕妇忌用。

8. 僵蚕

【功效】息风止痉，祛风止痛，化痰散结。

【主治病证】惊痫抽搐；风中经络，口眼㖞斜；风热头痛，目赤，咽痛，风疹瘙痒；痰核，瘰疬。

（金 华）

第二十单元 开窍药

细目一 概述

● 要点 开窍药的使用注意事项

本类药物辛香走窜，为救急、治标之品，且能耗伤正气，只宜暂服，不可久用；因本类药物辛香，其有效成分易于挥发，内服多不宜入煎剂，只入丸、散剂服用。

细目二 具体药物

● 要点

1. 麝香

【性能】辛，温。归心、脾经。

【功效】开窍醒神，活血通经，消肿止痛，催生下胎。

【应用】

（1）闭证神昏。麝香辛温，气极香，走窜之性甚烈，有很强的开窍通闭、辟秽化浊作用，为醒神回苏之要药。可用于各种原因所致之闭证神昏，无论寒闭、热闭，用之皆效。用治温病热陷心包，痰热蒙蔽心窍，小儿惊风及中风痰厥等热闭神昏，常配伍牛黄、冰片、朱砂等，组成凉开之剂，如安宫牛黄丸、至宝丹等；因其性温，故寒闭证尤宜，治中风猝昏，中恶胸腹满痛等寒浊或痰湿阻闭气机，蒙蔽神明之寒闭神昏，常配伍苏合香、檀香、安息香等药，组成温开之剂，如苏合香丸。

（2）疮疡肿毒，瘰疬痰核，咽喉肿痛。本品辛香行散，有良好的活血散结、消肿止痛作用，用治上述诸症，内服、外用均有良效。用治疮疡肿毒，常与雄黄、乳香、没药同用，如醒消丸；用治咽喉肿痛，可与牛黄、蟾酥、珍珠等配伍，如六神丸。

（3）用于血瘀经闭，癥瘕，心腹暴痛，头痛，跌打损伤，风寒湿痹。本品辛香，开通走窜，可行血中之瘀滞，开经络之壅遏，而具活血通经、止痛之效。用治血瘀经闭证，常与丹参、桃仁、红花等药同用；若癥瘕痞块等血瘀重证，可与水蛭、虻虫、三棱等配伍，如化癥回生丹；本品开心脉，祛瘀滞，为治心腹暴痛之佳品，常配伍木香、桃仁等，如麝香汤；治偏正头痛，日久不愈者，常与赤芍、川芎、桃仁等合用，如通窍活血汤；麝香又为伤科要药，善于活血祛瘀、消肿止痛，治跌仆肿痛、骨折扭挫，不论内服、外用均有良效，常与乳香、没药、红花等配伍，如七厘散、八厘散；用治风寒湿痹证疼痛，顽固不愈者，可与独活、威灵仙、桑寄生等同用。

（4）难产，死胎，胞衣不下。本品活血通经，辛香走窜，力达胞宫，有催生下胎之效。治难产、死胎等，常与肉桂配伍，如香桂散；亦有以本品与猪牙皂、天花粉同用，葱汁为丸，外用取效，如堕胎丸。

【用法用量】入丸、散，每次 0.03~0.1g。外用适量。不宜入煎剂。

【使用注意】孕妇禁用。

2. 冰片

【功效】开窍醒神，清热止痛。

【主治病证】闭证神昏；目赤肿痛，喉痹口疮；疮疡肿痛，疮溃不敛，水火烫伤。

【用法用量】入丸散，每次 0.15~0.3g。外用适量，研粉点敷患处。不宜入煎剂。

【使用注意】孕妇慎用。

【鉴别用药】麝香与冰片，二药均为辛香之品，都能开窍醒神，常相须为用以治闭证。但麝香性温，开窍醒神作用极强，为开窍醒神要药，热闭、寒闭均可运用；而冰片开窍醒神力不及麝香，且药性微寒，宜用于热闭。麝香还具有活血通经、止痛、催生下胎的功效，可用治血瘀经闭、癥瘕、跌打损伤、痹证疼痛、疮疡肿毒、咽喉肿痛，以及难产、死胎、胞衣不下等证；冰片味苦、性寒，还具有清热解毒止痛之效，用于治疗火热目赤肿痛、喉痹、口疮及热毒疮疡肿痛、溃后不敛等证。

3. 苏合香

【功效】开窍醒神，辟秽，止痛。

【用法用量】入丸、散，0.3~1g。外用适量。不入煎剂。

4. 石菖蒲

【功效】开窍醒神，化湿和胃，宁神益志。

【主治病证】痰蒙清窍，神志昏迷；湿阻中焦，脘腹痞满，胀闷疼痛；噤口痢；健忘，失眠，耳鸣，耳聋。

（宋捷民）

第二十一单元 补虚药

细目一 概述

● 要点 补虚药的使用注意事项

补虚药原为虚证而设，凡身体健康，并无虚弱表现者，不宜滥用，以免导致阴阳平衡失调；实邪方盛，正气未虚者，以祛邪为要，亦不宜使用，以免"闭门留寇"。补气药性多壅滞，易致中满，湿盛中满者忌用。补阳药性多温燥，易助火伤阴，阴虚火旺者不宜使用。补血药多滋腻黏滞，妨碍运化，凡湿滞脾胃、脘腹胀满、食少便溏者慎用。补阴药多甘寒滋腻，凡脾胃虚弱、痰湿内阻、腹满便溏者不宜用。补虚药使用时应注意顾护脾胃，适当配伍健脾消食药，以促进运化，使补虚药能充分发挥作用。补虚药若需久服，宜作蜜丸、煎膏（膏滋）、片剂、口服液、颗粒剂或酒剂等，以便保存和服用，若作汤剂，宜文火久煎，使药味尽出。个别挽救虚脱的补虚药，宜制成注射剂，以备急用。

细目二 补气药

● 要点

1. 人参

【性能】甘、微苦，微温。归肺、脾、心经。

【功效】大补元气，补脾益肺，生津，安神增智。

【应用】

（1）元气虚脱证。本品能大补元气，复脉固脱，为拯危救脱要药。适用于因大汗、大泻、大失血或大病、久病所致元气虚极欲脱、气短神疲、脉微欲绝的重危证候。单用有效，如独参汤。若气虚欲脱兼见汗出，四肢逆冷者，应与回阳救逆之附子同用，以补气固脱与回阳救逆，如参附汤。若气虚欲脱兼见汗出身暖，渴喜冷饮、舌红干燥者，本品兼能生津，常与麦冬、五味子配伍，以补气养阴，敛汗固脱，如生脉散。

（2）肺脾心肾气虚证。本品为补肺要药，可改善短气喘促、懒言声微等肺气虚衰症状。治肺气咳喘、痰多者，常与五味子、苏子、杏仁等药同用，如补肺汤。

本品亦为补脾要药，可改善倦怠乏力、食少便溏等脾气虚衰症状。因脾虚不运常兼湿滞，故常与白术、茯苓等健脾利湿药配伍，如四君子汤。若脾气虚弱，不能统血，导致长期失血者，本品又能补气以摄血，常与黄芪、白术等补中益气之品配伍，如归脾汤。若脾气虚衰，气虚不能生血，以致气血两虚者，本品还能补气以生血，可与当归、熟地黄等药配伍，如八珍汤。

本品又能补益心气，可改善心悸怔忡、胸闷气短、脉虚等心气虚衰症状，并能安神益智，治疗失眠多梦、健忘。常与酸枣仁、柏子仁等药配伍，如天王补心丹。

本品还有补益肾气作用，不仅可用于肾不纳气的短气虚喘，还可用于肾虚阳痿。治虚喘，常与蛤蚧、五味子、胡桃等药同用。治肾阳虚衰、肾精亏虚之阳痿，则常与鹿茸等补肾阳、益肾精之品配伍。

（3）热病气虚津伤口渴及消渴证。本品既能补气，又能生津。治热伤气津者，常与知母、石膏同用，如白虎加人参汤。

此外，与解表药、攻下药等祛邪药配伍，有扶正祛邪之效。

【用法用量】煎服，3~9g；挽救虚脱可用15~30g。宜文火另煎分次兑服。野山参研末吞服，每次2g，日服2次。

【使用注意】不宜与黎芦同用。

2. 西洋参

【功效】补气养阴，清热生津。

【主治病证】气阴两伤证；肺气虚及肺阴虚

证；热病气虚津伤口渴及消渴。

【用法用量】另煎兑服，3~6g。

3. 党参

【功效】补脾肺气，补血，生津。

【主治病证】脾肺气虚证；气血两虚证；气津两伤证。

【鉴别用药】人参与党参，二药均能补脾气、补肺气、益气生津、益气生血和扶正祛邪，常用于肺、脾气虚证，气津两伤证，以及正虚邪实病证。但人参补气力强，并能大补元气，可用治气虚欲脱的危重病证，还能安神益智、益气壮阳，可治气血不足的心神不安以及阳痿证等；党参补气力弱，但能养血，可用于血虚证等。

4. 太子参

【功效】补气健脾，生津润肺。

5. 黄芪

【性能】甘，微温。归脾、肺经。

【功效】补气健脾，升阳举陷，益卫固表，利尿消肿，托毒生肌。

【应用】

（1）脾气虚证。本品甘温，善入脾胃，为补中益气要药。因其能升阳举陷，故长于治疗脾虚中气下陷之久泻脱肛、内脏下垂，常与人参、升麻、柴胡等品同用，如补中益气汤；本品既能补脾益气，又能利尿消肿，标本兼治，为治气虚水肿之要药，常与白术、茯苓等利水消肿之品配伍；本品又能补气生血，治血虚证亦常与补血药配伍，如当归补血汤以之与当归同用；对脾虚不能统血所致失血证，本品尚可补气以摄血，常与人参、白术等品同用，如归脾汤；对脾虚不能布津之消渴，本品能补气生津，促进津液的生成与输布而有止渴之效，常与天花粉、葛根等品同用，如玉液汤。

（2）肺气虚证。本品入肺又能补益肺气，可用于肺气虚弱，咳喘日久，气短神疲者，常与紫菀、款冬花、杏仁等祛痰止咳平喘之品配伍。

（3）气虚自汗。脾肺气虚之人往往卫气不固，表虚自汗。本品能补脾肺之气，益卫固表，常与牡蛎、麻黄根等止汗之品同用，如牡蛎散。

若因卫气不固，表虚自汗而易感风邪者，宜与白术、防风等品同用，如玉屏风散。

（4）气血亏虚，疮疡难溃难腐，或溃久难敛。本品以其补气之功还能收托毒生肌之效。疮疡中期，正虚毒盛不能托毒外达，疮形平塌，根盘散漫，难溃难腐者，可用本品补气生血，扶助正气，托脓毒外出，常与人参、当归、白芷等品同用，如托里透脓散。溃疡后期，因气血虚弱，脓水清稀。常与人参、当归、肉桂等品同用，如十全大补汤。

此外，本品尚有补气行滞作用，用于因气虚所致的中风后遗症、痹痛麻木等病证。

【用法用量】煎服，9~30g。蜜炙可增强其补中益气作用。

6. 白术

【性能】甘、苦，温。归脾、胃经。

【功效】健脾益气，燥湿利尿，止汗，安胎。

【应用】

（1）脾气虚证。本品甘苦性温，主归脾胃经，以健脾、燥湿为主要作用，被前人誉为"脾脏补气健脾第一要药"。本品既长于补气以复脾之健运，又能燥湿、利尿以除湿邪。治脾虚有湿，食少便溏或泄泻，常与人参、茯苓等品同用，如四君子汤。脾虚中阳不振，痰饮内停者，宜与温阳化气、利水渗湿之品配伍，如苓桂术甘汤。

（2）气虚自汗。本品对于脾气虚弱，卫气不固，表虚自汗者，其作用与黄芪相似而力稍逊，亦能补脾益气，固表止汗。脾肺气虚，卫气不固，表虚自汗，易感风邪者，宜与黄芪、防风补益脾肺、祛风之品配伍，以固表御邪，如玉屏风散。

（3）脾虚胎动不安。本品还能益气安胎。治疗脾虚失运，湿浊中阻之妊娠恶阻，呕恶不食，四肢沉重者，本品可补气健脾燥湿，宜与人参、茯苓、陈皮等补气健脾除湿之品配伍；治疗脾虚妊娠水肿，本品既能补气健脾，又能利水消肿，亦常与健脾利水之品配伍使用。

【用法用量】煎服，6~12g。炒用可增强补气健脾止泻作用。

【使用注意】本品性偏温燥，热病伤津及阴虚燥渴者不宜。

【鉴别用药】白术与苍术，二药均能健脾燥湿，可治脾失健运，湿浊中阻证。但白术能补气健脾，并能固表止汗、益气安胎，可用治气虚自汗、气虚胎动不安等；苍术则燥湿力强，尤宜于湿盛不虚者，同时还能祛风湿、发汗解表、明目，可治风湿痹痛、外感风寒湿表证，以及夜盲症等。

7. 山药

【功效】益气养阴，补脾肺肾，固精止带。

【主治病证】脾虚证；肺虚证；肾虚证；消渴气阴两虚证。

8. 白扁豆

【功效】补脾和中，化湿。

9. 甘草

【性能】甘，平。归心、肺、脾、胃经。

【功效】补脾益气，祛痰止咳，缓急止痛，清热解毒，调和诸药。

【应用】

（1）心气不足，脉结代，心动悸。本品能补益心气，益气复脉。主要用于心气不足所致脉结代、心动悸者，如炙甘草汤以之与人参、阿胶、生地黄等品同用。

（2）脾气虚证。本品味甘，善入中焦，具有补益脾气之力。因其作用缓和，宜作为辅助药用，能"助参芪成气虚之功"，故常与人参、白术、黄芪等补脾益气药配伍用于脾气虚弱之证。

（3）咳喘。本品能止咳，兼能祛痰，还略具平喘作用。可随证配伍用于寒热虚实多种咳喘，有痰无痰均宜。

（4）脘腹、四肢挛急疼痛。本品味甘能缓急，善于缓急止痛。对脾虚肝旺的脘腹挛急作痛或阴血不足之四肢挛急作痛，常与白芍同用，即芍药甘草汤。

（5）热毒疮疡，咽喉肿痛，药食中毒。本品还长于解毒，应用十分广泛。生品药性微寒，可清解热毒。用治热毒疮疡，更常与紫花地丁、连翘等清热解毒、消肿散结之品配伍。用治热毒咽喉肿痛，宜与板蓝根、桔梗、牛蒡子等清热解毒利咽之品配伍。本品对附子等多种药物所致中毒，或多种食物所致中毒，有一定解毒作用。

（6）调和药性。可降低方剂中某些药（如附子、大黄）的毒烈之性；可缓解方中某些药（如大黄）刺激胃肠引起的腹痛；其甜味浓郁，可矫正方中药物的滋味。

【用法用量】煎服，1.5～9g。生用性微寒，可清热解毒；蜜炙药性微温，并可增强补益心脾之气和润肺止咳作用。

【使用注意】不宜与京大戟、芫花、甘遂、海藻同用。本品有助湿壅气之弊，湿盛胀满、水肿者不宜用。大剂量久服可致水钠潴留，引起浮肿。

10. 大枣

【功效】补中益气，养血安神。

11. 蜂蜜

【功效】补中，润燥，止痛，解毒。

细目三　补阳药

● 要点

1. 鹿茸

【性能】甘、咸，温。归肾、肝经。

【功效】补肾阳，益精血，强筋骨，调冲任，托疮毒。

【应用】

（1）肾阳虚衰，精血不足证。本品甘温补阳，甘咸滋肾，禀纯阳之性，具生发之气，故能壮肾阳，益精血。若肾阳虚，精血不足，而见畏寒肢冷、阳痿早泄、宫冷不孕、小便频数、腰膝酸痛、头晕耳鸣、精神疲乏等，均可以本品单用或配入复方。常与人参、黄芪、当归同用治疗诸虚百损、五劳七伤、元气不足、畏寒肢冷、阳痿早泄、宫冷不孕、小便频数等证，如参茸固本丸。

（2）肾虚骨弱，腰膝无力或小儿五迟。常以本品补肾阳，益精血，强筋骨，多与五加皮、熟地黄、山萸肉等同用，如加味地黄丸；亦可与骨碎补、川断、自然铜等同用，治骨折后期，愈合不良。

（3）妇女冲任虚寒，崩漏带下。本品补肾阳，益精血而兼能固冲任，止带下。与乌贼骨、龙骨、川断等同用，可治崩漏不止，虚损羸瘦，如鹿茸散。

（4）疮疡久溃不敛，阴疽疮肿内陷不起。本品补阳气、益精血而达到温补内托的目的。可与黄芪、当归、肉桂等药配伍应用，如阳和汤。

【用法用量】1~2g，研末吞服；或入丸、散。

【使用注意】服用本品宜从小量开始，缓缓增加，不可骤用大量，以免阳升风动，头晕目赤，或伤阴动血。凡发热者均当忌服。

2. 紫河车

【功效】补肾益精，养血益气。

【主治病证】阳痿遗精，腰酸，头晕，耳鸣；气血不足诸证；肺肾虚喘。

3. 淫羊藿

【功效】补肾壮阳，祛风除湿。

【主治病证】肾阳虚衰，阳痿尿频，腰膝无力；风寒湿痹，肢体麻木。

4. 巴戟天

【功效】补肾助阳，祛风除湿。

【主治病证】阳痿不举，宫冷不孕，小便频数；风湿腰膝疼痛，肾虚腰膝酸软。

5. 杜仲

【性能】甘，温。归肝、肾经。

【功效】补肝肾，强筋骨，安胎。

【应用】

（1）肾虚腰痛及各种腰痛。以其补肝肾、强筋骨，肾虚腰痛尤宜。其他腰痛用之，均有扶正固本之效。常与胡桃肉、补骨脂同用治肾虚腰痛或足膝痿弱，如青娥丸；与独活、寄生、细辛等同用，治风湿腰痛冷重，如独活寄生汤；与川芎、桂心、丹参等同用，治疗外伤腰痛，如杜仲散；与当归、川芎、芍药等同用治疗妇女经期腰痛。

（2）胎动不安，习惯性堕胎。常以本品补肝肾固冲任安胎，单用有效，亦可与桑寄生、续断、阿胶等同用。如《圣济总录》杜仲丸，单用本品为末，枣肉为丸，治胎动不安；治习惯性堕胎，以之与川断、山药同用。

【鉴别用药】杜仲与桑寄生共同功效：补肝肾，强筋骨，安胎。同可用治肾虚腰痛或足膝痿弱，肝肾亏虚之胎动不安。不同功效：杜仲又可温补肾阳。常用治肾虚阳痿，精冷不固，小便频数，风湿腰痛冷重。而桑寄生善祛风湿。常用治痹证日久，伤及肝肾，腰膝酸软，筋骨无力者。

6. 续断

【性能】苦、辛，微温。归肝、肾经。

【功效】补益肝肾，强筋健骨，止血安胎，疗伤续折。

【应用】

（1）阳痿不举，遗精遗尿。本品甘温助阳，辛温散寒，用治肾阳不足、下元虚冷、阳痿不举、遗精滑泄、遗尿尿频等证。常与鹿茸、肉苁蓉、菟丝子等壮阳起痿之品配伍，如鹿茸续断散；或与远志、蛇床子、山药等壮阳益阴、交通心肾之品同用，如远志丸。

（2）腰膝酸痛，寒湿痹痛。本品甘温助阳，辛以散瘀，兼有补益肝肾、强筋壮骨、通利血脉之功。可与萆薢、杜仲、牛膝等同用，用治肝肾不足，腰膝酸痛，如续断丹。

（3）崩漏下血，胎动不安。本品补益肝肾，调理冲任，有固本安胎之功。可用于肝肾不足、崩漏下血、胎动不安等证。与桑寄生、阿胶等配伍，用治滑胎证，如寿胎丸。

（4）跌打损伤，筋伤骨折。本品辛温破散之性，善能活血祛瘀；甘温补益之功，又能壮骨强筋，而有续筋接骨、疗伤止痛之能。用治跌打损伤，瘀血肿痛，筋伤骨折。常与桃仁、红花、穿山甲等配伍同用。

本品活血祛瘀止痛，常配伍清热解毒之品，用治痈肿疮疡，血瘀肿痛。

【鉴别用药】杜仲与续断，二药均归肝肾经，药性偏温，均能补肝肾、强筋骨，安胎，治肾虚腰痛脚弱、筋骨无力、胎动不安常相须为用。然杜仲补益作用较好，且可安胎、降压，故肾虚腰酸、胎动不安、习惯堕胎及高血压肝肾不足或肝阳上亢者，尤为常用；续断，补肝肾、强腰膝、安胎作用虽不及杜仲，但能行血通脉、续筋骨，为补而不滞之品，又为妇科崩漏、乳汁不行、外科痈疽疮疡、伤科跌打损伤所常用。

7. 肉苁蓉

【功效】补肾助阳，润肠通便。

8. 补骨脂

【功效】补肾壮阳，固精缩尿，温脾止泻，纳气平喘。

【主治病证】肾虚阳痿，腰膝冷痛；肾虚滑精，遗尿，尿频；脾肾阳虚，五更泄泻；肾不纳气，虚寒喘咳。

9. 益智仁

【功效】暖肾固精缩尿，温脾开胃摄唾。

10. 菟丝子

【性能】辛、甘，平。归肾、肝、脾经。

【功效】补肾益精，养肝明目，止泻，安胎。

【应用】

（1）肾虚腰痛，阳痿遗精，尿频，宫冷不孕。本品辛以润燥，甘以补虚，为平补阴阳之品，功能补肾阳、益肾精以固精缩尿。如菟丝子、炒杜仲等份，合山药为丸，治腰痛；与枸杞子、覆盆子、车前子同用，治阳痿遗精，如五子衍宗丸；与桑螵蛸、肉苁蓉、鹿茸等同用，治小便过多或失禁，如菟丝子丸；与茯苓、石莲子同用，治遗精、白浊、尿有余沥，如茯苓丸。

（2）肝肾不足，目暗不明。本品滋补肝肾、益精养血而明目，常与熟地黄、车前子同用，如驻景丸。

（3）脾肾阳虚，便溏泄泻。本品能补肾益脾止泻，与枸杞子、山药、莲子同用，治脾肾虚泄泻，如菟丝子丸。

（4）肾虚胎动不安。本品能补肝肾安胎，常以本品与续断、桑寄生、阿胶同用，治肾虚胎元不固，胎动不安、滑胎，如寿胎丸。

细目四 补血药

● 要点

1. 当归

【性能】甘、辛，温。归肝、心、脾经。

【功效】补血调经，活血止痛，润肠通便。

【应用】

（1）血虚诸证。本品甘温质润，长于补血，为补血之圣药。若气血两虚，常配黄芪、人参补气生血，如当归补血汤、人参养荣汤。

（2）血虚血瘀，月经不调，经闭，痛经。常以本品补血活血，调经止痛，常与补血调经药同用，如四物汤，既为补血之要剂，亦为妇科调经的基础方。

（3）虚寒性腹痛，跌打损伤，痈疽疮疡，风寒痹痛。本品辛行温通，为活血行气之要药。本品补血活血、散寒止痛，配桂枝、芍药、生姜等同用，治疗血虚血瘀寒凝之腹痛，如当归生姜羊肉汤、当归建中汤；本品活血止痛，与乳香、没药、桃仁等同用，治疗跌打损伤瘀血作痛，如复元活血汤、活络效灵丹；与金银花、赤芍、天花粉等解毒消痈药同用，可活血消肿止痛，治疗疮疡初起肿胀疼痛，如仙方活命饮；与黄芪、人参、肉桂等同用，治疗痈疽溃后不敛，如十全大补汤；亦可与金银花、玄参、甘草同用，治疗脱疽溃烂，阴血伤败，如四妙勇安汤；若风寒痹痛、肢体麻木，可活血、散寒、止痛，常与羌活、防风、黄芪等同用，如蠲痹汤。

（4）血虚肠燥便秘。本品补血以润肠通便，用治血虚肠燥便秘。常以本品与肉苁蓉、牛膝、升麻等同用，如济川煎。

【用法】煎服。一般生用，为加强活血作用则酒炒用。通常补血用当归身，活血用当归尾，和血（补血活血）用全当归。

【使用注意】本品味甘滑肠，湿盛中满、大便泄泻者忌服。

2. 熟地黄

【性能】甘，微温。归肝、肾经。

【功效】补血养阴，填精益髓。

【应用】

（1）血虚诸证。本品甘温质润，补阴益精以生血，为养血补虚之要药。常与当归、白芍、川芎同用，治疗血虚萎黄、眩晕、心悸、失眠及月经不调、崩中漏下等，如四物汤；若崩漏下血而致血虚血寒、少腹冷痛者，可与阿胶、艾叶等补血止血、温经散寒药同用，如胶艾汤。

（2）肝肾阴虚诸证。本品质润入肾，善滋补肾阴，填精益髓，为补肾阴之要药。古人谓之"大补五脏真阴"，"大补真水"。常与山药、山茱萸等同用，治疗肝肾阴虚、腰膝酸软、遗精、盗汗、耳鸣、耳聋及消渴等，可补肝肾，益精髓，如六味地黄丸。

【使用注意】本品性质黏腻，较生地黄更甚，有碍消化，凡气滞痰多、脘腹胀痛、食少便溏者忌服。重用久服宜与陈皮、砂仁等同用，以免黏腻碍胃。

3. 白芍

【性能】苦、酸，微寒。归肝、脾经。

【功效】养血敛阴，柔肝止痛，平抑肝阳。

【应用】

（1）肝血亏虚，月经不调。本品味酸，收敛肝阴以养血，常与熟地黄、当归等同用，用治肝血亏虚，面色苍白，眩晕心悸，或月经不调，崩中漏下，如四物汤。

（2）肝脾不和，胸胁脘腹疼痛，四肢挛急疼痛。本品酸敛肝阴，养血柔肝而止痛，常配柴胡、当归、白芍等，治疗血虚肝郁，胁肋疼痛，如逍遥散；治疗脾虚肝旺，腹痛泄泻，如痛泻要方；若与木香、黄连等同用，可治疗痢疾腹痛，如芍药汤；若阴血虚筋脉失养而致手足挛急作痛，常配甘草缓急止痛，即芍药甘草汤。

（3）肝阳上亢，头痛眩晕。以本品养血敛阴、平抑肝阳，常配牛膝、代赭石、龙骨、牡蛎等，如镇肝息风汤、建瓴汤。

此外，本品敛阴，有止汗之功，配桂枝同用，可调和营卫，如桂枝汤。

【使用注意】阳衰虚寒之证不宜用。反藜芦。

【鉴别用药】白芍与赤芍，二药《神农本草经》不分，通称芍药，唐末宋初始将二者区分。二药同出一物，性微寒。前人谓"白补赤泻，白收赤散"，一语道破二者的主要区别。二药的功效和应用均不同。在功效方面，白芍长于养血调经，敛阴止汗，平抑肝阳；赤芍则长于清热凉血，活血散瘀，清泻肝火。在应用方面，白芍主治血虚阴亏，肝阳偏亢诸证；赤芍主治血热、血瘀、肝火所致诸证。又白芍、赤芍皆能止痛，均可用于治疗疼痛病证。但白芍长于养血柔肝，缓急止痛，主治肝阴不足，血虚肝旺，肝气不疏所致的胁肋疼痛、脘腹四肢拘挛疼痛；赤芍长于活血祛瘀止痛，主治血滞诸痛证，因能清热凉血，故血热瘀滞者尤为适宜。

4. 阿胶

【功效】补血，滋阴，润肺，止血。

【主治病证】血虚诸证；出血证；肺阴虚燥咳；热病伤阴，心烦失眠，阴虚风动，手足瘛疭。

【用法】入汤剂宜烊化冲服。

【使用注意】本品黏腻，有碍消化，故脾胃虚弱者慎用。

5. 何首乌

【功效】制用：补益精血，固肾乌须；生用：解毒，截疟，润肠通便。

【主治病证】精血亏虚，头晕眼花，须发早白，腰膝酸软；久疟，痈疽，瘰疬，肠燥便秘。

细目五 补阴药

● 要点

1. 北沙参

【性能】甘、微苦，微寒。归肺、胃经。

【功效】养阴清肺，益胃生津。

【应用】

（1）肺阴虚证。本品甘润而偏于苦寒，能补肺阴，兼能清肺热，适用于阴虚肺燥有热之干咳少痰、咯血或咽干音哑等证。常与相似的养阴、润肺、清肺及止咳、平喘、利咽之麦冬、南沙参、杏仁等药同用。

（2）胃阴虚证。本品能补胃阴，而生津止渴，兼能清胃热。常与石斛、玉竹、乌梅等养阴生津之品同用。胃阴脾气俱虚者，宜与山药、太子参、黄精等养阴、益气健脾之品同用。

【使用注意】《本草从新》谓北沙参"反藜芦"。

2. 百合

【功效】养阴润肺，清心安神。

【主治病证】阴虚燥咳，劳嗽咯血；阴虚有热之失眠心悸及百合病心肺阴虚内热证。

3. 麦冬

【性能】甘、微苦，微寒。归胃、肺、心经。

【功效】养阴润肺，益胃生津，清心除烦。

【应用】

（1）胃阴虚证。本品味甘柔润，性偏苦寒，长于滋养胃阴，生津止渴，兼清胃热。广泛用于胃阴虚有热之舌干口渴、胃脘疼痛、饥不欲食、呕逆、大便干结等症。如治热伤胃阴，口干舌燥，常与生地黄、玉竹、沙参等品同用；治消渴，可与天花粉、乌梅等品同用。与半夏、人参等同用，治胃阴不足之气逆呕吐，如麦门冬汤；与生地黄、玄参同用，治热邪伤津之便秘，如增液汤。

（2）肺阴虚证。本品又善养肺阴，清肺热，适用于阴虚肺燥有热的鼻燥咽干、干咳痰少、咯血、咽痛音哑等症，常与阿胶、石膏、桑叶等同用，如清燥救肺汤。

（3）心阴虚证。本品可归心经，还能养心阴，清心热，并略具除烦安神作用。宜与养阴安神之品配伍，如天王补心丹以之与生地黄、酸枣仁、柏子仁等品同用。

4. 天冬

【功效】养阴润燥，清肺生津。

【主治病证】肺阴虚证；肾阴虚证；热病伤津之食欲不振、口渴以及肠燥便秘。

【鉴别用药】麦冬与天冬，二药均为清热滋阴生津之品，同具养肺阴、润肠通便之功，同治燥咳痰黏、劳嗽咯血、内热消渴及阴亏肠燥便秘。二者常相须为用。然天冬甘苦大寒，归肺肾经，清火润燥之功强于麦冬，且可滋肾阴，长于滋肾阴而降虚火，作用部位偏下。麦冬甘微寒，归心肺胃经，滋阴润燥清热力弱于天冬，而滋腻性较小为其所长。且能养胃生津、清心除烦，又治胃阴不足之舌干口渴，阴虚火旺之心烦不眠及心神不安等证。凡心肺胃三经阴伤有火之证，皆可用之，作用部位偏上。

5. 石斛

【功效】益胃生津，滋阴清热。

【主治病证】胃阴虚证；热病伤津证；肾阴虚证。

6. 玉竹

【功效】养阴润燥，生津止渴。

【主治病证】肺阴虚证；胃阴虚证；热伤心阴，烦热多汗，惊悸。

7. 黄精

【功效】补气养阴，健脾，润肺，益肾。

8. 枸杞子

【功效】滋补肝肾，益精明目。

【主治病证】肝肾阴虚及早衰证。

9. 墨旱莲

【功效】滋补肝肾，凉血止血。

10. 女贞子

【功效】滋补肝肾，乌须明目。

【用法】煎服。因主要成分墩果酸不易溶于水，故以入丸散剂为佳。本品以黄酒拌后蒸制，可增强滋补肝肾作用，并使苦寒之性减弱，避免滑肠。

11. 龟甲

【性能】甘，寒。归肾、肝、心经。

【功效】滋阴潜阳，益肾健骨，养血补心。

【应用】

（1）阴虚阳亢，阴虚内热，虚风内动。本品长于滋补肾阴，兼能滋养肝阴，故适用于肝肾阴虚而引起上述诸证。对阴虚阳亢头目眩晕之证，本品兼能潜阳，常与天冬、白芍、牡蛎等品同用，如镇肝息风汤；治阴虚内热、骨蒸潮热、盗汗遗精者，常与滋阴降火之熟地黄、知母、黄柏等品同用，如大补阴丸；本品性寒，兼退虚热，治阴虚风动，神倦瘛疭者，宜与阿胶、鳖甲、生地黄等品同用，如大定风珠。

（2）肾虚骨痿，囟门不合。本品长于滋肾养肝，又能健骨，故多用于肾虚之筋骨不健、腰膝酸软、步履乏力及小儿鸡胸、龟背、囟门不合诸症，常与熟地黄、知母、黄柏等品同用，如虎潜丸。

（3）阴虚血亏，惊悸、失眠、健忘。本品入于心肾，又可以养血补心，安神定志，适用于阴血不足、心肾失养之惊悸、失眠、健忘，常与石菖蒲、远志、龙骨等同用，如孔圣枕中方。

此外，本品还能止血。还可用于阴虚血热、冲任不固之崩漏、月经过多。

【用法】煎服，宜先煎。本品经砂炒醋淬后，更容易煎出有效成分，并除去腥气，便于制剂。

12. 鳖甲

【性能】甘、咸，寒。归肝、肾经。

【功效】滋阴潜阳，退热除蒸，软坚散结。

【应用】

（1）肝肾阴虚证。本品亦能滋养肝肾之阴，适用于肝肾阴虚所致阴虚内热、阴虚风动、阴虚阳亢诸证。对阴虚内热证，本品滋养之力不及龟甲，但长于退虚热、除骨蒸，故尤为临床多用。治疗温病后期，阴液耗伤，邪伏阴分，夜热早凉，热退无汗者，常与牡丹皮、生地黄、青蒿等品同用，如青蒿鳖甲汤。

（2）癥瘕积聚。本品味咸，还长于软坚散结，适用于肝脾肿大等癥瘕积聚。如鳖甲煎丸以之与牡丹皮、桃仁、土鳖虫等品同用，治疟疾日久不愈，胁下痞硬成块。

【用法】煎服，宜先煎。本品经砂炒醋淬后，有效成分更容易煎出；并可除去其腥气，易于粉碎，方便制剂。

【鉴别用药】龟甲与鳖甲，二药均能滋阴清热，潜阳息风，常相须为用，治疗阴虚发热、阴虚阳亢、阴虚风动等证。但龟甲滋阴之力较强，并能益肾健骨、养血补心，可用于肾虚骨弱、心血不足以及阴虚有热的崩漏等证；鳖甲则长于清虚热，并善于软坚散结，常用于阴虚发热、癥瘕、疟母等证。

（宋捷民）

第二十二单元 收涩药

细目一 概述

● 要点 收涩药的使用注意事项

本类药物性涩收敛，故凡表邪未解，湿热内蕴所致的泻痢、带下、血热出血，以及郁热未清者，均不宜用。误用有"闭门留寇"之弊。但某些收敛药除收涩作用之外，兼有清湿热、解毒等功效，则又当分别对待。

细目二 固表止汗药

● 要点

1. 麻黄根

【功效】固表止汗。

2. 浮小麦

【功效】固表止汗，益气，除热。

细目三　敛肺涩肠药

要点

1. 五味子

【性能】酸、甘，温。归肺、心、肾经。

【功效】收敛固涩，益气生津，补肾宁心。

【应用】

（1）久咳虚喘。本品味酸收敛，甘温而润，能上敛肺气，下滋肾阴，为治疗久咳虚喘之要药。治肺虚久咳，可与罂粟壳同用，如五味子丸；治肺肾两虚喘咳，常与山茱萸、熟地黄、山药等同用，如都气丸。

（2）自汗，盗汗。本品五味俱全，以酸为主，善能敛肺止汗。治自汗、盗汗者，可与麻黄根、牡蛎等同用。

（3）遗精、滑精。本品甘温而涩，入肾，能补肾涩精止遗，为治肾虚精关不固之遗精、滑精之常用药。治滑精者，可与桑螵蛸、附子、龙骨等同用，如桑螵蛸丸；治梦遗者，常与麦冬、山茱萸、熟地黄等同用，如麦味地黄丸。

（4）久泻不止。本品味酸涩性收敛，能涩肠止泻。治脾肾虚寒久泻不止，与补骨脂、肉豆蔻、吴茱萸同用，如四神丸。

（5）津伤口渴，消渴。本品甘以益气，酸能生津，具有益气生津止渴之功。治热伤气阴，汗多口渴者，常与人参、麦冬同用，如生脉散；治阴虚内热，口渴多饮之消渴证，多与知母、天花粉、黄芪等同用，如玉液汤。

（6）心悸、失眠、多梦。本品既能补益心肾，又能宁心安神。治阴血亏损，心神失养，或心肾不交之虚烦心悸、失眠多梦，常与麦冬、丹参、酸枣仁等同用，如天王补心丹。

2. 乌梅

【性能】酸、涩，平。归肝、脾、肺、大肠经。

【功效】敛肺止咳，涩肠止泻，安蛔止痛，生津止渴。

【应用】

（1）肺虚久咳。本品味酸而涩，其性收敛，入肺经能敛肺气，止咳嗽。适用于肺虚久咳少痰或干咳无痰之证。可与罂粟壳、杏仁等同用，如一服散。

（2）久泻，久痢。本品酸涩入大肠经，有良好的涩肠止泻痢作用，为治疗久泻、久痢之常用药。可与罂粟壳、诃子等同用，如固肠丸。

（3）蛔厥腹痛，呕吐。蛔得酸则静，本品极酸，具有安蛔止痛、和胃止呕的功效，为安蛔之良药，常配伍细辛、川椒、黄连等同用，如乌梅丸。

（4）虚热消渴。本品至酸性平，善能生津液，止烦渴。治虚热消渴，与天花粉、麦冬、人参等同用，如玉泉散。

此外，本品炒炭后，能固冲止漏，可用于崩漏不止，便血；外敷能消疮毒，并治胬肉外突、头疮等。

【鉴别用药】五味子与乌梅，二药均有敛肺止咳、涩肠止泻、生津止渴作用。同可用于治疗肺虚久咳、久泻及津伤口渴之证。但五味子又能滋肾、固精、敛汗及宁心安神，用于治疗遗精、滑精、自汗盗汗、心悸、失眠、多梦等证；而乌梅又具安蛔止痛、止血及消疮毒之功，用于治疗蛔厥腹痛呕吐、崩漏下血、胬肉外突等。

3. 诃子

【功效】涩肠止泻，敛肺止咳，利咽开音。

【主治病证】久泻、久痢；久咳，失音。

【用法】煎服。涩肠止泻宜煨用，敛肺清热、利咽开音宜生用。

4. 肉豆蔻

【功效】涩肠止泻，温中行气。

【主治病证】虚泻，冷痢；胃寒胀痛，食少呕吐。

5. 赤石脂

【功效】涩肠止泻，收敛止血，敛疮生肌。

【使用注意】湿热积滞泻痢者忌服。孕妇慎用。畏官桂。

细目四 固精缩尿止带药

● 要点

1. 山茱萸

【性能】酸、涩，微温。归肝、肾经。

【功效】补益肝肾，收敛固涩。

【应用】

（1）腰膝酸软，头晕耳鸣，阳痿。本品酸、微温质润，其性温而不燥，补而不峻，补益肝肾，既能益精，又可助阳，为平补阴阳之要药。治肝肾阴虚，头晕目眩、腰酸耳鸣者，常与熟地黄、山药等配伍，如六味地黄丸；治命门火衰，腰膝冷痛，小便不利者，常与肉桂、附子等同用，如肾气丸。

（2）遗精滑精，遗尿尿频。本品既能补肾益精，又能固精缩尿。于补益之中又具封藏之功，为固精止遗之要药。治肾虚精关不固之遗精、滑精者，常与熟地黄、山药等同用，如六味地黄丸、肾气丸。

（3）崩漏，月经过多。本品入于下焦，能补肝肾、固冲任以止血。治妇女肝肾亏损、冲任不固之崩漏及月经过多者，常与熟地黄、白芍药、当归等同用，如加味四物汤。

（4）大汗不止、体虚欲脱。本品酸涩性温，能收敛止汗，固涩滑脱，为防止元气虚脱之要药。治大汗欲脱或久病虚脱者，常与人参、附子、龙骨等同用，如来复汤。

此外，本品亦治消渴，多与生地黄、天花粉等同用。

2. 桑螵蛸

【功效】固精缩尿，补肾助阳。

【主治病证】遗精滑精，遗尿尿频，白浊；肾虚阳痿。

3. 金樱子

【功效】固精缩尿止带，涩肠止泻。

4. 海螵蛸

【功效】固精止带，收敛止血，制酸止痛，收湿敛疮。

【主治病证】遗精，带下；崩漏、吐血、便血及外伤出血；胃痛吐酸；湿疮，湿疹，溃疡不敛。

5. 莲子

【功效】益肾固精，补脾止泻，止带，养心安神。

【主治病证】遗精滑精；带下；脾虚泄泻；心悸、失眠。

6. 芡实

【功效】益肾固精，健脾止泻，除湿止带。

【主治病证】遗精滑精；脾虚久泻；带下。

【鉴别用药】莲子与芡实，二药均能益肾固精，补脾止泻，止带，补中有涩，常用治肾虚遗精、遗尿，脾虚泄泻，脾肾虚带下等证。但莲子兼能养心，可治虚烦、心悸、失眠等证；芡实能除湿止带，为治虚、实带下的常用药。

（宋捷民）

第二十三单元 攻毒杀虫止痒药

细目一 概述

● 要点 攻毒杀虫止痒药的使用注意事项

本类药物多具有不同程度的毒性，无论外用或内服，均应严格掌握剂量及用法，不宜过量或持续使用，以防发生毒副反应。制剂时应严格遵守炮制和制剂法度，以减低毒性而确保用药安全。内服宜制成丸、散应用。

细目二 具体药物

● 要点

硫黄

【功效】外用解毒杀虫止痒,内服补火助阳通便。

【主治病证】外用治疥癣,湿疹,阴疽疮疡;内服治阳痿,虚喘冷哮,虚寒便秘。

(宋捷民)

方剂学

第一单元　总　论

细目一　方剂与治法

1. 方剂与治法的关系　治法是在长期临床积累了方药运用经验的基础上，在对人体生理病理等理论认识不断丰富、完善过程中逐步总结而成，是后于方药形成的一种理论。但是，当治法由经验上升为理论之后，就成为遣药组方和运用成方的指导原则。治法是指导遣药组方的原则，方剂则是体现和完成治法的主要手段，故云"方从法出，法随证立"。方剂与治法之间的关系是相互为用，密不可分的，具体表现为"以法组方""以法遣方""以法类方""以法释方"等四方面，而这四方面又可以简单概括为"以法统方"。

2. 常用治法　常用治法主要是指清代医家程钟龄在《医学心悟·医门八法》中概括总结的汗、吐、下、和、温、清、消、补八法。

（1）汗法　汗法是通过开泄腠理、调畅营卫、宣发肺气等方法，使在表的外感六淫之邪随汗而解的一类治法。汗法不以汗出为目的，主要是通过出汗使腠理开、营卫和、肺气畅、血脉通，从而能祛邪外出，使正气调和。汗法主要治疗外感六淫之邪所致的表证。此外，凡腠理闭塞，营卫郁滞的寒热无汗；或腠理疏松，虽有汗但寒热不解的病证，皆可使用汗法治疗。由于病情有寒热，邪气有兼夹，体质有强弱，故汗法又可分为辛温发汗、辛凉发汗，或与补法、下法、消法等配合使用。

（2）吐法　吐法是通过涌吐的方法，使停留在咽喉、胸膈、胃脘的痰涎、宿食或毒物从口中吐出的一类治法。吐法适用于中风痰壅，宿食壅阻胃脘，毒物尚在胃中；或痰涎壅盛之癫狂、喉痹，以及干霍乱吐泻不得等属于病位居上、病势急暴、内蓄实邪、体质壮实者。因吐法易伤胃气，故体虚气弱、妇人新产、孕妇等均应慎用。

（3）下法　下法是通过泻下、荡涤、攻逐等方法，使停留于胃肠的宿食、燥屎、冷积、瘀血、结痰、停水等从下窍而出，以祛邪除病的一类治法。凡邪在肠胃而致大便不通、燥屎内结，或热结旁流，以及停痰留饮、瘀血积水等形症俱实之证，均可使用。由于病情有寒热，正气有虚实，病邪有兼夹，所以下法又有寒下、温下、润下、逐水、攻补兼施之别，并可与其他治法结合运用。

（4）和法　和法是通过和解或调和的方法，使半表半里之邪，或脏腑、阴阳、表里失和之证得以解除的一类治法。和法既能祛除病邪，又能调整脏腑功能，且无明显寒热补泻之偏，性质平和，全面兼顾，适用于邪犯少阳、肝脾不和、肠胃不和、气血营卫失和等证。和法的分类较多，其中主要有和解少阳、透达膜原、调和肝脾、疏肝和胃、分消上下、调和肠胃等。

（5）温法　温法是通过温里祛寒的方法，以治疗里寒证的一类治法。里寒证有部位浅深、程度轻重的差别，故温法又有温中祛寒、回阳救逆和温经散寒的区别。

（6）清法　清法是通过清热、泻火、解毒、凉血等方法，以清除里热之邪的一类治法。适用于里热证、火证、热毒证，以及虚热证等里热病证。由于里热证有热在气分、营分、血分、热壅成毒，以及热在某一脏腑之分，故清法之中又有清气分热、清营凉血、清热解毒、清脏腑热等不同。

(7) 消法　消法是通过消食导滞、行气活血、化痰利水、驱虫等方法，使气、血、痰、食、水、虫等渐积形成的有形之邪渐消缓散的一类治法。适用于饮食停滞、气滞血瘀、癥瘕积聚、水湿内停、痰饮不化、疳积虫积，以及疮疡痈肿等病证。

(8) 补法　补法是通过补益人体气血阴阳，以治疗各种虚弱证候的一类治法。补法的目的，在于通过药物的补益作用，使人体气血阴阳虚弱或脏腑之间的失调状态得到纠正，复归于协调平衡。此外，在正虚不能祛邪外出时，也可使用补法以扶助正气，并配合其他治法，达到扶正祛邪的目的。补法又可进一步分为补气、补血、补阴、补阳等，在这些治法中又包括分补五脏之法。

细目二　方剂的组成与变化

1. 方剂的组成方法　方剂不是药物的随意堆砌，它是依据辨证与治法的需要，将药物有原则、有目的地配合在一起，方剂的组成方法有君臣佐使配伍、气味配伍、升降开阖配伍等。其中，君臣佐使配伍的方法是：

(1) 君药　即针对主病或主证起主要治疗作用的药物。

(2) 臣药　有两种意义。①辅助君药加强治疗主病或主证的药物。②针对重要的兼病或兼证起主要治疗作用的药物。

(3) 佐药　有三种意义。①佐助药，即配合君、臣药以加强治疗作用，或直接治疗次要兼证的药物。②佐制药，即用以消除或减弱君、臣药物的毒性，或能制约君、臣药物峻烈之性的药物。③反佐药，即病重邪甚，可能拒药时，配伍与君药性味相反而又能在治疗中起相成作用的药物，以防止药病格拒。

(4) 使药　有两种意义。①引经药，即能引方中诸药至特定病所的药物。②调和药，即具有调和方中诸药作用的药物。

方剂中药物的君、臣、佐、使，主要是以药物在方中所起作用的主次地位为依据。除君药外，臣、佐、使药都具有两种或两种以上的意义。在遣药组方时并没有固定的形式，既不是每一种意义的臣、佐、使药都必须具备，也不是每味药只任一职。每一方剂的具体药味多少，以及君、臣、佐、使是否齐备，全视具体病情及治疗要求的不同，以及所选药物的功能来决定。但在任何方剂组成中，君药不可缺少。一般来说，君药的药味较少，而且不论何药在作为君药时，其用量比作为臣、佐、使药应用时要大。

2. 方剂的变化形式

(1) 药味增减的变化　方剂中的药物增加或减少时，会使方剂组成的配伍关系发生变化，并由此导致方剂功用的改变。这种变化主要用于临床选用成方，是使之更加适合病情需要。药味增减的变化，是指在主病、主证、基本病机，以及君药不变的前提下，改变方中的次要药物，即我们常说的"随症加减"。

(2) 药量增减的变化　药物的用量直接决定药力的大小。当方剂的药物组成相同，而用量不相同时，会发生药力变化，其结果可以是单纯的方剂药力大小的改变，也可以导致药物配伍关系及君臣佐使的相应变化，从而改变方剂的功用和主治证候。

(3) 剂型更换的变化　方剂的剂型较多，不同剂型各有特点。同一方剂，尽管用药及其剂量完全相同，但剂型不同，其作用亦有异，但这种差异往往只是表现在药力大小和峻缓的区别上，在主治病证上也多有轻重缓急之分别。

以上药味、药量、剂型的变化形式可以单独应用，也可以配合使用，使之更加适合临床病证的需要。

细目三　剂　型

1. 汤剂的特点　汤剂是将药物饮片加水或酒浸泡后，再煎煮一定时间后，去渣取汁而制成的液体剂型。汤剂是目前中医临床最为传统与常用的剂型。汤剂可以内服或外用，大部分汤剂为内服，而外用汤剂多用于洗浴、熏蒸及含漱等。汤剂吸收快，能迅速发挥药效；而且可以根据病情需要进行加减，能照顾每个患者或具体病变的不同阶段，因而多适用于病证较重或病情不稳定的患者。但汤剂也有不足之处，如服用量大、某些药物的有效成分不易煎出或易挥发散失、不适宜大规模生产、不利于患者携带。

2. 丸剂的特点　丸剂是将药物研成细粉或用其提取物，并加入适宜的黏合剂而制成球形的固体剂型。丸剂吸收较慢，药效持久，节省药材，便于患者服用与携带。丸剂适用于慢性、虚弱性疾病。但也有丸剂药性比较峻猛者，多为芳香类药物与剧毒药物，不宜作汤剂煎服，如安宫牛黄丸、舟车丸等。常用的丸剂有蜜丸、水丸、糊丸、浓缩丸等。

（1）蜜丸　蜜丸性质柔润，作用缓和持久，并有补益和矫味作用，常用于治疗慢性虚弱性疾病，需要长期服用。

（2）水丸　水丸易于崩解，溶散快，吸收起效快，易于吞服，适用于多种疾病。

（3）糊丸　糊丸黏合力强，质地坚硬，崩解与溶散迟缓，内服可延长药效、减轻剧毒药的不良反应和对胃肠道的刺激。

（4）浓缩丸　浓缩丸体积小，有效成分高，服用剂量小，可用于治疗多种疾病。

3. 散剂的特点　散剂是将药物粉碎，混合均匀后所制成粉末状的制剂。散剂制作简便，吸收较快，节省药材，便于服用及携带。散剂有内服和外用两类。

（1）内服散剂　又可以分为两种：①研成细粉，以温开水冲服，量小者亦可直接吞服。这类散剂吸收快，便于携带与服用。②制成粗末，以水煎取汁服用，称为煮散，这类散剂实际类似汤剂。

（2）外用散剂　为极细粉末，直接作用于病变部位，对创面刺激小，可外敷、掺撒疮面或患病部位。亦有作点眼、吹喉等使用。

4. 膏剂的特点　膏剂是将药物用水或植物油煎熬去渣而制成的剂型，有内服和外用两种。内服膏剂有流浸膏、浸膏、煎膏三种；外用膏剂分软膏、硬膏两种。其中内服膏剂中的流浸膏与浸膏多数用于调配其他制剂使用，如合剂、糖浆剂、冲剂、片剂等，这里只介绍煎膏。

（1）煎膏　又称膏滋，是将药物加水反复煎煮，去渣浓缩后，加炼蜜或炼糖制成的半液体剂型。煎膏体积小、含量高、便于服用、口味甜美、有滋润补益作用，一般多用于慢性虚弱性疾病的患者，有利于较长时间服用。

（2）软膏　又称药膏，是将药物细粉与适宜的基质制成具有适当黏稠度的半固体外用制剂。其中用乳剂型基质的，亦称乳膏剂，多用于皮肤、黏膜或疮面。软膏具有一定的黏稠性，外涂后渐渐软化或熔化，因而药物可慢慢吸收，持久发挥疗效，适用于外科疮疡疖肿、烧烫伤等患者。

（3）硬膏　又称膏药，古称薄贴。硬膏是以植物油将药物煎至一定程度后去渣，再煎至滴水成珠，加入黄丹等搅匀、冷却而成。用时加温摊涂在布或纸上，软化后贴于患处或穴位上，可用于治疗局部疾病和全身性疾病，如疮疡肿毒、跌打损伤、风湿痹证，以及腰痛、腹痛等。

（年　莉）

第二单元 解表剂

细目一 概述

1. 解表剂的适用范围 解表剂主要适用于表证。凡风寒初起或温病初起，以及麻疹、疮疡、水肿、痢疾等病初起之时，见恶寒、发热、身痛、无汗或有汗、苔薄白、脉浮等表证者，均可使用解表剂治疗。

2. 解表剂的应用注意事项

（1）由于表证有寒热之异，患者体质有强弱之别，故应酌情选用不同类型的解表剂。如表证属风寒者，当用辛温解表剂；表证属风热者，当用辛凉解表剂；若兼见气、血、阴、阳等不足者，还须结合补益法使用，以扶正祛邪。

（2）解表剂多以辛散轻扬药物为主组方，不宜久煎，以免药性耗散，作用减弱。

（3）解表剂一般宜温服，服后应避风寒，或增衣被，或辅之以粥，以助汗出。取汗程度，以遍身持续微微汗出为佳。若汗出不彻则病邪不解，而汗出太过则耗气伤津。汗出病差，即当停服，不必尽剂。

（4）饮食方面，应注意禁食生冷油腻，以免影响药物的吸收和药效的发挥。

（5）表里同病者，一般应先解表，后治里；若表里并重，则当表里双解；若外邪已入于里，或麻疹已透，或疮疡已溃等，则不宜继续使用解表剂。

细目二 辛温解表

麻 黄 汤
《伤寒论》

组成：麻黄三两 桂枝二两 杏仁七十个 炙甘草一两

功用：发汗解表，宣肺平喘。

主治：外感风寒表实证。恶寒发热，头身疼痛，无汗而喘，舌苔薄白，脉浮紧。

配伍意义：本方证为外感风寒，营卫郁滞，肺气失宣所致。治当发汗解表，宣肺平喘。故方中以苦辛性温之麻黄为君，开腠发汗，祛在表之风寒；宣肺平喘，开郁闭之肺气。卫郁营滞，单用麻黄发汗只能解卫气之闭郁，所以又配伍透营达卫的桂枝为臣药，解肌发表，温通经脉。桂枝既能助麻黄解表，使发汗之力倍增；又能畅行营阴，使疼痛之症得解。麻黄、桂枝两药相须为用，是辛温发汗的常用组合。佐以杏仁降利肺气，以止咳喘。杏仁与麻黄相伍，一宣一降，以恢复肺气之宣降，加强宣肺平喘之功，为宣降肺气的常用组合。炙甘草调和药性，既能助麻、杏之宣降，又能缓麻、桂之峻烈，使汗出不至过猛而耗伤正气，是使药而兼佐药之用。四药配伍，表寒得散，营卫得通，肺气得宣，诸症可愈。

全方配伍特点：一是麻黄、桂枝并用，开腠畅营，发汗解表之力较强；二是麻黄、杏仁并用，宣中有降，宣肺平喘之效较著。

桂 枝 汤
《伤寒论》

组成：桂枝三两 芍药三两 炙甘草二两 生姜三两 大枣十二枚

功用：解肌发表，调和营卫。

主治：外感风寒表虚证。恶风发热，汗出头痛，鼻鸣干呕，苔白不渴，脉浮缓或浮弱。

配伍意义：本方证是因表虚，腠理不固，外感风寒，营卫失和所致。治当以解肌发表，调和营卫，祛邪扶正兼顾为宜。故方中以辛甘温之桂枝为君，助卫阳，通经络，解肌发表，祛在表之风邪。以酸收之芍药为臣，益阴敛营，敛固外泄之营阴。桂枝与芍药用量相等（1∶1），寓意有三：一为针对营卫失调病机，体现营卫同治，祛邪扶正，邪正兼顾之意；二为相辅相成，桂枝得芍药相助则汗出有源，芍药得桂枝相助则滋而能化；三为相制相成，散中有收，汗中寓补。桂枝与芍药配伍是本方外可解肌发表，内可调和营卫、调和阴阳的基本结构。佐以辛温之生姜，既助桂枝辛散表邪，又兼和胃止呕；甘平之大枣，既能益气补中，又可滋脾生津。生姜、大枣相配，也是补脾和胃，调和营卫的常用组合。炙甘草调和药性，合桂枝辛甘化阳以实卫，合芍药酸甘化阴以和营，功兼佐使之用。药后配合"啜热稀粥"，是借水谷之气以充养胃气，资生汗源，不但酿汗，更可使外邪速去而不致复感。

全方配伍特点：发中有补，散中有收，邪正兼顾，祛邪扶正，阴阳并调。

小青龙汤
《伤寒论》

组成：麻黄三两　芍药三两　细辛三两　干姜三两　炙甘草三两　桂枝三两　五味子半升　半夏半升

功用：解表散寒，温肺化饮。

主治：外寒里饮证。恶寒发热，头身疼痛，无汗，喘咳，痰涎清稀量多，胸痞，或干呕，或痰饮喘咳不得平卧，或身体疼重，或头面四肢浮肿，舌苔白滑，脉浮。

配伍意义：本方主治外感风寒，寒饮内停之证。对此外寒内饮之证，若不疏表而仅治里饮则表邪难解，若不化饮而专解表邪则水饮不除，此时的最佳治法应是解表与化饮配合，表里双解。故方中以麻黄、桂枝配伍，相须为君，发汗散寒以解表邪，且麻黄又能宣发肺气而平喘咳，桂枝又能化气行水以利于里饮之化。以干姜、细辛为臣药，温肺化饮，兼助麻黄、桂枝以解表祛邪。患者素有痰饮，脾肺本虚，若纯用辛温发散，恐更耗伤肺气，故佐以五味子敛肺止咳、芍药和营养血，此二药与辛散之品相配伍，散收并用，既可增强止咳平喘之功，又可制约诸药辛散温燥太过之弊。更佐以半夏，燥湿化痰，和胃降逆。炙甘草是为佐使之药，既可益气和中，又能调和辛散酸收之品。以上八药相配，共奏解表散寒、温肺化饮之功。

九味羌活汤
张元素方，录自《此事难知》

组成：羌活一两半　防风一两半　苍术一两半　细辛五分　川芎一两　香白芷一两　生地黄一两　黄芩一两　甘草一两

功用：发汗祛湿，兼清里热。

主治：外感风寒湿邪，内有蕴热证。恶寒发热，无汗，头痛项强，肢体酸楚疼痛，口苦微渴，舌苔白或微黄，脉浮。

配伍意义：本方证由外感风寒湿邪，内有蕴热所致。治当发散风寒湿邪为主，兼清里热为辅。故方中以辛苦性温、治疗太阳风寒湿邪在表之要药羌活为君，散表寒，祛风湿，利关节，止痹痛。臣以防风、苍术，其中防风辛甘性温，为风药中之润剂，祛风除湿，散寒止痛；苍术辛苦而温，发汗祛湿，为祛太阴寒湿的主要药物。两药相合，协助羌活祛风散寒，除湿止痛。佐以细辛、白芷、川芎祛风散寒，宣痹止痛。其中细辛善止少阴头痛，白芷善解阳明头痛，川芎长于止少阳、厥阴头痛，此三味与羌活、苍术合用，为本方"分经论治"的基本结构。再佐以生地、黄芩清泄里热，并防诸辛温燥烈之品伤津。甘草调和诸药为使。九味配伍，既能统治风寒湿邪，又能兼顾协调表里，共成发汗祛湿、兼清里热之剂。表寒较重者，服本方之后，还需配合啜热粥，目的是资助胃气以酿汗，加强发汗祛邪之功。表证较轻者，微发其汗即可，故药后不必啜热粥。

细目三　辛凉解表

银翘散
《温病条辨》

组成：连翘一两　银花一两　苦桔梗六钱

薄荷六钱　竹叶四钱　生甘草五钱　芥穗四钱　淡豆豉五钱　牛蒡子六钱　鲜苇根

功用：辛凉透表，清热解毒。

主治：温病初起。发热，微恶风寒，无汗或有汗不畅，头痛口渴，咳嗽咽痛，舌尖红，苔薄白或薄黄，脉浮数。

配伍意义：本方所治风温初起之风热表证是因外感风热，邪在卫分，卫气被郁，开阖失司，肺气失宣所致。治疗当辛凉透表，清热解毒为主。故方中重用银花、连翘为君，气味芳香，既能疏散风热，清热解毒，又可辟秽化浊，在透散卫分表邪的同时，兼顾了温热病邪易蕴而成毒及多夹秽浊之气的特点。臣以薄荷、牛蒡子，味辛性凉，疏散风热，清利头目，且可解毒利咽；荆芥穗、淡豆豉，辛而微温，解表散邪，此两者虽属辛温，但辛而不烈，温而不燥，配入辛凉解表方中，增强辛散透表之力，是去性取用之法。芦根、竹叶清热生津；桔梗开宣肺气而止咳利咽，同为佐药。生甘草既可调和药性，护胃安中，又合桔梗利咽止咳，是属佐使之用。本方所用药物均系轻清之品，用法强调"香气大出，即取服，勿过煮"，体现了吴氏"治上焦如羽，非轻莫举"的用药原则。

全方配伍特点：辛凉之中配伍少量辛温之品，既有利于透邪，又不悖辛凉之旨。疏散风邪与清热解毒相配，外散风热，内清热毒，疏清兼顾，以疏散为主。

桑 菊 饮
《温病条辨》

组成：桑叶二钱五分　菊花一钱　杏仁二钱　连翘一钱五分　薄荷八分　苦桔梗二钱　生甘草八分　苇根二钱

功用：疏风清热，宣肺止咳。

主治：风温初起，表热轻证。但咳，身热不甚，口微渴，脉浮数。

麻黄杏仁甘草石膏汤
《伤寒论》

功用：辛凉疏表，清肺平喘。

主治：外感风邪，邪热壅肺证。身热不解，咳逆气急，甚则鼻扇，口渴，有汗或无汗，舌苔薄白或黄，脉浮而数。

配伍意义：本方证是风寒表邪不解，郁而化热入里；或风热袭表，表邪不解入里所致。治当辛凉透邪，清热平喘。故方中以麻黄、石膏为君。麻黄辛温，开宣肺气以平喘，开腠解表以散邪；石膏辛甘大寒，清泄肺热以生津，辛散解肌以透邪。麻黄与石膏相配，一辛温，一辛寒，一以宣肺为主，一以清肺为主，俱能透邪于外，合用则相反之中寓有相辅之意，消除致病之因，调理肺的宣发功能；且麻黄得石膏则宣肺平喘而不助热，石膏得麻黄则清解肺热而不凉遏，又是相制为用。由于本方石膏用量倍于麻黄，仍不失为辛凉之剂。以杏仁为臣药，味苦，降利肺气，平喘咳；杏仁与麻黄相配则宣降相因，与石膏相伍则清肃协同。佐使炙甘草益气和中，与石膏相配又能生津止渴，并能调和于寒热宣降之间。四药合用，解表与清肺并用，以清为主要；宣肺与降气并用，以宣为主。共奏辛凉疏表，清肺平喘之功。

细目四　扶正解表

败 毒 散
《太平惠民和剂局方》

组成：柴胡　前胡　川芎　枳壳　羌活　独活　茯苓　桔梗　人参　甘草各三十两（生姜、薄荷少许）

功用：散寒祛湿，益气解表。

主治：气虚，外感风寒湿表证，憎寒壮热，头项强痛，肢体酸痛，无汗，鼻塞声重，咳嗽有痰，胸膈痞满，舌淡苔白，脉浮而按之无力。

配伍意义：本方证是因患者正气素虚，复感风寒湿邪，卫阳被遏，肺气不宣所致。治当散寒祛湿，益气解表。故方中以羌活、独活为君，发散风寒，散湿止痛。其中羌活长于祛上部风寒湿邪并止痛，独活长于祛下部风寒湿邪并止痛，合而用之，为通治一身风寒湿邪的常用组合。臣以川芎行气活血，并能祛风；柴胡解肌透邪，并能行气。二药既可助君药解表逐邪，又可行气活血以加强宣痹止痛之力。佐以桔梗宣肺利膈，枳壳理气宽中，枳壳与桔梗相配，一升一降，是宣降肺气、畅通气机、宽胸利膈的常用组合；前胡化痰止咳，茯苓渗湿消痰。生姜、薄荷为引以助解表之力，甘草调和药性，兼以益气和中，共为佐使之药。此外，方中人参亦属佐药，用以益气扶正，一则助正气以鼓邪外出，并寓防邪入里之义；二则令全方散中有补，不致耗伤真元。综观全方，邪正兼顾，祛邪为主，共奏散寒祛湿、益气解表之功。

(年　莉)

第三单元　泻下剂

细目一　概　述

1. 泻下剂的适用范围　泻下剂主要适用于里实证。里实证有因热而结实者，有因寒而结实者，有因燥而结实者，有因水而结实者，均可使用泻下剂。此外，邪实而正虚者，也可使用泻下剂，但当使用泻下剂中的攻补兼施剂为宜。

2. 泻下剂的应用注意事项

（1）临证首当辨别里实证的性质及患者体质的虚实，分别选用相应治法方剂。热结者，宜寒下；寒结者，宜温下；燥结者，宜润下；水结者，宜逐水；邪实而正虚者，又当攻补兼施。

（2）泻下剂是为里实证而设，用于表证已解，里实已成之时。若患者表证未解，里实虽成，亦不可纯用泻下剂，以防表邪随泻下内陷而变生他证，应权衡表里证之轻重缓急，或先解表后攻里，或表里双解。

（3）里实证若兼瘀血、虫积、痰浊等，应酌情将泻下剂与活血祛瘀、驱虫、化痰等治法方剂配合使用。

（4）年老体弱、孕妇、产后或正值经期、病后伤津或亡血者，均应慎用或禁用泻下剂。必需使用时，也宜配伍补益扶正之品，祛邪不忘扶正。

（5）泻下剂易伤胃气，得效即止，慎勿过剂。服药期间应注意调理饮食，少食或忌食油腻或不易消化的食物，以免重伤胃气。

细目二　寒　下

大承气汤
《伤寒论》

组成：大黄四两　厚朴半斤　枳实五枚　芒硝三合

功用：峻下热结。

主治：

（1）阳明腑实证。大便不通，频转矢气，脘腹痞满，腹痛拒按，按之则硬，甚或潮热谵语，手足濈然汗出，舌苔黄燥起刺，或焦黑燥裂，脉沉实。

（2）热结旁流证。下利清水，色纯青，其气臭秽，脐腹疼痛，按之坚硬有块，口舌干燥，脉滑实。

（3）里热实证之热厥、痉病或发狂等。

配伍意义：本方证乃伤寒之邪内传阳明之腑，入里化热，或温病邪入胃肠，热盛灼津，燥屎乃成，邪热与肠中燥屎互结成实之阳明腑实证。前人将阳明腑实证的特点归纳为"痞、满、燥、实"四字。所谓"痞"即自觉胸脘闷塞不通，有压重感；"满"是脘腹胀满，按之有抵抗感；"燥"是肠中燥屎干结不下；"实"是实热内结，腹痛拒按，大便不通，或下利清水而腹痛不减，以及潮热谵语，脉实等。"热结旁流证"乃燥屎坚结于里，胃肠欲排不能，逼迫津液从燥屎之旁流下所致。热厥、痉病、发狂等皆因实热内结，或气机阻滞，阳气受遏，不能外达于四肢；或热盛伤津劫液，筋脉失养而挛急；或胃肠浊热上扰心神，神明昏乱等造成。证候表现虽然各异，然其病机相同，皆是里热结实之重证。治法当峻下热结，急下存阴，釜底抽薪。故方中以苦寒通降之生大黄为君，泻热通便，荡涤胃肠实热积滞。以咸寒润降之芒硝为臣，泻热通便，软坚润燥，以除燥坚。大黄、芒硝配合，相须为用，泻下热结之力益峻。佐以厚朴下气除满，枳实行气消痞，二药合而用之，既能消痞除满，又能通降下行胃肠气机，以助泻下通便。以上四药相合，共奏峻下热结之功。本方煎服方法为：先煎枳实、厚朴，后下大黄，再溶服芒硝。大黄之所以生用、后下，是取其泻下之力峻猛。若大黄久煎，则泻下之力缓，达不到峻下热结之功效。

此外，热结旁流治以大承气汤，是因"旁流"为现象，燥屎坚结才是本质，故用峻下，使热结得去，"旁流"可止，乃属"通因通用"之法。

热厥治以大承气汤，是因四肢厥冷为假象，里实热结是本质，所谓"热深者，厥亦深"，四肢虽厥寒，但必见大便秘结、腹痛拒按、口干舌燥、脉滑实等实热证候，故用寒下使热结得下，气机宣畅，阳气敷布外达而厥逆可回。这种用寒下之法治厥冷之证，亦称为"寒因寒用"。

全方配伍特点：泻下与行气并重，泻下以利行气，行气以助泻下，相辅相成，共成峻下热结的最佳配伍。

大黄牡丹汤
《金匮要略》

组成：大黄四两　牡丹皮一两　桃仁五十个　冬瓜仁半升　芒硝三合

功用：泻热破瘀，散结消肿。

主治：肠痈初起，湿热瘀滞证。右少腹疼痛拒按，按之其痛如淋，甚则局部肿痞，或右足屈而不伸，伸则痛剧，小便自调，或时时发热，自汗恶寒，舌苔薄腻而黄，脉滑数。

细目三　温下

温脾汤
《备急千金要方》

组成：大黄五两　当归　干姜各三两　附子　人参　芒硝　甘草各二两

功用：攻下冷积，温补脾阳。

主治：阳虚寒积证。腹痛便秘，脐下绞结，绕脐不止，手足不温，苔白不渴，脉沉弦而迟。

配伍意义：本方证因脾阳不足，阴寒内盛，寒积中阻所致。其中脾阳不足为致病之本，而寒积停滞则为其标。治疗若纯用攻下则更伤中阳，若单用温补则寒积难去，惟攻逐寒积与温补脾阳并用，方为两全之策。方中以附子配大黄为君药，用附子大辛大热之性，温壮脾阳，解散寒凝；以大黄泻下已成之冷积。臣以芒硝润肠软坚，助大黄泻下攻积；干姜温中助阳，助附子温中散寒。佐以人参、当归益气养血，使下不伤正。佐使甘草既助人参益气，又可调和诸药。本方由温补脾阳药与寒下攻积药配伍组成，温通、泻下、补益三法兼备，温阳以祛寒、攻下不伤正，共奏攻下冷积，温补脾阳之功。

细目四　润下

麻子仁丸
《伤寒论》

组成：麻子仁二升　芍药半斤　枳实半斤　大黄一斤　厚朴一尺　杏仁一升　蜜

功用：润肠泄热，行气通便。

主治：肠胃燥热，脾约便秘证。大便干结，小便频数。

（年　莉）

第四单元　和解剂

细目一　概　述

1. 和解剂的适用范围　和解剂主要适应于邪在少阳、肝脾不和、肠胃不和病证。和解剂原为治疗伤寒邪入少阳而设，因少阳属胆，位于表里之间，既不宜发汗，又不宜吐下，惟有和解一法最为适当。然而，胆附于肝，与肝互为表里，胆经发病可影响及肝，肝经发病也可影响及胆，且肝胆疾病又可累及脾胃，导致肝脾不和；若中气虚弱，寒热互结，又可导致肠胃不和。因此，肝脾不和病证、肠胃不和病证也是和解剂的适用范围。

2. 和解剂的应用注意事项

（1）临床依据病证不同，应分别选用和解少阳、调和肝脾、调和肠胃的治法与方剂。

（2）和解剂组方配伍较为独特，既祛邪又扶正，既透表又清里，既疏肝又治脾，无明显寒热补泻之偏，性质平和，作用和缓，照顾全面，所以应用范围较广，主治病证较为复杂。然而，该法毕竟以祛邪为主，纯虚证不宜使用，纯实证者亦不可选用，以免贻误病情。

（3）凡外邪在表，未入少阳者；或邪已入里，阳明热盛者，均不宜使用和解剂。

细目二　和解少阳

小柴胡汤
《伤寒论》

组成：柴胡半斤　黄芩三两　人参三两　炙甘草三两　半夏半升　生姜三两　大枣十二枚

功用：和解少阳。

主治：

（1）伤寒少阳证。往来寒热，胸胁苦满，默默不欲饮食，心烦喜呕，口苦，咽干，目眩，舌苔薄白，脉弦者。

（2）热入血室证。妇人中风，经水适断，寒热发作有时。

（3）黄疸、疟疾，以及内伤杂病而见少阳证者。

配伍意义：本方证为伤寒邪入少阳，正邪交争于半表半里之间，少阳经气不利，胆热犯胃，胃失和降所致。邪在表者当从汗解，邪入里者则当吐下，今邪既不在表，又不在里，而在表里之间，则非汗吐下所宜，故治疗当以和解之法。方中以苦平之柴胡为君，入肝胆经，透泄少阳半表之邪，疏泄气机之郁滞，使少阳半表之邪得以疏散，气机得以条畅。黄芩苦寒，清泄少阳半里之热，为臣药。柴胡升散，黄芩降泄，两者配伍，是和解少阳的基本结构。胆气犯胃，胃失和降，佐以半夏、生姜和胃降逆止呕。邪从太阳传入少阳，缘于正气本虚，故又佐以人参、大枣益气健脾，一者取其扶正以祛邪，一者取其益气以御邪内传，俾正气旺盛，则邪无内向之机。炙甘草助人参、大枣扶正，且能调和诸药，为使药。诸药合用，使邪气得解，枢机得利，胃气调和，诸症自除。原方"去滓再煎"，使药性更为醇和，药汤之量更少，减少了汤液对胃的刺激，避免停饮致呕。

全方配伍特点：和解少阳为主，兼补胃气；祛邪为主，兼顾正气。

蒿芩清胆汤
《重订通俗伤寒论》

组成：青蒿脑一钱半至二钱　淡竹茹三钱　仙半夏钱半　赤茯苓三钱　青子芩钱半至三钱　生枳壳钱半　陈广皮钱半　碧玉散（滑石、甘草、青黛）三钱

功用：清胆利湿，和胃化痰。

主治：少阳湿热证。寒热如疟，寒轻热重，口苦膈闷，吐酸苦水，或呕黄涎而黏，甚则干呕呃逆，胸胁胀疼，小便黄少，舌红苔白腻，间现杂色，脉数而右滑左弦者。

配伍意义：本方病证因少阳胆热偏重，兼有湿热痰浊内阻所致。治当清胆利湿，和胃化痰。故方中以苦寒芳香之青蒿，清透少阳邪热；以苦寒之黄芩，清泄胆热，并能燥湿，两药相合，既可内清少阳湿热，又能透邪外出，共为君药。竹茹善清胆胃之热，化痰止呕；枳壳下气宽中，除痰消痞；半夏燥湿化痰，和胃降逆；陈皮理气化痰，宽胸畅膈，四药相伍，使热清湿化痰除，共为臣药。赤茯苓、碧玉散清热利湿，导邪从小便而去，为佐使药。诸药合用，可使胆热清，痰湿化，气机畅，胃气和，诸症得解。

细目三　调和肝脾

四 逆 散
《伤寒论》

组成：炙甘草　枳实　柴胡　芍药各十分

功用：透邪解郁，疏肝理脾。

主治：

（1）阳郁厥逆证。手足不温，或腹痛，或泄利下重，脉弦。

（2）肝脾气郁证。胁肋胀闷，脘腹疼痛，脉弦。

逍 遥 散
《太平惠民和剂局方》

组成：炙甘草半两　当归　茯苓　白芍药　白术　柴胡各一两　（烧生姜一块　薄荷少许）

功用：肝疏解郁，养血健脾。

主治：肝郁血虚脾弱证。两胁作痛，头痛目眩，口燥咽干，神疲食少，或月经不调，乳房胀痛，脉弦而虚。

配伍意义：本方所治病证因肝郁不舒，营血不足，脾气虚弱所致。治宜疏肝解郁，养血健脾之法。故方中以柴胡为君，疏肝解郁，条达肝气。臣以当归、白芍，其中当归甘辛苦温，养血和血；白芍酸苦微寒，养血敛阴，柔肝缓急。当归、白芍与柴胡配伍，补肝之体，助肝之用，使血和则肝和，血充则肝柔。木郁不达而致脾虚不运，故佐以白术、茯苓、炙甘草健脾益气，实土以御木侮，且使营血生化有源。少许薄荷，疏散肝经郁遏之气，透达肝经郁遏之热；烧生姜温运和中，辛散达郁，亦为佐药。炙甘草亦为使药，调和诸药。诸药合用，共奏肝疏解郁、养血健脾之功。

全方配伍特点：肝脾同调，以疏肝为主；气血兼顾，以理气为先，使木郁达之，脾弱得复，血虚得养。

细目四　调和肠胃

半夏泻心汤
《伤寒论》

组成：半夏半升　黄芩　干姜　人参各三两　黄连一两　大枣十二枚　炙甘草三两

功用：寒热平调，消痞散结。

主治：寒热错杂之痞证。心下痞，但满而不痛，或呕吐，肠鸣下利，舌苔腻而微黄。

配伍意义：此方所治原系小柴胡汤证误行泻下，损伤中阳，少阳邪热乘虚内陷，以致寒热错杂之心下痞证。本方证病机较为复杂，既有寒热错杂，又有虚实相兼，导致中焦失和，升降失常。治当调其寒热，益气和胃，散结除痞。方中以辛温之半夏为君，散结除痞，又善降逆止呕。臣以辛热之干姜温中散寒，苦寒之黄芩、黄连泄热开痞。以上四药相伍，具有寒热平调，辛开苦降之用。然寒热错杂，又缘于中虚失运，故又佐以甘温之人参、大枣益气补脾。佐使炙甘草补脾和中，调和诸药。诸药合用，可使寒去热清，中虚得补，升降复常，痞满可除，呕利自愈。

全方配伍特点：寒热并用，辛开苦降，补泻兼施。

（年　莉）

第五单元 清热剂

细目一 概述

1. 清热剂的适用范围 清热剂适用于里热证。一般是在表证已解，热已入里，或里热已盛而尚未结实的情况下使用。

2. 清热剂的应用注意事项

（1）辨明里热所在部位。邪热在气则清气，入营血则清营凉血，热盛于脏腑则需结合脏腑所在的部位选择方药。若热在气而治血，则将引邪深入；若热在血而治气，则无济于事。

（2）辨明热证真假，勿被假象所迷惑。如为真寒假热之证，不可误投清热剂。

（3）辨明热证的虚实。屡用清热泻火之剂而热仍不退者，当改用甘寒滋阴壮水之法，阴复则其热自退。

（4）权衡轻重，量证投药。热盛而药轻，无异于杯水车薪；热微而药重，势必热去寒生；对于平素阳气不足，脾胃虚弱，外感之邪虽已入里化热，亦应慎用，必要时配伍护中醒脾和胃之品，以免伤阳碍胃。

（5）对于热邪炽盛，服清热剂入口即吐者，可于清热剂中少佐温热之品，或采用凉药热服的反佐法。

细目二 清气分热

白虎汤
《伤寒论》

组成：石膏一斤　知母六两　炙甘草二两　粳米六合

功用：清热生津。

主治：气分热盛证。壮热面赤，烦渴引饮，汗出恶热，脉洪大有力。

配伍意义：本方原为治阳明经证的主方，后世温病学家以此为治气分热盛的代表方剂。凡伤寒化热，内传阳明之经，或温邪由卫及气，皆能出现本证。本方证虽气分热盛，但未致阳明腑实，故不宜攻下；热盛津伤，又不能苦寒直折。唯以清热生津法最为恰当。方中以入肺胃二经、辛甘大寒之生石膏为君药，功善清解，透热出表，以除阳明气分之热。苦寒质润之知母为臣药，既助石膏清肺胃之热，又可滋阴润燥，救已伤之阴津。石膏与知母相须为用，清热生津，除烦止渴之功益强。粳米、炙甘草共为佐药，益胃生津，并可防止大寒伤中之弊。炙甘草兼以为使，调和诸药。四药相配，共成清热生津之功，使其热清津复，诸症自解。

细目三 清营凉血

清营汤
《温病条辨》

组成：犀角（水牛角代）三钱　生地黄五钱　玄参三钱　竹叶心一钱　麦冬三钱　丹参二钱　黄连一钱五分　银花三钱　连翘二钱

功用：清营解毒，透热养阴。

主治：热入营分证。身热夜甚，神烦少寐，时有谵语，目常喜开或喜闭，口渴或不渴，斑疹隐隐，脉细数，舌绛而干。

配伍意义：本方证乃邪热内传营分，耗伤营阴所致。治以咸寒清营解毒为主，辅以透热养阴之法。方用苦咸寒之犀角（水牛角代）清解营分之热毒，为君药。热伤营阴，又以生地黄凉血滋阴，麦冬清热养阴生津，玄参滋阴降火解毒，三药共用，既可甘寒养阴保津，又可助君药清营凉血解毒,共为臣药。君臣相配,咸寒与甘寒并用,清营热而滋营阴,祛邪扶正兼顾。温邪初入营分,故用银花、连翘、竹叶清热解毒,轻清透泄,使营分热邪有外达之机,促其透出气分而解,此即"入营犹可透热转气"之具体应用;黄连苦寒,清心解毒;丹参清热凉血,并能活血散瘀,可防热与血结,上述五味均为佐药。诸药为伍,共奏清营解毒、透热养阴之功。

犀角地黄汤

《小品方》,录自《外台秘要》

组成:犀角(水牛角代)一两 生地黄半斤 芍药三分 牡丹皮一两

功用:清热解毒,凉血散瘀。

主治:热入血分证。

(1) 热扰心神,身热谵语,舌绛起刺,脉细数。

(2) 热伤血络,斑色紫黑、吐血、衄血、便血、尿血等,舌红绛,脉数。

(3) 蓄血瘀热,喜忘如狂,漱水不欲咽,大便色黑易解等。

细目四　清热解毒

黄连解毒汤

《肘后备急方》,名见《外台秘要》引崔氏方

组成:黄连三两 黄芩 黄柏各二两 栀子十四枚

功用:泻火解毒。

主治:三焦火毒证。大热烦躁,口燥咽干,错语不眠;或热病吐血、衄血;或热甚发斑,或身热下利,或湿热黄疸;或外科痈疡疔毒。小便黄赤,舌红苔黄,脉数有力。

配伍意义:本方证乃火毒炽盛充斥三焦所致。治宜泻火解毒。方中以大苦大寒之黄连泻心火为君药,并且兼泻中焦之火。黄芩清肺火,泻上焦之火热,为臣药。黄柏泻下焦之火;栀子通泻三焦之火,导热下行,引邪热从小便而出,共为佐药。四药合用,苦寒直折,可使三焦之火邪去而热毒解,诸症可愈。

仙方活命饮

《校注妇人良方》

组成:白芷六分 贝母 防风 赤芍药 当归尾 甘草节 皂角刺 穿山甲 天花粉 乳香 没药各一钱 金银花 陈皮各三钱 酒

功用:清热解毒,消肿溃坚,活血止痛。

主治:阳证痈疡肿毒初起。红肿焮痛,或身热凛寒,苔薄白或黄,脉数有力。

配伍意义:本方主治疮疡肿毒初起而属阳证者。阳证痈疡多为热毒壅聚,气滞血瘀痰结而成。阳证痈疮初起,治宜清热解毒为主,配合理气活血、消肿散结为法。方中金银花性味甘寒,最善清热解毒疗疮,前人称之"疮疡圣药",故重用为君。然单用清热解毒,则气滞血瘀难消,肿结不散,又以当归尾、赤芍、乳香、没药、陈皮行气活血通络,消肿止痛,共为臣药。疮疡初起,其邪多羁留于肌肤腠理之间,更用辛散的白芷、防风相配,通滞而散其结,使热毒从外透解;气机阻滞每可导致液聚成痰,故配用贝母、天花粉清热化痰散结,可使未成之脓即消;山甲、皂刺通行经络,透脓溃坚,可使已成之脓即溃,均为佐药。甘草清热解毒,并调和诸药;煎药加酒者,借其通瘀而行周身,助药力直达病所,共为使药。诸药合用,共奏清热解毒、消肿溃坚、活血止痛之功。

本方以清热解毒、活血化瘀、通经溃坚诸法为主,佐以透表、行气、化痰散结,其药物配伍较全面地体现了外科阳证疮疡内治消法的配伍特点。

前人称本方为"疮疡之圣药,外科之首方",适用于阳证而体实的各类疮疡肿毒。若用之得当,则"脓未成者即消,已成者即溃"。

细目五　清脏腑热

导赤散
《小儿药证直诀》

组成：生地黄　木通　生甘草梢各等分　竹叶适量

功用：清心利水养阴。

主治：心经火热证。心胸烦热，口渴面赤，意欲饮冷，以及口舌生疮；或心热移于小肠，小便赤涩刺痛。舌红，脉数。

配伍意义：本方证乃心经热盛或心火下移于小肠所致。心火上炎而又阴液不足，治法不宜苦寒直折，而宜清心与养阴兼顾，利水以导热下行，使蕴热从小便而泄。方中选用甘寒质润，入心肾二经的生地，凉血滋阴以制心火；木通苦寒，入心与小肠经，上清心经之火，下导小肠之热，两药相配，滋阴制火而不恋邪，利水通淋而不损阴，共为君药。竹叶甘淡，清心除烦，淡渗利窍，导心火下行，为臣药。生甘草清热解毒，并能调和诸药，还可防木通、生地之寒凉伤胃，用"梢"尚可直达茎中而止淋痛，为佐使药。四药合用，甘寒与苦寒相合，滋阴利水为主，滋阴而不恋邪，利水而不伤阴，泻火而不伐胃，共收清热利水养阴之效。本方选药配伍，与小儿稚阴稚阳、易寒易热、易虚易实、疾病变化迅速的特点和治实宜防其虚、治虚宜防其实的治则要求十分吻合，《医宗金鉴》以"水虚火不实"五字概括本方证之病机较为贴切。

龙胆泻肝汤
《医方集解》

组成：龙胆草　黄芩　栀子　泽泻　木通　当归　生地黄　柴胡　生甘草　车前子

功用：清泻肝胆实火，清利肝经湿热。

主治：

（1）肝胆实火上炎证。头痛目赤，胁痛，口苦，耳聋，耳肿，舌红苔黄，脉弦数有力。

（2）肝经湿热下注证。阴肿，阴痒，筋痿，阴汗，小便淋浊，或妇女带下黄臭等，舌红苔黄腻，脉弦数有力。

配伍意义：本方证由肝胆实火上炎或肝胆湿热循经下注所致。治宜清泻肝胆实火，清利下焦湿热为法。方中选用大苦大寒的龙胆草，既能泻肝胆实火，又能利肝胆湿热，泻火除湿，两擅其功，切中病机，故为君药；黄芩、栀子苦寒泻火，燥湿清热，共为臣药。君臣药物配伍，增强泻火除湿之力。湿热之邪的主要出路，是利导下行，从膀胱渗泄，故又配渗湿泄热之泽泻、木通、车前子，导湿热从水道而去；肝乃藏血之脏，若为实火所伤，阴血亦随之消耗；且方中诸药以苦燥渗利伤阴之品居多，故用当归、生地养血滋阴，与他药合用，使邪去而阴血不伤，以上五味皆为佐药。肝体阴用阳，性喜疏泄条达，火邪内郁，肝胆之气不疏，骤用大剂苦寒降泄之品，既恐肝胆之气被抑，又虑折伤肝胆升发之机，故用柴胡疏畅肝胆之气，并能引诸药归于肝胆之经；甘草调和诸药，护胃安中，共为佐使药。诸药合用，使火降热清，湿浊得利，循经所发诸症皆可相应而愈。

全方配伍特点：泻中有补，利中有滋，降中寓升，祛邪而不伤正，泻火而不伐胃。

左金丸
《丹溪心法》

组成：黄连六两　吴茱萸一两

功用：清泻肝火，降逆止呕。

主治：肝火犯胃证。胁肋疼痛，嘈杂吞酸，呕吐口苦，舌红苔黄，脉弦数。

配伍意义：本方证是由肝郁化火，横逆犯胃，肝胃不和所致。火热当清，气逆当降，治宜清泻肝火为主，兼以降逆止呕。方中重用黄连为君，清泻肝火，使肝火得清，自不横逆犯胃；黄连亦善清泻胃热，胃火降则其气自和，一药而两清肝胃，标本兼顾。然气郁化火之证，纯用大苦大寒既恐郁结不开，又虑折伤中阳，故又少佐辛热之吴茱萸。一者疏肝解郁，以使肝气条达，郁结得开；一者反佐以制黄连之寒，使泻火而无凉遏之弊；一者取其下气之用，以和胃降逆；一者可引领黄连入肝经。如此一味而功兼四用，以为佐使。二药合用，共收清泻肝火，降逆止呕之效。

苇茎汤
《外台秘要》引《古今录验方》

组成：苇茎二升　薏苡仁半升　瓜瓣半升　桃仁三十枚

功用：清肺化痰，逐瘀排脓。

主治：肺痈，热毒壅滞，痰瘀互结证。身有微热，咳嗽痰多，甚则咳吐腥臭脓血，胸中隐隐作痛，舌红苔黄腻，脉滑数。

泻白散
《小儿药证直诀》

组成：地骨皮　桑白皮各一两　炙甘草一钱　粳米一撮

功用：清泻肺热，止咳平喘。

主治：肺热喘咳证。气喘咳嗽，皮肤蒸热，日晡尤甚，舌红苔黄，脉细数。

清胃散
《脾胃论》

组成：生地黄　当归身各三分　牡丹皮半钱　黄连六分　升麻一钱

功用：清胃凉血。

主治：胃火牙痛。牙痛牵引头疼，面颊发热，其齿喜冷恶热，或牙宣出血，或牙龈红肿溃烂，或唇舌腮颊肿痛，口气热臭，口干舌燥，舌红苔黄，脉滑数。

配伍意义：本方证由胃有积热，循经上攻所致。治宜清胃凉血。方用苦寒泻火之黄连为君，直折胃腑之热。臣以甘辛微寒之升麻，一取其清热解毒，以治胃火牙痛；一取其轻清升散透发，可宣达郁遏之伏火，有"火郁发之"之意。二药相伍，黄连得升麻，降中寓升，则泻火而无凉遏之弊；升麻得黄连，升中有降，则散火而无升焰之虞。胃热盛已侵及血分，进而伤耗阴血，故以生地凉血滋阴；丹皮凉血清热，亦为臣药。当归养血活血，以助消肿止痛，为佐药。升麻兼以引经，又为使药。诸药合用，共奏清胃凉血之效，以使上炎之火得降，血分之热得除，于是循经外发诸症皆可因热毒内彻而解。《医方集解》载本方有石膏，其清胃之力更强。

白头翁汤
《伤寒论》

组成：白头翁二两　黄柏三两　黄连三两　秦皮三两

功用：清热解毒，凉血止痢。

主治：热毒痢疾。腹痛，里急后重，肛门灼热，下痢脓血，赤多白少，渴欲饮水，舌红苔黄，脉弦数。

细目六　清虚热

青蒿鳖甲汤
《温病条辨》

组成：青蒿二钱　鳖甲五钱　细生地四钱　知母二钱　丹皮三钱

功用：养阴透热。

主治：温病后期，邪伏阴分证。夜热早凉，热退无汗，舌红苔少，脉细数。

配伍意义：本方所治病证为温病后期，阴液已伤，余邪深伏阴分所致。此阴虚邪伏之证，若纯用滋阴，则有滋腻恋邪之虑；若单用苦寒，则有恐化燥伤阴之弊。故治以养阴与透邪并进。方中鳖甲咸寒，直入阴分，入络搜邪，滋阴退热；青蒿苦辛而寒，其气芳香，清中有透散之力，清热透络，引邪外出。两药相配，滋阴清热，内清外透，使阴分伏热有外达之机，共为君药。即如吴瑭自释："此方有先入后出之妙，青蒿不能直入阴分，有鳖甲领之入也；鳖甲不能独出阳分，有青蒿领之出也。"生地甘凉，滋阴凉血；知母苦寒质润，滋阴降火，二药共助鳖甲以养阴退虚热，为臣药。丹皮辛苦性凉，泄血中伏火，以助青蒿清透阴分伏热，为佐药。诸药合用，滋清兼备，标本兼顾，清中有透，养阴而不恋邪，祛邪而不伤正，共奏养阴透热之功。

（李　明）

第六单元　祛暑剂

细目一　概　述

1. 祛暑剂的适用范围　祛暑剂适用于夏月暑热证。暑为阳邪，其性炎热，故暑病多表现为身热、面赤、心烦、小便短赤、舌红脉数或洪大等一系列阳热证候。此外，暑病常有多种兼证：暑性升散，最易伤津耗气，又往往出现口渴喜饮、体倦少气等症；夏月天暑下迫，地湿上蒸，人处湿热交蒸之中，故暑病多夹湿邪，常兼胸闷、泛恶、苔白腻等湿阻气机证；夏令贪凉露卧，不避风寒，加之腠理疏松，阳气外泄，为病易兼夹表寒。

2. 祛暑剂的应用注意事项

（1）运用祛暑剂，应注意辨别暑病的本证、兼证及主次轻重。暑病病情各异，兼证不同，治法用方差异甚大。

（2）暑多夹湿，祛暑剂中每多配伍祛湿之品，是为常法，但须注意暑湿主次轻重。如暑重湿轻，则湿易从热化，祛湿之品不宜过于温燥，以免灼伤津液；如湿重暑轻，则暑为湿遏，祛暑又不宜过用甘寒凉润之品，以免阴柔助湿。

细目二　祛暑解表

香　薷　散

《太平惠民和剂局方》

组成：香薷一斤　白扁豆　厚朴各半斤　酒一分

功用：祛暑解表，化湿和中。

主治：阴暑。恶寒发热，头重身痛，无汗，腹痛吐泻，胸脘痞闷，舌苔白腻，脉浮。

配伍意义：本方证由夏月乘凉饮冷，感受寒湿所致。治宜外散肌表之寒湿，内化脾胃之湿滞。方中香薷辛温芳香，解表散寒，祛暑化湿，具有祛在表之寒湿之功，是夏月解表之要药，为君药。厚朴辛香温燥，行气化湿而解胸闷，去苔腻，为臣药。白扁豆甘平，健脾和中，兼能渗湿消暑，为佐药。入酒少许为使，温散以助药力。诸药合用，共奏祛暑解表，化湿和中之效。

细目三　祛暑益气

清暑益气汤

《温热经纬》

组成：西洋参　石斛　麦冬　黄连　竹叶　荷梗　知母　甘草　粳米　西瓜翠衣

功用：清暑益气，养阴生津。

主治：暑热气津两伤证。身热汗多，口渴心烦，小便短赤，体倦少气，精神不振，脉虚数。

（李　明）

第七单元 温里剂

细目一 概述

1. 温里剂的适用范围 温里剂适用于里寒证。凡因素体阳虚，寒从中生；或因外寒直中三阴，深入脏腑；或因过服寒冷，损伤阳气，症见畏寒肢凉、喜温蜷卧、面色苍白、口淡不渴、小便清长、脉沉迟或缓等里寒证者，均可使用温里剂治疗。

2. 温里剂的应用注意事项

（1）辨清寒证所在的部位，有针对性地选择方剂。

（2）辨清寒热的真假，真热假寒证不可误用。

（3）因人、因地、因时制宜，斟酌药量大小。

（4）阴寒太盛，服药入口即吐者，可于本类方剂之中反佐少许寒凉之品，或采用热药冷服的方法，避免寒热格拒。

（5）素体阴虚或失血之人应慎用温里剂，以免温燥药物重伤阴血。

（6）寒为阴邪，易伤阳气，故本类方剂多配伍补气药物，以使阳气得复。

细目二 温中祛寒

理中丸
《伤寒论》

组成：人参 干姜 炙甘草 白术各三两

功用：温中祛寒，补气健脾。

主治：

（1）脾胃虚寒证。脘腹绵绵作痛，喜温喜按，呕吐，大便稀溏，脘痞食少，畏寒肢冷，口不渴，舌淡苔白润，脉沉细或沉迟无力。

（2）阳虚失血证。便血、吐血、衄血或崩漏等，血色暗淡，质清稀。

（3）脾胃虚寒所致的胸痹，或病后多涎唾，或小儿慢惊等。

配伍意义：本方所治诸证皆由中焦脾胃虚寒所致。治宜温中祛寒，补气健脾。方中以干姜为君，大辛大热，温脾阳，祛寒邪，扶阳抑阴。以人参为臣，性味甘温，补气健脾。君臣相配，温补并用，温中健脾。脾为湿土，虚则易生湿浊，故用甘温苦燥之白术为佐，健脾燥湿。炙甘草与诸药等量，其意有三：一为合参、术以助益气健脾；二为缓急止痛；三为调和药性，是佐药而兼使药之用。四药配伍，共奏温中祛寒、补气健脾之功。本方为治疗中焦虚寒之主方，凡中焦脾胃虚寒所致之胸痹、小儿慢惊、病后多涎唾、久久不已者，均可使用本方治疗，是异病同治之典范。

小建中汤
《伤寒论》

组成：桂枝三两 炙甘草二两 大枣十二枚 芍药六两 生姜三两 胶饴一升

功用：温中补虚，和里缓急。

主治：中焦虚寒，肝脾不和证。腹中拘急疼痛，喜温喜按，神疲乏力，虚怯少气；或心中悸动，虚烦不宁，面色无华；或伴四肢酸楚，手足烦热，咽干口燥。舌淡苔白，脉细弦。

配伍意义：本方病证因中焦虚寒，肝脾失和，化源不足所致。治当温中补虚，兼以养阴和里、缓急止痛。本方由桂枝汤倍芍药加饴糖而成。方中饴糖甘温质润，重用为君，温补中焦，缓急止痛。桂枝辛温，温阳气，祛寒邪；白芍酸甘，养营阴，缓肝急，止腹痛，共为臣药。生姜温胃散寒，大枣补脾益气，均为佐药。炙甘草益气和中，调和诸药，是为佐使之用。其中饴糖配桂枝，辛甘化阳，温中焦而补脾虚；芍药配甘草，酸甘化阴，缓肝急而止腹痛。六药合用，温中补虚缓急之中，蕴有柔肝理脾、益阴和阳之意，用之可使中气强健，阴阳气血生化有源。

细目三　回阳救逆

四逆汤
《伤寒论》

组成：炙甘草二两　干姜一两半　生附子一枚

功用：回阳救逆。

主治：心肾阳衰寒厥证。四肢厥逆，恶寒蜷卧，神衰欲寐，面色苍白，腹痛下利，呕吐不渴，舌苔白滑，脉微细。

配伍意义：本方证乃因心肾阳衰，阴寒内盛所致。此阳衰寒盛之证，非纯阳大辛大热之品不足以破阴寒，回阳气，救厥逆。故方中以大辛大热之生附子为君，入心、脾、肾经，温壮元阳，破散阴寒，回阳救逆。附子生用，则能迅达内外以温阳逐寒。臣以辛热之干姜，入心、脾、肺经，温中散寒，助阳通脉。附子与干姜同用，一温先天以生后天，一温后天以养先天，相须为用，相得益彰，温里回阳，其性尤峻，是回阳救逆的常用组合。炙甘草用意有三：一则益气补中，使全方温补结合，以治虚寒之本；二则甘缓姜、附峻烈之性，使其破阴回阳而无暴散之虞；三则调和药性，并使药力作用持久，是为佐药而兼使药之用。本方药仅三味，大辛大热，力专效宏，脾肾之阳同建，共奏回阳救逆之功。

细目四　温经散寒

当归四逆汤
《伤寒论》

组成：当归三两　桂枝三两　芍药三两　细辛三两　炙甘草二两　通草二两　大枣二十五枚

功用：温经散寒，养血通脉。

主治：血虚寒厥证。手足厥寒，或腰、股、腿、足、肩臂疼痛，口不渴，舌淡苔白，脉沉细或细而欲绝。

配伍意义：本方证由营血虚弱，寒凝经脉，血行不利所致。治当温经散寒，养血通脉。本方以桂枝汤去生姜，倍大枣，加当归、通草、细辛组成。方中当归甘温，养血和血；桂枝辛温，温经散寒，温通血脉，共为君药。细辛温经散寒，以助桂枝温通血脉；白芍养血和营，以助当归补益营血，共为臣药。通草通行经脉，以畅血行；大枣、炙甘草益气健脾养血，共为佐药。方中重用大枣，合当归、白芍以补营血，又防桂枝、细辛燥烈太过，伤及阴血。炙甘草兼调药性，又为使药。全方温阳与散寒并用，养血与通脉兼施，温而不燥，补而不滞，可使营血充，寒邪除，阳气振，经脉通，则手足自温，其脉可复，腰、股、腿、足、肩臂疼痛亦除。

阳和汤
《外科证治全生集》

组成：熟地黄一两　麻黄五分　鹿角胶三钱　白芥子二钱　肉桂一钱　生甘草一钱　炮姜炭五分

功用：温阳补血，散寒通滞。

主治：阴疽。如贴骨疽、脱疽、流注、痰核、鹤膝风等，患处漫肿无头，皮色不变，酸痛无热，口中不渴，舌淡苔白，脉沉细或迟细。

（李　明）

第八单元 表里双解剂

细目一 概述

1. 表里双解剂的适用范围 表里双解剂适用于表证未除，里证又急之表里同病的病证。表里同病证的临床表现比较复杂，从八纲来分，凡表实里虚、表虚里实、表寒里热、表热里寒，以及表里俱热、表里俱寒、表里俱虚、表里俱实等证，均可用表里双解剂治疗。

2. 表里双解剂的应用注意事项

（1）必须既有表证，又有里证者，方可应用，否则即不相宜。

（2）辨别表证与里证的寒、热、虚、实，然后针对病情选择适当的方剂。

（3）分清表证与里证的轻重主次，而后权衡表药与里药的比例，方无太过或不及之弊。

细目二 解表清里

葛根黄芩黄连汤
《伤寒论》

组成：葛根半斤　炙甘草二两　黄芩三两　黄连三两

功用：解表清里。

主治：协热下利。身热下利，胸脘烦热，口干作渴，喘而汗出，舌红苔黄，脉数或促。

细目三 解表攻里

大柴胡汤
《金匮要略》

组成：柴胡半斤　黄芩三两　芍药三两　半夏半升　生姜五两　枳实四枚　大枣十二枚　大黄二两

功用：和解少阳，内泻热结。

主治：少阳阳明合病。往来寒热，胸胁苦满，呕不止，郁郁微烦，心下痞硬，或心下满痛，大便不解或协热下利，舌苔黄，脉弦数有力。

配伍意义：本方主治少阳阳明合病。病在少阳，本应禁用下法，但在邪热内结，胃家已实的情况下，又必须表里兼顾。故治当和解少阳，内泻热结。方中重用柴胡为君药，配黄芩和解清热，以除少阳之邪；轻用大黄，配伍枳实以内泻阳明热结，行气消痞，三味共为臣药。芍药柔肝缓急止痛，与大黄相配可治腹中实痛，与枳实相伍可以理气和血，以除心下满痛；半夏与大量生姜配伍，和胃降逆，是为佐药。大枣与生姜相配，和营卫而行津液，并调和脾胃，调和诸药，是为佐使。全方配伍，和解少阳，内泻热结，使少阳与阳明之邪得以双解，可谓一举两得。本方系小柴胡汤去人参、甘草，加大黄、枳实、芍药而成，亦是小柴胡汤与小承气汤两方加减合成，是和解为主兼以泻下阳明的方剂。小柴胡汤为治疗伤寒少阳病的主方，因兼阳明胃家实，故去补益胃气之人参、甘草，加大黄、枳实、芍药以治疗阳明热结。

（李　明）

第九单元 补益剂

细目一 概述

1. 补益剂的适用范围 补益剂主要适用于虚证。凡是由于正气不足，气、血、阴、阳虚损所导致的病证，均可使用补益剂治疗。

2. 补益剂的应用注意事项

（1）要辨清病证的虚实真假。"大实有羸状，至虚有盛候"，真虚假实证可以使用补益剂；若为真实假虚证，误用补益之剂，则实者更实，且贻误病情。

（2）要辨清虚证的实质和具体的病位。虚证有气血阴阳虚损的不同，并有心肝脾肺肾等脏腑部位的区别，临证区分清楚，给予合适的补益剂。

（3）注意脾胃功能。补益药性多滋腻，容易壅中滞气，故在补益剂中适当配伍理气醒脾之品，以资运化，使之补而不滞。

（4）补益药大多味厚滋腻，故宜慢火久煎，以使药力尽出。

（5）补益剂多以空腹或饭前服用为佳，有利于药物的吸收。

细目二 补气

四君子汤

《太平惠民和剂局方》

组成：人参 白术 茯苓 炙甘草各等分

功用：益气健脾。

主治：脾胃气虚证。面色萎白，语声低微，气短乏力，食少便溏，舌淡苔白，脉虚弱。

配伍意义：本方证为脾胃气虚，运化乏力所致，治当益气健脾。方中以甘温之人参为君，益气补虚，健脾养胃，脾气健旺则运化复常，气血化生充足。脾胃虚弱，运化乏力，易致湿浊内阻，故以苦温之白术为臣，健脾燥湿。白术与人参配伍，益气健脾之功显著。佐以甘淡之茯苓，健脾渗湿。茯苓、白术相配，健脾祛湿之功增强，并能顺应脾喜燥恶湿的生理特性。使以炙甘草，益气和中，调和诸药。四药配伍，共奏益气健脾之功。

参苓白术散

《太平惠民和剂局方》

组成：莲子肉一斤 薏苡仁一斤 砂仁一斤 桔梗一斤 白扁豆一斤半 茯苓二斤 人参二斤 炒甘草二斤 白术二斤 山药二斤 大枣

功用：益气健脾，渗湿止泻。

主治：脾虚湿盛证。饮食不化，胸脘痞闷，肠鸣泄泻，四肢乏力，形体消瘦，面色萎黄，舌淡苔白腻，脉虚缓。

配伍意义：本方证为脾胃气虚，运化失司，湿浊内盛所致。治当益气健脾，渗湿止泻。故方中配伍四君子汤（人参、白术、茯苓、甘草）益气健脾以补虚。山药甘平，健脾止泻；莲子肉甘平而涩，补脾厚肠，涩肠止泻。二药协助四君子汤以健脾益气，并有止泻之功。白扁豆甘平，健脾化湿；薏苡仁甘淡微寒，健脾渗湿。二药助白术、茯苓健脾祛湿以止泻。脾胃气虚，运化功能不及，而补气之品又易于碍胃，故配伍砂仁芳香醒脾，行气导滞，化湿和胃，寓行气于补气之中，使全方补而不滞。桔梗宣利肺气，通调水道，又载药上行，与诸补脾药合用，有"培土生金"之意。炙甘草、大枣补脾和中，调和诸药。诸药配伍，补中焦之虚损，助脾气之运化，渗停聚之湿浊，行气机之阻滞，恢复脾胃受纳与健运之功，则诸症自除。

补中益气汤
《内外伤辨惑论》

组成：黄芪五分，病甚、劳役热甚者一钱 炙甘草五分 人参三分 当归二分 橘皮二分或三分 升麻二分或三分 柴胡二分或三分 白术三分

功用：补中益气，升阳举陷。

主治：

（1）脾虚气陷证。饮食减少，体倦肢软，少气懒言，面色萎黄，大便稀溏，舌淡，脉虚；以及脱肛、子宫脱垂、久泻、久痢、崩漏等。

（2）气虚发热证。身热自汗，渴喜热饮，气短乏力，舌淡，脉虚大无力。

配伍意义：本方证是因饮食劳倦，损伤脾胃，以致脾胃气虚，清阳下陷所致。治当补中益气，升阳举陷为宜。故方中重用黄芪，味甘微温，入脾肺经，补中益气，升阳固表，为君药。配伍人参、白术、炙甘草，甘温补中，补气健脾之功更著，为臣药。血为气之母，气虚日久，营血亦亏，故用当归甘辛温，养血和营；脾胃为中焦气机升降的枢纽，清阳不升，则浊阴难降，气机失调，故以陈皮调理气机以复升降，并理气和胃，使诸药补而不滞，二者共为佐药。并以少量升麻、柴胡轻清升散，协助诸益气药以升提下陷之中气，为佐使药。《本草纲目》谓："升麻引阳明清气上升，柴胡引少阳清气上行，此乃禀赋虚弱，元气虚馁及劳役饥饱，生冷内伤，脾胃引经最要药也。"炙甘草调和诸药，亦为使药。诸药合用，使气虚得补，气陷得升，元气内充，诸症自愈。气虚发热者，亦借甘温益气之法而除之。

《脾胃论》云："惟当以甘温之剂，补其中而升其阳，甘寒以泻其火则愈。"即因烦劳则虚而生热，采用甘温之品以补元气，而虚热自退，为"甘温除热"法，补中益气汤为"甘温除热"法的代表方剂。

全方配伍特点：补气为主，升提为辅，补中寓升；甘温益气为主，略佐行气，补中兼行，补而不滞。

生脉散
《医学启源》

组成：人参五分 麦门冬五分 五味子七粒

功用：益气生津，敛阴止汗。

主治：

（1）温热、暑热，耗气伤阴证。汗多神疲，体倦乏力，气短懒言，咽干口渴，舌干红少苔，脉虚数。

（2）久咳伤肺，气阴两虚证。干咳少痰，短气自汗，口干舌燥，脉虚细。

配伍意义：本方证乃因外感暑热，或久咳伤肺而致气阴大伤。治当益气生津，敛阴止汗。故方中配伍甘温之人参，大补元气，益肺生津，是为君药。麦门冬甘寒，养阴清热，润肺生津，既可补充因多汗而耗损的津液，又可解除咽干口渴之症，且能润肺止咳而治干咳少痰，与人参配伍，气阴双补，用以为臣。五味子酸温，敛肺止汗，生津止渴，既固气津之外泄，又收敛耗散之肺气，为佐药。三药合用，一补一润一敛，共奏益气养阴、生津止渴、敛阴止汗之效，使气复津生，汗止阴存，气充脉生，故名"生脉"。

细目三 补血

四物汤
《仙授理伤续断秘方》

组成：当归 川芎 白芍 熟干地黄各等分

功用：补血调血。

主治：营血虚滞证。头晕目眩，心悸失眠，面色无华，妇人月经不调，量少或经闭不行，脐腹作痛，甚或瘕块硬结，舌淡，口唇、爪甲色淡，脉细弦或细涩。

配伍意义：本方证为营血亏虚，血行不畅，冲任虚损所致。治宜补血调血。方中熟地黄甘温味厚滋腻，主入肝肾经，长于滋养阴血，补肾填精，为补血要药，故为君药。当归甘辛温，归肝心脾经，为补血调经之良药，兼具活血作用，既

助熟地增强养血之功，又防熟地滋腻碍脾滞气，用为臣药。佐以白芍酸微寒，养血敛阴，与熟地、当归相伍，滋阴养血之功显著，并柔肝缓急止痛；川芎辛温，入血分，理血中之气，调畅气血，与当归配伍则行气活血之力益彰。四药配伍，共奏补血调血之功。

归脾汤
《正体类要》

组成：白术　当归　茯苓　炒黄芪　远志　龙眼肉　炒酸枣仁各一钱　人参一钱　木香五分　炙甘草三分　生姜　大枣

功用：益气补血，健脾养心。

主治：

（1）心脾气血两虚证。心悸怔忡，健忘失眠，盗汗，体倦食少，面色萎黄，舌淡，苔薄白，脉细弱。

（2）脾不统血证。便血，皮下紫癜，妇女崩漏，月经超前，量多色淡，或淋漓不止，舌淡，脉细弱。

配伍意义：本方证为思虑过度，劳伤心脾，气血亏虚所致。治宜益气补血，健脾养心。故方中以参、芪、术、草大队甘温之品益气健脾，使气旺而血生，气足则能摄血，血自归经。当归、龙眼肉甘温补血养心，茯苓（多用茯神）、酸枣仁、远志宁心安神，这些药物配伍使血足则神有所舍，血旺则气有所依。配伍大量益气补血药易致滋腻碍胃滞气，故用辛香而散之木香，理气醒脾，使补而不滞，滋而不腻；与大量益气健脾药配伍，又复中焦运化之功。煎煮时加入少量姜、枣调和脾胃，以资化源。全方共奏益气补血、健脾养心之功，为治疗心脾气血两虚证之良方。

细目四　气血双补

炙甘草汤
《伤寒论》

组成：炙甘草四两　生姜三两　桂枝三两　人参二两　生地黄一斤　阿胶二两　麦门冬半升　麻仁半升　大枣三十枚　清酒

功用：益气滋阴，通阳复脉。

主治：

（1）阴血阳气虚弱，心脉失养证。脉结代，心动悸，虚羸少气，舌光少苔，或质干而瘦小者。

（2）虚劳肺痿。干咳无痰，或咳吐涎沫，量少，形瘦短气，虚烦不眠，自汗盗汗，咽干舌燥，大便干结，脉虚数。

配伍意义：本方证为伤寒汗、吐、下或失血后，或杂病阴血不足，阳气不振所致。治当益气滋阴，通阳复脉。故方中重用炙甘草，补气健脾，复脉益心；重用生地黄，滋阴养血，充脉养心。二药重用，益气养血以复脉之本，共为君药。配伍人参、大枣，益心气，补脾气，以资气血生化之源；阿胶、麦冬、麻仁滋心阴，养心血，充血脉，共为臣药。桂枝、生姜辛行温通，温心阳，通血脉，使气血流畅以助脉气续接，并防诸厚味滋补之品滋腻太过，为佐药。用法中加清酒煎服，因清酒辛热，温通血脉，以行药力，为使药。诸药合用，滋而不腻，温而不燥，使气血充足，阴阳调和，则脉复悸止。

细目五　补阴

六味地黄丸
《小儿药证直诀》

组成：熟地黄八钱　山萸肉四钱　干山药四钱　泽泻三钱　牡丹皮三钱　茯苓三钱

功用：滋补肝肾。

主治：肝肾阴虚证。腰膝酸软，头晕目眩，耳鸣耳聋，盗汗，遗精，消渴，骨蒸潮热，手足心热，口燥咽干，牙齿动摇，足跟作痛，小便淋沥，以及小儿囟门不合，舌红少苔，脉沉细数。

配伍意义：本方证为肝肾阴血不足所致，治宜滋补肝肾。方中重用熟地黄，性温味甘，主入肾经，滋阴补肾，填精益髓，为君药。山茱萸酸温，主入肝肾经，补养肝肾，并能涩精，取"肝肾同源"之意；山药甘平，主入脾经，补益脾阴，补后天而充先天，亦能固肾止遗，共为臣药。三药配合为"三补"，肾肝脾三阴并补，以补肾阴为主。肾为水脏，肾元虚弱多致湿浊内停，泽泻甘寒，利湿而泄肾浊，使虚热从小便而解，并防熟地黄之滋腻恋邪；丹皮辛凉，清泄相火，并制约山萸肉之温涩；茯苓甘淡平，淡渗脾湿，并助山药健运脾胃，与泽泻相伍又助泄肾浊，使真阴得复其位。三药相合，一者渗湿浊，清虚热；二者使全方补而不滞，滋而不腻，此为"三泻"。

全方配伍特点：三补三泻，以补为主；肝脾肾三阴并补，以补肾阴为主。

大补阴丸
《丹溪心法》

组成：熟地黄六两　龟板六两　黄柏四两　知母四两　猪脊髓　（蜂蜜）

功用：滋阴降火。

主治：阴虚火旺证。骨蒸潮热，盗汗遗精，咳嗽咯血，心烦易怒，足膝疼热，舌红少苔，尺脉数而有力。

配伍意义：本方证为真阴不足，相火亢盛所致。治宜滋阴降火。故方中重用熟地黄大补真阴，填精益髓；龟板补精血，滋真阴，潜浮阳；阴足则阳潜，水升则火降，即壮水制火以培其本，共为君药。黄柏苦寒，泻相火以坚阴；知母苦寒而润，上能清润肺金，下能滋清肾水，与黄柏相须为用，清热降火，保存阴液，平抑亢阳，清其源而治其标，均为臣药。猪脊髓、蜂蜜为丸，此均血肉甘润之品，既助熟地黄、龟板以滋阴，填精益髓，又制约黄柏苦燥伤阴之弊，俱为佐使。诸药合用，滋阴精而降相火，培其本而清其源，使阴复阳潜，虚火降，诸症愈。

百合固金汤
《慎斋遗书》

组成：熟地三钱　生地三钱　当归身三钱　白芍一钱　甘草一钱　桔梗八分　玄参八分　贝母一钱半　麦冬一钱半　百合一钱半

功用：滋养肺肾，止咳化痰。

主治：肺肾阴亏，虚火上炎证。咳嗽气喘，痰中带血，咽喉燥痛，头晕目眩，午后潮热，舌红少苔，脉细数。

配伍意义：本方证因肺肾阴虚，虚火灼津炼液所致。治宜滋养肺肾，止咳化痰。方中百合甘苦微寒，滋阴清热，润肺止咳；生地、熟地并用，既能滋阴养血以金水相生，又能清热凉血以止血，共为君药。麦冬甘寒，助百合以滋阴清热，润肺止咳；玄参咸寒，助二地滋阴凉血，以清虚火，并可清利咽喉，共为臣药。当归治咳逆上气，伍白芍以养血和血；贝母清热润肺，化痰止咳，俱为佐药。桔梗伍甘草以宣肺利咽，化痰散结，并可载药上行；生甘草清热泻火，并调和诸药，共为佐使药。合而用之，滋肾保肺，金水并调，使阴血渐充，虚火自清，痰化咳止，肺气自固。

一贯煎
《续名医类案》

组成：北沙参　麦冬　当归身　生地黄　枸杞子　川楝子

功用：滋阴疏肝。

主治：肝肾阴虚，肝气郁滞证。胸脘胁痛，吞酸吐苦，咽干口燥，舌红少津，脉细弱或虚弦。亦治疝气瘕聚。

细目六　补阳

肾气丸
《金匮要略》

组成：干地黄八两　山萸肉四两　山药四两　泽泻三两　牡丹皮三两　茯苓三两　桂枝一两　炮附子一两

功用：补肾助阳。

主治：肾阳不足证。腰痛脚软，身半以下常

有冷感，少腹拘急，小便不利，或小便反多，入夜尤甚，阳痿早泄，舌淡而胖，脉虚弱，尺部沉细；以及痰饮，水肿，消渴，脚气，转胞等。

配伍意义：本方证为肾阳不足所致，治宜补肾助阳。方中附子大辛大热，温补命门之火，为温阳诸药之首；桂枝辛甘而温，温阳化气。二药相合，补肾阳之虚，助气化之复，共为君药。然肾为水火之脏，内寓元阴元阳，阳气虚衰必然导致阴精亏损，而且肾阳虚一般病程较久，多由肾阴虚发展而来，若单补阳而不顾阴，则阳无以附，正如张介宾说："善补阳者，必于阴中求阳，则阳得阴助，而生化无穷。"故重用干地黄滋阴补肾；配伍山茱萸、山药补肝脾而益精血，共为臣药。君臣相伍，补肾填精，温肾助阳，不仅可"阴中求阳"以助补阳之功，而且阴阳之药相互配伍，使阳药得阴药则温而不燥，阴药得阳药则滋而不腻。方中补阳之品药少量轻而滋阴之品药多量重，因其并非峻补元阳，而在微微生火，鼓舞肾气，即取"少火生气"之义。再以泽泻、茯苓利水渗湿，配桂枝又善温痰饮，去水湿，消阴翳；丹皮苦辛而寒，擅入血分，合桂枝则可调血分之滞。三药寓泻于补，俾邪去而补药得力，为制约诸阴药助湿碍邪之虑。全方配伍，助阳之弱以化水，滋阴之虚以生气，使肾阳振奋，气化复常，则诸症自除。

全方配伍特点：补阳之中配伍滋阴之品，阴中求阳，使阳有所化；少量补阳药与大队滋阴药为伍，微微生火，少火生气；补中有泻，以补为主，以泻助补。

细目七　阴阳双补

地黄饮子
《圣济总录》

组成：熟干地黄　巴戟天　炒山茱萸　石斛　肉苁蓉　炮附子　五味子　官桂　白茯苓　麦门冬　菖蒲　远志各半两　生姜三片　大枣二枚

功用：滋肾阴，补肾阳，开窍化痰。

主治：下元虚衰，痰浊上泛之喑痱证。舌强不能言，足废不能用，口干不欲饮，足冷面赤，脉沉细弱。

配伍意义：本方证由下元虚衰，阴阳两亏，虚阳上浮，痰浊随之上泛，堵塞窍道所致。治宜滋肾阴，补肾阳，开窍化痰。方中以熟地黄、山茱萸滋补肾阴，填精益髓；肉苁蓉、巴戟天温壮肾阳。以上四味，共为君药。附子、肉桂辛热，助肉苁蓉、巴戟天温养下元，肉桂还可摄纳浮阳，引火归原；石斛、麦冬、五味子滋养肺肾，金水相生，壮水以济火，均为臣药。石菖蒲、远志、茯苓三药合用，化痰开窍，以治痰浊阻窍，并可交通心肾，亦是开窍化痰、交通心肾的常用组合，均为佐药。生姜、大枣和中调药，功兼佐使。诸药合用，补养下元，摄纳浮阳，水火既济，痰化窍开，喑痱自愈。

（杨　桢）

第十单元　固涩剂

细目一　概　述

1. 固涩剂的适用范围　固涩剂主要适用于气、血、精、津耗散滑脱之证。凡是气、血、精、津滑脱不禁，散失不收，表现为自汗、盗汗、久咳不止、久泻久痢、遗精滑泄、小便失禁、崩漏、带下等均可使用固涩剂治疗。

2. 固涩剂的应用注意事项

（1）固涩剂治疗耗散滑脱之证，皆因正气亏虚而致，临证应酌情配伍相应的补益药，使之标本兼顾。

（2）若为元气大虚，亡阳欲脱所致的大汗淋漓、小便失禁或崩中不止者，急需使用大剂参附之类回阳固脱，而非单纯固涩剂所能治疗。

（3）固涩剂为正虚无邪者而设，故凡外邪未去，误用固涩，则有"闭门留寇"之弊。此外，对于热病多汗、痰饮咳嗽、火扰遗泄、热痢初起、伤食泄泻、实热崩带等，均非本类方剂所适用。

细目二 固表止汗

牡蛎散
《太平惠民和剂局方》

组成：黄芪一两 麻黄根一两 煅牡蛎一两 小麦百余粒

功用：敛阴止汗，益气固表。

主治：体虚自汗、盗汗证。常自汗出，夜卧更甚，心悸惊惕，短气烦倦，舌淡红，脉细弱。

配伍意义：本方证乃由卫气不固，阴液外泄，心阴不足，阳不潜藏，心气耗伤所致。治宜敛阴止汗，益气固表。方中煅牡蛎质重咸涩微寒，重可镇心，咸以潜阳，涩能敛汗，敛阴潜阳，固涩止汗，为君药；生黄芪味甘微温，益气实卫，固表止汗，为臣药。君臣相配，是益气固表、敛阴潜阳的常用组合。麻黄根甘平，功专收敛止汗，"能引诸药外至卫分而固腠理"，为佐药。小麦甘凉，专入心经，益心气，养心阴，退虚热，为佐使药。全方配伍，益气固表，敛阴潜阳，涩补共用，则腠理得固，气阴得养，心阳内潜，汗出止而神魂定，气阴充而正气复。

细目三 涩肠固脱

真人养脏汤
《太平惠民和剂局方》

组成：人参六钱 当归六钱 白术六钱 肉豆蔻半两 肉桂八钱 炙甘草八钱 白芍药一两六钱 木香一两四钱 诃子一两二钱 罂粟壳三两六钱

功用：涩肠固脱，温补脾肾。

主治：久泻久痢，脾肾虚寒证。泻利无度，滑脱不禁，甚至脱肛坠下，脐腹疼痛，喜温喜按，倦怠食少，舌淡苔白，脉迟细。

配伍意义：本方所治久泻久痢乃由脾肾虚寒，肠失固涩所致。病证虽以脾肾虚寒为本，但已至滑脱失禁，非固涩则泻痢不能止，治当涩肠固脱治标为主，温补脾肾治本为辅。方中重用罂粟壳涩肠止泻，为君药。臣以肉豆蔻温中涩肠；诃子苦酸温涩，功专涩肠止泻。君臣相须为用，体现"急则治标""滑者涩之"之法。然固涩之品仅能治标塞流，不能治本，故佐以肉桂温肾暖脾，人参、白术补气健脾，三药合用温补脾肾以治本。泻痢日久，每伤阴血，甘温固涩之品，易壅滞气机，故又佐以当归、白芍养血和血，木香调气醒脾，共奏调气和血之功，既治下痢腹痛后重，又使全方涩补不滞。甘草益气和中，调和诸药，且合参、术补中益气，合芍药缓急止痛，为佐使药。综观全方，具有标本兼治，重在治标；脾肾兼顾，补脾为主；涩中寓通，补而不滞等配伍特点，诚为治疗虚寒泻痢、滑脱不禁之良方，故费伯雄言其"于久病正虚者尤宜"。

细目四 涩精止遗

桑螵蛸散
《本草衍义》

组成：桑螵蛸一两 远志一两 菖蒲一两 龙骨一两 人参一两 茯神一两 当归一两 炙龟甲一两 （人参汤调下）

功用：调补心肾，涩精止遗。

主治：心肾两虚证。小便频数，或尿如米泔色，或遗尿，或遗精，心神恍惚，健忘，舌淡苔白，脉细弱。

配伍意义：本方证由心肾两虚，水火失济所

致。治宜调补心肾，涩精止遗。方中桑螵蛸甘咸入肾，补肾助阳，固精缩尿，标本兼顾，是为君药。臣以龙骨收敛固涩，且镇心安神；龟甲滋养肾阴，补心安神。桑螵蛸得龙骨则固涩止遗之力增，得龟甲则补肾益精之功著。佐以人参，又以人参汤调服，说明人参用量独大，有两方面的作用：一为益心气安心神，一为补元气以摄津液。茯神合人参益心气，宁心神；当归补心血，与人参合用，能补益气血；石菖蒲善开心窍，宁心安神；远志安神强志，通肾气上达于心，合石菖蒲则交通心肾，益肾宁神之力增强；石菖蒲与远志配伍意在补肾涩精，宁心安神的同时，促进心肾相交。诸药相合，共奏调补心肾，交通上下，补养气血，涩精止遗之功。

细目五　固崩止带

固 冲 汤
《医学衷中参西录》

组成：炒白术一两　生黄芪六钱　煅龙骨八钱　煅牡蛎八钱　萸肉八钱　生杭芍四钱　海螵蛸四钱　茜草三钱　棕边炭二钱　五倍子五分

功用：固冲摄血，益气健脾。

主治：脾肾亏虚，冲脉不固证。猝然血崩或月经过多，或漏下不止，色淡质稀，头晕肢冷，心悸气短，神疲乏力，腰膝酸软，舌淡，脉微弱。

配伍意义：本方证由肾虚不固，脾虚不摄，冲脉滑脱所致。治宜固冲摄血，益气健脾。故方中重用山萸肉，甘酸而温，补益肝肾，收敛固涩，为君药。煅龙骨、煅牡蛎收涩固脱，以增强君药固涩滑脱之功，俱为臣药。以上三药配伍为张锡纯收敛止血，或救元气欲脱的常用组合。脾主统血，气随血脱，当益气摄血，故配伍白术、黄芪补气健脾，黄芪还可升阳，用于崩漏等症，二药配伍，俟脾气健旺则统摄有权，重在治本，亦为臣药。肝司血海，肾主冲任，肝肾不足，导致冲脉不固，故生白芍补益肝肾，养血敛阴；棕榈炭、五倍子收涩止血，重在治标；在大队固涩药中，配伍海螵蛸、茜草化瘀止血，使血止而无留瘀之弊，以上共为佐药。综合全方，补涩并用，补气固冲以治其本，收涩止血以治其标，并止血与化瘀兼顾。

（杨　桢）

第十一单元　安神剂

细目一　概　述

1. 安神剂的适用范围　安神剂适用于神志不安的病证。凡心、肝、肾三脏之阴阳偏盛偏衰，或其相互间功能失调所致，表现为心悸怔忡、失眠健忘、烦躁惊狂等，均可使用安神剂治疗。

2. 安神剂的应用注意事项

（1）神志不安病证一般按虚实论治，但病机常虚实夹杂，且互为因果，故组方配伍时常重镇与滋养药物配合运用，标本兼顾。

（2）重镇安神剂多由金石、贝壳类药物组方，容易伤损胃气，不宜久服。脾胃虚弱者，应适当配伍健脾和胃之品。

（3）某些安神药，如朱砂等有毒，久服会引起慢性中毒，亦应注意。

（4）神志不安病证多与精神因素有关，药物治疗配合必要的思想开导或安抚，才能疗效显著。

（5）神志不安病证还有因热、因痰、因瘀、因阳明腑实、因虚损为主所致者，又当分别应用清热、祛痰、活血、攻下、补益等治法，与有关章节互参，以求全面掌握，使方证互宜，不致以偏概全。

细目二 重镇安神

朱砂安神丸
《内外伤辨惑论》

组成：朱砂五钱 黄连六钱 炙甘草五钱半 生地黄一钱半 当归二钱半

功用：镇心安神，清热养血。

主治：心火亢盛，阴血不足证。失眠多梦，惊悸怔忡，心烦神乱，或胸中懊憹，舌尖红，脉细数。

配伍意义：本方证由心火亢盛，灼伤阴血所致。治当泻其亢盛之火，补其虚损之阴血而安神。方中朱砂甘寒质重，专入心经，寒能清热，重可镇怯，既重镇安神，又清心经火，治标之中兼能治本，用为君药。黄连苦寒，入心经，清心泻火，以除烦热为臣药。君臣相伍，重镇以安神，清心以除烦，共收泻火安神之功。佐以甘苦寒之生地黄，滋阴清热；辛甘温润之当归，滋阴养血，合生地黄补阴血以养心。使以炙甘草调和诸药，益胃和中，且防黄连之苦寒、朱砂之质重碍胃。诸药配伍，标本兼治，清中有养，使心火得清，阴血得充，心神得养，则神志自安。

细目三 滋养安神

天王补心丹
《校注妇人良方》

组成：人参 茯苓 玄参 丹参 桔梗 远志各五钱 当归 五味 麦门冬 天门冬 柏子仁 炒酸枣仁各一两 生地黄四两 朱砂 竹叶各适量

功用：滋阴清热，养血安神。

主治：阴虚血少，神志不安证。心悸怔忡，虚烦失眠，神疲健忘，或梦遗，手足心热，口舌生疮，大便干结，舌红少苔，脉细数。

配伍意义：本方证多由忧愁思虑太过，暗耗阴血，使心肾两亏，阴虚血少，虚火内扰所致。治当滋阴清热，养血安神。方中重用甘寒之生地黄，入心养血，入肾滋阴，滋阴养血，壮水以制虚火，是为君药。天门冬、麦门冬滋阴清热；酸枣仁、柏子仁养心安神；当归补血润燥，共助生地黄滋阴补血，养心安神，俱为臣药。玄参滋阴降火；茯苓、远志养心安神；人参补气以生血，并能安神益智；五味子之酸以敛心气，安心神；丹参清心活血，合补血药使补而不滞，则心血易生；朱砂镇心安神，以治其标，以上共为佐药。桔梗为舟楫，载药上行，使药力缓留于上部心经，为使药。诸药配伍，共奏滋阴清热、养血安神之功。

酸枣仁汤
《金匮要略》

组成：炒酸枣仁二升 甘草一两 知母二两 茯苓二两 川芎二两

功用：养血安神，清热除烦。

主治：肝血不足，虚热内扰证。虚烦失眠，心悸不安，头目眩晕，咽干口燥，舌红，脉弦细。

配伍意义：本方证由肝血不足，阴虚内热而致。治宜养血安神，清热除烦。方中重用甘酸质润之酸枣仁为君，入心肝之经，养血补肝，宁心安神。茯苓甘淡性平，益心脾而宁心神；知母苦寒质润，滋阴润燥，清热除烦，共为臣药。君臣合用，养阴血，清虚热，安神除烦。佐以辛散之川芎，调肝血而疏肝气；川芎与大量酸枣仁配伍，辛散与酸收并用，补血与行血结合，具有养血调肝之妙。甘草和中缓急，调和诸药为使。诸药相伍，标本兼治，养中兼清，补中有行，共奏养血安神、清热除烦之效。

(李 明)

第十二单元 开窍剂

细目一 概述

1. 开窍剂的适用范围 开窍剂适用于窍闭神昏证。窍闭神昏证，也简称闭证，多由邪气壅盛，蒙蔽心窍所致。其中因温热邪毒内陷心包，痰热蒙蔽心窍所致者，称之为热闭；因寒湿痰浊之邪或秽浊之气蒙闭心窍所致者，称之为寒闭，均是开窍剂的适用范围。

2. 开窍剂的应用注意事项

（1）应用开窍剂时，应首先辨别闭证和脱证。凡邪盛气实而见神志昏迷、口噤不开、两手握固、二便不通、脉实有力的闭证，可以使用开窍剂治疗。对正气衰竭之汗出肢冷、呼吸气微、手撒遗尿、口开目合、神识不清、脉象虚弱无力或脉微欲绝的脱证，不得使用开窍剂。

（2）辨别闭证之属热属寒，热闭者治以凉开，寒闭者治以温开。

（3）对于阳明腑实证而见神昏谵语者，只宜寒下，不宜用开窍剂。至于阳明腑实而兼有邪陷心包之证，则应该根据病情缓急，或先予开窍，或先投寒下，或开窍与寒下并用。

（4）开窍剂大多为芳香药物，善于辛散走窜，只宜暂用，不宜久服，久服则易伤元气，故临床多用于急救，中病即止，待患者神志清醒后，应根据不同表现进行辨证施治。

（5）开窍剂中的麝香等药有碍胎元，孕妇慎用。

（6）本类方剂多制成丸、散剂或注射剂。丸剂、散剂使用时，宜温开水化服或鼻饲，不宜加热煎煮，以免药性挥发，影响疗效。

细目二 凉开

安宫牛黄丸（牛黄丸）
《温病条辨》

功用：清热解毒，开窍醒神。

主治：邪热内陷心包证。高热烦躁，神昏谵语，舌蹇肢厥，舌红或绛，脉数有力。亦治中风昏迷，小儿惊厥属邪热内闭者。

紫 雪
《外台秘要》

功用：清热开窍，息风止痉。

主治：温热病，热闭心包及热盛动风证。高热烦躁，神昏谵语，痉厥，口渴唇焦，尿赤便秘，舌质红绛，苔黄燥，脉数有力或弦数；以及小儿热盛惊厥。

至 宝 丹
《灵苑方》引郑感方，录自《苏沈良方》

功用：化浊开窍，清热解毒。

主治：痰热内闭心包证。神昏谵语，身热烦躁，痰盛气粗，舌绛苔黄垢腻，脉滑数。亦治中风、中暑、小儿惊厥属于痰热内闭者。

细目三 温开

苏合香丸（吃力伽丸）
《外台秘要》

功用：芳香开窍，行气止痛。

主治：寒闭证。突然昏倒，牙关紧闭，不省人事，苔白，脉迟。亦治心腹卒痛，甚则昏厥，属寒凝气滞者。

（年　莉）

第十三单元　理气剂

细目一　概述

1. 理气剂的适用范围　理气剂主要适用于气滞或气逆病证。凡是肝气郁滞或脾胃气滞而见脘腹、胸胁胀痛，嗳气吞酸，呕恶食少，大便失常等症；或是胃气上逆或肺气上逆而见咳喘，呕吐，噫气，呃逆等症者，均可用理气剂治疗。

2. 理气剂的应用注意事项

（1）要辨清气病之虚实，勿犯虚虚实实之戒。若气滞实证，当须行气，误用补气，则使气滞愈甚；若气虚之证，当补其虚，误用行气，则使其气更虚。

（2）要辨兼夹病证，若气机郁滞与气逆不降相兼为病，则分清主次，行气与降气配合使用；若兼气虚者，则需配伍适量补气之品。

（3）理气药多属芳香辛燥之品，容易伤津耗气，易动血或动胎，应适可而止，勿使过剂；对于年老体弱、阴虚火旺、孕妇或素有崩漏吐衄者，均应慎用。

细目二　行气

越鞠丸
《丹溪心法》

组成：香附　川芎　苍术　栀子　神曲各等分

功用：行气解郁。

主治：六郁证。胸膈痞闷，脘腹胀痛，嗳腐吞酸，恶心呕吐，饮食不消。

配伍意义：本方治证乃因喜怒无常，忧思过度，或饮食失节，寒温不适所致。气、血、痰、火、湿、食六者相因而郁，称之为六郁。六郁之中以气郁为主，故治宜行气解郁为主，使气行则血行，气行则痰、火、湿、食诸郁自解。方中香附辛香，主入肝经，行气解郁为君药，以治气郁。川芎辛温，主入肝胆经，为血中之气药，既可活血祛瘀，以治血郁，又可助香附行气解郁；栀子苦寒清热泻火，以治火郁；苍术辛苦性温，燥湿运脾，以治湿郁；神曲味甘性温，主入脾胃经，消食导滞健脾，以治食郁，共为臣佐之药。因痰郁多因气滞湿聚而成，若气行湿化，则痰郁亦随之而解，故方中不另加治痰之品，此亦治病求本之意。

柴胡疏肝散
《证治准绳》

组成：柴胡二钱　陈皮二钱　川芎一钱半　香附一钱半　芍药一钱半　枳壳一钱半　炙甘草五分

功用：疏肝行气，活血止痛。

主治：肝气郁滞证。胁肋疼痛，胸闷喜太息，情志抑郁易怒，或嗳气，脘腹胀满，脉弦。

瓜蒌薤白白酒汤
《金匮要略》

组成：瓜蒌实一枚　薤白半升　白酒七升

功用：通阳散结，行气祛痰。

主治：胸阳不振，痰气互结之胸痹轻证。胸部满痛，甚至胸痛彻背，喘息咳唾，短气，舌苔白腻，脉沉弦或紧。

配伍意义：本方病证由胸阳不振，痰气互结于胸中所致。治当通阳散结，行气祛痰。方中以瓜蒌为君药，甘寒入肺，善于涤痰散结，理气宽胸；以薤白为臣药，温通滑利，通阳散结，行气止痛。二药相配，散胸中阴寒，化上焦痰浊，宣胸中气机，共为治胸痹的要药。佐以辛通温散之白酒，以增行气通阳之力。药仅三味，配伍精当，共奏通阳散结、行气祛痰之功，使胸中阳气宣通，痰浊消散，气机宣畅，则胸痹诸症可除。本方药简力专，行气祛痰与通阳宽胸相合，为治胸痹的基础方。

半夏厚朴汤
《金匮要略》

组成：半夏一升　厚朴三两　茯苓四两　生姜五两　苏叶二两

功用：行气散结，降逆化痰。

主治：梅核气。咽中如有物阻，咯吐不出，吞咽不下，胸膈满闷，或咳或呕，舌苔白润或白滑，脉弦缓或弦滑。

配伍意义：本方证乃由情志不遂，肝气郁结，肺胃失于宣降，津液不布，聚而为痰，痰气郁结于咽喉所致。治宜行气散结，降逆化痰。方中半夏辛温，主入肺胃经，化痰散结，降逆和胃，是为君药。厚朴苦辛性温，下气除满，助半夏散结降逆，是为臣药；二者配伍，半夏散痰结，厚朴行气结，主治痰气互结之证。茯苓甘淡渗湿健脾，以助半夏化痰，符合"治痰不理脾胃非其治也"之说。生姜辛温散结，和胃止呕，且可以制半夏毒性。本病因痰气互结于咽喉，故又以苏叶芳香行气，理肺舒肝，助厚朴行气宽胸，宣通郁结之气，共为佐药。全方辛苦合用，辛以行气散结，苦以燥湿降逆，使郁气得疏，痰涎得化，梅核气自除。

细目三　降气

苏子降气汤
《太平惠民和剂局方》

组成：紫苏子二两半　半夏二两半　川当归一两半　炙甘草二两　前胡一两　厚朴一两　肉桂一两半　生姜二片　枣子一个　苏叶五叶

功用：降气平喘，祛痰止咳。

主治：上实下虚喘咳证。痰涎壅盛，胸膈满闷，喘咳短气，呼多吸少，或腰疼脚弱，肢体倦怠，或肢体浮肿，舌苔白滑或白腻，脉弦滑。

配伍意义：本方证由痰涎壅盛在肺，肾阳不足所致。具有上实下虚，以上实为主之病机特点。治宜降气平喘，祛痰止咳为主，兼以温养下元。方中紫苏子辛温而润，性主降，降气平喘，祛痰止咳，是为君药。半夏辛温，燥湿化痰降逆；厚朴辛温苦降，下气宽胸除满；前胡辛苦微寒，下气祛痰止咳，三药助紫苏子降气祛痰平喘之功，共为臣药。君臣相配，以治痰涎壅盛在肺之上实。肉桂辛甘大热，温补下元，纳气平喘，以治下虚；当归辛苦温润，治咳逆上气，养血补肝，还可制诸药之燥，同肉桂并用以增强温补下虚之效；略加生姜、苏叶散寒宣肺，共为佐药。甘草、大枣和中调药，是为使药。诸药合用，重在降气平喘、祛痰止咳，兼以温养下元。

全方配伍特点：上下并治，标本兼顾，降气祛痰以治标，温肾补虚以治本，但以治上治标为主；宣降结合，大队降逆之品中配伍少量宣肺散邪之品，但以降肺为主。

定喘汤
《摄生众妙方》

组成：白果二十一枚　麻黄三钱　苏子二钱　甘草一钱　款冬花三钱　杏仁一钱五分　桑白皮三钱　炒黄芩一钱五分　半夏三钱

功用：宣降肺气，清热化痰。

主治：风寒外束，痰热内蕴证。咳喘痰多气急，质稠色黄，或微恶风寒，舌苔黄腻，脉滑数者。

旋覆代赭汤
《伤寒论》

组成：旋覆花三两　人参二两　生姜五两　代赭石一两　炙甘草三两　半夏半升　大枣十

二枚

功用：降逆化痰，益气和胃。

主治：胃虚痰阻气逆证。胃脘痞闷或胀满，按之不痛，频频嗳气；或见纳差、呃逆、恶心，甚或呕吐，舌苔白腻，脉缓或滑。

配伍意义：本方证乃由胃气虚弱，痰浊内阻，气逆不降所致。治宜降逆化痰，益气和胃。方中旋覆花苦辛咸温，性主沉降，下气消痰，降逆止噫，汪昂曰"入肺肠经，消痰结坚痞，唾如胶漆，噫气不除"，为君药。代赭石质重而沉降，善镇冲逆，但味苦气寒，质重碍胃，本身已有胃气虚弱，故用量宜稍小，为臣药。生姜味辛性温，温胃化饮消痰，降逆和中止呕，并可制约代赭石的寒凉之性；半夏味辛性温，祛痰散结，降逆和胃，并为臣药。人参、大枣、炙甘草益脾胃，补气虚，扶助已伤之中气，为佐使之用。诸药配合，可使痰涎得消，逆气得平，中虚得复，心下之痞硬除而噫气、呕呃得止。

（杨　桢）

第十四单元　理血剂

细目一　概述

1. 理血剂的适用范围　理血剂主要适用于瘀血或出血病证。凡是瘀血阻滞，或是血溢脉外，离经妄行者，均可用理血剂治疗。

2. 理血剂的应用注意事项

（1）必须辨清造成瘀血或出血的原因，分清标本缓急，做到急则治其标，缓则治其本，或标本兼顾。

（2）逐瘀过猛，或是久用逐瘀之品，均易耗血伤正，因而只能暂用，不可久服，中病即止，勿使过剂。此外，在使用活血祛瘀剂时，常辅以养血益气之品，以使祛瘀而不伤正。

（3）止血之剂多有滞血留瘀之弊，故临证用方时多在止血剂中辅以适当的活血祛瘀之品，或选用兼有活血祛瘀作用的止血药，使血止而不留瘀。至于出血本因瘀血内阻，血不循经所致者，治当祛瘀为先，因瘀血不去则出血不止。

（4）活血祛瘀药性多破泄，易于动血、伤胎，故凡妇女经期，月经过多及孕妇均应慎用或忌用。

（5）对于出血病人，应嘱其卧床静养为宜。

细目二　活血祛瘀

桃核承气汤

《伤寒论》

组成：桃仁五十个　大黄四两　桂枝二两　炙甘草二两　芒硝二两

功用：逐瘀泻热。

主治：下焦蓄血证。少腹急结，小便自利，甚则烦躁谵语，神志如狂，至夜发热；以及血瘀经闭，痛经，脉沉实而涩者。

配伍意义：本方证乃邪在太阳不解，随经入腑化热，与血相搏结于下焦所致之蓄血证。治宜破血下瘀，兼以泄热。方中桃仁苦甘平，活血破瘀；大黄苦寒，荡涤邪热，活血下瘀。二者合用，瘀热并治，共为君药。芒硝咸苦寒，泻热软坚，软化瘀结之邪热，与大黄配伍使邪热瘀结从大便而出；桂枝辛甘温，通行血脉，既助桃仁活血祛瘀，又防芒硝、大黄寒凉凝血之弊，共为臣药。桂枝与硝、黄同用，且硝、黄用量大于桂枝，相反相成，桂枝得硝、黄则温通而不助热，硝、黄得桂枝则寒下又不凉遏。炙甘草护胃安中，缓和诸药的峻烈之性，为佐使药。全方配伍，使蓄血除，瘀热清，邪有出路，诸症自平。

血府逐瘀汤
《医林改错》

组成：桃仁四钱　红花三钱　当归三钱　生地黄三钱　川芎一钱半　赤芍二钱　牛膝三钱　桔梗一钱半　柴胡一钱　枳壳二钱　甘草二钱

功用：活血化瘀，行气止痛。

主治：胸中血瘀证。胸痛，头痛，日久不愈，痛如针刺而有定处，或呃逆日久不止，或饮水即呛，干呕，或内热瞀闷，或心悸怔忡，失眠多梦，急躁易怒，入暮潮热，唇暗或两目暗黑，舌质暗红，或舌有瘀斑或瘀点，脉涩或弦紧。

配伍意义：本方证为瘀血内阻胸部，气机郁滞所致。治宜活血化瘀，行气止痛。方中桃仁破血行滞而润燥，红花活血祛瘀以止痛，共为君药。赤芍、川芎助君药活血祛瘀；牛膝活血通经，祛瘀止痛，引血下行，共为臣药。生地、当归养血益阴，清热活血；桔梗、枳壳，一升一降，宽胸行气，桔梗并能载药上行；柴胡疏肝解郁，升达清阳，与桔梗、枳壳同用，尤善理气行滞，使气行则血行，以上均为佐药。甘草调和诸药，为使药。

全方配伍特点：气血并调，既行血分瘀滞，又解气分郁结；养活同施，活血而无耗血之虑，行气又无伤阴之弊；升降兼顾，既能升达清阳，又佐降泄下行，使气血和调。

补阳还五汤
《医林改错》

组成：生黄芪四两　当归尾二钱　赤芍一钱半　地龙一钱　川芎一钱　红花一钱　桃仁一钱

功用：补气，活血，通络。

主治：中风之气虚血瘀证。半身不遂，口眼㖞斜，语言謇涩，口角流涎，小便频数或遗尿失禁，舌暗淡，苔白，脉缓无力。

配伍意义：本方证为中风之后，正气亏虚，气虚血滞，脉络瘀阻所致。治宜补气，活血，通络。方中重用生黄芪，大补脾胃之气以资化源，意在气旺则血行，瘀去则络通，为君药。当归尾活血通络而不伤血，为臣药。赤芍、川芎、桃仁、红花四味，协同当归尾以活血祛瘀，为佐药；地龙通经活络，力专善走，周行全身，配合诸药以行药力，为佐使药。全方配伍，则气旺、瘀消、络通，诸症自愈。

全方配伍特点：大量补气药与少量活血药相伍，使气旺血行以治本，祛瘀通络以治标，标本兼顾；补气而不壅滞，活血而不伤正。

温经汤
《金匮要略》

组成：吴茱萸三两　当归二两　芍药二两　川芎二两　人参二两　桂枝二两　阿胶二两　牡丹皮二两　生姜二两　甘草二两　半夏半升　麦冬一升

功用：温经散寒，养血祛瘀。

主治：冲任虚寒，瘀血阻滞证。漏下不止，或血色暗而有块，淋漓不畅，或月经超前或延后，或逾期不止，或一月再行，或经停不至，而见少腹里急，腹满，傍晚发热，手心烦热，唇口干燥。舌质暗红，脉细而涩。亦治妇人宫冷，久不受孕。

配伍意义：本方病证瘀、寒、虚、热错杂，但以冲任虚寒，瘀血阻滞为主。治宜温经散寒，祛瘀养血，兼清虚热之法。方中吴茱萸辛苦而热，辛能行气以止痛，热可温经而散寒；桂枝辛甘而温，温经散寒，长于温通血脉，二者共为君药。当归辛甘温，补血活血，并善于止痛，为妇科调经的要药；川芎辛温，活血祛瘀以调经，行气开郁而止痛；丹皮苦辛微寒，既助诸药活血散瘀，又能清血分虚热，共为臣药。阿胶甘平，养血止血，滋阴润燥；白芍酸苦微寒，养血敛阴，柔肝止痛；麦冬甘苦微寒，养阴清热。三药合用，养血调肝，滋阴润燥，且清虚热，并可制约吴茱萸、桂枝之温燥。人参、甘草益气健脾，以资生化之源，阳生阴长，气旺阴充；半夏辛开以通降胃气，不仅和胃安中、散结，而且与参、草相伍，健脾和胃，以助祛瘀调经；生姜既温胃气以助生化，又助吴茱萸、桂枝以温经散寒，以上均为佐药。甘草尚能调和诸药，兼为使药。诸药并用，共奏温经散寒、祛瘀养血、清泄虚热之功。

生化汤
《傅青主女科》

组成：全当归八钱　川芎三钱　桃仁十四枚　炮干姜五分　炙甘草五分　黄酒　童便

功用：养血祛瘀，温经止痛。

主治：血虚寒凝，瘀血阻滞证。产后恶露不行，小腹冷痛。

配伍意义：本方证多由产后血虚寒凝，瘀血内阻所致。治宜活血养血，温经止痛。方中重用全当归补血活血，化瘀生新，行滞止痛，为君药。川芎活血行气，桃仁活血祛瘀，均为臣药。炮姜入血散寒，温经止痛；黄酒温通血脉以助药力，共为佐药。炙甘草和中缓急，调和诸药，用以为使。童便同煎者，乃取其益阴化瘀，引败血下行之意。全方配伍得当，寓生新于化瘀之内，使瘀血化，新血生，诸症向愈。正如唐宗海所云"血瘀可化之，则所以生之，产后多用"，故名"生化"。

细目三　止　血

咳血方
《丹溪心法》

组成：青黛　瓜蒌仁　海粉　炒山栀子　诃子（蜜　姜汁）

功用：清肝宁肺，凉血止血。

主治：肝火犯肺之咳血证。咳嗽痰稠带血，咯吐不爽，心烦易怒，胸胁作痛，咽干口苦，颊赤便秘，舌红苔黄，脉弦数。

配伍意义：本方证系肝火犯肺，灼伤肺络所致。病位虽在肺，但病本则在肝，按治病求本的原则，治当清肝泻火，使火清气降，肺金自宁。方中青黛咸寒，入肝、肺二经，清肝泻火，凉血止血；山栀子苦寒，入心、肝、肺经，清热凉血，泻火除烦，炒黑可入血分而止血。两药合用，澄本清源，共为君药。火热灼津成痰，痰不清则咳不止，咳不止则血难宁，故用瓜蒌仁甘寒入肺，清热化痰，润肺止咳；海粉（现多用海浮石）清肺降火，软坚化痰，共为臣药。诃子苦涩性平入肺与大肠经，清降敛肺，化痰止咳，用以为佐。以蜜同姜汁为丸，蜜可润肺，姜汁辛温可制约诸寒凉之药，使其无凉遏之弊，为佐使药。诸药合用，共奏清肝宁肺之功，使木不刑金，肺复宣降，痰化咳平，其血自止。

小蓟饮子
《玉机微义》

组成：生地黄　小蓟　滑石　木通　蒲黄　藕节　淡竹叶　当归　山栀子　甘草各等分

功用：凉血止血，利水通淋。

主治：热结下焦之血淋、尿血。尿中带血，小便频数，赤涩热痛，舌红，脉数。

黄土汤
《金匮要略》

组成：甘草三两　干地黄三两　白术三两　炮附子三两　阿胶三两　黄芩三两　灶心黄土半斤

功用：温阳健脾，养血止血。

主治：脾阳不足，脾不统血证。大便下血，先便后血，以及吐血、衄血、妇人崩漏，血色暗淡，四肢不温，面色萎黄，舌淡苔白，脉沉细无力。

配伍意义：本方证乃脾阳不足，统摄无权所致。治宜温阳健脾，养血止血。方中灶心黄土（即伏龙肝），辛温而涩，温中收敛止血，为君药。证因脾虚血失统摄所致，单纯收涩止血，很难奏效，故以白术、附子温阳健脾，助君药以复脾土统血之权，共为臣药。然辛温之白术、附子易耗血动血，且出血者，阴血多亦亏耗，故佐以生地、阿胶滋阴养血止血；更佐以苦寒之黄芩，制约白术、附子温燥之性。生地、阿胶得白术、附子则滋阴养血而不碍阳气,滋而不腻,避免了呆滞碍脾之弊。甘草调药和中为使。诸药合用,为温中健脾、养血止血之良剂。

(杨 桢)

第十五单元 治风剂

细目一 概述

1. 治风剂的适用范围 治风剂主要适用于外风或内风证。风证,分为外风证与内风证。外风证是风从外袭所引起的病证,以头痛、骨节疼痛、筋脉抽搐、口眼㖞斜、皮肤瘙痒等为主;内风证是风从内生所引起的病证,以头晕目眩、手足抽搐、言语不利等为主,均可使用治风剂治疗。

2. 治风剂的应用注意事项

(1) 辨清病变属性,热者当清,寒者当温,虚者当补。

(2) 辨治风证,外风治宜疏散,酌情配伍平息内风药;内风治宜平息,酌情配伍疏散外风药。

(3) 内风外风夹杂者,治宜相互兼顾,分清主次。

细目二 疏散外风

川芎茶调散
《太平惠民和剂局方》

组成:川芎 荆芥各四两 白芷 羌活 炙甘草各二两 细辛一两 防风一两半 薄荷叶八两 清茶

功用:疏风止痛。

主治:外感风邪头痛。偏正头痛,或巅顶作痛,目眩鼻塞,或恶风发热,舌苔薄白,脉浮。

配伍意义:本方所治之证乃风邪外袭,循经上扰清窍所致。治当疏风止痛。方中以川芎为君,血中气药,上行头目,善于活血祛风止头痛,为治疗诸经头痛之要药,尤长于治疗少阳、厥阴经头痛。薄荷、荆芥辛散上行,助君药疏风止痛。其中薄荷用量甚重,兼能清利头目,监制诸风药之温燥及风邪易于化热之特点,共为臣药。羌活、白芷、细辛、防风疏风止痛,共为佐药。其中羌活偏治太阳经头痛;白芷偏治阳明经头痛;细辛偏治少阴经头痛;防风疏散风寒,使风寒向外透散。茶叶既能清利头目,又能监防辛温药耗散伤正,也为佐药。甘草益气,调和药性,为佐使药。诸药配伍,以奏疏散风寒、通经止痛之效。

全方配伍特点:辛温疏风药为主,升散之中寓有清降,疏风止痛而不温燥。

消风散
《外科正宗》

组成:荆芥 防风 牛蒡子 蝉蜕 苍术 苦参 石膏 知母 当归 胡麻 生地各一钱 木通 甘草各五分

功用:疏风除湿,清热养血。

主治:风疹,湿疹。皮肤瘙痒,疹出色红,或遍身云片斑点,抓破后渗出津水,苔白或黄,脉浮数。

配伍意义:本方所治之证乃风热或湿热病邪侵袭人体,浸淫血脉,不得向内外疏泄透达,郁于肌肤腠理所致。治当疏风除湿,清热养血。方中荆芥、防风、蝉蜕、牛蒡子,疏风散邪,疏风止痒,使风邪从肌肤外透,共为君药。湿热浸淫,以苦参清热燥湿,苍术祛风燥湿,木通渗利湿热;石膏、知母清热泻火,共为臣药。治风必治血,血行风自灭,以当归、胡麻仁、生地黄补血活血，凉血息风止痒，共为佐药。甘草清热解毒，调和药性，为佐使药。诸药配伍，共奏疏风除湿、清热养血之效。

小活络丹（活络丹）
《太平惠民和剂局方》

组成：川乌　草乌　地龙　天南星各六两　乳香　没药各二两二钱　（冷酒或荆芥汤送服）

功用：祛风除湿，化痰通络，活血止痛。

主治：风寒湿痹。肢体筋脉疼痛，麻木拘挛，关节屈伸不利，疼痛游走不定，舌淡紫，苔白，脉沉弦或涩。亦治中风手足不仁，日久不愈，经络中有湿痰瘀血，而见腰腿沉重，或腿臂间作痛。

细目三　平息内风

羚角钩藤汤
《通俗伤寒论》

组成：羚角片（先煎）一钱半　霜桑叶二钱　京川贝四钱　鲜生地五钱　双钩藤（后入）三钱　滁菊花三钱　茯神木三钱　生白芍三钱　生甘草八分　淡竹茹五钱

功用：凉肝息风，增液舒筋。

主治：肝热生风证。高热不退，烦闷躁扰，手足抽搐，发为痉厥；甚则神昏，舌绛而干，或舌焦起刺，脉弦而数；以及肝热风阳上逆，头晕胀痛，耳鸣心悸，面红如醉，或手足躁扰，甚则瘛疭，舌红，脉弦数。

配伍意义：本方所治之证乃温病热邪炽盛，传入厥阴，肝经热盛，热极动风所致；或因内伤疾病，肝经热盛，肝热夹风阳上逆所致。二者均当治以凉肝息风，增液舒筋。方中羚羊角清热解痉；钩藤平肝息风，助羚羊角息风止痉，共为君药。风盛于内，桑叶、菊花既能清热平肝，又兼疏散风热，使肝热从外疏散，共为臣药。热伤阴津，以生地黄凉血养阴，滋养筋脉；筋脉挛急，以白芍养阴补血，助生地黄生津养筋舒筋；痰阻经脉，以贝母、竹茹清热化痰通经；热扰心神，以茯神益气安神，共为佐药。甘草益气，助白芍缓急柔筋，并调和药性，为佐使药。诸药配伍，共奏凉肝息风、增液舒筋之效。

镇肝息风汤
《医学衷中参西录》

组成：怀牛膝一两　生赭石一两　生龙骨五钱　生牡蛎五钱　生龟板五钱　生杭芍五钱　玄参五钱　天冬五钱　川楝子二钱　生麦芽二钱　茵陈二钱　甘草一钱半

功用：镇肝息风，滋阴潜阳。

主治：类中风。头目眩晕，目胀耳鸣，脑部热痛，面色如醉，心中烦热；或时常噫气，或肢体渐觉不利，口眼渐形㖞斜，甚或眩晕颠扑，昏不知人，移时始醒，或醒后不能复元，脉弦长有力。

配伍意义：本方所治之证乃肝肾阴虚，肝阳化风，肝风内动所致。治当滋阴潜阳，镇肝息风。方中重用怀牛膝引血下行，补益肝肾，用为君药。配伍质重沉降之代赭石，镇肝降逆，合牛膝以引气血下行，体现急则治标之意；龟板、龙骨、牡蛎滋阴潜阳，使阳能入阴；白芍补血敛阴，泻肝柔筋，共为臣药。玄参、天冬下入肾经，滋阴清热，可助白芍、龟板以滋水涵木，滋阴柔肝；茵陈利湿，降泄肝气上逆；生麦芽、川楝子清泻肝热，疏利肝气，兼防滋阴潜阳药伤胃气，并能助消化，共为佐药。甘草调和诸药，兼防石类药、介类药妨碍胃气，是为使药。诸药配伍，共奏滋阴潜阳、镇肝息风之效。

天麻钩藤饮
《杂病证治新义》

组成：天麻　钩藤　生决明　山栀　黄芩　川牛膝　杜仲　益母草　桑寄生　夜交藤　朱茯神

功用：平肝息风，清热活血，补益肝肾。

主治：肝阳偏亢，肝风上扰证。头痛，眩晕，失眠多梦，或口苦面红，舌红苔黄，脉弦或数。

配伍意义：本方所治之证乃肝肾不足，肝阳上亢，肝风上扰所致。治当平肝息风，清热活血，补益肝肾。方中天麻、钩藤清热平肝息风，共为君药。热化为风，以石决明平肝潜阳，除热明目，助天麻、钩藤平肝息风；血逆于上，以川牛膝引血下行，兼能活血利水；热盛于内，以栀子、黄芩清泻肝热，共为臣药。血行不利，以益母草活血利水；肝肾不足，以杜仲、桑寄生补益肝肾；心神不安，以夜交藤、朱茯神安神定志，共为佐药。诸药配伍，以奏平肝息风，清热活血，补益肝肾之效。

（王　付）

第十六单元　治燥剂

细目一　概　述

1. 治燥剂的适用范围　治燥剂主要适用于燥证。燥证，分外燥证与内燥证。外燥证是燥邪外袭所产生的病证，以咳嗽、头痛、鼻塞咽干等为主；内燥证是燥从内生所产生的病证，以咽喉干痛、干咳少痰或无痰、舌红少苔等为主。

2. 治燥剂的应用注意事项

（1）应辨清外燥内燥，外燥宜疏散，内燥宜滋润。

（2）疏散外燥药易伤津，药量宜轻；滋润内燥药易壅滞，应酌情配伍辛开药。

（3）燥证夹湿者，治宜相互兼顾，用药应有主次之分。

细目二　轻宣外燥

杏苏散
《温病条辨》

组成：苏叶　半夏　茯苓　前胡　苦桔梗　枳壳　甘草　生姜　大枣　杏仁　橘皮

功用：轻宣凉燥，理肺化痰。

主治：外感凉燥证。恶寒无汗，头微痛，咳嗽痰稀，鼻塞咽干，苔白脉弦。

配伍意义：本方所治之证乃凉燥伤肺，营卫受邪所致。治当轻宣凉燥，理肺化痰。方中苏叶发表散邪，宣发肺气，使燥邪从外而散；肺气上逆，以杏仁降肺止咳化痰，与苏叶相配，一宣一降，调理肺气，宣降气机，共为君药。前胡疏散风寒，降气化痰；桔梗宣利肺气止咳，枳壳宽胸理气，二药相配，一升一降，助君药理肺化痰。以上三药共为臣药。半夏燥湿化痰降逆，橘皮理气化痰燥湿，茯苓健脾渗湿以杜绝生痰之源，共为佐药。生姜助苏叶解表散风寒；大枣、甘草补益肺气，与生姜相配，调和营卫，通行津液，并能调和诸药，为佐使药。诸药配伍，共奏疏散风寒、轻宣凉燥、理肺化痰之效。

清燥救肺汤
《医门法律》

组成：霜桑叶三钱　煅石膏二钱五分　甘草一钱　人参七分　胡麻仁一钱　阿胶八分　麦门冬一钱二分　杏仁七分　枇杷叶一片

功用：清肺润燥，益气养阴。

主治：温燥伤肺，气阴两伤证。干咳无痰，气逆而喘，头痛身热，咽喉干燥，鼻燥，胸满胁痛，心烦口渴，舌干少苔，脉虚大或数。

配伍意义：本方所治之证乃温燥伤肺，气阴两伤所致。治当清肺润燥，益气养阴。方中重用桑叶质轻气寒，清透肺中燥热之邪，用为君药。温热侵肺，故臣以石膏辛甘而寒，甘寒润肺滋燥，辛寒清泄肺热；麦冬甘寒清热，养阴润肺。

石膏用量轻于桑叶，则不碍君药之轻宣；麦冬凉润，但用量不及桑叶之半，不碍君药外散。君臣相配，体现清宣润之法，是清宣润肺的常用组合。热伤肺气，故以人参补益肺脾，生化津液；麻仁养阴润肺滋燥；血可化阴，以阿胶补血养阴润肺；杏仁苦润，苦降肺气，兼以润肺；枇杷叶清降肺气止咳，共为佐药。甘草益脾胃，补肺气，调和诸药为佐使。诸药合用，共奏清肺润燥、益气养阴之效。

桑杏汤
《温病条辨》

组成：桑叶一钱　杏仁一钱五分　沙参二钱　象贝一钱　香豉一钱　栀皮一钱　梨皮一钱

功用：清宣温燥，润肺止咳。

主治：外感温燥证。身热不甚，口渴，咽干鼻燥，干咳无痰或痰少而黏，舌红，苔薄白而干，脉浮数而右脉大者。

细目三　滋阴润燥

麦门冬汤
《金匮要略》

组成：麦门冬七升　半夏一升　人参三两　甘草二两　粳米三合　大枣四枚

功用：清养肺胃，降逆下气。

主治：

（1）虚热肺痿。咳嗽气喘，咽喉不利，咯痰不爽，或咳唾涎沫，口干咽燥，手足心热，舌红少苔，脉虚数。

（2）胃阴不足证。呕吐，纳少，呃逆，口渴咽干，舌红少苔，脉虚数。

配伍意义：本方所治之证乃肺胃阴虚，气火上逆所致。治当清养肺胃，降逆下气。方中重用麦门冬，滋养肺胃阴津，清肺胃虚热，是为君药。肺胃气虚，以人参益气生津，是为臣药。粳米、大枣益脾胃，助人参益气生津，寓"培土生金"之意；半夏辛开苦降，降逆下气，化其痰涎，并制约滋补药壅滞，共为佐药。甘草益气和中，润肺利咽，为佐使药。诸药配伍，共奏滋养肺胃、降逆下气之效。

全方配伍特点：大量甘润药中少佐辛燥之品，润燥相宜，滋而不腻，燥不伤津；培土生金，肺胃同治。

（王　付）

第十七单元　祛湿剂

细目一　概　述

1. 祛湿剂的适用范围　祛湿剂主要适用于湿病。湿证分外湿证与内湿证。外湿证是湿邪外袭所引起的病证，以肢体沉重、头胀身困、筋脉不利等为主；内湿证是湿邪从内生所引起的病证，以腹胀腹泻、恶心呕吐、水肿淋浊、黄疸、痿痹等为主。

2. 祛湿剂的应用注意事项

（1）应辨清病变寒热，夹寒者宜温，夹热者宜清。

（2）辨清病变虚实，实证当以渗利，虚者当以温化。

（3）祛湿药多伤津，所以辨治应当兼顾阴津。

细目二 燥湿和胃

平胃散
《简要济众方》

组成：苍术四两　厚朴三两　陈橘皮二两　炙甘草一两　生姜二片　大枣二枚

功用：燥湿运脾，行气和胃。

主治：湿滞脾胃证。脘腹胀满，不思饮食，口淡无味，恶心呕吐，嗳气吞酸，肢体沉重，怠惰嗜卧，常多自利，舌苔白腻而厚，脉缓。

配伍意义：本方病证乃湿邪困阻脾胃，气机壅滞所致。治当燥湿运脾为主，兼以行气和胃。方中苍术为君药，燥湿健脾，使湿祛而则脾运有权，脾健则湿邪得化。臣以厚朴，行气除满，且可化湿。厚朴与苍术相伍，行气以除湿，燥湿以运脾，使湿化气行脾健。佐以陈皮，理气和胃，燥湿醒脾。甘草为使，调和诸药，且能益气健脾和中。煎加生姜、大枣、生姜温散水湿且和胃降逆，大枣补脾益气以助甘草培土制水之功，姜、枣合用，调和脾胃。诸药配伍，共奏燥湿运脾、行气和胃之效。

藿香正气散
《太平惠民和剂局方》

组成：大腹皮　白芷　紫苏　茯苓各一两　半夏曲　白术　陈皮　厚朴　桔梗各二两　藿香三两　炙甘草二两半　姜三片　枣一枚

功用：解表化湿，理气和中。

主治：外感风寒，内伤湿滞证。恶寒发热，头痛，胸膈满闷，脘腹疼痛，恶心呕吐，肠鸣泄泻，舌苔白腻，以及山岚瘴疟等。

配伍意义：本方所治之证乃风寒侵袭营卫，寒湿侵扰脾胃所致。治当解表化湿，理气和中。方中藿香解表散寒，芳香化湿，辟秽和中，升清降浊，为君药。风寒袭表，以白芷、紫苏既助藿香解表散寒，又助藿香芳香化湿；半夏曲醒脾燥湿；厚朴行气化湿，共为臣药。气能化湿，以陈皮行气燥湿和胃，桔梗宣利肺气，大腹皮行气利湿；脾主化湿，以白术健脾燥湿；湿从下去，以茯苓渗湿健脾，共为佐药。生姜、大枣、甘草健脾和胃，调和诸药，为佐使药。诸药配伍，共奏解表化湿、理气和中之效。

全方配伍特点：表里同治，以治里为主。

细目三 清热祛湿

茵陈蒿汤
《伤寒论》

组成：茵陈六两　栀子十四枚　大黄二两

功用：清热，利湿，退黄。

主治：湿热黄疸证。一身面目俱黄，黄色鲜明，发热，无汗或但头汗出，口渴欲饮，恶心呕吐，腹微满，小便短赤，大便不爽或秘结，舌红苔黄腻，脉沉数或滑数有力。

配伍意义：本方所治之证乃湿热蕴结，浸淫内外所致。治当清热利湿退黄。方中重用茵陈，清利湿热，疏利肝胆，降泄浊逆，乃治黄之要药，为君药。湿热蕴结，故臣以栀子清热降火，通利三焦，助茵陈使湿热从小便而去。佐以大黄逐瘀泻热，通导大便，推陈致新，导湿热从大便而去。诸药配伍，共奏清利湿热、退黄导热下行之效。

全方配伍特点：利湿与泻热并进，通利二便，前后分消。

三仁汤
《温病条辨》

组成：杏仁五钱　飞滑石六钱　白通草二钱　白蔻仁二钱　竹叶二钱　厚朴二钱　生薏苡仁六钱　半夏五钱

功用：宣畅气机，清利湿热。

主治：湿温初起及暑温夹湿之湿重于热证。头痛恶寒，身重疼痛，肢体倦怠，面色淡黄，胸闷不饥，午后身热，苔白不渴，脉弦细而濡。

配伍意义：本方病证因湿温初起，邪在气

分，湿重于热所致。治宜宣畅气机，清热利湿。方中以杏仁宣利上焦肺气，气行则湿化；以白蔻仁芳香化湿，行气宽中，畅中焦脾胃气机；薏苡仁渗湿利水而健脾，使湿热从下焦而去；三仁合用，三焦分消，是为君药。以滑石、通草、竹叶为臣，甘寒淡渗，助君药利湿清热。佐以半夏、厚朴行气化湿，散结除满。诸药配伍，共奏宣畅气机、清利湿热之效。

全方配伍特点：宣上、畅中、渗下，从三焦分消湿热。

八 正 散
《太平惠民和剂局方》

组成：车前子　瞿麦　萹蓄　滑石　山栀子仁　炙甘草　木通　大黄各一斤　灯心适量

功用：清热泻火，利水通淋。

主治：湿热淋证。尿频尿急，溺时涩痛，淋沥不畅，尿色混赤，甚则癃闭不通，小腹急满，口燥咽干，舌苔黄腻，脉滑数。

配伍意义：本方所治之证乃湿热下注，膀胱气化功能失调所致。治当清热泻火，利水通淋。方中木通、滑石清热利湿，利水通淋，共为君药。车前子、瞿麦、萹蓄助木通、滑石清热利水通淋，共为臣药。大黄泻热祛湿，使湿热从大便而去；栀子泻热利湿，使湿热从小便而去；灯心利水通淋，共为佐药。甘草调和诸药，清热解毒，缓急止痛，为佐使药。诸药配伍，共奏清热泻火、利水通淋之效。

细目四　利水渗湿

五 苓 散
《伤寒论》

组成：猪苓十八铢　泽泻一两六铢　白术十八铢　茯苓十八铢　桂枝半两

功用：利水渗湿，温阳化气。

主治：膀胱气化不利之蓄水证。小便不利，头痛微热，烦渴欲饮，甚则水入则吐；或脐下动悸，吐涎沫而头目眩晕；或短气而咳；或水肿、泄泻。舌苔白，脉浮或浮数。

配伍意义：本方所治之证乃水湿内盛，膀胱气化不利所致。治当利水渗湿，温阳化气，兼以解表。方中重用泽泻为君，直达下焦，利水渗湿。臣以淡渗之茯苓、猪苓，利水渗湿，与君药相须为用。脾能化湿，以白术健脾燥湿制水，用为佐药。阳能化水，又佐以桂枝温阳化气以助利水，病兼表证则解表散邪。诸药配伍，共奏利水渗湿、温阳化气、兼以解表之效。

猪 苓 汤
《伤寒论》

组成：猪苓　茯苓　泽泻　阿胶　滑石各一两

功用：利水，养阴，清热。

主治：水热互结证。小便不利，发热，口渴欲饮，或心烦不寐，或兼有咳嗽、呕恶、下利，舌红苔白或微黄，脉细数。又治血淋，小便涩痛，点滴难出，小腹满痛者。

配伍意义：本方证因伤寒之邪传入于里，化而为热，与水相搏，水热互结，热伤阴津所致。治宜利水清热养阴。方中以猪苓为君，取其归肾、膀胱经，专以淡渗利水。臣以泽泻、茯苓之甘淡，以增猪苓利水渗湿之力，且泽泻性寒兼可泄热，茯苓尚可健脾以助运湿。佐入滑石之甘寒，利水、清热两彰其功；阿胶滋阴润燥，既益已伤之阴，又防诸药渗利重伤阴血。五药合方，利水渗湿为主，清热养阴为辅，体现了利水而不伤阴、滋阴而不碍湿的配伍特点。水湿去，邪热清，阴津复，诸症自除。血淋而小便不利者，亦可用本方利水通淋、清热止血。

防己黄芪汤
《金匮要略》

组成：防己一两　甘草半两　白术七钱半　黄芪一两一分　生姜四片　大枣一枚

功用：益气祛风，健脾利水。

主治：表虚不固之风水或风湿证。汗出恶

风，身重微肿，或肢节疼痛，小便不利，舌淡苔白，脉浮。

细目五　温化寒湿

苓桂术甘汤
《伤寒论》

功用：温阳化饮，健脾利湿。

主治：中阳不足之痰饮。胸胁支满，目眩心悸，短气而咳，舌苔白滑，脉弦滑或沉紧。

真武汤
《伤寒论》

组成：茯苓三两　芍药三两　生姜三两　白术二两　炮附子一枚

功用：温阳利水。

主治：阳虚水泛证。畏寒肢厥，小便不利，心下悸动不宁，头目眩晕，身体筋肉瞤动，站立不稳，四肢沉重疼痛，浮肿，腰以下为甚；或腹痛，泄泻，或咳喘呕逆。舌质淡胖，边有齿痕，舌苔白滑，脉沉细。

配伍意义：本方所治之证乃脾肾阳气虚弱，水气泛溢所致。治当温阳利水。方中附子温壮肾阳，以化气行水；兼暖脾土，以温运水湿，为君药。脾主制水，以白术健脾燥湿，使水有所制；茯苓淡渗利湿，使水湿从小便而去，并助白术健脾，共为臣药。水溢肌肤，故佐以生姜温散，既助附子温阳散寒，又合茯苓、白术宣散水湿；佐以芍药，一者利小便以行水，二者柔肝缓急以止腹痛，三者敛阴舒筋以治筋肉瞤动，四者防止温燥药物伤耗阴津，以利久服缓治。诸药配伍，以奏温阳利水之效。

实脾散
《重订严氏济生方》

组成：厚朴　白术　木瓜　木香　草果仁　大腹子　炮附子　白茯苓　炮干姜各一两　炙甘草半两　生姜五片　大枣一枚

功用：温阳健脾，行气利水。

主治：脾肾阳虚，水气内停之阴水。身半以下肿甚，手足不温，口中不渴，胸腹胀满，大便溏薄，舌苔白腻，脉沉弦而迟者。

配伍意义：本方所治之水肿乃由脾肾阳虚，阳不化水，水气内停所致。治以温阳健脾，行气利水。方中附子、干姜为君，温肾暖脾，扶阳抑阴。茯苓、白术为臣，渗湿健脾，使水湿从小便去。木瓜除湿醒脾和中；厚朴、木香、大腹子（槟榔）、草果行气导滞，使气化则湿化，气顺则胀消；草果、厚朴兼可燥湿；槟榔兼能利水，共为佐药。甘草、生姜、大枣益脾和中；生姜兼能温散水气；甘草调和诸药，共为佐使药。诸药相伍，共奏温阳健脾、行气利水之效。

细目六　祛湿化浊

完带汤
《傅青主女科》

组成：白术一两　苍术二钱　山药一两　人参二钱　白芍五钱　车前子三钱　甘草一钱　陈皮五分　黑荆芥五分　柴胡六分

功用：补脾疏肝，化湿止带。

主治：脾虚肝郁，湿浊带下。带下色白，清稀如涕，面色㿠白，倦怠便溏，舌淡苔白，脉缓或濡弱。

配伍意义：本方所治之证因脾虚肝郁，带脉失约，湿浊下注所致。治宜补脾益气，疏肝解郁，化湿止带。方中重用白术、山药为君，补脾祛湿，使脾气健运，湿浊得消；山药兼能固肾止带。人参补中益气，助君药补脾之力；苍术燥湿运脾，以增祛湿化浊之力；白芍柔肝理脾，肝木达而脾土自强；车前子渗利水湿，使湿浊从小便分利，共为臣药。陈皮理气燥湿；柴胡、黑荆芥得白术则升发脾胃清阳，配白芍则疏肝解郁，共为佐药。甘草调药和中，用为使药。诸药相配，共奏补脾疏肝、化湿止带功效。

细目七　祛风胜湿

羌活胜湿汤
《内外伤辨惑论》

组成：羌活　独活各一钱　藁本　防风　炙甘草各五分　川芎二分　蔓荆子三分

功用：祛风，胜湿，止痛。

主治：风湿在表之痹证。肩背痛不可回顾，头痛身重，或腰脊疼痛，难以转侧，苔白，脉浮。

配伍意义：本方主治为汗出当风，或久居湿地，风湿之邪侵袭肌表之证。风湿在表，宜从汗解，故以祛风胜湿为法。方中羌活、独活共为君药，二者皆为辛苦温燥之品，其辛散祛风，味苦燥湿，性温散寒，故皆可祛风除湿、通利关节。其中羌活善祛上部风湿，独活善祛下部风湿，两药相合，能散一身上下之风湿，通利关节而止痹痛。臣以防风、藁本，入太阳经，祛风胜湿，且善止头痛。佐以川芎活血行气，祛风止痛；蔓荆子祛风止痛。使以甘草调和诸药。综合全方，以辛苦温散之品为主组方，共奏祛风胜湿之效，使客于肌表之风湿随汗而解。

独活寄生汤
《备急千金要方》

组成：独活三两　桑寄生　杜仲　牛膝　细辛　秦艽　茯苓　肉桂心　防风　川芎　人参　甘草　当归　芍药　干地黄各二两

功用：祛风湿，止痹痛，益肝肾，补气血。

主治：痹证日久，肝肾两虚，气血不足证。腰膝疼痛、痿软，肢节屈伸不利，或麻木不仁，畏寒喜温，心悸气短，舌淡苔白，脉细弱。

配伍意义：本方所治之证乃风寒湿日久不愈，肝肾不足，气血虚弱所致。治当祛风湿，止痹痛，益气血，补肝肾。方中重用独活为君，性善下行，治伏风，除久痹，以祛下焦与筋骨间的风寒湿邪。以细辛、防风、秦艽、桂心为臣，其中细辛长于入少阴肾经，搜剔阴经之风寒湿邪，除经络留湿；秦艽祛风湿，舒筋络，利关节；桂心温经散寒，通利血脉；防风祛一身之风湿。君臣相伍，祛风寒湿邪，止痹痛。佐以桑寄生、杜仲、牛膝，补益肝肾，强壮筋骨，且桑寄生兼可祛风湿，牛膝兼能活血通筋脉；当归、川芎、地黄、白芍养血和血；人参、茯苓、甘草健脾益气。诸药合用，补肝肾，益气血。其中白芍与甘草相合，尚能柔肝缓急，以助舒筋止痛；当归、川芎、牛膝、桂心活血，寓"治风先治血，血行风自灭"之意。甘草调和诸药，兼使药之用。诸药配伍，共奏祛风湿、止痹痛、益气血、补肝肾之效。

全方配伍特点：祛风寒湿邪为主，补益肝肾气血为辅，邪正兼顾，祛邪不伤正，扶正不留邪。

（王　付）

第十八单元　祛痰剂

细目一　概　述

1. 祛痰剂的适用范围　祛痰剂主要适用于痰病。痰有广义与狭义之分：狭义之痰是专指有形之痰；而广义之痰是泛指诸多符合痰的病证表现与病理变化，病变部位比较广泛，如《医方集解》曰："在肺则咳，在胃则呕，在头则眩，在心则悸，在背则冷，在胁则胀，其变不可胜穷也。"痰病见有咳嗽、气喘、呕吐、中风、头晕目眩、头痛、胸痹、癫、狂、痫、瘰疬等症，均可使用祛痰剂治疗。

2. 祛痰剂的应用注意事项

（1）应辨清病变属性，热痰宜清，寒痰宜温，风痰宜息等。

（2）辨治痰病，治痰必治脾，治脾以绝生痰之源。

（3）治痰药多伤津，治痰应当兼顾阴津，以免化痰伤津。

（4）治热宜清，但治痰必用温，必须酌情配伍温药，即"病痰饮者，当以温药和之"。

细目二　燥湿化痰

二陈汤
《太平惠民和剂局方》

组成：半夏　橘红各五两　茯苓三两　炙甘草一两半　生姜七片　乌梅一个

功用：燥湿化痰，理气和中。

主治：湿痰证。咳嗽痰多，色白易咯，恶心呕吐，胸膈痞闷，肢体困重，或头眩心悸，舌苔白滑或腻，脉滑。

配伍意义：本方证因脾失健运，湿无以化，湿聚成痰所致。治宜燥湿化痰，理气和中。方中以辛温性燥之半夏为君，燥湿化痰，和胃降逆。橘红为臣，理气行滞，燥湿化痰。君臣相配，其意有二：一是等量合用，相辅相成，以增强燥湿化痰之力，并体现治痰先理气，气顺则痰消之意；二是半夏、橘红皆以陈久者良，而无过燥之弊，故方名"二陈"，半夏、橘红为本方燥湿化痰的基本结构。茯苓健脾渗湿；生姜监制半夏之毒，又助半夏化痰降逆、和胃止呕；少佐乌梅收敛肺气，与半夏、橘红相伍，散中兼收，防其燥散伤正。甘草为佐使，健脾和中，调和诸药。诸药合用，共奏燥湿化痰、理气和中之效。

温胆汤
《三因极一病证方论》

组成：半夏　竹茹　枳实各二两　陈皮三两　炙甘草一两　茯苓一两半　姜五片　枣一枚

功用：理气化痰，和胃利胆。

主治：胆郁痰扰证。胆怯易惊，头眩心悸，心烦不眠，夜多易梦；或呕恶呃逆，眩晕，癫痫。苔白腻，脉弦滑。

配伍意义：本方证是因胆胃不和，痰热内扰所致。治宜理气化痰，和胃利胆。方中以辛温之半夏为君，燥湿化痰，和胃止呕。臣以甘而微寒之竹茹，清热化痰，除烦止呕；半夏与竹茹相伍，一温一凉，化痰和胃，止呕除烦。又臣以辛苦温之陈皮，理气行滞，燥湿化痰；辛苦微寒之枳实，降气导滞，消痰除痞；陈皮与枳实相合，亦一温一凉，理气化痰。佐以茯苓健脾渗湿；生姜、大枣调和脾胃，生姜兼制半夏毒性，亦为佐药。甘草为使，调和诸药。本方诸药配伍，温凉兼进，不寒不燥，共奏理气化痰、清胆和胃之效。

细目三　清热化痰

清气化痰丸
《医方考》

组成：陈皮　杏仁　枳实　黄芩　瓜蒌仁　茯苓各一两　胆南星　半夏各一两半　姜汁

功用：清热化痰，理气止咳。

主治：痰热咳嗽。咳嗽气喘，咳痰黄稠，胸膈痞闷，甚则气急呕恶，烦躁不宁，舌质红，苔黄腻，脉滑数。

细目四　润燥化痰

贝母瓜蒌散
《医学心悟》

组成：贝母一钱五分　瓜蒌一钱　天花粉　茯苓　橘红　桔梗各八分

功用：润肺清热，理气化痰。

主治：燥痰咳嗽。咳嗽呛急，咯痰不爽，涩而难出，咽喉干燥哽痛，苔白而干。

细目五　温化寒痰

苓甘五味姜辛汤
《金匮要略》

组成：茯苓四两　甘草三两　干姜三两　细辛三两　五味子半升

功用：温肺化饮。

主治：寒饮咳嗽。咳嗽量多，清稀色白，或喜唾涎沫，胸满不舒，舌苔白滑，脉弦滑。

细目六　化痰息风

半夏白术天麻汤
《医学心悟》

组成：半夏一钱五分　天麻　茯苓　橘红各一钱　白术三钱　甘草五分　生姜一片　大枣二枚

功用：化痰息风，健脾祛湿。

主治：风痰上扰证。眩晕，头痛，胸膈痞闷，恶心呕吐，舌苔白腻，脉弦滑。

配伍意义：方中半夏燥湿化痰，降逆止呕；天麻平肝息风，止眩晕。两者配伍为治风痰眩晕头痛之要药，共为君药。李东垣《脾胃论》云："足太阴痰厥头痛，非半夏不能疗；眼黑头眩，风虚内作，非天麻不能除。"臣以白术、茯苓健脾祛湿，以治生痰之源。佐以橘红理气化痰，使气顺则痰消。佐使甘草和中调药；生姜、大枣调和脾胃，生姜兼能制约半夏毒性。诸药配伍，风痰并治，标本兼顾，以化痰息风治标为主，健脾祛湿治本为辅，共奏化痰息风、健脾祛湿之效。本方是在二陈汤燥湿化痰的基础上，加入健脾燥湿之白术、平肝息风之天麻而组成。

（王　付）

第十九单元　消食剂

细目一　概　述

1. 消食剂的适用范围　消食剂主要适用于饮食积滞。消食剂适应证比较缓、病情比较轻，治疗取"渐消缓散"之意，以缓缓消除饮食积滞为主。

2. 消食剂的应用注意事项

（1）应辨清病变属性，实证以消食为主，虚证以消补为主。

（2）应用消食剂，不宜长期服用，避免损伤脾胃之气。

细目二　消食化滞

保和丸
《丹溪心法》

组成：山楂六两　神曲二两　半夏　茯苓各三两　陈皮　连翘　莱菔子各一两

功用：消食和胃。

主治：食滞胃脘证。脘腹痞满胀痛，嗳腐吞酸，恶食呕逆，或大便泄泻，舌苔厚腻，脉滑。

配伍意义：本方所治之证乃饮食不节，暴饮暴食所致。治当消食化滞，理气和胃。方中重用山楂，能消一切饮食积滞，善于消肉食之积，为君药。神曲消食健脾，善于化酒食陈腐油腻之积；莱菔子下气消食除胀，善于消谷面之积，共为臣药。三药并用，以消各种饮食积滞。半夏、陈皮理气化湿，和胃止呕；茯苓健脾和中，利湿止泻；连翘清热散结，共为佐药。诸药配伍，共奏消食和胃、清热祛湿之效，使食积得消，湿祛热清，胃气因和，诸症悉除。

细目三 健脾消食

健脾丸
《证治准绳》

组成：白术二两半 木香 酒炒黄连 甘草各七钱半 茯苓二两 人参一两五钱 神曲 陈皮 砂仁 炒麦芽 山楂 山药 肉豆蔻以上各一两

功用：健脾和胃，消食止泻。

主治：脾虚食积证。食少难消，脘腹痞闷，大便溏薄，倦怠乏力，苔腻微黄，脉虚弱。

配伍意义：本方证因脾虚胃弱，运化失常，食积停滞，郁而生热所致。治当健脾与消食并举。方中重用白术、茯苓为君，健脾祛湿以止泻。臣以山楂、神曲、麦芽，消食和胃，除已停之积；人参、山药，益气补脾，以助茯苓、白术健脾之力。木香、砂仁、陈皮理气开胃，醒脾化湿，既除脘腹痞闷，又使全方补而不滞；肉豆蔻涩肠止泻；黄连清热燥湿，并解除食积所化之热。甘草补中和药，是为佐使。诸药合用，共奏健脾和胃，消食止泻之功。

全方配伍特点：补气健脾与消食行气并用，消补兼施，补重于消。

（王　付）

第二十单元　驱虫剂

乌梅丸
《伤寒论》

组成：乌梅三百枚 细辛六两 干姜十两 黄连十六两 当归四两 炮附子六两 蜀椒四两 桂枝六两 人参六两 黄柏六两 蜜

功用：温脏安蛔。

主治：脏寒蛔厥证。脘腹阵痛，烦闷呕吐，时发时止，得食则吐，甚则吐蛔，手足厥冷；或久泻久痢。

配伍意义：蛔厥之证是因患者素有蛔虫，复由肠道虚寒，蛔虫上扰所致。本证既有虚寒的一面，又有虫扰气逆化热的一面，针对寒热错杂、蛔虫上扰的病机，治宜寒热并调、温脏安蛔之法。柯琴说"蛔得酸则静，得辛则伏，得苦则下"，因此方中重用味酸之乌梅，取其酸能安蛔，使蛔静则痛止，为君药。蛔虫躁动因于肠寒，蜀椒、细辛，药性辛温，辛可伏蛔，温可祛寒，共为臣药。黄连、黄柏性味苦寒，苦能下蛔，寒能清解因蛔虫上扰、气机逆乱所生之热；附子、桂枝、干姜皆为辛热之品，既可增强温脏祛寒之功，亦有辛可制蛔之力；当归、人参补养气血，且合桂枝以养血通脉，以解四肢厥冷，均为佐药。以蜜为丸，甘缓和中为使药。诸药合用，共奏温脏安蛔之功。

本方所治的久泻久痢，实属脾胃虚寒，肠滑失禁，气血不足而湿热积滞未去之寒热虚实错杂证候。方中重用乌梅，酸收涩肠；人参、当归、桂枝、附子、干姜、细辛、蜀椒温阳散寒，补虚扶正；黄连、黄柏清热燥湿。诸药合用，切中病机，故可奏效。

（年　莉）

中医内科学

第一单元 肺系病证

细目一 感冒

● 要点一 感冒的概念

感冒是感受触冒风邪，邪犯卫表而导致的常见外感疾病，临床表现以鼻塞、流涕、喷嚏、咳嗽、头痛、恶寒、发热、全身不适、脉浮为特征。本病四季均可发生，尤以春冬两季为多。病情轻者多为感受当令之气，称为伤风、冒风、冒寒；病情重者多为感受非时之邪，称为重伤风。在一个时期内广泛流行、病情类似者，称为时行感冒。

● 要点二 感冒的病因病机

（一）病因

外感六淫、时行病毒。

（二）病机

外邪侵袭人体是否发病，关键在于卫气之强弱（内因），同时与感邪的轻重有关（外因）。

外邪侵犯肺卫的途径有二，或从口鼻而入，或从皮毛内侵。感冒的基本病机是卫表不和，肺失宣肃。感冒病位在肺卫，主要在卫表。病理因素为六淫之邪。感冒的病理性质，常人多属实证，虚体感冒则属虚实夹杂。

根据四时六气不同，以及体质的差异，临床常见风寒、风热、暑湿三证。虚体感冒除表证外，还可见正虚的表现。如感受时行病毒则病情多重，甚或变生它病。在病程中亦可见寒与热的转化或错杂。

● 要点三 感冒的诊断与病证鉴别

（一）诊断依据

1. 临证以卫表及鼻咽症状为主，可见鼻塞、流涕、多嚏、咽痒、咽痛、周身酸楚不适、恶风或恶寒，或有发热等。若风邪夹暑、夹湿、夹燥，还可见相关症状。

2. 时行感冒多呈流行性，在同一时期发病人数剧增，且病证相似，多突然起病，恶寒、发热（多为高热）、周身酸痛、疲乏无力，病情一般较普通感冒为重。

3. 病程一般 3~7 日，普通感冒多不传变，时行感冒少数可传变入里，变生它病。

4. 四季皆可发病，而以冬、春两季为多。

（二）病证鉴别

普通感冒与时行感冒：普通感冒病情较轻，全身症状不重，少有传变。在气候变化时发病率可以升高，但无明显流行特点。若感冒 1 周以上不愈，发热不退或反见加重，应考虑感冒继发它病，传变入里。时行感冒病情较重，发病急，全身症状显著，可以发生传变，化热入里，继发或合并它病，具有广泛的传染性、流行性。

● 要点四 感冒的辨证论治

（一）辨证要点

感冒首先应辨别普通、时行感冒；其次须辨别虚体、实体感冒；其三还要辨别风寒、风热、暑湿感冒。

1. 鉴别普通感冒与时行感冒 普通感冒与时行感冒的鉴别参见病证鉴别。

2. 辨感冒之虚实 实体感冒一般以风寒、风热、暑湿症状为主，病程短，痊愈快；虚体感冒者病程长，常呈反复感邪、反复发病之势，同时兼有气、血、阴、阳虚损症状。气虚感冒除感冒症状外，兼有平素神疲体弱，气短懒言，反复易感特征；阴虚感冒除感冒症状外，兼有口干咽燥，干咳少痰，舌红少苔，脉细数等阴虚症状。

3. 辨别风寒、风热、暑湿感冒 风寒感冒以恶寒重，发热轻，鼻涕、痰液清稀色白，咽不痛，脉浮紧为特点；风热感冒以恶寒轻，发热重，鼻涕、痰液稠厚色黄，咽痛，脉浮数为特点；暑湿感冒发于夏季，以身热不扬，恶风少汗，头昏身重，胸闷纳呆，苔腻，脉濡为特点。

(二) 治疗原则

感冒的病位在卫表肺系，治疗应因势利导，从表而解，采用解表达邪的治疗原则。风寒证治以辛温发汗；风热证治以辛凉清解；暑湿杂感者，又当清暑祛湿解表；虚体感冒则当扶正解表。

(三) 证治分类

感冒从大的方面，可分为常人感冒和虚体感冒。常人感冒临床分为风寒束表、风热犯表、暑湿伤表三大证型；虚体感冒多为气虚感冒和阴虚感冒。

1. 常人感冒

(1) 风寒束表证

证候：恶寒重，发热轻，无汗，头痛，肢节酸疼，鼻塞声重，或鼻痒喷嚏，时流清涕，咽痒，咳嗽，咳痰稀薄色白，口不渴或渴喜热饮，舌苔薄白而润，脉浮或浮紧。

治法：辛温解表。

代表方：荆防达表汤或荆防败毒散加减。

加减：若表寒重，头身痛，憎寒发热，无汗者，配麻黄、桂枝以增强发表散寒之功；若表湿较重，肢体酸痛，头重头胀，身热不扬者，加羌活、独活祛风除湿，或用羌活胜湿汤加减。

(2) 风热犯表证

证候：身热较著，微恶风，汗泄不畅，头胀痛，面赤，咳嗽，痰黏或黄，咽燥，或咽喉乳蛾红肿疼痛，鼻塞，流黄浊涕，口干欲饮，舌苔薄白微黄，舌边尖红，脉浮数。

治法：辛凉解表。

代表方：银翘散或葱豉桔梗汤加减。

加减：若风热上壅，头胀痛较甚，加桑叶、菊花以清利头目；时行感冒热毒较盛，壮热恶寒，头痛身痛，咽喉肿痛，咳嗽气粗，配大青叶、蒲公英、草河车等清热解毒；若风寒外束，入里化热，热为寒遏，烦热恶寒，少汗，咳嗽气急，痰稠，声哑，苔黄白相兼，可用石膏合麻黄内清肺热，外散表寒。

(3) 暑湿伤表证

证候：身热，微恶风，汗少，肢体酸重或疼痛，头昏重胀痛，咳嗽痰黏，鼻流浊涕，心烦口渴，或口中黏腻，渴不多饮，胸闷脘痞，泛恶，腹胀，大便或溏，小便短赤，舌苔薄黄而腻，脉濡数。

治法：清暑祛湿解表。

代表方：新加香薷饮加减。

加减：若暑热偏盛，可加黄连、山栀、黄芩、青蒿清暑泄热；湿困卫表，肢体酸重疼痛较甚，加豆卷、藿香、佩兰等芳化宣表。

2. 虚体感冒

(1) 气虚感冒

证候：恶寒较甚，发热，无汗，头痛身楚，咳嗽，痰白，咳痰无力，平素神疲体弱，气短懒言，反复易感，舌淡苔白，脉浮而无力。

治法：益气解表。

代表方：参苏饮加减。

加减：若表虚自汗，易伤风邪者，可常服玉屏风散益气固表，以防感冒；见恶寒重，发热轻，四肢欠温，语音低微，舌质淡胖，脉沉细无力，为阳虚感冒，当助阳解表，用再造散加减。

(2) 阴虚感冒

证候：身热，微恶风寒，少汗，头昏，心烦，口干咽燥，干咳少痰，舌红少苔，脉细数。

治法：滋阴解表。

代表方：加减葳蕤汤化裁。

加减：阴伤较重，口渴、咽干明显，加沙参、麦冬以养阴生津；血虚，面色无华，唇甲色淡，脉细，加地黄、当归，滋阴养血。

● 要点五 感冒的转归预后

在感冒病程中，可以出现寒热等不同证候之间的转化错杂。

一般而言，感冒预后良好，病程较短而易

愈，反复感冒，则易伤正气。少数可因感冒诱发其他宿疾而使病情恶化。对老年、婴幼儿、体弱患者以及时行感冒重症，必须加以重视，防止发生传变，或同时夹杂其他疾病。

● 要点六 感冒的预防调护

1. 生活调理 应慎起居，适寒温，在冬春之际尤当注意防寒保暖，盛夏亦不可贪凉露宿。注意锻炼，增强体质，以御外邪。

2. 感冒治疗期间护理 发热者须适当休息。饮食宜清淡。对时行感冒重症及老年、婴幼儿、体虚者，须加强观察，预测并及时发现病情变化。

细目二 咳 嗽

● 要点一 咳嗽的概念

咳嗽是指肺失宣降，肺气上逆作声，或伴咯吐痰液而言。分别言之，有声无痰为咳，有痰无声为嗽，一般多为痰声并见，难以截然分开，故以咳嗽并称。

● 要点二 咳嗽的病因病机

（一）病因

外感六淫，内邪干肺。

（二）病机

咳嗽的基本病机为邪犯于肺，肺气上逆。咳嗽的病位在肺，与肝、脾有关，久则及肾。

咳嗽的病理性质，外感咳嗽属于邪实，为六淫外邪犯肺，肺气壅遏不畅所致。内伤咳嗽，病理因素主要为"痰"与"火"，病理性质多为虚实夹杂。

他脏有病而及肺者，多因实致虚。如肝火犯肺者，每见气火炼液为痰，灼伤肺津。痰湿犯肺者，多因湿困中焦，水谷不能化为精微上输以养肺，反而聚生痰浊，上干于肺，久延则肺脾气虚，气不化津，痰浊更易滋生，此即"脾为生痰之源，肺为贮痰之器"的道理。甚则病及于肾，以致肺虚不能主气，肾虚不能纳气，由咳致喘。如痰湿蕴肺，遇外感引触，痰从热化，则易耗伤肺阴。

肺脏自病者，多因虚致实。如肺阴不足每致阴虚火炎，灼津为痰；肺气亏虚，气不化津，津聚成痰，甚则痰从寒化为饮。

● 要点三 咳嗽的诊断与病证鉴别

（一）诊断依据

临床以咳嗽、咳痰为主要表现。应详细询问病史的新久，起病的缓急，是否兼有表证，判断外感和内伤。外感咳嗽，起病急，病程短，常伴肺卫表证。内伤咳嗽，常反复发作，病程长，多伴其他兼证。

（二）病证鉴别

1. 咳嗽与喘证 咳嗽与喘证均为肺气上逆之病证，临床上也常见咳、喘并见。但咳嗽以气逆有声，咯吐痰液为主；喘证以呼吸困难，甚则不能平卧为临床特征。

2. 咳嗽与肺痨 咳嗽与肺痨均可有咳嗽、咳痰症状，但后者为感染"痨虫"所致，有传染性，同时兼见潮热、盗汗、咯血、消瘦等症，可资鉴别。

● 要点四 咳嗽的辨证论治

（一）辨证要点

咳嗽首先应辨外感、内伤，其次要辨虚实，最后辨咳嗽、痰液的特点，以判别不同的病邪、病理因素、病变脏器与虚损之性质。

1. 辨外感内伤 外感咳嗽，多为新病，起病急，病程短，常伴恶寒、发热、头痛等肺卫表证。内伤咳嗽，多为久病，常反复发作，病程长，可伴它脏见症。

2. 辨证候虚实 外感咳嗽以风寒、风热、风燥为主，一般属邪实。而内伤咳嗽多为虚实夹杂，本虚标实，虚实之间尚有先后主次的不同，它脏有病而及肺者，多因实致虚，肺脏自病者，多因虚致实。详言之，痰湿、痰热、肝火多为邪实正虚；肺阴亏耗则属正虚，或虚中夹实。应分清标本主次缓急。

3. 辨咳嗽及咳痰特点 咳嗽一般从时间、节律、性质、声音以及加重因素鉴别；痰液从色、质、量、味等辨别。

咳嗽时作，白天多于夜间，咳而急剧，声重，或咽痒则咳作者，多为外感风寒、风热或风燥引起；若咳声嘶哑，病势急而病程短者，为外感风寒、风热或风燥，病势缓而病程长者，为阴虚或气虚；咳声粗浊者，多为风热或痰热伤津所致；早晨咳嗽，阵发加剧，咳嗽连声重浊，痰出咳减者，多为痰湿或痰热咳嗽；午后、黄昏咳嗽加重，或夜间有单声咳嗽，咳声轻微短促者，多属肺燥阴虚；夜卧咳嗽较剧，持续不已，少气或伴气喘者，为久咳致喘的虚寒证；咳而声低气怯者属虚，洪亮有力者属实；饮食肥甘、生冷加重者多属痰湿；情志郁怒加重者因于气火；劳累、受凉后加重者多为痰湿、虚寒。

咳而少痰者多属燥热、气火、阴虚；痰多者常属湿痰、痰热、虚寒；痰白而稀薄者属风、属寒；痰黄而稠者属热；痰白质黏者属阴虚、燥热；痰白清稀，透明呈泡沫样者属虚、属寒；咯吐血痰者，多为肺热或阴虚；如脓血相兼者，为痰热瘀结成痈之候；咳嗽，咯吐粉红色泡沫痰，咳而气喘，呼吸困难者，多属心肺阳虚，气不主血；咳痰有热腥味或腥臭气者为痰热，味甜者属痰湿，味咸者属肾虚。

（二）治疗原则

咳嗽的治疗应分清邪正虚实。

外感咳嗽，多为实证，应祛邪利肺，按病邪性质分风寒、风热、风燥论治。

内伤咳嗽，多属邪实正虚。标实为主者，治以祛邪止咳；本虚为主者，治以扶正补虚。并按本虚标实的主次酌情兼顾。

对于咳嗽的治疗，除直接治肺外，还应从整体出发，注意治脾、治肝、治肾等。

（三）证治分类

咳嗽可概括为外感咳嗽和内伤咳嗽两大类。外感咳嗽分为风寒、风热、风燥咳嗽；内伤咳嗽分为痰湿、痰热、肝火、阴亏等证型。

1. 外感咳嗽

（1）风寒袭肺证

证候：咳嗽声重，气急，咽痒，咳痰稀薄色白，常伴鼻塞，流清涕，头痛，肢体酸楚，或见恶寒、发热、无汗等风寒表证，舌苔薄白，脉浮或浮紧。

治法：疏风散寒，宣肺止咳。

代表方：三拗汤合止嗽散加减。

加减：若夹痰湿，咳而痰黏，胸闷，苔腻，可加半夏、厚朴、茯苓以燥湿化痰；咳嗽迁延不已，加紫菀、百部温润降逆，避免过于温燥辛散伤肺。

（2）风热犯肺证

证候：咳嗽频剧，气粗或咳声嘶哑，喉燥咽痛，咳痰不爽，痰黏稠或黄，咳时汗出，常伴鼻流黄涕，口渴，头痛，身楚，或见恶风、身热等风热表证，舌苔薄黄，脉浮数或浮滑。

治法：疏风清热，宣肺止咳。

代表方：桑菊饮加减。

加减：肺热内盛，身热较著，恶风不显，口渴喜饮者，加黄芩、知母清肺泄热；热邪上壅，咽痛，加射干、山豆根、挂金灯、赤芍清热利咽；夏令夹暑加六一散、鲜荷叶清解暑热。

（3）风燥伤肺证

证候：干咳，连声作呛，喉痒，咽喉干痛，唇鼻干燥，无痰或痰少而黏，不易咯出，或痰中带有血丝，口干，初起或伴鼻塞、头痛、微寒、身热等表证，舌质红干而少津，苔薄白或薄黄，脉浮数或小数。

治法：疏风清肺，润燥止咳。

代表方：桑杏汤加减。

加减：若热重不恶寒，心烦口渴，酌加石膏、知母、黑山栀清肺泄热；肺络受损，痰中夹血，配白茅根清热止血。凉燥证，乃燥证与风寒并见，表现干咳少痰或无痰，咽干鼻燥，兼有恶寒发热，头痛无汗，舌苔薄白而干等症，用药当以温而不燥、润而不凉为原则，方取杏苏散加减。

2. 内伤咳嗽

（1）痰湿蕴肺证

证候：咳嗽反复发作，咳声重浊，痰多，因痰而嗽，痰出咳平，痰黏腻或稠厚成块，色白或带灰色，每于早晨或食后则咳甚痰多，进甘甜油腻食物加重，胸闷脘痞，呕恶食少，体倦，大便时溏，舌苔白腻，脉象濡滑。

治法：燥湿化痰，理气止咳。

代表方：二陈平胃散合三子养亲汤加减。

加减：寒痰较重，痰黏白如沫，怯寒背冷，加干姜、细辛、白芥子温肺化痰；久病脾虚，神疲，加党参、白术、炙甘草；症状平稳后可服六君子丸以资调理，或合杏苏二陈丸标本兼顾。

（2）痰热郁肺证

证候：咳嗽，气息粗促，或喉中有痰声，痰多质黏厚或稠黄，咯吐不爽，或咯血痰，胸胁胀满，咳时引痛，面赤，或有身热，口干而黏，欲饮水，舌质红，舌苔薄黄腻，脉滑数。

治法：清热肃肺，豁痰止咳。

代表方：清金化痰汤加减。

加减：痰热郁蒸，痰黄如脓或有热腥味，加鱼腥草、金荞麦根、浙贝母、冬瓜仁、薏苡仁等清热化痰；痰热壅盛，腑气不通，胸满咳逆，痰涌，便秘，配葶苈子、大黄泻肺通腑逐痰；痰热伤津，口干，舌红少津，配北沙参、天冬、花粉养阴生津。

（3）肝火犯肺证

证候：咳嗽呈阵发性，表现为上气咳逆阵作，咳时面赤，咽干口苦，常感痰滞咽喉而咯之难出，量少质黏，或如絮条，胸胁胀痛，咳时引痛，症状可随情绪波动而增减，舌红或舌边红，舌苔薄黄少津，脉弦数。

治法：清肺泻肝，顺气降火。

代表方：黛蛤散合加减泻白散加减。

加减：肺气郁滞，胸闷气逆，加瓜蒌、桔梗、枳壳、旋覆花利气降逆；痰黏难咯，加海浮石、知母、贝母清热豁痰；火郁伤津，咽燥口干，咳嗽日久不减，酌加北沙参、麦冬、天花粉、诃子养阴生津敛肺。

（4）肺阴亏耗证

证候：干咳，咳声短促，痰少黏白，或痰中带血丝，或声音逐渐嘶哑，口干咽燥，或午后潮热，颧红，盗汗，日渐消瘦，神疲，舌质红少苔，脉细数。

治法：滋阴润肺，化痰止咳。

代表方：沙参麦冬汤加减。

加减：肺气不敛，咳而气促，加五味子、诃子以敛肺气；阴虚潮热，酌加功劳叶、银柴胡、青蒿、鳖甲、胡黄连以清虚热；热伤血络，痰中带血，加牡丹皮、山栀、藕节清热止血。

● 要点五　咳嗽的转归预后

外感咳嗽如迁延失治，邪伤肺气，更易反复感邪，而致咳嗽屡作，肺脏益伤，逐渐转为内伤咳嗽。

一般而言，外感咳嗽其病尚浅而易治，但燥与湿二者较为缠绵。因湿邪困脾，久则脾虚而致积湿生痰，转为内伤之痰湿咳嗽。燥伤肺津，久则肺阴亏耗，成为内伤阴虚肺燥之咳嗽。内伤咳嗽多呈慢性反复发作过程，其病较深，治疗难取速效。如痰湿咳嗽之部分老年患者，由于反复病久，肺脾两伤，可出现痰从寒化为饮，病延及肾的转归，表现为寒饮伏肺或肺气虚寒证候，成为痰饮咳喘。至于肺阴亏虚咳嗽，虽然初起轻微，但如延误失治，则往往逐渐加重，成为劳损。

● 要点六　咳嗽的预防调护

对于咳嗽的预防，首应注意气候变化，防寒保暖，饮食不宜甘肥、辛辣及过咸，嗜酒及吸烟等不良习惯尤当戒除，避免刺激性气体伤肺。

至于咳嗽的调护，外感咳嗽，如发热等全身症状明显者，应适当休息。内伤咳嗽多呈慢性反复发作，尤其应当注意起居饮食的调护，可据病情适当选食梨、莱菔、山药、百合、荸荠、枇杷等。

细目三　哮病

● 要点一　哮病的概念

哮病是一种发作性的痰鸣气喘疾患。发时喉中有哮鸣声，呼吸气促困难，甚则喘息不能平卧。

● 要点二　哮病的病因病机

（一）病因

外邪侵袭，饮食不当，体虚病后。

（二）病机

哮病的病位主要在肺，与脾、肾关系密切。

哮病的病理因素以痰为主。痰的产生主要由于人体津液不归正化，凝聚而成，如伏藏于肺，则成为发病的潜在"夙根"，因各种诱因如气候、饮食、情志、劳累等诱发。而这些诱因每多错杂相关，其中尤以气候变化为主。哮病"夙根"论的实质，主要在于脏腑阴阳失调，素体偏盛偏虚，对津液的运化失常，肺不能布散津液，脾不能输化水精，肾不能蒸化水液，而致凝聚成痰，若痰伏于肺则成为潜在的病理因素。

哮病发作时的基本病机为"伏痰"遇感引触，痰随气升，气因痰阻，相互搏结，壅塞气道，气道挛急，通畅不利，肺气宣降失常，引动停积之痰，而致痰鸣如吼，气息喘促。若病因于寒，素体阳虚，痰从寒化，属寒痰为患，则发为冷哮；病因于热，素体阳盛，痰从热化，属痰热为患，则发为热哮；如"痰热内郁，风寒外束"引起发作者，可以表现为外寒内热的寒包热哮；痰浊伏肺，肺气壅实，风邪触发者则表现为风痰哮；反复发作，正气耗伤或素体肺肾不足者，可表现为虚哮。

哮病的病理性质，发作时为痰阻气闭，以邪实为主。有寒痰、痰热之分。若长期反复发作，寒痰伤及脾肾之阳，痰热耗灼肺肾之阴，则可从实转虚，在平时表现为肺、脾、肾等脏脏气虚弱之候。大发作时邪实与正虚错综并见，肺肾两虚，痰浊壅盛，严重者肺不能治理调节心血的运行，肾虚命门之火不能上济于心，则心阳亦同时受累，甚至发生"喘脱"危候。

要点三 哮病的诊断与病证鉴别

（一）诊断依据

1. 呈反复发作性。常为突然发作，可见鼻痒、喷嚏、咳嗽、胸闷等先兆。喉中有明显哮鸣声，呼吸困难，不能平卧，甚至面色苍白，唇甲青紫，可于数分钟或数小时后缓解。

2. 平时可一如常人，或稍感疲劳、纳差。但病程日久，反复发作，导致正气亏虚，可常有轻度哮鸣，甚至在大发作时持续难平，出现喘脱。

3. 部分患者与先天禀赋有关，家族中可有哮病史。常因气候突变、环境因素、饮食不当、情志失调、劳累等诱发。

（二）病证鉴别

哮病与喘证：哮病和喘证都有呼吸急促、困难的表现。哮必兼喘，但喘未必兼哮。哮指声响言，喉中哮鸣有声，是一种反复发作的独立性疾病；喘指气息言，为呼吸气促困难，是多种肺系急慢性疾病的一个症状。

要点四 哮病的辨证论治

（一）辨证要点

哮病的辨证首先辨哮证发病特点，其二辨哮之寒热偏盛，其三辨肺脾肾之虚。

1. 辨发病特点 哮证发作如有明显的季节性，且有鼻痒、喷嚏、咳嗽、胸闷等先兆症状，则本病与肺虚表卫不固有关，此时当着重辨清风寒与风热。哮证发作如与饮食密切相关，则与脾虚痰蕴有关，当着重辨清痰湿与痰热之不同。如哮证发作持续数分钟或数十分钟即能缓解者，病情较轻，若持续时间较久者，当警惕喘脱的可能。

2. 辨寒热偏盛 寒哮者，因寒饮伏肺，遇感触发，则呼吸气促，喉中哮鸣，痰白清稀多泡沫。热哮证，因痰热蕴肺，遇感诱发，则气粗息涌，痰鸣如吼，痰黄稠厚，咯吐不利。

3. 辨肺脾肾虚损 肺虚者，自汗畏风，少气乏力，极易感冒；脾虚者，食少便溏，痰多；肾虚者，短气，动则喘甚，腰酸膝软。

（二）治疗原则

当宗朱丹溪"未发以扶正气为主，既发以攻邪气为急"之说，以"发时治标、平时治本"为基本原则。

发作时攻邪治标，祛痰利气，寒痰宜温化宣肺，热痰当清化肃肺，寒热错杂者，当温清并施，表证明显者兼以解表，属风痰为患者又当祛风涤痰。反复日久，正虚邪实者，又当兼顾，不可单纯拘泥于祛邪。

若发生喘脱危候，当急予扶正救脱。

平时应扶正治本，阳气虚者应予温补，阴虚者则予滋养，分别采取补肺、健脾、益肾等法，以冀减轻、减少或控制其发作。

（三）证治分类

根据哮病的临床特点，分为发作期和缓解期。发作期分为冷哮、热哮、寒包热哮、风痰哮、虚哮以及喘脱危证；缓解期临床可见肺脾气虚和肺肾亏虚。

1. 发作期

（1）冷哮证

证候：喉中哮鸣如水鸡声，呼吸急促，喘憋气逆，胸膈满闷如塞，咳不甚，痰少咯吐不爽，色白而多泡沫，口不渴或渴喜热饮，形寒怕冷，天冷或受寒易发，面色青晦，舌苔白滑，脉弦紧或浮紧。

治法：宣肺散寒，化痰平喘。

代表方：射干麻黄汤或小青龙汤加减。

加减：表寒明显，寒热身疼，配桂枝、生姜辛散风寒；痰涌气逆，不得平卧，加葶苈子、苏子泻肺降逆，并酌加杏仁、白前、橘皮等化痰利气；咳逆上气，汗多，加白芍以敛肺。

（2）热哮证

证候：喉中痰鸣如吼，喘而气粗息涌，胸高胁胀，咳呛阵作，咳痰色黄或白，黏浊稠厚，排吐不利，口苦，口渴喜饮，汗出，面赤，或有身热，甚至有好发于夏季者，舌苔黄腻，质红，脉滑数或弦滑。

治法：清热宣肺，化痰定喘。

代表方：定喘汤或越婢加半夏汤加减。

加减：若肺气壅实，痰鸣息涌，不得平卧，加葶苈子、广地龙泻肺平喘；肺热壅盛，痰吐稠黄，加海蛤壳、射干、知母、鱼腥草以清热化痰；兼有大便秘结者，可用大黄、芒硝、全瓜蒌、枳实通腑以利肺。

（3）寒包热哮证

证候：喉中哮鸣有声，胸膈烦闷，呼吸急促，喘咳气逆，咳痰不爽，痰黏色黄或黄白相兼，烦躁，发热，恶寒，无汗，身痛，口干欲饮，大便偏干，舌苔白腻，舌尖边红，脉弦紧。

治法：解表散寒，清化痰热。

代表方：小青龙加石膏汤或厚朴麻黄汤加减。

加减：表寒重者，加桂枝、细辛；喘哮，痰鸣气逆，加射干、葶苈子、苏子祛痰降气平喘；痰吐稠黄胶黏，加黄芩、前胡、瓜蒌皮等清化痰热。

（4）风痰哮证

证候：喉中痰涎壅盛，声如拽锯，或鸣声如吹哨笛，喘急胸满，但坐不得卧，咳痰黏腻难出，或为白色泡沫痰液，无明显寒热倾向，面色青黯，起病多急，常倏忽来去，发前自觉鼻、咽、眼、耳发痒，喷嚏，鼻塞，流涕，胸部憋塞，随之迅即发作，舌苔厚浊，脉滑实。

治法：祛风涤痰，降气平喘。

代表方：三子养亲汤加味。

加减：痰壅喘急，不能平卧，加用葶苈子泻肺涤痰；若感受风邪而发作者，加苏叶、防风、苍耳草、蝉衣、地龙等祛风化痰。

（5）虚哮证

证候：喉中哮鸣如鼾，声低，气短息促，动则喘甚，发作频繁，甚则持续喘哮，口唇、爪甲青紫，咳痰无力，痰涎清稀或质黏起沫，面色苍白或颧红唇紫，口不渴或咽干口渴，形寒肢冷或烦热，舌质淡或偏红，或紫黯，脉沉细或细数。

治法：补肺纳肾，降气化痰。

代表方：平喘固本汤加减。

加减：有肾阳虚表现者加附子、鹿角片、补骨脂；肺肾阴虚，配沙参、麦冬、生地、当归；痰气瘀阻，口唇青紫，加桃仁、苏木；气逆于上，动则气喘，加紫石英、磁石镇纳肾气。

2. 缓解期

（1）肺脾气虚证

证候：有哮喘反复发作史。气短声低，自汗，怕风，常易感冒，倦怠无力，食少便溏，或可有喉中时有轻度哮鸣，痰多质稀色白，舌质淡，苔白，脉细弱。

治法：健脾益气，补土生金。

代表方：六君子汤加减。

加减：表虚自汗，加炙黄芪、浮小麦、大枣；怕冷，畏风，易感冒，可加桂枝、白芍、制附片；痰多者加前胡、杏仁。

(2) 肺肾两虚证

证候：有哮喘发作史。短气息促，动则为甚，吸气不利，咳痰质黏起沫，脑转耳鸣，腰酸腿软，心慌，不耐劳累。或五心烦热，颧红，口干，舌质红少苔，脉细数；或畏寒肢冷，面色苍白，舌苔淡白，质胖，脉沉细。

治法：补肺益肾。

代表方：生脉地黄汤合金水六君煎加减。

加减：肺气阴两虚为主者，加黄芪、沙参、百合；肾阳虚为主者，酌加补骨脂、仙灵脾、鹿角片、制附片、肉桂；肾阴虚为主者，加生地、冬虫夏草。另可常服紫河车粉补益肾精。

● 要点五　哮病的转归预后

哮病是一种反复发作的肺系疾病。遇有诱因，可致哮喘反复发作，在平时亦觉短气、疲乏，并有轻度喘哮，难以全部消失。哮喘长期不愈，反复发作，病由肺脏影响及脾、肾、心，可导致肺气胀满，不能敛降重证。

● 要点六　哮病的预防调护

平时注意保暖，防止感冒，避免因寒冷空气的刺激而诱发。平时可常服玉屏风散、肾气丸等药物，以调护正气，提高抗病能力。

细目四　喘证

● 要点一　喘证的概念

喘即气喘、喘息。喘证是以呼吸困难，甚至张口抬肩，鼻翼扇动，不能平卧为临床特征的病证。

● 要点二　喘证的病因病机

(一)病因

外邪侵袭、饮食不当、情志所伤、劳欲久病。

(二)病机

喘证的基本病机是肺气上逆，宣降失职，或气无所主，肾失摄纳。喘证的病位主要在肺和肾，涉及肝脾。喘证的病理性质有虚实之分。实喘在肺，为外邪、痰浊、肝郁气逆，邪壅肺气，宣降不利所致；虚喘责之肺、肾两脏，因阳气不足，阴精亏耗，而致肺肾出纳失常，且尤以气虚为主。实喘病久伤正，由肺及肾；或虚喘复感外邪，或夹痰浊，则病情虚实错杂，每多表现为邪气壅阻于上、肾气亏虚于下的上盛下虚证候。

喘证的严重阶段，不但肺肾俱虚，在孤阳欲脱之时，每多影响到心，可导致心气、心阳衰惫，鼓动血脉无力，血行瘀滞，面色、唇舌、指甲青紫，甚至出现喘汗致脱，亡阴、亡阳的危重局面。

● 要点三　喘证的诊断与病证鉴别

(一)诊断依据

1. 以喘促短气，呼吸困难，甚至张口抬肩，鼻翼扇动，不能平卧，口唇发绀为特征。

2. 可有慢性咳嗽、哮病、肺痨、心悸等病史，每遇外感及劳累而诱发。

(二)病证鉴别

喘证与哮病：喘证和哮病都有呼吸急促、困难的表现。喘指气息而言，为呼吸气促困难，甚则张口抬肩，摇身撷肚，是多种肺系疾病的一个症状；哮指声响而言，必见喉中哮鸣有声，亦伴呼吸困难，是一种反复发作的独立性疾病。喘未必兼哮，而哮必兼喘。

● 要点四　喘证的辨证论治

(一)辨证要点

喘证的辨证首当分清虚实，实喘又当辨外感内伤，虚喘应辨病变脏腑。

1. 辨清虚实　实喘者呼吸深长有余，呼出为快，气粗声高，伴有痰鸣咳嗽，脉数有力，病势多急；虚喘者呼吸短促难续，深吸为快，气怯声低，少有痰鸣咳嗽，脉象微弱或浮大中空，病势徐缓，时轻时重，遇劳则甚。

2. 实喘辨外感内伤　实喘当辨外感内伤。外感起病急，病程短，多有表证；内伤病程久，反复发作，无表证。

3. 虚证辨病变脏腑 虚喘应辨病变脏腑。肺虚者劳作后气短不足以息，喘息较轻，常伴有面白，自汗，易感冒；肾虚者静息时亦有气喘，动则更甚，伴有面色苍白，颧红，怯冷，腰酸膝软；心气、心阳衰弱时，喘息持续不已，伴有紫绀，心悸，浮肿，脉结代。

（二）治疗原则

喘证的治疗应分清虚实邪正。

实喘治肺，以祛邪利气为主，区别寒、热、痰、气的不同，分别采用温化宣肺、清化肃肺、化痰理气的方法。虚喘以培补摄纳为主，或补肺，或健脾，或益肾，阳虚则温补，阴虚则滋养。至于虚实夹杂，寒热互见者，又当根据具体情况分清主次，权衡标本，辨证选方用药。

此外，由于喘证多继发于各种急慢性疾病中，所以临床上不能见喘治喘，还应当注意积极地治疗原发病。

（三）证治分类

喘证分为实喘和虚喘两大类型。实喘临床可见风寒壅肺、表寒里热、痰热郁肺、肺气郁痹等证候；虚喘则见肺气虚耗、肾虚不纳和正虚喘脱等证候。

1. 实喘

（1）风寒壅肺证

证候：喘息咳逆，呼吸急促，胸部胀闷，痰多稀薄而带泡沫，色白质黏，常有头痛，恶寒，或有发热，口不渴，无汗，舌苔薄白而滑，脉浮紧。

治法：宣肺散寒。

代表方：麻黄汤合华盖散加减。

加减：若表证明显，寒热无汗，头身疼痛，加桂枝以配麻黄解表散寒；寒痰较重，痰白清稀，量多起沫，加细辛、生姜温肺化痰；如寒饮伏肺，复感客寒而引发者，可用小青龙汤发表温里。

（2）表寒肺热证

证候：喘逆上气，胸胀或痛，息粗，鼻扇，咳而不爽，吐痰稠黏，伴形寒，身热，烦闷，身痛，有汗或无汗，口渴，舌苔薄白或罩黄，舌边红，脉浮数或滑。

治法：解表清里，化痰平喘。

代表方：麻杏石甘汤加味。

加减：表寒重加桂枝解表散寒；痰热重，痰黄黏稠量多，加瓜蒌、贝母清化痰热；痰鸣息涌加葶苈子、射干泻肺消痰。

（3）痰热郁肺证

证候：喘促气涌，胸部胀痛，咳嗽痰多，质黏色黄，或兼有血色，伴胸中烦闷，身热，有汗，口渴而喜冷饮，面赤，咽干，小便赤涩，大便或秘，舌质红，舌苔薄黄或腻，脉滑数。

治法：清热化痰，宣肺平喘。

代表方：桑白皮汤加减。

加减：如身热重，可加石膏辛寒清气；如喘甚痰多，黏稠色黄，可加葶苈子、海蛤壳、鱼腥草、冬瓜仁、薏苡仁，清热泻肺，化痰泄浊；腑气不通，痰涌便秘，加瓜蒌仁、大黄或风化硝，通腑清肺泻壅。

（4）痰浊阻肺证

证候：喘而胸满闷塞，甚则胸盈仰息，咳嗽，痰多黏腻色白，咯吐不利，兼有呕恶，食少，口黏不渴，舌苔白腻，脉象滑或濡。

治法：祛痰降逆，宣肺平喘。

代表方：二陈汤合三子养亲汤加减。

加减：痰从寒化，色白清稀，畏寒，加干姜、细辛；痰浊郁而化热，按痰热证治疗。

（5）肺气郁痹证

证候：喘促症状每遇情志刺激而诱发，发时突然呼吸短促，息粗气憋，胸闷胸痛，咽中如窒，但喉中痰鸣不著，或无痰声。平素常多忧思抑郁，失眠，心悸。苔薄，脉弦。

治法：开郁降气平喘。

代表方：五磨饮子加减。

加减：肝郁气滞较著，加用柴胡、郁金、青皮疏理肝气；若有心悸、失眠者加百合、合欢皮、酸枣仁、远志等宁心安神；若气滞腹胀，大便秘结，可加用大黄以降气通腑。

2. 虚喘

（1）肺气虚耗证

证候：喘促短气，气怯声低，喉有鼾声，咳

声低弱，痰吐稀薄，自汗畏风，或见咳呛，痰少质黏，烦热而渴，咽喉不利，面颧潮红，舌质淡红或有苔剥，脉软弱或细数。

治法：补肺益气养阴。

代表方：生脉散合补肺汤加减。

加减：偏阴虚者加补肺养阴之品，如沙参、麦冬、玉竹、百合、诃子；兼中气虚弱，肺脾同病，清气下陷，食少便溏，腹中气坠者，配合补中益气汤，补脾养肺，益气升陷。

（2）肾虚不纳证

证候：喘促日久，动则喘甚，呼多吸少，气不得续，形瘦神惫，跗肿，汗出肢冷，面青唇紫，舌淡苔白或黑而润滑，脉微细或沉弱；或见喘咳，面红烦躁，口咽干燥，足冷，汗出如油，舌红少津，脉细数。

治法：补肾纳气。

代表方：金匮肾气丸合参蛤散加减。

加减：若表现为肾阴虚者，不宜辛燥，宜用七味都气丸合生脉散加减以滋阴纳气，药用生地、天门冬、麦门冬、龟板胶、当归养阴，五味子、诃子敛肺纳气；若喘息渐平，善后调理可常服紫河车、胡桃肉以补肾固本纳气。

（3）正虚喘脱证

证候：喘逆剧甚，张口抬肩，鼻扇气促，端坐不能平卧，稍动则咳喘欲绝，或有痰鸣，心慌动悸，烦躁不安，面青唇紫，汗出如珠，肢冷，脉浮大无根，或见歇止，或模糊不清。

治法：扶阳固脱，镇摄肾气。

代表方：参附汤送服黑锡丹，配合蛤蚧粉。

加减：若阳虚甚，气息微弱，汗出肢冷，舌淡，脉沉细，加附子、干姜；阴虚甚，气息急促，心烦内热，汗出黏手，口干舌红，脉沉细数，加麦冬、玉竹，人参改用西洋参；神昧不清，加丹参、远志、菖蒲安神祛痰开窍。

要点五　喘证的转归预后

一般而论，实喘易治，虚喘难疗。实喘由于邪气壅阻，祛邪利肺则愈，故治疗较易；虚喘为气失摄纳，根本不固，补之未必即效，且每因体虚易感外邪，诱致反复发作，往往喘甚而致脱，故难治。

要点六　喘证的预防调护

喘证的预防，要点在于慎风寒，适寒温，节饮食，少食黏腻和辛热刺激之品，以免助湿生痰动火。

已患喘证，则应注意早期治疗，力求根治，尤需防寒保暖，不宜过度疲劳，防止受邪而诱发，忌烟酒，适房事，调情志，饮食清淡而富有营养。适当进行体育锻炼，增强体质，提高机体的抗病能力，但活动量应根据个人体质强弱及病情而定。

细目五　肺痈

要点一　肺痈的概念

肺痈是肺叶生疮，形成脓疡的一种病证，属内痈之一。临床以咳嗽、胸痛、发热、咯吐腥浊痰甚则脓血相兼为主要特征。

要点二　肺痈的病因病机

（一）病因

感受风热，痰热素盛。

（二）病机

肺痈病位在肺。基本病机为邪热郁肺，蒸液成痰，邪阻肺络，血滞为瘀，痰热与瘀血互结，蕴酿成痈，血败肉腐化脓，肺损络伤，脓疡溃破外泄。

肺痈病理性质主要表现为邪盛的实热证候，脓疡溃后方见阴伤气耗之象。成痈化脓的病理基础，主要在于血瘀。血瘀则热聚，血败肉腐酿脓。

肺痈的病理演变过程，可以随着病情的发展、邪正的消长，表现为初（表证）期、成痈期、溃脓期、恢复期等不同阶段。

初期（表证期）因风热（寒）之邪侵袭卫表，内郁于肺，或内外合邪，肺卫同病，蓄热内蒸，热伤肺气，肺失清肃，出现恶寒、发热、咳嗽等肺卫表证。

成痈期为邪热壅肺，蒸液成痰，气分热毒浸

淫及血，热伤血脉，血为之凝滞，热壅血瘀，蕴酿成痈，表现高热、振寒、咳嗽、气急、胸痛等痰瘀热毒蕴肺的证候。

溃脓期，痰热与瘀血壅阻肺络，肉腐血败化脓，继则肺损络伤，脓疡内溃外泄，排出大量腥臭脓痰或脓血痰。

恢复期，脓疡溃后，邪毒渐尽，病情趋向好转，但因肺体损伤，故可见邪去正虚，阴伤气耗的病理过程。随着正气的逐渐恢复，病灶趋向愈合。溃后如脓毒不净，邪恋正虚，每致迁延反复，日久不愈，病势时轻时重，而转为慢性。

● 要点三 肺痈的诊断与病证鉴别

（一）诊断依据

1. 临表表现 发病多急，常突然寒战高热，咳嗽胸痛，咯吐黏浊痰，经旬日左右，咯吐大量腥臭脓痰，或脓血相兼，身热遂降，病情好转，经数周逐渐恢复。如脓毒不净，持续咳嗽，咯吐脓血臭痰，低烧，消瘦，则为转成慢性。

2. 验痰法 肺痈病人咳吐的脓血浊痰腥臭，吐在水中，沉者是痈脓，浮者是痰。

3. 验口味 肺痈病人吃生黄豆或生豆汁不觉其腥。

4. 体征 肺痈患者可见舌下生细粒。迁延之慢性患者，还可见杵状指。脓肿接近胸壁部位者，叩诊可呈浊音，听诊呼吸音减弱，或闻及湿啰音。

（二）病证鉴别

肺痈与咳嗽：肺痈应与咳嗽病的痰热蕴肺证相鉴别，两者均可见发热、咳嗽、咯吐脓痰、胸痛等症状。但咳嗽痰热蕴肺证一般为气分邪热动血伤络，病情较轻；肺痈则为瘀热蕴结成痈酿脓溃破，病情较重。在病理表现上有血热与血瘀的区别，临床特征亦有不同，咳嗽痰热蕴肺证咳吐黄稠脓痰、量多，夹有血色，痰无腥臭味，肺痈则咯吐大量腥臭脓血浊痰。若咳嗽痰热蕴肺证迁延进展，邪热进一步瘀阻肺络，也可发展形成肺痈。

● 要点四 肺痈的辨证论治

（一）辨证要点

肺痈首先应辨病期，其次辨虚实，最后辨转归。

1. 辨病期 初期（表证期）出现恶寒、发热、咳嗽、痰多等肺卫表证；成痈期表现为高热、振寒、咳嗽、气急、胸痛、咳痰黄稠量多、带有腥味等痰瘀热毒蕴肺的证候；溃脓期见排出大量腥臭脓痰或脓血痰等肉腐脓溃的证候；恢复期症见身热渐退，咳嗽减轻，咯吐脓痰渐少，臭味亦淡，气短，口燥咽干，面色无华，形体消瘦，阴伤气耗的病理过程。

2. 辨虚实 肺痈初期及蕴痈阶段，辨证总属实热之证；溃脓期大量腥臭脓痰排出后，因痰热久蕴，肺之气阴耗伤，表现为实证为主兼有虚象；恢复期则以阴伤气耗为主，兼有余毒不净之虚实夹杂证候。

3. 辨转归 溃脓期是病情转归的关键点，如溃后声音清朗，脓血稀而渐少，腥臭味转淡，饮食知味，身体不热，脉象缓滑，则病情向愈，若溃后音嘎无力，脓血如败卤，腥臭异常，气喘鼻扇，胸痛，饮食少进，身热不退，爪甲青紫带弯，脉短涩或弦急，为肺叶腐败之恶候。

（二）治疗原则

治疗当以祛邪为原则，采用清热解毒、化瘀排脓的治法，脓未成应着重清肺消痈，脓已成需排脓解毒。按照有脓必排的原则，尤以排脓为首要措施。具体处理可根据病程，分阶段施治。初期风热侵犯肺卫，宜清肺散邪；成痈期热壅血瘀，宜清热解毒，化瘀消痈；溃脓期血败肉腐，宜排脓解毒；恢复期阴伤气耗，宜养阴益气；若久病邪恋正虚者，则应扶正祛邪。

（三）证治分类

肺痈的证治分类反映了该病的病例演变过程，即分为初期、成痈期、溃脓期、恢复期进行辨证论治。

1. 初期

证候：恶寒发热，咳嗽，咯白色黏痰，痰量

日渐增多，胸痛，咳则痛甚，呼吸不利，口干鼻燥，舌苔薄黄，脉浮数而滑。

治法：疏风散热，清肺化痰。

代表方：银翘散加减。

加减：表证重者加薄荷、豆豉疏表清热；热势较甚者，加鱼腥草、黄芩清肺泄热；咳甚痰多者，加杏仁、桑皮、冬瓜子、枇杷叶肃肺化痰；胸痛加郁金、桃仁活血通络。

2. 成痈期

证候：身热转甚，时时振寒，继则壮热，汗出烦躁，咳嗽气急，胸满作痛，转侧不利，咳吐浊痰，呈黄绿色，自觉喉间有腥味，口干咽燥，舌苔黄腻，脉滑数。

治法：清肺解毒，化瘀消痈。

代表方：《千金》苇茎汤合如金解毒散加减。

加减：肺热壅盛，壮热，心烦，口渴，汗多，尿赤，脉洪数有力，苔黄腻，配石膏、知母、黄连、山栀清火泄热；热壅络瘀，胸痛明显，加乳香、没药、郁金、赤芍以通瘀和络；热毒瘀结，咯脓浊痰，有腥臭味，可合用犀黄丸，以解毒化瘀。

3. 溃脓期

证候：咳吐大量脓痰，或如米粥，或痰血相兼，腥臭异常，有时咯血，胸中烦满而痛，甚则气喘不能卧，身热面赤，烦渴喜饮，舌苔黄腻，舌质红，脉滑数或数实。

治法：排脓解毒。

代表方：加味桔梗汤加减。

加减：络伤血溢，咯血量多，加丹皮、山栀、藕节、白茅根，另服三七、白及粉以凉血止血。

4. 恢复期

证候：身热渐退，咳嗽减轻，咯吐脓痰渐少，臭味亦淡，痰液转为清稀，精神渐振，食纳好转。或有胸胁隐痛，难以平卧，气短，自汗盗汗，低烧，午后潮热，心烦，口燥咽干，面色无华，形体消瘦，精神萎靡，舌质红或淡红，苔薄，脉细或细数无力；或见咳嗽，咯吐脓血痰日久不净，或痰液一度清稀而复转臭浊，病情时轻时重，迁延不愈。

治法：清热养阴，益气补肺。

代表方：沙参清肺汤或桔梗杏仁煎加减。

加减：阴虚发热，低烧不退，加功劳叶、青蒿、白薇、地骨皮以清虚热；脾虚，食纳不佳，便溏，配白术、山药、茯苓以培土生金；肺络损伤，咳吐血痰，加白及、白蔹、合欢皮、阿胶以敛补疮口；若邪恋正虚，咯吐腥臭脓浊痰，当扶正祛邪，治以益气养阴，排脓解毒，加鱼腥草、金荞麦根、败酱草、桔梗等。

● 要点五　肺痈的转归预后

凡患本病如能早期确诊，及时治疗，在初期即可阻断病情的发展不致成痈；若在成痈期能使痈肿得到部分消散，则病情较轻，疗程较短。老人、儿童、体弱和饮酒成癖者患之，因正气虚弱，或肺有郁热，须防其病情迁延不愈或发生变化。

细目六　肺痨

● 要点一　肺痨的概念

肺痨是具有传染性的慢性虚损性疾患，以咳嗽、咯血、潮热、盗汗及身体逐渐消瘦为主要临床特征。根据本病临床表现及其传染特点，与西医学的肺结核基本相同。

● 要点二　肺痨的病因病机

（一）病因

一方面，感染"痨虫"；另一方面，由于禀赋不足、酒色劳倦、病后失调或营养不良导致正气虚弱，难抵"痨虫"侵袭。

（二）病机

从"痨虫"侵犯的病变部位而言，主要在肺。与脾肾两脏的关系密切，同时也可涉及心肝。肺痨的基本病机为虚体虫侵，阴虚火旺。"痨虫"侵肺，耗伤肺阴、脾气，以致气阴两虚，晚期阴损及阳，阴阳交亏。肺痨的病理因素主要是"痨虫"。肺痨病理性质为虚实夹杂，以虚为主。虚证主要在于阴虚，继则肺肾同病，兼及心肝，而致阴虚火旺，或因肺脾同病，导致气阴两伤，后期肺、脾、肾三脏俱亏，阴损及阳，表现为阴阳两虚。此外，还可因气不布津及肺虚不能助心治节血脉之运行而产生痰浊、瘀血等标实之候。

● 要点三　肺痨的诊断与病证鉴别

（一）诊断依据

1. 有与肺痨病人的密切接触史。
2. 以咳嗽、咯血、潮热、盗汗及形体明显消瘦为主要临床表现。
3. 初期病人仅感疲劳乏力、干咳、食欲不振，形体逐渐消瘦。

（二）病证鉴别

1. 肺痨与虚劳　肺痨与虚劳均为慢性虚损性疾患。但肺痨具有传染特点，是一个独立的慢性传染性疾患，有其发生发展及传变规律；虚劳病缘内伤亏损，是多种慢性疾病虚损证候的总称。肺痨病位主要在肺，不同于虚劳的五脏并重，以肾为主；肺痨的病理主在阴虚，不同于虚劳的阴阳并重。

2. 肺痨与肺痿　肺痨与肺痿均为病位在肺的慢性虚损性疾患，但肺痿是肺部多种慢性疾患后期转归而成，如肺痈、肺痨、久嗽等导致肺叶痿弱不用，俱可成痿。肺痨后期亦可以转成肺痿。但必须明确肺痨并不等于就是肺痿，两者有因果、轻重的不同。若肺痨的晚期，出现干咳、咳吐涎沫等症者，即已转属肺痿之候。在临床上肺痿是以咳吐浊唾涎沫为主症，而肺痨是以咳嗽、咯血、潮热、盗汗为特征。

● 要点四　肺痨的辨证论治

（一）辨证要点

肺痨应首辨病变之脏器，次辨虚损之性质，三辨夹火、夹痰、夹瘀之不同。

1. 辨病变之脏器　本病常见咳嗽、咳痰、咯血、胸痛症状，病变主要脏器为肺；若兼有乏力、纳少、腹胀便溏，则病及于脾；如有腰膝酸软、五更泄泻，男子遗精，女子经闭，则病损至肾；或见心烦易怒，失眠心悸，则病及心肝。

2. 辨虚损之性质　肺痨临床以咳嗽、咯血、潮热、盗汗、消瘦、舌红、脉细为主症，故以阴虚为主；病变日久，出现咳嗽无力，气短声低，自汗畏风，舌质转淡，则属气阴两虚；若病情进展，兼有喘息少气，咯血暗淡，形寒肢冷，脉虚大无力，则为气虚及阳，阴阳两虚。

3. 辨夹火、夹痰、夹瘀　本病如发热明显，午后潮热，骨蒸颧红，五心烦热，盗汗量多，心烦口渴，属于夹火之证；痰黄量多为兼夹痰热；痰白清稀或起泡沫为湿痰、寒痰；若见唇紫舌暗，则为夹瘀。

（二）治疗原则

治疗当以补虚培元和抗痨杀虫为原则，尤需重视补虚培元，增强正气，以提高抗病能力。调补脏器重点在肺，并应注意脏腑整体关系，同时补益脾肾。治疗大法应根据"主乎阴虚"的病理特点，以滋阴为主，火旺的兼以降火，如合并气虚、阳虚见证者，则当同时兼顾。杀虫主要是针对病因治疗。

（三）证治分类

临床上分为肺阴亏损、虚火灼肺、气阴耗伤、阴阳虚损等证候，反映了肺痨阴虚为本、阴虚失润、阴虚火旺、日久耗气、阴损及阳的演变规律。

1. 肺阴亏损证

证候：干咳，咳声短促，或咯少量黏痰，或痰中带有血丝，色鲜红，胸部隐隐闷痛，午后自觉手足心热，或见少量盗汗，皮肤干灼，口干咽燥。近期曾有与肺痨病人接触史。舌苔薄白，舌边尖红，脉细数。

治法：滋阴润肺。

代表方：月华丸加减。

加减：咳嗽频而痰少质黏者，可合川贝母、甜杏仁以润肺化痰止咳，并可配合琼玉膏以滋阴润肺；痰中带血丝较多者，加蛤粉炒阿胶、仙鹤草、白茅根（花）等以润肺和络止血；若低热不退者，可配银柴胡、青蒿、胡黄连、地骨皮、功劳叶、葎草等以清热除蒸。

2. 虚火灼肺证

证候：呛咳气急，痰少质黏，或吐痰黄稠量多，时时咯血，血色鲜红，混有泡沫痰涎，午后潮热，骨蒸颧红，五心烦热，盗汗量多，口渴心烦，失眠，性情急躁易怒，或胸胁掣痛，男子可见遗精，女子月经不调，形体日益消瘦。近期曾有与肺痨病人接触史。舌干而红，苔薄黄而剥，脉细数。

治法：滋阴降火。

代表方：百合固金汤合秦艽鳖甲散加减。

加减：骨蒸劳热再加秦艽、白薇、鳖甲等清热除蒸；痰热蕴肺，咳嗽痰黏色黄，酌加桑皮、花粉、知母、海蛤粉以清热化痰；咯血较著者，加丹皮、黑山栀、紫珠草、醋制大黄等，或配合十灰丸以凉血止血。

3. 气阴耗伤证

证候：咳嗽无力，气短声低，咳痰清稀色白，量较多，偶或夹血，或咯血，血色淡红，午后潮热，伴有畏风，怕冷，自汗与盗汗可并见，纳少神疲，便溏，面白颧红。近期曾有与肺痨病人接触史。舌质光淡，边有齿印，苔薄，脉细弱而数。

治法：益气养阴。

代表方：保真汤或参苓白术散加减。

加减：夹有湿痰者，可加姜半夏、橘红、茯苓等燥湿化痰；咯血量多者，可加山萸肉、仙鹤草、煅龙牡、三七等，配合补气药，共奏补气摄血之功；若见劳热、自汗、恶风者，可宗甘温除热之意，取桂枝、白芍、红枣，配合党参、黄芪、炙甘草等和营气而固卫表。

4. 阴阳两虚证

证候：肺痨病日久，咳逆喘息，少气，咳痰色白有沫，或夹血丝，血色暗淡，潮热，自汗，盗汗，声嘶或失音，面浮肢肿，心慌，唇紫，肢冷形寒，或见五更泄泻，口舌生糜，大肉尽脱，男子遗精阳痿，女子经闭，苔黄而剥，舌质光淡隐紫，少津，脉微细而数，或虚大无力。

治法：滋阴补阳。

代表方：补天大造丸加减。

加减：肾虚气逆喘息者，配冬虫夏草、诃子、钟乳石摄纳肾气；心慌者加紫石英、丹参、远志镇心安神；五更泄泻，配煨肉蔻、补骨脂补火暖土，并去地黄、阿胶等滋腻碍脾药物。

● 要点五 肺痨的预防调护

对于本病应注意防重于治，接触患者时，应戴口罩。饮食适宜，不可饥饿。若体虚者，可服补药。既病之后，不但要耐心治疗，还应重视摄生，禁烟酒，慎房事，怡情志，适当进行体育锻炼，加强食养，忌食一切辛辣刺激动火燥液之物。

（陈宪海）

第二单元 心系病证

细目一 心悸

● 要点一 心悸的概念

心悸是指病人自觉心中悸动、惊惕不安甚则不能自主的一种病证。病情较轻者为惊悸，病情较重者为怔忡。

● 要点二 心悸的病因病机

（一）心悸的病因

体虚劳倦、七情所伤、感受外邪、药食不当。

（二）心悸的病机

心悸的基本病机是气血阴阳亏虚，心失所养，或邪扰心神，心神不宁。心悸的病位在心，与肝、脾、肾、肺四脏密切相关。病理性质主要有虚实两方面，虚者为气、血、阴、阳亏损，使心失滋养，而致心悸；实者多由痰火扰心、水饮上凌或心血瘀阻，气血运行不畅而引起。虚实之间可以相互夹杂或转化，实证日久，病邪伤正，可分别兼见气、血、阴、阳之亏损，而虚证也可因虚致实，兼见实证表现。心悸的病理因素包括气滞、血瘀、痰浊、水饮。阴虚者常兼火盛或痰热；阳虚易夹水饮、痰湿；气血不足者，易见气血瘀滞、痰浊。

● **要点三　心悸的诊断与病证鉴别**

（一）心悸的诊断依据

1. 自觉心中悸动不安，心搏异常，或快速，或缓慢，或跳动过重，或忽跳忽止，呈阵发性或持续不解，神情紧张，心慌不安，不能自主。
2. 伴有胸闷不舒，易激动，心烦寐差，颤抖乏力，头晕等症。中老年患者，可伴有心胸疼痛，甚则喘促，汗出肢冷，或见晕厥。
3. 可见数、促、结、代、缓、沉、迟等脉象。
4. 常由情志刺激（如惊恐、紧张）、劳倦、饮酒、饱食等因素而诱发。

（二）病证鉴别

惊悸与怔忡：惊悸发病，多与情绪因素有关，可由骤遇惊恐、忧思恼怒、悲哀过极或过度紧张而诱发，多为阵发性，病来虽速，病情较轻，实证居多，病势轻浅，可自行缓解，不发时如常人。怔忡多由久病体虚、心脏受损所致，无精神等因素亦可发生，常持续心悸，心中惕惕，不能自控，活动后加重，多属虚证，或虚中夹实，病来虽渐，病情较重，不发时亦可兼见脏腑虚损症状。惊悸日久不愈，亦可形成怔忡。

● **要点四　心悸的辨证论治**

（一）辨证要点

心悸的辨证首先应辨虚实，虚证者要辨别脏腑气、血、阴、阳何者偏虚，实证者须分清痰、饮、瘀、火何邪为主。心悸气短，神疲乏力，自汗者属气虚；心悸头晕，面色不华者属血虚；心悸盗汗，潮热口干者属阴虚；心悸肢冷，畏寒气喘者属阳虚。实证者须辨清痰、饮、瘀、火之类；心悸面浮，尿少肢肿者为水饮；心悸心痛，唇暗舌紫者为瘀血；心悸烦躁，口苦便秘者为痰火。虚实夹杂者还要分清孰虚孰实。

其二还需辨脉象之变化。心悸常伴有脉律失常，临证应仔细体会结、代、促、数、缓、迟等脉。一息六至为数脉，一息四至为缓脉，一息三至为迟脉；脉象见数时一止，止无定数为促脉，脉象见缓时一止，止无定数为结脉；脉来更代，几至一止，止有定数为代脉。阳盛则促，数脉、促脉多为热象，但若脉虽数、促却沉细、微细，伴有面浮肢肿，动则气短，形寒肢冷，舌淡等症，为虚寒之证。阳盛则结，脉象迟、结、代者，一般多属虚寒，其中结脉表示气血凝滞，代脉常为元气虚衰，脏气衰微。但若脉象呈迟、结、代而按之有力，伴有口干舌红者为阳损及阴所致阴阳两虚。

（二）治疗原则

心悸的治疗应分虚实。虚证分别治以补气、养血、滋阴、温阳；实证则应祛痰、化饮、清火、行瘀。但本病以虚实错杂为多见，且虚实的主次、缓急各有不同，故治当相应兼顾。同时，由于心悸以心神不宁为其病理特点，故应酌情配入镇心安神之法。

（三）证治分类

1. 心虚胆怯证

证候：心悸不宁，善惊易恐，坐卧不安，不寐多梦而易惊醒，恶闻声响，食少纳呆，苔薄白，脉细略数或细弦。

治法：镇惊定志，养心安神。

代表方：安神定志丸加减。

加减：若见心阳不振，用肉桂易桂枝，加附子以温通心阳；兼心血不足，加阿胶、首乌、龙眼肉以滋养心血；兼心气郁结，加柴胡、郁金、合欢皮、绿萼梅以疏肝解郁。

2. 心血不足证

证候：心悸气短，头晕目眩，失眠健忘，面

色无华，倦怠乏力，纳呆食少，舌淡红，脉细弱。

治法：补血养心，益气安神。

代表方：归脾汤加减。

加减：若五心烦热，自汗盗汗，胸闷心烦，舌红少苔，脉细数或结代，为气阴两虚，治以益气养血，滋阴安神，用炙甘草汤加减；失眠多梦，加合欢皮、夜交藤、五味子、柏子仁、莲子心等养心安神；若热病后期损及心阴而心悸者，以生脉散加减。

3. 心阳不振证

证候：心悸不安，胸闷气短，动则尤甚，面色苍白，形寒肢冷，舌淡苔白，脉虚弱或沉细无力。

治法：温补心阳，安神定悸。

代表方：桂枝甘草龙骨牡蛎汤合参附汤加减。

加减：若形寒肢冷者，重用人参、黄芪、附子、肉桂温阳散寒；大汗出者重用人参、黄芪、煅龙骨、煅牡蛎、山萸肉益气敛汗，或用独参汤煎服；兼见水饮内停者，加葶苈子、五加皮、车前子、泽泻等利水化饮；夹瘀血者，加丹参、赤芍、川芎、桃红、红花；若心阳不振，以致心动过缓者，酌加炙麻黄、补骨脂，重用桂枝以温通心阳。

4. 水饮凌心证

证候：心悸，眩晕气急，胸闷痞满，渴不欲饮，小便短少，或下肢浮肿，形寒肢冷，伴恶心、欲吐、流涎，舌淡胖，苔白滑，脉弦滑或沉细而滑。

治法：振奋心阳，化气行水，宁心安神。

代表方：苓桂术甘汤加减。

加减：兼见肺气不宣，肺有痰湿，咳喘胸闷，加杏仁、前胡、桔梗以宣肺，葶苈子、五加皮、防己以泻肺利水；兼见瘀血者，加当归、川芎、刘寄奴、泽兰叶、益母草；若见因心功能不全而致浮肿、尿少、阵发性夜间咳喘或端坐呼吸者，当重用温阳利水之品，如真武汤。

5. 阴虚火旺证

证候：心悸易惊，心烦失眠，五心烦热，口干，盗汗，思虑劳心则症状加重，伴耳鸣腰酸，头晕目眩，急躁易怒，舌红少津，苔少或无，脉细数。

治法：滋阴清火，养心安神。

代表方：天王补心丹合朱砂安神丸加减。

加减：若肾阴亏虚，虚火妄动，遗精腰酸者，加龟板、熟地、知母、黄柏，或加服知柏地黄丸；若阴虚而火热不明显者，可单用天王补心丹。

6. 瘀阻心脉证

证候：心悸不安，胸闷不舒，心痛时作，痛如针刺，唇甲青紫，舌质紫暗或有瘀斑，脉涩或结或代。

治法：活血化瘀，理气通络。

代表方：桃仁红花煎合桂枝甘草龙骨牡蛎汤。

加减：若因虚致瘀者去理气之品，气虚加黄芪、党参、黄精；络脉瘀阻，胸部窒闷，加沉香、檀香、降香；夹痰浊，胸满闷痛，苔浊腻，加瓜蒌、薤白、半夏、广陈皮；胸痛甚，加乳香、没药、五灵脂、蒲黄、三七粉等。

7. 痰火扰心证

证候：心悸时发时止，受惊易作，胸闷烦躁，失眠多梦，口干苦，大便秘结，小便短赤，舌红，苔黄腻，脉弦滑。

治法：清热化痰，宁心安神。

代表方：黄连温胆汤加减。

加减：若痰热互结，大便秘结者，加生大黄；心悸重者，加珍珠母、石决明、磁石重镇安神；火郁伤阴，加麦冬、玉竹、天冬、生地养阴清热；兼见脾虚者加党参、白术、谷麦芽、砂仁益气醒脾。

细目二 胸痹

要点一 胸痹的概念

胸痹是指以胸部闷痛，甚则胸痛彻背，喘息

不得卧为主症的一种疾病，轻者仅感胸闷如窒，呼吸欠畅，重者则有胸痛，严重者心痛彻背，背痛彻心。

● **要点二　胸痹的病因病机**

（一）胸痹的病因

胸痹的致病原因主要有寒邪内侵、饮食失调、情志失调、劳倦内伤、年迈体虚，导致心、肝、脾、肺、肾功能失调，心脉痹阻而产生本病。

（二）胸痹的病机

胸痹的主要病机为心脉痹阻，病位在心，涉及肝、肺、脾、肾等脏。其临床主要表现为本虚标实，虚实夹杂。本虚有气虚、气阴两虚及阳气虚衰；标实有血瘀、寒凝、痰浊、气滞，且可相兼为病，如气滞血瘀、寒凝气滞、痰瘀交阻等。胸痹发展趋势，由标及本，由轻转剧。轻者多为胸阳不振，阴寒之邪上乘，阻滞气机，临床表现胸中气塞，短气；重者则为痰瘀交阻，壅塞胸中，气机痹阻，临床表现不得卧，心痛彻背。胸痹病机转化可因实致虚，亦可因虚致实。

● **要点三　胸痹的诊断与病证鉴别**

（一）胸痹的诊断依据

1. 胸痹以胸部闷痛为主症，患者多见膻中或心前区憋闷疼痛，甚则痛彻左肩背、咽喉、胃脘部、左上臂内侧等部位，呈反复发作性，一般持续几秒到几十分钟，休息或用药后可缓解。

2. 常伴有心悸、气短、自汗，甚则喘息不得卧，严重者可见胸痛剧烈，持续不解，汗出肢冷，面色苍白，唇甲青紫，脉散乱或微细欲绝等危候，可发生猝死。

3. 多见于中年以上，常因操劳过度、抑郁恼怒、多饮暴食或气候变化而诱发，亦有无明显诱因或安静时发病者。

（二）病证鉴别

1. 胸痹与悬饮　悬饮、胸痹均有胸痛，但胸痹为当胸闷痛，并可向左肩或左臂内侧等部位放射，常因受寒、饱餐、情绪激动、劳累而突然发作，历时短暂，休息或用药后得以缓解。悬饮为胸胁胀痛，持续不解，多伴有咳唾、转侧、呼吸时疼痛加重，肋间饱满，并有咳嗽、咳痰等肺系证候。

2. 胸痹与胃痛　心在脘上，脘在心下，故有胃脘当心而痛之称，以其部位相近。胸痹之不典型者，其疼痛可在胃脘部，极易混淆。但胸痹以闷痛为主，为时极短，虽与饮食有关，但休息、服药常可缓解。胃痛与饮食相关，以胀痛为主，局部有压痛，持续时间较长，常伴有泛酸、嘈杂、嗳气、呃逆等胃部症状。

3. 胸痹与真心痛　真心痛乃胸痹的进一步发展，症见心痛剧烈，甚则持续不解，伴有汗出、肢冷、面白、唇紫、手足清至节、脉微或结代等的危重急症。

● **要点四　胸痹的辨证论治**

（一）辨证要点

首先辨病情轻重，其次辨标本虚实。

疼痛持续时间短暂，瞬息即逝者多轻；持续时间长，反复发作者多重；若持续数小时甚至数日不休者常为重症或危候。疼痛遇劳发作，休息或服药后能缓解者为顺症；服药后难以缓解者常为危候。

胸痹总属本虚标实之证，故需辨别虚实，分清标本。标实应区别气滞、痰浊、血瘀、寒凝的不同，本虚又应区别阴阳气血亏虚的不同。标实者：闷重而痛轻，兼见胸胁胀满，善太息，憋气，苔薄白，脉弦者，多属气滞；胸部窒闷而痛，伴唾吐痰涎，苔腻，脉弦滑或弦数者，多属痰浊；胸痛如绞，遇寒则发，或得冷加剧，伴畏寒肢冷，舌淡苔白，脉细，为寒凝心脉所致；刺痛固定不移，痛有定处，夜间多发，舌紫暗或有瘀斑，脉结代或涩，由心脉瘀滞所致。本虚者：心胸隐痛而闷，因劳累而发，伴心慌，气短，乏力，舌淡胖嫩，边有齿痕，脉沉细或结代者，多属心气不足；若绞痛兼见胸闷气短，四肢厥冷，神倦自汗，脉沉细，则为心阳不振；隐痛时作时止，缠绵不休，动则多发，伴口干，舌淡红而少苔，脉沉细而数，则属气阴两虚表现。

（二）治疗原则

治疗原则应先治其标，后治其本，先从祛邪入手，然后再予扶正，必要时可根据虚实标本的主次，兼顾同治。标实当泻，针对气滞、血瘀、寒凝、痰浊而疏理气机，活血化瘀，辛温通阳，泄浊豁痰，尤重活血通脉治法；本虚宜补，权衡心脏阴阳气血之不足，有无兼见肺、肝、脾、肾等脏之亏虚，补气温阳，滋阴益肾，纠正脏腑之偏衰，尤其重视补益心气之不足。

（三）证治分类

1. 心血瘀阻证

证候：心胸疼痛，如刺如绞，痛有定处，入夜为甚，甚则心痛彻背，背痛彻心，或痛引肩背，伴有胸闷，日久不愈，可因暴怒、劳累而加重，舌质紫暗，有瘀斑，苔薄，脉弦涩。

治法：活血化瘀，通脉止痛。

代表方：血府逐瘀汤加减。

加减：瘀血痹阻重证，胸痛剧烈，可加乳香、没药、郁金、降香、丹参等，加强活血理气之功；若血瘀气滞并重，胸闷痛甚者，可加沉香、檀香、荜茇等辛香理气止痛之药。

2. 气滞心胸证

证候：心胸满闷，隐痛阵发，时欲太息，遇情志不遂时容易诱发或加重，或兼有胃脘胀闷，得嗳气或矢气则舒，苔薄或薄腻，脉细弦。

治法：疏肝理气，活血通络。

代表方：柴胡疏肝散加减。

加减：胸闷心痛明显，为气滞血瘀之象，可合用失笑散；气郁日久化热，心烦易怒，口干便秘，舌红苔黄，脉弦数者，用丹栀逍遥散。

3. 痰浊闭阻证

证候：胸闷重而心痛微，痰多气短，肢体沉重，形体肥胖，遇阴雨天而易发作或加重，伴有纳呆便溏，咯吐痰涎，舌体胖大且边有齿痕，苔浊腻或白滑，脉滑。

治法：通阳泄浊，豁痰宣痹。

代表方：栝蒌薤白半夏汤合涤痰汤加减。

加减：痰浊郁而化热者，用黄连温胆汤加郁金，以清化痰热而理气活血；如痰热兼有郁火者，加海浮石、海蛤壳、黑山栀、天竺黄、竹沥化痰火之胶结；大便干结加桃仁、大黄。

4. 寒凝心脉证

证候：猝然心痛如绞，心痛彻背，喘不得卧，多因气候骤冷或骤感风寒而发病或加重，伴形寒，甚则手足不温，冷汗自出，胸闷气短，心悸，面色苍白，苔薄白，脉沉紧或沉细。

治法：辛温散寒，宣通心阳。

代表方：枳实薤白桂枝汤合当归四逆汤加减。

加减：阴寒极盛之胸痹重症，表现胸痛剧烈，痛无休止，伴身寒肢冷，气短喘息，脉沉紧或沉微者，当用温通散寒之法，予乌头赤石脂丸加荜茇、高良姜、细辛等。

5. 气阴两虚证

证候：心胸隐痛，时作时休，心悸气短，动则益甚，伴倦怠乏力，声息低微，易汗出，舌质淡红，舌体胖且边有齿痕，苔薄白，脉虚细缓或结代。

治法：益气养阴，活血通脉。

代表方：生脉散合人参养荣汤加减。

加减：兼有气滞血瘀者，可加川芎、郁金以行气活血；兼见痰浊之象者可合用茯苓、白术、白蔻仁以健脾化痰。

6. 心肾阴虚证

证候：心痛憋闷，心悸盗汗，虚烦不寐，腰酸膝软，头晕耳鸣，口干便秘，舌红少津，苔薄或剥，脉细数或促代。

治法：滋阴清火，养心和络。

代表方：天王补心丹合炙甘草汤加减。

加减：阴不敛阳，虚火内扰心神，虚烦不寐，舌尖红少津者，可用酸枣仁汤，清热除烦，养血安神。

7. 心肾阳虚证

证候：心悸而痛，胸闷气短，动则更甚，自汗，面色㿠白，神倦怯寒，四肢欠温或肿胀，舌质淡胖，边有齿痕，苔白或腻，脉沉细迟。

治法：温补阳气，振奋心阳。

代表方：参附汤合右归饮加减。

加减：若肾阳虚衰，不能制水，水饮上凌心肺，症见水肿、喘促、心悸，用真武汤加黄芪、汉防己、猪苓、车前子温肾阳而化水饮。

● 要点五　胸痹的转归预后

本病多在中年以后发生，如治疗及时得当，可获较长时间稳定缓解，如反复发作，则病情较为顽固。病情进一步发展，可见心胸猝然大痛，出现真心痛证候，甚则可"旦发夕死，夕发旦死"。

● 要点六　胸痹的预防调护

1. 注意调摄精神，避免情绪波动。
2. 注意生活起居，寒温适宜。
3. 注意饮食调节。饮食宜清淡低盐，食勿过饱。
4. 注意劳逸结合，坚持适当活动。发作期患者应立即卧床休息，缓解期要注意适当休息，保证充足的睡眠，坚持力所能及的活动，做到动中有静。
5. 加强护理及监护。

细目三　不　寐

● 要点一　不寐的概念

不寐是以经常不能获得正常睡眠为特征的一类病证，主要表现为睡眠时间、深度的不足，轻者入睡困难，或寐而不酣，时寐时醒，或醒后不能再寐，重则彻夜不寐，常影响人们的正常工作、生活、学习和健康。

● 要点二　不寐的病因病机

（一）不寐的病因

饮食不节，情志失常，劳倦、思虑过度，及病后、年迈体虚等。

（二）不寐的病机

不寐的病理变化，总属阳盛阴衰，阴阳失交。其病位主要在心，与肝、脾、肾密切相关。不寐的病机有虚实之分，实证由肝郁化火，痰热内扰，阳盛不得入于阴而致，虚证多由心脾两虚，心虚胆怯，心肾不交，水火不济，心神失养，阴虚不能纳阳而发。失眠久病可出现虚实夹杂，实火、湿、痰等病邪与气血阴阳亏虚互相联系，互相转化，临床以虚证多见。

● 要点三　不寐的诊断与病证鉴别

（一）不寐的诊断依据

1. 轻者入寐困难或寐而易醒，醒后不寐，连续3周以上，重者彻夜难眠。
2. 常伴有头痛、头昏、心悸、健忘、神疲乏力、心神不宁、多梦等症。
3. 本病证常有饮食不节，情志失常，劳倦、思虑过度，病后，体虚等病史。

（二）病证鉴别

不寐是指单纯以失眠为主症，表现为持续的、严重的睡眠困难。若因一时性情志影响或生活环境改变引起的暂时性失眠不属病态。至于老年人少寐早醒，亦多属生理状态。若因其他疾病痛苦引起失眠者，则有相关病因存在。

● 要点四　不寐的辨证论治

（一）辨证要点

本病辨证首分虚实。虚证，多属阴血不足，心失所养，临床特点为体质瘦弱，面色无华，神疲懒言，心悸健忘。实证为邪热扰心，临床特点为心烦易怒，口苦咽干，便秘溲赤。

次辨病位，病位主要在心。由于心神失养或不安，神不守舍而不寐，且与肝、胆、脾、胃、肾相关。如急躁易怒而不寐，多为肝火内扰；脘闷苔腻而不寐，多为胃腑宿食，痰热内盛；心烦心悸，头晕健忘而不寐，多为阴虚火旺，心肾不交；面色少华，肢倦神疲而不寐，多属脾虚不运，心神失养；心烦不寐，触事易惊，多属心胆气虚等。

（二）治疗原则

治疗当以补虚泻实、调整脏腑阴阳为原则。实证泻其有余，如疏肝泻火，清化痰热，消导和中；虚证补其不足，如益气养血，健脾补肝益肾。在此基础上安神定志，如养血安神，镇惊安神，清心安神。

（三）证治分类

1. 肝火扰心证

证候：不寐多梦，甚则彻夜不眠，急躁易怒，伴头晕头胀，目赤耳鸣，口干而苦，不思饮食，便秘溲赤，舌红苔黄，脉弦而数。

治法：疏肝泻火，镇心安神。

代表方：龙胆泻肝汤加减。

加减：胸闷胁胀，善太息者，加香附、郁金、佛手、绿萼梅以疏肝解郁；若头晕目眩，头痛欲裂，不寐躁怒，大便秘结者，可用当归龙荟丸。

2. 痰热扰心证

证候：心烦不寐，胸闷脘痞，泛恶嗳气，伴口苦，头重，目眩，舌偏红，苔黄腻，脉滑数。

治法：清化痰热，和中安神。

代表方：黄连温胆汤加减。

加减：不寐伴胸闷嗳气，脘腹胀满，大便不爽，苔腻脉滑，加用半夏秫米汤和胃健脾，交通阴阳，和胃降气。

3. 心脾两虚证

证候：不易入睡，多梦易醒，心悸健忘，神疲食少，伴头晕目眩，四肢倦怠，腹胀便溏，面色少华，舌淡苔薄，脉细无力。

治法：补益心脾，养血安神。

代表方：归脾汤加减。

加减：心血不足较甚者，加熟地、芍药、阿胶以养心血；不寐较重者，加五味子、夜交藤、合欢皮、柏子仁养心安神，或加生龙骨、生牡蛎、琥珀末以镇静安神。

4. 心肾不交证

证候：心烦不寐，入睡困难，心悸多梦，伴头晕耳鸣，腰膝酸软，潮热盗汗，五心烦热，咽干少津，男子遗精，女子月经不调，舌红少苔，脉细数。

治法：滋阴降火，交通心肾。

代表方：六味地黄丸合交泰丸加减。

加减：心阴不足为主者，可用天王补心丹以滋阴养血，补心安神；心烦不寐，彻夜不眠者，加朱砂、磁石、龙骨、龙齿重镇安神。

5. 心胆气虚证

证候：虚烦不寐，触事易惊，终日惕惕，胆怯心悸，伴气短自汗，倦怠乏力，舌淡，脉弦细。

治法：益气镇惊，安神定志。

代表方：安神定志丸合酸枣仁汤加减。

加减：心肝血虚，惊悸汗出者，重用人参，加白芍、当归、黄芪以补养肝血；胸闷，善太息，纳呆腹胀者，加柴胡、陈皮、山药、白术以疏肝健脾；心悸甚，惊惕不安者，加生龙骨、生牡蛎、朱砂以重镇安神。

要点五 不寐的预防调护

不寐属心神病变，重视精神调摄和讲究睡眠卫生具有实际的预防意义。

精神调摄方面，应积极进行心理情志调整，克服过度的紧张、兴奋、焦虑、抑郁、惊恐、愤怒等不良情绪，做到喜怒有节，保持精神舒畅，尽量以放松的、顺其自然的心态对待睡眠，反而能较好地入睡。

睡眠卫生方面，首先帮助患者建立有规律的作息制度，从事适当的体力活动或体育锻炼，增强体质，持之以恒，促进身心健康。其次养成良好的睡眠习惯。

（张宁苏）

第三单元 脑系病证

细目一 头痛

● 要点一 头痛的概念

头痛是临床常见的自觉症状，可单独出现，亦见于多种疾病的过程中。本节所讨论的头痛，是指因外感六淫、内伤杂病而引起的，以头痛为主要表现的一类病证。若头痛属某一疾病过程中所出现的兼症，不属本节讨论范围。

● 要点二 头痛的病因病机

（一）头痛的病因

感受外邪、情志失调、先天不足或房事不节、饮食劳倦及体虚久病、头部外伤或久病入络。

（二）头痛的病机

头痛可分为外感和内伤两大类。其基本病机，外感者为外邪上扰清空，壅滞经络，络脉不通；内伤者或肝阳上扰，或瘀血阻络，或头目失荣而发头痛。头痛的病位多在肝、脾、肾三脏。病理因素涉及痰湿、风火、血瘀。病理性质有虚有实。外感头痛一般病程较短，治疗养护得当则少有转化。内伤头痛大多起病较缓，病程较长，病性较为复杂，一般来说，气血亏虚、肾精不足之头痛属虚证，肝阳、痰浊、瘀血所致之头痛多属实证。虚实在一定条件下可以相互转化。例如痰浊中阻日久，脾胃受损，气血生化不足，营血亏虚，不荣头窍，可转为气血亏虚之头痛。肝阳、肝火日久，阳热伤阴，肾虚阴亏，可转为肾精亏虚的头痛，或阴虚阳亢，虚实夹杂之头痛。各种头痛迁延不愈，病久入络，又可转变为瘀血头痛。

● 要点三 头痛的诊断与病证鉴别

（一）头痛的诊断要点

1. 以头部疼痛为主要临床表现。

2. 头痛部位可发生在前额、两颞、巅顶、枕项或全头部。疼痛性质可为跳痛、刺痛、胀痛、灼痛、重痛、空痛、昏痛、隐痛等。头痛发作形式可为突然发作，或缓慢起病，或反复发作，时痛时止。疼痛的持续时间可长可短，可数分钟、数小时或数天、数周，甚则长期疼痛不已。

3. 外感头痛者多有起居不慎，感受外邪的病史；内伤头痛者常有饮食、劳倦、房事不节、病后体虚等病史。

（二）病证鉴别

1. **头痛与眩晕** 头痛与眩晕可单独出现，也可同时出现，二者对比，头痛之病因有外感与内伤两方面，眩晕则以内伤为主。临床表现，头痛以疼痛为主，实证较多；而眩晕则以昏眩为主，虚证较多。

2. **真头痛与一般头痛** 真头痛为头痛的一种特殊重症，其特点为起病急骤，多表现为突发的剧烈头痛，持续不解，阵发加重，手足逆冷至肘膝，甚至呕吐如喷、肢厥、抽搐，本病凶险，应与一般头痛区别。

● 要点四 根据头痛的不同部位判断其经络归属

头为诸阳之会，手足三阳经均循头面，厥阴经亦上会于巅顶，由于受邪之脏腑经络不同，头痛之部位亦不同。大抵太阳头痛，在头后部，下连于项；阳明头痛，在前额部及眉棱骨等处；少阳头痛，在头之两侧，并连及于耳；厥阴头痛则在巅顶部位，或连目系。

● 要点五 头痛的辨证论治

（一）辨证要点

头痛应首辨其外感内伤，次辨其相关经络脏腑，再辨其影响因素。

首先辨外感头痛与内伤头痛。外感头痛因外邪致病，属实证，起病较急，一般疼痛较剧，多表现为掣痛、跳痛、灼痛、胀痛、重痛，痛无休止。内伤头痛以虚证或虚实夹杂证为多见，如起病缓慢，疼痛较轻，表现为隐痛、空痛、昏痛，痛势悠悠，遇劳加重，时作时止，多属虚证；如因肝阳、痰浊、瘀血所致者属实，表现为头昏胀痛，或昏蒙重痛，或刺痛钝痛，痛点固定，常伴有肝阳、痰浊、瘀血的相应证候。

其次辨头痛之相关经络脏腑。如要点四所述。

最后辨其影响因素。气虚者与过劳有关；肝火者因情志波动而加重；阳亢者常因饮酒或暴食而加重；肝肾阴虚者每因失眠而病作或加重。

（二）治疗原则

外感头痛属实证，以风邪为主，故治疗主以疏风，兼以散寒、清热、祛湿。内伤头痛多属虚证或虚实夹杂证。虚者以滋阴养血，益肾填精为主；实证当平肝、化痰、行瘀；虚实夹杂者，酌情兼顾并治。

（三）证治分类

1. 外感头痛

（1）风寒头痛

证候：头痛连及项背，常有拘急收紧感，或伴恶风畏寒，遇风尤剧，口不渴，苔薄白，脉浮紧。

治法：疏散风寒止痛。

代表方：川芎茶调散加减。

加减：若头痛，恶寒明显者，酌加麻黄、桂枝、制川乌等温经散寒。若寒邪侵于厥阴经脉，症见巅顶头痛，干呕，吐涎沫，四肢厥冷，苔白，脉弦者，方用吴茱萸汤去人参，加藁本、川芎、细辛、法半夏，以温散寒邪，降逆止痛。若寒邪客于少阴经脉，症见头痛，足寒，气逆，背冷，脉沉细，方用麻黄附子细辛汤加白芷、川芎，温经散寒止痛。

（2）风热头痛

证候：头痛而胀，甚则头胀如裂，发热或恶风，面红目赤，口渴喜饮，大便不畅，或便秘，溲赤，舌尖红，苔薄黄，脉浮数。

治法：疏风清热和络。

代表方：芎芷石膏汤加减。

加减：烦热口渴，舌红少津者，可重用石膏，配知母、天花粉清热生津，黄芩、山栀清热泻火；大便秘结，腑气不通，口舌生疮者，可用黄连上清丸泄热通腑。

（3）风湿头痛

证候：头痛如裹，肢体困重，胸闷纳呆，大便或溏，苔白腻，脉濡。

治法：祛风胜湿通窍。

代表方：羌活胜湿汤加减。

加减：若胸闷脘痞、腹胀便溏显著者，可加苍术、厚朴、陈皮、藿梗以燥湿宽中，理气消胀；恶心、呕吐者，可加半夏、生姜以降逆止呕；纳呆食少者，加麦芽、神曲健胃助运。

2. 内伤头痛

（1）肝阳头痛

证候：头昏胀痛，两侧为重，心烦易怒，夜寐不宁，口苦面红，或兼胁痛，舌红苔黄，脉弦数。

治法：平肝潜阳息风。

代表方：天麻钩藤饮加减。

加减：若因肝郁化火，肝火炎上，而症见头痛剧烈，目赤口苦，急躁，便秘溲黄者，加夏枯草、龙胆草、大黄。若兼肝肾亏虚，水不涵木，症见头晕目涩，视物不明，遇劳加重，腰膝酸软者，可选加枸杞、白芍、山萸肉。

（2）血虚头痛

证候：头痛隐隐，时时昏晕，心悸失眠，面色少华，神疲乏力，遇劳加重，舌质淡，苔薄白，脉细弱。

治法：养血滋阴，和络止痛。

代表方：加味四物汤加减。

加减：若因血虚气弱者，兼见乏力气短，神疲懒言，汗出恶风等，可选加党参、黄芪、白术；若阴血亏虚，阴不敛阳，肝阳上扰者可加入天麻、钩藤、石决明、菊花等。

（3）痰浊头痛

证候：头痛昏蒙，胸脘满闷，纳呆呕恶，舌苔白腻，脉滑或弦滑。

治法：健脾燥湿，化痰降逆。

代表方：半夏白术天麻汤加减。

加减：若痰湿久郁化热，口苦便秘，舌红苔黄腻，脉滑数者，可加黄芩、竹茹、枳实、胆星。若胸闷、呕恶明显，加厚朴、枳壳、生姜和中降逆。

（4）肾虚头痛

证候：头痛且空，眩晕耳鸣，腰膝酸软，神疲乏力，滑精或带下，舌红少苔，脉细无力。

治法：养阴补肾，填精生髓。

代表药：大补元煎加减。

加减：若头痛而晕，头面烘热，面颊红赤，时伴汗出，证属肾阴亏虚，虚火上炎者，去人参，加知母、黄柏，以滋阴泻火，或方用知柏地黄丸。若头痛畏寒，面色㿠白，四肢不温，腰膝无力，舌淡，脉细无力，证属肾阳不足者，当温补肾阳，选用右归丸或金匮肾气丸加减。

（5）瘀血头痛

证候：头痛经久不愈，痛处固定不移，痛如锥刺，或有头部外伤史，舌紫暗，或有瘀斑、瘀点，苔薄白，脉细或细涩。

治法：活血化瘀，通窍止痛。

代表方：通窍活血汤加减。

加减：若头痛较剧，久痛不已，可加全蝎、蜈蚣、地鳖虫等，搜风剔络止痛。

虫类药多有小毒，故应合理掌握用量，不可久用。

● 要点六　根据头痛的不同部位选用不同的"引经药"

治疗头痛，除根据辨证论治原则外，还可根据头痛的部位，参照经络循行路线，选择引经药，可以提高疗效。如，太阳头痛选用羌活、蔓荆子、川芎；阳明头痛选用葛根、白芷、知母；少阳头痛选用柴胡、黄芩、川芎；厥阴头痛选用吴茱萸、藁本等。

● 要点七　头痛的转归预后

外感头痛，积极治疗，一般患者预后良好。内伤头痛病程较长，但辨证准确，恰当地遣方用药，可以延长其发作周期，减轻其发作程度，以至治愈。若病久不愈，反复发作，症状重笃，影响工作及生活，多难于获得根治。

细目二　眩晕

● 要点一　眩晕的概念

眩是指眼花或眼前发黑，晕是指头晕甚或感觉自身或外界景物旋转。二者常同时并见，故统称为"眩晕"。轻者闭目即止；重者如坐车船，旋转不定，不能站立，或伴有恶心、呕吐、汗出，甚则昏倒等症状。

● 要点二　眩晕的病因病机

（一）眩晕的病因

情志不遂、年高肾亏、病后体虚、饮食不节、跌仆损伤、瘀血内阻。

（二）眩晕的病机

眩晕的基本病机主要是脑髓空虚，清窍失养，或痰火上逆，扰动清窍。本病的病位在于头窍，其病变脏腑与肝、脾、肾三脏相关。其常见病理因素有风、火、痰、瘀。眩晕的病性以虚者居多，气虚血亏、髓海空虚、肝肾不足所导致的眩晕多属虚证；因痰浊中阻、瘀血阻络、肝阳上亢所导致的眩晕属实证或本虚标实证。

在眩晕的病变过程中，各个证候之间相互兼夹或转化。如脾胃虚弱，气血亏虚而生眩晕，而脾虚又可聚湿生痰，二者相互影响，临床上可以表现为气血亏虚兼有痰湿中阻的证候。如痰湿中阻，郁久化热，形成痰火为患，甚至火盛伤阴，形成阴亏于下，痰火上蒙的复杂局面。再如肾精不足，本属阴虚，若阴损及阳，或精不化气，可以转为肾阳不足或阴阳两虚之证。此外，风阳每夹有痰火，肾虚可以导致肝旺，久病入络形成瘀血，故临床常形成虚实夹杂之证候。

● 要点三　眩晕的诊断与病证鉴别

（一）眩晕的诊断依据

1. 头晕目眩，视物旋转，轻者闭目即止，重者如坐车船，甚则仆倒。

2. 严重者可伴有头痛、项强、恶心呕吐、眼球震颤、耳鸣耳聋、汗出、面色苍白等表现。

3. 多有情志不遂、年高体虚、饮食不节、跌仆损伤等病史。

（二）病证鉴别

眩晕与中风：中风以猝然昏仆，不省人事，口舌㖞斜，半身不遂，失语，或不经昏仆，仅以㖞僻不遂为特征。中风昏仆与眩晕之甚者相似，眩晕之甚者亦可仆倒，但无半身不遂及不省人事、口舌㖞斜诸症。也有部分中风病人，以眩晕、头痛为其先兆表现，故临证当注意中风与眩晕的区别与联系。

● 要点四 眩晕的辨证论治

（一）辨证要点

眩晕临证首先应辨明相关脏腑，其次辨标本虚实。

首辨脏腑。眩晕病在清窍，但与肝、脾、肾三脏功能失调密切相关。肝阳上亢之眩晕兼见头胀痛、面色潮红、急躁易怒、口苦脉弦等症状。脾胃虚弱，气血不足之眩晕，兼有纳呆、乏力、面色㿠白等症状。脾失健运，痰湿中阻之眩晕，兼见纳呆呕恶、头痛、苔腻诸症。肾精不足之眩晕，多兼有腰酸腿软、耳鸣如蝉等症。

其次辨标本虚实。凡病程较长，反复发作，遇劳即发，伴两目干涩，腰膝酸软，或面色㿠白，神疲乏力，脉细或弱者，多属虚证，由精血不足或气血亏虚所致。凡病程短，或突然发作，眩晕重，视物旋转，伴呕恶痰涎，头痛，面赤，形体壮实者，多属实证。其中，痰湿所致者，头重昏蒙，胸闷呕恶，苔腻脉滑；瘀血所致者，头昏头痛，痛点固定，唇舌紫暗，舌有瘀斑；肝阳风火所致者，眩晕，面赤，烦躁，口苦，肢麻震颤，甚则昏仆，脉弦有力。

（二）治疗原则

眩晕的治疗原则是补虚泻实，调整阴阳。虚者当滋养肝肾，补益气血，填精生髓。实证当平肝潜阳，清肝泻火，化痰行瘀。

（三）证治分类

1. 肝阳上亢证

证候：眩晕，耳鸣，头目胀痛，口苦，失眠多梦，遇烦劳郁怒而加重，甚则仆倒，颜面潮红，急躁易怒，肢麻震颤，舌红苔黄，脉弦或数。

治法：平肝潜阳，清火息风。

代表方：天麻钩藤饮加减。

加减：若肝火上炎，口苦目赤，烦躁易怒者，酌加龙胆草、丹皮、夏枯草；若肝肾阴虚较甚，目涩耳鸣，腰酸膝软，舌红少苔，脉弦细数者，可酌加枸杞子、首乌、生地、麦冬、玄参；若眩晕剧烈，兼见手足麻木或震颤者，加羚羊角、石决明、生龙骨、生牡蛎、全蝎、蜈蚣等镇肝息风，清热止痉。

2. 气血亏虚证

证候：眩晕动则加剧，劳累即发，面色淡白，神疲乏力，倦怠懒言，唇甲不华，发色不泽，心悸少寐，纳少腹胀，舌淡苔薄白，脉细弱。

治法：补益气血，调养心脾。

代表方：归脾汤加减。

加减：若中气不足，清阳不升，兼见气短乏力，纳少神疲，便溏下坠，脉象无力者，可合用补中益气汤；若自汗时出，易于感冒，当重用黄芪，加防风、浮小麦益气固表敛汗。

3. 肾精不足证

证候：眩晕日久不愈，精神萎靡，腰酸膝软，少寐多梦，健忘，两目干涩，视力减退，或遗精滑泄，耳鸣齿摇。或颧红咽干，五心烦热，舌红少苔，脉细数；或面色㿠白，形寒肢冷，舌淡嫩，苔白，脉弱尺甚。

治法：滋养肝肾，益精填髓。

代表方：左归丸加减。

加减：若阴虚火旺，症见五心烦热，潮热颧红，舌红少苔，脉细数者，可选加鳖甲、龟板、知母、黄柏、丹皮、地骨皮等；若阴损及阳，肾阳虚明显，表现为四肢不温，形寒怕冷，精神萎靡，舌淡脉沉者，或予右归丸。

4. 痰湿中阻证

证候：眩晕，头重昏蒙，或伴视物旋转，胸闷恶心，呕吐痰涎，食少多寐，舌苔白腻，脉濡滑。

治法：化痰祛湿，健脾和胃。

代表方：半夏白术天麻汤加减。

加减：若眩晕较甚，呕吐频作，视物旋转，可酌加代赭石、竹茹、生姜、旋覆花以镇逆止呕；若兼见耳鸣重听，可酌加郁金、菖蒲、葱白以通阳开窍；若痰郁化火，头痛头胀，心烦口苦，渴不欲饮，舌红苔黄腻，脉弦滑者，宜用黄连温胆汤清化痰热。

5. 瘀血阻窍证

证候：眩晕时作，头痛如刺，兼见健忘、失眠，心悸，精神不振，耳鸣耳聋，面唇紫暗，舌暗有瘀斑，脉涩或细涩。

治法：祛瘀生新，活血通窍。

代表方：通窍活血汤加减。

加减：若兼见神疲乏力，少气自汗等症，加入黄芪、党参益气行血；若兼畏寒肢冷，感寒加重，可加附子、桂枝温经活血。

● **要点五　眩晕的转归预后**

若病情较轻，治疗护理得当，则预后多属良好；反之，若病久不愈，发作频繁，发作时间长，症状重笃，则难以获得根治。尤其是肝阳上亢者，阳愈亢而阴愈亏，阴亏则更不能涵木潜阳，阳化风动，血随气逆，夹痰夹火，横窜经隧，蒙蔽清窍，即成中风危证，预后不良。

● **要点六　眩晕的预防调护**

1. 预防眩晕之发生，应避免和消除能导致眩晕发生的各种内、外致病因素。

2. 眩晕发病后要及时治疗，注意休息，严重者当卧床休息；注意饮食清淡，保持情绪稳定，避免突然、剧烈的体位改变和头颈部运动，以防眩晕症状的加重，或发生昏仆。有眩晕史的病人，当避免剧烈体力活动，避免高空作业。

细目三　中 风

● **要点一　中风的概念**

中风是以猝然昏仆，不省人事，半身不遂，口眼歪斜，语言不利为主症的病证。

● **要点二　中风的病因病机**

（一）中风的病因

内伤积损、劳欲过度、饮食不节、情志所伤、气虚邪中。

（二）中风的病机

中风的基本病机为阴阳失调，气血逆乱，上犯于脑，虚（阴虚、气虚）、火（肝火、心火）、风（肝风、外风）、痰（风痰、湿痰）、气（气逆）、血（血瘀）为其病机六端。病位在脑，与心、肝、脾、肾密切相关。病理因素主要为风、火、痰、瘀。其病理性质多属本虚标实，上盛下虚。本虚为肝肾阴虚，气血衰少；标实为风火相扇，痰湿壅盛，气血逆乱。轻者风痰横窜经络而为中经络，重者肝阳肝风夹痰夹火上闭清窍而为中脏腑，轻重之间的转化往往发生在疾病的初发阶段，且变化迅速，与预后密切相关。

● **要点三　中风的诊断与病证鉴别**

（一）中风的诊断依据

1. 具有突然昏仆，不省人事，半身不遂，偏身麻木，口眼歪斜，言语謇涩等特定的临床表现。轻症仅见眩晕，偏身麻木，口眼歪斜，半身不遂等。

2. 多急性起病，好发于40岁以上年龄。

3. 发病之前多有头晕、头痛、肢体一侧麻木等先兆症状。

4. 常有眩晕、头痛、心悸等病史，病发多有情志失调、饮食不当或劳累等诱因。

（二）病证鉴别

1. 中风与口僻　口僻俗称吊线风，主要症状是口眼歪斜，但常伴耳后疼痛，口角流涎，言语不清，而无半身不遂或神志障碍等表现，多因正气不足，风邪入脉络，气血痹阻所致，不同年龄均可罹患。

2. 中风与厥证 厥证也有突然昏仆、不省人事之表现，一般而言，厥证神昏时间短暂，发作时常伴有四肢逆冷，移时多可自行苏醒，醒后无半身不遂、口眼㖞斜、言语不利等表现。

3. 中风与痉证 痉证以四肢抽搐、项背强直甚至角弓反张为主症，发病时也可伴有神昏，需与中风闭证相鉴别。但痉证之神昏多出现在抽搐之后，而中风患者多在起病时即有神昏，而后可以出现抽搐。痉证抽搐时间长，中风抽搐时间短。痉证患者无半身不遂、口眼㖞斜等症状。

4. 中风与痿证 痿证可以有肢体瘫痪、活动无力等类似中风之表现；中风后半身不遂日久不能恢复者，亦可见肌肉瘦削，筋脉弛缓，两者应予以区别。但痿证一般起病缓慢，以双下肢瘫痪或四肢瘫痪，或肌肉萎缩，筋惕肉𥆧为多见；而中风的肢体瘫痪多起病急骤，且以偏瘫不遂为主。痿证起病时无神昏，中风则常有不同程度的神昏。

5. 中风与痫证 痫证发作时起病急骤，突然昏仆倒地，与中风相似。但痫证为阵发性神志异常的疾病，猝发仆地时常口中作声，如猪羊啼叫，四肢频抽而口吐白沫；中风则仆地无声，一般无四肢抽搐及口吐涎沫的表现。痫证之神昏多为时短暂，移时可自行苏醒，醒后一如常人，但可再发；中风患者昏仆倒地，其神昏症状严重，持续时间长，难以自行苏醒，需及时治疗方可逐渐清醒。中风多伴有半身不遂、口眼㖞斜等症，亦与痫证不同。

● 要点四 中风的辨证论治

（一）辨证要点

中风临证，首辨中经络或中脏腑，中脏腑者辨闭证与脱证，闭证应辨阳闭阴闭，同时应辨当前所处病期。

首辨中经络、中脏腑。中经络者虽有半身不遂、口眼歪斜、语言不利，但意识清楚；中脏腑则昏不知人，或神志昏糊、迷蒙，伴见肢体不用。

中脏腑需辨闭证与脱证。闭证属实，因邪气内闭清窍所致，症见神志昏迷、牙关紧闭、口噤不开、两手握固、肢体强痉等。脱证属虚，乃为五脏真阳散脱，阴阳即将离决之候，临床可见神志昏愦无知、目合口开、四肢松懈瘫软、手撒肢冷汗多、二便自遗、鼻息低微等。此外，还有阴竭阳亡之分，并可相互关联。闭证常见于骤起，脱证则由闭证恶变转化而成。并可见内闭外脱之候。

闭证当辨阳闭和阴闭。阳闭有痰热痰火之象，如身热面赤，气粗鼻鼾，痰声如拽锯，便秘溲黄，舌苔黄腻，舌绛干，甚则舌体卷缩，脉弦滑而数。阴闭有寒湿痰浊之征，如面白唇紫，痰涎壅盛，四肢不温，舌苔白腻，脉沉滑等。

根据病程长短，分为三期。急性期为发病后二周以内，中脏腑可至一个月；恢复期指发病二周后或一个月至半年内；后遗症期指发病半年以上。

（二）治疗原则

中经络以平肝息风，化痰祛瘀通络为主。中脏腑闭证，治当息风清火，豁痰开窍，通腑泄热；脱证急宜救阴回阳固脱；对内闭外脱之证，则须醒神开窍与扶正固脱兼用。恢复期及后遗症期，多为虚实兼夹，当扶正祛邪，标本兼顾，平肝息风，化痰祛瘀，与滋养肝肾，益气养血并用。

（三）证治分类

1. 中经络

（1）风痰入络证

证候：肌肤不仁，手足麻木，突然发生口眼歪斜，语言不利，口角流涎，舌强语謇，甚则半身不遂，或兼见手足拘挛，关节酸痛等症，舌苔薄白，脉浮数。

治法：祛风化痰通络。

代表方：真方白丸子加减。

加减：语言不清者，加菖蒲、远志祛痰宣窍；痰瘀交阻，舌紫有瘀斑，脉细涩者，可酌加丹参、桃仁、红花、赤芍等活血化瘀。

（2）风阳上扰证

证候：平素头晕头痛，耳鸣目眩，突然发生

口眼㖞斜，舌强语謇，或手足重滞，甚则半身不遂等症，舌质红苔黄，脉弦。

治法：平肝潜阳，活血通络。

代表方：天麻钩藤饮加减。

加减：夹有痰浊，胸闷，恶心，苔腻，加陈胆星、郁金；头痛较重，加羚羊角、夏枯草以清肝息风；腿足重滞，加杜仲、寄生补益肝肾。

（3）阴虚风动证

证候：平素头晕耳鸣，腰酸，突然发生口眼㖞斜，言语不利，手指瞤动，甚或半身不遂，舌质红，苔腻，脉弦细数。

治法：滋阴潜阳，息风通络。

代表方：镇肝息风汤加减。

加减：痰热较重，苔黄腻，泛恶，加胆星、竹沥、川贝母清热化痰；阴虚阳亢，肝火偏旺，心中烦热，加栀子、黄芩清热除烦。

2. 中腑脏

（1）闭证

1）痰热腑实证

证候：素有头痛眩晕，心烦易怒，突然发病，半身不遂，口舌㖞斜，舌强语謇或不语，神识欠清或昏糊，肢体强急，痰多而黏，伴腹胀便秘，舌质暗红，或有瘀点瘀斑，苔黄腻，脉弦滑或弦涩。

治法：通腑泄热，息风化痰。

代表方：桃仁承气汤加减。

加减：头痛，眩晕严重者，加钩藤、菊花、珍珠母平肝降逆；烦躁不安，彻夜不眠，口干，舌红，加生地、沙参、夜交藤养阴安神。

中腑因瘀热内阻，腑气不通，邪热上扰，神机失用，应及时使用通腑泄热之法，有助于邪从下泄。

2）痰火瘀闭证

证候：突然昏仆，不省人事，牙关紧闭，口噤不开，两手握固，大小便闭，肢体强痉，面赤身热，气粗口臭，躁扰不宁，苔黄腻，脉弦滑而数。

治法：息风清火，豁痰开窍。

代表方：羚角钩藤汤加减。另可服至宝丹或安宫牛黄丸以清心开窍。亦可用醒脑静或清开灵注射液静脉滴注。

加减：若痰热阻于气道，喉间痰鸣辘辘，可服竹沥水、猴枣散以豁痰镇惊；肝火旺盛，面红目赤，脉弦劲有力，宜酌加龙胆草、山栀、夏枯草、代赭石、磁石等清肝镇摄之品；腑实热结，腹胀便秘，苔黄厚，宜加生大黄、元明粉、枳实。

中脏阳闭证，风阳痰火炽盛，内闭神机，有时因邪热搏结，亦可出现腹满，便秘，小溲不通，苔黄腻，脉弦实有力，亦应配合通下之法，使大便畅通，痰热下泄，则神识可清，危象可解。

3）痰浊瘀闭证

证候：突然昏仆，不省人事，牙关紧闭，口噤不开，两手握固，肢体强痉，大小便闭，面白唇暗，静卧不烦，四肢不温，痰涎壅盛，苔白腻，脉沉滑缓。

治法：化痰息风，宣郁开窍。

代表方：涤痰汤加减。

加减：兼有动风者，加天麻、钩藤以平息内风；有化热之象者，加黄芩、黄连；见戴阳证者，属病情恶化，宜急进参附汤、白通加猪胆汁汤救治。

闭证适时配合通下之法，但正虚明显，元气欲脱者忌用。

（2）脱证（阴竭阳亡）

证候：突然昏仆，不省人事，目合口张，鼻鼾息微，手撒肢冷，汗多，大小便自遗，肢体软瘫，舌痿，脉细弱或脉微欲绝。

治法：回阳救阴，益气固脱。

代表方：参附汤合生脉散加味。亦可用参麦注射液或生脉注射液静脉滴注。

加减：阴不恋阳，阳浮于外，津液不能内守，汗泄过多者，可加龙骨、牡蛎敛汗回阳；阴精耗伤，舌干，脉微者，加玉竹、黄精以救阴护津。

3. 恢复期

（1）风痰瘀阻证

证候：口眼㖞斜，舌强语謇或失语，半身不

遂，肢体麻木，苔滑腻，舌暗紫，脉弦滑。

治法：搜风化痰，行瘀通络。

代表方：解语丹加减。

加减：痰热偏盛者，加全瓜蒌、竹茹、川贝母清化痰热；兼有肝阳上亢，头晕头痛，面赤，苔黄舌红，脉弦劲有力，加钩藤、石决明、夏枯草平肝息风潜阳。

（2）气虚络瘀证

证候：肢体偏枯不用，肢软无力，面色萎黄，舌质淡紫或有瘀斑，苔薄白，脉细涩或细弱。

治法：益气养血，化瘀通络。

代表方：补阳还五汤加减。

加减：血虚甚，加枸杞、首乌藤以补血；肢冷，阳失温煦，加桂枝温经通脉；腰膝酸软，加川断、桑寄生、杜仲以壮筋骨，强腰膝。

（3）肝肾亏虚证

证候：半身不遂，患肢僵硬，拘挛变形，舌强不语，或偏瘫，肢体肌肉萎缩，舌红脉细，或舌淡红，脉沉细。

治法：滋养肝肾。

代表方：左归丸合地黄饮子加减。

加减：若腰酸腿软较甚，加杜仲、桑寄生、牛膝补肾壮腰；肾阳虚，加巴戟天、苁蓉补肾益精，附子、肉桂温补肾阳；夹有痰浊，加菖蒲、远志、茯苓化痰开窍。

要点五 中风的转归预后

中风病患者的转归取决于其体质的强弱、正气的盛衰、病情的轻重及诊疗的正确及时与否、调养是否得当等。中脏腑者，神志由昏迷逐渐转清，半身不遂趋于恢复，说明其向中经络转化，病势为顺，预后多好。若出现顽固性呃逆、呕血、厥脱者，此为中风变证，多致正气散脱。若邪盛正伤，虽经救治，终因正气已伤，致病程迁延成为中风病后遗症者，常见半身不遂、口舌㖞斜、言语不利、痴呆等，要抓紧时机，积极治疗，同时配合外敷熏洗及针灸按摩，并适当锻炼，以提高疗效。中风病后遗症期，若偏瘫肢体由松懈瘫软变为拘挛发痉，伴躁扰不宁，此由正气虚乏，邪气日盛而致，病情较重。

要点六 中风的预防调护

1. 关于中风的预防，应识别中风先兆，及时处理，以预防中风发生。

2. 既病之后，应加强护理。加强口腔护理，及时清除痰涎，喂服或鼻饲中药时应少量多次频服。恢复期要加强偏瘫肢体的被动活动，进行各种功能锻炼，并配合针灸、推拿、理疗、按摩等。偏瘫严重者，防止患肢受压而发生变形。语言不利者，宜加强语言训练。长期卧床者，保护局部皮肤，防止发生褥疮。

细目四 痫 病

要点一 痫病的概念

痫病是一种发作性神志异常的病证。临床以突然意识丧失，甚则仆倒，不省人事，强直抽搐，口吐涎沫，两目上视或口中怪叫为特征，移时苏醒，一如常人为特征。发作前可伴眩晕、胸闷等先兆，发作后常有疲倦乏力等症状。

要点二 痫病的病因病机

（一）痫病的病因

先天遗传、七情失调、惊恐、饮食失调、脑部外伤、六淫所干、它病之后。

（二）痫病的病机

本病的基本病机为脏腑失调，痰浊阻滞，气机逆乱，风痰内动，蒙蔽清窍。病理因素主要有风、火、痰、瘀，又以痰为重要。本病的病位在脑，涉及肝、脾、心、肾诸脏。其中肝、脾、肾的损伤是痫病发生的主要病理基础。病理性质属于本虚标实，本虚为脏腑受损，标实为风、火、痰、瘀，四者并非孤立致病，多是互相结合、互相影响而发病。如风阳夹痰，痰瘀郁而化热，风热痰瘀上蒙清窍，流窜经络等，而使本病变化更为错综复杂。此外，由于痫病昏仆抽搐发作，特别容易耗气伤神，故长期反复发作者，常容易出现神志淡漠、面色少华、健忘等心脾两虚，心神失养的症状，并且使痫病更易反复。

● 要点三 痫病的诊断

痫病的诊断依据

1. 任何年龄、性别均可发病，但多在儿童期、青春期或青年期发病，多有家族史，每因惊恐、劳累、情志过极等诱发。

2. 典型发作时突然昏倒，不省人事，两目上视，项背强直，四肢抽搐，口吐涎沫，或有异常叫声，或仅有突然呆木，两眼瞪视，呼之不应，或头部下垂，面色苍白等。

3. 局限性发作可见多种形式，如口、眼、手等局部抽搐而无突然昏倒，或凝视，或语言障碍，或无意识动作等，多数在数秒至数分钟即止。

4. 发作前可有眩晕、胸闷等先兆症状。

5. 发作突然，醒后如常人，醒后对发作时情况不知，反复发作。

6. 脑电图在发作期描记到对称性同步化棘波或棘-慢波等阳性表现，有条件做磁共振等相应检查。

● 要点四 痫病的辨证论治

（一）痫病的辨证要点

痫病的辨证首先要辨病情轻重，其次辨证候的虚实，再确定病理因素，即风、痰、热、瘀。

本病之病情轻重取决于两个方面：一是病发持续时间之长短，一般持续时间长则病重，短则病轻；二是发作间隔时间之久暂，即间隔时间短暂则病重，间隔时间长久则病轻。其临床表现的轻重与痰浊之浅深和正气之盛衰密切相关。

痫病发作期多实，多由风痰闭阻，痰火或瘀热扰动神明；间歇期多虚，或虚中夹实，常由心脾两虚，肝肾阴虚，夹风夹痰夹瘀所致，宜分而治之。

来势急骤，神昏猝倒，不省人事，口噤牙紧，颈项强直，四肢抽搐者，属风；发作时口吐涎沫，气粗痰鸣，呆木无知，发作后或有情志错乱，幻听，错觉，或有梦游者，属痰；有猝倒啼叫，面赤身热，口流血沫，平素或发作后有大便秘结，口臭苔黄者，属热；发作时面色潮红、紫红，继则青紫，口唇紫绀，或有颅脑外伤、产伤等病史者，属瘀。

（二）痫病的治疗原则

频繁发作，以治标为主，着重清泻肝火，豁痰息风，开窍定痫；平时病缓，则补虚以治其本，宜益气养血，健脾化痰，滋补肝肾，宁心安神。

（三）证治分类

1. 风痰闭阻证

证候：发病前常有眩晕，头昏，胸闷，乏力，痰多，心情不悦。发作呈多样性，或见突然跌倒，神志不清，抽搐吐涎，或伴尖叫与二便失禁，或短暂神志不清，双目发呆，茫然所失，谈话中断，持物落地，或精神恍惚而无抽搐，舌质红，苔白腻，脉多弦滑有力。

治法：涤痰息风，开窍定痫。

代表方：定痫丸加减。

加减：眩晕、目斜视者，加生龙骨、生牡蛎、磁石、珍珠母重镇安神。

辛热开破法是针对痫痰难化这一特点而制定的治法。痰浊闭阻，气机逆乱是本病的核心病机，故治疗多以涤痰、行痰、豁痰为大法。然而痫病之痰，异于一般痰邪，具有深遏潜伏，胶固难化，随风气而聚散之特征，非一般祛痰与化痰药物所能涤除。辛温开破法则采用大辛大热的川乌、半夏、南星、白附子等具有振奋阳气、推动气化作用的药物，以开气机之闭塞，破痰邪之积聚，捣沉痫之胶结，从而促进顽痰消散，痫病缓解。

2. 痰火扰神证

证候：发作时昏仆抽搐，吐涎，或有吼叫，平时急躁易怒，心烦失眠，咳痰不爽，口苦咽干，便秘溲黄，病发后，症情加重，彻夜难眠，目赤，舌红，苔黄腻，脉弦滑而数。

治法：清热泻火，化痰开窍。

代表方：龙胆泻肝汤合涤痰汤加减。

加减：有肝火动风之势者，加天麻、石决明、钩藤、地龙、全蝎，以平肝息风。

3. 瘀阻脑络证

证候：平素头晕头痛，痛有定处，常伴单侧肢体抽搐，或一侧面部抽动，颜面口唇青紫，舌质暗红或有瘀斑，舌苔薄白，脉涩或弦。多继发于颅脑外伤、产伤、颅内感染性疾患后，或先天脑发育不全。

治法：活血化瘀，息风通络。

代表方：通窍活血汤加减。

加减：痰涎偏盛者，加半夏、胆南星、竹茹。

4. 心脾两虚证

证候：反复发痫不愈，神疲乏力，心悸气短，失眠多梦，面色苍白，体瘦纳呆，大便溏薄，舌质淡，苔白腻，脉沉细而弱。

治法：补益气血，健脾宁心。

代表方：六君子汤合归脾汤加减。

加减：若痰浊盛而恶心呕吐痰涎者，加胆南星、姜竹茹、瓜蒌、石菖蒲、旋覆花化痰降浊；便溏者，加炒苡仁、炒扁豆、炮姜等健脾止泻；夜游者，加生龙骨、生牡蛎、生铁落等镇心安神。

5. 心肾亏虚证

证候：痫病频发，神思恍惚，心悸，健忘失眠，头晕目眩，两目干涩，面色晦暗，耳轮焦枯不泽，腰膝酸软，大便干燥，舌质淡红，脉沉细而数。

治法：补益心肾，潜阳安神。

代表方：左归丸合天王补心丹加减。

加减：若神思恍惚，持续时间长者，加阿胶补益心血；心中烦热者，加焦山栀、莲子心清心除烦；大便干燥者，加玄参、天花粉、当归、火麻仁以养阴润肠通便。

虫类药具有良好减轻和控制发作的效果，对各类证候均可在辨证处方中加用，因此类药物入络搜风，止痉化痰，非草木药所能代替。药如全蝎、蜈蚣、地龙、僵蚕、蝉衣等。如另取研粉吞服效果尤佳。

细目五　痴呆

● 要点一　痴呆的概念

痴呆是由髓减脑消，神机失用所导致的一种神志异常的疾病，以呆傻愚笨、智能低下、善忘等为主要临床表现。轻者可见神情淡漠，寡言少语，反应迟钝，善忘；重则表现为终日不语，或闭门独居，或口中喃喃，言辞颠倒，行为失常，忽笑忽哭，或不欲食，数日不知饥饿等。

● 要点二　痴呆的病因病机

（一）痴呆的病因

七情内伤、年高体虚、久病耗损。

（二）痴呆的病机

痴呆的基本病机为髓海不足，神机失用。其病位在脑，与心、肾、肝、脾均有关系。病理性质多属本虚标实之候，本虚为阴精、气血亏虚，标实为气、火、痰、瘀内阻于脑。本病在病机上常发生转化。一是气滞、痰浊、血瘀之间可以相互转化，或相兼为病，终致痰瘀交结，使病情缠绵难愈。二是气滞、痰浊、血瘀可以化热，而形成肝火、痰热、瘀热，上扰清窍。进一步发展，可耗伤肝肾之阴，肝肾阴虚，水不涵木，阴不制阳，肝阳上亢，化火生风，风阳上扰清窍，而使痴呆加重。三是虚实之间可相互转化。实证的痰浊、瘀血日久，若损及心脾，则气血不足；或耗伤心阴，神明失养；或伤及肝肾，则阴精不足，脑髓失养，可转化为痴呆的虚证。而虚证病久，气血亏乏，脏腑功能受累，气血运行失畅，或积湿为痰，或留滞为瘀，则可见虚中夹实之证。故本病临床以虚实夹杂证为多见。

● 要点三　痴呆的诊断与病证鉴别

（一）痴呆的诊断依据

1. 以记忆力减退，记忆近事及远事的能力减弱，判定认知人物、物品、时间、地点能力减退，计算力与识别空间位置结构的能力减退，理解别人语言和有条理地回答问题的能力障碍等为主症。

2. 伴性情孤僻，表情淡漠，语言重复，自私狭隘，顽固固执，或无理由地欣快，易于激动或暴怒。其抽象思维能力下降，不能解释或区别词语的相同点和不同点，道德伦理缺乏，不知羞耻，性格特征改变。

3. 起病隐匿，发展缓慢，渐进加重，病程一般较长。但也有少数病例发病较急。

4. 患者可有中风、头晕、外伤等病史。

（二）病证鉴别

1. 痴呆与郁证 痴呆的神志异常需与郁证中的脏躁相鉴别。脏躁多发于青中年女性，多在精神因素的刺激下呈间歇性发作，不发作时可如常人，且无智能、人格、情感方面的变化。而痴呆多见于老年人，男女发病无明显差别，且病程迁延，其心神失常症状不能自行缓解，并伴有明显的记忆力、计算力减退甚至人格情感的变化。

2. 痴呆与癫证 癫证属于精神失常的疾患，以沉默寡言、情感淡漠、语无伦次、静而多喜为特征，以成年人多见。而痴呆则属智能活动障碍，是以神情呆滞、愚笨迟钝为主要临床表现的神志异常疾病，以老年人多见。另一方面，痴呆的部分症状可自制，治疗后有不同程度的恢复。但须指出：重症痴呆患者与癫证在临床症状上有许多相似之处，临床难以区分。

3. 痴呆与健忘 健忘是以记忆力减退、遇事善忘为主症的一种病证。而痴呆则以神情呆滞，或神志恍惚，告知不晓为主要表现。其不知前事或问事不知等表现，与健忘之"善忘前事"有根本区别。痴呆根本不晓前事，而健忘则晓其事却易忘，且健忘不伴有智能减退、神情呆钝。健忘可以是痴呆的早期临床表现，这时可不予鉴别。由于外伤、药物所致健忘，一般经治疗后可以恢复。

● 要点四 痴呆的辨证论治

（一）辨证要点

痴呆之证应首先辨先天与后天，再辨虚实。

先天性痴呆多于幼年起病，与禀赋不足有关，治疗大多非常困难。后天性痴呆与年老体虚、久病有关，或与中毒、外伤有关，起病多在成年后，早老期发病尤多。

本病乃本虚标实之证，临床上以虚实夹杂者多见。无论为虚为实，都能导致髓减脑消，脏腑功能失调，因而辨证时需分清虚实。痴呆属虚者，临床主要以神气不足，面色失荣，形体消瘦，言行迟弱为特征，可分为髓海不足、肝肾亏虚、脾肾两虚等证。痴呆属实者，除见智能减退、表情反应呆钝外，临床还可见因浊实之邪蒙神扰窍而引起情志、性格方面或亢奋或抑制的明显改变，以及痰浊、瘀血、风火等诸实邪引起的相应证候。老年痴呆虚实夹杂者多见，或以正虚为主，兼有实邪，或以邪实为主，兼有正虚。

（二）治疗原则

治疗当以开郁逐痰、活血通窍、平肝泻火治其标，补虚扶正、充髓养脑治其本。治疗时宜在扶正补虚、填补肾精的同时，注意培补后天脾胃，以冀脑髓得充，化源得滋。同时，须注意补虚切忌滋腻太过，以免滋腻损伤脾胃，酿生痰浊。另外，在药物治疗的同时，移情易性、智力和功能训练与锻炼亦不可轻视。

（三）证治分类

1. 髓海不足证

证候：智能减退，记忆力、计算力、定向力、判断力明显减退，神情呆钝，词不达意，头晕耳鸣，怠惰思卧，齿枯发焦，腰酸骨软，步履艰难，舌瘦色淡，苔薄白，脉沉细弱。

治法：补肾益髓，填精养神。

代表方：七福饮加减。

加减：若兼肝肾阴虚，可去人参、白术、紫河车、鹿角胶，加怀牛膝、生地、枸杞子、女贞子、制首乌；兼肾阳亏虚，加熟附片、巴戟天、益智仁、仙灵脾、肉苁蓉等；若肾阴不足，心火亢盛，可用知柏地黄丸加丹参、莲子心、石菖蒲等清心宣窍。

2. 脾肾两虚证

证候：表情呆滞，沉默寡言，记忆减退，失认失算，口齿含糊，词不达意，伴腰膝酸软，肌肉萎缩，食少纳呆，气短懒言，口涎外溢，或四肢不温，腹痛喜按，鸡鸣泄泻，舌质淡白，舌体胖大，苔白，或舌红，苔少或无苔，脉沉细弱，双尺尤甚。

治法：补肾健脾，益气生精。

代表方：还少丹加减。

加减：若肌肉萎缩，可加紫河车、阿胶、续

断、首乌、黄芪；纳减，脘痞，舌红少苔者，可去肉苁蓉、巴戟天、小茴香，加天花粉、玉竹、麦冬、石斛、生谷芽、生麦芽；伴肝肾阴虚，阴虚火旺，当改用知柏地黄丸，佐以潜阳息风之品；脾肾阳虚者，用《金匮》肾气丸加干姜、黄芪、灶心土、白豆蔻等。

3. 痰浊蒙窍证

证候：表情呆钝，智力衰退，或哭笑无常，喃喃自语，或终日无语，呆若木鸡，伴不思饮食，脘腹胀痛，痞满不适，口多涎沫，头重如裹，舌质淡，苔白腻，脉滑。

治法：豁痰开窍，健脾化浊。

代表方：涤痰汤加减。

加减：若脾虚明显者加党参、白术、麦芽、砂仁等；痰多者重用陈皮、半夏、制南星，并加莱菔子、全瓜蒌、浙贝母；痰浊化热，制南星改用胆南星，并加瓜蒌、栀子、黄芩、天竺黄、竹沥；伴有肝郁化火，灼伤肝血心液，宜用转呆汤加味；若属风痰瘀阻，可用半夏白术天麻汤。

4. 瘀血内阻证

证候：表情迟钝，言语不利，善忘，易惊恐，或思维异常，行为古怪，伴肌肤甲错，口干不欲饮，双目晦暗，舌质暗或有瘀点瘀斑，脉细涩。

治法：活血化瘀，开窍醒脑。

代表方：通窍活血汤加减。

加减：若久病伴气血不足，加熟地、党参、黄芪；气虚血瘀为主者，宜补阳还五汤加减；气滞血瘀为主者，宜用血府逐瘀汤加减；瘀血日久，阴血亏虚明显者，加熟地、阿胶、鳖甲、制首乌、女贞子；久病血瘀化热，致肝胃火逆，加钩藤、菊花、夏枯草、丹皮、栀子、生地、竹茹；痰瘀交阻，加半夏、橘红、枳实、杏仁、胆南星；病久入络者，加蜈蚣、僵蚕、全蝎、水蛭、地龙、天麻、葛根。

（薛博瑜　张宁苏）

第四单元　脾胃病证

细目一　胃痛

● 要点一　胃痛的概念

胃痛，又称胃脘痛，是指以上腹胃脘部近心窝处疼痛为主症的病证。

● 要点二　胃痛的病因病机

（一）病因

外邪犯胃、饮食伤胃、情志不畅和脾胃素虚。

（二）病机

基本病机是胃气阻滞，胃失和降，不通则痛。胃痛的病变部位在胃，但与肝、脾的关系极为密切。病理因素主要有气滞、寒凝、热郁、湿阻、血瘀。病理变化比较复杂，胃痛日久不愈，脾胃受损，可由实证转为虚证。若因寒而痛者，寒邪伤阳，脾阳不足，可成脾胃虚寒证；若因热而痛，邪热伤阴，胃阴不足，则致阴虚胃痛。虚证胃痛又易受邪，如脾胃虚寒者易受寒邪，脾胃气虚又可饮食停滞，出现虚实夹杂证。

● 要点三　胃痛的诊断与病证鉴别

（一）诊断依据

1. 上腹近心窝处胃脘部发生疼痛为特征，其疼痛有胀痛、刺痛、隐痛、剧痛等不同的性质。

2. 常伴食欲不振，恶心呕吐，嘈杂泛酸，嗳气吞腐等上消化道症状。

3. 发病特点：以中青年居多，多有反复发作病史。发病前多有明显的诱因，如天气变化、恼怒、劳累、暴饮暴食、饥饿、进食生冷干硬辛辣醇酒，或服用有损脾胃的药物等。

（二）病证鉴别

1. 胃痛与真心痛　真心痛是心经病变所引起的心痛证，多见于老年人，为当胸而痛，其多绞痛、闷痛，动辄加重，痛引肩背，常伴心悸气短、汗出肢冷，病情危急。而胃痛多表现为胀痛、刺痛、隐痛，有反复发作史，一般无放射痛，伴有嗳气、泛酸、嘈杂等脾胃证候。

2. 胃痛与胁痛　胁痛是以胁部疼痛为主症，可伴发热恶寒，或目黄肤黄，或胸闷太息，极少伴嘈杂泛酸、嗳气吞腐。肝气犯胃的胃痛有时亦可攻痛连胁，但仍以胃脘部疼痛为主症。

3. 胃痛与腹痛　腹痛是以胃脘部以下、耻骨毛际以上整个位置疼痛为主症。胃痛是以上腹胃脘部近心窝处疼痛为主症，两者仅就疼痛部位来说，是有区别的。但胃处腹中，与肠相连，因而胃痛可以影响及腹，而腹痛亦可牵连于胃，这就要从其疼痛的主要部位和如何起病来加以辨别。

● 要点四　胃痛的辨证论治

（一）辨证要点

应辨虚实寒热，在气在血。实者多痛剧，固定不移，拒按，脉盛；虚者多痛势徐缓，痛处不定，喜按，脉虚。胃痛遇寒则痛甚，得温则痛减，为寒证；胃脘灼痛，喜冷恶热，为热证。一般初病在气，久病在血。在气者，有气滞、气虚之分。气滞者，多见胀痛，或涉及两胁，或兼见嗳气频频，疼痛与情志因素显著相关；气虚者，指脾胃气虚，胃脘隐痛或空腹痛显，兼见食少、便溏、乏力等。在血者，疼痛部位固定不移，痛如针刺，舌质紫暗或有瘀斑。

（二）治疗原则

以理气和胃止痛为主，审证求因，从广义的角度去理解和运用"通"法，如散寒、消食、疏肝、泄热、化瘀、养阴、温阳等，总以开其郁滞、调其升降为目的，这样才能把握住"胃以通为补"的灵魂，灵活应用"通"法。

（三）证治分类

1. 寒邪客胃证

证候：胃痛暴作，恶寒喜暖，得温痛减，遇寒加重，口淡不渴，或喜热饮，舌淡苔薄白，脉弦紧。

治法：温胃散寒，行气止痛。

代表方：良附丸加减。

加减：如兼见恶寒、身热等风寒表证者，可加香苏散以疏散风寒。

2. 饮食伤胃证

证候：胃脘疼痛，胀满拒按，嗳腐吞酸，或呕吐不消化食物，其味腐臭，吐后痛减，不思饮食，大便不爽，得矢气及便后稍舒，舌苔厚腻，脉滑。

治法：消食导滞，和胃止痛。

代表方：保和丸加减。

加减：若脘腹胀甚者，可加枳实、砂仁、槟榔等以行气消滞；若胃脘胀痛而便闭者，可合用小承气汤或改用枳实导滞丸以通腑行气。

3. 肝气犯胃证

证候：胃脘胀痛，痛连两胁，遇烦恼则痛作或痛甚，嗳气、矢气则痛舒，胸闷嗳气，喜长叹息，大便不畅，舌苔多薄白，脉弦。

治法：疏肝解郁，理气止痛。

代表方：柴胡疏肝散加减。

加减：如胃痛较甚者，可加川楝子、延胡索以加强理气止痛；痛势急迫，嘈杂吐酸，口干口苦，舌红苔黄，脉弦或数，乃肝胃郁热之证，改用化肝煎或丹栀逍遥散加左金丸以疏肝泄热和胃，此时理气药应选择香橼、佛手、绿萼梅等理气而不伤阴的解郁止痛药。

4. 湿热中阻证

证候：胃脘疼痛，痛势急迫，脘闷灼热，口干口苦，口渴而不欲饮，纳呆恶心，小便色黄，大便不畅，舌红，苔黄腻，脉滑数。

治法：清化湿热，理气和胃。

代表方：清中汤加减。

加减：湿偏重者加苍术、藿香燥湿醒脾；热偏重者加蒲公英、黄芩清胃泄热。

5. 瘀血停胃证

证候：胃脘疼痛，如针刺，似刀割，痛有定处，按之痛甚，痛时持久，食后加剧，入夜尤甚，或见吐血黑便，舌质紫黯或有瘀斑，脉涩。

治法：化瘀通络，理气和胃。

代表方：失笑散合丹参饮加减。

加减：若胃痛甚者，可加延胡索、木香、郁金、枳壳以加强活血行气止痛之功；若四肢不温，舌淡脉弱者，当为气虚无以行血，加党参、黄芪等以益气活血；便黑可加三七、白及化瘀止血。

6. 胃阴亏耗证

证候：胃脘隐隐灼痛，似饥而不欲食，口燥咽干，五心烦热，消瘦乏力，口渴思饮，大便干结，舌红少津，脉细数。

治法：养阴益胃，和中止痛。

代表方：一贯煎合芍药甘草汤加减。

加减：若见胃脘灼痛、嘈杂泛酸者，可加珍珠层粉、牡蛎、海螵蛸或配用左金丸以制酸；胃脘胀痛较剧，兼有气滞，宜加厚朴花、玫瑰花、佛手等行气止痛；若阴虚胃热可加石斛、知母、黄连养阴清胃。

7. 脾胃虚寒证

证候：胃痛隐隐，绵绵不休，喜温喜按，空腹痛甚，得食则缓，劳累或受凉后发作或加重，泛吐清水，神疲纳呆，四肢倦怠，手足不温，大便溏薄，舌淡苔白，脉虚弱或迟缓。

治法：温中健脾，和胃止痛。

代表方：黄芪建中汤加减。

加减：泛吐清水较多，宜加干姜、制半夏、陈皮、茯苓以温胃化饮；泛酸，可去饴糖，加黄连、吴茱萸、乌贼骨、煅瓦楞子等以制酸和胃。

● **要点五　胃痛的转归预后**

胃痛还可以衍生变证，如胃热炽盛，迫血妄行，或瘀血阻滞，血不循经，或脾气虚弱，不能统血，而致便血、呕血。大量出血，可致气随血脱，危及生命。若脾胃运化失职，湿浊内生，郁而化热，火热内结，腑气不通，腹痛剧烈拒按，导致大汗淋漓，四肢厥逆的厥脱危证。或日久成瘀，气机壅塞，胃失和降，胃气上逆，致呕吐反胃。若胃痛日久，痰瘀互结，壅塞胃脘，可形成噎膈。

● **要点六　胃痛的预防调护**

为预防胃痛发生，健康人及患者都要养成有规律的生活与饮食习惯，忌暴饮暴食，饥饱不匀。

细目二　痞满

● **要点一　痞满的概念**

痞满是指以自觉心下痞塞，胸膈胀满，触之无形，按之柔软，压之无痛为主要症状的病证。按部位痞满可分为胸痞、心下痞等。心下痞即胃脘部。本节主要讨论以胃脘部出现上述症状的痞满，又可称胃痞。

● **要点二　痞满的病因病机**

（一）病因

感受外邪、内伤饮食、情志失调等。

（二）病机

中焦气机不利，脾胃升降失职为本病发生的基本病机。痞满的病位在胃，与肝、脾的关系密切。病理性质不外虚实两端，实即实邪内阻（食积、痰湿、外邪、气滞等），虚为脾胃虚弱（气虚或阴虚）。痞满常与脾虚不运、升降无力有关，脾胃虚弱，易招致病邪内侵，形成虚实夹杂、寒热错杂之证。

● **要点三　痞满的诊断与病证鉴别**

（一）诊断依据

1. 临床以胃脘痞塞，满闷不舒为主症，并有按之柔软，压之不痛，望无胀形的特点。

2. 发病缓慢，时轻时重，反复发作，病程漫长。

3. 多由饮食、情志、起居、寒温等因素诱发。

（二）病证鉴别

1. 痞满与胃痛　两者病位同在胃脘部，且常相兼出现。然胃痛以疼痛为主，胃痞以满闷不适为患，可累及胸膈；胃痛病势多急，压之可痛，而胃痞起病较缓，压无痛感，两者差别显著。

2. 痞满与鼓胀 两者均为自觉腹部胀满的病证，但鼓胀以腹部胀大如鼓、皮色苍黄、脉络暴露为主症，胃痞则以自觉满闷不舒、外无胀形为特征。鼓胀发于大腹，胃痞则在胃脘；鼓胀按之腹皮绷急，胃痞却按之柔软。

3. 痞满与胸痹 胸痹是胸中痞塞不通，而致胸膺内外疼痛之证，以胸闷、胸痛、短气为主症，偶兼脘腹不舒。而胃痞则以脘腹满闷不舒为主症，多兼饮食纳运无力之症，偶有胸膈不适，并无胸痛等表现。

4. 痞满与结胸 两者病位皆在脘部，然结胸以心下至小腹硬满而痛，拒按为特征；痞满则在心下胃脘，以满而不痛，手可按压，触之无形为特点。

要点四 痞满的辨证论治

（一）辨证要点

应首辨虚实。痞满能食，食后尤甚，饥时可缓，伴便秘，舌苔厚腻，脉实有力者为实痞；饥饱均满，食少纳呆，大便清利，脉虚无力者属虚痞。

次辨寒热。痞满绵绵，得热则减，口淡不渴，或渴不欲饮，舌淡苔白，脉沉迟或沉涩者属寒；而痞满势急，口渴喜冷，舌红苔黄，脉数者为热。

（二）治疗原则

治疗总以调理脾胃升降、行气除痞消满为基本法则。实者泻之，虚者补之，虚实夹杂者补消并用。扶正重在健脾益胃，补中益气，或养阴益胃。祛邪则分别施以消食导滞、除湿化痰、理气解郁、清热祛湿等法。

（三）证治分类

1. 饮食内停证

证候：脘腹痞闷而胀，进食尤甚，拒按，嗳腐吞酸，恶食呕吐，或大便不调，矢气频作，味臭如败卵，舌苔厚腻，脉滑。

治法：消食和胃，行气消痞。

代表方：保和丸加减。

加减：食积化热，大便秘结者，加大黄、枳实通腑消胀，或用枳实导滞丸推荡积滞，清利湿热。

2. 痰湿中阻证

证候：脘腹痞塞不舒，胸膈满闷，头晕目眩，身重困倦，呕恶纳呆，口淡不渴，小便不利，舌苔白厚腻，脉沉滑。

治法：除湿化痰，理气和中。

代表方：二陈平胃汤加减。

加减：痰湿郁久化热而口苦、舌苔黄腻者，改用黄连温胆汤；兼脾胃虚弱者加用党参、白术、砂仁健脾和中。

3. 湿热阻胃证

证候：脘腹痞闷，或嘈杂不舒，恶心呕吐，口干不欲饮，口苦，纳少，舌红苔黄腻，脉滑数。

治法：清热化湿，和胃消痞。

代表方：连朴饮加减。

加减：嘈杂不舒者，可合用左金丸；若因邪热内结而致心下痞，可改用泻心汤；如寒热错杂，用半夏泻心汤苦辛通降。

4. 肝胃不和证

证候：脘腹痞闷，胸胁胀满，心烦易怒，善太息，呕恶嗳气，或吐苦水，大便不爽，舌质淡红，苔薄白，脉弦。

治法：疏肝解郁，和胃消痞。

代表方：柴胡疏肝散加减。

加减：若气郁明显，胀满较甚者，可改用五磨饮子加减以理气导滞消胀；郁而化火，口苦而干者，可加黄连、黄芩泻火解郁。

5. 脾胃虚弱证

证候：脘腹满闷，时轻时重，纳呆便溏，神疲乏力，少气懒言，语声低微，舌质淡，苔薄白，脉细弱。

治法：补气健脾，升清降浊。

代表方：补中益气汤加减。

加减：若胀闷较重者，可加枳壳、木香、厚朴以理气运脾；四肢不温，阳虚明显者，加制附子、干姜温胃助阳，或合理中丸以温胃健脾；舌苔白腻，湿浊内蕴者，加制半夏、茯苓，或改用香砂六君子汤加减以健脾祛湿，理气除胀。

6. 胃阴不足证

证候：脘腹痞闷，嘈杂，饥不欲食，恶心嗳气，口燥咽干，大便秘结，舌红少苔，脉细数。

治法：养阴益胃，调中消痞。

代表方：益胃汤加减。

加减：若津伤较重者，可加石斛、花粉等以加强生津；腹胀较著者，加枳壳、厚朴花理气消胀；食滞者加谷芽、麦芽等消食导滞；便秘者，加火麻仁、玄参润肠通便。

● **要点五　痞满的预防调护**

患者应节制饮食，勿暴饮暴食，同时饮食宜清淡，忌肥甘厚味、辛辣醇酒以及生冷之品。注意精神调摄，保持乐观开朗，心情舒畅。慎起居，适寒温，防六淫，注意腹部保暖。适当参加体育锻炼，增强体质。

细目三　呕　吐

● **要点一　呕吐的概念**

呕吐是指胃失和降，气逆于上，迫使胃中之物从口中吐出的一种病证。一般以有物有声谓之呕，有物无声谓之吐，无物有声谓之干呕，临床呕与吐常同时发生，故合称为呕吐。

● **要点二　呕吐的病因病机**

（一）病因

外感六淫、内伤饮食、情志不调、病后体虚。

（二）病机

呕吐的发病机理总为胃失和降，胃气上逆。病变脏腑主要在胃，还与肝、脾有密切的关系。其病理表现不外虚实两类。实证因外邪、食滞、痰饮、肝气等邪气犯胃，以致胃气痞塞，升降失调，气逆作呕。虚证为脾胃气阴亏虚，运化失常，不能和降，其中又有阳虚、阴虚之别。一般初病多实，若呕吐日久，损伤脾胃，脾胃虚弱，可由实转虚。亦有脾胃素虚，复因饮食所伤，而出现虚实夹杂之证。

● **要点三　呕吐的诊断与病证鉴别**

（一）诊断依据

1. 初起呕吐量多，吐出物多有酸腐气味，久病呕吐，时作时止，吐出物不多，酸臭气味不甚。

2. 新病邪实，呕吐频频，常伴有恶寒、发热、脉实有力。久病正虚，呕吐无力，常伴精神萎靡、倦怠、面色萎黄、脉弱无力等症。

3. 本病常有饮食不节，过食生冷，恼怒气郁，或久病不愈等病史。

（二）病证鉴别

1. 呕吐与反胃　呕吐与反胃，同属胃部的病变，其病机都是胃失和降，气逆于上，而且都有呕吐的临床表现。但反胃系脾胃虚寒，胃中无火，难以腐熟食入之谷物，朝食暮吐，暮食朝吐，吐出物多为未消化之宿食，呕吐量较多，吐后即感舒适。呕吐有感受外邪、饮食不节、情志失调和胃虚失和的不同，往往吐无定时，或轻或重，吐出物为食物或痰涎清水，呕吐量或多或少。

2. 呕吐与噎膈　呕吐与噎膈，皆有呕吐的症状。然呕吐之病，进食顺畅，吐无定时。噎膈之病，进食梗噎不顺或食不得入，或食入即吐，甚则因噎废食。呕吐大多病情较轻，病程较短，预后尚好。而噎膈多因内伤所致，病情深重，病程较长，预后欠佳。

● **要点四　呕吐的辨证论治**

（一）辨证要点

应首辨可吐不可吐，次辨虚实，再辨呕吐物。

降逆止呕为治疗呕吐的正治之法，但人体在应激反应状态下会出现保护性的呕吐，使胃内有害物质排出体外，不需要运用止吐的方法。如胃有痰饮、食滞、毒物、痈脓等有害之物发生呕吐时，不可见呕止呕，当使邪有出路。甚至当呕吐不畅时，尚用探吐之法，切不可降逆止呕，以免留邪。

实证呕吐一般起病较急，病程较短，发病因

素明显，多为感受外邪、伤于饮食、情志失调等，呕吐量较多，吐出物多酸臭，形体壮实，脉多实而有力；虚证呕吐，大多起病较缓，病程较长，或表现为时作时止，发病因素不甚明显，吐出物不多，无酸臭，常伴精神疲乏，倦怠乏力，脉弱无力等症。

呕吐病证有寒、热、虚、实之别，详审呕吐物的性状及气味，可帮助辨证。若呕吐物酸腐量多，气味难闻者，多属食积内腐；若呕吐出苦水、黄水者，多由胆热犯胃；若呕吐物为酸水、绿水者，多因肝热犯胃；若呕吐物为浊痰涎沫者，多属痰饮中阻；呕吐清水者，多因脾胃虚寒；泛吐少量黏沫者，多为胃阴不足。

（二）治疗原则

呕吐一证，总由胃气上逆所致，故和胃降逆为其总的治疗原则。实证呕吐应以祛邪为先，注重辛散邪气，开结宣壅，以达到和降胃气的目的。可根据病邪性质的不同而分别采用疏表、消食、化饮、疏肝等法，用药应主辛通苦降。虚证治法应以扶正为主，以求正复而呕吐自愈。临证根据表现辨别阴阳虚亏，分别采用健运脾胃、益气温通和滋养胃阴、柔润和降之法。对于虚实兼夹者，则应细审其标本缓急主次而治之。呕吐患者一般饮食不馨，脾运不健，更是恶于药味，因此施药时应尽量选用芳香悦脾之品，以求药食尽入而不拒。

（三）证治分类

1. 外邪犯胃证

证候：突然呕吐，胸脘满闷，发热恶寒，头身疼痛，舌苔白腻，脉濡缓。

治法：疏邪解表，化浊和中。

代表方：藿香正气散加减。

加减：伴见脘痞嗳腐，饮食停滞者，可去白术，加鸡内金、神曲以消食导滞；如风寒偏重，症见寒热无汗，头痛身楚，加荆芥、防风、羌活祛风寒，解表邪。

2. 食滞内停证

证候：呕吐酸腐，脘腹胀满，嗳气厌食，大便或溏或结，舌苔厚腻，脉滑实。

治法：消食化滞，和胃降逆。

代表方：保和丸加减。

加减：若因肉食而吐者，重用山楂；因米食而吐者，加谷芽；因面食而吐者，重用莱菔子，加麦芽；因酒食而吐者，加蔻仁、葛花，重用神曲；因食鱼、蟹而吐者，加苏叶、生姜；因豆制品而吐者，加生萝卜汁。

3. 痰饮内阻证

证候：呕吐清水痰涎，脘闷不食，头眩心悸，舌苔白腻，脉滑。

治法：温中化饮，和胃降逆。

代表方：小半夏汤合苓桂术甘汤加减。

加减：脘腹胀满，舌苔厚腻者，可去白术，加苍术、厚朴以行气除满；脘闷不食者加白蔻仁、砂仁化浊开胃；胸膈烦闷，口苦，失眠，恶心呕吐者，可去桂枝，加黄连、陈皮化痰泄热，和胃止呕。

4. 肝气犯胃证

证候：呕吐吞酸，嗳气频繁，胸胁胀痛，舌淡红，苔薄，脉弦。

治法：疏肝理气，和胃降逆。

代表方：四七汤加减。

加减：若胸胁胀满疼痛较甚，加川楝子、郁金、香附、柴胡疏肝解郁；如呕吐酸水，心烦口渴，宜清肝和胃，辛开苦降，可酌加左金丸及山栀、黄芩等；呕吐黄色苦水，则为胆液外溢，可加白芍、枳壳、木香、金钱草等疏肝利胆。

5. 脾胃气虚证

证候：恶心呕吐，食欲不振，食入难化，脘部痞闷，大便不畅，舌淡胖，苔薄，脉细。

治法：健脾益气，和胃降逆。

代表方：香砂六君子汤加减。

加减：若呕吐频作，噫气脘痞，可酌加旋覆花、代赭石以镇逆止呕；若呕吐清水较多，脘冷肢凉者，可加附子、肉桂、吴茱萸以温中降逆止呕。

6. 脾胃阳虚证

证候：饮食稍多即吐，时作时止，面色㿠

白，倦怠乏力，喜暖恶寒，四肢不温，大便溏薄，舌质淡，脉濡弱。

治法：温中健脾，和胃降逆。

代表方：理中汤加减。

加减：若呕吐甚者，加砂仁、半夏等理气降逆止呕。

7. 胃阴不足证

证候：呕吐反复发作，或时作干呕，似饥而不欲食，口燥咽干，舌红少津，脉细数。

治法：滋养胃阴，降逆止呕。

代表方：麦门冬汤加减。

加减：大便干结者，加瓜蒌仁、火麻仁、白蜜以润肠通便；伴倦怠乏力，纳差舌淡，加太子参、山药益气健脾。

● **要点五　呕吐的预防调护**

起居有常，生活有节，避免风寒暑湿秽浊之邪的入侵。保持心情舒畅，避免精神刺激，对肝气犯胃者，尤当注意。饮食方面也应注意调理。脾胃素虚患者，饮食不宜过多，同时勿食生冷瓜果等，禁服寒凉药物。若胃中有热者，忌食肥甘厚腻、辛辣香燥、醇酒等食品，禁服温燥药物，戒烟。对呕吐不止的病人，应卧床休息，密切观察病情变化。尽量选择刺激性、气味小的药物，否则随服随吐，更伤胃气。服药方法，应少量频服为佳，以减少胃的负担。

细目四　噎膈

● **要点一　噎膈的概念**

噎膈是指吞咽食物梗噎不顺，饮食难下，或纳而复出的疾患。噎即噎塞，指吞咽之时哽噎不顺；膈为格拒，指饮食不下。噎虽可单独出现，而又每为膈的前驱表现，故临床往往以噎膈并称。

● **要点二　噎膈的病因病机**

（一）病因

七情内伤、饮食不节、久病年老。

（二）病机

本病病位在食道，属胃所主，病变脏腑与肝、脾、肾三脏有关。基本病机是脾、胃、肝、肾功能失调，导致津枯血燥，气郁、痰阻、血瘀互结，而致食管干涩，食管、贲门狭窄。病理因素主要为气、痰、瘀。病理性质总属本虚标实。本病初期，以标实为主，由痰气交阻于食道和胃，故吞咽之时梗噎不顺，格塞难下，继则瘀血内结，痰、气、瘀三者交互搏结，胃之通降阻塞，上下不通，因此饮食难下，食而复出。久则气郁化火，或痰瘀生热，伤阴耗液，病由标实转为正虚为主，病情由轻转重。如阴津日益枯槁，胃腑失其濡养，或阴损及阳，脾胃阳气衰败，不能输化津液，痰气瘀结倍甚，多形成虚实夹杂之候。

● **要点三　噎膈的诊断与病证鉴别**

（一）诊断依据

1. 轻症患者主要为胸骨后不适，呈烧灼感或疼痛，食物通过有滞留感或轻度梗阻感，咽部干燥或有紧缩感。

2. 重症患者见持续性、进行性吞咽困难，咽下梗阻，吐出黏液或白色泡沫黏痰，严重时伴有胸骨后或背部肩胛区持续性钝痛，进行性消瘦。

3. 患者常有情志不畅、酒食不节、年老肾虚等病史。

（二）病证鉴别

1. 噎膈与反胃　两者皆有食入即吐的症状。噎膈多系阴虚有热，主要表现为吞咽困难，阻塞不下，旋食旋吐，或徐徐吐出；反胃多属阳虚有寒，主要表现为食尚能入，但经久复出，朝食暮吐，暮食朝吐。

2. 噎膈与梅核气　两者均见咽中梗塞不舒的症状。噎膈系有形之物瘀阻于食道，吞咽困难。梅核气则系气逆痰阻于咽喉，为无形之气，咽中有梗塞不舒的感觉，但无吞咽困难及饮食不下的症状。

● **要点四　噎膈的辨证论治**

（一）辨证要点

临床应首辨虚实，次辨标本主次。

因忧思恼怒，饮食所伤，寒温失宜，而致气滞血瘀，痰浊内阻者为实；因热邪伤津，多郁多思，年老肾虚，而致津枯血燥、气虚阳微者属虚。新病多实，或实多虚少；久病多虚，或虚中夹实。吞咽困难，梗塞不顺，胸膈胀痛者多实；食道干涩，饮食难下，或食入即吐者多虚。

标实当辨气结、痰阻、血瘀三者之不同。若气结为主者，多为梗塞不舒，胸膈痞胀，嗳气则舒；血瘀为主者，常见胸膈疼痛或刺痛，痛处固定不移；痰阻者，则见泛吐痰涎，胸膈满闷。本虚多责之于阴津枯槁为主，症见形体消瘦，皮肤干枯，舌红干裂少津。发展至后期可见气虚阳微之证，见面色㿠白，形寒气短，面浮足肿。

（二）治疗原则

理气开郁、化痰消瘀、滋阴养血润燥为噎膈总的治疗原则。初期重在治标，治当开郁启膈，和胃降逆，宜理气、消瘀、化痰、降火为主；后期重在治本，宜滋阴润燥或补气温阳为法。然噎膈为病，乃积渐而成，即使病处初期，阴津未必不损，故治疗亦当顾护津液，辛散香燥之药不可多用。后期津液枯槁，阴血亏损，法当滋阴补血，但滋腻之品亦不可过用，当时时顾护胃气。

（三）证治分类

1. 痰气交阻证

证候：吞咽梗阻，胸膈痞满，甚则疼痛，情志舒畅时稍可减轻，情志抑郁时则加重，嗳气呃逆，呕吐痰涎，口干咽燥，大便艰涩，舌质红，苔薄腻，脉弦滑。

治法：开郁化痰，润燥降气。

代表方：启膈散加减。

加减：嗳气呕吐明显者，酌加旋覆花、代赭石，以增降逆和胃之力；泛吐痰涎甚多者，加半夏、陈皮，以加强化痰之功，或含化玉枢丹；大便不通，加生大黄、莱菔子，便通即止，防止伤阴；若心烦口干，气郁化火者，加山豆根、栀子、金果榄以增清热解毒之功效。

2. 瘀血内结证

证候：饮食难下，或虽下而复吐出，甚或呕出物如赤豆汁，胸膈疼痛，固着不移，肌肤枯燥，形体消瘦，舌质紫暗，脉细涩。

治法：滋阴养血，破血行瘀。

代表方：通幽汤加减。

加减：瘀阻显著者，酌加三棱、莪术、炙穿山甲、急性子同煎服，增强其破结消癥之力；呕吐较甚，痰涎较多者，加海蛤粉、法半夏、瓜蒌等以化痰止呕；呕吐物如赤豆汁者，另服云南白药化瘀止血；如服药即吐，难于下咽，可含化玉枢丹以开膈降逆，随后再服汤药。

3. 津亏热结证

证候：食入格拒不下，入而复出，甚则水饮难进，心烦口干，胃脘灼热，大便干结如羊矢，形体消瘦，皮肤干枯，小便短赤，舌质光红，干裂少津，脉细数。

治法：滋阴养血，润燥生津。

代表方：沙参麦冬汤加减。

加减：胃火偏盛者，加山栀、黄连清胃中之火；肠腑失润，大便干结，坚如羊矢者，宜加火麻仁、全瓜蒌润肠通便；烦渴咽燥，噎食不下，或食入即吐，吐物酸热者，改用竹叶石膏汤加大黄泻热存阴；若食道干涩，口干咽燥，可用五汁安中饮以生津养胃。

4. 气虚阳微证

证候：水饮不下，泛吐多量黏液白沫，面浮足肿，面色㿠白，形寒气短，精神疲惫，腹胀，舌质淡，苔白，脉细弱。

治法：温补脾肾。

代表方：补气运脾汤加减。

加减：胃虚气逆，呕吐不止者，可加旋覆花、代赭石和胃降逆；阳伤及阴，口干咽燥，形体消瘦，大便干燥者，可加石斛、麦冬、沙参滋养津液；泛吐白沫加吴茱萸、丁香、白蔻仁温胃降逆；阳虚明显者加附子、肉桂、鹿角胶、肉苁蓉温补肾阳。

细目五 呃逆

要点一 呃逆的概念

呃逆是指胃气上逆动膈，以气逆上冲，喉间呃呃连声，声短而频，难以自制为主要表现的病证。

要点二 呃逆的病因病机

（一）病因

饮食不当、情志不遂、体虚病后。

（二）病机

呃逆之病位在膈，病变的关键脏腑在胃，还与肝、脾、肺、肾诸脏腑有关。呃逆的基本病机是胃失和降，膈间气机不利，胃气上逆动膈。病理性质有虚实之分，实证多为寒凝、火郁、气滞、痰阻，胃失和降；虚证每由脾肾阳虚，或胃阴耗损等正虚气逆所致。但亦有虚实夹杂并见者。病机转化决定于病邪性质和正气强弱。

要点三 呃逆的诊断与病证鉴别

（一）诊断依据

1. 呃逆以气逆上冲，喉间呃呃连声，声短而频，不能自止为主症，其呃声或高或低，或疏或密，间歇时间不定。

2. 常伴有胸膈痞闷、脘中不适、情绪不安等症状。

3. 多有受凉、饮食、情志等诱发因素，起病多较急。

（二）病证鉴别

1. **呃逆与干呕** 两者同属胃气上逆的表现，干呕属于有声无物的呕吐，乃胃气上逆，冲咽而出，发出呕吐之声。呃逆则气从膈间上逆，气冲喉间，呃呃连声，声短而频，不能自制。

2. **呃逆与嗳气** 两者均为胃气上逆，嗳气乃胃气阻郁，气逆于上，冲咽而出，发出沉缓的嗳气声，常伴酸腐气味，食后多发，与喉间气逆而发出的呃呃之声不难区分。

要点四 呃逆的辨证论治

（一）辨证要点

呃逆的辨证首当分清虚、实、寒、热，其次辨病情轻重。

如呃逆声高，气涌有力，连续发作，多属实证；呃逆时断时续，气怯声低乏力，多属虚证；呃声洪亮，冲逆而出，口臭烦渴，多属热证；呃声沉缓有力，得寒则甚，得热则减，多属寒证。

呃逆在治疗时首先须分清是生理现象还是病理反应。一时气逆而发的暂时性呃逆，属于生理现象，无需治疗；若呃逆反复发作，兼次症明显，或出现在急慢性疾病过程中，则多属病理反应引起的呃逆，当辨证论治。如为一般呃逆，经治可愈，病情尚轻；若呃逆发于老年正虚，重病后期，或大病猝病之中，呃逆断续不继，呃声低微，气不得续，饮食难进，脉细沉伏，是元气衰败、胃气将绝之危候。

（二）治疗原则

呃逆一证，总由胃气上逆动膈而成，所以理气和胃、降逆止呃为基本治法。止呃要分清寒热虚实，分别施以祛寒、清热、补虚、泻实之法，因此，应在辨证的基础上和胃降逆止呃。对于重危病证中出现的呃逆，治当大补元气，急救胃气。

（三）证治分类

1. 胃中寒冷证

证候：呃声沉缓有力，胸膈及胃脘不舒，得热则减，遇寒更甚，进食减少，喜食热饮，口淡不渴，舌苔白润，脉迟缓。

治法：温中散寒，降逆止呃。

代表方：丁香散加减。

加减：若寒气较重，脘腹胀痛者，加吴茱萸、肉桂、乌药散寒降逆；若气逆较甚，呃逆频作者，加旋覆花、代赭石以理气降逆。

2. 胃火上逆证

证候：呃声洪亮有力，冲逆而出，口臭烦渴，多喜冷饮，脘腹满闷，大便秘结，小便短赤，苔黄燥，脉滑数。

治法：清胃泄热，降逆止呃。

代表方：竹叶石膏汤加减。

加减：若腑气不通，痞满便秘者，可合用小承气汤通腑泄热，使腑气通，胃气降，呃自止。

3. 气机郁滞证

证候：呃逆连声，常因情志不畅而诱发或加重，胸胁满闷，脘腹胀满，嗳气纳减，肠鸣矢气，苔薄白，脉弦。

治法：顺气解郁，和胃降逆。

代表方：五磨饮子加减。

加减：肝郁明显者，加川楝子、郁金疏肝解郁；若心烦口苦，气郁化热者，加栀子、黄连泄肝和胃。

4. 脾胃阳虚证

证候：呃声低长无力，气不得续，泛吐清水，脘腹不舒，喜温喜按，面色㿠白，手足不温，食少乏力，大便溏薄，舌质淡，苔薄白，脉细弱。

治法：温补脾胃，降逆止呃。

代表方：理中丸加减。

加减：若嗳腐吞酸，夹有食滞者，可加神曲、麦芽消食导滞；若脘腹胀满，脾虚气滞者，可加法半夏、陈皮理气化浊；若呃声难续，气短乏力，中气大亏者，可加黄芪、党参或改用补中益气汤。

5. 胃阴不足证

证候：呃声短促而不得续，口干咽燥，烦躁不安，不思饮食，或食后饱胀，大便干结，舌质红，苔少而干，脉细数。

治法：养胃生津，降逆止呃。

代表方：益胃汤加减。

加减：若神疲乏力，气阴两虚者，可加党参或西洋参、山药以益气生津；若胃气大虚，不思饮食，则合用橘皮竹茹汤以益气和中。

细目六　腹　痛

● 要点一　腹痛的概念

腹痛是指胃脘以下、耻骨毛际以上部位发生疼痛为主症的病证。

● 要点二　腹痛的病因病机

（一）病因

外感时邪、饮食不节、情志失调及素体阳虚等可导致本病。此外，跌仆损伤，络脉瘀阻，或腹部术后也可致腹痛。

（二）病机

本病的基本病机为脏腑气机阻滞，气血运行不畅，经脉痹阻，"不通则痛"，或脏腑经脉失养，不荣而痛。发病涉及脏腑与经脉较多，有肝、胆、脾、肾、大小肠、膀胱、胞宫等脏腑，及足三阴、足少阳、手足阳明、冲、任、带等经脉。病理因素主要有寒凝、火郁、食积、气滞、血瘀。病理性质不外寒、热、虚、实四端。概而言之，寒证是寒邪凝注或积滞于腹中脏腑经脉，气机阻滞而成；热证是由六淫化热入里，湿热交阻，使气机不和，传导失职而发；实证为邪气郁滞，不通则痛；虚证为中脏虚寒，气血不能温养而痛。四者往往相互错杂，或寒热交错，或虚实夹杂，或为虚寒，或为实热，亦可互为因果，互相转化。如寒痛缠绵发作，可以寒郁化热；热痛日久，治疗不当，可以转化为寒，成为寒热交错之证；素体脾虚不运，再因饮食不节，食滞中阻，可成虚中夹实之证；气滞影响血脉流通可导致血瘀，血瘀可影响气机通畅导致气滞。

● 要点三　腹痛的诊断与病证鉴别

（一）诊断依据

1. 凡是以胃脘以下、耻骨毛际以上部位的疼痛为主要表现者，即为腹痛。其疼痛性质各异，若病因外感，突然剧痛，伴发症状明显者，属于急性腹痛；病因内伤，起病缓慢，痛势缠绵者，则为慢性腹痛。临床可据此进一步辨病。

2. 注意与腹痛相关病因，脏腑经络相关的症状。如涉及肠腑，可伴有腹泻或便秘；寒凝肝脉痛在少腹，常牵引睾丸疼痛；膀胱湿热可见腹痛牵引前阴，小便淋沥，尿道灼痛；蛔虫作痛多伴嘈杂吐涎，时作时止；瘀血腹痛常有外伤或手术史；表里同病腹痛可见痛连腰背，伴恶寒发热，恶心呕吐。

3. 根据性别、年龄、婚况，与饮食、情志、受凉等关系，起病经过，其他伴发症状，以资鉴别何脏何腑受病，明确病理性质。

（二）病证鉴别

1. 腹痛与胃痛 胃处腹中，与肠相连，腹痛常伴有胃痛的症状，胃痛亦时有腹痛的表现，常需鉴别。胃痛部位在心下胃脘之处，常伴有恶心、嗳气等胃病见症，腹痛部位在胃脘以下，上述症状在腹痛中较少见。

2. 腹痛与其他内科疾病中的腹痛症状 许多内科疾病常见腹痛的表现，此时的腹痛只是该病的症状。如痢疾之腹痛，伴有里急后重，下痢赤白脓血；积聚之腹痛，以腹中包块为特征等。而腹痛病证，当以腹部疼痛为主要表现。

3. 内科腹痛与外科、妇科腹痛 内科腹痛常先发热后腹痛，疼痛一般不剧，痛无定处，压痛不显；外科腹痛多后发热，疼痛剧烈，痛有定处，压痛明显，见腹痛拒按，腹肌紧张等。妇科腹痛多在小腹，与经、带、胎、产有关，如痛经、先兆流产、宫外孕、输卵管破裂等，应及时进行妇科检查，以明确诊断。

● 要点四　腹痛的辨证论治

（一）辨证要点

腹痛之证首辨腹痛之缓急，次辨腹痛性质，再辨腹痛部位。

突然起病，腹痛剧烈，常有明显诱发因素，或伴有寒热，或伴有呕吐，嗳腐酸臭等症状者，属急性腹痛，多因外感时邪、饮食不节、虫积内扰所致；起病缓慢，病程迁延，腹痛时作时止，痛势不甚，经久缠绵，属慢性腹痛，多由情志内伤、脏腑虚弱、气血不足引起。

腹痛拘急，疼痛暴作，痛无间断，坚满急痛，遇冷痛剧，得热则减者，为寒痛；痛在脐腹，痛处有热感，时轻时重，或伴有便秘，得凉痛减者，为热痛；腹痛时轻时重，痛处不定，攻冲作痛，伴胸胁不舒，腹胀，嗳气或矢气则胀痛减轻者，属气滞痛；少腹刺痛，痛无休止，痛处不移，痛处拒按，经常夜间加剧，伴面色晦暗者，为血瘀痛；因饮食不慎，脘腹胀痛，嗳气频作，嗳后稍舒，痛甚欲便，便后痛减者，为伤食痛；暴痛多实，伴腹胀，呕逆，拒按等；久痛多虚，痛势绵绵，喜揉喜按。

胁腹、两侧少腹痛多属肝经病证，为足厥阴、足少阳经脉所主；大腹疼痛，多为脾胃病证，为足太阴、足阳明经脉所主；脐腹疼痛多为大小肠病证，为手阳明、手太阳经脉所主；脐以下小腹痛多属肾、膀胱、胞宫病证，为足少阴、足太阳经脉及冲、任、带脉所主。

（二）治疗原则

治疗腹痛多以"通"字立法，应根据辨证的虚实寒热，在气在血，确立相应治法。在通法的基础上，结合审证求因，标本兼治。属实证者，重在祛邪疏导，所谓"痛随利减"；对虚痛，应温中补虚，益气养血，不可滥施攻下。对于久痛入络，绵绵不愈之腹痛，可采取辛润活血通络之法。

（三）证治分类

1. 寒邪内阻证

证候：腹痛拘急，遇寒痛甚，得温痛减，口淡不渴，形寒肢冷，小便清长，大便清稀或秘结，舌质淡，苔白腻，脉沉紧。

治法：散寒温里，理气止痛。

代表方：良附丸合正气天香散加减。

加减：若寒实积聚，腹痛拘急，大便不通者，用大黄附子汤温泻寒积；若夏日感受寒湿，伴见恶心呕吐，胸闷，纳呆，身重，倦怠，舌苔白腻者，可酌加藿香、苍术、厚朴、蔻仁、半夏，以温中散寒，化湿运脾。

2. 湿热壅滞证

证候：腹痛拒按，烦渴引饮，大便秘结，或溏滞不爽，潮热汗出，小便短黄，舌质红，苔黄燥或黄腻，脉滑数。

治法：泄热通腑，行气导滞。

代表方：大承气汤加减。

加减：若燥热不甚，湿热偏重，大便不爽者，可去芒硝，加栀子、黄芩等；若痛引两胁，可加郁金、柴胡；如腹痛剧烈，寒热往来，恶心呕吐，大便秘结者，改用大柴胡汤表里双解。

3. 饮食积滞证

证候：脘腹胀满疼痛，拒按，嗳腐吞酸，厌食呕恶，痛而欲泻，泻后痛减，或大便秘结，舌苔厚腻，脉滑实。

治法：消食导滞，理气止痛。

代表方：枳实导滞丸加减。

加减：若腹痛胀满者，加厚朴、木香行气止痛；如兼有蛔虫以致腹痛时作，可用乌梅丸。

4. 肝郁气滞证

证候：腹痛胀闷，痛无定处，痛引少腹，或兼痛窜两胁，时作时止，得嗳气或矢气则舒，遇忧思恼怒则剧，舌淡红，苔薄白，脉弦。

治法：疏肝解郁，理气止痛。

代表方：柴胡疏肝散加减。

加减：若气滞较重，胸胁胀痛者，加川楝子、郁金；若痛引少腹、睾丸者，加橘核、荔枝核；若少腹绞痛，阴囊寒疝者，可用天台乌药散；肝郁日久化热者，加丹皮、山栀子清肝泄热。

5. 瘀血内停证

证候：腹痛较剧，痛如针刺，痛处固定，经久不愈，舌质紫黯，脉细涩。

治法：活血化瘀，和络止痛。

代表方：少腹逐瘀汤加减。

加减：若腹部术后作痛，或跌仆损伤作痛，可加泽兰、没药、三七；若兼有寒象，腹痛喜温、胁下积块、疼痛拒按，可用膈下逐瘀汤。

6. 中虚脏寒证

证候：腹痛绵绵，时作时止，喜温喜按，形寒肢冷，神疲乏力，气短懒言，胃纳不佳，面色无华，大便溏薄，舌质淡，苔薄白，脉沉细。

治法：温中补虚，缓急止痛。

代表方：小建中汤加减。

加减：若腹中大寒，呕吐肢冷，可用大建中汤温中散寒；若腹痛下利，脉微肢冷，脾肾阳虚者，可用附子理中汤。

● 要点五 腹痛的转归预后

若急性暴痛，治不及时，或治不得当，气血逆乱，可致厥脱之证；若湿热蕴结肠胃，蛔虫内扰，或术后气滞血瘀，可造成腑气不通，气滞血瘀日久，可变生积聚；如因暴饮暴食，脾胃骤为湿热壅滞，腑气不通，以致胃气上逆而呕吐，湿热熏蒸而见黄疸，甚则转为重症胆瘅、胰瘅，病情危急，预后较差。

● 要点六 腹痛的预防调护

加强精神调摄，平时要保持心情舒畅，避免忧思过度、暴怒惊恐。平素宜饮食有节，进食易消化、富有营养的饮食，忌暴饮暴食及食生冷、不洁之食物。

细目七 泄 泻

● 要点一 泄泻的概念

泄泻是以排便次数增多，粪质稀溏或完谷不化，甚至泻出如水样为主症的病证。古有将大便溏薄而势缓者称为泄，大便清稀如水而势急者称为泻，现临床一般统称泄泻。

● 要点二 泄泻的病因病机

（一）病因

感受外邪、饮食所伤、情志不调、禀赋不足、久病体虚。

（二）病机

病机特点是脾虚湿盛，致肠道功能失司而发生泄泻。分而言之，外邪致泻以湿邪最为重要，其他诸多邪气需与湿邪兼夹，方易成泻；内因则以脾虚最为关键。病位在肠，主病之脏属脾，同时与肝、肾密切相关。病理因素主要是湿。病理性质有虚实之分。一般来说，暴泻以湿盛为主，多因湿盛伤脾，或食滞生湿，壅滞中焦，脾为湿困所致，病属实证。久泻多偏于虚证，由脾虚不运而生湿，或他脏及脾，如肝木乘脾，或肾虚火不暖脾，水谷不化所致。而湿邪与脾虚往往相互影响，互为因果，湿盛可困遏脾运，脾虚又可生湿。虚实之间又可相互转化夹杂。

● 要点三　泄泻的诊断与病证鉴别

（一）诊断依据

1. 大便粪质稀溏，或完谷不化，或粪如水样，大便次数增多，每日三五次以至十数次以上。

2. 常兼有腹胀、腹痛、肠鸣、纳呆。

3. 起病或急或缓。暴泻者多有暴饮暴食或误食不洁之物的病史。迁延日久，时发时止者，常由外邪、饮食或情志等因素诱发。

（二）病证鉴别

1. 泄泻与痢疾　两者均为大便次数增多、粪质稀薄的病证。泄泻以大便次数增加，粪质稀溏，甚则如水样，或完谷不化为主症，大便不带脓血，也无里急后重，或无腹痛。而痢疾以腹痛、里急后重、便下赤白脓血为特征。

2. 泄泻与霍乱　霍乱是一种上吐下泻并作的病证，发病特点是来势急骤，变化迅速，病情凶险，起病时先突然腹痛，继则吐泻交作，所吐之物均为未消化之食物，气味酸腐热臭，所泻之物多为黄色粪水，或吐下如米泔水，常伴恶寒、发热，部分病人在吐泻之后，津液耗伤，迅速消瘦，或发生转筋，腹中绞痛。若吐泻剧烈，可致面色苍白，目眶凹陷，汗出肢冷等津竭阳衰之危候。而泄泻以大便稀溏，次数增多为特征，一般预后良好。

● 要点四　泄泻的辨证论治

（一）辨证要点

泄泻应首辨暴泻与久泻，其次辨泻下之物，再辨脏腑定位。

暴泻多发病急、病程短，或兼见表证，多以湿盛邪实为主，且尤在夏季多发，若暑湿热毒而暴泄无度则为重症。久泻多发病缓慢，病程较长，易因饮食、劳倦、情志而复发，常以脾虚为主，或肝脾两病，或脾肾同病，临床上亦可表现为虚实夹杂之证，但总以脾虚为要。

大便清稀，或如水样，气味略腥者，多是寒湿为患；大便或稀或溏，其色黄褐，气味臭秽，泻下急迫，肛门灼热者，多是湿热为患；大便溏垢，臭如败卵者，多为伤食积滞；大便溏稠，夹有白色黏冻者，常为痰湿壅盛；大便稀溏，甚则完谷不化，无腥臭，多为虚寒之证。

每因情志郁怒而诱发，伴胸胁胀闷，嗳气食少，病在肝；大便时溏时烂，饮食稍有不慎即作，伴神疲肢倦，病在脾；多发于五更，大便稀溏，完谷不化，伴腰酸肢冷，病在肾。

（二）治疗原则

泄泻的治疗大法为运脾化湿。急性泄泻多以湿盛为主，重在化湿，佐以分利，再根据寒湿和湿热的不同，分别采用温化寒湿与清化湿热之法。夹有表邪者，佐以疏解；夹有暑邪者，佐以清暑；兼有伤食者，佐以消导。久泻以脾虚为主，当重健脾。因肝气乘脾者，宜抑肝扶脾；因肾阳虚衰者，宜温肾健脾。中气下陷者，宜升提；久泄不止者，宜固涩。暴泻不可骤用补涩，以免关门留寇；久泻不可分利太过，以防劫其阴液。若病情处于虚、寒、热兼夹或互相转化时，当随证而施治。泄泻为病，湿盛脾虚为其关键，尚可应用祛风药物，诸如防风、羌活、升麻、柴胡之属，一则有助于化湿，所谓"风胜则燥"，二则风药可升举下陷之清阳。此外，《医宗必读》中的治泻九法，即淡渗、升提、清凉、疏利、甘缓、酸收、燥脾、温肾、固涩值得在临床治疗中借鉴。

（三）证治分类

1. 寒湿内盛证

证候：泄泻清稀，甚则如水样，脘闷食少，腹痛肠鸣，或兼外感风寒，则恶寒，发热，头痛，肢体酸痛，舌苔白或白腻，脉濡缓。

治法：芳香化湿，解表散寒。

代表方：藿香正气散加减。

加减：若表寒重者，可加荆芥、防风疏风散寒；若外感寒湿，饮食生冷，腹痛，泻下清稀，可用纯阳正气丸温中散寒，理气化湿；若湿邪偏重，腹满肠鸣，小便不利，可改用胃苓汤健脾行气祛湿。

2. 湿热伤中证

证候：泄泻腹痛，泻下急迫，或泻而不爽，

粪色黄褐，气味臭秽，肛门灼热，烦热口渴，小便短黄，舌质红，苔黄腻，脉滑数或濡数。

治法：清热燥湿，分利止泻。

代表方：葛根芩连汤加减。

加减：若湿邪偏重，胸腹满闷，口不渴或渴不欲饮，舌苔微黄厚腻者，加藿香、厚朴、茯苓、猪苓、泽泻健脾祛湿，或合平胃散；若在夏暑之间，症见发热头重，烦渴自汗，小便短赤，脉濡数，可用新加香薷饮合六一散表里同治，解暑清热，利湿止泻。

3. 食滞肠胃证

证候：腹痛肠鸣，泻下粪便臭如败卵，泻后痛减，脘腹胀满，嗳腐酸臭，不思饮食，舌苔垢浊或厚腻，脉滑实。

治法：消食导滞，和中止泻。

代表方：保和丸加减。

加减：若食积较重，脘腹胀满，可因势利导，根据"通因通用"的原则，用枳实导滞丸；食积化热可加黄连清热燥湿止泻；兼脾虚可加白术、扁豆健脾祛湿。

4. 肝气乘脾证

证候：腹痛而泻，腹中雷鸣，攻窜作痛，矢气频作，每因抑郁恼怒，或情绪紧张之时而作，素有胸胁胀闷，嗳气食少，舌淡红，脉弦。

治法：抑肝扶脾。

代表方：痛泻要方加减。

加减：若胸胁脘腹胀满疼痛，嗳气者，可加柴胡、木香、郁金、香附疏肝理气止痛；若兼神疲乏力，纳呆，脾虚甚者，加党参、茯苓、扁豆、鸡内金等益气健脾开胃。

5. 脾胃虚弱证

证候：大便时溏时泻，迁延反复，食少，食后脘闷不舒，稍进油腻食物，则大便次数增加，面色萎黄，神疲倦怠，舌质淡，苔白，脉细弱。

治法：健脾益气，化湿止泻。

代表方：参苓白术散加减。

加减：若脾阳虚衰，阴寒内盛，可用理中丸以温中散寒；若久泻不止，中气下陷，或兼有脱肛者，可用补中益气汤以益气健脾，升阳止泻。

6. 肾阳虚衰证

证候：黎明前脐腹作痛，肠鸣即泻，完谷不化，腹部喜暖，泻后则安，形寒肢冷，腰膝酸软，舌淡苔白，脉沉细。

治法：温肾健脾，固涩止泻。

代表方：四神丸加减。

加减：若脐腹冷痛，可加附子理中丸温中健脾；若年老体衰，久泻不止，脱肛，为中气下陷，可加黄芪、党参、白术、升麻益气升阳；若泻下滑脱不禁，或虚坐努责者，可改用真人养脏汤涩肠止泻。

● **要点五 泄泻的转归预后**

急性泄泻，经及时治疗，绝大多数在短期内痊愈，有少数患者，暴泻不止，损气伤津耗液，可成痉、厥、闭、脱等危证。泄泻日久，亦常可变生他证。

● **要点六 泄泻的预防调护**

起居有常，注意调畅情志，保持乐观心志，慎防风寒湿邪侵袭。饮食有节，宜清淡、富营养、易消化食物为主，可食用一些对消化吸收有帮助的食物，如山楂、山药、莲子、扁豆、芡实等。避免进食生冷不洁及难消化或清肠润滑食物。

细目八 痢 疾

● **要点一 痢疾的概念**

痢疾是以大便次数增多、腹痛、里急后重、痢下赤白黏冻为主症的病证。是夏秋季常见的肠道传染病。

● **要点二 痢疾的病因病机**

（一）病因

外感时邪疫毒、饮食不节和脾胃虚弱。感邪有三：一为疫毒之邪，二为湿热之邪，三为夏暑感寒伤湿。

（二）病机

病机主要是邪滞于肠，气血壅滞，肠道传化

失司，脂络受伤，腐败化为脓血而为痢。病位在肠，与脾胃密切相关，可涉及肾。病理因素以湿热疫毒为主，病理性质分寒热虚实。本病初期多实证。疫毒内侵，毒盛于里，熏灼肠道，耗伤气血，下痢鲜紫脓血，壮热口渴，为疫毒痢；如疫毒上冲于胃，可使胃气逆而不降，成为噤口痢；外感湿热或湿热内生，壅滞腑气，则成下痢赤白、肛门灼热之湿热痢；寒湿阴邪，内困脾土，脾失健运，邪留肠中，气机阻滞，则为下痢白多赤少之寒湿痢。下痢日久，可由实转虚或虚实夹杂，寒热并见，发展成久痢。疫毒热盛伤津或湿热内郁不清，日久则伤阴、伤气，亦有素体阴虚感邪，而形成下痢黏稠，虚坐努责，脐腹灼痛之阴虚痢；脾胃素虚而感寒湿患痢，或湿热痢过服寒凉药物致脾虚中寒，寒湿留滞肠中，日久累及肾阳，关门不固，则成下痢稀薄带有白冻，甚则滑脱不禁，腰酸腹冷之虚寒痢。如痢疾失治，迁延日久，或治疗不当，收涩太早，关门留寇，酿成正虚邪恋，可发展为下痢时发时止，日久难愈的休息痢。

久痢之人气滞血瘀，与湿滞胶结，是造成病情复杂的重要原因。

● 要点三 痢疾的诊断

痢疾的诊断依据

1. 以腹痛，里急后重，大便次数增多，泻下赤白脓血便为主症。

2. 暴痢起病突然，病程短，可伴恶寒、发热等；久痢起病缓慢，反复发作，迁延不愈；疫毒痢病情严重而病势凶险，起病急骤，在腹痛、腹泻尚未出现之时，即有高热神疲，四肢厥冷，面色青灰，呼吸浅表，神昏惊厥，而痢下、呕吐并不一定严重。

3. 多有饮食不洁史。

● 要点四 痢疾的辨证论治

（一）辨证要点

痢疾应首辨久暴，察虚实主次；其次识寒热偏重；再辨伤气、伤血。

暴痢发病急，病程短，腹痛胀满，痛而拒按，痛时窘迫欲便，便后里急后重暂时减轻者为实；久痢发病慢，时轻时重，病程长，腹痛绵绵，痛而喜按，便后里急后重不减，坠胀甚者，常为虚中夹实。

大便排出脓血，色鲜红，甚至紫黑，浓厚黏稠腥臭，腹痛，里急后重感明显，口渴喜冷，口臭，小便黄或短赤，舌红，苔黄腻，脉滑数者属热；大便排出赤白清稀，白多赤少，清淡无臭，腹痛喜按，里急后重感不明显，面白肢冷形寒，舌淡苔白，脉沉细者属寒。

下痢白多赤少，湿邪伤及气分；赤多白少，或以血为主者，热邪伤及血分。

（二）治疗原则

痢疾的治疗，应根据其病证的寒热虚实，而确定治疗原则。热痢清之，寒痢温之，初痢实则通之，久痢虚则补之，寒热交错者清温并用，虚实夹杂者攻补兼施。痢疾初起之时，以实证、热证多见，宜清热化湿解毒，久痢虚证、寒证，应补虚温中，调理脾胃，兼以清肠，收涩固脱。如下痢兼有表证者，宜合解表剂，外疏内通；夹食滞可配合消导药消除积滞。刘河间提出的"调气则后重自除，行血则便脓自愈"调气和血之法，可用于痢疾的多个证型，赤多重用血药，白多重用气药。而在掌握扶正祛邪的辨证治疗过程中，始终应顾护胃气。

此外，对于古今医家提出的有关治疗痢疾之禁忌，如忌过早补涩、忌峻下攻伐、忌分利小便等，均可供临床用药之时，结合具体病情，参考借鉴。

（三）证治分类

1. 湿热痢

证候：痢下赤白脓血，黏稠如胶冻，腥臭，腹部疼痛，里急后重，肛门灼热，小便短赤，舌苔黄腻，脉滑数。

治法：清肠化湿，调气和血。

代表方：芍药汤加减。

加减：若痢下赤多白少，口渴喜冷饮，属热重于湿者，配白头翁、秦皮、黄柏清热解毒；若瘀热较重，痢下鲜红者，加地榆、丹皮、苦参凉血行瘀；若痢下白多赤少，舌苔白腻，属湿重于热者，可去当归，加茯苓、苍术、厚朴、陈皮等健脾燥湿。

如表邪未解，里热已盛，症见身热汗出，脉象急促者，则用葛根芩连汤表里双解。若表证已减而痢犹未止者，则可以香连丸调气清热善后。

2. 疫毒痢

证候：起病急骤，痢下鲜紫脓血，腹痛剧烈，后重感特著，壮热口渴，头痛烦躁，恶心呕吐，甚者神昏惊厥，舌质红绛，舌苔黄燥，脉滑数或微欲绝。

治法：清热解毒，凉血除积。

代表方：白头翁汤加减。

加减：若见热毒秽浊壅塞肠道，腹中满痛拒按，大便滞涩，臭秽难闻者，加大黄、枳实、芒硝通腑泄浊；神昏谵语，甚则痉厥，舌质红，苔黄糙，脉细数，属热毒深入营血，神昏高热者，用犀角地黄汤、紫雪丹以清营凉血开窍；若热极风动，痉厥抽搐者，加羚羊角、钩藤、石决明以息风镇痉。

3. 寒湿痢

证候：痢下赤白黏冻，白多赤少，或为纯白冻，腹痛拘急，里急后重，口淡乏味，脘胀腹满，头身困重，舌质或淡，舌苔白腻，脉濡缓。

治法：温中燥湿，调气和血。

代表方：不换金正气散加减。

加减：痢下白中兼赤者，加当归、芍药调营和血；脾虚纳呆者，加白术、神曲健脾开胃；寒积内停，腹痛，痢下滞而不爽，加大黄、槟榔，配炮姜、肉桂，温通导滞。暑天感寒湿而痢者，可用藿香正气散加减，以祛暑散寒，化湿止痢。

4. 阴虚痢

证候：痢下赤白，日久不愈，脓血黏稠，或下鲜血，脐下灼痛，虚坐努责，食少，心烦口干，至夜转剧，舌红绛少津，苔少或花剥，脉细数。

治法：养阴和营，清肠化湿。

代表方：驻车丸加减。

加减：若虚热灼津而见口渴、尿少、舌干者，可加沙参、石斛以养阴生津；如痢下血多者，可加丹皮、旱莲草以凉血止血；若湿热未清，有口苦、肛门灼热者，可加白头翁、秦皮清解湿热。

5. 虚寒痢

证候：痢下赤白清稀，无腥臭，或为白冻，甚则滑脱不禁，肛门坠胀，便后更甚，腹部隐痛，缠绵不已，喜按喜温，形寒畏冷，四肢不温，食少神疲，腰膝酸软，舌淡苔薄白，脉沉细而弱。

治法：温补脾肾，收涩固脱。

代表方：桃花汤合真人养脏汤。

加减：若积滞未尽，应少佐消导积滞之品，如枳壳、山楂、神曲等；若痢久脾虚气陷，导致少气脱肛，可加黄芪、柴胡、升麻、党参以补中益气，升清举陷。

6. 休息痢

证候：下痢时发时止，迁延不愈，常因饮食不当、受凉、劳累而发，发时大便次数增多，夹有赤白黏冻，腹胀食少，倦怠嗜卧，舌质淡苔腻，脉濡软或虚数。

治法：温中清肠，调气化滞。

代表方：连理汤加减。

加减：若脾阳虚极，肠中寒积不化，遇寒即发，症见下痢白冻，倦怠少食，舌淡苔白，脉沉者，用温脾汤加减以温中散寒，消积导滞；若久痢兼见肾阳虚衰，关门不固者，宜加四神丸以温肾暖脾，固肠止痢；如久痢脱肛，神疲乏力，少气懒言，属脾胃虚弱，中气下陷者，可用补中益气汤加减。

● **要点五　痢疾的转归预后**

痢疾的转归取决于患者体质、正气强弱与感邪的轻重。下痢有粪者轻，无粪者重，痢色如鱼脑、如猪肝、如赤豆汁、下痢纯血者重。

● **要点六　痢疾的预防调护**

对于具有传染性的细菌性及阿米巴痢疾，应采取积极有效的预防措施，以控制痢疾的传播和流行，如搞好水、粪的管理，饮食管理，消灭苍蝇等。在痢疾流行季节，可适当食用生蒜瓣，每次1~3瓣，每日2~3次。痢疾患者，需适当禁食，待病情稳定后，仍以清淡饮食为宜，忌食油腻荤腥之品。

细目九　便 秘

要点一　便秘的概念

便秘是指粪便在肠内滞留过久，秘结不通，排便周期延长，或周期不长，但粪质干结，排出艰难，或粪质不硬，虽有便意，但便而不畅的病证。

要点二　便秘的病因病机

（一）病因

饮食不节、情志失调、年老体虚、感受外邪。

（二）病机

基本病机属大肠传导失常，气机不畅，糟粕内停。同时与肺、脾、胃、肝、肾等脏腑的功能失调有关。病理性质可概括为寒、热、虚、实四个方面。燥热内结于肠胃者，属热秘；气机郁滞者，属实秘；气血阴阳亏虚者，为虚秘；阴寒积滞者，为冷秘或寒秘。四者之中，又以虚实为纲，热秘、气秘、冷秘属实，阴阳气血不足的便秘属虚。而寒、热、虚、实之间，常又相互兼夹或相互转化。如热秘久延不愈，津液渐耗，可致阴津亏虚，肠失濡润，病情由实转虚。气机郁滞，久而化火，则气滞与热结并存。气血不足者，如受饮食所伤或情志刺激，则虚实相兼。

要点三　便秘的诊断与病证鉴别

（一）诊断依据

1. 排便间隔时间超过自己的习惯1天以上，或两次排便时间间隔3天以上。

2. 大便粪质干结，排出艰难，或欲大便而艰涩不畅。

3. 常伴腹胀、腹痛、口臭、纳差及神疲乏力、头眩心悸等症。

4. 本病常有饮食不节、情志内伤、劳倦过度等病史。

（二）病证鉴别

便秘与肠结：两者皆为大便秘结不通。但肠结多为急病，因大肠通降受阻所致，表现为腹部疼痛拒按，大便完全不通，且无矢气和肠鸣音，严重者可吐出粪便。便秘多为慢性久病，因大肠传导失常所致，表现为腹部胀满，大便干结艰行，可有矢气和肠鸣音，或有恶心欲吐，食纳减少。

要点四　便秘的辨证论治

（一）辨证要点

便秘辨证首要审查病因，其次辨别粪质及排便情况。

详细询问病人的饮食习惯、生活习惯及其他病史，以推测可能的致秘之因。如平素喜食辛辣厚味、煎炒酒食者多致胃肠积热而成热秘；长期忧郁思虑过度或久坐、久卧少动，或有腹部手术者多致气机郁滞而为气秘实证；年老体衰，病后产后多为气血阴精亏虚之虚秘；平素阳气虚衰或嗜食寒凉生冷者，多为冷秘。

一般而言，大便干燥坚硬，排便时肛门有热感，苔见黄厚、垢腻而燥者，多为燥热内结；大便干结，排出艰难，苔见白润而滑者为阴寒内结；粪质不甚干结，欲便不出，胁腹作胀者多为气机郁滞；大便并不干硬，用力努挣，便后乏力，多为肺脾气虚；便质干如栗状或如羊屎，舌红少津，无苔或苔少者多为血虚津枯。

（二）治疗原则

便秘的治疗应以通下为主，但决不可单纯用泻下药，应针对不同的病因采取相应的治法。实秘为邪滞肠胃、壅塞不通所致，故以祛邪为主，给予泻热、温散、通导之法，使邪去便通；虚秘为肠失润养、推动无力而致，故以扶正为先，给予益气温阳、滋阴养血之法，使正盛便通。便秘成因多端，但共同的病机是气机不畅，肠道传化失职，糟粕不下，故应重视对气机的调畅，在通便之时，参用理气沉降之品以助行滞。有时虽需降下，亦可佐以少量升提之品，以求欲降先升之妙。但对中气下陷、肛门坠胀者，则在选用气药时应以升提为主。

（三）证治分类

1. 热秘

证候：大便干结，腹胀腹痛，口干口臭，面红心烦，或有身热，小便短赤，舌红，苔黄燥，脉滑数。

治法：泻热导滞，润肠通便。

代表方：麻子仁丸加减。

加减：若津液已伤，可加生地、玄参、麦冬以滋阴生津；若肺热气逆，咳喘便秘者，可加瓜蒌仁、苏子、黄芩清肺降气以通便。

2. 气秘

证候：大便干结，或不甚干结，欲便不得出，或便而不爽，肠鸣矢气，腹中胀痛，嗳气频作，纳食减少，胸胁痞满，舌苔薄腻，脉弦。

治法：顺气导滞。

代表方：六磨汤加减。

加减：若七情郁结，忧郁寡言者，加白芍、柴胡、合欢皮疏肝解郁；若跌仆损伤，腹部术后，便秘不通，属气滞血瘀者，可加红花、赤芍、桃仁等药活血化瘀。

3. 冷秘

证候：大便艰涩，腹痛拘急，胀满拒按，胁下偏痛，手足不温，呃逆呕吐，舌苔白腻，脉弦紧。

治法：温里散寒，通便止痛。

代表方：温脾汤加减。

加减：若便秘腹痛，可加枳实、厚朴、木香助泻下之力；若腹部冷痛，手足不温，加高良姜、小茴香增散寒之功。

4. 气虚秘

证候：大便并不干硬，虽有便意，但排便困难，用力努挣则汗出短气，便后乏力，面白神疲，肢倦懒言，舌淡苔白，脉弱。

治法：益气润肠。

代表方：黄芪汤加减。

加减：若乏力汗出者，可加白术、党参助补中益气；若排便困难，腹部坠胀者，可合用补中益气汤升提阳气；若气息低微，懒言少动者，可加用生脉散补肺益气；若肢倦腰酸者，可用大补元煎滋补肾气。

5. 阴虚秘

证候：大便干结，如羊屎状，形体消瘦，头晕耳鸣，两颧红赤，心烦少眠，潮热盗汗，腰膝酸软，舌红少苔，脉细数。

治法：滋阴通便。

代表方：增液汤加减。

加减：便秘干结如羊屎状，加火麻仁、柏子仁、瓜蒌仁增润肠之效；若阴亏燥结，热盛伤津者，可用增液承气汤增水行舟。

6. 阳虚秘

证候：大便干或不干，排出困难，小便清长，面色㿠白，四肢不温，腹中冷痛，或腰膝酸冷，舌淡苔白，脉沉迟。

治法：温阳通便。

代表方：济川煎加减。

加减：若寒凝气滞，腹痛较甚，加肉桂、木香温中行气止痛；胃气不和，恶心呕吐，可加半夏、砂仁和胃降逆。

● **要点五　便秘的预防调护**

注意饮食的调理，合理膳食，以清淡为主，多吃含粗纤维的食物，勿过食辛辣厚味或饮酒无度。养成定时排便的良好习惯。保持心情舒畅，加强身体锻炼。可采用食饵疗法，如黑芝麻、胡桃肉、松子仁等分，研细，稍加白蜜冲服。勿临厕久蹲，以防过度努挣而致虚脱及诱发胸痹、晕厥等证。外治法可采用灌肠法，如中药保留灌肠或清洁灌肠等。

（柳　文）

第五单元　肝胆病证

细目一　胁痛

要点一　胁痛的概念

胁痛是指以一侧或两侧胁肋部疼痛为主要表现的病证。

要点二　胁痛的病因病机

（一）胁痛的病因

情志不遂、跌仆损伤、饮食所伤、外感湿热、劳欲久病。

（二）胁痛的病机

胁痛的基本病机为肝络失和，其病理变化可归结为"不通则痛"与"不荣则痛"两类。其病变脏腑主要在于肝胆，又与脾胃及肾相关。其病理因素有气滞、血瘀、湿热。胁痛的病理性质有虚实之分，其中，因肝郁气滞、肝失条达、瘀血停着、胁络不通、湿热蕴结、肝失疏泄所导致的胁痛多属实证；而因阴血不足、肝络失养所导致的胁痛则为虚证。

一般说来，胁痛初病在气，由肝郁气滞，气机不畅而致胁痛。气滞日久，血行不畅，其病变则由气滞转为血瘀，或气滞血瘀并见。实证日久亦可化热伤阴，肝肾阴虚，而转为虚证或虚实夹杂证。

要点三　胁痛的诊断与病证鉴别

（一）胁痛的诊断要点

1. 以一侧或两侧胁肋部疼痛为主要表现者，可以诊断为胁痛。胁痛的性质可以表现为刺痛、胀痛、灼痛、隐痛、钝痛等不同特点。

2. 部分病人可伴见胸闷、腹胀、嗳气呃逆、急躁易怒、口苦纳呆、厌食恶心等症。

3. 常有饮食不节、情志内伤、感受外湿、跌仆闪挫或劳欲久病等病史。

（二）病证鉴别

胁痛与胸痛：胸痛中的肝郁气滞证，与胁痛的肝气郁结证病机基本相同。但胁痛以一侧或两侧胁肋部胀痛或窜痛为主，伴有口苦、目眩等症。而胸痛是以胸部胀痛为主，可涉及胁肋部，伴有胸闷不舒，心悸少寐。

要点四　胁痛的辨证论治

（一）辨证要点

胁痛应首辨胁痛在气在血。大抵胀痛多属气郁，且疼痛呈游走不定，时轻时重，症状轻重与情绪变化有关；刺痛多属血瘀，且痛处固定不移，疼痛持续不已，局部拒按，入夜尤甚。

其次辨胁痛属虚属实。实证之中以气滞、血瘀、湿热为主，多病程短，来势急，症见疼痛剧烈而拒按，脉实有力。虚证多为阴血不足，脉络失养，症见其痛隐隐，绵绵不休，且病程长，来势缓，并伴见全身阴血亏耗之象。

（二）治疗原则

胁痛之治疗原则当根据"通则不痛"的理论，以疏肝和络止痛为基本治则，结合肝胆的生理特点，灵活运用。实证之胁痛，宜用理气、活血、清利湿热之法；虚证之胁痛，宜补中寓通，采用滋阴、养血、柔肝之法。

（三）证治分类

1. 肝郁气滞证

证候：胁肋胀痛，走窜不定，甚则引及胸背肩臂，疼痛每因情志变化而增减，胸闷腹胀，嗳气频作，得嗳气而胀痛稍舒，纳少口苦，舌苔薄白，脉弦。

治法：疏肝理气。

代表方：柴胡疏肝散加减。

加减：若气郁化火，症见胁肋掣痛，口干口苦，烦躁易怒，溲黄便秘，舌红苔黄者，可去川芎，加山栀、丹皮、黄芩、夏枯草；若肝郁化火，耗伤阴津，症见胁肋隐痛不休，眩晕少寐，舌红少津，脉细者，可去川芎，酌配枸杞、菊花、首乌、丹皮、栀子；若兼见胃失和降，恶心呕吐者，可加半夏、陈皮、生姜、旋覆花等；若气滞兼见血瘀者，可酌加赤芍、当归尾、川楝子、延胡索、郁金等。

2. 肝胆湿热证

证候：胁肋重着或灼热疼痛，痛有定处，触痛明显。口苦口黏，胸闷纳呆，恶心呕吐，小便黄赤，大便不爽，或兼有身热恶寒，身目发黄，舌红苔黄腻，脉弦滑数。

治法：清热利湿。

代表方：龙胆泻肝汤加减。

加减：若兼见发热、黄疸者，加茵陈、黄柏以清热利湿退黄；若肠胃积热，大便不通，腹胀腹满者，加大黄、芒硝；若湿热煎熬，结成砂石，阻滞胆道，症见胁肋剧痛，连及肩背者，可加金钱草、海金沙、郁金、川楝子。

3. 瘀血阻络证

证候：胁肋刺痛，痛有定处，痛处拒按，入夜痛甚，胁肋下或见有癥块，舌质紫暗，脉沉涩。

治法：祛瘀通络。

代表方：血府逐瘀汤或复元活血汤加减。

加减：若因跌打损伤而致胁痛，局部可见积瘀肿痛者，可酌加穿山甲、酒军、瓜蒌根破瘀散结，通络止痛；若胁肋刺痛较重，可酌加当归尾、延胡索等活血调气，化瘀止痛；若胁肋下有癥块，而正气未衰者，可酌加三棱、莪术、地鳖虫以增加破瘀散结消坚之力。

4. 肝络失养证

证候：胁肋隐痛，悠悠不休，遇劳加重，口干咽燥，心中烦热，头晕目眩，舌红少苔，脉细弦而数。

治法：养阴柔肝。

代表方：一贯煎加减。

加减：若阴亏过甚，舌红而干，可酌加石斛、玄参、天冬；若阴虚火旺，可酌配黄柏、知母、地骨皮等。

以上诸证所涉疏肝理气药大多辛温香燥，若久用或配伍不当，易于耗伤肝阴，甚至助热化火。

● **要点五　胁痛的转归预后**

胁痛可与黄疸、积聚之间相互兼见，相互转化，互为因果。

一般胁痛，若治疗得当，预后较好。若致病因素由于种种原因不能消除，如气滞致血瘀，湿郁成痰，夹瘀阻络，或砂石留滞，胁痛可能反复发作，则胁痛缠绵难愈，预后难料。

细目二　黄　疸

● **要点一　黄疸的概念**

黄疸是以目黄、身黄、小便黄为主症的一种病证，其中目睛黄染尤为本病的重要特征。

● **要点二　黄疸的病因病机**

（一）黄疸的病因

外感湿热疫毒、内伤饮食、劳倦、病后续发。

（二）黄疸的病机

黄疸的基本病机为湿邪壅阻中焦，脾胃失健，肝气郁滞，疏泄不利，致胆汁输泄失常，胆液不循常道，外溢肌肤，下注膀胱，而发为目黄、肤黄、小便黄之病证。黄疸的病位主要在脾、胃、肝、胆。其病理因素有湿邪、热邪、寒邪、疫毒、气滞、瘀血六种，但其中以湿邪为主。湿邪既可从外感受，亦可自内而生。如外感湿热疫毒，为湿从外受；饮食劳倦或病后瘀阻湿滞，属湿自内生。其病理性质以实为主，病久则正虚邪恋。阳黄、急黄、阴黄在一定条件下可以相互转化。如阳黄治疗不当，病情发展，病状急剧加重，热势鸱张，侵犯营血，内蒙心窍，引动肝风，则发为急黄。如阳黄误治失治，迁延日久，脾阳损伤，湿从寒化，则可转为阴黄。如阴黄复感外邪，湿郁化热，又可呈阳黄表现，病情较为复杂。

要点三 黄疸的诊断与病证鉴别

（一）黄疸的诊断依据

1. 目黄、肤黄、小便黄，其中目睛黄染为本病的重要特征。
2. 常伴食欲减退、恶心呕吐、胁痛腹胀等症状。
3. 常有外感湿热疫毒、内伤酒食不节，或有胁痛、癥积等病史。

（二）病证鉴别

阳黄与阴黄：临证应根据黄疸的色泽，并结合症状、病史予以鉴别。阳黄黄色鲜明，发病急，病程短，常伴身热、口干苦、舌苔黄腻、脉象弦数。急黄为阳黄之重症，病情急骤，疸色如金，兼见神昏、发斑、出血等危象。阴黄黄色晦暗，病程长，病势缓，常伴纳少、乏力、舌淡、脉沉迟或细缓。

要点四 黄疸的辨证论治

（一）辨证要点

黄疸的辨证，应首辨阳黄、阴黄。阳黄黄色鲜明，发病急，病程短，常伴身热、口干苦、舌苔黄腻、脉弦数。阴黄黄色晦暗，病程长，病势缓，常伴纳少、乏力、舌淡、脉沉迟或细缓。

次辨阳黄湿热之轻重、胆腑郁热及疫毒炽盛。热重者，症见黄疸鲜明，发热口渴，苔黄腻，脉弦数；湿重者，黄疸不如热重者鲜明，身热不扬，口黏，苔白腻，脉濡缓。胆腑郁热者，黄色鲜明，上腹、右胁胀闷疼痛，牵引肩背，身热不退或寒热往来。疫毒炽盛者，病情急骤，疸色如金，兼见神昏、发斑、出血等危象。

三辨阴黄之病因。寒湿阻遏者，黄疸晦暗如烟熏，脘腹闷胀，神疲畏寒，舌淡苔腻，脉濡缓或沉迟。脾虚湿滞者，黄疸色黄不泽，肢软乏力，大便溏薄，舌质淡苔薄，脉濡细。

四辨黄疸病势轻重。如黄疸逐渐加深，提示病情加重；黄疸逐渐变浅，表明病情好转。黄疸色泽鲜明，神清气爽，为顺证、病轻；黄疸晦滞，烦躁不安，为逆证、病重。

（二）治疗原则

黄疸的治疗大法，主要为化湿邪，利小便。化湿可以退黄，如属湿热，当清热化湿，必要时还应通利腑气，以使湿热下泄；如属寒湿，应予健脾温化。利小便，主要是通过淡渗利湿，达到退黄的目的。至于急黄热毒炽盛，邪入心营者，又当以清热解毒、凉营开窍为主；阴黄脾虚湿滞者，治以健脾养血，利湿退黄。

（三）证治分类

1. 阳黄

（1）热重于湿证

证候：身目俱黄，黄色鲜明，发热口渴，或见心中懊憹，腹部胀闷，口干而苦，恶心呕吐，小便短少黄赤，大便秘结，舌苔黄腻，脉象弦数。

治法：清热通腑，利湿退黄。

代表方：茵陈蒿汤加减。

加减：如胁痛较甚，可加柴胡、郁金、川楝子、延胡索等疏肝理气止痛；如热毒内盛，心烦懊憹，可加黄连、龙胆草，以增强清热解毒作用；如恶心呕吐，可加橘皮、竹茹、半夏等和胃止呕。

（2）湿重于热证

证候：身目俱黄，黄色不及前者鲜明，头重身困，胸脘痞满，食欲减退，恶心呕吐，腹胀或大便溏垢，舌苔厚腻微黄，脉濡数或濡缓。

治法：利湿化浊运脾，佐以清热。

代表方：茵陈五苓散合甘露消毒丹加减。

加减：如湿阻气机，胸腹痞胀，呕恶纳差等症较著，可加入苍术、厚朴，以健脾燥湿，行气和胃。

本证湿重于热，湿为阴邪，黏腻难解，治法当以利湿化浊运脾为主，佐以清热，不可过用苦寒，以免脾阳受损。

（3）胆腑郁热证

证候：身目发黄，黄色鲜明，上腹、右胁胀闷疼痛，牵引肩背，身热不退，或寒热往来，口苦咽干，呕吐呃逆，尿黄赤，大便秘，苔黄舌红，脉弦滑数。

治法：疏肝泄热，利胆退黄。

代表方：大柴胡汤加减。

加减：若砂石阻滞，可加金钱草、海金沙、玄明粉利胆化石；恶心呕逆明显，加厚朴、竹茹、陈皮和胃降逆。

（4）疫毒炽盛证（急黄）

证候：发病急骤，黄疸迅速加深，其色如金，皮肤瘙痒，高热口渴，胁痛腹满，神昏谵语，烦躁抽搐，或见衄血、便血，或肌肤瘀斑，舌质红绛，苔黄而燥，脉弦滑或数。

治法：清热解毒，凉血开窍。

代表方：《千金》犀角散加味。

加减：如神昏谵语，加服安宫牛黄丸以凉开透窍；如动风抽搐者，加用钩藤、石决明，另服羚羊角粉或紫雪丹，以息风止痉；如衄血、便血、肌肤瘀斑重者，可加黑地榆、侧柏叶、紫草、茜根炭等凉血止血。

2. 阴黄

（1）寒湿阻遏证

证候：身目俱黄，黄色晦暗，或如烟熏，脘腹痞胀，纳谷减少，大便不实，神疲畏寒，口淡不渴，舌淡苔腻，脉濡缓或沉迟。

治法：温中化湿，健脾和胃。

代表方：茵陈术附汤加减。

加减：若脘腹胀满，胸闷、呕恶显著，可加苍术、厚朴、半夏、陈皮，以健脾燥湿，行气和胃；若胁腹疼痛作胀，肝脾同病者，当酌加柴胡、香附以疏肝理气。

（2）脾虚湿滞证

证候：面目及肌肤淡黄，甚则晦暗不泽，肢软乏力，心悸气短，大便溏薄，舌质淡苔薄，脉濡细。

治法：健脾养血，利湿退黄。

代表方：黄芪建中汤加减。

加减：如气虚乏力明显者，应重用黄芪，并加党参，以增强补气作用；畏寒，肢冷，舌淡者，宜加附子温阳祛寒；心悸不宁，脉细而弱者，加熟地、首乌、酸枣仁等补血养心。

3. 黄疸消退后的调治 黄疸消退后，仍须根据病情继续调治。

（1）湿热留恋证

证候：黄疸消退后，脘痞腹胀，胁肋隐痛，饮食减少，口中干苦，小便黄赤，苔腻，脉濡数。

治法：清热利湿。

代表方：茵陈四苓散加减。

（2）肝脾不调证

证候：黄疸消退后，脘腹痞闷，肢倦乏力，胁肋隐痛不适，饮食欠香，大便不调，舌苔薄白，脉来细弦。

治法：调和肝脾，理气助运。

代表方：柴胡疏肝散或归芍六君子汤加减。

（3）气滞血瘀证

证候：黄疸消退后，胁下结块，隐痛、刺痛不适，胸胁胀闷，面颈部见有赤丝红纹，舌有紫斑或紫点，脉涩。

治法：疏肝理气，活血化瘀。

代表方：逍遥散合鳖甲煎丸。

细目三 积 聚

● **要点一 积聚的概念**

积聚是腹内结块，或痛或胀的病证。分别言之，积属有形，结块固定不移，痛有定处，病在血分，是为脏病；聚属无形，包块聚散无常，痛无定处，病在气分，是为腑病。因积与聚关系密切，故两者往往一并论述。

● **要点二 积聚的病因病机**

（一）积聚的病因

情志失调、饮食所伤、感受寒邪、病后所致。

（二）积聚的病机

积聚的基本病机是气机阻滞，瘀血内结。两者比较，聚证以气滞为主，积证以血瘀为主，又有一定区别。病位主要在于肝脾。其主要的病理因素为气滞、血瘀。其病理性质初起多实，后期转以正虚为主。

本病初起，气滞血瘀，邪气壅实，正气未

虚，病理性质多属实；积聚日久，病势较深，正气耗伤，可转为虚实夹杂之证。病至后期，气血衰少，体质羸弱，则往往转以正虚为主。

● 要点三　积聚的诊断与病证鉴别

（一）积聚的诊断依据

1. 腹腔内有可扪及的包块。
2. 常有腹部胀闷或疼痛不适等症状。
3. 常有情志失调、饮食不节、感受寒邪或黄疸、胁痛、虫毒、久疟、久泻、久痢等病史。

（二）病证鉴别

1. 积聚与痞满　痞满是指脘腹部痞塞胀满，系自觉症状，而无块状物可扪及。积聚则是腹内结块，或痛或胀，不仅有自觉症状，而且有结块可扪及。

2. 积聚与鼓胀　鼓胀与癥积都可见腹内积块。鼓胀是以腹部胀大，鼓之如鼓，甚者腹皮青筋暴露、四肢微肿等为临床特征，鼓胀除腹内积块以外，更有水液停聚于腹内，肚腹胀大，而癥积一般腹内尚无停水，但癥积日久可转化为鼓胀。

● 要点四　积聚的辨证论治

（一）辨证要点

积聚应首先辨明在气在血，其次辨积块的部位，再辨虚实偏重。

首先辨明在气在血。积有形，可见块垒，固定不移，痛有定处，病在血分，属阴；聚无形，时聚时散，痛无定处，病在气分，属阳。病机方面，聚证以气机阻滞为主，积证以瘀血凝滞为主。气滞日久可致血瘀而成有形之积，有形之血瘀，亦必阻滞气机，故两者在病机上既有区别，也有联系。

其次辨明积块部位，明确所病之脏腑。一般而言，心下属胃，两胁及少腹属肝，大腹属脾。如积块出现在右胁腹，伴见胁肋刺痛、纳呆、腹部胀满、黄疸等症状者，病在肝；积块出现在胃脘部，伴见泛恶呕吐、呕血便血者，病在胃；左胁腹部有积块，伴见患处胀痛、倦怠乏力、反复出血者，多为病在肝脾；左腹或右腹部有积块，伴腹泻或便秘、消瘦乏力，或大便次数增多，混有脓血者，其病多在肠。

最后根据病史长短，邪正盛衰，可将积聚分成初、中、末三个阶段。初期，邪气尚浅，正气未伤，病属实证；中期，邪气渐深，正气耗损，受病渐久，属虚实夹杂之证；后期病魔经久，邪气炽盛，正气消残，属正虚邪实。

（二）治疗原则

积证治疗宜分初、中、末三个阶段：积证初期属邪实，应予消散；中期邪实正虚，予消补兼施；后期以正虚为主，应予养正除积。聚证多实，治疗以行气散结为主。

（三）证治分类

1. 聚证

（1）肝气郁结证

证候：腹中结块柔软，时聚时散，攻窜胀痛，脘胁胀闷不适，苔薄，脉弦。

治法：疏肝解郁，行气散结。

代表方：逍遥散、木香顺气散加减。

加减：如胀痛甚者，加川楝子、延胡索、木香理气止痛；如兼瘀象者，加延胡索、莪术活血化瘀；如寒湿中阻，腹胀，舌苔白腻者，可加苍术、厚朴、陈皮、砂仁、桂心等温化药物。

（2）食滞痰阻证

证候：腹胀或痛，腹部时有条索状物聚起，按之胀痛更甚，便秘，纳呆，舌苔腻，脉弦滑。

治法：理气化痰，导滞散结。

代表方：六磨汤加减。

加减：若因蛔虫结聚，阻于肠道所致者，可加入鹤虱、雷丸、使君子等驱蛔药物；若痰湿较重，兼有食滞，腑气虽通，苔腻不化者，可用平胃散加山楂、六曲。六磨汤以行气导滞为主，平胃散以健脾燥湿为主，运用时宜加区别。

聚证以实证居多，但如反复发作，脾气易损，此时需用香砂六君子汤加减，以培脾运中。

2. 积证

（1）气滞血阻证

证候：腹部积块质软不坚，固定不移，胀痛不适，舌苔薄，脉弦。

治法：理气消积，活血散瘀。

代表方：柴胡疏肝散合失笑散加减。

加减：若兼烦热口干，舌红，脉细弦者，加丹皮、山栀、赤芍、黄芩等凉血清热；如腹中冷痛，畏寒喜温，舌苔白，脉缓，可加肉桂、吴茱萸、全当归等温经祛寒散结。

(2) 瘀血内结证

证候：腹部积块明显，质地较硬，固定不移，隐痛或刺痛，形体消瘦，纳谷减少，面色晦暗黧黑，面颈胸臂或有血痣赤缕，女子可见月事不下，舌质紫或有瘀斑瘀点，脉细涩。

治法：祛瘀软坚，佐以扶正健脾。

代表方：膈下逐瘀汤合六君子汤加减。

加减：如积块疼痛，加五灵脂、延胡索、佛手片活血行气止痛；如痰瘀互结，舌苔白腻者，可加白芥子、半夏、苍术等化痰散结药物。

(3) 正虚瘀结证

证候：久病体弱，积块坚硬，隐痛或剧痛，饮食大减，肌肉瘦削，神倦乏力，面色萎黄或黧黑，甚则面肢浮肿，舌质淡紫，或光剥无苔，脉细数或弦细。

治法：补益气血，活血化瘀。

代表方：八珍汤合化积丸加减。

加减：若阴伤较甚，头晕目眩，舌光无苔，脉象细数者，可加生地、北沙参、枸杞、石斛；如牙龈出血，鼻衄，酌加山栀、丹皮、白茅根、茜草、三七等凉血化瘀止血；若畏寒肢肿，舌淡白，脉沉细者，加黄芪、附子、肉桂、泽泻等以温阳益气，利水消肿。

积证系日积月累而成，其消亦缓，切不可急功近利。过用、久用攻伐之品，易于损正伤胃；过用破血、逐瘀之品，易于损络出血；过用香燥理气之品，则易耗气伤阴积热，加重病情。

(薛博瑜)

第六单元　肾系病证

细目一　水　肿

● 要点一　水肿的概念

水肿是体内水液潴留，泛滥肌肤，表现以头面、眼睑、四肢、腹背甚至全身浮肿为特征的一类病证。

● 要点二　水肿的病因病机

(一) 水肿的病因

风邪袭表、疮毒内犯、外感水湿、饮食不节及禀赋不足、久病劳倦。

(二) 水肿的病机

水肿发病的基本病机为肺失通调，脾失转输，肾失开阖，三焦气化不利，水液泛滥肌肤。其病位在肺、脾、肾，而关键在肾。病理因素为风邪、水湿、疮毒、瘀血。由于致病因素及体质的差异，水肿的病理性质有阴水、阳水之分，并可相互转换或夹杂。阳水属实，多由外感风邪、疮毒、水湿而成，病位在肺、脾。阴水属虚或虚实夹杂，多由饮食劳倦、禀赋不足、久病体虚所致，病位在脾、肾。阳水迁延不愈，反复发作，正气渐衰，脾肾阳虚，或因失治、误治，损伤脾肾，阳水可转为阴水。反之，阴水复感外邪，或饮食不节，使肿势加剧，呈现阳水的证候，而成本虚标实之证。其次，水肿各证之间亦互有联系。阳水的风水相搏之证，若风去湿留，可转化为水湿浸渍证。水湿浸渍证由于体质差异，湿有寒化、热化之不同。湿从寒化，寒湿伤及脾阳，则变为脾阳不振之证，甚者脾虚及肾，又可成为肾阳虚衰之证。湿从热化，可转为湿热壅盛之证。湿热伤阴，则可表现为肝肾阴虚之证。此外，肾阳虚衰，阳损及阴，又可导致阴阳两虚之证。最后，水肿各证，日久不退，水邪壅阻经隧，络脉不利，瘀阻水停，则水肿每多迁延不愈。

● 要点三 水肿的诊断与病证鉴别

（一）水肿的诊断依据

1. 水肿先从眼睑或下肢开始，继及四肢全身。

2. 轻者仅眼睑或足胫浮肿，重者全身皆肿；甚则腹大胀满，气喘不能平卧；更严重者可见尿闭或尿少，恶心呕吐，口有秽味，鼻衄牙宣，头痛，抽搐，神昏谵语等危象。

3. 可有乳蛾、心悸、疮毒、紫癜以及久病体虚病史。

（二）病证鉴别

1. 水肿与鼓胀 二病均可见肢体水肿，腹部膨隆。鼓胀的主症是单腹胀大，面色苍黄，腹壁青筋暴露，四肢多不肿，反见瘦削，后期或可伴见轻度肢体浮肿。而水肿则头面或下肢先肿，继及全身，严重时出现腹水，腹部膨隆，面色㿠白，但无腹壁青筋暴露。鼓胀是由于肝、脾、肾功能失调，导致气滞、血瘀、水湿聚于腹中。水肿乃肺、脾、肾三脏气化失调，而导致水液泛滥肌肤。

2. 水肿阳水和阴水 水肿可分为阳水与阴水。阳水病因多为风邪、疮毒、水湿。发病较急，每成于数日之间，肿多由面目开始，自上而下，继及全身，肿处皮肤绷急光亮，按之凹陷即起，兼有寒热等表证，属表、属实，一般病程较短。阴水病因多为饮食劳倦、先天或后天因素所致的脏腑亏损。发病缓慢，肿多由足踝开始，自下而上，继及全身，肿处皮肤松弛，按之凹陷不易恢复，甚则按之如泥，属里、属虚或虚实夹杂，病程较长。

● 要点四 水肿的辨证论治

（一）水肿的辨证要点

水肿病证首先须辨阳水、阴水，其次应辨病变之脏腑。

先辨阴水、阳水。阳水，一般起病较快，病程较短，病因多为风邪、湿毒、水气、湿热。肿多从头面开始，由上而下，继及全身，肿处皮肤绷急光亮，按之凹陷即起，证见表、实、热证，病人一般情况较好，无正气大亏之象。阴水，一般起病较慢，病程较长，病因多为饮食劳倦、先天或后天因素所致的脏腑亏损。肿多由下而上，继及全身，肿处皮肤松弛，按之凹陷不易恢复，甚则按之如泥，证见里、虚、寒证，病人一般情况较差，脏腑功能明显受损。阳水、阴水亦可相互转化。

其次辨病变之脏腑，在肺、脾、肾、心、肝之差异。肺水多并见咳逆；脾水多并见脘腹满闷而食少；肾水多并见腰膝酸软，或见肢冷，或见烦热；心水多并见心悸、怔忡；肝水多并见胸胁胀满。最后，对于虚实夹杂，多脏共病者，应仔细辨清本虚标实之主次。

（二）水肿的治疗原则

发汗、利尿、泻下逐水为治疗水肿的三条基本原则，具体应用视阴阳虚实不同而异。阳水以祛邪为主，应予发汗、利水或攻逐，同时配合清热解毒、理气化湿等法；阴水当以扶正为主，健脾温肾，同时配以利水、养阴、活血、祛瘀等法。对于虚实夹杂者，则当兼顾，或先攻后补，或攻补兼施。

（三）证治分类

1. 阳水

（1）风水相搏证

证候：眼睑浮肿，继则四肢及全身皆肿，来势迅速，多有恶寒，发热，肢节酸楚，小便不利等症。偏于风热者，伴咽喉红肿疼痛，舌质红，脉浮滑数。偏于风寒者，兼恶寒，咳喘，舌苔薄白，脉浮滑或浮紧。

治法：疏风清热，宣肺行水。

代表方：越婢加术汤加减。

加减：若风寒偏盛，去石膏，加苏叶、桂枝、防风祛风散寒；若风热偏盛，可加连翘、桔梗、板蓝根、鲜芦根，以清热利咽，解毒散结；若咳喘较甚，可加杏仁、前胡，以降气定喘；如见汗出恶风，卫阳已虚，则用防己黄芪汤加减，以益气行水。

（2）湿毒浸淫证

证候：眼睑浮肿，延及全身，皮肤光亮，尿

少色赤，身发疮痍，甚则溃烂，恶风发热，舌质红，苔薄黄，脉浮数或滑数。

治法：宣肺解毒，利湿消肿。

代表方：麻黄连翘赤小豆汤合五味消毒饮加减。

加减：脓毒甚者，当重用蒲公英、紫花地丁清热解毒；湿盛糜烂者，加苦参、土茯苓；风盛者，加白鲜皮、地肤子；血热而红肿，加丹皮、赤芍；大便不通，加大黄、芒硝；症见尿痛、尿血，乃湿热之邪下注膀胱，伤及血络，可酌加凉血止血之品，如石韦、大蓟、荠菜花等。

（3）水湿浸渍证

证候：起病缓慢，病程较长，全身水肿，下肢明显，按之没指，小便短少，身体困重，胸闷，纳呆，泛恶，苔白腻，脉沉缓。

治法：运脾化湿，通阳利水。

代表方：五皮饮合胃苓汤加减。

加减：外感风邪，肿甚而喘者，可加麻黄、杏仁宣肺平喘；面肿，胸满，不得卧，加苏子、葶苈子降气行水；若湿困中焦，脘腹胀满者，可加川椒目、大腹皮、干姜温脾化湿。

（4）湿热壅盛证

证候：遍体浮肿，皮肤绷急光亮，胸脘痞闷，烦热口渴，小便短赤，或大便干结，舌红，苔黄腻，脉沉数或濡数。

治法：分利湿热。

代表方：疏凿饮子加减。

加减：腹满不减，大便不通者，可合己椒苈黄丸，以助攻泻之力，使水从大便而泄；若肿势严重，兼见喘促不得平卧者，加葶苈子、桑白皮泻肺利水；若湿热久羁，亦可化燥伤阴，症见口燥咽干，可加白茅根、芦根，不宜过用苦温燥湿、攻逐伤阴之品。

2. 阴水

（1）脾阳虚衰证

证候：身肿日久，腰以下为甚，按之凹陷不易恢复，脘腹胀闷，纳减便溏，面色不华，神疲乏力，四肢倦怠，小便短少，舌质淡，苔白腻或白滑，脉沉缓或沉弱。

治法：健脾温阳利水。

代表方：实脾饮加减。

加减：气虚甚，症见气短声弱者，可加人参、黄芪以健脾益气；若小便短少，可加桂枝、泽泻，以助膀胱气化而行水。

（2）肾阳衰微证

证候：水肿反复消长不已，面浮身肿，腰以下甚，按之凹陷不起，尿量减少或反多，腰酸冷痛，四肢厥冷，怯寒神疲，面色㿠白，甚者心悸胸闷，喘促难卧，腹大胀满，舌质淡胖，苔白，脉沉细或沉迟无力。

治法：温肾助阳，化气行水。

代表方：济生肾气丸合真武汤加减。

加减：小便清长量多，去泽泻、车前子，加菟丝子、补骨脂以温固下元。若症见面部浮肿为主，表情淡漠，动作迟缓，形寒肢冷，治以温补肾阳为主，方用右归丸加减。肾阳久衰，阳损及阴，出现肾阴虚为主的病证，治当滋补肾阴为主，兼利水湿，但养阴不宜过于滋腻，以防伤害阳气，反助水邪，方用左归丸加泽泻、茯苓、冬葵子等。

（3）瘀水互结证

证候：水肿延久不退，肿势轻重不一，四肢或全身浮肿，以下肢为主，皮肤瘀斑，腰部刺痛，或伴血尿，舌紫暗，苔白，脉沉细涩。

治法：活血祛瘀，化气行水。

代表方：桃红四物汤合五苓散。

加减：全身肿甚，气喘烦闷，小便不利，此为血瘀水盛，肺气上逆，可加葶苈子、川椒目、泽兰以逐瘀泻肺；如见腰膝酸软，神疲乏力，乃为脾肾亏虚之象，可合用济生肾气丸以温补脾肾，利水肿。

● **要点五 水肿的转归预后**

一般而言，阳水易消，阴水难治。阳水患者如属初发年少，体质尚好，脏气未损，治疗及时，则病可向愈。因生活饥馑、饮食不足所致水肿，在饮食条件改善后，水肿也可望治愈。若病变后期，肾阳衰败，气化不行，浊毒内闭，则由水肿发展为关格。若肺失通调，脾失健运，肾失开阖，致膀胱气化无权，可见小便点滴或闭塞不通，则是水肿转为癃闭。若阳损及阴，造成肝肾阴虚，肝阳上亢，则可兼见眩晕之证。

● **要点六 水肿的预防调护**

避免风邪、湿邪外袭，病人应注意保暖。注意调摄饮食。肿势重者应予无盐饮食，轻者予低盐饮食（每日食盐量3～4克）。

细目二 淋 证

● **要点一 淋证的概念**

淋证是指以小便频数短涩，淋沥刺痛，小腹拘急或痛引腰腹为主症的病证。

● **要点二 淋证的病因病机**

（一）淋证的病因

外感湿热、饮食不节、情志失调、禀赋不足或劳伤久病。

（二）淋证的病机

淋证的基本病机为湿热蕴结下焦，肾与膀胱气化不利。其病位在膀胱与肾。其病理因素主要为湿热之邪。病理性质在病初多邪实之证，久病则由实转虚，或虚实夹杂。淋证虽有六淋之分，但各种淋证间存在着一定的联系。表现在转归上，首先是虚实之间的转化。如实证的热淋、血淋、气淋可转化为虚证的劳淋。反之虚证的劳淋，亦可能兼夹实证的热淋、血淋、气淋。而当湿热未尽，正气已伤，处于实证向虚证的移行阶段，则表现为虚实夹杂的证候。此外在气淋、血淋、膏淋等淋证本身，这种虚实互相转化的情况也同样存在。而石淋由实转虚时，由于砂石未去，则表现为正虚邪实之证。其次是某些淋证间的相互转换或同时并见。前者如热淋转为血淋，热淋也可诱发石淋。后者如在石淋的基础上，再发生热淋、血淋，或膏淋并发热淋、血淋等。在虚证淋证的各种证型之间，则可表现为彼此参差互见，损及多脏的现象。

● **要点三 淋证的诊断与病证鉴别**

（一）淋证的诊断依据

1. 小便频数，淋沥涩痛，小腹拘急引痛，为各种淋证的主症，是诊断淋证的主要依据。但还需根据各种淋证的不同临床特征，确定不同的淋证类型。

2. 病久或反复发作后，常伴有低热、腰痛、小腹坠胀、疲劳等。

3. 多见于已婚女性，每因疲劳、情志变化、不洁房事而诱发。

（二）病证鉴别

1. **淋证与癃闭** 二者都有小便量少，排尿困难之症状，但淋证尿频而尿痛，且每日排尿总量多为正常，癃闭则无尿痛，每日排尿量少于正常，严重时甚至无尿。但癃闭复感湿热，常可并发淋证，而淋证日久不愈，亦可发展成癃闭。

2. **血淋与尿血** 血淋与尿血都有小便出血，尿色红赤，甚至溺出纯血等症状。其鉴别的要点是有无尿痛。尿血多无疼痛之感，虽亦间有轻微的胀痛或热痛，但终不若血淋的小便滴沥而疼痛难忍，故一般以痛者为血淋，不痛者为尿血。

3. **膏淋与尿浊** 膏淋与尿浊在小便浑浊症状上相似，但后者在排尿时无疼痛滞涩感，可资鉴别。

4. **六种淋证** 六种淋证均有小便频涩，滴沥刺痛，小腹拘急引痛。此外各种淋证又有不同的特殊表现。热淋起病多急骤，小便赤热，溲时灼痛，或伴有发热，腰痛拒按。石淋以小便排出砂石为主症，或排尿时突然中断，尿道窘迫疼痛，或腰腹绞痛难忍。气淋小腹胀满较明显，小便艰涩疼痛，尿后余沥不尽。血淋为溺血而痛。膏淋证见小便浑浊如米泔水或滑腻如膏脂。劳淋小便不甚赤涩，溺痛不甚，但淋沥不已，时作时止，遇劳即发。

● **要点四 淋证的辨证论治**

（一）辨证要点

淋证的辨证应首辨六淋的类别，其次辨证候之虚实，最后须辨明各淋证的转化与兼夹。

首先应别六淋之类别。一般来说，热淋，起病多急，或伴发热，小便赤热，尿时灼痛。石淋，小便窘急不能猝出，尿道刺痛，痛引少腹，尿出砂石而痛止。气淋，少腹满闷胀痛，小便艰涩疼痛，或少腹坠胀，尿后余沥不尽。血淋，尿色鲜红或淡红或夹血块而痛。膏淋，小便涩痛，尿液浑浊如脂膏或米泔水。劳淋，久患淋证，遇劳倦、房事即加重或诱发，小便涩痛不显著，余沥不尽，腰痛缠绵。

其次，须辨证候之虚实，虚实夹杂者，须分清标本虚实之主次，证情之缓急。辨别淋证虚实的主要依据，一是病程，新病初起或在急性发作阶段多实，久病者病程较长，病势缠绵多虚。二看疼痛程度，病急痛甚者多实，病缓痛轻者多虚。三看尿液，浑浊黄赤多为湿热邪气盛，清白色淡为正虚或邪退。

（二）治疗原则

实则清利，虚则补益，为淋证的基本治则。具体而言，实证以膀胱湿热为主者，治宜清热利湿；以热灼血络为主者，治以凉血止血；以砂石结聚为主者，治以通淋排石；以气滞不利为主者，治以利气疏导。虚证以脾虚为主者，治以健脾益气；以肾虚为主者，治宜补虚益肾。对虚实夹杂者，又当通补兼施，审其主次缓急，兼顾治疗。

（三）证治分类

1. 热淋

证候：小便频数短涩，灼热刺痛，溺色黄赤，少腹拘急胀痛，或有寒热，口苦，呕恶，或有腰痛拒按，或有大便秘结，苔黄腻，脉滑数。

治法：清热利湿通淋。

方药：八正散加减。

加减：若伴寒热、口苦、呕恶者，可加黄芩、柴胡以和解少阳；若大便秘结、腹胀者，可重用生大黄、枳实以通腑泄热；若阳明热证，加知母、石膏清气分之热；若热毒弥漫三焦，用黄连解毒汤合五味消毒饮以清热泻火解毒。

2. 石淋

证候：尿中夹砂石，排尿涩痛，或排尿时突然中断，尿道窘迫疼痛，少腹拘急，往往突发，一侧腰腹绞痛难忍，甚则牵及外阴，尿中带血，舌红，苔薄黄，脉弦或带数。

治法：清热利湿，排石通淋。

代表方：石韦散加减。

加减：腰腹绞痛者，加芍药、甘草以缓急止痛；若尿中带血，可加小蓟草、生地黄、藕节以凉血止血，去王不留行；小腹胀痛加木香、乌药行气通淋。

若结石过大，阻塞尿路，肾盂严重积水者，不宜服用中药，宜手术治疗。

3. 血淋

证候：小便热涩刺痛，尿色深红，或夹有血块，疼痛满急加剧，或见心烦，舌尖红，苔黄，脉滑数。

治法：清热通淋，凉血止血。

代表方：小蓟饮子加减。

加减：有瘀血征象，加三七、牛膝、桃仁以化瘀止血；若出血不止，可加仙鹤草、琥珀粉以收敛止血。

4. 气淋

证候：郁怒之后，小便涩滞，淋沥不宣，少腹胀满疼痛，苔薄白，脉弦。

治法：理气疏导，通淋利尿。

代表方：沉香散加减。

加减：少腹胀满，上及于胁者，加川楝子、小茴香、广郁金以疏肝理气；症见少腹坠胀，尿频涩滞，余沥难尽，不耐劳累，面色㿠白，少气懒言，舌淡，脉细无力，证属中气下陷，可用补中益气汤加减。

5. 膏淋

证候：小便浑浊，乳白或如米泔水，上有浮油，置之沉淀，或伴有絮状凝块物，或混有血液、血块，尿道热涩疼痛，尿时阻塞不畅，口干，苔黄腻，舌质红，脉濡数。

治法：清热利湿，分清泄浊。

代表方：程氏萆薢分清饮加减。

加减：膏淋病久不已，反复发作，淋出如脂，涩痛不甚，形体日见消瘦，头昏无力，腰膝酸软，舌淡，苔腻，脉细无力，此为脾肾两虚，气不固摄，用膏淋汤补脾益肾固涩。

6. 劳淋

证候：小便不甚赤涩，溺痛不甚，但淋沥不已，时作时止，遇劳即发，腰膝酸软，神疲乏力，病程缠绵，舌质淡，脉细弱。

治法：补脾益肾。

代表方：无比山药丸加减。

加减：若肾阴虚，舌红苔少，加生熟地黄、龟板滋养肾阴；阴虚火旺，面红烦热，尿黄赤伴有灼热不适者，可用知柏地黄丸滋阴降火；肾阳虚，加附子、肉桂、鹿角片、巴戟天等温补肾阳。

● 要点五 淋证的转归预后

初起者，病情尚轻，治疗得当，多易治愈。但热淋、血淋有时可发生热毒入血，出现高热神昏等重笃证候。若病久不愈，或反复发作，不仅可转为劳淋，甚则转变成水肿、癃闭。

● 要点六 淋证的预防调护

1. 注意外阴清洁，不憋尿，多饮水。
2. 饮食宜清淡，忌肥腻辛辣醇酒之品。
3. 避免纵欲过劳，保持心情舒畅。

细目三 癃 闭

● 要点一 癃闭的概念

癃闭是以小便量少，排尿困难，甚则小便闭塞不通为主症的一种病证。其中小便不畅，点滴而短少，病势较缓者称为癃；小便闭塞，点滴不通，病势较急者称为闭。癃与闭都是指排尿困难，二者只是在程度上有差别，因此多合称为癃闭。

● 要点二 癃闭的病因病机

（一）癃闭的病因

外邪侵袭、饮食不节、情志内伤、瘀浊内停、体虚久病。

（二）癃闭的病机

癃闭基本病机为膀胱气化功能失调，其病位主要在膀胱与肾，但与三焦、肺、脾、肝密切相关。其病理因素有湿热、热毒、气滞及痰瘀。

由于癃闭的病因不同，故其病理性质有虚实之分。膀胱湿热，肺热气壅，肝郁气滞，尿路阻塞，以致膀胱气化不利者为实证。脾气不升，肾阳衰惫，导致膀胱气化无权者为虚证。但各种原因引起的癃闭，常互相关联，或彼此兼夹。如肝郁气滞，可以化火伤阴；若湿热久恋，又易灼伤肾阴；肺热壅盛，损津耗液严重，则水液无以下注膀胱；脾肾虚损日久，可致气虚无力运化而兼夹气滞血瘀，均可表现为虚实夹杂之证。

● 要点三 癃闭的诊断

癃闭的诊断依据

1. 起病急骤或逐渐加重，主症为小便不利，点滴不畅，甚或小便闭塞，点滴全无，每日尿量明显减少。
2. 触叩小腹部可发现膀胱明显膨隆等水蓄膀胱证候，或查膀胱内无尿液，甚或伴有水肿、头晕、喘促等肾元衰竭证候。
3. 多见于老年男性或产后妇女及腹部手术后患者，或患有水肿、淋证、消渴等病，迁延日久不愈之病人。

● 要点四 癃闭的辨证论治

（一）辨证要点

癃闭的辨证首先要判别病之虚实。因湿热蕴结、肺热气壅、温热毒邪、肝郁气滞、尿路阻塞所致者，多属实证；因脾气不升、肾阳不足、命门火衰、气化不及州都者，多属虚证。若起病较急，病程较短，体质较好，尿流窘迫，小便短赤灼热，小腹胀痛，苔黄腻或薄黄，脉弦涩或数，属于实证；若起病缓慢，病程较长，体质较差，尿流无力，精神疲乏，面色少华，气短声低，舌质淡，脉沉细弱，属于虚证。实证当辨湿热、浊瘀、肺热、肝郁之偏盛；虚证当辨脾、肾虚衰之不同，阴阳亏虚之差别。

其次要了解病情之缓急，病势之轻重。水蓄膀胱，小便闭塞不通为急病；小便量少，但点滴能出，无水蓄膀胱者为缓证。由"癃"转"闭"为病势加重，由"闭"转"癃"为病势减轻。

(二) 治疗原则

以"腑以通为用"为原则，但通利之法，又因证候虚实之不同而异。实证者宜清邪热，利气机，散瘀结；虚证者宜补脾肾，助气化，不可不经辨证，滥用通利小便之法。对于水蓄膀胱之急症，应配合针灸、取嚏、探吐、导尿等法急通小便。

(三) 证治分类

1. 膀胱湿热证

证候：小便点滴不通，或量极少而短赤灼热，小腹胀满，口苦口黏，或口渴不欲饮，或大便不畅，舌质红，苔黄腻，脉数。

治法：清利湿热，通利小便。

代表方：八正散加减。

加减：若兼心烦、口舌生疮糜烂者，可合导赤散以清心火，利湿热。

2. 肺热壅盛证

证候：小便不畅或点滴不通，咽干，烦渴欲饮，呼吸急促，或有咳嗽，舌红，苔薄黄，脉数。

治法：清泄肺热，通利水道。

代表方：清肺饮加减。

加减：有鼻塞、头痛、脉浮等表证者，加薄荷、桔梗宣肺解表；肺阴不足者加沙参、黄精、石斛；兼尿赤灼热、小腹胀满者，合八正散上下并治。

3. 肝郁气滞证

证候：小便不通或通而不爽，情志抑郁，或多烦善怒，胁腹胀满，舌红，苔薄黄，脉弦。

治法：疏利气机，通利小便。

代表方：沉香散加减。

加减：若肝郁气滞症状严重者，可合六磨汤以增强其疏肝理气之作用；若气郁化火，而见舌红、苔薄黄，可加丹皮、山栀以清肝泻火。

4. 浊瘀阻塞证

证候：小便点滴而下，或尿如细线，甚则阻塞不通，小腹胀满疼痛，舌紫暗，或有瘀点，脉涩。

治法：行瘀散结，通利水道。

代表方：代抵当丸加减。

加减：瘀血现象较重，可加红花、川牛膝以增强其活血化瘀作用；若病久气血两虚，面色不华，宜益气养血行瘀，可加黄芪、丹参、当归之类；若尿路有结石，可加金钱草、海金沙、冬葵子、瞿麦、石韦以通淋排石利尿。

5. 脾气不升证

证候：小腹坠胀，时欲小便而不得出，或量少而不畅，神疲乏力，食欲不振，气短而语声低微，舌淡，苔薄脉细。

治法：升清降浊，化气行水。

代表方：补中益气汤合春泽汤加减。

加减：气虚及阴，脾阴不足，清气不升，气阴两虚，证见舌红苔少，可改用参苓白术散；若脾虚及肾，可合济生肾气丸以温补脾肾，化气利水。

6. 肾阳衰惫证

证候：小便不通或点滴不爽，排出无力，面色㿠白，神气怯弱，畏寒肢冷，腰膝冷而酸软无力，舌淡胖，苔薄白，脉沉细或弱。

治法：温补肾阳，化气利水。

代表方：济生肾气丸加减。

加减：形神委顿，腰脊酸痛，为精血俱亏，病及督脉，多见于老人，治宜香茸丸补养精血，助阳通窍。

● 要点五 癃闭的常用外治法

对于水蓄膀胱之急症，为图速效，以防水毒上泛之各种变证的出现，可用以下诸法速通小便，以解燃眉之急。

1. 取嚏或探吐法 打喷嚏或呕吐，能开肺气，举中气，而通下焦之气，是一种简单而有效的通利小便的方法。其方法是用消毒棉签，向鼻中取嚏或喉中探吐。

2. 外敷法

(1) 独头蒜头1个，栀子3枚，盐少许，捣烂，摊纸贴脐部，良久可通。

(2) 食盐250克，炒热，布包熨脐腹，冷后再炒热敷之。

3. 导尿法 小腹胀满特甚，叩触小腹膀胱区呈浊音，当用导尿法，以缓其急。

● 要点六 癃闭的转归预后

癃闭的转归预后，取决于病情的轻重和是否及时有效治疗。若病情轻浅，病邪不盛，正气尚无大伤，且救治及时者，则可见尿量逐渐增多，此为好转的标志，可能获得痊愈。若病情深重，正气衰惫，邪气壅盛者，则可由"癃"至"闭"，变证迭生。

（周家俊）

第七单元 气血津液病证

细目一 郁证

● 要点一 郁证的概念

郁证是由于情志不舒、气机郁滞所致，以心情抑郁，情绪不宁，胸部满闷，胁肋胀痛，或易怒喜哭，或咽中如有异物梗塞等症为主要临床表现的一类病证。

● 要点二 郁证的病因病机

（一）郁证的病因

七情所伤、思虑劳倦、脏气素虚。

（二）郁证的病机

郁证的基本病机是肝失疏泄、脾失健运、心失所养、脏腑阴阳气血失调。郁证的发病与肝的关系最为密切，其次涉及心、脾。病理性质有虚实两端。初起以气滞为主，兼血瘀、化火、痰结、食滞等，属实证。后期或因火郁伤阴而导致阴虚火旺、心肾阴虚之证，或因脾伤气血生化不足，心神失养，而导致心脾两虚之证。六郁中总以气郁为先，而后才有湿、痰、热、血、食诸郁，且六郁相因，互为兼夹。

● 要点三 郁证的诊断与病证鉴别

（一）郁证的诊断依据

1. 以忧郁不畅，情绪不宁，胸胁胀满疼痛为主要临床表现，或有易怒易哭，或有咽中有炙脔，吞之不下，咯之不出的特殊症状。

2. 患者大多数有忧愁、焦虑、悲哀、恐惧、愤懑等情志内伤的病史。并且郁证病情的反复常与情志因素密切相关。

3. 多发于青中年女性。无其他病证的症状及体征。

（二）病证鉴别

1. **郁证梅核气与虚火喉痹** 两者皆有咽部异物感。梅核气多见于青中年女性，因情志抑郁而起病，自觉咽中有物梗塞，但无咽痛及吞咽困难，咽中梗塞的感觉与情绪波动有关，在心情愉快、工作繁忙时，症状可减轻或消失，而当心情抑郁或注意力集中于咽部时，则梗塞感觉加重。虚火喉痹则以青中年男性发病较多，多因感冒、长期吸烟饮酒及嗜食辛辣食物而引发，咽部除有异物感外，尚觉咽干、灼热、咽痒，咽部症状与情绪无关，但过度辛劳或感受外邪则易加剧。

2. **郁证梅核气与噎膈** 两者皆有咽中有物梗塞感觉。梅核气咽中梗塞的感觉与情绪波动有关，当心情抑郁或注意力集中于咽部时，则梗塞感觉加重，但无吞咽困难。噎膈多见于中老年人，男性居多，梗塞的感觉主要在胸骨后的部位，与情绪波动无关，吞咽困难的程度日渐加重，做食管检查常有异常发现。

3. **郁证脏躁与癫证** 两者均与五志过极，七情内伤有关，临床表现都有心神失常症状。脏躁多发于青中年妇女，在精神因素的刺激下呈间歇性发作，在不发作时可如常人。而癫证则多发于青壮年，男女发病率无显著差别，病程迁延，主要表现为精神错乱，失去自控能力，心神失常的症状极少自行缓解。

● 要点四 郁证的辨证论治

（一）辨证要点

首先辨明受病脏腑与六郁的关系。一般说来，气郁、血郁、火郁主要关系于肝；食郁、湿郁、痰郁主要关系于脾；而虚证则与心的关系最为密切，其次是肝、脾、肾的亏虚。

其次辨别证候虚实。实证病程较短，表现精神抑郁，胸胁胀痛，咽中梗塞，时欲太息，脉弦或滑；虚证则病已久延，症见精神不振，心神不宁，心慌，虚烦不寐，悲忧善哭，脉细或细数等。

（二）治疗原则

理气开郁、调畅气机、怡情易性是治疗郁病的基本原则。对于实证，首当理气开郁，并应根据是否兼有血瘀、火郁、痰结、湿滞、食积等而分别采用活血、降火、祛痰、化湿、消食等法。虚证则应根据损及的脏腑及气血阴精亏虚的不同情况而补之，或养心安神，或补益心脾，或滋养肝肾。对于虚实夹杂者，则又当视虚实的偏重而虚实兼顾。

郁证一般病程较长，用药不宜峻猛。在实证的治疗中，应注意理气而不耗气，活血而不破血，清热而不败胃，祛痰而不伤正；在虚证的治疗中，应注意补益心脾而不过燥，滋养肝肾而不过腻。

（三）证治分类

1. 肝气郁结证

证候：精神抑郁，情绪不宁，胸部满闷，胁肋胀痛，痛无定处，脘闷嗳气，不思饮食，大便不调，苔薄腻，脉弦。

治法：疏肝解郁，理气畅中。

代表方：柴胡疏肝散加减。

加减：肝气犯胃，胃失和降，而见嗳气频作，脘闷不舒者，可加旋覆花、代赭石、法半夏和胃降逆；肝气乘脾而见腹胀、腹痛、腹泻者，可加苍术、厚朴、茯苓、乌药健脾化湿，理气止痛；兼有血瘀而见胸胁刺痛，舌质有瘀点瘀斑，可加当归、丹参、郁金、红花活血化瘀。

2. 气郁化火证

证候：情绪不宁，急躁易怒，胸胁胀满，口苦而干，或头痛，目赤，耳鸣，或嘈杂吞酸，大便秘结，舌质红，苔黄，脉弦数。

治法：疏肝解郁，清肝泻火。

代表方：丹栀逍遥散加减。

加减：热势较甚，口苦，大便秘结者，可加龙胆草、大黄泻热通腑；肝火犯胃而见胁肋疼痛，口苦，嘈杂吞酸，嗳气，呕吐者，可加黄连、吴茱萸（即左金丸）清肝泻火，降逆止呕。

3. 痰气郁结证

证候：精神抑郁，胸部闷塞，胁肋胀满，咽中如有物梗塞，吞之不下，咯之不出，苔白腻，脉弦滑。《医宗金鉴·诸气治法》将本证称为"梅核气"。

治法：行气开郁，化痰散结。

代表方：半夏厚朴汤加减。

加减：湿郁气滞而兼胸脘痞闷，嗳气，苔腻者，加香附、佛手、苍术理气除湿；痰郁化热而见烦躁，舌红苔黄者，加竹茹、瓜蒌、黄芩、黄连清化痰热；病久入络而有瘀血征象，胸胁刺痛，舌质紫暗或有瘀点瘀斑，脉涩者，加郁金、丹参、降香、姜黄活血化瘀。

4. 心神失养证

证候：精神恍惚，心神不宁，多疑易惊，悲忧善哭，喜怒无常，或时时欠伸，或手舞足蹈，骂詈喊叫等，舌质淡，脉弦。此种证候多见于女性，常因精神刺激而诱发。

治法：甘润缓急，养心安神。

代表方：甘麦大枣汤加减。

加减：血虚生风而见手足蠕动或抽搐者，加当归、生地、珍珠母、钩藤养血息风；躁扰失眠者，加酸枣仁、柏子仁、茯神、制首乌等养心安神；表现喘促气逆者，可合五磨饮子开郁散结，理气降逆。

5. 心脾两虚证

证候：情绪不宁、多思善疑，头晕神疲，心悸胆怯，失眠健忘，纳差，面色不华，舌质淡，苔薄白，脉细。

治法：健脾养心，补益气血。

代表方：归脾汤加减。

加减：心胸郁闷，情志不舒者，加郁金、佛手理气开郁；头痛，加川芎、白蒺藜活血祛风而止痛。

6. 心肾阴虚证

证候：情绪不宁，心悸，健忘，失眠，多梦，五心烦热，盗汗，口咽干燥，舌红少津，脉细数。

治法：滋养心肾。

代表方：天王补心丹合六味地黄丸加减。

加减：心肾不交而见心烦失眠，多梦遗精者，可合交泰丸（黄连、肉桂）交通心肾；遗精较频者，可加芡实、莲须、金樱子补肾固涩。

● 要点五　郁证的预防调护

1. 避免忧思郁怒，防止情志内伤。
2. 医务人员深入了解病史，用诚恳、关怀、同情、耐心的态度对待病人。
3. 郁证患者要增强治愈疾病的信心，并解除情志致病的原因，以促进郁证的完全治愈。

细目二　血　证

● 要点一　血证的概念

凡血液不循常道，或上溢于口鼻诸窍，或下泄于前后二阴，或渗出于肌肤，所形成的一类出血性疾患，统称为血证。在古代医籍中，亦称为血病或失血。

● 要点二　血证的病因病机

（一）血证的病因

感受外邪、情志过极、饮食不节、劳倦过度、久病或热病等。

（二）血证的病机

血证的病机特点可以归结为火热熏灼、迫血妄行，气虚不摄、血溢脉外及瘀血阻络、血不循经三类。其病理性质有虚有实。在火热之中，又有实火及虚火之分，外感风热燥火、湿热内蕴、肝郁化火等，均属实火，而阴虚火旺之火，则属虚火。气虚之中，又有仅见气虚，和气损及阳，阳气亦虚之别。在疾病发展变化的过程中，又常发生实证向虚证的转化。如开始为火盛气逆，迫血妄行，但在反复出血之后，则会导致阴血亏损，虚火内生；或因出血过多，血去气伤，以致气虚阳衰，不能摄血。因此，在有的情况下，阴虚火旺及气虚不摄，既是引起出血的病理因素，又是出血所导致的结果。

● 要点三　血证的诊断与病证鉴别

（一）血证的诊断依据

1. 鼻衄　凡血自鼻道外溢而非因外伤、倒经所致者，均可诊断为鼻衄。

2. 齿衄　血自齿龈或齿缝外溢，且排除外伤所致者，即可诊断为齿衄。

3. 咳血　血由肺、气道而来，经咳嗽而出，或觉喉痒胸闷，一咳即出，血色鲜红，或夹泡沫，或痰血相兼，痰中带血。多有慢性咳嗽、痰喘、肺痨等病史。

4. 吐血　发病急骤，吐血前多有恶心、胃脘不适、头晕等症。血随呕吐而出，常伴有食物残渣等胃内容物，血色多为咖啡色或紫暗色，也可为鲜红色，大便色黑如漆，或呈暗红色。有胃痛、胁痛、黄疸、癥积等病史。

5. 便血　大便色鲜红、暗红或紫暗，甚至黑如柏油样，次数增多。有胃肠或肝病病史。

6. 尿血　小便中混有血液或夹有血丝，排尿时无疼痛。

7. 紫斑　肌肤出现青紫斑点，小如针尖，大者融合成片，压之不退色。紫斑好发于四肢，尤以下肢为甚，常反复发作。重者可伴有鼻衄、齿衄、尿血、便血及崩漏。小儿及成人皆可患此病，但以女性为多见。

（二）病证鉴别

1. 鼻衄

（1）内科鼻衄与外伤鼻衄　因碰伤、挖鼻等引起血管破裂而致鼻衄者，出血多在损伤的一侧，且经局部止血治疗不再出血，没有全身症状，与内科所论鼻衄有别。

（2）内科鼻衄与经行衄血　经行衄血又名倒经、逆经，其发生与月经周期有密切关系，多于经行前期或经期出现，与内科所论鼻衄机理不同。

2. 齿衄　齿衄与舌衄：齿衄为血自齿缝、牙龈溢出；舌衄为血出自舌面，舌面上常有如针眼样出血点，与齿衄不难鉴别。

3. 咳血

（1）咳血与吐血　咳血与吐血血液均经口出，但两者截然不同。咳血是血由肺来，经气道随咳嗽而出，血色多为鲜红，常混有痰液，咳血之前多有咳嗽、胸闷、喉痒等症状，大量咳血后，可见痰中带血数天，大便一般不呈黑色。吐血是血自胃而来，经呕吐而出，血色紫暗，常夹有食物残渣，吐血之前多有胃脘不适或胃痛、恶心等症状，吐血之后无痰中带血，但大便多呈黑色。

（2）咳血与口腔出血　鼻咽部、齿龈及口腔其他部位出血的患者，常为纯血或随唾液而出，血量少，并有口腔、鼻咽部病变的相应症状可寻，可与咳血相区别。

4. 吐血　吐血与鼻腔、口腔及咽喉出血：吐血经呕吐而出，血色紫暗，夹有食物残渣，常有胃病史。鼻腔、口腔及咽喉出血，血色鲜红，不夹食物残渣，在五官科做有关检查即可明确具体部位。

5. 便血　肠风与脏毒：两者均属便血。肠风血色鲜泽清稀，其下如溅，属风热为患。脏毒血色黯浊黏稠，点滴不畅，因湿热（毒）所致。

6. 尿血

（1）尿血与血淋　血淋与尿血均表现为血由尿道而出，两者以小便时痛与不痛为其鉴别要点，不痛者为尿血，痛（滴沥刺痛）者为血淋。

（2）尿血与石淋　两者均有血随尿出。但石淋尿中时有砂石夹杂，小便涩滞不畅，时有小便中断，或伴腰腹绞痛等症，若砂石从小便排出则痛止，此与尿血不同。

7. 紫斑

（1）紫斑与出疹　紫斑与出疹均有局部肤色的改变，紫斑呈点状者需与出疹的疹点区别。紫斑隐于皮内，压之不退色，触之不碍手；疹高出于皮肤，压之退色，摸之碍手。且二者成因、病位均有不同。

（2）紫斑与丹毒　丹毒属外科皮肤病，以皮肤色红如红丹得名，轻者压之退色，重者压之不退色，但其局部皮肤灼热肿痛，与紫斑有别。

● **要点四　血证的辨证论治**

（一）辨证要点

首先辨病证的不同。如从口中吐出的血液，有吐血与咳血之分；小便出血有尿血与血淋之别；大便下血则有便血、痔疮之异。应根据临床表现、病史等加以鉴别。

其次辨脏腑病变之异。同一血证，可以由不同的脏腑病变而引起。例如同属鼻衄，但病变脏腑有在肺、在胃、在肝的不同；吐血有病在胃及病在肝之别；齿衄有病在胃及在肾之分；尿血则有病在膀胱、肾或脾的不同。

再次辨证候之虚实。一般初病多实，久病多虚；由火热迫血所致者属实，由阴虚火旺、气虚不摄甚至阳气虚衰所致者属虚。

（二）治疗原则

对血证的治疗可归纳为治火、治气、治血、治虚四个原则。实火当清热泻火，虚火当滋阴降火；实证当清气降气，虚证当补气益气；另要适当地选用凉血止血、收敛止血或祛瘀止血的方药。应针对各种血证的病因病机及损伤脏腑的不同，结合证候虚实及病情轻重而辨证论治。

（三）证治分类

以下分别叙述鼻衄、齿衄、咳血、吐血、便血、尿血、紫斑七种血证的辨证论治。

1. 鼻衄　鼻腔出血，称为鼻衄，它是血证中最常见的一种。鼻衄多由火热迫血妄行所致，其中以肺热、胃热、肝火为常见，但也可因阴虚火旺所致。另有少数病人，可由正气亏虚，血失统摄引起。

(1) 热邪犯肺证

证候：鼻燥衄血，口干咽燥，或兼有身热，恶风，头痛，咳嗽，痰少等症，舌质红，苔薄，脉数。

治法：清泄肺热，凉血止血。

代表方：桑菊饮加减。

加减：肺热盛而无表证者，去薄荷、桔梗，加黄芩、栀子清泄肺热；阴伤较甚，口、鼻、咽干燥显著者，加玄参、麦冬、生地养阴润肺。

(2) 胃热炽盛证

证候：鼻衄，或兼齿衄，血色鲜红，口渴欲饮，鼻干，口干臭秽，烦躁，便秘，舌红，苔黄，脉数。

治法：清胃泻火，凉血止血。

代表方：玉女煎加减。

加减：热势甚者，加山栀、丹皮、黄芩清热泻火；大便秘结，加生大黄通腑泻热；阴伤较甚，口渴，舌红苔少，脉细数者，加天花粉、石斛、玉竹养胃生津。

(3) 肝火上炎证

证候：鼻衄，头痛，目眩，耳鸣，烦躁易怒，两目红赤，口苦，舌红，脉弦数。

治法：清肝泻火，凉血止血。

代表方：龙胆泻肝汤加减。

加减：若阴液亏耗，口鼻干燥，舌红少津，脉细数者，可去车前子、泽泻、当归，酌加玄参、麦冬、女贞子、旱莲草滋阴凉血止血；阴虚内热，手足心热，加玄参、龟板、地骨皮、知母滋阴清热。

(4) 气血亏虚证

证候：鼻衄，或兼齿衄、肌衄，神疲乏力，面色㿠白，头晕，耳鸣，心悸，夜寐不宁，舌质淡，脉细无力。

治法：补气摄血。

代表方：归脾汤加减。

对以上各种证候的鼻衄，除内服汤药治疗外，鼻衄当时，应结合局部用药治疗，以期及时止血。

2. 齿衄 齿龈出血称为齿衄，又称为牙衄、牙宣。以阳明经脉入于齿龈，齿为骨之余，故齿衄主要与胃肠及肾的病变有关。

(1) 胃火炽盛证

证候：齿衄，血色鲜红，齿龈红肿疼痛，头痛，口臭，舌红，苔黄，脉洪数。

治法：清胃泻火，凉血止血。

代表方：加味清胃散合泻心汤加减。

加减：烦热，口渴者，加石膏、知母清热除烦。

(2) 阴虚火旺证

证候：齿衄，血色淡红，起病较缓，常因受热及烦劳而诱发，齿摇不坚，舌质红，苔少，脉细数。

治法：滋阴降火，凉血止血。

代表方：六味地黄丸合茜根散加减。

加减：可酌加白茅根、仙鹤草、藕节以加强凉血止血的作用。虚火较甚而见低热、手足心热者，加地骨皮、白薇、知母清退虚热。

3. 咳血 血由肺及气管外溢，经口而咳出，表现为痰中带血，或痰血相兼，或纯血鲜红，间夹泡沫，均称为咳血，亦称为嗽血或咯血。

(1) 燥热伤肺证

证候：喉痒咳嗽，痰中带血，口干鼻燥，或有身热，舌质红，少津，苔薄黄，脉数。

治法：清热润肺，宁络止血。

代表方：桑杏汤加减。

加减：兼见发热、头痛、咳嗽、咽痛等症，为风热犯肺，加银花、连翘、牛蒡子以辛凉解表，清热利咽；津伤较甚，而见干咳无痰，或痰黏不易咳出，苔少，舌红乏津者，可加麦冬、玄参、天冬、天花粉等养阴润燥；热势较甚，咳血较多者，加连翘、黄芩、白茅根、芦根、三七粉（冲服）。

(2) 肝火犯肺证

证候：咳嗽阵作，痰中带血或纯血鲜红，胸胁胀痛，烦躁易怒，口苦，舌质红，苔薄黄，脉弦数。

治法：清肝泻火，凉血止血。

代表方：泻白散合黛蛤散加减。

加减：肝火较甚，头晕目赤，心烦易怒者，加丹皮、栀子清肝泻火。若咳血量较多，纯血鲜红，可用犀角地黄汤加三七粉冲服，以清热泻火，凉血止血。

（3）阴虚肺热证

证候：咳嗽痰少，痰中带血，或反复咳血，血色鲜红，口干咽燥，颧红，潮热盗汗，舌质红，脉细数。

治法：滋阴润肺，宁络止血。

代表方：百合固金汤加减。

加减：本证可合用十灰散凉血止血。反复及咳血量多者，加阿胶、三七养血止血；潮热、颧红者，加青蒿、鳖甲、地骨皮、白薇等清退虚热；盗汗加糯稻根、浮小麦、五味子、牡蛎等收敛固涩。

4. 吐血 血由胃来，经呕吐而出，血色红或紫黯，常夹有食物残渣，称为吐血，亦称为呕血。

（1）胃热壅盛证

证候：脘腹胀闷，嘈杂不适，甚则作痛，吐血色红或紫黯，常夹有食物残渣，口臭，便秘，大便色黑，舌质红，苔黄腻，脉滑数。

治法：清胃泻火，化瘀止血。

代表方：泻心汤合十灰散加减。

加减：胃气上逆而见恶心呕吐者，可加代赭石、竹茹、旋覆花和胃降逆；热伤胃阴而表现口渴、舌红而干、脉象细数者，加麦冬、石斛、天花粉养胃生津。

（2）肝火犯胃证

证候：吐血色红或紫黯，口苦胁痛，心烦易怒，寐少梦多，舌质红绛，脉弦数。

治法：泻肝清胃，凉血止血。

代表方：龙胆泻肝汤加减。

加减：胁痛甚者，加郁金、制香附理气活络定痛；血热妄行，吐血量多，加犀角、赤芍清热凉血止血。

（3）气虚血溢证

证候：吐血缠绵不止，时轻时重，血色暗淡，神疲乏力，心悸气短，面色苍白，舌质淡，脉细弱。

治法：健脾益气摄血。

代表方：归脾汤加减。

加减：若气损及阳，脾胃虚寒，症见肢冷、畏寒、便溏者，治宜温经摄血，可改用柏叶汤。方中以侧柏叶凉血止血，艾叶、炮姜炭温经止血，童便化瘀止血，共奏温经止血之效。

应高度重视吐血预后的严重性。上述三种证候的吐血，若出血过多，导致气随血脱，表现面色苍白、四肢厥冷、汗出、脉微等症者，当用独参汤等益气固脱，并结合西医方法积极救治。

在急性上消化道出血（可表现为吐血及便血）的治疗中，大黄、白及、云南白药、三七、地榆等药常被选用，尤其是大黄具有多方面的止血作用。因此治疗急性上消化道出血，大黄常作为首选药物。可用粉剂，每次3～5克，每日4次，温水调服；或将大黄粉调成糊剂，冷藏，以不凝为度，用量及次数同上。

5. 便血 便血系胃肠脉络受损，出现血液随大便而下，或大便呈柏油样为主要临床表现的病证。

（1）肠道湿热证

证候：便血色红黏稠，大便不畅或稀溏，或有腹痛，口苦，舌质红，苔黄腻，脉濡数。

治法：清化湿热，凉血止血。

代表方：地榆散合槐角丸加减。

加减：若便血日久，湿热未尽而营阴已亏，应清热除湿与补益阴血双管齐下，虚实兼顾，扶正祛邪，可酌情选用清脏汤或脏连丸。

（2）气虚不摄证

证候：便血色红或紫黯，食少，体倦，面色萎黄，心悸，少寐，舌质淡，脉细。

治法：益气摄血。

代表方：归脾汤加减。

加减：中气下陷，神疲气短，肛坠，加柴胡、升麻、黄芪益气升陷。

（3）脾胃虚寒证

证候：便血紫黯，甚则黑色，腹部隐痛，喜热饮，面色不华，神倦懒言，便溏，舌质淡，脉细。

治法：健脾温中，养血止血。

代表方：黄土汤加减。

加减：阳虚较甚，畏寒肢冷者，去黄芩、地

黄之苦寒滋润，加鹿角霜、炮姜、艾叶等温阳止血。

6. 尿血 小便中混有血液，甚或伴有血块的病证，称为尿血。随出血量多少的不同，而使小便呈淡红色、鲜红色，或茶褐色。

（1）下焦湿热证

证候：小便黄赤灼热，尿血鲜红，心烦口渴，面赤口疮，夜寐不安，舌质红，脉数。

治法：清热利湿，凉血止血。

代表方：小蓟饮子加减。

加减：热盛而心烦口渴者，加黄芩、天花粉清热生津；尿血较甚者，加槐花、白茅根凉血止血；尿中夹有血块者，加桃仁、红花、牛膝活血化瘀；大便秘结，酌加大黄通腑泻热。

（2）肾虚火旺证

证候：小便短赤带血，头晕耳鸣，神疲，颧红潮热，腰膝酸软，舌质红，脉细数。

治法：滋阴降火，凉血止血。

代表方：知柏地黄丸加减。

加减：颧红潮热者，加地骨皮、白薇清退虚热。

（3）脾不统血证

证候：久病尿血，甚或兼见齿衄、肌衄，食少，体倦乏力，气短声低，面色不华，舌质淡，脉细弱。

治法：补中健脾，益气摄血。

代表方：归脾汤加减。

加减：气虚下陷而且少腹坠胀者，可加升麻、柴胡，配合原方中的党参、黄芪、白术，以起到益气升阳的作用。

（4）肾气不固证

证候：久病尿血，血色淡红，头晕耳鸣，精神困惫，腰脊酸痛，舌质淡，脉沉弱。

治法：补益肾气，固摄止血。

代表方：无比山药丸加减。

加减：尿血较重者，可再加牡蛎、金樱子、补骨脂等固涩止血；腰脊酸痛，畏寒神疲者，加鹿角片、狗脊温补督脉。

7. 紫斑 血液溢出于肌肤之间，皮肤表现青紫斑点或斑块的病证，称为紫斑，亦有称为肌衄者。

（1）血热妄行证

证候：皮肤出现青紫斑点或斑块，或伴有鼻衄、齿衄、便血、尿血，或有发热，口渴，便秘，舌质红，苔黄，脉弦数。

治法：清热解毒，凉血止血。

代表方：十灰散加减。

加减：热毒炽盛，发热，出血广泛者，加生石膏、龙胆草、紫草，冲服紫雪丹；热壅胃肠，气血郁滞，症见腹痛、便血者，加白芍、甘草、地榆、槐花，缓急止痛，凉血止血；邪热阻滞经络，兼见关节肿痛者，酌加秦艽、木瓜、桑枝等舒筋通络。

（2）阴虚火旺证

证候：皮肤出现青紫斑点或斑块，时发时止，常伴鼻衄、齿衄或月经过多，颧红，心烦，口渴，手足心热，或有潮热，盗汗，舌质红，苔少，脉细数。

治法：滋阴降火，宁络止血。

代表方：茜根散加减。

加减：阴虚较甚者，可加玄参、龟板、女贞子、旱莲草养阴清热止血；潮热可加地骨皮、白薇、秦艽清退虚热。

若表现肾阴亏虚而火热不甚，症见腰膝酸软，头晕乏力，手足心热，舌红少苔，脉细数者，可改用六味地黄丸滋阴补肾，酌加茜草根、大蓟、槐花、紫草等凉血止血，化瘀消斑。

（3）气不摄血证

证候：反复发生肌衄，久病不愈，神疲乏力，头晕目眩，面色苍白或萎黄，食欲不振，舌质淡，脉细弱。

治法：补气摄血。

代表方：归脾汤加减。

加减：若兼肾气不足而见腰膝酸软者，可加山茱萸、菟丝子、续断补益肾气。

◉ **要点五 血证的转归预后**

血证的预后，主要与下述三个因素有关：一是引起血证的原因。一般来说，外感易治，内伤难愈，新病易治，久病难疗。二是与出血量的多少密切有关。出血量少者病轻，出血量多者病重，甚至形成气随血脱的危急重证。三是与兼见症状有关。出血而伴有发热、咳喘、脉数等症者，一般病情较重。

● 要点六 血证的预防调护

1. 注意饮食有节，起居有常，劳逸适度，避免情志过激。

2. 吐血量大或频频吐血者，应暂予禁食，并应积极治疗引起血证的原发疾病。

细目三 痰 饮

● 要点一 痰饮的概念

痰饮是指体内水液输布、运化失常，停积于某些部位的一类病证。

● 要点二 痰饮的分类

按痰饮停积的部位来分：

1. 痰饮 心下满闷，呕吐清水痰涎，胃肠沥沥有声，形体昔肥今瘦，属饮停胃肠。

2. 悬饮 胸胁饱满，咳唾引痛，喘促不能平卧，或有肺痨病史，属饮流胁下。

3. 溢饮 身体疼痛而沉重，甚则肢体浮肿，当汗出而不汗出，或伴咳喘，属饮溢肢体。

4. 支饮 咳逆倚息，短气不得平卧，其形如肿，属饮邪支撑胸肺。

● 要点三 痰饮的病因病机

（一）病因

外感寒湿、饮食不当、劳欲体虚。

（二）病机

痰饮病的基本病机为肺、脾、肾三脏功能失调，三焦气化失宣，津液停积机体某部位而成。饮邪具有流动之性，饮留胃肠，则为痰饮；饮流胁下，则为悬饮；饮流肢体，则为溢饮；聚于胸肺，则为支饮。痰饮病的病变脏腑为肺、脾、肾、三焦，以脾首当其冲。因脾阳虚，则上不能输精以养肺，水谷不归正化，反为痰饮而干肺，下不能助肾以制水，水寒之气反伤肾阳，由此必致水液内停中焦，流溢各处，波及五脏。痰饮病的病理性质属阳虚阴盛，输化失调，因虚致实，水饮停积为患。

● 要点四 痰饮的辨证论治

（一）辨证要点

痰饮病的辨证，首辨饮停部位，次辨标本的主次，三辨病邪的兼夹。

1. 辨饮停部位 根据饮邪停聚部位，可分为四种不同饮证：饮留胃肠，则为痰饮；饮流胁下，则为悬饮；饮流肢体，则为溢饮；聚于胸肺，则为支饮。

2. 辨标本的主次 本证以阳虚阴盛，本虚标实为特点。脾肺肾阳气亏虚，不能运化水湿为本，水饮留聚为标。初病饮盛以实为主，久病正虚，饮微以虚为主。

3. 辨病邪的兼夹 痰饮虽为阴邪，寒证居多，但亦有郁久化热者；初起若有寒热见症，为夹表邪；饮积不化，气机升降受阻，常兼气滞。

（二）治疗原则

痰饮的治疗以温化为原则，即所谓"病痰饮者，当以温药和之"。同时还应根据表里虚实的不同，采取相应的处理措施。水饮壅盛者，应祛饮以治标；阳微气虚者，宜温阳以治本；在表者，当温散发汗；在里者，应温化利水；正虚者补之；邪实者攻之；如属邪实正虚，则当消补兼施；饮热相杂者，又当温清并用。

（三）证治分类

以痰饮、悬饮、溢饮、支饮等四饮为纲进行辨证论治。

1. 痰饮 多由素体脾虚，运化不健，复加饮食不当，或为外湿所伤而致脾阳虚弱，饮留胃肠引起。

（1）脾阳虚弱证

证候：胸胁支满，心下痞闷，胃中有振水音，脘腹喜温畏冷，泛吐清水痰涎，饮入易吐，口渴不欲饮水，头晕目眩，心悸气短，食少，大便或溏，形体逐渐消瘦，舌苔白滑，脉弦细而滑。

治法：温脾化饮。

代表方：苓桂术甘汤合小半夏加茯苓汤加减。

加减：水饮内阻，清气不升而见眩冒、小便不利者，加泽泻、猪苓；脘部冷痛，吐涎沫，为寒凝气滞，饮邪上逆，酌配干姜、吴茱萸、川椒目、肉桂；心下胀满者，加枳实以开痞。

（2）饮留胃肠证

证候：心下坚满或痛，自利，利后反快，虽利，心下续坚满，或水走肠间，沥沥有声，腹满，便秘，口舌干燥，舌苔腻，色白或黄，脉沉弦或伏。

治法：攻下逐饮。

代表方：甘遂半夏汤或己椒苈黄丸加减。

加减：饮邪上逆，胸满者，加枳实、厚朴以泄满，但不能图快一时，攻逐太过，损伤正气。

2. 悬饮 多因素体不强，或原有其他慢性疾病，肺虚卫弱，时邪外袭，肺失宣通，饮停胸胁，络气不和。如若饮阻气郁，久则可以化火伤阴或耗损肺气。在病程发生发展中，可见如下证型。

（1）邪犯胸肺证

证候：寒热往来，身热起伏，汗少，或发热不恶寒，有汗而热不解，咳嗽，痰少，气急，胸胁刺痛，呼吸、转侧疼痛加重，心下痞硬，干呕，口苦，咽干，舌苔薄白或黄，脉弦数。

治法：和解宣利。

代表方：柴枳半夏汤加减。

加减：痰饮内结，肺气失肃，见咳逆气急，加白芥子、桑白皮；胁痛甚者，加郁金、桃仁、延胡索以通络止痛；心下痞硬，口苦，干呕，加黄连，与半夏、瓜蒌合伍以苦辛开痞散结；身热盛汗出，咳嗽气粗，去柴胡，加麻黄、杏仁、石膏以清热宣肺化痰。

（2）饮停胸胁证

证候：胸胁疼痛，咳唾引痛，痛势逐渐减轻，而呼吸困难加重，咳逆气喘，息促不能平卧，或仅能偏卧于停饮的一侧，病侧肋间胀满，甚则可见病侧胸廓隆起，舌苔白，脉沉弦或弦滑。

治法：泻肺祛饮。

代表方：椒目瓜蒌汤合十枣汤或控涎丹加减。

加减：痰浊偏盛，胸部满闷，舌苔浊腻者，加薤白、杏仁；如水饮久停难去，胸胁支满，体弱，食少者，加桂枝、白术、甘草等通阳健脾化饮，不宜再予峻攻；若见络气不和之候，可同时配合理气和络之剂，以冀气行水行。

注意事项：如用十枣汤或控涎丹峻下逐水，剂量均从小量递增，一般连服3～5日，必要时停两三日再服。必须注意顾护胃气，中病即止，如药后出现呕吐、腹痛、腹泻过剧，应减量或停服。

（3）络气不和证

证候：胸胁疼痛，如灼如刺，胸闷不舒，呼吸不畅，或有闷咳，甚则迁延，经久不已，阴雨天更甚，可见病侧胸廓变形，舌苔薄，质黯，脉弦。

治法：理气和络。

代表方：香附旋覆花汤加减。

加减：痰气郁阻，胸闷苔腻者，加瓜蒌、枳壳豁痰开痞；久痛入络，痛势如刺者，加桃仁、红花、乳香、没药以行气活血和络；饮留不净者，胁痛迁延，经久不已，可加通草、路路通、冬瓜皮等以祛饮通络。

（4）阴虚内热证

证候：胸胁饱满，咳呛时作，咯吐少量黏痰，口干咽燥，或午后潮热，颧红，心烦，手足心热，盗汗，或伴胸胁闷痛，病久不复，形体消瘦，舌质偏红，少苔，脉小数。

治法：滋阴清热。

代表方：沙参麦冬汤合泻白散加减。

加减：阴虚内热，潮热显著，可加鳖甲、功劳叶以清虚热；虚热灼津为痰，肺失宣肃而见咳嗽，可加百部、川贝母；痰阻气滞，络脉失畅，见胸胁闷痛，酌加瓜蒌皮、枳壳、广郁金、丝瓜络；日久积液未尽，加牡蛎、泽泻利水化饮。

本证须防迁延日久，趋向劳损之途。

3. 溢饮 多因外感风寒，玄府闭塞，以致肺脾输布失职，水饮流溢四肢肌肉，寒水相杂为患。如宿有寒饮，复加外寒客表而致者，多属表里俱寒；若饮邪化热，可见饮溢体表而热郁于里之候。

表寒里饮证

证候：身体沉重而疼痛，甚则肢体浮肿，恶寒，无汗，或有咳喘，痰多白沫，胸闷，干呕，口不渴，苔白，脉弦紧。

治法：发表化饮。

代表方：小青龙汤加减。

加减：表寒外束，内有郁热，伴有发热，烦躁，苔白而兼黄，加石膏以清泄内热；若表寒之象已不著者，改用大青龙汤以发表清里；水饮内聚而见肢体浮肿明显，尿少者，可配茯苓、猪苓、泽泻；饮邪犯肺，喘息痰鸣不得卧者，加杏仁、射干、葶苈子。

4. 支饮　多由受寒饮冷，饮邪留伏，或因久咳致喘，迁延反复伤肺，肺气不能布津，阳虚不运，饮邪留伏，支撑胸膈，上逆迫肺。此证多呈发作性，在感寒触发之时，以邪实为主，缓解期以正虚为主。

（1）寒饮伏肺证

证候：咳逆喘满不得卧，痰吐白沫量多，经久不愈，天冷受寒加重，甚至引起面浮跗肿，或平素伏而不作，遇寒即发，发则寒热，背痛，腰痛，目泣自出，身体振振瞤动，舌苔白滑或白腻，脉弦紧。

治法：宣肺化饮。

代表方：小青龙汤加减。

加减：无寒热、身痛等表证，见动则喘甚，易汗，为肺气已虚，可改用苓甘五味姜辛汤，不宜再用麻黄、桂枝表散；若饮多寒少，外无表证，喘咳痰稀或不得息，胸满气逆，可用葶苈大枣泻肺汤加白芥子、莱菔子以泻肺通饮；饮邪壅实，咳逆喘急，胸痛烦闷，加甘遂、大戟峻逐水饮，以缓其急。

（2）脾肾阳虚证

证候：喘促动则为甚，心悸，气短，或咳而气怯，痰多，食少，胸闷，怯寒肢冷，神疲，少腹拘急不仁，脐下动悸，小便不利，足跗浮肿，或吐涎沫而头目昏眩，舌体胖大，质淡，苔白润或腻，脉沉细而滑。

治法：温脾补肾，以化水饮。

代表方：金匮肾气丸合苓桂术甘汤加减。

加减：痰涎壅盛，食少痰多，可加半夏、陈皮化痰和中；水湿偏盛，足肿，小便不利，四肢沉重疼痛，可加茯苓、泽泻以利水湿；脐下悸，吐涎沫，头目昏眩，是饮邪上逆，虚中夹实之候，可用五苓散化气行水。

细目四　消　渴

● 要点一　消渴的概念

消渴是以多饮、多食、多尿、乏力、消瘦，或尿有甜味为主要临床表现的一种疾病。

● 要点二　消渴的病因病机

（一）消渴的病因

禀赋不足、饮食失节、情志失调、劳欲过度等。

（二）消渴的病机

消渴的基本病机为阴津亏损，燥热偏盛。其病变的脏腑主要在肺、胃、肾，尤以肾为关键。本病的病理因素主要是虚火、浊瘀。病理性质为本虚标实。而以阴虚为本，燥热为标，两者互为因果。

消渴病虽有在肺、胃、肾的不同，但常常互相影响。如肺燥津伤，津液失于敷布，则脾胃不得濡养，肾精不得滋助；脾胃燥热偏盛，上可灼伤肺津，下可耗伤肾阴；肾阴不足则阴虚火旺，亦可上灼肺胃，终致肺燥胃热肾虚，故"三多"之症常可相互并见。

消渴病日久，则易发生以下两种病变：一是阴损及阳，阴阳俱虚，其中以肾阳虚及脾阳虚较为多见。严重者可因阴液极度耗损，虚阳浮越，而见烦躁、头痛、呕恶、呼吸深快等症，甚则出现昏迷、肢厥、脉细欲绝等阴竭阳亡危象。二是病久入络，血脉瘀滞。血瘀是消渴病的重要病机之一，且消渴病多种并发症的发生也与血瘀密切有关。

要点三 消渴的诊断与病证鉴别

（一）消渴的诊断依据

1. 口渴多饮、多食易饥、尿频量多、形体消瘦或尿有甜味等具有特征性的临床症状，是诊断消渴病的主要依据。

2. 有的患者"三多"症状不著，但若于中年之后发病，且嗜食膏粱厚味、醇酒炙煿，以及病久并发眩晕、肺痨、胸痹心痛、中风、雀目、疮痈等病证者，应考虑消渴的可能性。

3. 由于本病的发生与禀赋不足有较为密切的关系，故消渴病的家族史可供诊断参考。

（二）病证鉴别

1. 消渴与口渴症 两者都可出现口干多饮症状。口渴症是指口渴饮水的一个临床症状，可出现于多种疾病过程中，尤以外感热病为多见。但这类口渴各随其所患病证的不同而出现相应的临床症状，不伴多食、多尿、尿甜、瘦削等消渴的特点。

2. 消渴与瘿病 两者都可见多食易饥、消瘦症状。瘿病中气郁化火、阴虚火旺的类型，以情绪激动，多食易饥，形体日渐消瘦，心悸，眼突，颈部一侧或两侧肿大为特征。其中的多食易饥、消瘦，类似消渴病的中消，但眼球突出，颈前瘿肿有形则与消渴有别，且无消渴病的多饮、多尿、尿甜等症。

要点四 消渴的辨证论治

（一）辨证要点

首先分清三消的脏腑病位。多饮症状较为突出者为上消，以肺燥津伤为主；多食症状较为突出者为中消，以胃热炽盛为主；多尿症状较突出者为下消，以肾虚为主。

其次辨标本。本病以阴虚为主，燥热为标，两者互为因果。常因病程长短及病情轻重的不同，而阴虚和燥热之表现各有侧重。一般初病多以燥热为主，病程较长者则阴虚与燥热互见，日久则以阴虚为主，进而由于阴损及阳，导致阴阳俱虚。

其三辨本症与并发症。多饮、多食、多尿和乏力、消瘦为消渴病本症的基本临床表现，而易发生诸多并发症为本病的另一特点。本症与并发症的关系，一般以本症为主，并发症为次。多数患者，先见本症，随病情的发展而出现并发症。但亦有少数患者与此相反，如少数中老年患者，"三多"及消瘦的本症不明显，常因痈疽、眼疾、心脑病证等最后确诊为本病。

（二）治疗原则

本病的基本病机是阴虚为本，燥热为标，故清热润燥、养阴生津为本病的治疗大法。

由于本病常发生血脉瘀滞及阴损及阳的病变，以及易并发痈疽、眼疾、劳嗽等症，故还应针对具体病情，及时合理地选用活血化瘀、清热解毒、健脾益气、滋补肾阴、温补肾阳等治法。

（三）证治分类

1. 上消

肺热津伤证

证候：口渴多饮，口舌干燥，尿频量多，烦热多汗，舌边尖红，苔薄黄，脉洪数。

治法：清热润肺，生津止渴。

代表方：消渴方加减。

加减：若烦渴不止，小便频数，而脉数乏力者，为肺热津亏，气阴两伤，可选用玉泉丸或二冬汤。

2. 中消

（1）*胃热炽盛证*

证候：多食易饥，口渴，尿多，形体消瘦，大便干燥，苔黄，脉滑实有力。

治法：清胃泻火，养阴增液。

代表方：玉女煎加减。

加减：大便秘结不行，可用增液承气汤润燥通腑，"增水行舟"，待大便通后，再转上方治疗。

（2）*气阴亏虚证*

证候：口渴引饮，能食与便溏并见，或饮食减少，精神不振，四肢乏力，体瘦，舌质淡红，苔白而干，脉弱。

治法：益气健脾，生津止渴。

代表方：七味白术散加减。

加减：肺有燥热加地骨皮、知母、黄芩清肺；口渴明显加天花粉、生地养阴生津。

3. 下消

（1）肾阴亏虚证

证候：尿频量多，混浊如脂膏，或尿甜，腰膝酸软，乏力，头晕耳鸣，口干唇燥，皮肤干燥，瘙痒，舌红苔少，脉细数。

治法：滋阴固肾。

代表方：六味地黄丸加减。

加减：阴虚火旺而烦躁，五心烦热，盗汗，失眠者，可加知母、黄柏滋阴泻火；尿量多而混浊者，加益智仁、桑螵蛸等益肾缩尿；气阴两虚而伴困倦，气短乏力，舌质淡红者，可加党参、黄芪、黄精益气。

（2）阴阳两虚证

证候：小便频数，混浊如膏，甚至饮一溲一，面容憔悴，耳轮干枯，腰膝酸软，四肢欠温，畏寒肢冷，阳痿或月经不调，舌苔淡白而干，脉沉细无力。

治法：滋阴温阳，补肾固涩。

代表方：金匮肾气丸加减。

加减：尿量多而混浊者，加益智仁、桑螵蛸、覆盆子、金樱子等益肾收摄；身体困倦，气短乏力者，可加党参、黄芪、黄精补益正气；阳痿加巴戟天、淫羊藿、肉苁蓉；阳虚畏寒者，可酌加鹿茸粉0.5克冲服，以启动元阳，助全身阳气之生化。

消渴多伴有瘀血的病变，可酌加活血化瘀药，如丹参、川芎、郁金、红花、泽兰、鬼箭羽、山楂等。

消渴容易发生多种并发症，应在治疗本病的同时，积极治疗并发症，如白内障、雀盲、耳聋。

● 要点五 消渴的转归预后

消渴病常病及多个脏腑，病变影响广泛，未及时医治以及病情严重的患者，常可并发多种病证。

● 要点六 消渴的预防调护

1. 本病除药物治疗外，注意生活调摄具有十分重要的意义。

2. 戒烟酒、浓茶及咖啡等。

3. 保持情志平和，制定并实施有规律的生活起居制度。

细目五 内伤发热

● 要点一 内伤发热的概念

内伤发热是指以内伤为病因，脏腑功能失调，气、血、阴、阳失衡为基本病机，以发热为主要临床表现的病证。一般起病较缓，病程较长，热势轻重不一，但以低热为多，或自觉发热而体温并不升高。

● 要点二 内伤发热的病因病机

（一）内伤发热的病因

久病体虚、饮食劳倦、情志失调及外伤出血。

（二）内伤发热的病机

内伤发热的基本病机是气血阴阳亏虚，脏腑功能失调。病理性质大体可归纳为虚、实两类。由气郁化火、瘀血阻滞及痰湿停聚所致者属实，气血阴阳虚损导致的发热属虚。前者又可进一步引起脏腑功能失调，阴阳气血亏损，成为正虚邪实之证。本病病机比较复杂，可由一种也可由多种病因同时引起发热，久病往往由实转虚，由轻转重，其中以瘀血病久，损及气、血、阴、阳，分别兼见气虚、血虚、阴虚或阳虚，而成为虚实兼夹之证的情况较为多见。其他如气郁发热日久伤阴，则转化为气郁阴虚之发热；气虚发热日久，病损及阳，阳气虚衰，则发展为阳虚发热。

● 要点三 内伤发热的诊断

内伤发热的诊断依据

1. 内伤发热起病缓慢，病程较长，多为低热，或自觉发热，而体温并不升高，表现为高热者较少。不恶寒，或虽有怯冷，但得衣被则温。

常兼见头晕、神疲、自汗、盗汗、脉弱等症。

2. 一般有气、血、阴、阳亏虚或气郁、血瘀、湿阻的病史，或有反复发热史。

3. 无感受外邪所致的头身疼痛、鼻塞、流涕、脉浮等症。

● 要点四　内伤发热的辨证论治

（一）辨证要点

首先应辨明证候虚实，其次辨病情轻重，再次辨清病位。

辨明证候虚实。由气郁、血瘀、痰湿所致的内伤发热属实；由气虚、血虚、阴虚、阳虚所致的内伤发热属虚。若邪实伤正及因虚致实，表现虚实夹杂证候者，应分析其主次。

辨病情轻重。病程长久，热势亢盛，持续发热或反复发作，经治不愈，胃气衰败，正气虚甚，兼夹症多，均为病情较重的表现。反之则病情较轻。若内脏无实质性病变，仅属一般体虚所致者，病情亦轻。

辨清病位。发热每因劳累而起，伴乏力、自汗、食少、便溏，或食后腹胀加重，病位在脾胃；发热常因郁怒而起，伴胸胁胀满、叹气得舒、口苦便干，病位在肝；发热因房室、劳倦太过而起，伴腰膝酸软、两腿无力、夜尿频多、耳鸣，病位在肾。

（二）治疗原则

属实者，治宜解郁、活血、除湿为主，适当配伍清热。属虚者，则应益气、养血、滋阴、温阳，除阴虚发热可适当配伍清退虚热的药物外，其余均应以补为主。对虚实夹杂者，则宜兼顾之。

（三）证治分类

1. 阴虚发热证

证候：午后潮热，或夜间发热，不欲近衣，手足心热，烦躁，少寐多梦，盗汗，口干咽燥，舌质红，或有裂纹，苔少甚至无苔，脉细数。

治法：滋阴清热。

代表方：清骨散加减。

加减：盗汗较甚者，可去青蒿，加牡蛎、浮小麦、糯稻根固表敛汗；阴虚较甚者，加玄参、生地、制首乌滋养阴精；兼有气虚而见头晕气短、体倦乏力者，加太子参、麦冬、五味子益气养阴。

2. 血虚发热证

证候：发热，热势多为低热，头晕眼花，身倦乏力，心悸不宁，面白少华，唇甲色淡，舌质淡，脉细弱。

治法：益气养血。

代表方：归脾汤加减。

加减：血虚较甚者，加熟地、枸杞子、制首乌补益精血；发热较甚者，可加银柴胡、白薇清退虚热；由慢性失血所致的血虚，若仍有少许出血者，可酌加三七粉、仙鹤草、茜草、棕榈炭等止血。

3. 气虚发热证

证候：发热，热势或低或高，常在劳累后发作或加剧，倦怠乏力，气短懒言，自汗，易于感冒，食少便溏，舌质淡，苔白薄，脉细弱。

治法：益气健脾，甘温除热。

代表方：补中益气汤加减。

加减：自汗较多者，加牡蛎、浮小麦、糯稻根固表敛汗；时冷时热，汗出恶风者，加桂枝、芍药调和营卫；脾虚夹湿，而见胸闷脘痞、舌苔白腻者，加苍术、茯苓、厚朴健脾燥湿。

4. 阳虚发热证

证候：发热而欲近衣，形寒怯冷，四肢不温，少气懒言，头晕嗜卧，腰膝酸软，纳少便溏，面色㿠白，舌质淡胖，或有齿痕，苔白润，脉沉细无力。

治法：温补阳气，引火归原。

代表方：金匮肾气丸加减。

加减：短气甚者，加人参补益元气；阳虚较甚者加仙茅、仙灵脾温肾助阳；便溏腹泻者，加白术、炮干姜温运中焦。

5. 气郁发热证

证候：发热多为低热或潮热，热势常随情绪波动而起伏，精神抑郁，胁肋胀满，烦躁易怒，口干而苦，纳食减少，舌红苔黄，脉弦数。

治法：疏肝理气，解郁泄热。

代表方：丹栀逍遥散加减。

加减：气郁较甚，可加郁金、香附、青皮理气解郁；热象较甚，舌红口干，便秘者，可去白术，加龙胆草、黄芩清肝泻火；妇女若兼月经不调，可加泽兰、益母草活血调经。

6. 痰湿郁热证

证候：低热，午后热甚，心内烦热，胸闷脘痞，不思饮食，渴不欲饮，呕恶，大便稀薄或黏滞不爽，舌苔白腻或黄腻，脉濡数。

治法：燥湿化痰，清热和中。

代表方：黄连温胆汤合中和汤加减。

加减：呕恶加竹茹、藿香、白蔻仁和胃泄浊；胸闷、苔腻加郁金、佩兰芳化湿邪；湿热阻滞少阳枢机，症见寒热如疟，寒轻热重，口苦呕逆者，加青蒿、黄芩清解少阳。

7. 血瘀发热证

证候：午后或夜晚发热，或自觉身体某些部位发热，口燥咽干，但不多饮，肢体或躯干有固定痛处或肿块，面色萎黄或晦暗，舌质青紫或有瘀点、瘀斑，脉弦或涩。

治法：活血化瘀。

代表方：血府逐瘀汤加减。

加减：发热较甚者，可加秦艽、白薇、丹皮清热凉血；肢体肿痛者，可加丹参、郁金、延胡索活血散肿定痛。

细目六 虚 劳

● **要点一 虚劳的概念**

虚劳是以脏腑亏损，气血阴阳虚衰，久虚不复成劳为主要病机，以五脏虚证为主要临床表现的多种慢性虚弱证候的总称。

● **要点二 虚劳的病因病机**

（一）虚劳的病因

禀赋薄弱、烦劳过度、饮食不节、大病久病、误治失治。

（二）虚劳的病机

虚劳的病损主要在五脏，尤以脾肾为主。虚劳的病理性质主要为气、血、阴、阳的亏虚。由于虚损的病因不一，往往首先导致相关某脏气、血、阴、阳的亏损，但由于五脏互关，气血同源，阴阳互根，所以在病变过程中常互相影响。一般来说，气虚以肺、脾为主，但病重者每可影响心、肾；血虚以心、肝为主，并与脾之化源不足有关；阴虚以肾、肝、肺为主，涉及心、胃；阳虚以脾、肾为主，重者每易影响到心。

● **要点三 虚劳的诊断与病证鉴别**

（一）虚劳的诊断依据

1. 多见形神衰败，身体羸瘦，大肉尽脱，食少厌食，心悸气短，自汗盗汗，面容憔悴，或五心烦热，或畏寒肢冷，脉虚无力等症。若病程较长，久虚不复，症状可呈进行性加重。

2. 具有引起虚劳的致病因素及较长的病史。

3. 排除类似病证。应着重排除其他病证中的虚证。

（二）病证鉴别

虚劳与其他疾病的虚证：虚劳与内科其他病证中的虚证在临床表现、治疗方药方面有类似之处，两者主要区别有二：其一，虚劳的各种证候，均以出现一系列精气亏虚的症状为特征，而其他病证的虚证则各以其病证的主要症状为突出表现。其二，其他病证中的虚证虽然也以久病属虚者为多，但亦有病程较短而呈现虚证者，且病变脏器单一。

● **要点四 虚劳的辨证论治**

（一）辨证要点

首先辨别五脏气血阴阳亏虚。虚劳的证候总不离乎五脏，而五脏之辨，又不外乎气、血、阴、阳，故对虚劳的辨证应以气、血、阴、阳为纲，五脏虚候为目。

其次辨有无兼夹病证。

1. 因病致虚、久虚不复者，应辨明原有疾病是否还继续存在。

2. 因虚致病者应辨明有无因虚致实的表现。如因气虚运血无力，形成瘀血；脾气虚不能运化水湿，以致水湿内停等。

3. 是否兼夹外邪。虚劳之人由于卫外不固，易感外邪为患，且感邪之后不易恢复，治疗用药也与常人感邪有所不同。

（二）治疗原则

对于虚劳的治疗，根据"虚则补之""损者益之"的理论，当以补益为基本原则。在进行补益的时候，一是必须根据病理属性的不同，分别采取益气、养血、滋阴、温阳的治疗方药；二是要密切结合五脏病位的不同而选方用药，以加强治疗的针对性。

（三）证治分类

以气、血、阴、阳为纲，五脏虚证为目，分类列述其证治。

1. 气虚 面色㿠白或萎黄，气短懒言，语声低微，头昏神疲，肢体无力，舌苔淡白，脉细软弱。

（1）肺气虚证

证候：咳嗽无力，痰液清稀，短气自汗，声音低怯，时寒时热，平素易于感冒，面白。

治法：补益肺气。

代表方：补肺汤加减。

加减：自汗较多者，加牡蛎、麻黄根固表敛汗；若气阴两虚而兼见潮热、盗汗者，加鳖甲、地骨皮、秦艽等养阴清热；若气虚卫弱，外邪入侵，寒热，身重，头目眩冒，表现正虚感邪者，当扶正祛邪，佐以防风、豆卷、桂枝、生姜、杏仁、桔梗。

（2）心气虚证

证候：心悸，气短，劳则尤甚，神疲体倦，自汗。

治法：益气养心。

代表方：七福饮加减。

加减：自汗多者，可加黄芪、五味子益气固摄；饮食少者，加砂仁、茯苓开胃健脾。

（3）脾气虚证

证候：饮食减少，食后胃脘不舒，倦怠乏力，大便溏薄，面色萎黄。

治法：健脾益气。

代表方：加味四君子汤加减。

加减：若中气不足，气虚下陷，脘腹坠胀，气短，脱肛者，可改用补中益气汤补气升陷。

（4）肾气虚证

证候：神疲乏力，腰膝酸软，小便频数而清，白带清稀，舌质淡，脉弱。

治法：益气补肾。

代表方：大补元煎加减。

加减：神疲乏力甚者，加黄芪益气；尿频较甚及小便失禁者，加菟丝子、五味子、益智仁补肾固摄；脾失健运而兼见大便溏薄者，去熟地、当归，加肉豆蔻、补骨脂温补固涩。

2. 血虚 面色淡黄或淡白无华，唇、舌、指甲色淡，头晕目花，肌肤枯糙，舌质淡红苔少，脉细。

（1）心血虚证

证候：心悸怔忡，健忘，失眠，多梦，面色不华。

治法：养血宁心。

代表方：养心汤加减。

加减：失眠、多梦较甚，可加合欢花、夜交藤养心安神。

（2）肝血虚证

证候：头晕，目眩，胁痛，肢体麻木，筋脉拘急，或筋惕肉瞤，妇女月经不调甚则闭经，面色不华。

治法：补血养肝。

代表方：四物汤加减。

加减：血虚甚者，加制首乌、枸杞子、鸡血藤增强补血养肝的作用；目失所养，视物模糊，加楮实子、枸杞子、决明子养肝明目。

3. 阴虚 面颧红赤，唇红，低烧潮热，手足心热，虚烦不安，盗汗，口干，舌质光红少津，脉细数无力。

（1）肺阴虚证

证候：干咳，咽燥，甚或失音，咯血，潮热，盗汗，面色潮红。

治法：养阴润肺。

代表方：沙参麦冬汤加减。

加减：咳嗽甚者，加百部、款冬花肃肺止咳；咯血，加白及、仙鹤草、小蓟凉血止血；潮热，加地骨皮、银柴胡、秦艽、鳖甲养阴清热；盗汗，加五味子、乌梅敛阴止汗。

（2）心阴虚证

证候：心悸，失眠，烦躁，潮热，盗汗，或口舌生疮，面色潮红。

治法：滋阴养心。

代表方：天王补心丹加减。

加减：火热偏盛而见烦躁不安，口舌生疮者，去当归、远志之辛温，加黄连、木通、淡竹叶清心泻火，导热下行；潮热，加地骨皮、银柴胡清退虚热；盗汗，加牡蛎、浮小麦敛汗止汗。

（3）脾胃阴虚证

证候：口干唇燥，不思饮食，大便燥结，甚则干呕，呃逆，面色潮红。

治法：养阴和胃。

代表方：益胃汤加减。

加减：口干唇燥，津亏较甚者，加石斛、花粉滋养胃阴；不思饮食甚者，加麦芽、扁豆、山药益胃健脾；呃逆，加刀豆、柿蒂、竹茹降逆止呃。

（4）肝阴虚证

证候：头痛，眩晕，耳鸣，目干畏光，视物不明，急躁易怒，或肢体麻木，筋惕肉瞤，面潮红。

治法：滋养肝阴。

代表方：补肝汤加减。

加减：头痛、眩晕、耳鸣较甚，或筋惕肉瞤，为风阳内盛，加石决明、菊花、钩藤、刺蒺藜平肝息风潜阳；目干涩畏光，或视物不明者，加枸杞子、女贞子、草决明养肝明目。

（5）肾阴虚证

证候：腰酸，遗精，两足痿弱，眩晕，耳鸣，甚则耳聋，口干，咽痛，颧红，舌红少津，脉沉细。

治法：滋补肾阴。

代表方：左归丸加减。

加减：遗精，加牡蛎、金樱子、芡实、莲须固肾涩精；潮热，口干咽痛，脉数，为阴虚火旺，去鹿角胶、山茱萸，加知母、黄柏、地骨皮滋阴泻火。

4. 阳虚 面色苍白或晦暗，怕冷，手足不温，出冷汗，精神疲倦，气息微弱，或有浮肿，下肢为甚，舌质胖嫩，边有齿印，苔淡白而润，脉细微、沉迟或虚大。

（1）心阳虚证

证候：心悸，自汗，神倦嗜卧，心胸憋闷疼痛，形寒肢冷，面色苍白。

治法：益气温阳。

代表方：保元汤加减。

加减：心胸疼痛者，酌加郁金、川芎、丹参、三七活血定痛；形寒肢冷，为阳虚较甚，酌加附子、巴戟天、仙茅、仙灵脾、鹿茸温补阳气。

（2）脾阳虚证

证候：面色萎黄，食少，形寒，神倦乏力，少气懒言，大便溏薄，肠鸣腹痛，每因受寒或饮食不慎而加剧。

治法：温中健脾。

代表方：附子理中汤加减。

加减：腹中冷痛较甚，为寒凝气滞，可加高良姜、香附或丁香、吴茱萸温中散寒，理气止痛；食后腹胀及呕逆者，为胃寒气逆，加砂仁、半夏、陈皮温中和胃降逆；腹泻较甚，为阳虚寒甚，加肉豆蔻、补骨脂、芡仁温补脾肾，涩肠除湿止泻。

（3）肾阳虚证

证候：腰背酸痛，遗精，阳痿，多尿或不禁，面色苍白，畏寒肢冷，下利清谷或五更泻泄，舌质淡胖，有齿痕。

治法：温补肾阳。

代表方：右归丸加减。

加减：遗精，加金樱子、桑螵蛸、莲须，或金锁固精丸以收涩固精；脾虚以致下利清谷者，减去熟地、当归等滋腻滑润之品，加党参、白术、芡仁益气健脾，渗湿止泻；命门火衰以致五更泄泻者，合四神丸温脾暖肾，固肠止泻；阳虚水泛以致浮肿、尿少者，加茯苓、泽泻、车前子，或合五苓散利水消肿；肾不纳气而见喘促短气，动则更甚者，加补骨脂、五味子、蛤蚧补肾纳气。

● **要点五　虚劳的转归预后**

虚劳一般病程较长，多为久病痼疾，症状逐渐加重，短期不易康复。

细目七　癌　病

● **要点一　癌病的概念**

癌病是多种恶性肿瘤的总称，以脏腑组织发生异常增生为其基本特征。临床表现主要为肿块逐渐增大，表面高低不平，质地坚硬，时有疼痛，发热，并常伴见纳差、乏力、日渐消瘦等全身症状。

● **要点二　癌病的病因病机**

（一）癌病的病因

六淫邪毒、七情怫郁、饮食失调、宿有旧疾、久病伤正、年老体衰。

（二）癌病的病机

癌病的基本病机为正气内虚，气滞、血瘀、痰结、湿聚、热毒等相互纠结，日久积滞而成有形之肿块。

不同的癌病其病变部位不同，脑瘤病位在脑，肺癌病位在肺，大肠癌病位在肠，肾癌及膀胱癌病位在肾与膀胱。与肝、脾、肾的关系也较为密切。

病理属性总属本虚标实。多是因虚而得病，因虚而致实，是一种全身属虚，局部属实的疾病。初期邪盛而正虚不显，故以气滞、血瘀、痰结、湿聚、热毒等实证为主。中晚期由于癌瘤耗伤人体气血津液，故多出现气血亏虚、阴阳两虚等病机转变，由于邪愈盛而正愈虚，本虚标实，病变错综复杂，病势日益深重。不同的癌病其病机上又各有特点。脑瘤的本虚以肝肾亏虚、气血两亏多见，标实以痰浊、瘀血、风毒多见；肺癌之本虚以阴虚、气阴两虚多见，标实以气阻、瘀血、痰浊多见；大肠癌的本虚则以脾肾双亏、肝肾阴虚为多见，标实以湿热、瘀毒多见；肾癌及膀胱癌的本虚以脾肾两虚、肝肾阴虚多见，标实以湿热蕴结、瘀血内阻多见。

● **要点三　癌病的诊断与病证鉴别**

（一）脑瘤

1. 脑瘤的诊断依据

（1）患者有头痛、呕吐、视力障碍等临床表现。

（2）随脑组织受损部位的不同而有相应的局部症状，有助于定位诊断。如大脑额叶前部肿瘤可见精神障碍，出现性格改变，进行性痴呆，癫痫发作等；额下回后部肿瘤可出现运动性失语；额叶后部中央前回运动区受压则产生对侧偏瘫。大脑顶叶部肿瘤以感觉障碍为主，感觉定位和感觉区别的能力消失。大脑颞叶部肿瘤则以听觉障碍为主。大脑枕叶部肿瘤定位征为视野缺损。胼胝体部肿瘤精神症状明显。中脑部肿瘤早期易出现脑积水，而发生头痛、视盘水肿及呕吐等。小脑部肿瘤以运动失调为特征。桥脑部肿瘤则以交叉性偏瘫、交叉性感觉麻木及眼球垂直性震颤与展神经麻痹为特征。

2. 病证鉴别

（1）脑瘤与脑血管疾病　部分脑瘤患者可见颅内压增高、偏瘫，应注意与脑血管疾病相鉴别。脑血管疾病多见于老年人，常有高血压和动脉硬化病史，多突然出现昏迷，可有颅内压增高症状和偏瘫。头颅计算机 X 线断层扫描（CT）、头颅磁共振（MRI）有助于鉴别。

（2）脑瘤与癫痫　脑瘤患者可以有症状性癫痫，常伴有颅内压增高的症状（如头痛、呕吐、视力下降等）和其他局灶性症状（如精神障碍、感觉障碍、运动障碍等）持续存在。原发性癫痫通常缺少局灶性症状，发作过后多无明显症状。头颅 CT、头颅 MRI 有助于鉴别。

（二）肺癌

肺癌的诊断依据

（1）近期发生的呛咳，顽固性干咳持续数周不愈，或反复咯血痰，或不明原因的顽固性胸痛、气急、发热，或伴消瘦、疲乏等。

（2）多发生于年龄在 40 岁以上，有长期吸烟史的男性。

（三）肝癌

肝癌的诊断依据

（1）不明原因的右胁不适或疼痛，原有肝病症状加重伴全身不适、胃纳减退、乏力、体重减轻等均应纳入检查范围。

（2）右胁部肝脏进行性肿大，质地坚硬而拒按，表面有结节隆起，为有诊断价值的体征，但已属中晚期。

（四）大肠癌

1. 大肠癌的诊断依据 凡 30 岁以上的患者有下列症状时需高度重视，考虑有大肠癌的可能：①近期出现持续性腹部不适，隐痛，胀气，经一般治疗症状不缓解。②无明显诱因的大便习惯改变，如腹泻或便秘等。③粪便带脓血、黏液或血便，而无痢疾、肠道慢性炎症等病史。④结肠部位出现肿块。⑤原因不明的贫血或体重减轻。

2. 病证鉴别

（1）大肠癌与痢疾 痢疾与大肠癌在腹痛、泄泻、里急后重、排脓血便等临床症状上有相似点，要注意区别。痢疾是以腹痛腹泻、里急后重、排赤白脓血便为主要临床表现的具有传染性的外感疾病。一般发病较急，常以发热伴有呕吐开始，继则腹痛腹泻、里急后重、排赤白脓血便为突出的临床特征，其腹痛多呈阵发性，常在腹泻后减轻，腹泻次数可达每日 10～20 次，粪便呈胶冻状、脓血状。而大肠癌起病较为隐匿，早期症状多较轻或不明显，中晚期伴见明显的全身症状，如神疲倦怠、消瘦等，腹痛常为持续性隐痛，常见腹泻，但每日次数不多，泄泻与便秘交替出现是其特点。此外，实验室检查对明确诊断具有重要价值，如血常规、大便细菌培养、大便隐血试验、直肠指诊、全结肠镜检查等。

（2）大肠癌与痔疾 痔疾也常见大便带血、肛门坠胀或异物感的临床表现，应注意区别。痔疾属外科疾病，起病缓，病程长，一般不伴有全身症状，其大便下血特点为便时或便后出血，常伴有肛门坠胀或异物感，多因劳累、过食辛辣等而诱发或加重。直肠指诊、直肠镜等检查有助于明确诊断。

（五）肾癌、膀胱癌

1. 肾癌、膀胱癌的诊断依据 肾癌早期常无症状，晚期部分患者可有典型的三联症：血尿、腰部疼痛、上腹或腰部肿块。膀胱癌典型临床表现为血尿、尿急、尿频、尿痛，或持续性尿意感。

2. 病证鉴别

（1）肾癌与多囊肾 多囊肾常有腰、腹疼痛，血尿或蛋白尿，出现肾功能障碍和高血压的患者较多，往往合并其他多囊脏器。B 超、CT、MRI 有助于鉴别诊断。

（2）肾癌、膀胱癌与泌尿系结石 泌尿系结石多有急性疼痛，可伴见尿血，B 超、腹部 X 线等有助于诊断。

（3）肾癌、膀胱癌与肾及膀胱结核 肾及膀胱结核也常有尿路刺激征，尿血，脓尿，并伴低热、盗汗、消瘦等症状，尿中查到结核杆菌。抗痨治疗有效。

（周家俊　陈宪海　张宁苏）

第八单元　肢体经络病证

细目一　痹证

要点一　痹证的概念

痹证是由于风、寒、湿、热等邪气闭阻经络，影响气血运行，导致肢体筋骨、关节、肌肉等处发生疼痛、重着、酸楚、麻木，或关节屈伸不利、僵硬、肿大、变形等症状的一种疾病。轻者病在四肢关节肌肉，重者可内舍于脏。

要点二　痹证的病因病机

（一）病因

正气不足，卫外不固；风寒湿热，外邪入侵。

（二）病机

痹证的基本病机为邪气痹阻经脉，即风、寒、湿、热、痰、瘀等邪气滞留于肢体筋脉、关节、肌肉、经脉，气血痹阻不通，不通则痛。病理因素为风、寒、湿、热。病初以邪实为主，邪在经脉，累及筋骨、肌肉、关节。痹病日久，耗伤气血，损及肝肾，病理性质虚实相兼。部分患者肝肾气血大伤，而筋骨肌肉疼痛酸楚症状较轻，呈现以正虚为主的虚痹。此外，风、寒、湿、热之邪也可由经络内舍脏腑，出现相应的脏腑病变。因此，痹证日久，容易出现下述三种病理变化：一是风寒湿痹或热痹日久不愈，气血运行不畅日甚，瘀血痰浊阻痹经络，出现皮肤瘀斑、关节周围结节、关节肿大畸形、屈伸不利等症；二是病久使正气耗伤，呈现不同程度的气血亏损或肝肾不足证候；三是痹证日久不愈，病邪由经络而累及脏腑，出现脏腑痹的证候。其中以心痹较为多见。

要点三　痹证的诊断与病证鉴别

（一）诊断依据

1. 临床表现为肢体关节、肌肉疼痛，屈伸不利，或疼痛游走不定，甚则关节剧痛、肿大、强硬、变形。

2. 发病及病情的轻重常与劳累以及季节、气候的寒冷、潮湿等天气变化有关，某些痹证的发生和加重可与饮食不当有关。

3. 本病可发生于任何年龄，但不同年龄的发病与疾病的类型有一定的关系。

（二）病证鉴别

痹证与痿证：鉴别要点首先在于痛与不痛，痹证以关节疼痛为主，而痿证则为肢体力弱，无疼痛症状；其次要观察肢体的活动障碍，痿证是无力运动，痹证是因痛而影响活动；再者，部分痿证病初即有肌肉萎缩，而痹证则是由于疼痛甚或关节僵直不能活动，日久废而不用导致肌肉萎缩。

要点四　痹证的辨证论治

（一）辨证要点

痹证首辨病邪，其次辨别虚实，再辨体质。

痹痛游走不定者为行痹，属风邪盛；痛势较甚，痛有定处，遇寒加重者为痛痹，属寒邪盛；关节酸痛、重着、漫肿者为着痹，属湿邪盛；关节肿胀，肌肤焮红，灼热疼痛为热痹，属热邪盛。关节疼痛日久，肿胀局限，或见皮下结节者为痰；关节肿胀，僵硬，疼痛不移，肌肤紫暗或瘀斑等为瘀。

痹证新发，风、寒、湿、热之邪明显者为实；痹证日久，耗伤气血，损及脏腑，肝肾不足为虚；病程缠绵，日久不愈，常为痰瘀互结、肝肾亏虚之虚实夹杂证。

素体阳盛或阴虚有热者，感受外邪易从热化，多属热痹；素体阳虚者，感受外邪易从寒化，多属寒痹。

（二）治疗原则

1. 治疗应以祛邪通络为基本原则，根据邪气的偏盛，分别予以祛风、散寒、除湿、清热、化痰、行瘀，兼顾"宣痹通络"。久痹正虚者，应重视扶正，补肝肾、益气血是常用之法。

2. 治风宜重视养血活血，即所谓"治风先治血，血行风自灭"；治寒宜结合温阳补火，即所谓"阳气并则阴凝散"；治湿宜结合健脾益气，即所谓"脾旺能胜湿，气足无顽麻"。

3. 辨病位用药：痹在上肢可选用片姜黄、羌活、桂枝以通经达络，祛风胜湿；下肢疼痛者可选用独活、川牛膝、木瓜以引药下行；痹证累及颈椎，出现颈部僵硬不适、疼痛，左右前后活动受限者，可选用葛根、伸筋草、桂枝、羌活以舒筋通络，祛风止痛；痹证腰部疼痛、僵硬，弯腰活动受限者，可选用桑寄生、杜仲、巴戟天、淫羊藿、䗪虫以补肾强腰，化瘀止痛；痹证两膝关节肿胀，或有积液者，可用土茯苓、车前子、薏苡仁、猫爪草以清热利湿，消肿止痛；痹证四肢小关节疼痛、肿胀、灼热者，可选用土贝母、猫眼草、蜂房、威灵仙以解毒散结，消肿止痛。

4. 痹证久病入络，抽掣疼痛，肢体拘挛者，多用虫类搜风止痛药物。

（三）证治分类

1. 风寒湿痹

（1）行痹

证候：肢体关节、肌肉疼痛酸楚，屈伸不利，疼痛呈游走性，初起可见有恶风、发热等表证，舌苔薄白，脉浮或浮缓。

治法：祛风通络，散寒除湿。

代表方：防风汤加减。

加减：腰背酸痛为主者，多与肾气虚有关，加杜仲、桑寄生、淫羊藿、巴戟天、续断等补肾壮骨；若见关节肿大，苔薄黄，邪有化热之象者，宜寒热并用，投桂枝芍药知母汤加减。

（2）痛痹

证候：肢体关节疼痛，痛势较剧，部位固定，遇寒则痛甚，得热则痛缓，关节屈伸不利，局部皮肤或有寒冷感，舌质淡，舌苔薄白，脉弦紧。

治法：散寒通络，祛风除湿。

代表方：乌头汤加减。

加减：关节发凉，疼痛剧烈，遇冷更甚，加附子、细辛、桂枝、干姜、全当归，温经散寒，通脉止痛。

（3）着痹

证候：肢体关节、肌肉酸楚、重着、疼痛，肿胀散漫，关节活动不利，肌肤麻木不仁，舌质淡，舌苔白腻，脉濡缓。

治法：除湿通络，祛风散寒。

代表方：薏苡仁汤加减。

加减：关节肿胀甚者，加萆薢、五加皮以利水通络；若肌肤麻木不仁，加海桐皮、豨莶草以祛风通络；小便不利，浮肿，加茯苓、泽泻、车前子以利水祛湿；痰湿盛者，加半夏、南星。

2. 风湿热痹

证候：游走性关节疼痛，可涉及一个或多个关节，活动不便，局部灼热红肿，痛不可触，得冷则舒，可有皮下结节或红斑，常伴有发热、恶风、汗出、口渴、烦躁不安等全身症状，舌质红，舌苔黄或黄腻，脉滑数或浮数。

治法：清热通络，祛风除湿。

代表方：白虎加桂枝汤或宣痹汤加减。前方以清热宣痹为主，用于偏风热明显者；后方重在清热利湿，用于偏湿热盛者。

加减：皮肤有红斑者，加丹皮、赤芍、生地、紫草以清热凉血，活血化瘀。

3. 痰瘀痹阻证

证候：痹证日久，肌肉关节刺痛，固定不移，或关节肌肤紫暗、肿胀，按之较硬，肢体顽麻或重着，或关节僵硬变形，屈伸不利，有硬结、瘀斑，面色黧黑，眼睑浮肿，或胸闷痰多，舌质紫暗或有瘀斑，舌苔白腻，脉弦涩。

治法：化痰行瘀，蠲痹通络。

代表方：双合汤加减。

加减：痰浊滞留，皮下有结节者，加胆南星、天竺黄；瘀血明显，关节疼痛、肿大、强直、畸形，活动不利，舌质紫暗，脉涩，可加莪术、三七、地鳖虫。

4. 肝肾亏虚证

证候：痹证日久不愈，关节屈伸不利，肌肉瘦削，腰膝酸软，或畏寒肢冷，阳痿，遗精，或骨蒸劳热，心烦口干，舌质淡红，舌苔薄白或少津，脉沉细弱或细数。

治法：培补肝肾，舒筋止痛。

代表方：独活寄生汤加减。

加减：肾气虚，腰膝酸软，乏力较著，加鹿角霜、续断、狗脊；肾阳虚，畏寒肢冷，关节疼痛拘急，加附子、干姜、巴戟天。

● 要点五　痹证的转归预后

痹证日久，耗伤气血，可逐渐演变为虚劳；内损于心，心脉闭阻，胸闷心悸，喘急难于平卧而为心悸、喘证；内损于肺，肺失肃降，气不化水，则咳嗽频作，胸痛，少痰，气急，可转为咳喘、悬饮等证。

● 要点六　痹证的预防调护

本病发生多与气候和生活环境有关，平素应注意防风、防寒、防潮，避免居潮湿之地。

痹证初发，应积极治疗，防止病邪传变。病邪入脏，病情较重者应卧床休息。行走不便者，应防止跌仆，以免发生骨折。长期卧床者，既要保持病人肢体的功能位，有利于关节功能恢复，还要经常变换体位，防止褥疮发生。

细目二　痿　证

● 要点一　痿证的概念

痿证是指肢体筋脉弛缓，软弱无力，不能随意运动，或伴有肌肉萎缩的一种病证。

● 要点二　痿证的病因病机

（一）痿证的病因

感受温毒、湿热浸淫、饮食毒物所伤、久病房劳、跌仆瘀阻。

（二）痿证的病机

痿证的基本病机为气血津液输布不畅，筋肉四肢失养而痿弱不能用。病位在筋脉、肌肉，与肝、肾、肺、胃关系最为密切。病理因素主要为湿和热。病理性质虚多实少。本病以热证、虚证为多，虚实夹杂者亦不少见。外感温邪、湿热所致者，病初阴津耗伤不甚，邪热偏重，故属实证；但久延肺胃津伤，肝肾阴血耗损，则由实转虚，或虚实夹杂。内伤致病，脾胃虚弱，肝肾亏损，病久不已，气血阴精亏耗，则以虚证为主，但可夹湿、夹热、夹痰、夹瘀，表现本虚标实之候。故临床常呈现因实致虚、因虚致实和虚实错杂的复杂病机。

● 要点三　痿证的诊断与病证鉴别

（一）痿证的诊断依据

1. 肢体筋脉弛缓不收，下肢或上肢，一侧或双侧，软弱无力，甚则瘫痪，部分病人伴有肌肉萎缩。

2. 由于肌肉痿软无力，可有睑废、视歧、声嘶低暗、抬头无力等症状，甚则影响呼吸、吞咽。

3. 部分病人发病前有感冒、腹泻病史，有的病人有神经毒性药物接触史或家族遗传史。

（二）病证鉴别

1. 痿证与偏枯　偏枯亦称半身不遂，是中风症状，病见一侧上下肢偏废不用，常伴有语言謇涩、口眼㖞斜，久则患肢肌肉枯瘦，其瘫痪是由于中风而致，二者临床不难鉴别。

2. 痿证与痹证　痹证后期，由于肢体关节疼痛，不能运动，肢体长期废用，亦有类似痿证之瘦削枯萎者。但痿证肢体关节一般不痛，痹证则均有疼痛，其病因病机、治法也不相同，应予鉴别。

细目三　颤　证

● 要点一　颤证的概念

颤证是以头部或肢体摇动颤抖，不能自制为主要临床表现的一种病证。

● 要点二　颤证的病因病机

（一）颤证的病因

年老体虚、情志过极、饮食不节、劳逸

失当。

（二）颤证的病机

颤证的基本病机为肝风内动，筋脉失养。其病位在筋脉，与肝、肾、脾等脏关系密切。病理因素为风、火、痰、瘀。病理性质总属本虚标实。本为气血阴阳亏虚，其中以阴津精血亏虚为主；标为风、火、痰、瘀为患。标本之间密切联系。病久则虚实寒热转化不定，而成寒热错杂、虚实夹杂之证。

风以阴虚生风为主，也有阳亢风动或痰热化风者。痰或因脾虚不能运化水湿而成，或热邪煎熬津液所致。痰邪多与肝风或热邪兼夹为患，闭阻气机，致使肌肉筋脉失养，或化热生风致颤。火有实火、虚火之分。虚火为阴虚生热化火，实火为五志过极化火，火热耗灼阴津，扰动筋脉不宁。久病多瘀，瘀血常与痰浊并病，阻滞经脉，影响气血运行，致筋脉肌肉失养而病颤。

● 要点三 颤证的诊断与病证鉴别

（一）颤证的诊断依据

1. 头部及肢体颤抖、摇动，不能自制，甚者颤动不止，四肢强急。
2. 常伴动作笨拙，活动减少，多汗流涎，语言缓慢不清，烦躁不寐，神识呆滞等症状。
3. 多发生于中老年人，一般呈隐袭起病，逐渐加重，不能自行缓解。部分病人发病与情志有关，或继发于脑部病变。

（二）病证鉴别

颤证与瘛疭：瘛疭即抽搐，多见于急性热病或某些慢性疾病急性发作，抽搐多呈持续性，有时伴短阵性间歇，手足屈伸牵引，弛纵交替，部分病人可有发热，两目上视，神昏等症状；颤证是一种慢性疾病过程，以头颈、手足不自主颤动、振摇为主要症状，手足颤抖动作幅度小，频率较快，而无肢体抽搐牵引和发热、神昏等症状，再结合病史分析，二者不难鉴别。

● 要点四 颤证的辨证论治

（一）辨证要点

颤证首先要辨清标本虚实。肝肾阴虚、气血不足为病之本，属虚；风、火、痰、瘀等病理因素多为病之标，属实。

一般震颤较剧，肢体僵硬，烦躁不宁，胸闷体胖，遇郁怒而发者，多为实证；颤抖无力，缠绵难愈，腰膝酸软，体瘦眩晕，遇烦劳而加重者，多为虚证。但病久常标本虚实夹杂，临证需仔细辨别其主次偏重。

（二）治疗原则

本病的初期，本虚之象并不明显，常见风火相扇、痰热壅阻之标实证，治疗当以清热、化痰、息风为主；病程较长，年老体弱，其肝肾亏虚、气血不足等本虚之象逐渐突出，治疗当滋补肝肾、益气养血、调补阴阳为主，兼以息风通络。由于本病多发于中老年人，多在本虚的基础上导致标实，因此治疗更应重视补益肝肾，治病求本。

（三）证治分类

1. 风阳内动证

证候：肢体颤动粗大，程度较重，不能自制，眩晕耳鸣，面赤烦躁，易激动，心情紧张时颤动加重，伴有肢体麻木，口苦而干，语言迟缓不清，流涎，尿赤，大便干，舌质红，苔黄，脉弦。

治法：镇肝息风，舒筋止颤。

代表方：天麻钩藤饮合镇肝息风汤加减。

加减：肝火偏盛，焦虑心烦，加龙胆草、夏枯草；痰多者加竹沥、天竺黄以清热化痰；肾阴不足，虚火上扰，眩晕耳鸣者，加知母、黄柏、牡丹皮；心烦失眠，加炒枣仁、柏子仁、丹参养血补心安神；颤动不止，加僵蚕、全蝎，增强息风活络止颤之力。

2. 痰热风动证

证候：头摇不止，肢麻震颤，重则手不能持物，头晕目眩，胸脘痞闷，口苦口黏，甚则口吐痰涎，舌体胖大，有齿痕，舌质红，舌苔黄腻，脉弦滑数。

治法：清热化痰，平肝息风。

代表方：导痰汤合羚角钩藤汤加减。

加减：痰湿内聚，证见胸闷恶心，咯吐痰涎，苔厚腻，脉滑者，加皂角、白芥子以燥湿豁痰；震颤较重，加珍珠母、生石决明、全蝎；心烦易怒者，加天竺黄、牡丹皮、郁金；胸闷脘痞，加瓜蒌皮、厚朴、苍术；肌肤麻木不仁，加地龙、丝瓜络、竹沥；神识呆滞，加石菖蒲、远志。

3. 气血亏虚证

证候：头摇肢颤，面色淡白，表情淡漠，神疲乏力，动则气短，心悸健忘，眩晕，纳呆，舌体胖大，舌质淡红，舌苔薄白滑，脉沉濡无力或沉细弱。

治法：益气养血，濡养筋脉。

代表方：人参养荣汤加减。

加减：气虚运化无力，湿聚成痰，应化痰通络止颤，加半夏、白芥子、胆南星；血虚心神失养，心悸，失眠，健忘，加炒枣仁、柏子仁；气虚血滞，肢体颤抖，疼痛麻木，加鸡血藤、丹参、桃仁、红花。

4. 髓海不足证

证候：头摇肢颤，持物不稳，腰膝酸软，失眠心烦，头晕，耳鸣，善忘，老年患者常兼有神呆、痴傻，舌质红，舌苔薄白，或红绛无苔，脉象细数。

治法：填精补髓，育阴息风。

代表方：龟鹿二仙膏合大定风珠加减。

加减：肝风甚，肢体颤抖、眩晕较著，加天麻、全蝎、石决明；阴虚火旺，兼见五心烦热，躁动失眠，便秘溲赤，加黄柏、知母、丹皮、元参；肢体麻木，拘急强直，加木瓜、僵蚕、地龙，重用白芍、甘草以舒筋缓急。

5. 阳气虚衰证

证候：头摇肢颤，筋脉拘挛，面色㿠白，畏寒肢冷，四肢麻木，心悸懒言，动则气短，自汗，小便清长或自遗，大便溏，舌质淡，舌苔白，脉沉迟无力。

治法：补肾助阳，温煦筋脉。

代表方：地黄饮子加减。

加减：大便稀溏者，加干姜、肉豆蔻温中健脾；心悸者，加远志、柏子仁养心安神。

细目四 腰 痛

● 要点一 腰痛的概念

腰痛又称腰脊痛，是指因外感、内伤或挫闪导致腰部气血运行不畅，或失于濡养，引起腰脊或脊旁部位疼痛为主要症状的一种病证。

● 要点二 腰痛的病因病机

（一）腰痛的病因

外邪侵袭、体虚年衰、跌仆闪挫。

（二）腰痛的病机

腰痛病位在腰府，与肾脏及膀胱经、任、督、冲、带脉等诸经脉相关。基本病机为筋脉痹阻，腰府失养。病理因素主要是湿与瘀；病理性质为本虚标实，经气闭涩为标，肾气内伤为本。以肾气亏虚为本，风、寒、湿、热、瘀血、气滞为标，是本病病理变化的特点。内伤多责之禀赋不足，肾亏腰府失养；外感为风、寒、湿、热诸邪痹阻经脉，或劳力扭伤，气滞血瘀，经脉不通而致腰痛。外感腰痛的主要发病机理是外邪痹阻经脉，气血运行不畅，多为实证。内伤腰痛多由肾精气亏虚，腰府失其濡养、温煦所致，多虚证，或虚实夹杂证。外感腰痛经久不愈，可转为内伤腰痛，由实转虚；内伤腰痛复感外邪则内外合邪，虚实相杂，病情因此加重而变复杂。

● 要点三 腰痛的诊断与病证鉴别

（一）腰痛的诊断依据

1. 急性腰痛，病程较短，轻微活动即可引起一侧或两侧腰部疼痛加重，脊柱两旁常有明显压痛。

2. 慢性腰痛，病程较长，缠绵难愈，腰部多隐痛或酸痛。常因体位不当、劳累过度、天气变化等因素而加重。

3. 本病常有居处潮湿阴冷、涉水冒雨、跌仆挫闪或劳损等相关病史。

（二）病证鉴别

1. 腰痛与背痛、尻痛、胯痛 腰痛是指腰脊及其两侧部位的疼痛，背痛为背脊以上部位疼痛，尻痛是尻骶部位的疼痛，胯痛是指尻尾以下及两侧胯部的疼痛，疼痛的部位不同，应予区别。

2. 腰痛与肾痹　腰痛是以腰部疼痛为主；肾痹是指腰背强直弯曲，不能屈伸，行动困难而言，多由骨痹日久发展而成。

● **要点四　腰痛的辨证论治**

（一）辨证要点

腰痛辨证应辨外感、内伤与跌仆闪挫之外伤。外感者，多起病较急，腰痛明显，常伴有感受风、湿、寒、热等外邪症状。寒湿者，腰部冷痛重着，转侧不利，静卧病痛不减；湿热者，腰部热痛重着，暑湿天加重，活动后或可减轻。内伤者，多起病隐袭，腰部酸痛，病程缠绵，常伴有脏腑虚损症状，多见于肾虚。肾精亏虚者，腰痛缠绵，酸软无力；肾阳不足者，腰膝冷痛，喜温喜按，遇劳更甚，卧则减轻；肾阴亏损者，腰部隐痛，五心烦热。跌仆闪挫者，起病急，疼痛部位固定，瘀血症状明显，常有外伤史可鉴。

（二）治疗原则

腰痛治疗当分标本虚实。感受外邪属实，治宜祛邪通络，根据寒湿、湿热的不同，分别予以温散或清利；外伤腰痛属实，治宜活血祛瘀，通络止痛为主；内伤致病多属虚，治宜补肾固本为主，兼顾肝脾；虚实兼见者，宜辨主次轻重，标本兼顾。

（三）证治分类

1. 寒湿腰痛

证候：腰部冷痛重着，转侧不利，逐渐加重，静卧病痛不减，寒冷和阴雨天则加重，舌质淡，苔白腻，脉沉而迟缓。

治法：散寒行湿，温经通络。

代表方：甘姜苓术汤加减。

加减：寒邪偏盛，腰部冷痛，拘急不舒，可加熟附片、细辛；若湿邪偏盛，腰痛重着，苔厚腻，可加苍术、薏苡仁；年高体弱或久病不愈，肝肾虚损，气血亏虚，而兼见腰膝酸软无力，脉沉弱等症，宜独活寄生汤加附子。

2. 湿热腰痛

证候：腰部疼痛，重着而热，暑湿阴雨天气症状加重，活动后或可减轻，身体困重，小便短赤，苔黄腻，脉濡数或弦数。

治法：清热利湿，舒筋止痛。

代表方：四妙丸加减。

加减：小便短赤不利，舌质红，脉弦数，加栀子、萆薢、泽泻、木通以助清利湿热；湿热蕴久，耗伤阴津，腰痛，伴咽干，手足心热，治当清利湿热为主，佐以滋补肾阴，酌加生地、女贞子、旱莲草。选用药物要注意滋阴而不恋湿。

3. 瘀血腰痛

证候：腰痛如刺，痛有定处，痛处拒按，日轻夜重，轻者俯仰不便，重则不能转侧，舌质暗紫，或有瘀斑，脉涩。部分病人有跌仆闪挫病史。

治法：活血化瘀，通络止痛。

代表方：身痛逐瘀汤加减。

加减：兼有风湿者，肢体困重，阴雨天加重，加独活、秦艽、狗脊；腰痛日久肾虚者，兼见腰膝酸软无力，眩晕，耳鸣，小便频数，加桑寄生、杜仲、续断、熟地黄；有跌仆、扭伤、挫闪病史，加乳香、青皮行气活血止痛；瘀血明显，腰痛入夜更甚，加全蝎、蜈蚣、白花蛇等虫类药以通络止痛。

4. 肾虚腰痛

（1）肾阴虚

证候：腰部隐隐作痛，酸软无力，缠绵不愈，心烦少寐，口燥咽干，面色潮红，手足心热，舌红少苔，脉弦细数。

治法：滋补肾阴，濡养筋脉。

代表方：左归丸加减。

加减：肾阴不足，常有相火偏亢，可酌情选用知柏地黄丸或大补阴丸加减化裁；虚劳腰痛，日久不愈，阴阳俱虚，阴虚内热者，可选用杜仲丸。

（2）肾阳虚

证候：腰部冷痛，缠绵不愈，局部发凉，喜

温喜按,遇劳更甚,卧则减轻,常反复发作,少腹拘急,面色㿠白,肢冷畏寒,舌质淡,脉沉细无力。

治法:补肾壮阳,温煦经脉。

代表方:右归丸加减。

加减:肾虚及脾,脾气亏虚,证见腰痛乏力,食少便溏,甚或脏器下垂,应补肾为主,佐以健脾益气,升举清阳,加黄芪、党参、升麻、柴胡、白术;如无明显阴阳偏盛者,可服用青娥丸,补肾治腰痛;房劳过度而致肾虚腰痛者,可用血肉有情之品调理,如河车大造丸、补髓丹等。

(柳 文 薛博瑜 周家俊)

中医外科学

第一单元　中医外科疾病治法

细目一　内治法

根据外科疾病发生发展过程，按照疮疡初起、成脓、溃后三个不同发展阶段，确立消、托、补三个外科疾病内治法的总的治疗原则，然后循此治则运用具体治疗方法，如解表、通里、清热、温通、祛痰、理湿、行气、和营、内托、补益、调胃等十一个法则。

● **要点　外科内治消、托、补三大法的应用与内涵**

1. 消法　是运用不同治疗方法和方药，使初起肿疡得到消散，是一切肿疡初起的治法总则。适用于尚未成脓的初期肿疡和非化脓性肿块性疾病及各种皮肤性疾病。具体应用必须针对病种、病位、病因、病机、病情，分别运用不同方法，如解表、通里、清热、温通、祛痰、理湿、行气、和营等。此外，还应结合患者体质强弱、肿疡所属经络部位等，选加不同药物。若疮形已成，则不可用内消之法。

2. 托法　是用补益气血和透脓的药物，扶助正气，托毒外出，以免毒邪扩散和内陷的治疗法则。适用于外疡中期，即成脓期。分为补托和透托两种方法，补托法用于正虚毒盛，不能托毒外达，疮形平塌，根脚散漫不收，难溃难腐的虚证；透托法用于毒气虽盛而正气未衰者，促其早日脓出毒泄，肿消痛减，以免脓毒旁窜深溃。如毒邪炽盛，加用清热解毒药物。

3. 补法　是用补养药物，恢复其正气，助养其新生，使疮口早日愈合的治疗法则。适用于溃疡后期。凡气血虚弱者，宜补养气血；脾胃虚弱者，宜理脾和胃；肝肾不足者，宜补益肝肾等。但毒邪未尽之时，切勿遽用补法。

细目二　外治法

外治法是运用药物、手术、物理方法或配合一定的器械等，直接作用于患者体表某部或病变部位而达到治疗目的的一种治疗方法。常用的方法有药物疗法、手术疗法和其他疗法三大类。药物疗法常用的有膏药、油膏、箍围药、草药、掺药等。手术疗法常用的有切开法、烙法、砭镰法、挑治法、挂线法、结扎法等。其他疗法有引流法、垫棉法、药筒拔法、针灸法、熏法、熨法、热烘疗法、溻渍法、冷冻疗法和激光疗法等。

● **要点一　切开法的适应证及具体运用**

1. 切开法的适应证　一切外疡，确已成脓者。

2. 切开法的具体运用

（1）选择有利时机　肿疡成脓，脓肿中央出现透脓点（脓腔中央最软的一点），即为脓已熟。

（2）切口选择　选择脓腔最低点或最薄弱处进刀。一般疮疡宜循经直切；乳房部应以乳头为中心，放射状切开；面部脓肿应尽量沿皮肤自然纹理切开；手指脓肿，应从侧方切开；关节区附近的脓肿，切口尽量避免越过关节；关节区脓肿，一般施行横切口、弧形切口或"S"形切口；肛旁低位脓肿，应以肛管为中心作放射状切开。

（3）切开原则　进刀深浅必须适度，以得脓为度。如脓腔浅者，或生在皮肉较薄的头、颈、胁肋、腹、手指等部位，必须浅切；如脓腔深者，或生在皮肉较厚的臀、臂等部位，稍深无妨。切口大小应根据脓肿范围大小，以及病变部位的肌肉厚薄而定，以脓流通畅为原则。凡是脓肿范围大，肌肉丰厚而脓腔较深的，切口宜大；脓肿范围小，肉薄而脓肿较浅的，切口宜小。一般切口不能超越脓腔以外。

(4) 操作方法　切开时以右手握刀，刀锋向外，拇食两指夹住刀口要进刀的尺寸，其余三指把住刀柄，并把刀柄的末端顶在鱼际上 1/3 处，同时左手拇食两指按在所要进刀部位的两侧，进刀时刀刃宜向上，在脓点部位向内直刺，深入脓腔即止。

(5) 注意点　应辨清脓成熟的程度、脓的深浅、患部的血脉经络位置等情况，然后决定切开与否。在关节和筋脉的部位宜谨慎开刀；如患者过于体弱，切开时应注意体位并做好充分准备，以防晕厥；凡颜面疔疮，尤其在鼻唇部位，忌早期切开。切开后，由脓自流，切忌用力挤压。

● **要点二　引流法、垫棉法的适应证、用法及注意点**

1. 引流法　是在脓肿切开或自行溃破后，运用药线、导管或扩创等使脓液畅流，腐脱新生，防止毒邪扩散，促使溃疡早日愈合的一种治法。包括药线引流、导管引流和扩创引流等。

(1) 药线引流，药线俗称纸捻或药捻，它是借着药物及物理作用，插入溃疡疮孔中，使脓水外流；同时利用药线之线形，能使坏死组织附着于药线而使之外出；此外，尚能探查脓肿的深浅，以及有否死骨的存在。适用于溃疡疮口过小，脓水不易排出者；或已成瘘管、窦道者。有外黏药物及内裹药物两类，目前临床上大多应用外黏药物的药线。外黏药物法适用于溃疡疮口过深过小，脓水不易排出者。多将搓成的纸线，临用时放在油中或水中润湿，蘸药插入疮口。外黏药物多用含有升丹成分的方剂或黑虎丹等。内裹药物法适用于溃疡已成瘘管或窦道者。将药物预先放在纸内，裹好搓成线状备用。内裹药物多用白降丹、枯痔散等。注意点：药线插入疮口中，应留出一小部分在疮口之外，并应将留出的药线末端向疮口侧方或下方折放，再以膏药或油膏盖贴固定。如脓水尽，流出淡黄色黏稠液体时，不可再插药线。

(2) 导管引流，是将导管（或塑胶管或橡皮管）插入疮口中，引导脓水外流的一种引流方法。适用于附骨疽、流痰、流注等脓腔较深、脓液不易畅流者，或腹腔手术后。用法：将消毒的导管轻轻插入疮口，达到底部后，再稍退出一些即可。当管腔中已有脓液排出时，即用橡皮膏固定导管，外盖厚层纱布，放置数日，当脓液减少后，改用药线引流；或当脓腔位于肌肉深部，切开后脓液不易畅流，将导管插入，引流脓液外出，待脓稍少后，即拔去导管，再用药线引流。注意点：导管的放置应放在疮口较低的一端；导管必须固定；管腔如被腐肉阻塞，可松动引流管或轻轻冲洗。

(3) 扩创引流，是应用手术的方法来进行引流。适用于痈、有头疽等脓肿溃后有袋脓者，瘰疬溃后形成空腔或脂瘤染毒化脓等，经其他引流、垫棉法等无效者。用法：在消毒局麻下，对脓腔范围较小者，用手术刀将疮口上下延伸即可；如脓腔范围较大者，则作十字形扩创。瘰疬之溃疡，除扩创外，并须将空腔之皮修剪，使疮面全部暴露；有头疽溃疡的袋脓，除作十字形扩创外，切忌将空腔之皮剪去，以免愈合后形成较大的疤痕，影响活动功能；脂瘤染毒化脓的扩创，作十字形切开后，将疮面两侧皮肤稍作修剪，便于棉花嵌塞，并用刮匙将渣样物质及囊壁一并刮清。注意点：扩创后，须用消毒棉花按疮口大小，蘸八二丹或七三丹嵌塞疮口以祛腐，并加压固定，以防止出血，以后可按溃疡处理。

2. 垫棉法　是用棉花或纱布折叠成块以衬垫疮部的一种辅助疗法。它是借着加压的力量，使溃疡的脓液不致下坠而潴留，或使过大的溃疡空腔皮肤与新肉得以黏合而达到愈合的目的。适用于溃疡脓出不畅有袋脓者；或疮孔窦道形成脓水不易排尽者；或溃疡脓腐已尽，新肉已生，但皮肉一时不能黏合者。用法：袋脓者，使用时将棉花或纱布垫衬在疮口下方空隙处，并用宽绷带加压固定；对窦道深而脓水不易排尽者，用棉垫压迫整个窦道空腔，并用绷带扎紧；溃疡空腔的皮肤与新肉一时不能黏合者，使用时可将棉垫按空腔的范围稍为放大，满垫在疮口之上，再用阔带绷紧。具体应用时，需根据不同部位，在垫棉后采用不同的绷带予以加压固定，如项部用四头带，腹壁多用多头带，会阴部用丁字带，腋部、腘窝部用三角巾包扎，小范围的用宽橡皮膏加压固定。注意点：在急性炎症红肿热痛尚未消退时不可应用；所用棉垫必须比脓腔或窦道稍大；用于黏合皮肉，一般5~7天更换一次，用于袋脓，可2~3天更换一次；垫棉法无效，宜采取扩创引流手术；应用本法期间，若出现发热，局部疼痛加重者，则应立即终止使用，采取相应的措施。

（阙华发）

第二单元　疮　疡

细目一　疖

● 要点一　疖的定义与特点

疖是指发生在肌肤浅表部位、范围较小的急性化脓性疾病。其特点是肿势局限，范围多在3cm左右，突起根浅，色红、灼热、疼痛，易脓、易溃、易敛。临床分暑疖（有头疖、无头疖）、蝼蛄疖、疖病。

● 要点二　疖的病因病机

常因内郁湿火，外感风邪，两相搏结，蕴阻肌肤所致；或夏秋季节感受暑毒而生；或因汗出不畅，暑湿热蕴蒸肌肤，引起痱子，复经搔抓，破伤染毒而成。

患疖后若处理不当，疮口过小，脓毒潴留，或搔抓碰伤，脓毒旁窜，加之头顶皮肉较薄、头皮窜空而成蝼蛄疖。

凡体质虚弱，或伴消渴、习惯性便秘等慢性疾病阴虚内热者，或脾虚便溏者，容易染毒而成疖病。

● 要点三　疖的临床表现

局部皮肤红肿疼痛，可伴发热、口干、便秘、苔黄、脉数等症状。

1. 有头疖　患处皮肤上有一红色结块，范围约3cm，灼热疼痛，突起根浅，中心有一脓头，出脓即愈。

2. 无头疖　皮肤上有一红色结块，范围约3cm，无脓头，表面灼热，触之疼痛，2~3天化脓，溃后多迅速愈合。

3. 蝼蛄疖　多发于儿童头部。临床常见两种类型。一种是坚硬型，疮形肿势虽小，但根脚坚硬，溃破出脓而坚硬不退，疮口愈合后还会复发，常为一处未愈，他处又生。一种是多发型，疮大如梅李，相连三五枚，溃破脓出而不易愈合，日久头皮窜空，如蝼蛄串穴之状。病久可损及颅骨，如以探针或药线探之，可触及粗糙的骨质。

4. 疖病　好发于项后发际、背部、臀部。几个到几十个，反复发作，缠绵不愈。也可在身体各处散发疖肿，一处将愈，他处续发，或间隔周余、月余再发。患消渴病、习惯性便秘或营养不良者易患本病。

● 要点四　疖的治疗方法

以清热解毒为主。暑疖需兼清暑化湿；疖病多虚实夹杂，必须扶正固本与清热解毒并施，或兼养阴清热或健脾和胃；对伴消渴病等慢性病者，必须积极治疗相关疾病。

1. 内治

（1）热毒蕴结证

证候：常见于气实火盛患者。好发于项后发际、背部、臀部。轻者疖肿只有一两个，多则可散发全身，或簇集一处，或此愈彼起。伴发热，口渴，溲赤，便秘。苔黄，脉数。

治法：清热解毒。

代表方：五味消毒饮、黄连解毒汤加减。

（2）暑热浸淫证

证候：发于夏秋季节，以小儿及产妇多见。局部皮肤红肿结块，灼热疼痛，根脚很浅，范围局限。伴发热，口干，便秘，溲赤。舌苔薄腻，脉滑数。

治法：清暑化湿解毒

代表方：清暑汤加减。

加减：疖在头面部，加野菊花、防风；疖在身体下部，加黄柏、苍术；热毒内盛者，加黄连、黄柏、山栀；大便秘结者，加生大黄、枳实。

（3）体虚毒恋，阴虚内热证

证候：疖肿常此愈彼起，不断发生。或散发全身各处，或固定一处，疖肿较大，易转变成有头疽。伴口干唇燥。舌质红苔薄，脉细数。

治法：养阴清热解毒。

代表方：仙方活命饮合增液汤加减。

（4）体虚毒恋，脾胃虚弱证

证候：疖肿泛发全身各处，成脓、收口时间均较长，脓水稀薄。伴面色萎黄，神疲乏力，纳少便溏。舌质淡或边有齿痕，苔薄，脉濡。

治法：健脾和胃，清化湿热。

代表方：五神汤合参苓白术散加减。

2. 外治

（1）初起，小者用千捶膏盖贴或三黄洗剂外搽；大者用金黄散或玉露散，以金银花露或菊花露调成糊状敷于患处，或紫金锭水调外敷；也可用鲜野菊花叶、蒲公英、芙蓉叶、龙葵、败酱草、丝瓜叶取其一种，洗净捣烂敷于患处，每天1~2次，或煎后每日外洗2次。

（2）脓成，宜切开排脓，掺九一丹、太乙膏盖贴；深者可用药线引流。脓尽用生肌散掺白玉膏收口。

（3）蝼蛄疖，宜作十字形剪开，如遇出血，可用棉垫加多头带缚扎以压迫止血。若有死骨，待松动时用镊子钳出。可配合垫棉法，使皮肉粘连而愈合。

细目二　疔

● **要点一　疔的特点与种类**

疔是一种发病迅速、易于变化而危险性较大的急性化脓性疾病。多发于颜面和手足等处。其特点是疮形虽小，但根脚坚硬，状如钉丁，病情变化迅速，易毒邪走散。发于颜面部的疔疮，易走黄而有生命危险；发于手足部的疔疮，易损筋伤骨而影响功能。

根据发病部位和性质不同，疔分颜面部疔疮、手足部疔疮、红丝疔、烂疔、疫疔等。

● **要点二　颜面部疔疮的临床表现及与疖的鉴别**

1. 颜面部疔疮的临床表现　多发于额前、颧、颊、鼻、口唇等部。初期，在颜面部某处皮肤上忽起一粟米样脓头，或痒或麻，以后逐渐红肿热痛，肿势范围约3~6cm，但根深坚硬，状如钉丁，重者有恶寒发热等症状。中期，约第5~7日，肿势逐渐增大，四周浸润明显，疼痛加剧，脓头破溃。伴发热口渴，便干溲赤，苔薄腻或黄腻，脉象弦滑数等。后期，约第7~10日，肿势局限，顶高根软溃脓，脓栓（疔根）随脓外出，肿消痛止，身热减退。病程一般10~14天。

若处理不当，或妄加挤压，或不慎碰伤，或过早切开等，可引起走黄，见疔疮顶陷色黑无脓，四周皮肤暗红，头面、耳、项俱肿，伴壮热烦躁，神昏谵语，舌质红绛，苔黄糙，脉洪数等。

2. 颜面部疔疮与疖的鉴别　疖好发于颜面部，但红肿范围不超过3cm，无明显根脚，一般无全身症状。

● **要点三　手足部疔疮的临床表现**

发病部位多有受伤史。

1. 蛇眼疔　初起时多局限于指甲一侧边缘的近端处，轻微红肿疼痛，2~3天成脓，待出脓后，迅速愈合。若失治，可在指甲背面上透现一点黄色或灰白色脓疱，或整个甲身内有脓液，或甲下溃空，或胬肉突出，甚至指（趾）甲脱落。

2. 蛇头疔 初起指端感觉麻痒而痛，继而刺痛，灼热肿胀，色红不明显，随后肿势逐渐扩大。中期肿势扩大，手指末节呈蛇头状肿胀。酿脓时有剧烈的跳痛，患肢下垂时疼痛更甚，局部触痛明显，约10天成脓。伴恶寒发热，头痛，全身不适等症状。后期一般脓出肿退痛止，趋向痊愈。若损骨，则溃后脓水臭秽，经久不愈，余肿不消，或胬肉突出。

3. 蛇肚疔 发于指腹部，整个患指红肿疼痛，呈圆柱状，形似小红萝卜，关节轻度屈曲，不能伸展，若强行扳直，即觉剧痛。诸症渐重，约7～10天成脓。溃后脓出黄稠，逐渐肿退痛止，约2周痊愈；若损伤筋脉，则愈合缓慢，常影响手指的屈伸。

4. 托盘疔 初起整个手掌肿胀高突，失去正常的掌心凹陷或稍凸出，手背肿势通常更为明显，甚则延及手臂，疼痛剧烈，或伴发红丝疔。伴恶寒发热，头痛，纳呆，苔薄黄，脉滑数等症状。约2周成脓，可损伤筋骨，影响屈伸功能，或并发疔疮走黄。若溃后脓出，肿退痛减，全身症状亦随之消失，再过约7～10天愈合。

5. 足底疔 初起足底部疼痛，不能着地，按之坚硬。3～5日有啄痛，修去老皮后，可见到白色脓点。重者肿势蔓延到足背，痛连小腿，不能行走，伴恶寒发热，头痛，纳呆，苔黄腻，脉滑数等。溃后流出黄稠脓液，肿消痛止，全身症状也随之消失。

● **要点四 手足部疔疮成脓期切开引流要求**

宜及早切开排脓，一般应尽可能循经切开。蛇眼疔宜沿甲旁0.2cm挑开引流。蛇头疔宜在指掌面一侧作纵形切口，必要时行对口引流；蛇肚疔宜在手指侧面作纵形切口，切口长度不得超过上下指关节面。托盘疔应依掌横纹切开，切口应够大，保持引流通畅，手掌处显有白点者，应先剪去厚皮，再挑破脓头。甲下溃空者需拔甲。

● **要点五 红丝疔的定义、特点及外治**

1. 红丝疔的定义、特点 红丝疔是发于四肢，皮肤呈红丝显露，迅速向上走窜的急性感染性疾病。其特点是先有手足疔疮或皮肤破损，红肿热痛，继则患肢内侧皮肤出现红丝一条或数条，迅速向躯干方向走窜，可伴恶寒发热等症状，邪毒重者可内攻脏腑，发生走黄。

2. 红丝疔的外治 红丝细者，宜用砭镰法。局部皮肤消毒后，以刀针沿红丝行走途径，寸寸挑断，并用拇指和食指轻捏针孔周围皮肤，微令出血，或在红丝尽头挑断，挑破处均盖贴太乙膏掺红灵丹。

初期，可外敷金黄膏、玉露散；成脓，宜切开排脓，外敷红油膏；脓尽，用生肌散、白玉膏收口。

● **要点六 疔的内治法原则**

疔的内治，以清热解毒为治疗大法。早期，热毒蕴结证宜清热解毒；火毒炽盛证宜凉血清热解毒。中期，热胜肉腐证，宜清热透脓托毒。发于下肢者应注重清热利湿解毒。烂疔、疫疔宜中西医结合治疗。

细目三 痈

● **要点一 痈的概念与特点**

痈是指发生于体表皮肉之间的急性化脓性疾病。痈有"内痈""外痈"之分。本节只叙述外痈。其特点是局部光软无头，红肿疼痛（少数初起皮色不变），结块范围多在6～9cm左右，发病迅速，易肿、易脓、易溃、易敛，或伴恶寒、发热、口渴等症状。

● **要点二 痈的病因病机**

外感六淫邪毒，或外来伤害，感染毒邪，或过食膏粱厚味，聚湿生浊，邪毒湿浊留阻肌肤，郁结不散，致使营卫不和，气血凝滞，经络壅遏，化火成毒而成。

● **要点三 痈的辨证论治方法**

初起，在患处皮肉之间突然肿胀，光软无头，迅速结块，表皮焮红，灼热疼痛。轻者无全身症状；重者可伴恶寒发热，头痛，泛恶，口渴，舌苔黄腻，脉弦滑或洪数等。成脓，约在病起后7天，体虚者不超过2周。局部肿势逐渐高突，疼痛加剧，痛如鸡啄。若按之中软有波动感者，为脓成已熟，多伴发热持续不退等全身症状。溃后脓出多稠厚、色黄白；若为外伤血肿化脓，则可夹杂赤紫色血块。若疮口过小或袋脓，可致脓流不畅，影响愈合；若气血虚者，则脓水稀薄，疮面新肉难生，不易收口。

辨证论治

（1）火毒凝结证

证候：局部突然肿胀，光软无头，迅速结块，皮肤焮红，少数病例皮色不变，到酿脓时才转为红色，灼热疼痛。日后逐渐扩大，变成高肿发硬。重者可有恶寒发热，头痛，泛恶，口渴，舌苔黄腻，脉弦滑或洪数等症状。

治法：清热解毒，行瘀活血。

方药：仙方活命饮加减。发于上部，加牛蒡子、野菊花；发于中部，加龙胆草、黄芩、山栀；发于下部，加苍术、黄柏、牛膝。

（2）热胜肉腐证

证候：红热明显，肿势高突，疼痛剧烈，痛如鸡啄，溃后脓出则肿痛消退。舌红，苔黄，脉数。

治法：和营清热，透脓托毒。

方药：仙方活命饮合五味消毒饮加减。

（3）气血两虚证

证候：脓水稀薄，疮面新肉不生，色淡红而不鲜或暗红，愈合缓慢。伴面色无华，神疲乏力，纳少。舌质淡胖，苔少，脉沉细无力。

治法：益气养血，托毒生肌。

方药：托里消毒散加减。

● **要点四　颈痈的特点与治疗**

1. 颈痈的特点　颈痈是发生在颈部两侧的急性化脓性疾病。俗名痰毒，又称时毒。其特点是多见于儿童，冬春易发，初起时局部肿胀、灼热、疼痛而皮色不变，结块边界清楚，具有明显的风温外感症状。

2. 颈痈的治疗

（1）内治

风热痰毒证

证候：颈旁结块，初起色白濡肿，形如鸡卵，灼热疼痛，逐渐红肿化脓。伴恶寒发热，头痛，项强，咽痛，口干，溲赤便秘。苔薄腻，脉滑数。

治法：散风清热，化痰消肿。

代表方：牛蒡解肌汤或银翘散加减。

加减：热甚，加黄芩、生山栀、生石膏（打碎）；便秘，加瓜蒌仁（打）、枳实；脓成，加皂角刺、山甲；肿块坚硬，加丹参、赤芍、皂角刺，去荆芥、薄荷、牛蒡子。

（2）外治　初起用金黄膏外敷。脓成应切开排脓。溃后用九一丹或八二丹药线引流，外盖金黄膏或红油膏；脓尽用生肌散、白玉膏。

细目四　发

● **要点一　发的含义与特点**

发是病变范围较痈大的急性化脓性疾病。其特点是初起无头、红肿蔓延成片，中央明显，四周较淡，边界不清，灼热疼痛，有的3～5日后中央色褐腐溃，周围湿烂，全身症状明显。常见的发有生于结喉处的锁喉痈、生于臀部的臀痈、生于手背部的手发背、生于足背的足发背。

● **要点二　臀痈的临床特点与治疗**

1. 臀痈的临床特点　臀痈是发生于臀部肌肉丰厚处范围较大的急性化脓性疾病。由于肌肉注射引起者，俗称针毒结块。其特点是来势急，病位深，范围大，难于起发，成脓较快，但腐溃较难，收口亦慢。

2. 臀痈的治疗

（1）内治

①湿火蕴结证

证候：臀部先痛后肿，焮红灼热，或湿烂溃脓。伴恶寒发热，头痛骨楚，食欲不振。舌质红，苔黄或黄腻，脉数。

治法：清热解毒，和营化湿。

代表方：黄连解毒汤合仙方活命饮加减。

加减：局部红热不显，加重活血祛瘀之品，如桃仁、红花、泽兰，减少清热解毒之品。

②湿痰凝滞证

证候：漫肿不红，结块坚硬，病情进展缓慢，多无全身症状。舌苔薄白或白腻，脉缓。

治法：和营活血，利湿化痰。

代表方：桃红四物汤合仙方活命饮加减。

③气血两虚证

证候：溃后腐肉大片脱落，疮口较深，形成空腔，收口缓慢，面色萎黄，神疲乏力，纳谷不香。舌质淡，苔薄白，脉细。

治法：调补气血。

代表方：八珍汤加减。

（2）外治

①未溃时红热明显的用玉露膏；红热不显的用金黄膏或冲和膏外敷。

②成脓后宜切开排脓。待腐黑坏死组织与正常组织分界明显时，可以切开，切口应注意低位、够大够深，并清除腐肉。

③溃后用八二丹、红油膏盖贴，脓腔深者用药线引流；脓尽用生肌散、白玉膏收口；疮口有空腔不易愈合者，用垫棉法。

细目五　丹　毒

要点一　丹毒的临床特点及不同部位丹毒的病名

丹毒是患部皮肤突然发红成片、色如涂丹的急性感染性疾病。其特点是病起突然，恶寒发热，局部皮肤忽然变赤，色如丹涂脂染，焮热肿胀，边界清楚，迅速扩大，数日内可逐渐痊愈，但容易复发。

根据其发病部位的不同，丹毒有不同的病名，如生于躯干部的内发丹毒，发于头面部的抱头火丹，发于小腿足部的流火，多生于新生儿臀部的赤游丹毒等。

要点二　丹毒的病因病机

素体血分有热，或在肌肤破损处（如鼻腔黏膜、耳道皮肤或头皮等皮肤破伤，脚湿气糜烂，毒虫咬伤，臁疮等）有湿热火毒之邪乘隙侵入，郁阻肌肤而发。

本病总由血热火毒为患。发于头面部者，多夹风热；发于胸腹腰胯部者，多夹肝脾郁火；发于下肢者，多夹湿热；发于新生儿者，多有胎热火毒。

要点三　丹毒的内外治法

1. 丹毒的内治法

（1）风热毒蕴证

证候：发于头面部，皮肤焮红灼热，肿胀疼痛，甚则发生水疱，眼胞肿胀难睁。伴恶寒，发热，头痛。舌质红，苔薄黄，脉浮数。

治法：疏风清热解毒。

代表方：普济消毒饮加减。

（2）肝脾湿火证

证候：发于胸腹腰胯部，皮肤红肿蔓延，摸之灼手，肿胀疼痛，伴口干且苦。舌红，苔黄腻，脉弦滑数。

治法：清肝泻火利湿。

代表方：柴胡清肝汤、龙胆泻肝汤或化斑解毒汤加减。

（3）湿热毒蕴证

证候：发于下肢，局部红赤肿胀、灼热疼痛，或见水疱、紫斑，甚至结毒化脓或皮肤坏死。或反复发作，可形成大脚风。伴发热，胃纳不香。舌红，苔黄腻，脉滑数。

治法：利湿清热解毒。

代表方：五神汤合萆薢渗湿汤加减。

加减：肿胀甚者，或形成大脚风者，加防己、赤小豆、丝瓜络、鸡血藤等。

（4）胎火蕴毒证

证候：发生于新生儿，多见于臀部，局部红肿灼热，常呈游走性；或伴壮热烦躁，甚则神昏谵语、恶心呕吐。

治法：凉血清热解毒。

代表方：犀角地黄汤合黄连解毒汤加减。

加减：壮热烦躁，甚则神昏谵语者，加服安宫牛黄丸或紫雪丹；舌绛苔光者，加玄参、麦冬、石斛等。

2. 丹毒的外治法

（1）外敷法。用玉露散或金黄散，以冷开水或鲜丝瓜叶捣汁或金银花露调敷。或鲜荷叶、鲜蒲公英、鲜地丁全草、鲜马齿苋、鲜冬青树叶等捣烂湿敷。

（2）砭镰法。患处消毒后，用七星针或三棱针叩刺患部皮肤，放血泄毒。适用于下肢复发性丹毒，禁用于赤游丹毒、抱头火丹患者。

（3）若流火结毒成脓者，可在坏死部分作小切口引流，掺九一丹，外敷红油膏。

细目六　走黄与内陷

● 要点一　走黄与内陷的概念及病因病机

1. 走黄的概念及病因病机

（1）走黄的概念　走黄是疔疮火毒炽盛，早期失治，毒势未能及时控制，走散入营，内攻脏腑而引起的一种全身性危急疾病。又名癀走。其特点是疮顶忽然凹陷，色黑无脓，肿势迅速扩散，伴见心烦作躁，神识昏愦等七恶证。

（2）走黄的病因病机　走黄的发生主要在于火毒炽盛，毒入营血，内攻脏腑。

生疔之后，早期失治，毒势不得控制，或挤压碰伤，过早切开，毒邪扩散，或误食辛热及酒肉鱼腥等发物，或艾灸疮头，更增火毒，均可促使疔毒发散，入营入血，内攻脏腑而成。

2. 内陷的概念及病因病机

（1）内陷的概念　内陷为疮疡阳证疾患过程中，因正气内虚，火毒炽盛，导致毒邪走散，正不胜邪，毒不外泄，反陷入里，客于营血，内传脏腑的一种危象疾病。因多由有头疽患者并发，故名疽毒内陷。又称"三陷变局"。其特点是肿疡隆起的疮顶忽然凹陷，或溃疡脓腐未净而忽然干枯无脓，或脓净红活的疮面忽变光白板亮，同时伴邪盛热极或正虚邪盛或阴阳两竭的全身证候。

（2）内陷的病因病机　内陷证发生的根本原因，在于正气内虚，火毒炽盛，加之失治或不当，以致正不胜邪，反陷入里，客于营血，内犯脏腑。

①火陷：阴液不足，火毒炽盛，复因挤压疮口，或治疗不当或失时，以致正不胜邪，毒邪客于营血，内犯脏腑而成。

②干陷：气血两亏，正不胜邪，不能酿化为脓，载毒外泄，以致正愈虚，毒愈盛，形成内闭外脱。

③虚陷：毒邪虽已衰退，而气血大伤，脾气不复，肾阳亦衰，导致生化乏源，阴阳两竭，余邪走窜入营。

● 要点二　内陷的分类

根据病变不同阶段分为三种：发于有头疽1~2候毒盛期的火陷，发于2~3候溃脓期的干陷，发于4候收口期的虚陷。

● 要点三　走黄与内陷的治疗原则

1. 走黄的治疗原则　宜中西医结合治疗。内治可参照温病辨证论治，急投重剂清热、凉血、解毒之品，随证施治。外治主要是处理原发病灶。

2. 内陷的治疗原则　宜中西医结合治疗。内治当扶正达邪，并审邪正之消长，随证治之。火陷证，当凉血清热解毒为主，并顾护津液；干陷证，当补养气血，托毒透邪；虚陷证，当温补脾肾或生津养胃。外治参照"有头疽"，注意局部引流通畅。

（阙华发）

第三单元　乳房疾病

细目一　乳　痈

● 要点一　乳痈的病因病机

1. 乳汁郁积　乳汁郁积是最常见的原因。初产妇乳头破碎，或乳头畸形、凹陷，影响充分哺乳；或哺乳方法不当，或乳汁多而少饮，或断乳不当，均可导致乳汁郁积，乳络阻塞结块，郁久化热酿脓而成痈肿。

2. 肝郁胃热　情志不畅，肝气郁结，厥阴之气失于疏泄；产后饮食不节，脾胃运化失司，阳明胃热壅滞,均可使乳络闭阻不畅,郁而化热,形成乳痈。

3. 感受外邪 产妇体虚汗出受风,或露胸哺乳外感风邪;或乳儿含乳而睡,口中热毒之气侵入乳孔,均可使乳络郁滞不通,化热成痈。

● **要点二　乳痈的临床表现**

多见于产后3~4周的哺乳期妇女。

1. 初起 初起常有乳头皲裂,哺乳时感觉乳头刺痛,伴有乳汁郁积或结块,乳房局部肿胀疼痛,皮色不红或微红,皮肤不热或微热。或伴有全身感觉不适,恶寒发热,食欲不振,脉滑数。

2. 成脓 患乳肿块逐渐增大,局部疼痛加重,或有雀啄样疼痛,皮色焮红,皮肤灼热。同侧腋窝淋巴结肿大压痛。至乳房红肿热痛第10天左右,肿块中央渐渐变软,按之应指有波动感,穿刺抽吸有脓液,有时脓液可从乳窍中流出,全身症状加剧。壮热不退,口渴思饮,小便短赤,舌红苔黄腻,脉洪数。

3. 溃后 脓肿成熟,可破溃出脓,或手术切开排脓。若脓出通畅,则肿消痛减,寒热渐退,疮口逐渐愈合。若溃后脓出不畅,肿势不消,疼痛不减,身热不退,可能形成袋脓,或脓液波及其他乳络形成传囊乳痈。亦有溃后乳汁从疮口溢出,久治不愈,形成乳漏。

在成脓期大量使用抗生素或过用寒凉中药,常可见肿块消散缓慢,或形成僵硬肿块,迁延难愈。

● **要点三　乳痈的辨证论治及成脓期切开术的要求**

乳痈治疗当以消为贵。郁滞者以通为主,成脓者以彻底排脓为要。对并发脓毒败血症者,及时采用中西医结合综合疗法。

1. 辨证论治

(1) 气滞热壅证

证候:乳汁郁积结块,皮色不变或微红,肿胀疼痛。伴有恶寒发热,周身酸楚,口渴,便秘,苔薄,脉数。

治法:疏肝清胃,通乳消肿。

方药:瓜蒌牛蒡汤加减。乳汁壅滞者,加王不留行、路路通、漏芦等;肿块明显者,加当归、赤芍、桃仁等。

(2) 热毒炽盛证

证候:乳房肿痛,皮肤焮红灼热,肿块变软,有应指感。或切开排脓后引流不畅,红肿热痛不消,有"传囊"现象。壮热,舌红,苔黄腻,脉洪数。

治法:清热解毒,托里透脓。

方药:透脓散加味。热甚者,加生石膏、知母、金银花、蒲公英等;口渴甚者,加天花粉、鲜芦根等。

(3) 正虚毒恋证

证候:溃脓后乳房肿痛虽轻,但疮口脓水不断,脓汁清稀,愈合缓慢或形成乳漏。全身乏力,面色少华,或低热不退,饮食减少。舌淡,苔薄,脉弱无力。

治法:益气和营托毒。

方药:托里消毒散加减。

2. 成脓期切开术的要求 脓肿形成时,应在波动感及压痛最明显处及时切开排脓。切口应按乳络方向并与脓腔基底大小一致,切口位置应选择脓肿稍低的部位,使引流通畅而不致袋脓,应避免手术损伤乳络形成乳漏。若脓肿小而浅者,可用针吸穿刺抽脓或用火针刺脓。

● **要点四　乳痈的预防与调护**

1. 妊娠5个月后,经常用温开水或肥皂水洗净乳头。乳头内陷者,可经常提拉矫正。

2. 乳母宜性情舒畅,情绪稳定。忌食辛辣炙煿之物,不过食肥甘厚腻之品。

3. 保持乳头清洁,不使婴儿含乳而睡,注意乳儿口腔清洁;要定时哺乳,每次哺乳应将乳汁吸空,如有积滞,可用按摩或吸奶器帮助排出乳汁。

4. 若有乳头擦伤、皲裂,可外涂麻油或蛋黄油;身体其他部位有化脓性感染时,应及时治疗。

5. 断乳时应先逐步减少哺乳时间和次数,再行断乳。断乳前可用生麦芽60g,生山楂60g,煎汤代茶,并用皮硝60g装入纱布袋中外敷。

6. 以胸罩或三角巾托起患乳,脓未成者可减少活动牵痛；破溃后可防止袋脓，有助于加速疮口愈合。

细目二 乳癖

要点一 乳癖的概念与特点

乳癖是乳腺组织的既非炎症也非肿瘤的良性增生性疾病。相当于西医的乳腺增生病。其特点是单侧或双侧乳房疼痛并出现肿块，乳痛和肿块与月经周期及情志变化密切相关。乳房肿块大小不等，形态不一，边界不清，质地不硬，活动度好。本病好发于25~45岁的中青年妇女，其发病率占乳房疾病的75%，是临床上最常见的乳房疾病。根据研究资料发现，本病有一定的癌变危险，尤其对伴有乳癌家族史的患者，更应引起重视。

要点二 乳癖的病因病机

1. 由于情志不遂，忧郁不解，久郁伤肝，或受到精神刺激，急躁恼怒，可导致肝气郁结，气机阻滞，蕴结于乳房胃络，乳络经脉阻塞不通，不通则痛而引起乳房疼痛；肝气郁久化热，热灼津液为痰，气滞痰凝血瘀即可形成乳房肿块。

2. 因冲任失调，使气血瘀滞，或阳虚痰湿内结，经脉阻塞，而致乳房结块、疼痛、月经不调。

要点三 乳癖的临床表现

好发病年龄在25~45岁。城市妇女的发病率高于农村妇女。社会经济地位高或受教育程度高、月经初潮年龄早、低经产状况、初次怀孕年龄大、未授乳和绝经迟的妇女为本病的高发人群。

乳房疼痛以胀痛为主，也有刺痛或牵拉痛。疼痛常在月经前加剧，经后疼痛减轻，或疼痛随情绪波动而变化，痛甚者不可触碰，行走或活动时也有乳痛。乳痛主要以乳房肿块处为甚，常涉及胸胁部或肩背部。有些患者还可伴有乳头疼痛和作痒，乳痛重者影响工作或生活。

乳房肿块可发生于单侧或双侧，大多位于乳房的外上象限，也可见于其他象限。肿块的质地中等或质硬不坚，表面光滑或颗粒状，活动度好，大多伴有压痛。肿块的大小不一，一般在1~2cm左右，大者可超过3cm。

乳房肿块可于经前期增大变硬，经后稍见缩小变软。个别患者还可伴有乳头溢液呈白色或黄绿色，或呈浆液状。

乳房疼痛和乳房肿块可同时出现，也可先后出现，或以乳痛为主，或以乳房肿块为主。患者还常伴有月经失调、心烦易怒等症状。

要点四 乳癖的辨证论治

止痛与消块是治疗本病之要点。根据具体情况进行辨证论治。对于长期服药而肿块不消反而增大，且质地较硬、边缘不清，疑有恶变者，应手术切除。

辨证论治

1. 内治

（1）肝郁痰凝证

证候：多见于青壮年妇女。乳房肿块随喜怒消长，伴有胸闷胁胀，善郁易怒，失眠多梦，心烦口苦。苔薄黄，脉弦滑。

治法：疏肝解郁，化痰散结。

方药：逍遥蒌贝散加减。

（2）冲任失调证

证候：多见于中年妇女。乳房肿块月经前加重，经后缓减。伴有腰酸乏力，神疲倦怠，月经失调，量少色淡，或闭经。舌淡，苔白，脉沉细。

治法：调摄冲任

方药：二仙汤合四物汤加减。

2. 外治 中药局部外敷于乳房肿块外，多为辅助疗法，如用阳和解凝膏掺黑退消或桂麝散盖贴；或以生白附子或鲜蟾蜍皮外敷，或用大黄粉以醋调敷。若对外用药过敏者，应忌用之。

细目三 乳核

要点一 乳核的特点与临床表现

1. 特点 乳核是发生在乳房部最常见的良性肿瘤。相当于西医的乳腺纤维腺瘤。其特点是好发于20~25岁青年妇女，乳中结核，形如丸卵，边界清楚,表面光滑,推之活动。历代文献将本病归属"乳癖""乳痞""乳中结核"的范畴。

2. 临床表现 多发于 20~25 岁女性,其次是 15~20 岁和 25~30 岁。肿块常单个发生,也可见多个在单侧或双侧乳房内同时或先后出现。形状呈圆形或椭圆形,直径大多在 0.5~5cm 之间,边界清楚,质地坚实,表面光滑,按之有硬橡皮球之弹性,活动度大,触诊常有滑脱感。肿块一般无疼痛感,少数可有轻微胀痛,但与月经无关。一般生长缓慢,妊娠期可迅速增大,应排除恶变可能。

● **要点二 乳核的辨证论治**

对单发纤维腺瘤的治疗以手术切除为宜,对多发或复发性纤维腺瘤可试用中药治疗,可起到控制肿瘤生长,减少肿瘤复发,甚至消除肿块的作用。

辨证论治

1. 内治

(1) 肝气郁结证

证候:肿块较小,发展缓慢,不红不热,不觉疼痛,推之可移,伴胸闷叹息。舌质正常,苔薄白,脉弦。

治法:疏肝解郁,化痰散结。

方药:逍遥散加减。

(2) 血瘀痰凝证

证候:肿块较大,坚硬木实,重坠不适,伴胸闷牵痛,烦闷急躁,或月经不调、痛经等。舌质暗红,苔薄腻,脉弦滑或弦细。

治法:疏肝活血,化痰散结。

方药:逍遥散合桃红四物汤加山慈菇、海藻。月经不调兼以调摄冲任。

2. 外治 阳和解凝膏掺黑退消外贴,7 天换药 1 次。

细目四 乳 岩

● **要点一 乳岩的发病情况与特点**

其特点是乳房部出现无痛、无热、皮色不变而质地坚硬的肿块,推之不移,表面不光滑,凹凸不平,或乳头溢血,晚期溃烂,凹如泛莲。是女性最常见的恶性肿瘤之一。无生育史或无哺乳史的妇女;月经过早来潮或绝经期愈晚的妇女;有乳腺癌家族史的妇女,乳腺癌的发病率相对较高。男性乳腺癌较少发生。

● **要点二 乳岩的临床表现**

乳癌可分为一般类型乳腺癌及特殊类型乳腺癌。发病年龄一般在 40~60 岁,绝经期妇女发病率相对较高。

(一) 一般类型乳腺癌

常为乳房内无痛肿块,边界不清,质地坚硬,表面不光滑,不易推动,常与皮肤粘连,出现病灶中心酒窝征,个别可伴乳头溢液。后期随着癌肿逐渐增大,产生不同程度疼痛,皮肤可呈橘皮样水肿、变色;病变周围可出现散在的小肿块,状如堆粟;乳头内缩或抬高,偶可见到皮肤溃疡。晚期,乳房肿块溃烂,疮口边缘不整齐,中央凹陷似岩穴,有时外翻似菜花,时渗紫红血水,恶臭难闻。癌肿转移至腋下及锁骨上时,可触及散在、数目少、质硬无痛的肿物,以后渐大,互相粘连,融合成团,继而出现形体消瘦,面色苍白,憔悴等恶病质貌。

(二) 特殊类型乳腺癌

1. 炎性癌 临床少见,多发于青年妇女,半数发生在妊娠或哺乳期。起病急骤,乳房迅速增大,皮肤水肿、充血,发红或紫红色,发热;但没有明显的肿块可扪查到。转移甚广,对侧乳房往往不久即被侵及。并很早出现腋窝部、锁骨上淋巴结肿大。本病恶性程度极高,病程短促,常于一年内死亡。

2. 湿疹样癌 临床较少见,其发病率约占女性乳腺癌的 0.7%~3%。临床表现像慢性湿疮,乳头和乳晕的皮肤发红,轻度糜烂,有浆液渗出因而潮湿,有时覆盖着黄褐色的鳞屑状痂皮。病变的皮肤甚硬,与周围分界清楚。多数患者感到奇痒,或有轻微灼痛。中期,数年后病变蔓延到乳晕以外皮肤,色紫而硬,乳头凹陷。后期,溃后易于出血,乳头蚀落,疮口凹陷,边缘坚硬,乳房内也可出现坚硬的肿块。

● 要点三 乳岩的辨证分型治疗

早期诊断是乳岩治疗的关键。原则上以手术治疗为主。中医药治疗多用于晚期患者，特别对手术后患者有良好的调治作用，对放化疗有减毒增效作用，可提高患者生存质量，或延长生存期。

1. 肝郁痰凝证

证候：情志抑郁，或性情急躁，胸闷胁胀，或伴经前乳房作胀或少腹作胀。乳房部肿块皮色不变，质硬而边界不清。苔薄，脉弦。

治法：疏肝解郁，化痰散结。

方药：神效瓜蒌散合开郁散加减。

2. 冲任失调证

证候：经事紊乱，素有经前期乳房胀痛。或婚后从未生育，或有多次流产史。乳房结块坚硬。舌淡，苔薄，脉弦细。

治法：调摄冲任，理气散结。

方药：二仙汤合开郁散加减。

3. 正虚毒炽证

证候：乳房肿块扩大，溃后愈坚，渗流血水，不痛或剧痛。精神萎靡，面色晦暗或苍白，饮食少进，心悸失眠。舌紫或有瘀斑，苔黄，脉弱无力。

治法：调补气血，清热解毒。

方药：八珍汤加减。酌加半枝莲、白花蛇舌草、石见穿、露蜂房等清热解毒之品。

4. 气血两亏证

证候：多见于癌肿晚期或手术、放化疗后，患者形体消瘦，面色萎黄或㿠白，头晕目眩，神倦乏力，少气懒言，术后切口皮瓣坏死糜烂，时流渗液，皮肤灰白，腐肉色暗不鲜。舌质淡，苔薄白，脉沉细。

治法：补益气血，宁心安神。

方药：人参养荣汤加味。

5. 脾虚胃弱证

证候：手术或放化疗后，食欲不振，神疲肢软，恶心欲呕，肢肿怠倦。

治法：健脾和胃。

方药：参苓白术散或理中汤加减。

除以上几种常见类型外，还可见到放化疗后胃阴虚，口腔糜烂、牙龈出血等症者，治宜清养胃阴，方用益胃汤加减。

（裴晓华）

第四单元 瘿

细目一 气瘿

● 要点一 气瘿的病因病机

《诸病源候论》谓："瘿者，由忧恚气结所生，亦曰饮沙水，沙随气入于脉，搏颈下而成之。"说明本病的原因是：一为忧恚，二为水土。主要由于忧恚情志内伤，以致肝脾气逆，脏腑失和而生。其与生活地区和所饮水质有关者，亦每因动气而增患。故《诸病源候论》说："诸山水黑土中出泉流者，不可久居，常食令人作瘿病，动气增患。"总之，外因平素饮水或食物中含碘不足；内因情志不畅，忧怒无节，气化失调，升降障碍，营运阻塞。此外，产后肾气亏虚，外邪乘虚侵入，亦能引起本病。

● 要点二 气瘿的临床表现

女性发病率较男性略高。一般多发生在青春期，在流行地区常见于入学年龄的儿童。初起时无明显不适感，甲状腺呈弥漫性肿大，腺体表面较平坦，质软不痛，皮色如常，腺体随吞咽动作而上下移动。如肿块进行性增大，可呈下垂，自觉沉重感，可压迫气管、食管、血管、神经等而引起各种症状。

1. 压迫气管，比较常见。自一侧压迫，可使气管向他侧移位或变弯曲；自两侧压迫，气管变为扁平，由于气管内腔变窄，呼吸发生困难。

2. 压迫食管，可引起吞咽不适感，但不会引起梗阻症状。

3. 压迫颈深部大静脉，可引起头颈部的血液回流受阻，出现颈部和胸前表浅静脉的明显扩张。

4. 压迫喉返神经，可引起声带麻痹，患者发音嘶哑。

● **要点三　气瘿的内治法与预防**

气瘿一般采用以疏肝解郁、化痰软坚为主的内治疗法。

（一）辨证论治

肝郁气滞证

证候：颈部弥漫性肿大，边缘不清，随喜怒消长，皮色如常，质软无压痛，肿块随吞咽动作上下移动；伴急躁易怒，善太息；舌质淡红，苔薄，脉沉弦。

治法：疏肝解郁，化痰软坚。

方药：四海舒郁丸加减。怀孕期或哺乳期，加菟丝子、首乌、补骨脂。

（二）预防调护

1. 在流行地区内，除改善水源外，应以碘化食盐（即每千克食盐中，加入 5~10mg 碘化钾）煮菜，作为集体性预防，服用至青春发育期过后。

2. 经常用海带或其他海产植物佐餐，尤其在怀孕期和哺乳期。

3. 平时保持心情舒畅，勿郁怒动气。

细目二　肉瘿

● **要点一　肉瘿的概念、特点及病因病机**

1. **概念、特点**　肉瘿是瘿病中较常见的一种，其临床特点是颈前喉结一侧或两侧结块，柔韧而圆，如肉之团，随吞咽动作而上下移动，发展缓慢。好发于青年女性及中年人。相当于西医的甲状腺腺瘤或囊肿，属甲状腺的良性肿瘤。

2. **病因病机**　由于忧思郁怒，气滞、痰浊、瘀血凝结而成。情志抑郁，肝失条达，气滞血瘀；或忧思郁怒，肝旺乘土，脾失运化，痰湿内蕴。气滞、湿痰、瘀血随经络而行，留注于结喉，聚而成形，乃成肉瘿。

● **要点二　肉瘿的辨证论治**

一般多采用内治法，以理气解郁、化痰软坚为主。

辨证论治

1. 内治

（1）气滞痰凝证

证候：颈部一侧或两侧肿块呈圆形或卵圆形，不红、不热，随吞咽动作上下移动；一般无明显全身症状，如肿块过大可有呼吸不畅或吞咽不利；苔薄腻，脉弦滑。

治法：理气解郁，化痰软坚。

方药：逍遥散合海藻玉壶汤加减。

（2）气阴两虚证

证候：颈部肿块柔韧，随吞咽动作上下移动；常伴有急躁易怒、汗出心悸、失眠多梦、消谷善饥、形体消瘦、月经不调、手部震颤等；舌红，苔薄，脉弦。

治法：益气养阴，软坚散结。

方药：生脉散合海藻玉壶汤加减。

2. 外治　阳和解凝膏掺黑退消或桂麝散外敷。

细目三　石瘿

● **要点一　石瘿的含义与特点**

瘿病坚硬如石不可移动者，称为石瘿。其特点是结喉两侧结块，坚硬如石，高低不平，推之不移。故《三因方》说："坚硬不可移者，名曰石瘿。"好发于40岁以上中年人。相当于西医的甲状腺癌。

● **要点二　石瘿的病因病机与诊断**

1. **病因病机**　由于情志内伤，肝脾气逆，痰湿内生，气滞则血瘀，瘀血与痰湿凝结，上逆于颈部而成。亦有由肉瘿日久转化而来。

2. **诊断**

（1）临床表现　多见于40岁以上患者，女多于男，或既往有肉瘿病史。颈前多年存在的肿块，生长迅速，质地坚硬如石，表面凹凸不平，推之不移，并可出现吞咽时移动受限。可伴有疼痛，若颈丛神经浅支受侵，则耳、枕、肩部剧痛。若肿块压迫，引起喉头移位或侵犯喉部神经时，可引起呼吸或吞咽困难，甚或发生声音嘶哑。若侵蚀气管造成溃疡时，可有咳血。颈部静脉受压时，可发生颈部静脉怒张与面部浮肿。

石瘿的淋巴结转移较为常见，有时颈部出现的淋巴结肿大，往往是一些微小而不易触及的乳头状腺癌的最初体征。血行转移多出现在肺和骨。

（2）辅助检查　甲状腺同位素^{131}碘扫描，多显示为凉结节（或冷结节），进行B型超声、CT检查，以明确诊断。

● 要点三　石瘿的治疗原则

石瘿为恶性肿瘤，一旦确诊，宜早期手术切除。

（裴晓华）

第五单元　瘤、岩

细目一　脂　瘤

● 要点一　脂瘤的概念

脂瘤是皮脂腺中皮脂潴留郁积而形成的囊肿，又称粉瘤。其临床特点是皮肤间出现圆形质软的肿块，中央有粗大毛孔，可挤出有臭味的粉渣样物。脂瘤并非体表肿瘤，相当于西医的皮脂腺囊肿。

● 要点二　脂瘤的临床表现

本病好发于青春期。多见于头面部、臀部、背部等皮脂腺、汗腺丰富的部位，生长缓慢，一般无明显自觉症状。肿块呈圆形或椭圆形，边界清楚，与皮肤无粘连，表皮紧张，中央导管开口处呈青黑色小孔，挤压后可有粉渣样内容物溢出，有臭味。脂瘤染毒后可有局部红肿、增大、疼痛、破溃流脓等。

● 要点三　脂瘤的治疗

脂瘤之小如豆粒者，可暂行观察，不予特殊治疗。脂瘤较大而未染毒者，宜首选手术疗法予以完整切除。脂瘤染毒成脓者要及时行切开引流术。伴有全身症状者，可予内服药物治疗。

（一）辨证论治

1. 内治

（1）痰气凝结

证候：脂瘤表皮中央有黑点；伴咽喉如有梅核堵塞，胸膈痞闷，情志抑郁，急躁易怒；舌淡，苔腻，脉滑。

治法：理气化痰散结。

方药：二陈汤合四七汤加减。

（2）痰湿化热

证候：瘤体红肿、灼热、疼痛，甚至跳痛化脓；伴发热，恶寒，头痛，尿黄；舌红，苔薄黄，脉数。

治法：清热化湿，和营解毒。

方药：龙胆泻肝汤合仙方活命饮加减。

2. 外治

（1）脂瘤染毒而未成脓者，予金黄膏、玉露膏外敷。

（2）脂瘤染毒成脓者，行十字切开引流术，清除皮脂、脓液后，用棉球蘸七三丹填塞腔内，待囊壁被腐蚀脱落后，再予生肌散生肌收口，以免复发。

（二）其他疗法

将脂瘤完整手术切除，是最有效、最根本的治疗方法。

细目二　血　瘤

● 要点一　血瘤的概念

血瘤是指体表血络扩张，纵横丛集而形成的肿瘤。可发生于身体任何部位，大多数为先天性，其特点是病变局部色泽鲜红或暗紫，或呈局限性柔软肿块，边界不清，触之如海绵状。相当于西医的血管瘤。常见的有毛细血管瘤和海绵状血管瘤。

● **要点二 血瘤的临床表现**

1. 毛细血管瘤 多在出生后1～2个月内出现，部分在5岁左右自行消失，多发生在颜面、颈部，可单发，也可多发。多数表现为在皮肤上有红色丘疹或小的红斑，逐渐长大，界限清楚，大小不等，质软可压缩，色泽为鲜红色或紫红色，压之可褪色，抬手复原。

2. 海绵状血管瘤 表现为质地柔软似海绵，常呈局限性半球形、扁平或高出皮面的隆起物，肿物有很大压缩性，可因体位下垂而充盈，或随患肢抬高而缩小，在瘤内有时可扪及颗粒状的静脉石硬结，外伤后可引起出血，继发感染，可形成慢性出血性溃疡。

● **要点三 血瘤的治疗**

瘤体局限者可行手术切除，中医可辨证论治，或配合外治和其他疗法。

（一）辨证论治

1. 内治

（1）**心肾火毒证**

证候：多见于初生婴儿。肿块大小不一，色泽鲜红，边界不清，不痛不痒，伴五心烦热，面赤口渴，尿黄便干，易口舌生疮。舌质红，苔薄黄，脉细数等。

治法：清心泻火，凉血解毒。

方药：芩连二母丸合凉血地黄汤加减。

（2）**肝经火旺证**

证候：多发于头面或大腿部，肿块呈丘疹或结节状，表面呈红色，易出血，常因情志不遂或郁怒而发生胀痛，可伴心烦易怒，咽干口苦等症。舌质红，苔微黄，脉弦细数。

治法：清肝泻火，祛瘀解毒。

方药：丹栀逍遥散合清肝芦荟丸加减。

（3）**脾统失司证**

证候：肿瘤体积不大，边界不清，表面色红，好发于下肢，质地柔软易出血，无疼痛，伴肢软乏力，面色萎黄，纳食不佳等。舌质淡，苔白或白腻，脉细。

治法：健脾益气，化湿解毒。

方药：顺气归脾丸加减。

2. 外治

（1）对小面积毛细血管瘤及海绵状血管瘤可用五妙水仙膏外搽。

（2）清凉膏合藤黄膏外敷，包扎固定，1日换药1次，以促其消散。

（3）若肿瘤出血，可用云南白药掺敷伤口，既可止血，又具消散作用。

（二）其他疗法

1. 注射疗法 消痔灵注射液加1%普鲁卡因按1:1混合后注入瘤体，缓慢注入，至整个瘤体稍高起为止。每次用药约3～6mL。隔1周可再注射1次。若瘤体尚未发硬萎缩，可用消痔灵2份，普鲁卡因1份，如上法进行注射。

2. 手术疗法 孤立病变可行手术切除。对病在头面部者要注意美容，以防术后瘢痕过大。

3. 冷冻疗法 对于浅表较小的血瘤可采用冷冻方法治疗。

4. 放射疗法 对于范围较大的血瘤也可应用放射治疗。

细目三 肉 瘤

● **要点 肉瘤的概念及临床表现特点**

肉瘤是发于皮里膜外、由脂肪组织过度增生而形成的良性肿瘤。其特点是软似棉，肿似馒，皮色不变，不紧不宽，如肉之隆起。相当于西医的脂肪瘤。西医所称的肉瘤是指发生于软组织的恶性肿瘤，如脂肪肉瘤、纤维肉瘤等，与本病有质的区别，临证中不可混淆。

多见于成年女性，可发于身体各部，好发于肩、背、腹、臀及前臂皮下。大小不一，边界清楚，皮色不变，生长缓慢，触之柔软，呈扁平团块状或分叶状，推之可移动，基底较广阔，一般无疼痛。多发者常见于四肢、胸或腹部，呈多个较小的圆形或卵圆形结节，质地较一般肉瘤略硬，压之有轻度疼痛。

细目四 失荣

要点一 失荣的概念

失荣是发于颈部及耳之前后的岩肿，因其晚期气血亏乏，面容憔悴，形体消瘦，状如树木枝叶发枯，失去荣华而命名。相当于西医的颈部淋巴结转移癌和原发性恶性肿瘤。多见于40岁以上的男性，属古代外科四大绝症之一。

要点二 失荣的病因病机

因足少阳胆经循行耳之前后，肝与胆相表里，故失荣的发生与肝胆关系密切。如七情内伤，忧思郁怒，肝失条达，气机不舒，气滞血瘀，阻于胆经颈络，则结为肿块；或脾虚运化失司，水湿津液凝聚为痰，痰瘀脏毒凝结于少阳、阳明之络，可发为本病。

要点三 失荣的临床表现

一般表现为颈部淋巴结肿大，生长较快，质地坚硬。病变开始时多为单发结节，可活动；后期肿块体积增大，数量增多，融合成团块或联结成串，表面不平，固定不移。一般无疼痛，但合并染毒时，可有压痛。日久癌肿溃破，疮面渗流血水，高低不平，形似翻花状。其肿痛波及范围可向面部、胸部、肩背部扩展。

要点四 失荣的辨证论治方法

1. 内治

（1）气郁痰结证

证候：颈部或耳前、耳后有坚硬之肿块，肿块较大聚结成团，与周围组织粘连而固定，有轻度刺痛或胀痛，颈项牵扯感，活动转侧不利，患部皮色暗红微热，伴胸闷胁痛，心烦口苦等症。舌质红，苔微黄腻，脉弦滑。

治法：理气解郁，化痰散结。

方药：化痰开郁方（经验方）。药物有玄参、牡蛎、夏枯草、天竺黄、川贝母、胆南星、柴胡、青皮、荔枝核、橘核、鹿含草、半枝莲、射干等。

（2）阴毒结聚证

证候：颈部肿块坚硬，不痛不胀，尚可推动，患部初起皮色如常，以后可呈橘皮样变，伴畏寒肢冷，纳呆便溏。舌质淡，苔白腻，脉沉细或弦细。

治法：温阳散寒，化痰散结。

方药：阳和汤加减。

（3）瘀毒化热证

证候：颈部岩肿迁延日久，肿块迅速增大，中央变软、周围坚硬，溃破后渗流血水，状如翻花，并向四周漫肿，范围可波及面部、胸部、肩背等处。伴疼痛，发热，消瘦，头颈活动受限。舌质红，苔黄，脉数。

治法：清热解毒，化痰散瘀。

方药：五味消毒饮合化坚二陈丸加减。

（4）气血两亏证

证候：颈部肿块溃破以后，长期渗流脓血，不能愈合，疮面苍白水肿，肉芽高低不平，胬肉翻花。伴低热，乏力，消瘦等。舌质淡，苔白或无苔，脉沉细。

治法：补益气血，解毒化瘀。

方药：八珍汤合四妙勇安汤加减。

2. 外治

（1）早期颈部硬肿为气郁痰结证者，可外贴太乙膏；或外敷天仙子膏，取天仙子50g，用醋、蜜各半调敷，每日换1次。

（2）早期颈部硬肿若为阴毒结聚者，可外贴阳和解凝膏或冲和膏。

（3）岩肿溃破胬肉翻花者，可用白降丹掺于疮面，其上敷太乙膏。若溃久气血衰败，疮面不鲜，可用神灯照法，疮面掺阴毒内消散，外敷阳和解凝膏。

（裴晓华）

第六单元 皮肤及性传播疾病

细目一 蛇串疮

● 要点一 蛇串疮的概念与特点

1. 概念 是一种皮肤上出现成簇水疱，多呈带状分布，痛如火燎的急性疱疹性皮肤病。相当于西医的带状疱疹。

2. 特点 皮肤上出现红斑、水疱或丘疱疹，累累如串珠，排列成带状，沿一侧周围神经分布区出现，局部刺痛或伴臖核肿大。多数患者愈后很少复发，极少数患者可多次发病。

● 要点二 蛇串疮的辨证论治

1. 肝经郁热证 治以清泄肝火，解毒止痛，方选龙胆泻肝汤加紫草、板蓝根、玄胡索等。

2. 脾虚湿蕴证 治以健脾利湿，解毒消肿，方选除湿胃苓汤加减。

3. 气滞血瘀证 治以理气活血，通络止痛，方选柴胡疏肝散合桃红四物汤加减。

细目二 疣

● 要点一 不同疣的特点与好发部位

因其皮损形态及发病部位不同而名称各异，如发于手背、手指、头皮等处者，称千日疮、疣目、枯筋箭或瘊子；发于颜面、手背、前臂等处者，称扁瘊；发于胸背部有脐窝的赘疣，称鼠乳；发于足跖部者，称跖疣；发于颈周围及眼睑部位，呈细软丝状突起者，称丝状疣或线瘊。

● 要点二 寻常疣、扁平疣、传染性软疣的治疗

1. 辨证论治

（1）寻常疣（疣目）

①风热血燥证：治以养血活血，清热解毒，方选治瘊方加板蓝根、夏枯草。

②湿热血瘀证：治以清化湿热，活血化瘀，方选马齿苋合剂加薏苡仁、冬瓜仁。

（2）扁平疣（扁瘊）

①风热蕴结证：治以疏风清热，解毒散结，方选马齿苋合剂去桃仁、红花加木贼草、郁金、浙贝母、板蓝根。

②热瘀互结证：治以活血化瘀，清热散结，方选桃红四物汤加生黄芪、板蓝根、紫草、马齿苋、浙贝母、薏苡仁。

疣目、扁瘊皮损少者及鼠乳、掌跖疣、丝状疣均不需内服治疗。

2. 外治疗法 各种疣均可选用木贼草、板蓝根、马齿苋、香附、苦参、白鲜皮、薏苡仁等中药，煎汤趁热洗涤患处，每天2～3次，可使部分皮疹脱落。

（1）疣目 可选用推疣法、鸦胆子散敷贴法、荸荠或菱蒂摩擦法。

（2）扁瘊 可选用洗涤法、涂法。

（3）鼠乳 用消毒针头挑破患处，挤尽白色乳酪样物，再用碘酒或浓石炭酸溶液点患处。若损害较多，应分批治疗，注意保护周围皮肤。

细目三 癣

● 要点一 头癣、手足癣、体癣和花斑癣的临床特点与诊断

（一）临床特点

1. 头癣 包括白癣和黄癣。

（1）白秃疮 相当于西医的白癣。

本病是头癣的一种，多见于学龄儿童，男性多于女性。皮损特征是在头皮有圆形或不规则的覆盖灰白鳞屑的斑片。病损区毛发干枯无泽，常在距头皮0.3～0.8cm处折断而呈参差不齐。头发易于拔落且不疼痛，病发根部包绕有白色鳞屑形成的菌鞘，自觉瘙痒。发病部位以头顶、枕部

居多，但发缘处一般不被累及。青春期可自愈，秃发也能再生，不遗留疤痕。

（2）肥疮　相当于西医的黄癣。

本病为头癣中最常见的一种，多见于农村，好发于儿童。其特征是：有黄癣痂堆积，癣痂呈蜡黄色，肥厚，富黏性，边缘翘起，中心微凹，上有毛发贯穿，质脆易粉碎，有特殊的鼠尿臭。久之毛囊被破坏而成永久性脱发。当病变痊愈后，则在头皮留下广泛、光滑的萎缩性疤痕。病变四周约1cm左右头皮不易受损。

2. 手足癣　包括手癣和足癣。

（1）鹅掌风　相当于西医的手癣。

本病以成年人多见，男女老幼均可染病。多数为单侧发病，也可波及双手。夏天起水疱病情加重，冬天则枯裂疼痛明显。皮损特点是：初起为掌心或指缝水疱或掌部皮肤角化脱屑、水疱，水疱多透明如晶，散在或簇集，瘙痒难忍。水疱破后干涸，叠起白屑，中心向愈，四周继发疱疹，并可延及手背、腕部。若反复发作后，致手掌皮肤肥厚，枯槁干裂，疼痛，屈伸不利，宛如鹅掌。损害若侵及指甲，可使甲板被蛀蚀变形，甲板增厚或萎缩翘起，色灰白而成灰指甲（甲癣）。鹅掌风病程为慢性，反复发作。

（2）脚湿气　相当于西医的足癣。

本病以脚丫糜烂瘙痒伴有特殊臭味而得名。我国南方地区气温高，潮湿，发病率高。多发于成年人，儿童少见。夏秋病重，多起水疱、糜烂；冬春病减，多干燥裂口。脚湿气主要发生在趾缝，也见于足底。以皮下水疱，趾间浸渍糜烂，渗流滋水，角化过度，脱屑、瘙痒等为特征。分为水疱型、糜烂型、脱屑型，但常以1～2种皮肤损害为主。

3. 体癣　本病因皮损多呈钱币状、圆形，故名圆癣，亦称铜钱癣。发于股胯、外阴等处者，称阴癣（股癣）。以青壮年男性多见，多发于夏季，好发于面部、颈部、躯干及四肢近端。圆癣初起为丘疹或水疱，逐渐形成边界清楚的钱币形红斑，其上覆盖细薄鳞屑。病灶中央皮疹消退，呈自愈倾向，但向四周蔓延，有丘疹、水疱、脓疱、结痂等损害。圆癣的皮损特征为环形或多环形、边界清楚、中心消退、外围扩张的斑块。

4. 花斑癣　本病常发于多汗体质青年，可在家庭中互相传染。皮损好发于颈项、躯干，尤其是多汗部位及四肢近心端，为大小不一、边界清楚的圆形或不规则的无炎症性斑块，色淡褐、灰褐至深褐色，或轻度色素减退，或附少许糠秕状细鳞屑，常融合成片。有轻微痒感，常夏发冬愈，复发率高。

（二）诊断

根据典型的皮损特征，结合真菌镜检及培养，可明确诊断。

● 要点二　癣的治疗方法

本病以杀虫止痒为主要治法，必须彻底治疗。癣病以外治为主，若皮损广泛，自觉症状较重，或抓破染毒者，则以内治、外治相结合为宜。抗真菌西药治疗有一定优势，可中西药合用。

1. 白秃疮、肥疮　采用拔发疗法。其方法为剪发后每天以0.5%明矾水或热肥皂水洗头，然后在病灶处敷药（敷药宜厚），可用5%硫黄软膏或雄黄膏，用薄膜盖上，包扎或戴帽固定。每天如上法换药1次。敷药1周病发比较松动时，即用镊子将病发连根拔除（争取在3天内拔完）。拔发后继续薄涂原用药膏，每天1次，连续2～3周。

2. 鹅掌风、脚湿气

（1）水疱型　可选用1号癣药水、2号癣药水、复方土槿皮酊外搽；二矾汤熏洗；鹅掌风浸泡方或藿黄浸剂浸泡。

（2）糜烂型　可选1：1500高锰酸钾溶液、3%硼酸溶液、二矾汤或半边莲60g煎汤待温，浸泡15分钟，次以皮脂膏或雄黄膏外搽。

（3）脱屑型　可选用以上软膏外搽，浸泡剂浸泡。如角化增厚较剧，可选以10%水杨酸软膏厚涂，外用油纸包扎，每晚1次，使其角质剥脱，然后再用抗真菌药物，也可用市售治癣中成药。

3. 灰指甲　每日以小刀刮除病甲变脆部分，

然后用棉花蘸 2 号癣药水或 3% 冰醋酸浸涂。或用鹅掌风浸泡方浸泡，白凤仙花捣烂敷病甲上，或采用拔甲方法。

4. 圆癣 可选用 1 号癣药水、2 号癣药水、复方土槿皮酊等外搽。阴癣由于患部皮肤薄嫩，不宜选用刺激性强的外用药物，若皮损有糜烂痒痛者，宜选用青黛膏外涂。

5. 紫白癜风 用密陀僧散，以茄子片蘸药涂搽患处，用 2 号癣药水，或 1% 土槿皮酊外搽，每天 2~3 次。治愈后，继续用药 1~2 周，以防复发。

细目四 脂溢性皮炎

要点一 脂溢性皮炎的概念与特点

1. 概念 是因皮肤油腻，出现红斑，覆有鳞屑而得名，是发生在皮脂溢出部位的慢性炎症性皮肤病。

2. 特点 头发、皮肤多脂发亮，油腻，瘙痒，脱而复生。以青壮年为多，乳儿期亦有发生。

要点二 脂溢性皮炎的辨证论治

根据本病皮疹干性与湿性的临床特点，干性者以养血润燥为主，湿性者以清热祛湿为主，内外治相结合。

1. 风热血燥证

证候：多发于头面部，为淡红色斑片，干燥、脱屑、瘙痒，受风加重，或头皮瘙痒，头屑多，毛发干枯脱落；伴口干口渴，大便干燥；舌质偏红，舌苔薄白或黄，脉细数。

治法：祛风清热，养血润燥。

方药：消风散合当归饮子加减。

2. 肠胃湿热证

证候：皮损为潮红斑片，有油腻性痂屑，甚至糜烂、渗出；伴口苦口黏，脘腹痞满，小便短赤，大便臭秽；舌质红，舌苔黄腻，脉滑数。

治法：健脾除湿，清热止痒。

方药：参苓白术散合茵陈蒿汤。

细目五 油风

要点一 油风的概念与特点

1. 概念 油风是一种头发突然发生斑块状脱落的慢性皮肤病。因头发脱落之处头皮光亮而得名，又称鬼舐头、鬼剃头。

2. 特点 突然发生斑片状脱发，脱发区皮肤变薄，多无自觉症状。可发生于任何年龄，多见于青年，男女均可发病。

要点二 油风的辨证论治

本病实证以清以通为主，血热清则血循其经，血瘀祛则新血易生；虚证以补摄为要，精血得补则毛发易生。选用适当的外治或其他疗法能促进毛发生长。

1. 血热风燥证

证候：突然脱发成片，偶有头皮瘙痒，或伴头部烘热；心烦易怒，急躁不安；舌质红，舌苔薄，脉弦。

治法：凉血息风，养阴护发。

方药：四物汤合六味地黄汤加减。

2. 气滞血瘀证

证候：病程较长，头发脱落前先有头痛或胸胁疼痛等症；伴夜多噩梦，烦热难眠；舌质暗红，有瘀点、瘀斑，舌苔薄，脉沉细。

治法：通窍活血，祛瘀生发。

方药：通窍活血汤加减。

3. 气血两虚证

证候：多在病后或产后头发呈斑块状脱落，并呈渐进性加重，范围由小而大，毛发稀疏枯槁，触摸易脱；伴唇白，心悸，气短懒言，倦怠乏力；舌质淡，舌苔薄白，脉细弱。

治法：益气补血。

方药：八珍汤加减。

4. 肝肾不足证

证候：病程日久，平素头发焦黄或花白，发病时呈大片均匀脱落，甚或全身毛发脱落；伴头昏，耳鸣，目眩，腰膝酸软；舌质淡，舌苔薄，脉细。

治法：滋补肝肾。

方药：七宝美髯丹加减。

细目六 虫咬皮炎

● 要点一 虫咬皮炎的概念与特点

1. 概念 虫咬皮炎是被致病虫类叮咬，接触其毒液或虫体的毒毛而引起的一种皮炎。较常见的致病害虫有蠓、螨、隐翅虫、刺毛虫、跳蚤、虱类、臭虫、飞蛾、蜂等。

2. 特点 皮肤上呈丘疹样风团，上有针尖大小的瘀点、丘疹或水疱，呈散在性分布。

● 要点二 虫咬皮炎的辨证论治

本病以预防为主，发病后以外治为主，轻者外治可愈，重者内、外合治。治法主要为清热解毒止痒。外治是关键。

（一）内治

热毒蕴结证

证候：皮疹较多，成片红肿，水疱较大，瘀斑明显，皮疹附近臀核肿大；伴畏寒、发热、头痛、恶心、胸闷；舌红，苔黄，脉数。

治法：清热解毒，消肿止痒。

方药：五味消毒饮合黄连解毒汤加地肤子、白鲜皮、紫荆皮。

（二）外治

1. 初起红斑、丘疹、风团等皮损，用1%薄荷三黄洗剂（即三黄洗剂加薄荷脑1g）外搽。

2. 生于毛发处者，剃毛后外搽50%百部酊杀虫止痒。

3. 感染邪毒，水疱破后糜烂红肿者，可用马齿苋煎汤湿敷，再用青黛散油剂涂搽；或外用颠倒散洗剂外搽。

4. 松毛虫、桑毛虫皮炎可用橡皮膏黏去毛刺，外涂5%碘酒。

5. 蜂蜇皮炎应先拔去毒刺，火罐吸出毒汁，消毒后外用紫金锭磨水涂。

细目七 疥 疮

● 要点一 疥疮的病因病机

疥疮是由人型疥虫通过密切接触而传染。其传染性很强，在家庭或集体宿舍中可相互传播，可因使用患者用过而未经消毒的衣服、被席、用具等传染而得。本病发生后，患者常伴有湿热之邪郁于肌肤的症状。

● 要点二 疥疮的临床特点

夜间剧痒，在皮损处有灰白色、浅黑色或普通皮色的隧道，可找到疥虫。继发感染者，称脓窝疥。

● 要点三 疥疮的治疗与预防

（一）治疗

本病以杀虫止痒为主要治法。必须隔离治疗，以外治为主。一般不需内服药，若抓破染毒，需内外合治。

1. 疥疮以外治杀虫为主 硫黄治疗疥疮，古今皆为常用特效药物。临床多与水银、雄黄等杀虫药配用，以油调敷，或与大枫子、蓖麻仁等有油脂之果仁捣膏用之。目前临床常用浓度5%~20%的硫黄软膏，小儿用5%~10%、成人用10%~15%的浓度，若患病时间长，可用20%的浓度，但浓度不宜过高，否则易产生皮炎；亦可用含水银的制剂一扫光或雄黄软膏等外搽。

2. 涂药方法 先以花椒9g、地肤子30g煎汤外洗，或用温水肥皂洗涤全身后，再擦药。一般先擦好发部位，再涂全身。每天早、晚各涂1次，连续3天，第4天洗澡，换洗席被，此为1个疗程。一般治1~2个疗程，停药后观察1周左右，如无新皮损出现，即为痊愈。因为疥虫卵在产生后1周左右才能发育为成虫，故治疗后观察以1周为妥。

（二）预防

1. 加强卫生宣传及监督管理，对公共浴室、旅馆、车船上的衣被应定期严格消毒。

2. 注意个人卫生，勤洗澡，勤换衣服，被褥常洗晒。

3. 接触疥疮患者后，用肥皂水洗手。患者所用衣服、被褥、毛巾等均需煮沸消毒，或在阳光下充分曝晒，以便杀灭疥虫及虫卵。

4. 彻底消灭传染源，注意消毒隔离。家庭和集体宿舍患者应分居，并积极治疗，以杜绝传染源。

细目八　湿疮

要点一　湿疮的临床特点

皮损对称分布，多形损害，剧烈瘙痒，有渗出倾向，反复发作，易成慢性等。根据病程可分为急性、亚急性、慢性三类。急性湿疮以丘疱疹为主，炎症明显，易渗出；慢性湿疮以苔藓样变为主，易反复发作。

要点二　湿疮的病因病机

由于禀赋不耐，饮食失节，或过食辛辣刺激荤腥动风之物，脾胃受损，失其健运，湿热内生，又兼外受风邪，内外两邪相搏，风湿热邪浸淫肌肤所致。急性者以湿热为主；亚急性者多与脾虚湿恋有关；慢性者则多病久耗伤阴血，血虚风燥，乃至肌肤甲错。发于小腿者则常由经脉弛缓、青筋暴露，气血运行不畅，湿热蕴阻，肤失濡养所致。本病的发生与心、肺、肝、脾四经的病变有密切的关系。

要点三　湿疮的辨证治疗

本病以清热利湿止痒为主要治法。急性者以清热利湿为主；慢性者以养血润肤为主。外治宜用温和的药物，以免加重病情。

（一）内治

1. 湿热蕴肤证

证候：发病快，病程短，皮损潮红，有丘疱疹，灼热瘙痒无休，抓破渗液流脂水；伴心烦口渴，身热不扬，大便干，小便短赤；舌红，苔薄白或黄，脉滑或数。

治法：清热利湿止痒。

方药：龙胆泻肝汤合萆薢渗湿汤加减。

2. 脾虚湿蕴证

证候：发病较缓，皮损潮红，有丘疹、瘙痒，抓后糜烂渗出，可见鳞屑；伴纳少，腹胀便溏，易疲乏；舌淡胖，苔白腻，脉濡缓。

治法：健脾利湿止痒。

方药：除湿胃苓汤或参苓白术散加紫荆皮、地肤子、白鲜皮。

3. 血虚风燥证

证候：病程久，反复发作，皮损色暗或色素沉着，或皮损粗糙肥厚，剧痒难忍，遇热或肥皂水洗后瘙痒加重；伴有口干不欲饮，纳差，腹胀；舌淡，苔白，脉弦细。

治法：养血润肤，祛风止痒。

方药：当归饮子或四物消风饮加丹参、鸡血藤、乌梢蛇。

（二）外治

1. 急性湿疮　初起仅有潮红、丘疹，或少数水疱而无渗液时，外治宜清热安抚，避免刺激，可选用清热止痒的中药苦参、黄柏、地肤子、荆芥等煎汤湿敷，或用三黄洗剂、炉甘石洗剂外搽。若水疱糜烂、渗出明显时，外治宜收敛、消炎、促进表皮恢复，可选用黄柏、生地榆、马齿苋、野菊花等煎汤，或10%黄柏溶液、或2%~3%硼酸水冷敷。再用青黛散麻油调搽，急性湿疮后期滋水减少时，外治宜保护皮损，避免刺激，促进角质新生，清除残余炎症，可选黄连膏、青黛膏外搽。

2. 亚急性湿疮　外治原则为消炎、止痒、燥湿、收敛，选用三黄洗剂、3%黑豆馏油等外搽。

3. 慢性湿疮　可选用各种软膏剂、乳剂，根据瘙痒及皮肤肥厚程度加入不同浓度的止痒剂、角质促成和溶解剂，一般可外搽青黛膏、5%硫黄软膏、10%~20%黑豆馏油软膏。

细目九　接触性皮炎

要点一　接触性皮炎的诊断要点

1. 发病前有明显的接触史，均有一定的潜伏期。

2. 一般急性发病，常见于暴露部位，如面、颈、四肢。

3. 皮损的形态、范围、严重程度取决于接触物质种类、性质、浓度、接触时间的久暂、接触部位和面积大小及机体对刺激物的反应程度。皮损边界清楚，多局限于接触部位，形态与接触物大抵一致。皮疹一般为红斑、肿胀、丘疹、水疱或大疱、糜烂、渗出等，一个时期内以某一种皮损为主。

4. 病因去除和恰当处理后可在1~2周内痊愈。但反复接触或处理不当，可转变为亚急性或慢性，皮损表现为肥厚粗糙，呈苔藓样变。

5. 皮肤斑贴试验：将可疑致敏物用适当溶剂配成一定比例的浓度作斑贴试验，若示阳性则提示患者对被试物过敏。

● 要点二　接触性皮炎的治疗

本病以清热祛湿止痒为主要治法。首先应避免接触过敏物质，否则治疗无效。急性者以清热祛湿为主；慢性者以养血润燥为主。

（一）内治

1. 风热蕴肤证

证候：起病较急，好发于头面部，皮损色红，肿胀轻，其上为红斑或丘疹，自觉瘙痒，灼热；心烦，口干，小便微黄；舌红，苔薄白或薄黄，脉浮数。

治法：疏风清热止痒。

方药：消风散加紫荆皮（花）、僵蚕。

2. 湿热毒蕴证

证候：起病急骤，皮损面积较广泛，其色鲜红肿胀，上有水疱或大疱，水疱破后则糜烂渗液，自觉灼热瘙痒；伴发热，口渴，大便干，小便短黄；舌红，苔黄，脉弦滑数。

治法：清热祛湿，凉血解毒。

方药：龙胆泻肝汤合化斑解毒汤加减。

3. 血虚风燥证

证候：病程长，病情反复发作，皮损肥厚干燥有鳞屑，或呈苔藓样变，瘙痒剧烈，有抓痕及结痂；舌淡红，苔薄，脉弦细。

治法：养血润燥，祛风止痒。

方药：当归饮子合消风散加减。

（二）外治

用药宜简单、温和、无刺激性。找出致病原因，去除刺激物质，避免再接触。

● 要点三　接触性皮炎与急性湿疮、颜面丹毒的鉴别

1. 急性湿疮　无接触史，皮损呈多形性，多对称分布，易反复发作。

2. 颜面丹毒　无异物接触史；全身症状严重，常有寒战、高热、头痛、恶心等症状；皮疹以水肿性红斑为主，形如云片，色若涂丹；自感灼热、疼痛而无瘙痒。

细目十　药　毒

● 要点一　药毒的病因病机

总由禀赋不耐，邪毒侵犯所致。风热之邪侵袭腠理，入里化热，热入营血，血热妄行，溢于肌肤；或禀血热之体，受药毒侵扰，火毒炽盛，燔灼营血，外发皮肤，内攻脏腑；或禀湿热之体，受药毒侵扰，体内湿热蕴蒸，郁于肌肤；病久药毒灼伤津液，气阴两伤，肌肤失养。久病阴液耗竭，阳无所附，浮越于外，病重而危殆。

● 要点二　药毒的临床表现、治疗与预防调护

（一）临床表现

本病临床表现复杂，基本具有以下特征：

1. 发病前有用药史。

2. 有一定的潜伏期，第一次发病多在用药后5~20天内，重复用药常在24小时内发生，短者甚至在用药后瞬间或数分钟内发生。

3. 突然发病，自觉灼热瘙痒，重者伴有发热、倦怠、纳差、大便干燥、小便黄赤等全身症状。

4. 皮损形态多样，颜色鲜艳，分布为全身性、对称性，可泛发或仅限于局部。

（二）治疗

停用一切可疑致敏药物，临床以辨证论治为主。重症宜中西医结合治疗。

1. 辨证论治

（1）湿毒蕴肤证

证候：皮疹为红斑、丘疹、风团、水疱，甚则糜烂渗液，表皮剥脱；伴灼热剧痒，口干，大便燥结，小便黄赤，或有发热；舌红，苔薄白或黄，脉滑或数。

治法：清热利湿，解毒止痒。

方药：萆薢渗湿汤加减。

（2）热毒入营证

证候：皮疹鲜红或紫红，甚则为紫斑、血疱，灼热痒痛；伴高热，神志不清，口唇焦燥，口渴不欲饮，大便干结，小便短赤；舌红绛，苔少或镜面舌，脉洪数。

治法：清热凉血，解毒护阴。

方药：清营汤加减。

（3）气阴两虚证

证候：严重药疹后期大片脱屑；伴低热，神疲乏力，气短，口干欲饮；舌红，少苔，脉细数。

治法：益气养阴清热。

方药：增液汤合益胃汤加减。

2. 外治疗法 根据皮损表现可选用中药溻渍、中药熏洗、中药涂擦等剂型和药物。

3. 西医治疗

（1）一般药疹，使用抗组胺药物、维生素 C 和钙剂。

（2）重症药疹，宜采用中西医结合疗法，除运用上述内治、外治方法外，宜早期足量使用皮质类固醇激素，如氢化可的松 300～400mg 或地塞米松 10～15mg，维生素 C 2～3g，加入 5%～10% 葡萄糖溶液 1000～2000mL 中，静脉滴注。至病情缓解后，改为强的松或地塞米松口服。必要时配合抗生素以防止继发感染。

（三）预防调护

1. 预防本病发生的关键是合理用药。用药前必须询问患者有无药物过敏史。应用青霉素及抗毒血清制剂，用药前要作过敏试验。

2. 用药过程中要注意观察用药后的反应，遇到全身出疹、瘙痒，要考虑药疹的可能，及时诊断，及时处理。

3. 多饮开水，忌食辛辣发物。

4. 皮损忌用热水烫洗或搔抓。

5. 重症药疹应按危重患者进行护理。

细目十一　瘾疹

● 要点一　瘾疹的病因病机

先天禀赋不足，卫外不固，风邪乘虚侵袭所致；或表虚不固，风寒、风热外袭，客于肌表，致使营卫失调而发；或饮食不节，过食辛辣肥厚，或肠道寄生虫，使肠胃积热，复感风邪，内不得疏泄，外不得透达，郁于皮毛腠理之间而发。此外，情志内伤，冲任不调，肝肾不足，血虚生风生燥，阻于肌肤也可发生。对食物、生物制品、肠道寄生虫等过敏亦发作本病。

● 要点二　瘾疹的诊断与治疗

（一）诊断

1. 急性荨麻疹 皮疹为大小不等的风团，色鲜红，也可为苍白色，孤立、散在或融合成片，数小时内风团减轻，变为红斑而渐消失。但不断有新的风团出现。病情严重者可有烦躁、心慌、恶心、呕吐等症状，甚至血压下降，发生过敏性休克样症状；有的可因累及胃肠道黏膜而出现腹痛、恶心、呕吐、腹泻，有的甚似急腹症，有的因食管水肿有进食困难；累及喉头黏膜时，可出现喉头水肿、呼吸困难，甚至窒息。如有高热、寒战等全身中毒症状，应注意有无严重感染的可能，大约有 90% 的急性荨麻疹在 2~3 周后症状消失，不再复发。

2. 慢性荨麻疹 全身症状一般较轻，风团时多时少，反复发生，病程在 6 周以上。大多数患者不能找到病因，有约 50% 的患者在 5 年内病情减轻，约 20% 患者病程可长达 20 年以上。

3. 特殊类型荨麻疹

（1）皮肤划痕症　亦称人工荨麻疹。用钝器划或用手搔抓皮肤后，沿着划痕发生条状隆起，并有瘙痒，不久即消退。

（2）寒冷性荨麻疹 较常见。可分为家族性（较罕见）和获得性两种。好发于面部、手背等暴露部位，在接触冷物、冷空气、冷风或食冷物后，发生红斑、风团，有轻到中等度瘙痒。

（3）胆碱能性荨麻疹 即小丘疹状荨麻疹。在热水浴，进食辛辣的食物、饮料、饮酒、情绪紧张、工作紧张、剧烈运动等刺激后数分钟发生风团。

（4）压迫性荨麻疹 身体受压部位如臀部、上肢、掌拓等处受一定压力后，约4~8小时，局部发生肿胀性斑块，累及真皮和皮下组织，多数有痒感，或灼痛、刺痛等。

4. 实验室和其他辅助检查 血液中嗜酸性粒细胞升高。若伴感染时，白细胞总数增高及中性粒细胞的百分比增高。

（二）治疗

寻找病因，去除病因，中医辨证论治为主，特殊类型者中西医结合治疗。

1. 辨证论治

（1）风寒束表证

证候：风团色白，遇寒加重，得暖则减；恶寒怕冷，口不渴；舌淡红，苔薄白，脉浮紧。

治法：疏风散寒止痒。

方药：麻黄桂枝各半汤加减。

（2）风热犯表证

证候：风团鲜红，灼热剧痒，遇热加重，得冷则减；伴有发热，恶寒，咽喉肿痛；舌质红，苔薄白或薄黄，脉浮数。

治法：疏风清热止痒。

方药：消风散加减。

（3）胃肠湿热证

证候：风团片大、色红、瘙痒剧烈；发疹的同时伴脘腹疼痛，恶心呕吐，神疲纳呆，大便秘结或泄泻；舌质红，苔黄腻，脉弦滑数。

治法：疏风解表，通腑泄热。

方药：防风通圣散加减。

（4）血虚风燥证

证候：反复发作，迁延日久，午后或夜间加剧；伴心烦易怒，口干，手足心热；舌红少津，脉沉细。

治法：养血祛风，润燥止痒。

方药：当归饮子加减。

2. 外治疗法

（1）中药熏洗 瘙痒明显，无胸闷气憋者适用。风团红，瘙痒明显者，选用马齿苋、白鲜皮等解毒止痒中药熏洗；风团色淡白，皮肤干燥者，选用当归、茯苓、白术等健脾养血中药熏洗，每日1次。

（2）中药保留灌肠 对于因饮食不慎而诱发者，采取苦参、黄柏等中药保留灌肠以泻浊解毒，每日1次。

细目十二 牛皮癣

● 要点一 牛皮癣的皮损特点

皮损多为圆形或多角形的扁平丘疹融合成片，剧烈瘙痒，搔抓后皮损肥厚，皮沟加深，皮嵴隆起，极易形成苔藓样变。

● 要点二 牛皮癣的治疗

本病治疗以疏风清热、养血润燥为治则。对继发感染，应采用抗菌药物，及时控制感染。

1. 辨证论治

（1）肝郁化火证

证候：皮疹色红，伴心烦易怒，失眠多梦，眩晕，心悸，口苦咽干；舌边尖红，脉弦数。

治法：疏肝理气，清肝泻火。

方药：龙胆泻肝汤加减。

（2）风湿蕴肤证

证候：皮损呈淡褐色片状，粗糙肥厚，剧痒时作，夜间尤甚；舌淡红，苔薄白或白腻，脉濡缓。

治法：祛风利湿，清热止痒。

方药：消风散加减。

（3）血虚风燥证

证候：皮损色淡或灰白，状如枯木，肥厚粗糙似牛皮；心悸怔忡，失眠健忘，女子月经不调；舌淡，苔薄，脉沉细。

治法：养血润燥，息风止痒。

方药：当归饮子加减。

2. 外治疗法

（1）肝郁化火，风湿蕴肤，用三黄洗剂外搽，每天3~4次。

（2）血虚风燥，外用油膏加热烘疗法，局部涂油膏后，热烘10~20次，烘后可将所涂药膏擦去，每天1次，4周为1疗程。

（3）羊蹄根散，醋调搽患处，每天1~2次。

（4）醋泡鸡蛋，以醋泡过鸡蛋的蛋黄与蛋白搅匀，用棉棒或棉球蘸其液外搽数次。

（5）皮损浸润肥厚剧痒者，外用核桃枝或叶，刀砍取汁，外搽患处，日1~2次。

细目十三 白疕

要点一 白疕（寻常型）的皮损特点

皮损初起为针头大小的丘疹，逐渐扩大为绿豆、黄豆大小的淡红色或鲜红色丘疹或斑丘疹，可融合成形态不同的斑片，边界清楚，表面覆盖多层干燥银白色鳞屑，刮除鳞屑则露出发亮的半透明的薄膜，为薄膜现象。再刮除薄膜，出现多个筛状出血点，为点状出血现象。在头部可出现束状发，在指甲甲板可呈顶针状凹陷。可见点滴状、钱币状、斑块状、地图状、蛎壳状、混合状等多种皮损形态。

要点二 白疕（寻常型）的辨证治疗

本病进行期多以清热凉血解毒为基本治疗原则，静止期多以养血滋阴润燥或活血化瘀、解毒通络为基本治疗原则。

1. 血热内蕴证

证候：多见于进行期。皮疹多呈点滴状，发展迅速，颜色鲜红，层层鳞屑，瘙痒剧烈，刮去鳞屑有点状出血；伴口干舌燥，咽喉疼痛，心烦易怒，便干溲赤；舌质红，舌苔薄黄，脉弦滑或数。

治法：清热凉血，解毒消斑。

方药：犀角地黄汤加减。

2. 血虚风燥证

证候：多见于静止期。病程较久，皮疹多呈斑片状，颜色淡红，鳞屑减少，干燥皲裂，自觉瘙痒；伴口咽干燥；舌质淡红，舌苔少，脉沉细。

治法：养血滋阴，润肤息风。

方药：当归饮子加减。

3. 气血瘀滞证

证候：多见于静止期或消退期。皮损反复不愈，皮疹多呈斑块状，鳞屑较厚，颜色暗红；舌质紫暗有瘀点、瘀斑，脉涩或细缓。

治法：活血化瘀，解毒通络。

方药：桃红四物汤加减。

4. 湿毒蕴阻证

证候：皮损多发生在腋窝、腹股沟等皱褶部位，红斑糜烂，痂屑黏厚，瘙痒剧烈；或掌跖红斑、脓疱、脱皮；或伴关节酸痛、肿胀、下肢沉重；舌质红，苔黄腻，脉滑。

治法：清利湿热，解毒通络。

方药：萆薢渗湿汤加减。

5. 火毒炽盛证

证候：全身皮肤潮红、肿胀、灼热痒痛，大量脱皮，或有密集小脓疱；伴壮热、口渴、头痛、畏寒、大便干燥、小便黄赤；舌红绛，苔黄腻，脉弦滑数。

治法：清热泻火，凉血解毒。

方药：清瘟败毒饮加减。

细目十四 淋病

要点一 淋病的病因病机

因宿娼恋色或误用污染之器具，湿热秽浊之气由下焦前阴窍口入侵，阻滞于膀胱及肝经，局部气血运行不畅，湿热熏蒸，精败肉腐，气化失司而成本病；病久及肾，导致肾虚阴亏，瘀结于内，由实转虚，形成虚证或虚实夹杂之证。

本病的病原体为淋球菌，系革兰阴性球菌，多寄生在淋病患者的泌尿生殖系统。

● 要点二 淋病的诊断

1. 临床表现 有不洁性交或间接接触传染史。潜伏期一般为2～10天，平均3～5天。

（1）男性淋病 一般症状和体征较明显。

①急性淋病：尿道口红肿、发痒及轻度刺痛，继而有稀薄黏液流出，引起排尿不适，24小时后症状加剧。排尿开始时尿道外口刺痛或灼热痛，排尿后疼痛减轻。尿道口溢脓，开始为浆液性分泌物，以后逐渐变稠出现黄色黏稠的脓性分泌物，特别是清晨起床后分泌物的量较多。当病变上行蔓延至后尿道时，可出现终末血尿、血精、会阴部轻度坠胀等现象。

全身症状一般较轻，少数患者可伴有发热（38℃左右）、全身不适、食欲不振等。

②慢性淋病：多由急性淋病治疗不当，或在急性期嗜酒及与配偶性交等因素而转为慢性；也有因患者体质虚弱或伴贫血、结核，病情一开始即呈慢性经过。

慢性淋病患者表现为尿痛轻微，排尿时仅感尿道灼热或轻度刺痛，常可见终末血尿。尿道外口不见排脓，挤压阴茎根部或用手指压迫会阴部，尿道外口仅见少量稀薄浆液性分泌物。患者多有慢性腰痛，会阴部胀感，夜间遗精，精液带血。淋病反复发作者，可出现尿道狭窄，少数可引起输精管狭窄或梗塞，发生精液囊肿。

男性淋病可合并淋病性前列腺炎、附睾炎、精囊炎、膀胱炎等。

（2）女性淋病 大多数患者可无症状，有症状者往往不太明显，多在出现严重病变，或娩出感染淋病的新生儿时才被发现。

急性淋病的主要类型有：

①淋菌性宫颈炎：表现为大量脓性白带，宫颈充血、触痛，若阴道脓性分泌物较多者，常有外阴刺痒和烧灼感。因常与尿道炎并见，故也可有尿频、尿急等症状。

②淋菌性尿道炎：表现为尿道口充血、压痛，并有脓性分泌物，轻度尿频、尿急、尿痛，排尿时有烧灼感，挤压尿道旁腺有脓性分泌物。

③淋菌性前庭大腺炎：表现有前庭大腺红肿、热、痛，严重时形成脓肿，触痛明显。全身症状有高热、畏寒等。

慢性淋病常由急性转变而来。一般症状较轻，部分患者有下腹坠胀，腰酸背痛，白带较多，下腹疼痛，月经过多，少数可引起不孕、宫外孕等。

2. 辅助检查 采取病损处分泌物或穿刺液涂片作革兰染色，在多形核白细胞内找到革兰染色阴性的淋球菌，可作初步诊断。经培养检查即可确诊。

● 要点三 淋病的辨证论治

1. 湿热毒蕴证（急性淋病）

证候：尿道口红肿，尿液混浊如脂，尿道口溢脓，尿急，尿频，尿痛，尿道灼热，严重者尿道黏膜水肿，附近淋巴结红肿疼痛，女性宫颈充血、触痛，并有脓性分泌物，或有前庭大腺红肿热痛等；可伴有发热等全身症状；舌红，苔黄腻，脉滑数。

治法：清热利湿，解毒化浊。

方药：龙胆泻肝汤酌加土茯苓、红藤、萆薢等。

2. 阴虚毒恋证（慢性淋病）

证候：小便不畅、短涩，淋沥不尽，女性带下多，或尿道口见少许黏液，酒后或疲劳易复发；腰酸腿软，五心烦热，食少纳差；舌红，苔少，脉细数。

治法：滋阴降火，利湿祛浊。

方药：知柏地黄丸酌加土茯苓、萆薢等。

● 要点四 淋病的其他治疗方法

临床应选用以下抗生素治疗，且应早期足量使用。

普鲁卡因青霉素G 480万U一次肌肉注射；壮观霉素（淋必治）2g，1次肌肉注射；或头孢三嗪（菌必治）250mg，1次肌肉注射。急性期且为初次感染者，给药1～2次即可，慢性者应给药7天以上；诺氟沙星800mg，1次口服，或800mg，每天2次；氧氟沙星400mg，1次口服，或每天2次，共服10天。

细目十五　尖锐湿疣

要点一　尖锐湿疣的病因病机

本病主要为性滥交或房室不洁，感受秽浊之毒，毒邪蕴聚，酿生湿热，湿热下注皮肤黏膜而产生赘生物。

要点二　尖锐湿疣的诊断

1. 临床表现　有与尖锐湿疣患者不洁性交或生活接触史。潜伏期一般为1~12个月，平均3个月。

外生殖器及肛门周围皮肤黏膜湿润区为好发部位，少数患者可见于肛门生殖器以外部位（如口腔、腋窝、乳房、趾间等）。

基本损害为淡红色或污秽色、柔软的表皮赘生物。赘生物大小不一，单个或群集分布，表面分叶或呈棘刺状，湿润，基底较窄或有蒂，但在阴茎体部可出现基底较宽的"无蒂疣"。由于皮损排列分布不同，外观上常表现为点状、线状、重叠状、乳头瘤状、鸡冠状、菜花状、蕈状、扁平状等不同形态。巨大的尖锐湿疣多见于男性，且好发于阴茎和肛门附近，女性则见于外阴部，偶尔可转化为鳞状细胞癌。

2. 辅助检查　醋酸白试验：用3%~5%的醋酸液涂擦或湿敷3~10分钟，阳性者局部变白，病灶稍隆起，在放大镜下观察更明显。组织病理学检查有特异性。

要点三　尖锐湿疣的鉴别诊断

1. 假性湿疣　多发生于20~30岁的女性外阴，特别是小阴唇内侧和阴道前庭；皮损为直径1~2mm大小的白色或淡红色小丘疹，表面光滑如鱼子状，群集分布；无自觉症状。

2. 扁平湿疣　为梅毒常见的皮肤损害，皮损为扁平而湿润的丘疹，表面光滑，成片或成簇分布；损害内可找到梅毒螺旋体；梅毒血清反应强阳性。

3. 阴茎珍珠状丘疹　多见于青壮年；皮损为冠状沟部珍珠样半透明小丘疹，呈半球状、圆锥状或不规则状，色白或淡黄、淡红，沿冠状沟排列成一行或数行，或包绕一周；无自觉症状。

要点四　尖锐湿疣的辨证论治

以清热解毒、燥湿除疣为主要治法，也可运用抗病毒中草药施治。临床常用中西医结合治疗去除疣体，并针对病原体进行治疗。中医药在控制复发方面有较好疗效。

1. 湿毒下注证

证候：外生殖器或肛门等处出现疣状赘生物，色灰或褐或淡红，质软，表面秽浊潮湿，触之易出血，恶臭；伴小便黄或不畅；苔黄腻，脉滑或弦数。

治法：利湿化浊，清热解毒。

方药：萆薢化毒汤酌加黄柏、土茯苓、大青叶。

2. 湿热毒蕴证

证候：外生殖器或肛门等处出现疣状赘生物，色淡红，易出血，表面有大量秽浊分泌物，色淡黄，恶臭，瘙痒，疼痛；伴小便色黄量少，口渴欲饮，大便干燥；舌红，苔黄腻，脉滑数。

治法：清热解毒，化浊利湿。

方药：黄连解毒汤加苦参、萆薢、土茯苓、大青叶、马齿苋等。

要点五　尖锐湿疣的其他治疗方法

内服或注射可选用无环鸟苷、病毒唑、聚肌胞、干扰素等抗病毒药物和免疫增强剂；外用可根据病情选用10%~25%足叶草酯素（疣脱欣）、1%~5% 5-氟尿嘧啶、30%~50%三氯醋酸或咪喹莫特乳膏等涂敷于疣体表面，注意保护正常皮肤黏膜。使用激光、冷冻、电灼疗法时注意不要过度治疗，避免损害正常皮肤黏膜和瘢痕形成，预防感染。疣体较大者可手术切除。

（陈明岭）

第七单元 肛门直肠疾病

细目一 痔

要点一 痔的概念与分类

痔是直肠末端黏膜下和肛管皮下的静脉丛发生扩大曲张所形成的柔软静脉团。是临床常见病、多发病。本病好发于20岁以上的成年人。根据发病部位的不同,分为内痔、外痔和混合痔。

内痔是发生于齿线上,由直肠上静脉丛瘀血、扩张、屈曲所形成的柔软静脉团,好发于肛门右前、右后和左侧正中部位即膀胱截石位3、7、11点处,以便血、坠胀、肿块脱出为主要临床表现。

外痔是发生于齿线下,由痔外静脉丛扩大、曲张,或痔外静脉丛破裂,或反复发炎纤维增生所形成的疾病。以自觉坠胀、疼痛和有异物感为主要临床表现。常见外痔有结缔组织性外痔、静脉曲张性外痔、血栓性外痔、炎性外痔。

混合痔是直肠上、下静脉丛瘀血、扩张、屈曲、相互沟通吻合而形成的静脉团。其位于齿线上下同一点位,表面分别为直肠黏膜和肛管皮肤所覆盖。内痔发展到二期以上时多形成混合痔。

要点二 内痔的病因病机

痔的发生,主要是由于先天性静脉壁薄弱,兼因饮食不节、过食辛辣醇酒厚味,燥热内生,下迫大肠,以及久坐久蹲、负重远行、便秘努责、妇女生育过多、腹腔癥瘕,致血行不畅,血液瘀积,热与血相搏,则气血纵横,筋脉交错,结滞不散而成。

要点三 内痔、外痔、混合痔的诊断

1. 内痔分期

(1) Ⅰ期内痔　无明显自觉症状,痔核小,便时粪便带血,或滴血,量少,无痔核脱出,镜检痔核小,质软,色红。

(2) Ⅱ期内痔　周期性、无痛性便血,呈滴血或射血状,量较多,痔核较大,便时痔核能脱出肛外,便后能自行还纳。

(3) Ⅲ期内痔　便血少或无便血,痔核大,呈灰白色,便时痔核经常脱出肛外,甚至行走、咳嗽、喷嚏、站立时也会脱出肛门,不能自行还纳,须用手托、平卧休息或热敷后方能复位。

(4) Ⅳ期内痔　平时或腹压稍大时痔核即脱出肛外,手托亦常不能复位,痔核经常位于肛外,易感染,形成水肿、糜烂和坏死,疼痛剧烈。

2. 外痔分类

(1) 结缔组织性外痔　因肛门裂伤、内痔反复脱出,或产育、便秘、溲难努责,导致邪毒外侵、湿热下注和局部气血运行不畅,筋脉阻滞,瘀结不散,或慢性炎症刺激,反复发炎、肿胀、肥大、增生,致使肛门周围结缔组织增生所形成的赘皮。当肛门皱襞受损、感染,以致皱襞皮肤充血、肿胀而成为炎性外痔。

(2) 静脉曲张性外痔　下蹲排便时,腹内压增高,致使齿线下肛门缘周围皮下静脉曲张而形成的静脉团瘀血。多呈圆形或不规则突起,恢复正常体位后则又可消失。

(3) 血栓性外痔　因便秘或排便时用力努挣,致使肛门静脉丛破裂,血液漏出血管外所形成的静脉血栓。

3. 诊断

(1) 症状　痔的临床表现主要有便血、脱出、疼痛、肿胀、异物感、黏液外溢、瘙痒、便秘等。

(2) 体征　血栓性外痔可见肛门缘周围有暗紫色椭圆形肿块突起,表面水肿。结缔组织性外痔可见肛门缘有不规则赘皮突起。内痔或混合痔一般不能见之于外,当痔核发生脱出时,可见脱出痔块呈暗紫色,时有活动性出血点。

（3）检查 痔主要靠肛门直肠检查作出诊断。首先作肛门视诊，内痔除Ⅰ期外，其余三期均可在视诊下见到，血栓性外痔表现为肛周暗紫色椭圆形肿物，表面皮肤水肿、质硬、触痛明显。对有脱垂者，最好在蹲位排便后立即观察，可清楚地见到痔的大小、数目与部位。直肠指检虽对痔的诊断意义不大，但可了解直肠内有无其他病变，如低位直肠息肉、直肠癌等。肛门镜检查可确诊，不仅能见到痔的情况，还可观察到直肠黏膜有无充血、水肿、溃疡、肿块等。

● 要点四 痔的治疗原则和中医治疗

1. 治疗原则

（1）对多数处于静止、无症状状态的痔无需治疗，只需注意调控饮食，保持大便通畅，预防并发症出现。

（2）有症状的痔如并发出血、血栓、痔核脱出及嵌顿时，仅需积极对症处理，无需力求根治。

（3）以非手术治疗为主，症状严重、反复发作者手术治疗。

2. 一般治疗 在痔的初期或无症状静止期的痔，只需注意多摄入纤维性食物，养成良好的大便习惯，保持大便通畅，无需特殊治疗。热水坐浴可改善局部血液循环而减轻症状，血栓性外痔有时经局部坐浴、热敷、外敷消炎止痛药，疼痛可缓解而不需手术，嵌顿性痔初期可用手法复位使脱出的痔块还纳肛门内，并防止其再脱出。视情况可给予抗感染药物和止血剂。

3. 中医治疗

（1）内治

①风伤肠络证：大便带血，滴血或呈喷射状出血，血色鲜红，或有肛门瘙痒；舌红，苔薄白或薄黄，脉浮数。治法：清热凉血祛风。方药：凉血地黄汤或槐花散加减。

②湿热下注证：便血鲜红，量多，肛内肿物脱出，可自行还纳，肛门灼热；舌红，苔黄腻，脉弦数。治法：清热渗湿止血。方药：脏连丸加减。

③气滞血瘀证：肛内肿物脱出，甚或嵌顿，肛门紧缩，坠胀疼痛，甚则肛门缘有血栓，形成水肿，触之疼痛明显；舌暗红，苔白或黄，脉弦或涩。治法：清热利湿，祛风活血。方药：止痛如神汤加减。

④脾虚气陷证：肛门坠胀，痔核脱出，需用手托方能复位，便血鲜红或淡红；面色无华，神疲乏力，少气懒言，纳呆便溏；舌淡胖，边有齿痕，苔薄白，脉弱。治法：补气升提。方药：补中益气汤加减。

（2）外治

①熏洗法：适用于各期内痔及内痔脱出或外痔肿胀明显或脱肛者。常用花椒盐水，或苦参汤、五倍子汤、祛毒汤煎水，或1∶5000高锰酸钾液、洁尔阴、日舒安药液等熏洗热敷，以活血消肿止痛、收敛止痒。

②外敷法：适用于各期内痔、外痔感染发炎及手术后换药。常用消痔散、五倍子散等药物外敷患处，以清热消肿止痛、收敛止血。

③塞药法：适用于Ⅰ、Ⅱ期内痔。常用痔疮锭、九华栓等塞入肛门内，以清热消肿、止痛止血。

④枯痔法：适用于Ⅱ、Ⅲ期内痔。常用枯痔散、灰皂散等外敷于痔核表面，以腐蚀痔核，促使痔核干枯、坏死、脱落。

（3）注射疗法 是运用具有腐蚀作用的药物注入痔核及痔核周围而产生无菌性炎症反应，使小血管闭塞和痔核内纤维组织增生，从而促使痔核硬化、萎缩或坏死、枯脱而达到痊愈的目的。

适应证：各期内痔；混合痔的内痔部分。

禁忌证：外痔；内痔伴有肛门周围急、慢性炎症或腹泻，内痔伴有严重肺结核、高血压及肝、肾疾病、血液病患者；因腹腔肿瘤引起的内痔；临产期孕妇。

常用药物：主要分为硬化萎缩剂和枯脱坏死剂两大类。常用的硬化萎缩剂主要有消痔灵液、5%石炭酸植物油、5%鱼肝油酸钠、5%盐酸奎宁尿素液、4%明矾液等。常用的枯脱坏死剂主要有复方枯痔液、痔宁注射液、新七号枯痔注射液等。

注射方法：

①硬化萎缩注射法：取侧卧位，以碘伏或络

合碘作常规消毒、铺巾，局部麻醉后，在肛镜下暴露痔核或将痔核用血管钳夹住牵出肛门外，再用碘伏或络合碘消毒黏膜及痔核，抽取5%石炭酸甘油或4%~6%明矾液，在齿线上0.3~0.5cm处，倾斜15°刺入痔核黏膜下层，作柱状注射0.3~0.5mL，使痔核肿胀、变白为止。同法处理其他痔核。每次注射一般不超过3个痔核，总量不超过1mL。痔核注射完毕后取出肛镜或将痔核送回肛门内，敷以塔形纱布，胶布固定。

②消痔灵注射法：是目前临床上广为采用的内痔治疗方法。我国学者根据中医学"酸可收敛，涩可固脱"的理论，研制出以中药五倍子、明矾等有效成分为主的消痔灵注射液，具有良好的收敛、止血和抑菌作用，加之改进了注射方法，注射后能使局部组织产生无菌性炎症，使动、静脉产生栓塞及组织纤维化，从而导致各期内痔都能彻底萎缩消失。开始程序同上，显露痔核并消毒黏膜及痔核，然后以不同浓度的消痔灵注射液分四个步骤注射：

第一步：痔上动脉区注射。即在母痔核上方正常黏膜下每点注射1∶1浓度的消痔灵液2~3mL。

第二步：痔区黏膜下层注射。在痔核中部进针到肌层有肌性抵抗感后，边退针边注射，再将药液以扇形注射到黏膜下层的痔血管丛中，以痔核呈弥漫性肿胀为度，每个痔核注射药液3~6mL。

第三步：痔区黏膜固有层注射。第二步注射完毕，缓慢退针，待感有落空感时，为针尖退至肥厚的黏膜肌板上方的标志，注药1~2mL，使黏膜呈水泡状即可。

第四步：洞状静脉区注射。以1∶1药液在齿线稍上方内痔区作扇形注射，一般注药1~3mL。

内痔消痔灵四步注射法按上述四步注射完一个痔核后，同法注射其他痔核，一次注射总量15~30mL。注射完毕后取出肛镜将痔核送回肛内，填入凡士林纱条，压以塔形纱布，胶布固定。

③坏死枯脱注射法：取侧卧位，常规消毒、麻醉后，用肛镜暴露痔核或用止血钳将痔核夹住牵出肛外，以碘伏或络合碘消毒黏膜及痔核，抽取枯痔注射液，在齿线上0.3~0.5cm处刺入痔核黏膜下层，由低到高呈柱状缓慢注射，使痔核肿胀变白为止。同法注射其他痔核，然后取出肛镜将痔核送回肛内。注射完毕后填入凡士林纱条，压以塔形纱布，胶布固定。

注意事项：术前嘱患者排空大便或清洁灌肠1次；术后嘱患者控制大便24小时；注射时必须严格消毒，每次注射前用新洁尔灭液消毒进针处；必须用较细针头注射，否则针孔较大容易引起出血；进针后应先作回血试验，再缓慢注入药液；进针后针头不要在痔核内乱刺，以免过多损伤痔内血管，引起痔内出血，使痔核肿大，局部液体渗出增多，延长痔核硬化萎缩、枯脱坏死时间；注射时切忌将药液注入外痔区，并注意注射位置不要过低，否则药液可向肛管扩散，造成肛管周围皮肤水肿、疼痛；操作时应先注射小的痔核，再注射大的痔核，以免小痔核被大痔核挤压遮盖而影响操作。

④枯痔钉疗法：是运用枯痔钉插入痔核的腐蚀作用，使痔核干枯、坏死、脱落的一种传统中医治疗内痔的疗法。由于本法治疗费时、并发症多，临床应用日渐减少。

适应证：各期内痔；混合痔的内痔部分。

禁忌证：各种外痔或有纤维化的内痔；伴有各种急性疾病、严重的慢性疾病；伴肛门直肠急性炎症、腹泻、恶性肿瘤；有出血倾向者。

常用药物：枯痔钉（现在传统的含砒药钉已不用，多采用无砒药钉）。

操作方法：取侧卧位，常规消毒、局部麻醉后，将内痔缓缓翻出肛外，以左手食指、中指牵引，固定痔核，用碘伏或络合碘消毒痔核表面，右手拇、食两指捏住枯痔钉尾段，在距齿线上0.3~0.5cm处，沿肠壁纵轴呈25°~35°方向旋转插入黏膜下痔核中心。一般深约1cm，每个痔核一次插入4~6根，间距0.3~0.5cm。插钉后沿黏膜外1mm处剪去多余药钉，防止药钉脱落后插口出血。插钉完毕后将痔核送回肛门内，同时塞入黄连膏，敷以塔形纱布，胶布固定。

注意事项：术前嘱患者排空大便或清洁灌肠1次，术后嘱患者控制大便24小时。插钉时先插小的痔核，后插大的痔核；插钉不要重叠，深度以黏膜下为宜，不宜过深，亦不宜过浅，过深可引起括约肌坏死，继发感染而疼痛；过浅则药钉容易脱落，导致插口出血。如有出血者，可先在出血点处插入一根钉即可止血。一次插钉总数不能超过20根。

细目二 息肉痔

● 要点一 息肉痔的概念

息肉痔是指直肠内黏膜上的赘生物，是一种常见的直肠良性肿瘤。其临床特点为：肿物蒂小质嫩，其色鲜红，便后出血。分为单发性和多发性两种，前者多见于儿童，后者多见于青壮年，息肉多数是腺瘤性。很多息肉积聚在一段或全段大肠称息肉病。部分患者可以发生癌变，尤以多发性息肉恶性变较多。

● 要点二 息肉痔的病因病机

本病多因湿热下迫大肠，以致肠道气机不利，经络阻滞，瘀血浊气凝聚而成。

● 要点三 结扎法的适应证

适应证：适用于低位带蒂息肉。

操作：侧卧位或截石位，局部消毒，局麻扩肛后，用食指将息肉轻轻拉出肛外，或在肛镜下，用组织钳夹住息肉轻轻拉出肛外，用圆针丝线在息肉基底贯穿结扎，然后切除息肉。

细目三 肛隐窝炎

● 要点一 肛隐窝炎的并发症

肛隐窝炎是肛隐窝、肛门瓣发生的急慢性炎症性疾病，又称肛窦炎，常并发肛乳头炎、肛乳头肥大。肛隐窝炎是肛周化脓性疾病的重要诱因，因此对本病的早期诊断、治疗有积极的意义。

● 要点二 肛隐窝炎的病因病机、主要症状及手术治疗的适应证

1. 病因病机 多因饮食不节，过食醇酒厚味、辛辣炙煿；或虫积骚扰，湿热内生，下注肛部；或因肠燥便秘，破损染毒而成。

2. 主要症状 自觉肛门部不适，排便时因粪便压迫肛隐窝，可感觉肛门疼痛，一般不甚剧烈，数分钟内消失。若括约肌受刺激而挛缩则疼痛加剧，常可出现不排便时的短时间阵发性刺痛，并波及臀部和股后侧。急性期常伴便秘，粪便常带少许黏液，此种黏液常在粪便前流出，有时混有血丝。若并发肛乳头肥大，并从肛门脱出，可使肛门潮湿瘙痒。

3. 手术治疗的适应证

（1）切开引流术

适应证：单纯肛隐窝炎或脓者；或有隐性瘘管者。

操作方法：肛门部皮肤常规消毒，在局麻或腰俞穴位麻醉下，取截石位或侧卧位，在双叶肛门镜下，暴露病灶，沿肛隐窝作纵行切口，使引流通畅。术后每天便后坐浴、换药。

（2）切除术

适应证：本病伴肛乳头肥大者。

操作方法：准备同上，在双叶肛门镜下，暴露病灶，将肛窦、肛门瓣作纵行切口，并剥离至肛乳头根部，用止血钳夹住肛乳头基底部，贯穿结扎切除。

细目四 肛痈

● 要点一 肛痈的定义及病因病机

1. 肛痈的定义 肛痈是指肛管直肠周围间隙发生急慢性感染而形成的脓肿，相当于现代医学的肛门直肠周围脓肿。由于发生的部位不同，可有不同的名称，如肛门旁皮下脓肿、坐骨直肠间隙脓肿、骨盆直肠间隙脓肿。中医学对本病也有不同的称谓，如脏毒、悬痈、坐马痈、跨马痈等。其特点是多发病急骤，疼痛剧烈，伴高热，破溃后多形成肛漏。

2. 病因病机 多因过食肥甘、辛辣、醇酒等物，湿热内生，下注大肠，蕴阻肛门；或肛门破损染毒，致经络阻塞，气血凝滞而成。也有因肺、脾、肾亏损，湿热乘虚下注而成。

● **要点二 肛痈的诊断**

1. 临床表现 发病男性多于女性，尤以青壮年为多，主要表现为肛门周围疼痛、肿胀、有结块，伴有不同程度发热、倦怠等全身症状。

由于脓肿的部位和深浅不同，症状也有差异。如提肛肌以上的间隙脓肿，位置深隐，全身症状重，而局部症状轻；提肛肌以下的间隙脓肿，部位浅，局部红、肿、热、痛明显，而全身症状较轻。

本病约5~7天成脓，若成脓期逾月，溃后脓出灰色稀薄，不臭或微臭，无发热或低热，应考虑结核性脓肿。

2. 实验室和其他辅助检查

血常规：白细胞及中性粒细胞可有不同程度的增加。

超声波检查：有助于了解肛痈的大小、位置及与肛门括约肌和肛提肌的关系。

● **要点三 肛痈的治疗**

肛痈的治疗以手术为主，注意预防肛漏的形成。

1. 辨证论治

（1）热毒蕴结证

证候：肛门周围突然肿痛，持续加剧，伴有恶寒、发热、便秘、溲赤。肛周红肿，触痛明显，质硬，皮肤焮热。舌红，苔薄黄，脉数。

治法：清热解毒。

方药：仙方活命饮、黄连解毒汤加减。若有湿热之象，如舌苔黄腻、脉滑数等，可合用萆薢渗湿汤。

（2）火毒炽盛证

证候：肛周肿痛剧烈，持续数日，痛如鸡啄，难以入寐，伴恶寒发热，口干便秘，小便困难。肛周红肿，按之有波动感或穿刺有脓。舌红，苔黄，脉弦滑。

治法：清热解毒透脓。

方药：透脓散加减。

（3）阴虚毒恋证

证候：肛周肿痛，皮色暗红，成脓时间长，溃后脓出稀薄，疮口难敛，伴有午后潮热，心烦口干，盗汗。舌红，苔少，脉细数。

治法：养阴清热，祛湿解毒。

方药：青蒿鳖甲汤合三妙丸加减。肺虚者，加沙参、麦冬；脾虚者，加白术、山药、扁豆；肾虚者，加龟板、玄参，生地改熟地。

2. 外治

（1）初起 实证用金黄膏、黄连膏外敷，位置深隐者，可用金黄散调糊灌肠；虚证用冲和膏或阳和解凝膏外敷。

（2）成脓 宜早期切开引流，并根据脓肿部位深浅和病情缓急选择手术方法。

（3）溃后 用九一丹纱条引流，脓尽改用生肌散纱条。日久成瘘者，按肛漏处理。

3. 手术方法

（1）脓肿一次切开法

适应证：浅部脓肿。

操作方法：在麻醉后，取截石位，局部消毒，于脓肿处切口，切口呈放射状，长度应与脓肿等长，使引流通畅，同时寻找齿线处感染的肛隐窝或内口，将切口与内口之间的组织切开，并搔刮清除，以避免形成肛漏。

（2）一次切开挂线法

适应证：高位脓肿，如由肛隐窝感染而致坐骨直肠间隙脓肿、骨盆直肠间隙脓肿、直肠后间隙脓肿及马蹄形脓肿等。

操作方法：麻醉后，患者取截石位，局部消毒，于脓肿波动明显处，或穿刺抽脓，指示部位，作放射状或弧形切口，充分排脓后，以食指分离脓腔间隔，然后用双氧水或生理盐水冲洗脓腔，修剪切口扩大成梭形（可切取脓腔壁送病理检查）。然后用球头探针，自脓肿切口探入并沿脓腔底部轻柔地探查内口，另一食指伸入肛内引导协助寻找内口，探通内口后，将球头探针拉出，以橡皮筋结扎于球头部，通过脓腔拉出切口，将橡皮筋两端收拢，并使之有一定张力后结扎，创口内填以红油膏纱条，外敷纱布，宽胶布固定。

（3）分次手术　适用于体质虚弱或不愿住院治疗的深部脓肿。切口应在压痛或波动明显部位，尽可能靠近肛门，切口呈弧状或放射状，须有足够长度，用红油膏纱条引流，以保持引流通畅。待形成肛漏后，再按肛漏处理。病变炎症局限和全身情况良好者，如发现内口，可采用切开挂线法，以免二次手术。

（4）术后处理　酌情应用清热解毒、托里排脓的中药或抗生素，以及缓泻剂。术后每次便后用苦参汤坐浴，换药。挂线者，一般约10天自行脱落，可酌情紧线或剪除，此时创面已修复浅平，再经换药后，可迅速愈合，无肛门失禁等后遗症。各种方式的手术后，须注意有无高热、寒战等，如有则应及时处理。

（5）手术中的注意事项

①定位要准确。一般在脓肿切开引流前应先穿刺，待抽出脓液后，再行切开引流。

②切口。浅部脓肿可行放射状切口，深部脓肿应行弧形切口，避免损伤括约肌。

③引流要彻底。切开脓肿后要用手指去探查脓腔，分开脓腔内的纤维间隔以利引流。

④预防肛漏形成。术中应切开原发性肛隐窝炎（即内口），可防止肛漏形成。

细目五　肛漏

肛漏是指直肠或肛管与周围皮肤相通所形成的瘘管，也称肛瘘。一般由原发性内口、瘘管和继发性外口三部分组成，也有仅具内口或外口者。肛漏多是肛痈的后遗症。临床上分为化脓性或结核性两类。其特点是以局部反复流脓、疼痛、瘙痒为主要症状，并可触及或探及瘘管通到直肠。

● 要点一　肛漏的病因病机

肛痈溃后，余毒未尽，蕴结不散，血行不畅，疮口不合，日久成漏；亦有虚劳久嗽，肺、脾、肾亏损，邪乘于下，郁久肉腐成脓，溃后成漏。

● 要点二　肛漏的诊断

1. 临床表现

（1）肛漏的主要症状　本病可发生于各种年龄和不同性别，但以成年人为多见。通常有肛痈反复发作史，并有自行溃破或曾作切开引流的病史。

①流脓：局部间歇性或持续性流脓，久不收口。一般初形成的漏流脓较多，有粪臭味，色黄而稠；久之，则脓水稀少，或时有时无，呈间歇性流脓；若过于疲劳，则脓水增多，有时可有粪便流出；若脓液已少而突然又增多，兼有肛门部疼痛者，常表示有急性感染或有新的支管形成。

②疼痛：当瘘管通畅时，一般不觉疼痛，而仅有局部坠胀感。若外口自行闭合，脓液积聚，可出现局部疼痛，或有寒热；若溃破后脓水流出，症状可迅速减轻或消失。但也有因内口较大，粪便流入管道而引起疼痛，尤其是排便时疼痛加剧。

③瘙痒：由于脓液不断刺激肛门周围皮肤而引起瘙痒，有时可伴发肛周湿疮。

（2）查体　肛门视诊可见外口，外口凸起较小者多为化脓性；外口较大，凹陷，周围皮肤暗紫，皮下有穿凿性者，应考虑复杂性或结核性肛漏。低位肛漏可在肛周皮下触及硬索，高位或结核性者一般不易触及。以探针探查，常可找到内口。

2. 实验室和其他辅助检查

X线碘油造影术：可显示漏管走行、深浅、有无分枝及内口的位置，与直肠及周围脏器的关系等，为手术提供可靠的依据。

● 要点三　肛漏的挂线疗法和切开疗法的适应证、禁忌证及治疗原理

肛漏的治疗一般以手术治疗为主。目前常用的手术疗法有挂线疗法、切开疗法、切开与挂线相结合等三种，分述如下。

1. 切开疗法

适应证：低位单纯性肛漏和低位复杂性肛

瘘，对高位肛瘘切开时，必须配合挂线疗法，以免造成肛门失禁。

禁忌证：肛门周围有皮肤病患者；漏管仍有酿脓现象存在者；有严重的肺结核病、梅毒等，或极度虚弱者；有癌变者。

治疗原理：该法是将漏管全部切开，必要时可将漏管周围的瘢痕组织作适当修剪，使之引流通畅，创口逐渐愈合。手术成败的关键，在于正确地找到内口，并将内口切开或切除，否则创口就不能愈合，即使暂时愈合，日久又会复发。

2. 挂线疗法 本疗法具有操作简便、引流通畅、瘢痕小、对肛门功能无影响等优点。

适应证：适用于距离肛门4cm以内，有内外口的低位肛漏；亦作为复杂性肛漏切开疗法或切除疗法的辅助方法。

禁忌证：同切开法。

治疗原理：在于利用结扎线的机械作用，以其紧缚所产生的压力或收缩力，缓慢勒开管道，给断端以生长和周围组织产生炎症粘连的机会，从而防止了肛管直肠环突然断裂回缩而引起的肛门失禁。目前多以橡皮筋代替丝线，可缩短疗程，减轻术后疼痛。

细目六 肛 裂

要点一 肛裂的定义与病因病机

1. 肛裂的定义 肛管的皮肤全层纵行裂开并形成感染性溃疡者称肛裂。本病好发于青壮年，女性多于男性。肛裂的部位一般在肛门前后正中位，尤以后位多见，位于前正中线的肛裂多见于女性。临床上以肛门周期性疼痛、出血、便秘为主要特点。中医将本病称为"钩肠痔""裂痔"等。

2. 肛裂的病因病机 《医宗金鉴》说："肛门围绕，折纹破裂，便结者，火燥也。"故阴虚津乏，或热结肠燥，而致大便秘结，排便努责，而使肛门皮肤裂伤，然后染毒而逐渐形成慢性溃疡。

要点二 肛裂的主要症状

1. 疼痛 周期性疼痛是肛裂的主要症状，常因排便时，肛管扩张刺激溃疡面，引发撕裂样疼痛，或灼痛，或刀割样疼痛，持续数分钟后减轻或缓解，称为疼痛间歇期，时间一般在5分钟左右，随后括约肌持续性痉挛收缩而剧烈疼痛，可持续数小时，使患者坐卧不安，十分痛苦，直到括约肌疲劳松弛后，疼痛逐渐缓解，这一过程为肛裂疼痛周期。病情严重时，咳嗽、喷嚏都可以引起疼痛，并向骨盆及下肢放射。

2. 出血 大便时出血，量不多，鲜红色，有时染红便纸，或附着于粪便表面，有时滴血。

3. 便秘 病人多数有习惯性便秘，又因恐惧大便时疼痛，不愿定时排便，故便秘加重，形成恶性循环。

要点三 肛裂的辨证论治

内治

1. 血热肠燥证

证候：大便两三日一行，质干硬，便时肛门疼痛、滴血或手纸染血，裂口色红，腹部胀满，溲黄。舌偏红，脉弦数。

治法：清热润肠通便。

方药：凉血地黄汤合脾约麻仁丸。

2. 阴虚津亏证

证候：大便干结，数日一行，便时疼痛点滴下血，裂口深红。口干咽燥，五心烦热。舌红，苔少或无苔，脉细数。

治法：养阴清热润肠。

方药：润肠汤。

3. 气滞血瘀证

证候：肛门刺痛明显，便时便后尤甚。肛门紧缩，裂口色紫暗，舌紫黯，脉弦或涩。

治法：理气活血，润肠通便。

方药：六磨汤加红花、桃仁、赤芍等。

要点四 肛裂手术治疗的不同方法及其适应证

陈旧性肛裂和非手术疗法治疗无效的早期肛裂，可考虑手术治疗，并根据不同情况选择不同的手术方法。

1. 扩肛法

适应证：适用于早期肛裂，无结缔组织外痔、肛乳头肥大等合并症者。

2. 切开疗法

适应证：适用于陈旧性肛裂，伴有结缔组织外痔、乳头肥大等。

3. 肛裂侧切术

适应证：适用于不伴有结缔组织外痔、皮下瘘等的陈旧性肛裂。

4. 纵切横缝法

适应证：适用于陈旧性肛裂伴有肛管狭窄者。

细目七 脱肛

要点一 脱肛的定义及病因病机

1. 脱肛的定义 脱肛是直肠黏膜、肛管、直肠全层和部分乙状结肠向下移位，脱出肛门外的一种疾病。其特点是以直肠黏膜及直肠反复脱出肛门外伴肛门松弛。相当于西医的直肠脱垂。

2. 脱肛的病因病机 小儿气血未旺，老年人气血衰退，中气不足，或妇女分娩用力耗气，气血亏损，以及慢性泻痢、习惯性便秘、长期咳嗽均易导致气虚下陷，固摄失司，以致肛管直肠向外脱出。

要点二 脱肛的症状

早期便后有黏膜从肛门脱出，便后能自行还纳，以后渐渐不能自然回复，须手托或平卧方能复位。日久失治，致使直肠各层组织向下移位，直肠或部分乙状结肠脱出，甚至咳嗽、蹲下或行走时也可脱出。患者常有大便不尽和大便不畅，或下腹部坠痛，腰部、腹股沟及两侧下肢有酸胀和沉重感觉。因直肠黏膜反复脱出暴露在外，常发生充血、水肿、糜烂、出血，故肛门可流出黏液，刺激肛周皮肤，可引起瘙痒。

要点三 一度直肠黏膜脱垂与内痔脱出的鉴别

应与Ⅰ度直肠脱垂鉴别。内痔脱出时痔核分颗脱出，无环状黏膜皱襞，黯红色或青紫色，容易出血。

要点四 脱肛的内治法

1. 脾虚气陷证 便时肛内肿物脱出，轻重不一，色淡红，伴有肛门坠胀，大便带血，神疲乏力，食欲不振，甚则头昏耳鸣，腰膝酸软。舌淡、苔薄白，脉细弱。

治法：补气升提，收敛固涩。

方药：补中益气汤加减。脱垂较重，不能自行还纳者，宜重用升麻、柴胡、党参、黄芪；腰酸耳鸣者，加山萸肉、覆盆子、诃子。

2. 湿热下注证 肛内肿物脱出，色紫黯或深红，甚则表面溃破、糜烂，肛门坠痛，肛内指检有灼热感。舌红，苔黄腻，脉弦数。

治法：清热利湿。

方药：萆薢渗湿汤加减。出血多者，加地榆、槐花、侧柏炭。

要点五 脱肛的外治疗法

1. 熏洗 以苦参汤加石榴皮、枯矾、五倍子，煎水熏洗，每天2次。

2. 外敷 五倍子散或马勃散外敷。

细目八 锁肛痔

要点一 锁肛痔的主要症状

锁肛痔是发生在肛管直肠的恶性肿瘤，病至后期，肿瘤阻塞，肛门狭窄，排便困难，犹如锁住肛门一样，故称为锁肛痔。相当于西医的肛管直肠癌。本病的发病年龄多在40岁以上，偶见于青年人。

初期表现为直肠黏膜或肛门皮肤一突起小硬结，无明显症状，病情进一步发展，可出现一系列改变。

1. 便血 是直肠癌最常见的早期症状。大便带血，血为鲜红或暗红，量不多，常同时伴有黏液，呈持续性，此时常被误认为"痔疮"。病情进一步发展，可出现大便次数增多，有里急后重，排便不尽感，粪便中有血、脓、黏液，并有特殊的臭味。

2. 排便习惯改变 也是直肠癌常见的早期症状。表现为排便次数增多，便意频繁，便不尽感等。有时为便秘，同时肛门内有不适或下坠感。

3. 大便变形 病程后期因肠腔狭窄，粪便少，大便形状变细、变扁，并出现腹胀、腹痛、肠鸣音亢进等肠梗阻征象。

4. 转移征象 首先是直接蔓延，后期穿过肠壁，侵入膀胱、阴道壁、前列腺等邻近组织，若侵及膀胱、尿道时有排尿不畅及尿痛、尿频。侵及骶前神经丛时，在直肠内或骶骨部可有剧烈持续性疼痛，并向下腹部、腰部或下肢放射。另外，可经淋巴向上转移至沿直肠上静脉走行的淋巴结。约10%～15%的患者在确诊时癌症已经过门静脉血行转移至肝脏，出现肝肿大、腹水和黄疸等。

晚期患者可出现食欲不振、全身衰弱无力，贫血，极度消瘦等恶病质表现。

● **要点二　直肠指诊的意义及方法**

肛管癌较少见，早期肿块较小，可活动，呈现疣状。进一步发展，在肛门部可看到突起包块或溃疡，基底不平，质硬，并可能有卫星转移结节和腹股沟淋巴结转移。

直肠指检是诊断直肠癌的最重要的方法。80%的直肠癌位于手指可触及的部位，肿瘤较大时指检可以清楚扪到肠壁上的硬块、巨大溃疡或肠腔狭窄。退指后可见指套上染有血、脓和黏液。指检发现癌肿时要扪清大小、范围、部位和固定程度，以便决定治疗方法。

● **要点三　锁肛痔的治疗原则**

本病一经诊断，应及早采取根治性手术治疗，根据情况术前、术后应用中医药疗法、放疗或化疗可以提高疗效。

（张燕生　代红雨）

第八单元　泌尿男性疾病

细目一　子痈

● **要点一　子痈的含义**

中医称睾丸和附睾为肾子，子痈是指睾丸及附睾的化脓性疾病。临证中分急性子痈与慢性子痈，以睾丸或附睾肿胀疼痛为特点。相当于西医的急慢性附睾炎或睾丸炎。

● **要点二　子痈的病因病机、诊断及治疗**

1. 病因病机

（1）湿热下注　外感六淫或过食辛辣炙煿，湿热内生，或房事不洁，外染湿热秽毒，或跌仆闪挫，肾子受损，经络阻隔，气血凝滞，郁久化热，发为本病。

（2）气滞痰凝　郁怒伤肝，情志不畅，肝郁气结，经脉不利，血瘀痰凝，发于肾子，则为慢性子痈。

2. 诊断

（1）急性子痈　附睾或睾丸肿痛，突然发作，疼痛程度不一，行动或站立时加重。疼痛可沿输精管放射至腹股沟及下腹部。伴有恶寒发热，口渴欲饮，尿黄便秘等症状。附睾可触及肿块，触痛明显。化脓后阴囊红肿，可有波动感，溃破或切开引流后，脓出毒泄，症状消退迅速，疮口容易愈合。化验检查血白细胞总数增高，尿中可有白细胞。

（2）慢性子痈　临床较多见。患者常有阴囊部隐痛、发胀、下坠感，疼痛可放射至下腹部及同侧大腿根部，可有急性子痈发作史。检查可触及附睾增大，变硬，伴轻度压痛，同侧输精管增粗。

3. 治疗　急性子痈在辨证论治的同时，可配合使用抗生素；慢性子痈多应用中医药治疗。

（1）内治

①湿热下注证：多见于成年人。睾丸或附睾

肿大疼痛，阴囊皮肤红肿，焮热疼痛，少腹抽痛，局部触痛明显，脓肿形成时，按之应指，伴恶寒发热。苔黄腻，脉滑数。

治法：清热利湿，解毒消肿。

方药：枸橘汤或龙胆泻肝汤加减。疼痛剧烈者，加延胡索、金铃子。

②气滞痰凝证：附睾结节，子系粗肿，轻微触痛，或牵引少腹不适，多无全身症状。舌淡或有瘀斑，苔薄白或腻，脉弦滑。

治法：疏肝理气，化痰散结。

方药：橘核丸加减。

（2）外治

①急性子痈：未成脓者，可用金黄散或玉露散水调匀，冷敷。病灶有波动感，穿刺有脓者，应及时切开引流。脓稠、腐肉较多时，可选用九一丹或八二丹药线引流，脓液已净，外用生肌白玉膏。

②慢性子痈：葱归溻肿汤坐浴，或冲和膏外敷。

4. 其他疗法 急性子痈主张早期应用抗生素，在药敏试验未获结果前，可选用抗菌谱较广的抗生素。

细目二　子　痰

● 要点一　子痰的含义

子痰是发于肾子的疮痨性疾病。其特点是附睾有慢性硬结，逐渐增大，形成脓肿，溃破后脓液稀薄如痰，并夹有败絮样物质，易成窦道，经久不愈。相当于西医的附睾结核。

● 要点二　子痰的病因病机、诊断与治疗

1. 病因病机 因肝肾亏损，脉络空虚，浊痰乘虚下注，结于肾子；或阴虚内热，相火偏旺，灼津为痰，阻于经络，痰瘀互结而成。浊痰日久，郁而化热，热胜肉腐成脓。若脓水淋漓，病久不愈，阴损及阳，可出现阴阳两虚，气血两亏之候。西医认为本病是由结核杆菌感染而引起。

2. 诊断

（1）临床表现　本病多发于中青年，以20～40岁居多。初起自觉阴囊坠胀，附睾尾部有不规则的局限性结节，质硬，触痛不明显，结节常与阴囊皮肤粘连。日久结节逐渐增大，可形成脓肿，溃破后脓液清稀，或夹有豆腐渣样絮状物，易形成反复发作、经久不愈的窦道。输精管增粗变硬，呈串珠状。常有五心烦热，午后潮热，盗汗，倦怠乏力等症状。

（2）辅助检查　尿常规检查可有红、白细胞及脓细胞，红细胞沉降率多增高。脓液培养有结核杆菌生长。

（3）鉴别诊断

慢性子痈：可有急性发作史，附睾肿块压痛明显，一般与阴囊皮肤无粘连，输精管无串珠样改变。

精液囊肿：多发于附睾头部，形圆光滑，透光试验阳性，穿刺有乳白色液体，镜检有死精子。

3. 治疗 在辨证论治的同时，应用西药抗结核治疗6个月以上。

（1）内治

①浊痰凝结证：见于初起硬结期。肾子处酸胀不适，附睾硬结，子系呈串珠状肿硬，无明显全身症状。苔薄，脉滑。

治法：温经通络，化痰散结。

方药：阳和汤加减，配服小金丹。

②阴虚内热证：见于中期成脓期。病程日久，肾子硬结逐渐增大并与阴囊皮肤粘连，阴囊红肿疼痛，触之可有应指感，伴低热，盗汗，倦怠。舌红，少苔，脉细数。

治法：养阴清热，除湿化痰，佐以透脓解毒。

方药：滋阴除湿汤合透脓散加减。

③气血两亏证：见于后期溃脓期。脓肿破溃，脓液稀薄，夹有败絮样物质，疮口凹陷，形成瘘管，反复发作，经久不愈，虚热不退，面色无华，腰膝酸软。舌淡，苔白，脉沉细无力。

治法：益气养血，化痰消肿。

方药：十全大补汤加减，兼服小金丹。

（2）外治　未成脓者，宜消肿散结，外敷冲和膏，每天1~2次。已成脓者，及时切开引流。

窦道形成者，选用腐蚀平胬药物制成药线或药条外用。

（3）西医治疗　应用抗结核治疗，常用药物有异烟肼、利福平、吡嗪酰胺、乙胺丁醇等，一般主张联合使用。

细目三　尿石症

● 要点一　尿石症的病因病机

本病多由肾虚和下焦湿热引起，病位在肾、膀胱和溺窍，肾虚为本，湿热为标。肾虚则膀胱气化不利，尿液生成与排泄失常，加之摄生不慎，感受湿热之邪，或饮食不节，嗜食辛辣肥甘醇酒之品，致湿热内生，蕴结膀胱，煎熬尿液，结为砂石；湿热蕴结，气机不利，结石梗阻，不通则痛；热伤血络，可引起血尿。

● 要点二　尿石症的诊断

1. 临床表现

（1）上尿路结石　上尿路结石包括肾和输尿管结石，典型的临床症状是突然发作的肾或输尿管绞痛和血尿。其程度与结石的部位、大小及移动情况等有关。绞痛发作时疼痛剧烈，患者可出现恶心、呕吐、冷汗、面色苍白等症状。疼痛为阵发性，并沿输尿管向下放射到下腹部、外阴部和大腿内侧。检查时肾区有叩击痛或压痛。结石较大或固定不动时，可无疼痛，但常伴有肾积水或感染。绞痛发作后出现血尿，多为镜下血尿，肉眼血尿较少，或有排石现象。有时活动后镜下血尿是上尿路结石唯一的临床表现。

结石合并感染时，可有尿频、尿急、尿痛，伴发急性肾盂肾炎或肾积脓时，可有发热、畏寒、寒战等全身症状。

双侧上尿路结石或孤肾伴输尿管结石引起完全梗阻时，可导致无尿。

（2）膀胱结石　膀胱结石的典型症状为排尿中断，并引起疼痛，放射至阴茎头和远端尿道，此时患者常手握阴茎，蹲坐哭叫，经变换体位又可顺利排尿。多数患者平时有排尿不畅、尿频、尿急、尿痛和终末血尿。前列腺增生继发膀胱结石时，排尿困难加重，结石位于膀胱憩室内时，多有尿路感染的表现。

（3）尿道结石　主要表现为排尿困难、排尿费力，呈点滴状，或出现尿流中断及急性尿潴留。排尿时疼痛明显，可放射至阴茎头部，后尿道结石可伴有会阴和阴囊部疼痛。

2. 辅助检查　腹部X线平片多能发现结石的大小、形态和位置。排泄性尿路造影、B型超声、膀胱镜、CT等检查有助于临床诊断。

3. 鉴别诊断

（1）胆囊炎　表现为右上腹疼痛且牵引背部作痛，疼痛不向下腹及会阴部放射，墨菲征阳性。经腹部X线平片、B超及血、尿常规检查，两者不难鉴别。

（2）急性阑尾炎　以转移性右下腹痛为主症，麦氏点压痛，可有反跳痛或肌紧张。经腹部X线平片和B超检查即可鉴别。

● 要点三　尿石症的治疗方法

结石横径小于1cm，且表面光滑，无肾功能损害者，可采用中药排石；对于较大结石可先行体外震波碎石，再配合中药治疗。初起宜宣通清利，日久则配合补肾活血、行气导滞之剂。

1. 辨证论治

内治

①湿热蕴结证：腰痛或小腹痛，或尿流突然中断，尿频，尿急，尿痛，小便混赤，或为血尿，口干欲饮。舌红，苔黄腻，脉弦数。

治法：清热利湿，通淋排石。

方药：三金排石汤加减。

②气血瘀滞证：发病急骤，腰腹胀痛或绞痛，疼痛向外阴部放射，尿频，尿急，尿黄或赤。舌暗红或有瘀斑，脉弦或弦数。

治法：理气活血，通淋排石。

方药：金铃子散合石韦散加减。

③肾气不足证：结石日久，留滞不去，腰部胀痛，时发时止，遇劳加重，疲乏无力，尿少或频数不爽，或面部轻度浮肿。舌淡苔薄，脉细无力。

治法：补肾益气，通淋排石。

方药：济生肾气丸加减。

2. 其他疗法 根据病情选择使用体外震波碎石或手术治疗。

细目四 慢性前列腺炎

要点一 慢性前列腺炎的病因病机

中医认为相火妄动，所愿不遂，或忍精不泄，肾火郁而不散，离位之精，化成白浊；或房事不洁，精室空虚，湿热从精道内侵，湿热壅滞，气血瘀阻而成；病久伤阴，肾阴暗耗，可出现阴虚火旺证候；亦有体质偏阳虚者，久则火势衰微，易见肾阳不足之象。

要点二 慢性前列腺炎的诊断

1. 临床表现 临床症状表现不一，患者可出现轻微的尿频、尿急、尿痛、尿道内灼热不适或排尿不净之感；有的在排尿终末或大便用力时，自尿道滴出少量乳白色的前列腺液。多数患者可伴有腰骶、腹股沟、下腹及会阴部等处坠胀隐痛，有时可牵扯到耻骨上、阴茎、睾丸及股内侧。部分患者因病程较长可出现阳痿、早泄、遗精或射精痛等，或头晕、耳鸣、失眠多梦、腰酸乏力等神经衰弱症状。

2. 直肠指检 前列腺多为正常大小，或稍大或稍小，触诊可有轻度压痛。有的前列腺可表现为软硬不均或缩小变硬等异常现象。

3. 实验室及其他辅助检查 前列腺分泌物涂片检查，白细胞每高倍视野在10个以上（正常为10个以下）或成堆聚集，而卵磷脂小体减少。尿三杯试验可作为参考。前列腺液培养有利于病原菌诊断。但慢性非细菌性前列腺炎占绝大多数，细菌培养多呈阴性。

4. 鉴别诊断

（1）慢性子痈（附睾炎） 阴囊、腹股沟部隐痛不适，类似慢性前列腺炎。但慢性子痈（附睾炎）附睾部可触及结节，并伴轻度压痛。

（2）前列腺增生症 大多在老年人群中发病；尿频且伴排尿困难，尿线变细，残余尿增多；B超、肛诊检查可进行鉴别。

（3）精囊炎 精囊炎和慢性前列腺炎多同时发生，除有类似前列腺炎症状外，还有血精及射精疼痛的特点。

要点三 慢性前列腺炎的辨证论治

主张综合治疗，注意调护。临床以辨证论治为主，抓住肾虚（本）、湿热（标）、瘀滞（变）三个基本病理环节，分清主次，权衡用药。

1. 内治

（1）湿热蕴结证 尿频，尿急，尿痛，尿道有灼热感，排尿终末或大便时偶有白浊，会阴、腰骶、睾丸、少腹坠胀疼痛。苔黄腻，脉滑数。

治法：清热利湿。

方药：八正散或龙胆泻肝汤加减。

（2）气滞血瘀证 病程较长，少腹、会阴、睾丸、腰骶部坠胀不适、疼痛，有排尿不净之感。舌暗或有瘀斑，苔白或薄黄，脉沉涩。

治法：活血祛瘀，行气止痛。

方药：前列腺汤加减。

（3）阴虚火旺证 排尿或大便时偶有白浊，尿道不适，遗精或血精，腰膝酸软，五心烦热，失眠多梦。舌红少苔，脉细数。

治法：滋阴降火。

方药：知柏地黄汤加减。

（4）肾阳虚损证 多见于中年人，排尿淋漓，腰膝酸痛，阳痿早泄，形寒肢冷。舌淡胖，苔白，脉沉细。

治法：补肾助阳。

方药：济生肾气丸加减。

2. 外治

（1）温水坐浴，每次20分钟，每日2次。

（2）野菊花栓或前列栓塞入肛门内约3～4cm，每次1枚，每日2次。

（张燕生　代红雨）

第九单元 周围血管疾病

细目一 概论

要点一 周围血管疾病的常见症状与体征

（一）疼痛

肢体疼痛是周围血管疾病的常见症状，包括间歇性疼痛（间歇性跛行）、持续性疼痛（静息痛）。其主要原因有动脉供血不足，静脉回流障碍，血液循环异常等。

（二）皮肤温度异常

肤温变化主要取决于肢体的血流量。动脉闭塞性病变多为肢端寒冷，闭塞程度越重，距离闭塞平面越远，寒冷愈明显。静脉病变多为下肢潮热感，下垂时更明显。

（三）皮肤颜色异常

供血不足或血管舒缩失常而致的皮色改变，包括苍白、紫绀和潮红等。静脉郁血，渗出于血管外的红细胞崩解造成色素沉着。

（四）感觉异常

周围血管疾病所发生的感觉异常除疼痛外还有潮热和寒冷、怠倦感、麻木、针刺或蚁行感等。

（五）肢体增粗或萎缩

增粗多表现为肢体水肿，常伴色素沉着、皮下组织炎症和纤维化、"足靴区"溃疡等，多见于下肢静脉系统疾病。

肢体萎缩是由于局部动脉血液供应不足，长期缺乏必要的营养，加之由于疾病造成机体疼痛等限制患肢活动诸因素所造成。萎缩是动脉慢性缺血的重要体征。

（六）溃疡和坏疽

溃疡可由动脉缺血病变引起，由于动脉闭塞病变影响皮肤血液循环，以致组织缺氧而形成溃疡。郁积性溃疡多由静脉病变引起，是因静脉血液回流障碍导致局部郁积性缺氧，从而并发溃疡。

出现坏疽提示血液循环供应局部的营养不足以维持静息时组织的代谢需要，以致发生不可逆变化。如无继发感染，坏疽区因液体蒸发和吸收，形成"干性坏疽"；如并发感染则形成"湿性坏疽"。

要点二 周围血管疾病的检查方法

（一）临床检查

临床检查包括常见的理学检查（如皮肤温度、营养状态、血管搏动等）和血管功能试验等。

常用的血管功能试验 常用的评价动脉功能的有皮肤指压试验、肢体位置试验和运动试验。评价静脉功能的有大隐静脉瓣膜功能试验（Trenddenburg试验）、深静脉通畅试验（Perthes试验）、直腿伸踝试验（Homans征）和压迫腓肠肌试验（Neuhof征）等。

（二）辅助检查

周围血管疾病常用的辅助检查包括理化检查、无损伤检查和影像学检查等。

1. 理化检查 常用的理化检查有血液流变、血脂、血凝等。

2. 无损伤性检查 临床常用的无损伤检查有彩色多普勒超声、连续波多普勒超声、节段血压及压力指数测定等。

3. 影像学检查 常用的影像学检查有X线平片检查、数字减影血管检查（DSA）、核磁共振血管造影（MRA）、计算机扫描血管三维成像（CTA）等。

细目二 股肿

要点一 股肿的含义与特点

（一）股肿的含义

股肿是指血液在深静脉血管内发生异常凝固，而引起静脉阻塞、血液回流障碍的疾病。相当于西医的下肢深静脉血栓形成，以往称血栓性深静脉炎。

（二）股肿的发病特点

其发病特点为肢体肿胀、疼痛、局部皮温升高和浅静脉怒张四大症状，好发于下肢髂股静脉和股腘静脉，可并发肺栓塞和肺梗塞而危及生命。

要点二 股肿的病因病机

本病的病因主要是因为创伤或产后长期卧床，以致肢体气血运行不畅，气滞血瘀，瘀血阻于脉络，脉络滞塞不通，营血回流受阻，水津外溢，聚而为湿，而发本病。

要点三 股肿的诊断

（一）临床表现

主要表现为肢体水肿、疼痛、浅静脉曲张三大主证，疾病后期还可伴有小腿色素沉着、皮炎、臁疮等。由于阻塞的静脉部位不同，临床表现不一。

（二）实验室及辅助检查

放射性纤维蛋白原试验、核素静脉造影、多普勒血流和体积描记仪检查，为无创性检查方法，有助于明确患肢血液回流和供血状况。静脉造影能使静脉直接显影，可判断有无血栓及其范围、形态及侧支循环状况，不仅有助于明确诊断，亦有助于直接观察治疗效果。

要点四 股肿的辨证论治

辨证论治

1. 内治

（1）湿热下注证

证候：发病较急，表现为下肢粗肿，局部发热、发红，疼痛，活动受限，舌质红，苔黄腻，脉弦滑。

治法：清热利湿，活血化瘀。

代表方：四妙勇安汤加味。

（2）血脉瘀阻证

证候：下肢肿胀，皮色紫暗，固定性压痛，肢体青筋怒张，舌质暗或有瘀斑，苔白，脉弦。

治法：活血化瘀，通络止痛。

代表方：活血通脉汤加减。

（3）气虚湿阻证

证候：表现为下肢肿胀日久，朝轻暮重，活动后加重，休息抬高下肢后减轻，皮色略暗，青筋迂曲，倦怠乏力，舌淡边有齿印，苔薄白，脉沉。

治法：益气健脾，祛湿通络。

代表方：参苓白术散加味。

2. 外治

（1）急性期可用芒硝加冰片外敷：方法是芒硝500g、冰片5g共研成粉状，混合后装入纱布袋中，敷于患肢小腿肚及小腿内侧，待芒硝结块干结时，重新更换，发病后连用数日，可减轻患肢疼痛等症状。

（2）慢性期可用中药煎汤趁热外洗患肢，可选用活血止痛散每日1次，每次30~60分钟。

细目三 血栓性浅静脉炎

要点一 血栓性浅静脉炎的病因病机

（一）病因

本病多由湿热蕴结，寒湿凝滞，痰浊瘀阻，脾虚失运，外伤血脉等因素致使气血运行不畅，留滞脉中而发病。

（二）病机

本病外由湿邪为患，与热而蕴结，与寒而凝滞，与内湿相合，困脾而生痰，是病之标；经脉受损，气血不畅，络道瘀阻，为病之本。

要点二 血栓性浅静脉炎的临床表现

发病多见筋瘤后期，部位则以四肢多见（尤

其多见于下肢），次为胸腹壁等处。

1. 初期（急性期） 在浅层脉络（静脉）径路上出现条索状柱，患处疼痛，皮肤发红，触之较硬，扪之发热，按压疼痛明显，肢体沉重。一般无全身症状。

2. 后期（慢性期） 患处遗有一条索状物，其色黄褐，按之如弓弦，可有按压疼痛，或结节破溃形成臁疮。

● 要点三 血栓性浅静脉炎的辨证论治

（一）内治

1. 湿热瘀阻证

证候：患肢肿胀、发热、皮肤发红、胀痛，喜冷恶热，或有条索状物，或微恶寒发热；苔黄腻或厚腻，脉滑数。

治法：清热利湿，解毒通络。

代表方：二妙散合茵陈赤豆汤加减。

2. 血瘀湿阻证

证候：患肢疼痛、肿胀、皮色红紫，活动后则甚，小腿部挤压刺痛，或见条索状物，按之柔韧或似弓弦；舌有瘀点、瘀斑，脉沉细或沉涩。

治法：活血化瘀，行气散结。

代表方：活血通脉汤加减。

3. 肝郁蕴结证

证候：胸腹壁有条索状物，固定不移，刺痛，胀痛，或牵掣痛，伴胸闷、嗳气等；舌质淡红或有瘀点、瘀斑，苔薄，脉弦或弦涩。

治法：疏肝解郁，活血解毒。

代表方：柴胡清肝汤或复元活血汤。

（二）外治

1. 初期 可用消炎软膏或金黄散软膏外敷，每日换药1次。局部红肿渐消，可选用拔毒膏贴敷。

2. 后期 可用熏洗疗法：当归尾12g、白芷9g、羌活9g、独活9g、桃仁9g、红花12g、海桐皮9g、威灵仙12g、生艾叶15g、生姜60g，水煎后熏洗。有活血通络，疏风散结之功。

细目四 筋 瘤

● 要点一 筋瘤的定义与特点

（一）定义

筋瘤是以筋脉色紫、盘曲突起状如蚯蚓、形成团块为主要表现的浅表静脉病变。相当于西医的下肢静脉曲张。

（二）特点

筋瘤者，坚而色紫，垒垒青筋，盘曲甚者结若蚯蚓。由于长期从事站立负重工作，劳倦伤气，或多次妊娠等，使筋脉结块成瘤。

● 要点二 筋瘤的治疗方法

（一）辨证论治

1. 内治

（1）劳倦伤气证

证候：久站久行或劳累时瘤体增大，下坠不适感加重；常伴气短乏力，脘腹坠胀，腰酸；舌淡，苔薄白，脉细缓无力。

治法：补中益气，活血舒筋。

代表方：补中益气汤加减。

（2）寒湿凝筋证

证候：瘤色紫暗，喜暖，下肢轻度肿胀，伴形寒肢冷，口淡不渴，小便清长；舌淡暗，苔白腻，脉弦细。

治法：暖肝散寒，益气通脉。

代表方：暖肝煎合当归四逆汤加减。

（3）外伤瘀滞证

证候：青筋盘曲，状如蚯蚓，表面色青紫，患肢肿胀疼痛；舌有瘀点，脉细涩。

治法：活血化瘀，和营消肿。

代表方：活血散瘀汤加减。

2. 外治 患肢穿医用弹力袜或用弹力绷带包扎，有助于使瘤体缩小或停止发展。并发青蛇毒、湿疮、臁疮者，参考有关章节治疗。

（二）其他疗法

1. 手术疗法 凡是诊断明确的筋瘤，无手术禁忌证者，都可手术治疗。

2. 硬化剂注射疗法 适用于程度较轻的单纯性下肢静脉曲张，亦可作为手术的辅助疗法，处理残留或复发的曲张静脉。

细目五 臁疮

● **要点一 臁疮的病因病机**

本病多由久站或过度负重而致小腿筋脉横解，青筋显露，瘀停脉络，久而化热，或小腿皮肤破损染毒，湿热下注而成，疮口经久不愈。

● **要点二 臁疮的局部辨证**

根据臁疮的局部特点临床中将其分为结核性、放射性、瘀滞性等范畴，本病的后期如果经久不愈，则有发生恶变的可能。

● **要点三 臁疮的内、外治疗原则**

（一）内治

1. 湿热下注证

证候：小腿青筋怒张，局部发痒，红肿，疼痛，继则破溃，滋水淋漓，疮面腐暗；伴口渴，便秘，小便黄赤；苔黄腻，脉滑数。

治法：清热利湿，和营解毒。

代表方：二妙丸合五神汤加减。

2. 气虚血瘀证

证候：病程日久，疮面苍白，肉芽色淡，周围皮色黑暗、板硬；肢体沉重，倦怠乏力；舌淡紫或有瘀斑，苔白，脉细涩无力。

治法：益气活血，祛瘀生新。

代表方：补阳还五汤合四妙汤加减。

（二）外治

1. 初期 局部红肿，溃破渗液较多者，宜用洗药。如马齿苋60g，黄柏20g，大青叶30g，煎水温湿敷，日3～4次。局部红肿，渗液量少者，宜金黄膏薄敷，日1次。亦可加少量九一丹撒布于疮面上，再盖金黄膏。

2. 后期 久不收口，皮肤乌黑，疮口凹陷，疮面腐肉不脱，时流污水，用八二丹麻油调后，摊贴疮面，并用绷带缠缚，每日换药。腐肉已脱，露新肉者，用生肌散外盖生肌玉红膏。周围有湿疹者，用青黛散调麻油盖贴。

细目六 脱疽

● **要点一 脱疽的定义、特点与病因病机**

（一）定义

脱疽是指发于四肢末端，严重时趾（指）节坏疽脱落的周围血管疾病，又称脱骨疽。

（二）特点

其临床特点是好发于四肢末端，以下肢多见，初起患肢末端发凉、怕冷，苍白，麻木，可伴间歇性跛行，继则疼痛剧烈，日久患趾（指）坏死变黑，甚至趾（指）节脱落。部分患者起病急骤，进展迅速，预后严重，需紧急处理。

（三）病因病机

1. 病因 本病主要由于脾气不健，肾阳不足，又加外受寒冻，寒湿之邪入侵而发病。本病的发生还与长期吸烟、饮食不节、环境、遗传及外伤等因素有关。

2. 病机 脾气不健，化生不足，气血亏虚，气阴两伤，内不能荣养脏腑，外不能充养四肢。脾肾阳气不足，不能温养四肢，复受寒湿之邪，则气血凝滞，经络阻塞，不通则痛，四肢气血不充，失于濡养则皮肉枯槁，坏死脱落。若寒邪久蕴，则郁而化热，湿热浸淫，则患趾（指）红肿溃脓。热邪伤阴，阴虚火旺，病久可致阴血亏虚，肢节失养，坏疽脱落。本病的发生以脾肾亏虚为本，寒湿外伤为标，气血凝滞、经脉阻塞为其主要病机。

● **要点二 脱疽的诊断**

1. 临床表现 血栓闭塞性脉管炎多发于寒冷季节，以20～40岁男性多见；常先一侧下肢发病，继而累及对侧，少数患者可累及上肢；患者多有受冷、潮湿、嗜烟、外伤等病史。本病病程较长，常在寒冷季节加重，治愈后又可复发。根据疾病的发展过程，临床一般可分为三期。

一期（局部缺血期）：患肢末端发凉、怕冷，麻木，酸痛，间歇性跛行。患肢可出现轻度肌肉萎缩，皮肤干燥，皮温稍低于健侧，皮肤指压试验可见充盈缓慢，足背动脉、胫后动脉搏动减弱，部分患者小腿可出现游走性红硬条索（游走性血栓性浅静脉炎）。

二期（营养障碍期）：患肢发凉，怕冷，麻木，坠胀疼痛，间歇性跛行加重，并出现静息痛。患肢肌肉明显萎缩，皮肤干燥，汗毛脱落，趾甲增厚且生长缓慢，皮肤苍白或潮红或紫绀，患侧足背动脉、胫后动脉搏动消失。

三期（坏死期或坏疽期）：坏疽可先为一趾或数趾，逐渐向上发展，合并感染时，足趾紫红肿胀、溃烂坏死，呈湿性坏疽，或足趾发黑，干瘪，呈干性坏疽。病程日久，患者可出现疲乏无力、不欲饮食、口干、形体消瘦，甚则壮热神昏。

根据肢体坏死的范围，将坏疽分为3级：1级坏疽局限于足趾或手指部位，2级坏疽局限于足跖部位，3级坏疽发展至足背、足跟、踝关节及其上方。

2. 辅助检查 肢体动脉彩色多普勒超声、血流图、甲皱微循环、计算机扫描血管三维成像（CTA）、动脉造影等影像学检查及血脂、血糖等实验室检查，可以明确诊断，并有助于鉴别诊断，了解病情严重程度。

● 要点三　脱疽的辨证论治

（一）内治

1. 寒湿阻络证

证候：患趾（指）喜暖怕冷，麻木，酸胀疼痛，多走则疼痛加剧，稍歇痛减，皮肤苍白，触之发凉，趺阳脉搏动减弱；舌淡，苔白腻，脉沉细。

治法：温阳散寒，活血通络。

代表方：阳和汤加减。

2. 血脉瘀阻证

证候：患趾（指）酸胀疼痛加重，夜难入寐，步履艰难，患趾（指）皮色暗红或紫暗，下垂更甚，皮肤发凉干燥，肌肉萎缩，趺阳脉搏动消失；舌暗红或有瘀斑，苔薄白，脉弦涩。

治法：活血化瘀，通络止痛。

代表方：桃红四物汤加减。

3. 湿热毒盛证

证候：患肢剧痛，日轻夜重，局部肿胀，皮肤紫暗，浸淫蔓延，溃破腐烂，肉色不鲜，身热口干，便秘溲赤；舌红，苔黄腻，脉弦数。

治法：清热利湿，解毒活血。

代表方：四妙勇安汤加减。

4. 热毒伤阴证

证候：皮肤干燥，毫毛脱落，趾（指）甲增厚变形，肌肉萎缩，趾（指）呈干性坏疽，口干欲饮，便秘溲赤；舌红，苔黄，脉弦细数。

治法：清热解毒，养阴活血。

代表方：顾步汤加减。

5. 气阴两虚证

证候：病程日久，坏死组织脱落后疮面久不愈合，肉芽暗红或淡而不鲜，倦怠乏力，口渴不欲饮，面色无华，形体消瘦，五心烦热；舌淡尖红，少苔，脉细无力。

治法：益气养阴。

代表方：黄芪鳖甲汤加减。

（二）外治

1. 未溃者 可选用冲和膏、红灵丹油膏外敷；亦可用当归15g，独活30g，桑枝30g，威灵仙30g，煎水熏洗，每日1次；或用附子、干姜、吴茱萸各等份研末，蜜调，敷于患足涌泉穴，每日换药1次，如发生药疹即停用；或用红灵酒少许揉擦患肢足背、小腿，每次20分钟，每日2次。

2. 已溃者 溃疡面积较小者，可用上述中药熏洗后，外敷生肌玉红膏；溃疡面积较大，坏死组织难以脱落者，可先用冰片锌氧油（冰片2g，氧化锌油98g）软化创面硬结痂皮，按疏松程度，依次清除坏死痂皮，先除软组织，后除腐骨，彻底的清创术必须待炎症完全消退后方可施行。

（杨博华）

第十单元　其他外科疾病

细目一　毒蛇咬伤

要点一　我国常见毒蛇的种类、有毒蛇与无毒蛇在形态和齿痕上的区别

（一）常见毒蛇种类

目前已知我国的蛇类有173种，其中毒蛇48种。危害较大，能致人死亡的主要有10种。

1. 神经毒者有银环蛇、金环蛇、海蛇，血循毒者有蝰蛇、尖吻蝮蛇、竹叶青蛇和烙铁头蛇。
2. 混合毒者有眼镜蛇、眼镜王蛇和蝮蛇。

（二）有毒蛇与无毒蛇的区别

有毒蛇咬伤后，患部一般有粗大而深的毒牙痕，一般有2～4个毒牙痕。无毒蛇咬伤后牙痕呈锯齿状或弧形，数目多，浅小，大小一致，间距密。

要点二　毒蛇咬伤的治疗措施

（一）局部处理

毒蛇咬伤的局部常规处理，是指咬伤后在短时间内采取的紧急措施。包括早期结扎、扩创排毒、烧灼、针刺、火罐排毒、封闭疗法、局部用药等。

（二）辨证论治

根据毒蛇咬伤的毒理、病理和症状，将毒蛇咬伤分为风毒证、火毒证、风火毒证、蛇毒内陷证四个证型进行辨证施治。

（三）抗蛇毒血清治疗

抗蛇毒血清又名蛇毒抗毒素，有单价和多价两种。抗蛇毒血清特异性较高，效果确切，应用越早，疗效越好。

细目二　肠痈

要点一　肠痈的病因病机

饮食不节　暴饮暴食，嗜食生冷、油腻，损伤脾胃，导致肠道功能失调，糟粕积滞，湿热内生，积结肠道而成痈。

要点二　肠痈的诊断

（一）临床表现

1. 初期　腹痛多起于脐周或上腹部，数小时后，腹痛转移并固定在右下腹部，疼痛呈持续性、进行性加重。一般可伴有轻度发热，恶心纳减，舌苔白腻，脉弦滑或弦紧等。

2. 酿脓期　若病情发展，渐至化脓，则腹痛加剧，右下腹明显压痛、反跳痛，局限性腹皮挛急；或右下腹可触及包块；壮热不退，恶心呕吐，纳呆，口渴，便秘或腹泻。舌红苔黄腻，脉弦数或滑数。

3. 溃脓期　腹痛扩展至全腹，腹皮挛急，全腹压痛、反跳痛；恶心呕吐，大便秘结或似痢不爽；壮热自汗，口干唇燥。舌质红或绛，苔黄糙，脉洪数或细数等。

（二）实验室和其他辅助检查

1. 血常规检查。初期，多数患者白细胞计数及中性粒细胞比例增高，在酿脓期和溃脓期，白细胞计数常升至 18×10^9/L 以上。
2. 尿常规。盲肠后位阑尾炎可刺激右侧输尿管，尿中可出现少量红细胞和白细胞。
3. 诊断性腹腔穿刺检查和B型超声检查对诊断有一定帮助。

要点三　肠痈的辨证论治

（一）内治

1. 瘀滞证

证候：转移性右下腹痛，呈持续性、进行性

加剧，右下腹局限性压痛或拒按，伴恶心纳差，可有轻度发热；苔白腻，脉弦滑或弦紧。

治法：行气活血，通腑泄热。

代表方：大黄牡丹汤合红藤煎剂加减。

2. 湿热证

证候：腹痛加剧，右下腹或全腹压痛、反跳痛、腹皮挛急，右下腹可摸及包块，壮热，纳呆，恶心呕吐，便秘或腹泻；舌红苔黄腻，脉弦数或滑数。

治法：通腑泄热，解毒利湿透脓。

代表方：复方大柴胡汤加减。

3. 热毒证

证候：腹痛剧烈，全腹压痛、反跳痛、腹皮挛急，高热不退或恶寒发热，时时汗出，烦渴，恶心呕吐，腹胀，便秘或似痢不爽；舌红绛而干，苔黄厚干燥或黄糙，脉洪数或细数。

治法：通腑排脓，养阴清热。

代表方：大黄牡丹汤合透脓散加减。

（二）外治

1. 中药外敷 无论脓已成或未成，均可选用金黄散、玉露散或双柏散，用水或蜜调成糊状，外敷右下腹。如阑尾周围脓肿形成后，可先行脓肿穿刺抽脓，注入抗生素（2~3天抽脓1次），用金黄膏或玉露膏外敷。

2. 中药灌肠 采用通里攻下、清热解毒等中药，如大黄牡丹汤、复方大柴胡汤等煎剂150~200mL，直肠内缓慢滴入（滴入管插入肛门内15cm以上，药液30分钟左右滴完），以达到通腑泄热排毒的目的。

（杨博华）

医师资格考试大纲细则

中医（具有规定学历）执业助理医师

医学综合笔试部分（下册）

国家中医药管理局中医师资格认证中心
中医类别医师资格考试专家委员会 组织编写

中国中医药出版社
·北京·

图书在版编目（CIP）数据

医师资格考试大纲细则. 中医（具有规定学历）执业助理医师. 医学综合笔试部分/国家中医药管理局中医师资格认证中心中医类别医师资格考试专家委员会组织编写. —北京：中国中医药出版社，2018.12

ISBN 978-7-5132-5353-6

Ⅰ.①医… Ⅱ.①国… Ⅲ.①中医师－资格考试－考试大纲 Ⅳ.①R-41

中国版本图书馆 CIP 数据核字（2018）第 263210 号

中国中医药出版社出版
北京市朝阳区北三环东路 28 号易亨大厦 16 层
邮政编码　100013
传真　010-64405750
山东百润本色印刷有限公司印刷
各地新华书店经销

开本 889×1194　1/16　印张 48　字数 1290 千字
2018 年 12 月第 1 版　2018 年 12 月第 1 次印刷
书号　ISBN 978-7-5132-5353-6
定价　264.00 元（上下册）
网址　www.cptcm.com

社　长　热　线　010-64405720
购　书　热　线　010-89535836
维　权　打　假　010-64405753

微信服务号　zgzyycbs
微商城网址　https://kdt.im/LIdUGr
官　方　微　博　http://e.weibo.com/cptcm
天猫旗舰店网址　https://zgzyycbs.tmall.com

如有印装质量问题请与本社出版部联系（010-64405510）
版权专有　侵权必究

医师资格考试大纲细则
中医(具有规定学历)执业助理医师
(医学综合笔试部分)
编委会

主 审

张伯礼　晁恩祥　鲁兆麟　戴万亨

主 编

(以姓氏笔画为序)

王　广	王阿丽	王素梅	吕圭源	年　莉
孙广仁	杜蕙兰	李　雁	李兴广	杨建红
吴力群	张永涛	张燕生	陆小左	周家俊
赵　丽	赵吉平	黄象安	潘　涛	

编 委

(以姓氏笔画为序)

王　付	王凤珍	王振宇	邓高丕	孔德智
代红雨	皮明钧	任献青	刘　彤	刘　盼
闫平慧	闫东宁	许庆友	李　明	李秀惠
李桂伟	李新民	杨　桢	杨博华	余曙光
邹小娟	宋捷民	张　丹	张　卉	张　宏
张宁苏	张恩户	陈　伟	陈明龄	陈宪海
陈家旭	陈素红	苗华为	林　谦	畅洪昇
金　华	周永坤	赵二鹏	赵靖文	胡　玲
姜智慧	倪　伟	郭霞珍	谈　勇	崔晓萍
梁　宏	彭代银	董　勤	蒋梅先	傅金英
解　英	阙华发	裴晓华	薛博瑜	
马小允	王义祁	冯冬兰	孙　平	李广元
李书香	李全兴	张宏伟	张秋雨	张益民
陈建章	罗跃娥	赵国胜	郝庆芝	姚巧林
康凤河	魏修华			

再 版 说 明

医师资格考试是行业准入考试，是评价申请医师资格者是否具备从事医师工作所必需的专业知识与技能的考试。我国自1999年开始实行医师资格考试制度以来，考试大纲几经修订完善，考试依据一直没有脱离教材。目前各中医药院校使用的教材各异，各出版社的中医药系列教材也各有特色与优势。

2011年在国家中医药管理局医政司的直接指导下，中医师资格认证中心组织专家启动了中医（具有规定学历）执业医师、中医（具有规定学历）执业助理医师、中西医结合执业医师、中西医结合执业助理医师资格医学综合笔试大纲的修订工作，新大纲在注重基础理论、基本知识、基本技能的同时，突出中医，突出临床，强调共性，要求应知应会。

为配合新大纲的实施，国家中医药管理局中医师资格认证中心组织专家编写了中医（具有规定学历）执业医师、中医（具有规定学历）执业助理医师、中西医结合执业医师、中西医结合执业助理医师资格医学综合笔试大纲细则，作为大纲的细化与扩展，也作为医师资格医学综合笔试研发试题的依据。故此，大纲细则不等同于教材，不具备教材理论体系的完整性与系统性，但编写时参考了许多版本的教材，力争本大纲细则能符合并体现应试者的实际水平。

大纲细则的编写得到了北京中医药大学、天津中医药大学、长春中医药大学、辽宁中医药大学、山东中医药大学、上海中医药大学、浙江中医药大学、南京中医药大学、河南中医学院、陕西中医学院、首都医科大学的大力支持，在使用过程中许多专家也提出了不少有益的意见和建议，在修订过程中我们也选择性采纳了，在此表示衷心的感谢！同时，感谢所有参与细则编写、审核的专家们所付出的辛勤努力！

由于时间仓促、经验不足，可能存在不严谨之处，望广大读者朋友不吝指正，以便再版时完善。

国家中医药管理局中医师资格认证中心
2018年10月

总目录

上 册

中医基础理论 / 1
中医诊断学 / 57
中药学 / 129

方剂学 / 189
中医内科学 / 235
中医外科学 / 323

下 册

中医妇科学 / 371
中医儿科学 / 423
针灸学 / 477
诊断学基础 / 537

内科学 / 597
传染病学 / 653
医学伦理学 / 697
卫生法规 / 717

目 录

(下册)

中医妇科学

- **第一单元　女性生殖器官**
  - 细目一　外生殖器 / 373
  - 细目二　内生殖器 / 373
- **第二单元　女性生殖生理**
  - 细目一　月经的生理 / 373
  - 细目二　带下生理 / 376
  - 细目三　妊娠生理 / 376
  - 细目四　产褥生理 / 377
  - 细目五　哺乳生理 / 377
- **第三单元　妇科疾病的病因病机**
  - 细目一　病因 / 378
  - 细目二　病机 / 379
- **第四单元　妇科疾病的治疗**
  - 细目一　常用内治法 / 381
  - 细目二　常用外治法 / 384
- **第五单元　月经病**
  - 细目一　概述 / 385
  - 细目二　月经先期 / 386
  - 细目三　月经后期 / 387
  - 细目四　月经先后无定期 / 388
  - 细目五　月经过多 / 388
  - 细目六　月经过少 / 389
  - 细目七　经期延长 / 390
  - 细目八　经间期出血 / 390
  - 细目九　崩漏 / 391
  - 细目十　闭经 / 394
  - 细目十一　痛经 / 396
  - 细目十二　经行乳房胀痛 / 397
  - 细目十三　经行头痛 / 398
  - 细目十四　经行感冒 / 398
  - 细目十五　经行身痛 / 399
  - 细目十六　经行泄泻 / 399
  - 细目十七　经行浮肿 / 400
  - 细目十八　经行吐衄 / 400
  - 细目十九　经行情志异常 / 400
  - 细目二十　绝经前后诸证 / 401
- **第六单元　带下病**
  - 细目一　概述 / 402
  - 细目二　带下过多 / 402
  - 细目三　带下过少 / 403
- **第七单元　妊娠病**
  - 细目一　概述 / 404
  - 细目二　妊娠恶阻 / 404
  - 细目三　妊娠腹痛 / 405
  - 细目四　胎漏、胎动不安 / 405
  - 细目五　滑胎 / 406
  - 细目六　子肿 / 407
  - 细目七　妊娠小便淋痛 / 408
- **第八单元　产后病**
  - 细目一　概述 / 408
  - 细目二　产后发热 / 409
  - 细目三　产后腹痛 / 411
  - 细目四　产后身痛 / 412
  - 细目五　产后恶露不绝 / 412
- **第九单元　妇科杂病**
  - 细目一　概述 / 413
  - 细目二　癥瘕 / 413
  - 细目三　盆腔炎 / 414

细目四 不孕症 / 416
细目五 阴痒 / 418
细目六 阴挺 / 418

细目一 避孕 / 419
细目二 人工流产 / 420
细目三 经腹输卵管结扎术 / 421

● 第十单元 计划生育

中医儿科学

● 第一单元 儿科学基础
　　细目一 小儿年龄分期 / 425
　　细目二 小儿生长发育 / 426
　　细目三 小儿生理、病理特点 / 427
　　细目四 儿科四诊特点 / 428
　　细目五 儿科治法概要 / 431
● 第二单元 儿童保健
　　细　目 婴儿期保健 / 433
● 第三单元 新生儿疾病
　　细　目 胎黄 / 434
● 第四单元 肺系病证
　　细目一 感冒 / 436
　　细目二 乳蛾 / 437
　　细目三 咳嗽 / 438
　　细目四 肺炎喘嗽 / 439
　　细目五 哮喘 / 442
　　细目六 反复呼吸道感染 / 444
● 第五单元 脾系病证
　　细目一 鹅口疮 / 445
　　细目二 口疮 / 446
　　细目三 泄泻 / 447
　　细目四 厌食 / 448
　　细目五 积滞 / 449
　　细目六 疳证 / 450

　　细目七 贫血 / 451
● 第六单元 心肝病证
　　细目一 汗证 / 453
　　细目二 病毒性心肌炎 / 454
　　细目三 注意力缺陷多动障碍 / 455
　　细目四 惊风 / 457
● 第七单元 肾系病证
　　细目一 水肿 / 459
　　细目二 尿频 / 461
　　细目三 遗尿 / 462
● 第八单元 传染病
　　细目一 奶麻 / 463
　　细目二 风痧 / 464
　　细目三 丹痧 / 464
　　细目四 水痘 / 466
　　细目五 手足口病 / 468
　　细目六 痄腮 / 469
　　细目七 传染性单核细胞增多症 / 470
● 第九单元 虫证
　　细　目 蛔虫病 / 472
● 第十单元 其他疾病
　　细目一 紫癜 / 473
　　细目二 维生素D缺乏性佝偻病 / 475

针灸学

● 第一单元 经络系统
　　细目一 经络系统的组成 / 479
　　细目二 十二经脉 / 479

　　细目三 奇经八脉 / 480
　　细目四 十五络脉 / 481
　　细目五 十二经筋 / 481

- 第二单元 经络的作用和经络学说的临床应用
  - 细目一 经络的作用 / 481
  - 细目二 经络学说的临床应用 / 482
- 第三单元 腧穴的分类
- 第四单元 腧穴的主治特点和规律
  - 细目一 主治特点 / 483
  - 细目二 主治规律 / 483
- 第五单元 特定穴
- 第六单元 腧穴的定位方法
- 第七单元 手太阴肺经、腧穴
- 第八单元 手阳明大肠经、腧穴
- 第九单元 足阳明胃经、腧穴
- 第十单元 足太阴脾经、腧穴
- 第十一单元 手少阴心经、腧穴
- 第十二单元 手太阳小肠经、腧穴
- 第十三单元 足太阳膀胱经、腧穴
- 第十四单元 足少阴肾经、腧穴
- 第十五单元 手厥阴心包经、腧穴
- 第十六单元 手少阳三焦经、腧穴
- 第十七单元 足少阳胆经、腧穴
- 第十八单元 足厥阴肝经、腧穴
- 第十九单元 督脉、腧穴
- 第二十单元 任脉、腧穴
- 第二十一单元 奇穴
- 第二十二单元 毫针刺法
  - 细目一 针刺准备 / 505
  - 细目二 进针方法 / 505
  - 细目三 针刺角度和深度 / 506
  - 细目四 行针与得气 / 506
  - 细目五 针刺补泻 / 507
  - 细目六 针刺异常情况的表现、处理和预防 / 507
  - 细目七 针刺注意事项 / 510
- 第二十三单元 灸法
  - 细目一 灸法的作用 / 511
  - 细目二 灸法的种类 / 511
  - 细目三 灸法的注意事项 / 513
- 第二十四单元 拔罐法

- 第二十五单元 其他针法
- 第二十六单元 治疗总论
  - 细目一 针灸治疗作用 / 516
  - 细目二 针灸处方 / 516
- 第二十七单元 内科病证的针灸治疗
  - 细目一 头痛 / 518
  - 细目二 中风 / 518
  - 细目三 眩晕 / 519
  - 细目四 面瘫 / 520
  - 细目五 不寐 / 521
  - 细目六 感冒 / 521
  - 细目七 哮喘 / 522
  - 细目八 胃痛 / 523
  - 细目九 呕吐 / 523
  - 细目十 便秘 / 524
  - 细目十一 腰痛 / 524
  - 细目十二 痹证 / 524
- 第二十八单元 妇儿科病证的针灸治疗
  - 细目一 月经不调 / 525
  - 细目二 痛经 / 526
  - 细目三 崩漏 / 527
  - 细目四 绝经前后诸证 / 527
  - 细目五 遗尿 / 528
- 第二十九单元 皮外、骨伤科病证的针灸治疗
  - 细目一 瘾疹 / 528
  - 细目二 蛇串疮 / 529
  - 细目三 颈椎病 / 529
  - 细目四 落枕 / 530
  - 细目五 漏肩风 / 530
  - 细目六 扭伤 / 531
- 第三十单元 五官科病证的针灸治疗
  - 细目一 目赤肿痛 / 532
  - 细目二 耳鸣耳聋 / 532
  - 细目三 牙痛 / 533
  - 细目四 咽喉肿痛 / 533
- 第三十一单元 急症的针灸治疗
  - 细目一 晕厥 / 534
  - 细目二 内脏绞痛 / 534

诊断学基础

- **第一单元　症状学**
  - 细目一　发热　/ 539
  - 细目二　胸痛　/ 540
  - 细目三　腹痛　/ 541
  - 细目四　咳嗽与咯痰　/ 542
  - 细目五　咯血　/ 543
  - 细目六　呼吸困难　/ 543
  - 细目七　水肿　/ 544
  - 细目八　呕血与黑便　/ 545
  - 细目九　黄疸　/ 545
  - 细目十　抽搐　/ 546
  - 细目十一　昏迷　/ 546
- **第二单元　问诊**
- **第三单元　检体诊断**
  - 细目一　基本检查法　/ 548
  - 细目二　全身状态检查　/ 548
  - 细目三　皮肤检查　/ 551
  - 细目四　淋巴结检查　/ 552
  - 细目五　头部检查　/ 552
  - 细目六　颈部检查　/ 554
  - 细目七　胸壁及胸廓检查　/ 554
  - 细目八　肺和胸膜检查　/ 555
  - 细目九　心脏、血管检查　/ 558
  - 细目十　腹部检查　/ 561
  - 细目十一　肛门、直肠检查　/ 564
  - 细目十二　脊柱与四肢检查　/ 565
  - 细目十三　神经系统检查　/ 566
- **第四单元　实验室诊断**
  - 细目一　血液的一般检查　/ 568
  - 细目二　血栓与止血检查　/ 571
  - 细目三　肝脏病实验室检查　/ 571
  - 细目四　肾功能检查　/ 575
  - 细目五　常用生化检查　/ 576
  - 细目六　酶学检查　/ 578
  - 细目七　免疫学检查　/ 579
  - 细目八　尿液检查　/ 581
  - 细目九　粪便检查　/ 582
  - 细目十　浆膜腔穿刺液检查　/ 583
  - 细目十一　脑脊液检查　/ 584
- **第五单元　心电图诊断**
  - 细目一　心电图基本知识　/ 585
  - 细目二　正常心电图　/ 585
  - 细目三　常见异常心电图　/ 587
- **第六单元　影像诊断**
  - 细目一　超声诊断　/ 589
  - 细目二　放射诊断　/ 590
- **第七单元　病历与诊断方法**

内科学

- **第一单元　呼吸系统疾病**
  - 细目一　慢性阻塞性肺疾病　/ 599
  - 细目二　慢性肺源性心脏病　/ 600
  - 细目三　支气管哮喘　/ 602
  - 细目四　肺炎　/ 604
  - 细目五　原发性支气管肺癌　/ 606
- **第二单元　循环系统疾病**
  - 细目一　心力衰竭　/ 607
  - 细目二　慢性心力衰竭　/ 608
  - 细目三　心律失常　/ 610
  - 细目四　原发性高血压　/ 611
  - 细目五　冠状动脉粥样硬化性心脏病　/ 613
  - 细目六　心绞痛　/ 613
  - 细目七　心肌梗死　/ 614
- **第三单元　消化系统疾病**
  - 细目一　消化性溃疡　/ 618

　　　　细目二　胃癌　/ 620
　　　　细目三　肝硬化　/ 621
　　　　细目四　原发性肝癌　/ 623
● 第四单元　泌尿系统疾病
　　　　细目一　慢性肾小球肾炎　/ 624
　　　　细目二　尿路感染　/ 625
● 第五单元　血液系统疾病
　　　　细目一　缺铁性贫血　/ 626
　　　　细目二　再生障碍性贫血　/ 627
　　　　细目三　急性白血病　/ 629
● 第六单元　内分泌与代谢疾病
　　　　细目一　甲状腺功能亢进症　/ 630

　　　　细目二　糖尿病　/ 632
● 第七单元　结缔组织病
　　　　细　目　类风湿关节炎　/ 636
● 第八单元　神经系统疾病
　　　　细目一　脑梗死　/ 637
　　　　细目二　脑出血　/ 639
● 第九单元　常见急危重症
　　　　细目一　心脏骤停　/ 640
　　　　细目二　休克　/ 642
　　　　细目三　上消化道出血　/ 645
　　　　细目四　急性中毒　/ 647

传染病学

● 第一单元　传染病学总论
　　　　细目一　感染　/ 655
　　　　细目二　传染病的流行过程　/ 656
　　　　细目三　传染病的特征　/ 657
　　　　细目四　传染病的诊断　/ 658
　　　　细目五　传染病的防治　/ 658
● 第二单元　病毒感染
　　　　细目一　病毒性肝炎　/ 659
　　　　细目二　流行性感冒　/ 667
　　　　细目三　人感染高致病性禽流感　/ 669
　　　　细目四　艾滋病　/ 671

　　　　细目五　流行性出血热　/ 673
　　　　细目六　流行性乙型脑炎　/ 677
● 第三单元　细菌感染
　　　　细目一　流行性脑脊髓膜炎　/ 680
　　　　细目二　伤寒　/ 683
　　　　细目三　细菌性痢疾　/ 686
　　　　细目四　霍乱　/ 690
● 第四单元　消毒与隔离
　　　　细目一　消毒　/ 693
　　　　细目二　隔离　/ 694
　　　　细目三　医院感染　/ 695

医学伦理学

● 第一单元　概述
　　　　细目一　伦理学与医学伦理学　/ 699
　　　　细目二　医学模式与医学目的　/ 700
● 第二单元　医学伦理学的历史发展
　　　　细目一　中国医学伦理学的历史发展　/ 702
　　　　细目二　国外医学伦理学的历史发展　/ 703
　　　　细目三　生命伦理学　/ 704
● 第三单元　医学伦理学的理论基础

　　　　细目一　生命论　/ 705
　　　　细目二　人道论　/ 705
　　　　细目三　美德论　/ 705
　　　　细目四　功利论　/ 706
　　　　细目五　道义论　/ 706
● 第四单元　医学道德的规范体系
　　　　细目一　医学道德原则　/ 706
　　　　细目二　医学道德规范　/ 707

细目三 医学道德范畴 ／707
- 第五单元 医患关系道德
  细目一 医患关系概述 ／709
  细目二 医患双方的权利与义务 ／709
  细目三 医患冲突与沟通 ／710
- 第六单元 临床诊疗工作中的道德
  细目一 临床诊疗工作的医学道德原则 ／711
  细目二 临床诊断工作的道德要求 ／711
  细目三 临床治疗工作的道德要求 ／711
  细目四 临床某些科室的道德要求 ／712
- 第七单元 医学科研工作的道德
  细目一 医学科研工作的基本道德要求 ／712
  细目二 医学人体实验工作的道德 ／712
- 第八单元 医学道德的评价、教育和修养
  细目一 医学道德评价 ／713
  细目二 医学道德教育 ／713
  细目三 医学道德修养 ／714
- 第九单元 生命伦理学
  细目一 生命伦理学研究的内容及伦理原则 ／714
  细目二 生命伦理学最新重要文献 ／715

卫 生 法 规

- 第一单元 卫生法概述
  细目一 卫生法的概念和渊源 ／719
  细目二 卫生法的基本原则和作用 ／720
- 第二单元 卫生法律责任
  细目一 卫生民事责任 ／720
  细目二 卫生行政责任 ／721
  细目三 卫生刑事责任 ／721
- 第三单元 《中华人民共和国执业医师法》
  细目一 执业医师的概念及职责 ／721
  细目二 医师资格考试制度 ／722
  细目三 医师执业注册制度 ／722
  细目四 执业医师的权利、义务和执业规则 ／722
  细目五 《执业医师法》规定的法律责任 ／723
- 第四单元 《中华人民共和国药品管理法》
  细目一 概述 ／724
  细目二 禁止生产（包括配制）、销售假药与劣药 ／724
  细目三 特殊药品的管理 ／725
  细目四 《药品管理法》及相关法规、规章对医疗机构及其人员的有关规定 ／725
  细目五 《药品管理法》规定的法律责任 ／726
- 第五单元 《中华人民共和国传染病防治法》
  细目一 概述 ／727
  细目二 传染病预防与疫情报告 ／727
  细目三 传染病疫情控制措施及医疗救治 ／729
  细目四 相关机构及其人员违反《传染病防治法》有关规定应承担的法律责任 ／730
- 第六单元 《突发公共卫生事件应急条例》
  细目一 概述 ／730
  细目二 突发公共卫生事件的预防与应急准备 ／730
  细目三 突发公共卫生事件的报告与信息发布 ／731
  细目四 突发公共卫生事件的应急处理 ／731
  细目五 《突发公共卫生事件应急条例》

- 第七单元 《医疗事故处理条例》
  - 细目一 概述 / 732
  - 细目二 医疗事故的预防与处置 / 733
  - 细目三 医疗事故的技术鉴定 / 734
  - 细目四 医疗事故的处理与法律责任 / 734
- 第八单元 《中华人民共和国中医药条例》
  - 细目一 概述 / 735
  - 细目二 中医医疗机构与从业人员管理 / 735
  - 细目三 中医药教育与科研 / 736
  - 细目四 中医药发展的保障措施 / 736
- 第九单元 《医疗机构从业人员行为规范》

　　规定的法律责任 / 732

中医妇科学

第一单元　女性生殖器官

细目一　外生殖器

要点一　阴户的位置

阴户又名四边，是女性外生殖器官的解剖术语，系指女性外阴，包括阴蒂、大小阴唇、阴唇系带及前庭部位。

要点二　阴户的功能

阴户是防御外邪入侵的第一道门户，是排月经、泌带下、排恶露之出口，是合阴阳之入口，又是娩出胎儿、胎盘之产门。

细目二　内生殖器

要点一　阴道的位置及功能

阴道，是阴户连接子宫的通道，位于子宫与阴户之间。

阴道是防御外邪入侵的关口，是排出月经、分泌带下的通道，是阴阳交合的器官，又是娩出胎儿的路径，故亦称产道。

要点二　子门的位置及功能

子门又名子户，指子宫颈口的部位。
子门是排出月经和娩出胎儿的关口。

要点三　子宫的位置形态及功能和特性

子宫位于带脉之下，小腹正中，膀胱之后，直肠之前，下口连接阴道。形如合钵，如倒置的梨形。

子宫的主要功能是产生、排出月经；孕育、分娩胎儿。另外还有排出余血浊液、分泌生理性带下的功能。子宫的生理特点具有明显的周期性、节律性。

现代有医家认为子宫"亦脏亦腑，非脏非腑"，因为非经期、妊娠期，子宫表现为"藏精气而不泻"似脏；行经期、分娩时，子宫又表现为"传化物而不藏"似腑。所以，子宫既具有脏和腑的一些功能特点，又区别于脏和腑，《内经》称之为"奇恒之府"。

（王阿丽）

第二单元　女性生殖生理

细目一　月经的生理

要点一　月经的生理现象

月经是指有规律的、周期性的子宫出血，月月如期，经常不变，故有称"月信""月事""月水"。月经是女性最显著的生理特点，月经初潮，标志着青春期的到来，已具有生殖功能。初潮后30～35年间，一般每月行经一次，信而有期。

1. 月经初潮　妇女一生中第1次月经来潮，称为初潮。初潮年龄一般为13～15岁，平均14岁，即"二七"之年。可早至11～12岁，迟至

16岁。

2. 月经周期 月经有月节律的周期性，出血的第1天为月经周期的开始，两次月经第1天的间隔时间称为一个月经周期，一般28~30天。周期长短因人而异，每个妇女的月经周期有自己的规律，但一般应不能提前或推后1周以上。

3. 经期 即月经持续时间，正常经期为3~7天，多数为3~5天。

4. 月经的量、色、质 月经量的多少难以准确统计，一般以每月经量约50~80mL为适中。经色暗红，经质不稀不稠，不凝固，无血块，无特殊臭气。

5. 月经期表现 行经前，可出现胸乳略胀，小腹略坠，腰微酸，情绪易波动，一般经来自消，不作病论，大多数妇女可自我调节而无特殊症状。

6. 绝经 妇女一生中最后1次行经后，停闭1年以上，称为绝经。一般为45~55岁，平均49.5岁。绝经表明行将步入老年期。

7. 月经的特殊生理现象 身体无病而月经定期两个月来潮一次者，称为并月；三个月一潮者，称为"居经"或"季经"；1年一行者称为"避年"；还有终生不潮而却能受孕者，称为"暗经"；受孕初期仍能按月经周期有少量出血而无损于胎儿者，称为"激经"，又称"盛胎"或"垢胎"，均是个别的特殊生理现象，若无不适，不影响生育，可不作病论。

● **要点二 月经产生的机理**

月经的产生，是女子发育到成熟年龄阶段后，脏腑、天癸、气血、经络协调作用于胞宫的生理现象。

1. 脏腑与月经 五脏之中，肾藏精，肝藏血，脾生血，心主血，肺主气，气帅血，在月经产生中各司其职，如肾气旺盛，使天癸泌至；肝血充足，气机条达，则经候如期；脾胃健运，则血海充盈，血循常道。故在月经产生的机理中，与肾、肝、脾关系尤为密切。

（1）肾 在月经产生的过程中以肾为主导。

1）肾藏精，主生殖：肾藏精，是指肾具有生成、贮藏和施泄精气的功能，而以贮藏为主，使精不无故流失。精藏于肾，依赖于肾气的贮藏作用和施泄作用发挥其主生殖的生理功能。

2）肾为天癸之源：天癸至，则月事以时下；天癸竭，则月经断绝。在特定的年龄阶段内，肾气初盛，天癸尚微；肾气既盛，天癸蓄极泌至，月事以时下。此后，随肾气的充盛，每月天癸泌至，呈现消长盈亏的月节律，经调而子嗣；其后又随肾气的虚衰，天癸亦渐竭，经断无子。可见肾为天癸之源。

3）肾为冲任之本：冲脉为血海，广聚脏腑之血，使子宫满盈；任脉为阴脉之海，使所司精、血、津液充沛。任通冲盛，月事以时下，若任虚冲衰则经断而无子，故冲任二脉直接关系月经的潮止。

（2）肝 肝藏血，主疏泄，喜条达，恶抑郁。肝具有储藏血液、调节血量和疏泄气机的作用，脏腑所化生之血，除营养周身外，则储藏于肝。在月经的产生中，肝血下注冲脉，司血海之定期蓄溢，参与月经周期、经期及经量的调节。

肝经与冲脉交会于三阴交，与任脉交会于曲骨，与督脉交会于百会，肝通过冲、任、督与胞宫相通，而使子宫行使其藏泻有序的功能。

肝肾同居下焦，乙癸同源，为子母之脏。肾藏精，肝藏血，精血互生，同为月经提供物质基础；肝主疏泄，肾主闭藏，一开一合共同调节子宫，使藏泻有序，经候如常。

（3）脾（胃） 脾胃为后天之本，气血生化之源。又脾主运化，主中气，其气主升，具有统摄血液，固摄子宫之权。脾气健运，血循常道，血旺而经调。胃主受纳，为水谷之海，乃多气多血之腑，足阳明胃经与冲脉会于气街，故有"冲脉隶于阳明"之说。胃中水谷盛，则冲脉之血盛，月事以时下。

（4）心 心主血脉，心气有推动血液在经脉内运行的作用。《素问·评热病论》指出："胞脉者属心而络于胞中。"所以心又通过胞脉与胞宫相通。心气下通于肾，心肾相交，血脉流畅，月事如常。

（5）肺 肺主气，朝百脉而输精微，如雾露之溯,下达精微于胞宫,参与月经的产生与调节。

且肾主作强出伎巧,肝主谋虑,脾主思虑,心主神明,肺主治节,脑为元神之府。在脑主宰下,五脏所主的精神活动,对月经的产生亦有调节作用。

2. 天癸与月经 天癸,男女皆有,是肾精肾气充盛到一定程度时体内出现的具有促进人体生长、发育和生殖的一种精微物质。天癸来源于先天肾气,靠后天水谷精气的滋养而逐渐趋于成熟,此后又随肾气的虚衰而竭止。对妇女来说,"天癸至",则"月事以时下,故有子","天癸竭,地道不通,故形坏而无子也",说明它使任脉所司的精、血、津液旺盛、充沛、通达,并使冲脉在其作用下,广聚脏腑之血而血盛,冲任二脉相资,血海满溢,月经来潮。故天癸主宰月经的潮与止。"七七"之年后,又随肾气的虚衰而天癸竭,导致经断,形坏而无子。

3. 气血与月经 妇人以血为基本,月经的主要成分是血。然气为血之帅,血为气之母,血赖气的升降出入运动而周流。气血均来源于脏腑。在月经产生的机理中,血是月经的物质基础,气能生血,又能行血、摄血。气血和调,经候如常。

4. 经络与月经 经络是经脉和络脉的总称,是运行全身气血,联络脏腑形体官窍,沟通上下内外,感应传导信息的通路系统。与妇女的生理、病理关系最大的是奇经八脉中的冲、任、督、带。其生理功能主要是通过起源、循行路线和各自的功能对十二经脉气血运行起蓄溢和调节作用,并联系子宫、脑、髓等奇恒之府。

(1) 循行路线 冲、任、督三脉同起于胞中,一源而三歧。带脉环腰一周,络胞而过。冲、任、督在下腹部所经路线正是女性生殖器官所在部位,冲、任、督、带之经气又参与月经产生的活动,故关系密切。

(2) 功能作用 "冲为血海",为"十二经之海",广聚脏腑之血;"任主胞胎",为"阴脉之海",总司精、血、津、液等一身之阴;督脉属肾络脑,为阳脉之海,总督一身之阳;任督相通,调节一身阴阳脉气的平衡协调;带脉约束诸经,使经脉气血循行保持常度。在天癸的作用下,冲、任、督、带脉各司其职,调节着月经的产生,维持其正常的生理状态。

5. 胞宫与月经 胞宫是化生月经和受孕育胎的内生殖器官。其生理由肾、天癸、气血、冲任调节,并主司子宫藏泻,胞宫周期性变化主要表现为子宫的周期性出血。

综上所述,脏腑、天癸、气血、冲、任、督、带与胞宫,是月经产生的生理基础,其中肾、天癸、冲任、胞宫是产生月经的中心环节,各环节之间互相联系,不可分割,现代中医妇科学家称之为"肾-天癸-冲任-胞宫生殖轴"。

● **要点三 月经的周期变化**

1. 行经期 行经第1~4天,此期子宫泻而不藏,排出经血,既是本次月经的结束,又是新周期开始的标志,呈现"重阳转阴"特征。

2. 经后期 指月经干净后至经间期前,约为周期的第5~13天,此期血海空虚渐复,子宫藏而不泻,呈现阴长的动态变化。阴长,是指肾水、天癸、阴精、血气等渐复至盛,呈重阴状态。重阴即是指月经周期阴阳消长节律中的阴长高峰时期。

3. 经间期 周期第14~15天,也称氤氲之时,或称"的候""真机"时期(即西医所称的"排卵期")。在正常月经周期中,此期正值两次月经中间,故称之为经间期。是重阴转阳、阴盛阳动之际,正是种子的时候。

4. 经前期 即经间期之后,约月经周期的第15~28天。此期阴盛阳生渐至重阳。重阳即是指月经周期阴阳消长节律中阳生的高峰时期,此时阴阳俱盛,以备种子育胎。若已受孕,精血聚以养胎,月经停闭不潮;如未受孕,则去旧生新,血海由满而溢泄而为月经。

月经周期中4个不同时期的连续与再现,形成了月经周期的月节律。

● **要点四 绝经机理**

中医认为,"七七"之年,肾气虚,任虚冲衰,天癸竭,最终导致自然绝经。

细目二　带下生理

● 要点一　带下的生理现象及作用

1. 带下属津液　津液广泛地存在于脏腑、形体、官窍等器官的组织之内和组织之间，起着滋润、濡养作用。也是维持人体生命活动的基本物质之一。就生理性带下的性状和作用而言，属液为多，故又称"阴液"或"带液"，以区别病理性带下。

2. 带下有周期性月节律　随肾气和天癸的调节，带下呈现周期性的变化并与生殖有关。在月经前后、经间期，带下的量稍有增多。经间期带下质清，晶莹而透明，具韧性可拉长；其余时间略少。

3. 带下量随妊娠期增多　妊娠后阴血下聚，使冲任、胞宫气血旺盛，故带液较未孕时略多。

4. 带下淖泽胞宫、阴道　带下生而即有，发育成熟后与月经同步，有周期性的月节律，经断后肾气渐虚，天癸将竭，带下亦明显减少，但不能断绝，若带下减少不能濡润阴道则阴中干涩，发为带下过少病证。故说带下伴随女性一生，以滋润胞宫、阴道。

● 要点二　带下产生的机理

带下的产生是脏腑、津液、经络协调作用于胞宫的结果。

1. 脏腑与带下　生理性的带下是由肾精所化，禀肾气藏泻，布露于子宫，润泽于阴道；脾为气血津液生化之源，主运化，赖脾气之升清，将胃肠吸收的谷气和津液上输于肺，而后由肺宣发和肃降，使津液输布全身而灌溉脏腑、形体和诸窍，其泌布于胞宫、阴道者，为生理性带下的组成部分。

2. 津液与带下　《灵枢·五癃津液别》中说："津液各走其道……其流而不行者为液。"《灵枢·口问》又说："液者，所以灌精濡空窍者也。"说明带下源于津液。

3. 经络与带下　带下为阴液，而任脉为阴脉之海，主一身之阴液，任脉出胞中循阴器，任脉与带下的生理、病理直接相关。带脉环腰一周，约束诸经，与冲、任、督三脉纵横交错，络胞而过。任脉所司之阴液，若失去督脉的温化，则化为湿浊之邪，伤于带脉则为带下病。带脉约束带液，使带液的量泌有常。

4. 胞宫与带下　《景岳全书》曰："盖白带出自胞宫。"《血证论》又说："带脉下系胞宫。"认为带下由胞宫渗润阴道，并能防御外邪入侵。

可见，生理性带下的产生与调节，是以脏腑功能正常为基础的，是脏腑、津液、经络协调作用于胞宫的生理现象。

细目三　妊娠生理

● 要点一　受孕机理

《女科正宗·广嗣总论》说："男精壮而女经调，有子之道也。"男精壮应包括正常的精液及正常性功能；女经调应包括正常的月经及排卵。一般 21～35 岁生育能力旺盛，注意把握受孕佳期，阴阳和合，容易受孕。男女之精妙合，结为胚胎，并在子宫内种植，在肾气、天癸、冲任、胞宫各个环节的协调和滋养下，逐渐发育成长。妊娠后经十月怀胎，则"瓜熟蒂落"，足月分娩。

● 要点二　妊娠的生理现象

1. 月经停闭　生育期的妇女，月经一贯正常而突然停闭，首先应考虑妊娠。妊娠后，阴血下注冲任、子宫以养胎，上营乳房以化乳，子宫行使其藏精气而不泻的功能，月经停闭不来。

2. 脉滑　妊娠后出现脉滑，是中医候胎重要依据之一。妊娠脉滑轻取流利，中取鼓指，重按不绝。但若肾气虚弱，气血不足，或年岁已高的妇女有孕，滑脉常不明显。精血不足者，孕后反可出现沉涩或弦细脉，因而切脉固可作为妊娠诊断之一助，但必须结合临床表现及妊娠检查，方能确诊。

3. 妊娠反应　孕后常出现胃纳不香或饱胀不思饮食或恶心欲呕、择食的早孕反应。气血下注，冲脉相对较旺，机体气血相对不足，则易出现倦怠、思睡、头晕等不适。一般不影响工作，

3个月内逐渐适应或消失。

4. 子宫增大 孕后子宫育胎，变化最大。早孕40多天，可扪及子宫增大变软，子宫颈紫蓝色质软。非孕时子宫容量为5mL，至妊娠足月约5000mL，增加1000倍。子宫重量，非孕时50g，至足月妊娠约1000g，增加20倍。

5. 乳房变化 乳房自孕早期开始增大、发胀。乳头增大变黑，易勃起。乳晕加大变黑，乳晕外周散在褐色小结节状隆起。妊娠4~5个月，挤压乳头可有少量乳汁。

6. 下腹膨隆 妊娠3个月以后，可于下腹部手测子宫底高度以候胎之长养。临床可根据上述妊娠生理现象，必要时配合相关检查以诊断妊娠。每次妊娠一般一胎。若一孕二胎者称"双胎"或"骈胎"，一孕三胎称"品胎"。

● **要点三 预产期的计算方法**

妊娠全程40周，即280天。预产期的计算，现代推算的公式是：从末次月经的第一天算起，月数加9（或减3）日数加7（阴历则加14）。

细目四 产褥生理

● **要点一 临产先兆**

释重感：妊娠末期胎头入盆后，孕妇骤然释重，呼吸变得轻松，但可能感到行走不便和尿频。

弄胎（假宫缩）：《医宗金鉴·妇科心法要诀》云："若月数已足，腹痛或作或止，腰不痛者，此名弄胎。"

● **要点二 正产现象**

见红：接近分娩发动或分娩已发动时，阴道有少量血性分泌物和黏液。

离经脉：临产时可扪得产妇中指本节有脉搏跳动，称为离经脉。

阵痛：从有规律的宫缩开始至产门开全（子宫颈口完全扩张）的腹部阵发性疼痛，称阵痛，开始时阵痛间隔时间约15分钟，逐渐缩短为5~6分钟，最后为2~3分钟，这一现象称开口期，分娩正式发动。

● **要点三 产褥期生理**

分娩结束后，产妇逐渐恢复到孕前状态，约需要6~8周，此期称为"产褥期"，又称"产后"。产后1周称"新产后"，产后1月称"小满月"，产后百日称"大满月"。产褥期的生理特点是"多虚多瘀"。

恶露是产后自子宫排出的余血浊液，先是暗红色的血性恶露，也称红恶露，约持续3~4天干净；后渐变淡红，量由多渐少，称为浆液性恶露，约7~10天干净；继后渐为不含血色的白恶露，约2~3周干净。如果血性恶露10天以上仍未干净，应考虑子宫复旧不良或感染，当予以诊治。

细目五 哺乳生理

乳汁由精血、津液所化，赖气以行。精血津液充足，能化生足够的乳汁哺养婴儿，哺乳次数按需供给。

顺产者，产后30分钟即可在产床上开始哺乳，令新生儿吮吸乳头，以刺激乳头尽早泌乳，促进母体宫缩，减少产后出血，建立母子亲密的感情。并让婴儿吸吮免疫价值极高的初乳，增强抗病能力，促进胎粪排出。

哺乳时间一般以8个月为宜。3个月后婴儿适当增加辅食。哺乳期大多月经停闭，少数也可有排卵，月经可来潮，故要采取工具避孕法避孕。必须指出的是，在停止哺乳后，务必用药物回乳，以免长期溢乳发生经、乳疾病。

（王阿丽）

第三单元 妇科疾病的病因病机

细目一 病因

要点一 寒热湿邪

1. 寒邪 寒邪致病，有外寒、内寒之分。外寒入侵冲任、子宫，进而发生经行发热、经行身痛、痛经、月经后期、月经过少、闭经、产后身痛、不孕症等病证。内寒致病常导致闭经、多囊卵巢综合征、月经后期、痛经、带下病、子肿、宫寒不孕。

2. 热邪 热邪致病，也有外热、内热之异。外热为外感火热之邪，尤其是月经期、孕期、产褥期，热邪易乘虚而入，损伤冲任，发为经行发热、经行头痛、月经先期、月经过多、崩漏、妊娠小便淋痛、产后发热等病证；热邪结聚冲、任、胞中，使气血壅滞，"热盛则肿""热盛肉腐"，则发为产褥热、盆腔炎或盆腔脓肿、阴疮、孕痈等病证。内热又称"火热内生"，若伤及冲任，迫血妄行，可发为月经先期、月经过多、经行吐衄、经行头痛、经行情志异常、恶阻、胎漏、子烦、子痫、产后发热、阴疮等病证。

3. 湿邪 湿邪致病，也有内湿、外湿之分。外湿致病，导致带下、阴痒或盆腔炎等。内湿，又称湿浊内生，主要发生经行浮肿、经行泄泻、闭经、多囊卵巢综合征、带下病、子肿、子满、产后身痛、不孕症等。内湿与外湿，病理不同，又互相影响，如湿邪外袭，每易伤脾；而脾肾阳虚之人，又易被湿邪入侵。

要点二 情志因素

七情内伤导致妇科病，以怒、思、恐为害尤甚。怒，抑郁忿怒，使气郁气逆，可致月经后期、闭经、痛经、不孕、癥瘕；思，忧思不解，每使气结，发为闭经、月经不调、痛经；恐，惊恐伤肾，每使气下，可致月经过多、闭经、崩漏、胎动不安、不孕。

要点三 生活因素

1. 房劳多产 房劳是指因房事不节，淫欲过度或过早结婚，耗精伤肾以及经期产后余血未尽，阴阳交合所产生的病理状态；多产是指过多的产育，足以耗气伤血，损伤冲任、胞宫、胞脉、胞络以及耗精伤肾。若孕期房劳可致流产、早产或产褥感染。此外，在经期、产后，余血未净而阴阳交合，精浊与血相结为邪，影响冲任、胞宫，易发生妇科疾病。

2. 饮食不节 凡过食寒凉生冷、辛辣燥热、暴饮暴食、偏食嗜食均可导致脏腑功能失常。若饮食不节，更易发生月经过少、闭经、胎萎不长、妊娠贫血等。

3. 劳逸失常 过劳可导致月经过多、经期延长、崩漏；孕期过劳可致流产、早产；产后过劳可导致恶露不绝、缺乳和子宫脱垂。过于安逸又影响气血的运行，"逸则气滞"，发生月经不调或难产。

4. 跌仆损伤 妇女在月经期、尤其是孕期生活不慎，跌仆损伤，撞伤腰腹部，可致堕胎、小产或胎盘早期剥离；若撞伤头部，可引起经行头痛、闭经或崩漏；若跌仆损伤阴户，可致外阴血肿或撕裂。

5. 调摄失宜 正常规律的生活是健康的基础。无论是过度节食减肥，还是长期药物减肥，都会对女性身心造成伤害。可致月经后期、月经过少，甚至闭经。口服短效避孕药，有时会发生不规则阴道出血，甚则闭经。孕前酗酒可致"胎儿酒精中毒综合征"（可见生长迟缓、小头畸形），孕后大量吸烟，可致流产、死胎、畸胎、低体重儿及胎儿宫内窒息等。

要点四 体质因素

妇产科疾病与体质关系密切。如妇女先天肾气不足，在青春期常发生肾虚为主的子宫发育不良、月经迟发、原发性闭经、崩漏、痛经、月经过少、多囊卵巢综合征；在生育期容易发生月经稀发、闭经、崩漏、胎动不安、滑胎、不孕症；更年期易出现早发绝经的早衰现象。又如素性忧郁，性格内向者，易发生以肝郁为主的月经先后不定期、经前诸证、痛经、经断前后诸证、子晕、子痫、不孕、阴痛等。如素体脾虚气弱，又常导致脾虚为主的月经先期、月经过多、崩漏、带下病、子肿等病证。

细目二 病　机

● 要点一　脏腑功能失常

人体是以五脏为中心的有机整体，脏腑生理功能的紊乱和脏腑气血阴阳的失调，均可导致妇产科疾病，其中关系最密切的是肾、肝、脾三脏。

1. 肾的病机

（1）肾气虚　肾气虚，封藏失职，冲任不固，可致月经先期、月经过多、崩漏、产后恶露不绝；肾气虚，胎失所系，冲任不固，可致胎漏、胎动不安、滑胎；肾气虚，摄纳或系胞无力，则致胎动不安、子宫脱垂。

（2）肾阳虚　肾阳虚，命门火衰，冲任失于温煦，下不能暖宫，胞宫虚寒，可致妊娠腹痛、产后腹痛、宫寒不孕；肾阳虚，命门火衰，上不能暖土，水湿下注，发为经行浮肿、经行泄泻、子肿、子满；肾阳虚，气化失司，水液代谢失常，湿聚成痰，痰浊阻滞冲任、胞宫，可致月经后期、闭经、不孕；肾阳虚，气化失常，水湿下注任、带，使任脉不固，带脉失约，发为带下病；肾阳虚，兴奋施泻功能减退，可出现性冷淡、闭经、无排卵性不孕症；肾阳虚，血失温运而迟滞成瘀，血瘀阻碍生机加重肾虚，而发生肾虚血瘀，导致子宫内膜异位症、多囊卵巢综合征等更为错综复杂的妇产科病证。

（3）肾阴虚　肾阴虚精血不足，冲任血虚，血海不能按时由满而溢，可致月经后期、月经过少、闭经；肾阴虚，冲任、胞宫胞脉失养，可致痛经、妊娠腹痛或不孕症；若阴虚生内热，热伏冲任，迫血妄行，发为崩漏、经间期出血、胎漏、胎动不安；若肾阴虚，孕后阴血下聚冲任以养胎元，致令阴虚益甚，肝失所养，肝阳上亢，发为妊娠眩晕，甚或子痫等。阴损可以及阳，阳损可以及阴，若病程日久，往往可导致肾阴阳两虚，上述病证可以夹杂出现。

2. 肝的病机

（1）肝气郁结　肝气郁结，则血为气滞，冲任不畅，发生月经先后无定期、痛经、经行乳房胀痛、闭经、妊娠腹痛、缺乳、不孕症、盆腔炎；肝郁化热化火，火热之邪下扰冲任血海，迫血妄行，可致月经先期、月经过多、崩漏、胎漏、产后恶露不绝；气火上炎，则发为经行头痛、经行吐衄、经行情志异常、乳汁自出；肝郁犯胃，经前、孕期冲脉气盛，挟胃气上逆，可发生经前呕吐、妊娠恶阻。

（2）肝经湿热　肝郁乘脾，脾失健运，湿从内生，湿郁化热，湿热之邪下注任、带，使任脉不固，带脉失约，可发生带下病、阴痒。湿热蕴结胞中，或湿热瘀结，阻滞冲任，冲任不畅，发生不孕、盆腔炎、癥瘕等。

（3）肝阴不足　肝阴不足，冲任失养，血海不盈，可致月经过少、闭经、不孕症等；肝血不足，经前、经时、孕期阴血下注冲任血海，阴血益虚，血虚生风化燥，发生经行风疹块、妊娠身痒。

（4）肝阳上亢　肝阳偏亢，出现经前头痛、经行眩晕、子晕；阴虚阳亢，阳化风动，肝火愈炽，风火相扇，发为子痫。

3. 脾的病机

（1）脾失健运　脾虚气弱，健运失常，气血生化不足而脾虚血少，冲任失养，血海不盈，可出现月经后期、月经过少、闭经、胎萎不长、产后缺乳；或素体阳虚，或寒凉生冷、膏粱厚味损伤脾阳，脾阳不振，运化失职，水湿流溢下焦，湿聚成痰，痰湿壅滞冲任、胞宫，可出现月经过少、闭经、不孕、癥瘕、多囊卵巢综合征等；脾失健运，湿邪内生，损伤任、带，失于固约，发生带下病。

（2）脾失统摄　脾气虚弱，中气不足，统摄无权，冲任不固，可出现月经过多、经期延长、崩漏、胎漏、产后恶露不绝、乳汁自出。

（3）脾虚下陷　脾气虚而下陷，则可见经崩、子宫脱垂。如脾胃虚弱，孕后冲气偏盛，上逆犯胃，胃失和降，发为恶阻。

4. 心的病机　若忧愁思虑，积想在心，心气不得下通于肾，胞脉闭阻，可出现闭经、月经不调、不孕；心火偏亢，肾水不足，则水火失济，出现脏躁、产后抑郁等。

5. 肺的病机　肺主气、主肃降，朝百脉而输精微，通调水道。若阴虚火旺，经行阴血下注冲任，肺阴益虚，虚火灼伤肺络，则出现经行吐衄；若肺失宣降，不能通调水道，可引起子嗽或妊娠小便异常、产后小便异常。

● **要点二　气血失调**

1. 气分病机　气分病机有气虚、气陷、气滞、气逆的不同。

（1）气虚　肺气虚，卫外不固，易出现经行感冒、产后自汗、产后发热；中气虚或肾气虚，均可致冲任不固，发生月经先期、月经过多、崩漏、胎漏、乳汁自出。

（2）气陷　是指中气虚而下陷的病理，可发生子宫脱垂、崩漏。

（3）气滞　肝气郁结，疏泄失调，则冲任血海阻滞，可发生痛经、闭经、月经先后无定期、不孕等；气行不畅，津液停滞，可致水湿不化，痰湿内生，发生经行浮肿、子肿、闭经、不孕症；气郁化火，火热之邪上扰神明，下迫冲任血海，可发生经行情志异常、产后抑郁、脏躁、月经先期、月经过多、崩漏、胎漏等。

（4）气逆　肺气上逆，可发生子嗽。胃气上逆，可致经行呕吐、恶阻。

2. 血分病机　病在血分，有血虚、血瘀、血热、血寒之分。

（1）血虚　各种原因导致的血虚，致冲任血海匮乏不能由满而溢，或失于濡养，可发生月经后期、月经过少、闭经、痛经、妊娠腹痛、胎动不安、滑胎、胎萎不长、产后缺乳、产后身痛、产后血劳、不孕。

（2）血瘀　血寒、血热、血虚、气滞、气虚、出血、久病、肾虚等均可导致血瘀，进而发生痛经、闭经、崩漏、月经过多、经期延长、胎动不安、异位妊娠、产后腹痛、恶露不绝、产后发热、不孕、癥瘕等。

（3）血热　是指血分伏热，热伏冲任，迫血妄行而出现月经过多、月经先期、崩漏、经行吐衄、胎漏、产后发热；若肝郁化热，热性炎上，可致经行头痛、经行情志异常；若阴虚生内热，热扰冲任，冲任不固，发生月经先期、崩漏、胎动不安、产后恶露不绝。

（4）血寒　感受寒邪，寒邪客于冲任、胞宫，或素体阳虚，寒从内生，血为寒凝，冲任失畅，功能减退，发生痛经、月经后期、月经过少、闭经、妊娠腹痛、产后腹痛、产后身痛、宫寒不孕等。

● **要点三　冲任督带损伤**

冲任督带损伤的常见病机是冲任损伤、督脉虚损和带脉失约。

1. 冲任损伤　冲任损伤必然导致妇产科诸疾。冲任损伤主要表现为冲任不固、冲任不足、冲任失调、冲任血热、冲任寒凝和冲任阻滞等。

2. 督脉虚损　督脉与肾、心、肝的关系尤为密切，称督脉为"阳脉之海"，总督诸阳。督脉与任脉同起于胞宫，二脉协同调节人身阴阳脉气的平衡，维持胞宫的生理功能。督脉虚损、阴阳平衡失调可致闭经、崩漏、经断前后诸证、绝经妇女骨质疏松症。

3. 带脉失约　带脉的功能主要是健运水湿，提摄子宫，约束诸经。故带脉失约可导致带下病、胎动不安、滑胎、子宫脱垂等。

● **要点四　胞宫、胞脉、胞络受损**

1. 子宫形质异常　子宫形质异常多由先天发育不良和后天损伤所致，可出现幼稚子宫、子宫畸形、子宫过度屈曲、子宫肌瘤或手术损伤子宫等，致发生月经不调、痛经、滑胎、癥瘕、不孕等病证。若手术损伤子宫可致急腹症。

2. 子宫藏泻失司　若先天肾气不足或房劳多产，久病大病失血伤精，精血不充，使冲任不能通盛，子宫蓄藏阴精匮乏，藏而不泻可发生月经后期、闭经、带下过少、胎死不下、滞产、难产、过期妊娠；若肾气不固，肝气疏泄太过，或脾虚不摄，导致子宫藏纳无权，泻而不藏，可发生流产、早产、经期延长、带下病、恶露不绝。

3. 子宫闭阻 是指病邪客于子宫后，使子宫闭塞或阻滞而产生妇科疾病的病机。瘀、痰有形之邪使子宫闭阻是妇科常见的病机之一。此外，子宫内膜息肉、黏膜下肌瘤、宫腔手术后部分粘连，均可瘀阻生化之机，导致月经过少、闭经、崩漏、不孕等病证。

胞脉、胞络是脏腑联系胞宫的脉络。若胞脉胞络受损，同样可发生闭经、痛经、崩漏、不孕等病。胞宫、胞脉、胞络虽各有自身受损的病机，但它们之间又是互相联系不可分割的整体，常相互影响。

● **要点五 肾-天癸-冲任-胞宫轴失调**

肾-天癸-冲任-胞宫生殖轴，以肾气为主导，由天癸来调节，通过冲任的通盛、相资，由胞宫体现经、带、胎、产的生理特点。其中任何一个环节失调都会引起生殖轴功能失调，发生崩漏、闭经、迟发或"早发"绝经、流产、不孕症等妇科病。而调经、种子、安胎的关键就是调整肾-天癸-冲任-胞宫生殖轴的功能及其相互间的平衡协调，其中补肾气、资天癸最为关键。所以肾-天癸-冲任-胞宫生殖轴失调又是妇科疾病的主要发病机理。

（王阿丽）

第四单元 妇科疾病的治疗

细目一 常用内治法

● **要点一 调补脏腑**

1. 滋肾补肾 补肾是治疗妇产科疾病的重要方法之一，临证之要在辨明属肾气虚、肾阳虚、肾阴虚，甚而阴阳两虚，选用补益肾气、温补肾阳、滋肾益阴或阴阳双补等不同治法。

（1）补益肾气 补益肾气常从肾阴阳两方面着手调补，阳生阴长，肾气自旺。或在调补肾阴阳之中适当加入黄芪、人参、白术、炙甘草等以养先天。常用方如寿胎丸、肾气丸、归肾丸、加减苁蓉菟丝子丸、补肾固冲丸。

（2）温补肾阳 常用药如附子、肉桂、巴戟天、肉苁蓉、仙灵脾、仙茅、补骨脂、菟丝子、鹿角霜、益智仁、蛇床子等。代表方如右归丸、右归饮、温胞饮等。又阴寒内盛，易凝滞冲任血气，故温肾常予活血之品，如当归、川芎、益母草、桃仁同用。肾为胃关，关门不利，聚水而从其类，可致子肿；气化失常，又可变生妊娠小便不通、产后小便异常（不通、频数等）诸疾，又当于温补肾阳之中，佐以行水渗利之品，如猪苓、茯苓、泽泻、木通之属，代表方有真武汤、济生肾气丸、五苓散。

（3）滋肾益阴（滋肾填精） 肾阴不足，治宜滋肾益阴。常用地黄、枸杞子、黄精、女贞子、旱莲草、制首乌、菟丝子、桑椹子等。方如左归丸、补肾地黄汤、六味地黄丸。若先天禀赋不足肾精未实或多产房劳耗损肾精而为肾精不足之证者，又当滋肾填精。常在滋肾益阴基础上，继以血肉有情之品养之，可酌选加紫河车、阿胶、鹿角胶、龟甲胶共奏填精益髓之功。

肾阴不足，阴不敛阳，可呈现阴虚阳亢之候，需佐以镇摄潜阳之品，如龟甲、龙骨、牡蛎、鳖甲、珍珠母、石决明之类。虚热内生，主以"壮水之主，以制阳光"，随机加入养阴清热药，标本同治之。肾水滋养肝木，上济心火，是以肾阴亏虚又易于继发肝肾、心肾同病之证，当两脏甚或三脏同治。

2. 疏肝养肝

（1）疏肝解郁　肝失条达，治宜疏肝解郁。常用柴胡、郁金、川楝子、香附、青皮、橘叶、枳壳、白芍、佛手等药。代表方如柴胡疏肝散、逍遥散、乌药汤。一般行气药多辛燥，用量不宜过重，以免耗散阴血；或于行气药中，酌佐山茱萸、麦冬、枸杞子、制首乌、地黄类滋阴养血药，预培其损或避制其弊。

（2）疏肝清热　肝郁化火，治宜疏肝理气、清肝泄热。常用川楝子、丹皮、栀子、黄芩、桑叶、夏枯草、菊花等药，代表方如丹栀逍遥散、宣郁通经汤。

（3）养血柔肝　营阴不足，肝血衰少，肝脉乳络失于濡养，治宜养血柔肝。常用地黄、白芍、桑椹子、女贞子、枸杞子、玉竹、山茱萸、北沙参、制首乌、当归等药。代表方有一贯煎、杞菊地黄丸。肝体阴而用阳，若肝阴不足，肝阳上亢者，应于育阴之中，加入潜阳之品，如龟甲、鳖甲、珍珠母、石决明、天麻、牡蛎之类，常用方如三甲复脉汤。阳化则风动，急当平肝息风，用羚角钩藤汤。

（4）疏肝清热利湿　肝热与脾湿相合；或肝经湿热下注冲任或任带二脉，治宜疏肝清热利湿。常用龙胆草、车前子、柴胡、黄芩、黄柏、栀子、泽泻、茵陈等药。代表方如龙胆泻肝汤、清肝止淋汤、四逆四妙散。

3. 健脾和胃

（1）健脾法

1）健脾养血：脾虚运化失司，气血生化之源不足，常用人参、白术、茯苓、莲子肉、山药、黄芪等健脾益气，辅以熟地、当归、枸杞子、白芍、制首乌。常用方如八珍汤、人参养营丸、圣愈汤等。

2）健脾除湿：脾虚气弱，津微不布，水湿内生，溢于肌肤或下注损伤任带，治当健脾益气与利水渗湿同施。常用药物有党参、茯苓、苍术、白术、陈皮、大腹皮、泽泻、薏苡仁、赤小豆、砂仁等。代表方如白术散、完带汤、参苓白术散。

3）补气摄血：适用于脾虚气陷，统摄无权所致的月经过多、崩漏、经期延长、胎漏、产后恶露不绝等以阴道异常出血为主症诸疾。并可配伍止血之品，如炮姜炭、艾叶、赤石脂、乌贼骨、茜草、血余炭、仙鹤草等以治其标。代表方如固本止崩汤、安冲汤等。

4）健脾升阳：脾虚气弱，气虚下陷者，均当健脾益气、升阳举陷。药用人参、黄芪、白术、升麻、柴胡、桔梗。代表方如补中益气汤、举元煎。

（2）和胃法

1）和胃降逆：凡胃气不和，失于顺降者均可选用此法。如因虚而逆以致妊娠恶阻，常用香砂六君子汤；偏寒以干姜人参半夏丸主之；因热而逆可选橘皮竹茹汤；肝胃失和而气逆作呕，则当抑肝和胃，并视其郁热之偏盛，以苏叶黄连汤或芩连橘茹汤分治之；至若久吐耗气伤阴，又当养阴和胃或益气养阴、降逆止呕合用。

2）清胃泄热：冲脉隶于阳明，胃热炽盛灼烁津液，谷气不盛，血海不满，甚而冲任津血无源变生经闭，治当清胃泄热、养阴润燥，方用瓜石汤；若胃热并冲气上逆，火载血上而病经行吐衄者，又当清热降逆、引血下行，以玉女煎类方药治之。

● **要点二　调理气血**

1. 理气法

（1）理气行滞　肝失条达，气机郁滞在妇产科中十分常见，因而理气行滞之法常与疏肝解郁法同用，其证治方药见前所述。药用橘核、荔枝核、乌药、木香、香附、枳壳、陈皮、厚朴之类。

（2）调气降逆　因气逆而致妇科疾病，多涉及肝、胃及冲脉，表现为肝气（阳）上亢、胃失和降、冲气上逆，前两者已于肝、胃治法中论及，至若平降上逆之冲气，习惯上多遵循"冲脉隶于阳明""降胃气以平冲气"之经验，主以和胃降逆之品治之。

（3）补气升提　妇科病呈现气虚不足诸证，以脾、肾两脏为主；中气不足甚而气虚下陷者，又当佐以升提之品。

2. 调血法

（1）补血养血　治疗妇科病，需时时顾护阴血。常用当归、熟地、何首乌、枸杞子、阿胶、白芍、黄精、鸡血藤之类，方如四物汤、人参养营汤、滋血汤等。

（2）清热凉血　素体阳盛、外感热邪、过食辛辣、过服温热药物、肝郁化热等属实热范围，法当清热凉血，以清经散、保阴煎诸方治之；阴虚血热者，主以养阴清热，常用玄参、生地、知母、黄柏、地骨皮、丹皮、白薇、青蒿等组方，如知柏地黄汤。"热为火之渐，火为热之极，火甚成毒"，清热又当辨明热、火、毒之势，分别主以清热、泻火、解毒各法。因女性"不足于血"，清热不宜过用苦寒。若热灼营血，煎熬成瘀，又当酌配活血化瘀之品，如赤芍、桃仁、丹参、益母草、泽兰之属。

（3）清热解毒　常用银花、连翘、紫花地丁、野菊花、红藤、败酱草等药。代表方如五味消毒饮、银甲丸、银翘红酱解毒汤等。

（4）活血化瘀　常用桃仁、红花、当归、川芎、丹参、益母草、泽兰、蒲黄、五灵脂、三七，甚而三棱、莪术、水蛭、虻虫、䗪虫等药。代表方有桃红四物汤、少腹逐瘀汤、生化汤、大黄䗪虫丸。由于瘀血之生，与寒、热、气或外伤有关，因而血瘀常以继发病因的方式出现，故活血化瘀之法，常据其原发病因而相应拟立，如温经散寒、活血化瘀，清热凉血、活血化瘀，理气行滞、活血化瘀，补气化瘀等。

● **要点三　温经散寒**

寒邪客于冲任、胞络，影响血气运行，致瘀血形成或不通则痛，应以温经散寒法主之。常选用肉桂、桂枝、吴茱萸、小茴香、乌药、补骨脂、细辛、艾叶诸药，方如温经汤、少腹逐瘀汤、艾附暖宫丸等，其中均体现有温经散寒与化瘀止痛之品同用的治法。

● **要点四　利湿祛痰**

属湿热为患，需析其源而调治。伤于外，如带下病、阴痒的湿热证，以止带方、萆薢渗湿汤主之；因于内则有因肝经湿热下注，肝脾不调而肝热与脾湿相合，或因"脾胃有亏，下陷于肾，与相火相合，湿热下迫"所起，宜用龙胆泻肝汤、四逆四妙散、三妙红藤汤等分治之。

聚湿成痰，下注胞中，影响胞宫、胞脉、脉络，损及冲、任、带诸经，可致闭经、不孕等，治宜燥湿化痰，利湿与化痰药同用。化痰药如南星、半夏、生姜、竹茹、橘皮、白芥子、莱菔子等，常用方如苍附导痰丸、启宫丸。

● **要点五　调理冲任督带**

1. 调补冲任　适用于因冲任虚衰或冲任不固所致的月经过多、崩漏、闭经、胎漏、胎动不安、滑胎、产后恶露不绝、不孕症等多种疾病。可选用菟丝子、肉苁蓉、鹿角胶、枸杞子、杜仲、人参、白术、山药、吴茱萸、蛇床子等补冲养冲；龟甲、覆盆子、白果、艾叶、紫河车、阿胶以补任脉。方如固冲汤、补肾固冲丸、鹿角菟丝子丸、大补元煎。

2. 温化冲任　冲任虚寒或寒湿客于冲任，以致月经过少、痛经、带下病、不孕症等，宜温化冲任。药如吴茱萸、肉桂、艾叶、小茴香、细辛、川椒、生姜等，代表方有温冲汤、温经汤、艾附暖宫丸。

3. 清泄冲任　热扰冲任，迫血妄行可致经、孕、产各生理时期中的异常出血，如月经过多、崩漏、胎漏、产后恶露不绝；热邪煎灼，冲任子宫枯涸能引发闭经、不孕。治需清泄冲任血海，药如丹皮、黄柏、黄芩、桑叶、生地、知母、地骨皮、马齿苋、蚤休等，代表方有清经散、保阴煎、清热固经汤、清海丸、解毒活血汤。

4. 疏通冲任　冲任阻滞，可诱发月经后期、痛经、闭经、难产、产后恶露不绝、癥瘕等证，均当疏通之。择用桂枝、吴茱萸、乌药、丹皮、赤芍、苍术、法半夏、生姜、枳壳、川芎、柴胡、香附、王不留行、莪术、桃仁、炮山甲等。代表方如少腹逐瘀汤、四逆四妙散、苍附导痰丸、桃红四物汤、柴胡疏肝散。

5. 和胃降冲　冲气上逆，胃失和降，也可与血热相引为乱，引起倒经。治当抑降上逆之冲气。药用紫石英、紫苏、法半夏、代赭石、陈皮、竹茹、伏龙肝等，方如小半夏加茯苓汤、紫苏饮。

6. 扶阳温督（温阳补督） 督脉虚寒，胞脉失煦，可引起月经后期、闭经、绝经前后诸证、不孕等，治宜扶阳温督。常用鹿茸、补骨脂、仙茅、仙灵脾、巴戟天、附子、续断，方如二仙汤、右归丸。

7. 健脾束带 带脉失约或纵弛，不能约束诸经，可引起带下病、子宫脱垂等，治当束带摄带。多通过健脾益气或健脾运湿法治之。药如党参、升麻、苍术、白术、茯苓、白果、芡实、莲子、莲须、五倍子等，代表方如完带汤、健固汤、补中益气汤。

● **要点六 调治胞宫**

1. 温肾暖宫 可选紫石英、附子、肉桂、艾叶、蛇床子、补骨脂类，方如艾附暖宫丸、温胞饮。

2. 补肾育宫 酌选熟地、制首乌、菟丝子、枸杞子、肉苁蓉、覆盆子、紫河车、鹿角胶、鹿茸等，代表方如加减苁蓉菟丝子丸、滋肾育胎丸、五子衍宗丸、育宫片。

3. 补血益宫 药用枸杞子、覆盆子、当归、熟地、白芍、阿胶等，代表方如四二五合方。

4. 补肾固胞 方如大补元煎、寿胎丸。

5. 益气举胞 方如补中益气汤、益气升提汤、升麻汤。

6. 逐瘀荡胞 常用益母草、莪术、桃仁、红花、川牛膝、丹参、大黄、水蛭等，方如桂枝茯苓丸、生化汤、桃红四物汤、脱花煎、逐瘀止崩汤、大黄䗪虫丸。

7. 泄热清胞 常用黄柏、黄芩、丹皮、赤芍、红藤、败酱草、马齿苋、蚤休、连翘等，代表方如清经散、清热调血汤、清热固经汤、银翘红酱解毒汤。

8. 散寒温胞 可选肉桂、桂枝、吴茱萸、细辛、干姜、小茴香、乌药等散寒温胞，方如温经汤、少腹逐瘀汤、艾附暖宫丸。

● **要点七 调节肾-天癸-冲任-胞宫生殖轴**

1. 中药人工周期疗法 是按照中医妇科学的基础理论，结合月经周期中在经后期、经间期、经前期、行经期不同时期的阴阳转化、消长节律，采取周期性用药的治疗方法。用药思路在于月经（或阴道出血）后血海空虚，治法上以滋肾益阴养血为主；经间期为重阴转化期，主以活血化瘀以疏通冲任血气，并配合激发兴奋肾阳，使之施泻而促排卵；经前期又为阳长期，治宜阴中求阳，温肾暖宫辅以滋肾益阴之药；行经期为重阳转化期，血海满盈而溢下，治宜活血调经，冀其推动气血运行，子宫排经得以通畅。

2. 针刺调治促进排卵 是通过针刺、电针或激光针等方法刺激某些穴位，引起排卵的一种方法。20世纪60年代之后，已有较多针刺关元、中极、子宫、三阴交、血海、大赫各穴以促排卵的临床与实验研究报道，并认为针刺在一定条件下可能通过调节中枢β内啡肽水平而促进 GnRH 分泌引起排卵。基于有关月经产生及调节机理的理论，西医妇产科学的丘脑下部-垂体-卵巢-子宫轴，与中医妇产科学的肾-天癸-冲任-子宫轴两者之间有着甚为相近的前提，既然针刺可能通过对生殖轴的作用而引起排卵，从中医妇科学的角度而言，也可以认为针刺促排卵具有一定的调整肾-天癸-冲任-胞宫轴的作用。

细目二 常用外治法

● **要点一 坐浴**

中药煎取汤液约 1000~2000mL，趁热置于盆器内，患者先熏后坐浸于药液中，起到清热解毒、杀虫止痒、消肿止痛及软化局部组织的治疗作用。适用于阴疮、阴痒、阴痛、外阴白色病变、带下量多、小便淋痛、子宫脱垂合并感染等。常以清热解毒药物如白花蛇舌草、大黄、黄柏、连翘、苦参、土茯苓、蛇床子等为主，方如蛇床子散、蠲痒汤、狼牙汤等。

凡阴道出血、患处溃烂出血、月经期禁用，妊娠期慎用，注意浴具分开，以防交叉感染。

要点二　外阴、阴道冲洗

以药液直接冲洗外阴、阴道达到治疗目的的方法。常用于外阴炎、阴道炎、宫颈炎、盆腔炎等引起带下病、阴痒的治疗，以及阴道手术前的准备。

治疗性冲洗者，常用量为每次500mL左右，倾入阴道冲洗器具内每日1~2次，连续冲洗至自觉症状消失。若为术前准备，可用1‰新洁尔灭。

治疗期间应避免性生活，注意内裤、浴具的清洁消毒。月经期停用，妊娠期慎用。

要点三　阴道纳药

将中药研为细末或制成栓剂、片剂、泡腾剂、胶囊剂、涂剂、膏剂等剂型，纳入阴道，使之直接作用于阴道或宫颈外口等部位，达到清热解毒、杀虫止痒、除湿止带、祛腐生肌等治疗作用的治法。常用于带下病、阴痒、阴道炎、宫颈糜烂或肥大、宫颈原位癌、子宫脱垂等。需根据病证及病位辨证用药，选择相关剂型。如湿热型带下病，可择用黄柏、黄连、大黄、苦参、地肤子、白鲜皮、千里光、青黛、虎杖等清热除湿药，制成栓、片或泡腾剂。宫颈糜烂欲解毒祛腐，可酌加百部、白矾、蛇床子、硼砂；收敛生肌选用白及、珍珠粉、炉甘石等。

要点四　贴敷法

贴敷法是将外治用药的水剂或制成的散剂、膏剂、糊剂，直接或用无菌纱布贴敷于患处，取得治疗作用的方法。可用于外阴血肿、溃疡、脓肿切开，也可用于乳痈或回乳，还应用于痛经、产后腹痛、妇产科术后腹痛、不孕症、癥瘕等。常选用清热解毒、行气活血、温经散寒、消肿散结、通络止痛、生肌排脓类中药。

要点五　宫腔注入

将中药制成注射剂，常规外阴、阴道、宫颈消毒后，将药剂注入宫腔及输卵管腔内，以了解输卵管畅通情况，或治疗宫腔及输卵管粘连、阻塞造成的月经不调、痛经、不孕症等。治以活血化瘀为主佐清热解毒，药如丹参、当归、川芎、红花、莪术、鱼腥草等，常用复方丹参注射液、复方当归注射液、鱼腥草注射液等注射剂。

要点六　直肠导入

将药物制成栓剂纳入肛内，或浓煎后保留灌肠，达到润肠通腑、清热解毒、凉血活血、消癥散结等目的。本法可使药物在直肠吸收，增加盆腔血循环中的药物浓度，有利于盆腔、胞中癥积、慢性盆腔炎、盆腔淤血综合征，以及产后发热、大便秘结等病证的治疗。

（王阿丽）

第五单元　月经病

细目一　概　述

要点一　月经病的定义

月经病是妇科临床的常见病，分两类。一是以月经的周期、经期、经量异常为主症的疾病；另一类是以伴随月经周期，或于经断前后出现明显症状为特征的疾病。

要点二　月经病的病因病机

月经病的主要病因是寒热湿邪侵袭、内伤七情、房劳多产、饮食不节、劳倦过度和体质因素。主要病机是脏腑功能失常，血气不和，冲任二脉损伤以及肾－天癸－冲任－胞宫轴失调。另外痛经、月经前后诸证等疾病所以随月经周期而发，除致病因素外，又与经期及经期前后特殊生理状态有关。未行经期间，由于冲任气血较平和，致病因素尚不足以引起病变发生。经期前后，血海由满而溢，因泻溢而骤虚，冲任气血变化急骤，或经断前后，肾气渐衰，天癸将竭，冲任二脉虚衰，肾阴阳失调，致病因素乘时而作，故发病。

● 要点三　月经病的治疗原则

一是重在治本调经。治本即是消除导致月经病的病因和病机，调经是通过治疗使月经病恢复正常，即遵循《内经》"谨守病机""谨察阴阳所在而调之，以平为期"的宗旨，采用补肾、扶脾、疏肝、调理气血、调理冲任等法以调治。

"经水出诸肾"，月经的产生和调节以肾为主导，故补肾为第一大法。补肾在于益先天之阴精或补益肾气，以填补精血为主，并佐以助阳益气之品。扶脾在于益血之源或统血，以健脾益气升阳为主，脾气健运，生化有源，统摄有权，血海充盈，月经的期、量可正常。用药不宜过用辛温或滋腻之品，以免耗伤脾阴或困阻脾阳。疏肝在于通调气机，以开郁行气为主，佐以养肝柔肝，使肝气得疏，肝血得养，血海蓄溢有常，则经病可愈。用药不宜过用辛香燥烈之品，以免劫津伤阴，耗损肝血。调理气血当辨气病、血病。病在气者，当以治气为主，佐以理血；病在血者，当以治血为主，佐以理气。调理冲任，在于使冲任通盛，功能正常，或通过肝、脾、肾之治，或通过调气血以调理冲任，或直接调理冲任。冲任气血通调，自无经病之患。

二是分清先病和后病的论治原则。如因经不调而后生他病者，当先调经，经调则他病自除；若因他病而致经不调者，当先治他病，病去则经自调。

三应本着"急则治其标，缓则治其本"的原则。如痛经剧烈，应以止痛为主；若经血暴下，当以止血为先。症状缓解后，则审证求因治其本，使经病得以彻底治疗。

调经诸法，又常以补肾扶脾为要。如《景岳全书·妇人规》说："故调经之要，贵在补脾胃以资血之源，养肾气以安血之室，知斯二者，则尽善矣。"

● 要点四　治疗中应注意的问题

治疗月经病又要顺应和掌握规律。

一是顺应月经周期中阴阳气血的变化规律，经期血室正开，宜和血调气，或引血归经，过寒过热、大辛大散之剂宜慎，以免滞血或动血；经后血海空虚，宜予调补，即经后勿滥攻；经前血海充盈，宜予疏导，即经前勿滥补。

二是顺应不同年龄阶段论治的规律，不同年龄的妇女有不同的生理病理特点，脏腑虚实各异，治疗的侧重点也不尽相同。古代医家强调青春期少年重治肾，生育期中年重治肝，更年期或老年重治脾。

三是掌握虚实补泻规律，月经病虽然复杂，但可分虚实两大类论治，治疗虚证月经病多以补肾扶脾养血为主，治疗实证月经病多以疏肝理气活血为主。

总之，月经病病变多种多样，病证虚实寒热错杂，临证治疗月经病应全面掌握其治疗原则、治法，顺应和掌握一些规律，灵活运用，才能获得调经最佳疗效。

细目二　月经先期

● 要点一　月经先期的定义

月经先期又称为"经期超前""经行先期""经早""经水不及期"等。其主症是月经周期提前7天以上，甚至10余日一行，连续两个周期以上者称为"月经先期"。

● 要点二　病因病机

本病的病因，主要是气虚和血热；病机是冲任不固，经血失于约制。气虚则统摄无权，冲任不固；血热则热伏冲任，伤及子宫，血海不宁，均可使月经先期而至。气虚可分为脾气虚和肾气虚；血热分为阳盛血热、阴虚血热、肝郁血热。

● 要点三　月经先期与经间期出血的鉴别

经间期出血常发生在月经周期第12~16天，出血量较少，或表现为透明黏稠的白带中夹有血丝，出血常持续数小时以至2~7天自行停止，西医称排卵期出血。经间期出血量较月经期出血量少，临床常表现为出血量一次多、一次少的现象，结合BBT测定，即可确诊。月经先期则每次出血量大致相同，且出血时间不在排卵期内，持续时间一般与正常月经基本相同。

● **要点四　辨证论治**

1. 气虚证

（1）脾气虚证

主要证候：月经周期提前，或经血量多，色淡红，质清稀；神疲肢倦，气短懒言，小腹空坠，纳少便溏；舌淡红，苔薄白，脉细弱。

治法：补脾益气，摄血调经。

方药：补中益气汤或归脾汤。

（2）肾气虚证

主要证候：周期提前，经量或多或少，色淡黯，质清稀；腰膝酸软，头晕耳鸣，面色晦暗或有黯斑；舌淡黯，苔白润，脉沉细。

治法：补益肾气，固冲调经。

方药：固阴煎或归肾丸。

2. 血热证

（1）阳盛血热证

主要证候：经来先期，量多，色深红或紫红，质黏稠；或伴心烦，面红口干，小便短黄，大便燥结；舌质红，苔黄，脉数或滑数。

治法：清热凉血调经。

方药：清经散。

（2）阴虚血热证

主要证候：经来先期，量少或量多，色红，质稠；或伴两颧潮红，手足心热，咽干口燥；舌质红，苔少，脉细数。

治法：养阴清热调经。

方药：两地汤。

（3）肝郁血热证

主要证候：月经提前，量或多或少，经色深红或紫红，质稠，经行不畅，或有块；或少腹胀痛，或胸闷胁胀，或乳房胀痛，或烦躁易怒，口苦咽干；舌红，苔薄黄，脉弦数。

治法：疏肝清热，凉血调经。

方药：丹栀逍遥散。

细目三　月经后期

● **要点一　月经后期的定义**

月经周期延后7天以上，甚至3～5个月一行者，称为"月经后期"。既往亦有称"经行后期""月经延后""月经落后""经迟"等。一般认为需连续出现两个周期以上。青春期月经初潮后1年内，或围绝经期，周期时有延后，而无其他证候者，不作病论。

● **要点二　病因病机**

本病的发病机理有虚实之别。虚者多因肾虚、血虚、虚寒导致精血不足，冲任不充，血海不能按时满溢而经迟；实者多因血寒、气滞、痰湿等导致血行不畅，冲任受阻，血海不能如期满盈，致使月经后期而来。

● **要点三　月经后期与早孕的鉴别**

育龄期妇女月经过期未来，应首先排除妊娠。早孕者，有早孕反应，妇科检查宫颈着色，子宫体增大、变软，妊娠试验阳性，B超检查可见子宫腔内有孕囊。月经后期者则无以上表现，且以往多有月经失调病史。

● **要点四　辨证论治**

1. 肾虚证

主要证候：周期延后，量少，色黯淡，质清稀，或带下清稀；腰膝酸软，头晕耳鸣，面色晦暗，或面部黯斑；舌淡，苔薄白，脉沉细。

治法：补肾养血调经。

方药：当归地黄饮。

2. 血虚证

主要证候：周期延后，量少，色淡红，质清稀，或小腹绵绵作痛；或头晕眼花，心悸少寐，面色苍白或萎黄；舌质淡红，脉细弱。

治法：补血益气调经。

方药：大补元煎。

3. 血寒证

（1）虚寒证

主要证候：月经延后，量少，色淡红，质清

稀，小腹隐痛，喜暖喜按；腰酸无力，小便清长，大便稀溏；舌淡，苔白，脉沉迟或细弱。

治法：扶阳祛寒调经。

方药：温经汤（《金匮要略》）或艾附暖宫丸。

（2）实寒证

主要证候：月经周期延后，量少，色黯有块，小腹冷痛拒按，得热痛减；畏寒肢冷，或面色青白；舌质淡黯，苔白，脉沉紧。

治法：温经散寒调经。

方药：温经汤（《妇人大全良方》）。

4. 气滞证

主要证候：月经周期延后，量少或正常，色黯红，或有血块，小腹胀痛；或精神抑郁，胸胁乳房胀痛；舌质正常或红，苔薄白或微黄，脉弦或弦数。

治法：理气行滞调经。

方药：乌药汤。

5. 痰湿证

主要证候：经期错后，量少，色淡，质黏，头晕体胖，心悸气短，脘闷恶心，带下量多；舌淡胖，苔白腻，脉滑。

治法：燥湿化痰，活血调经。

方药：芎归二陈汤。

细目四 月经先后无定期

● 要点一 月经先后无定期的定义

月经先后无定期又称"经水先后无定期""月经愆期""经乱"等，是指月经周期时或提前时或延后7天以上，连续3个周期以上者，称为"月经先后无定期"，本病以月经周期紊乱为特征。

● 要点二 病因病机

月经先后无定期的发病机理，主要是肝、肾、脾功能失调，冲任功能紊乱，血海蓄溢失常。其病因多为肝郁、肾虚、脾虚。

● 要点三 鉴别诊断

本病应与崩漏相鉴别。本病以月经周期紊乱为特征，一般经期正常，经量不多。崩漏是以月经周期、经期、经量同时发生严重紊乱为特征的病证，除见周期紊乱，并同时出现阴道出血或量多如注，或淋沥不断。

● 要点四 辨证论治

1. 肝郁证

主要证候：经来先后无定，经量或多或少，色黯红或紫红，或有血块，或经行不畅；胸胁、乳房、少腹胀痛，脘闷不舒，时叹息，嗳气食少；苔薄白或薄黄，脉弦。

治法：疏肝理气调经。

方药：逍遥散。

2. 肾虚证

主要证候：经行或先或后，量少，色淡黯，质清；或腰骶酸痛，或头晕耳鸣；舌淡，苔白，脉细弱。

治法：补肾调经。

方药：固阴煎。

若肝郁肾虚者，症见月经先后无定，经量或多或少，色黯红或黯淡，或有块；经行乳房胀痛，腰膝酸软，或精神疲惫；舌淡，苔白，脉弦细。治宜补肾疏肝调经，方用定经汤。

3. 脾虚证

主要证候：经行或先或后，量多，色淡质稀，神倦乏力，脘腹胀满，纳呆食少，舌淡，苔薄，脉缓。

治法：补脾益气，养血调经。

方药：归脾汤。

细目五 月经过多

● 要点一 月经过多的定义

月经量较正常明显增多，而周期基本正常者，称为"月经过多"，又称"经水过多"。一般认为月经量以 30~80mL 为适宜，超过 100mL 为月经过多。

本病可与周期、经期异常并发，如月经先期、月经后期、经期延长伴量多，尤以前者为多见。西医学排卵性功能失调性子宫出血、子宫肌瘤、子宫肥大症、盆腔炎、子宫内膜异位症等疾病及宫内节育器引起的月经过多，可参考本病治疗。

● 要点二 病因病机

月经过多的主要病机是气虚，血失统摄；血热，热扰冲任；血瘀，瘀阻冲任，血不归经，冲任不固，经血失于制约。常见的病因有气虚、血热、血瘀。

本病在发展过程中，由于病程日久，常致气随血耗，阴随血伤，或热随血泄而出现由实转虚，或虚实兼夹之象，如气虚血热、阴虚内热、气阴两虚而夹血瘀等证。

● 要点三 辨证论治

1. 气虚证

主要证候：经行量多，色淡红，质清稀；神疲肢倦，气短懒言，小腹空坠，面色㿠白；舌淡，苔薄，脉细弱。

治法：补气摄血固冲。

方药：举元煎或安冲汤。

2. 血热证

主要证候：经行量多，色鲜红或深红，质黏稠，或有小血块；伴口渴心烦，尿黄便结；舌红，苔黄，脉滑数。

治法：清热凉血，固冲止血。

方药：保阴煎加地榆、茜草。

3. 血瘀证

主要证候：经行量多，色紫黯，有血块；经行腹痛，或平时小腹胀痛；舌紫黯或有瘀点，脉涩。

治法：活血化瘀止血。

方药：失笑散加益母草、三七、茜草。

细目六 月经过少

● 要点一 月经过少的定义

月经过少又称"经水涩少""经水少""经量过少"等，其主症为月经周期正常，月经量明显减少，或行经时间不足2天，甚或点滴即净者，称为"月经过少"，一般认为月经量少于20mL为月经过少。

西医学中子宫发育不良、性腺功能低下等疾病及计划生育手术后导致的月经过少可参照本病治疗。

● 要点二 病因病机

月经过少的发病机理有虚有实。虚者多因精亏血少，冲任血海亏虚，经血乏源；实者多由瘀血内停，或痰湿阻滞，冲任壅塞，血行不畅而月经过少。临床以肾虚、血虚、血瘀、痰湿为多见。

月经过少之病因病机虽有虚实之分，但临床以虚证或虚中夹实者为多，应掌握其病机转化，如肾阳虚，肾气不足均可致血瘀，即为肾虚血瘀；血虚气弱，亦可致瘀；肾阳不足，不能温煦脾阳，脾失健运，常可发为肾虚痰湿。本病伴见月经后期者，常可发展为闭经，临证应予以重视。

● 要点三 月经过少与激经的鉴别

激经是受孕早期，月经仍按月来潮，血量少，无损胎儿发育，可伴有早孕反应，妊娠试验阳性，B超检查可见子宫腔内有孕囊、胚芽或胎心搏动等。

● 要点四 辨证论治

1. 肾虚证

主要证候：经量素少或渐少，色黯淡，质稀；腰膝酸软，头晕耳鸣，足跟痛，或小腹冷，或夜尿多；舌淡，脉沉弱或沉迟。

治法：补肾益精，养血调经。

方药：归肾丸或当归地黄饮。

2. 血虚证

主要证候：经来血量渐少，或点滴即净，色淡，质稀；或伴小腹空坠，头晕眼花，心悸怔忡，面色萎黄；舌淡红，脉细。

治法：养血益气调经。

方药：滋血汤或小营煎。

3. 血瘀证

主要证候：经行涩少，色紫黯，有血块；小

腹胀痛，血块排出后胀痛减轻；舌紫黯，或有瘀斑、瘀点，脉沉弦或沉涩。

治法：活血化瘀调经。

方药：桃红四物汤或通瘀煎。

4. 痰湿证

主要证候：经行量少，色淡红，质黏腻如痰；形体肥胖，胸闷呕恶，或带多黏腻；舌淡，苔白腻，脉滑。

治法：化痰燥湿调经。

方药：苍附导痰丸或二陈加芎归汤。

细目七　经期延长

● 要点一　经期延长的定义

经期延长又称"月水不断""经事延长"等，其主症为月经周期基本正常，行经时间超过7天以上，甚或淋沥半月方净者，称为"经期延长"。

西医学之排卵性功能失调性子宫出血病的黄体萎缩不全、盆腔炎等疾病及计划生育手术后引起的经期延长可参照本病治疗。

● 要点二　病因病机

经期延长的发病机理多由气虚冲任失约；或热扰冲任，血海不宁；或瘀阻冲任，血不循经所致，临床常见有气虚、血热、血瘀等。

● 要点三　辨证论治

1. 气虚证

主要证候：经血过期不净，量多，色淡，质稀；倦怠乏力，气短懒言，小腹空坠，面色㿠白；舌淡，苔薄，脉缓弱。

治法：补气摄血，固冲调经。

方药：举元煎加阿胶、炒艾叶、乌贼骨。

2. 虚热证

主要证候：经行时间延长，量少，色鲜红，质稠；咽干口燥，或见潮热颧红，或手足心热；舌红，少苔，脉细数。

治法：养阴清热止血。

方药：两地汤合二至丸、四乌贼骨一芦茹丸或固经丸。

3. 血瘀证

主要证候：经行时间延长，量或多或少，经色紫黯，有块；经行小腹疼痛，拒按；舌质紫黯或有瘀点，脉弦涩。

治法：活血祛瘀止血。

方药：桃红四物汤合失笑散加味或桂枝茯苓丸加味。

细目八　经间期出血

● 要点一　经间期出血的定义

两次月经中间，即氤氲之时，出现周期性的少量阴道出血者，称为经间期出血。

西医学排卵期出血可参照本病治疗，若出血量增多，出血期延长、失治误治则常可发展为崩漏。

● 要点二　病因病机

经间期是继经后期由阴转阳、由虚至盛之时期；月经的来潮，标志着前一周期的结束，新的周期开始，排泄月经后，血海空虚，阴精不足，随着月经周期阴阳消长，阴血渐增，精血充盛，阴长至重，此时精化为气，阴转为阳，氤氲之状萌发"的候"（排卵）到来，这是月经周期中一次重要的转化。若体内阴阳调节功能正常者，自可适应此种变化，无特殊证候。若肾阴不足，或脾气虚弱，或湿热内蕴，或瘀阻胞络，当阳气内动之时，阴阳转化不协调，阴络易伤，损及冲任，血海固藏失职，血溢于外，酿成经间期出血。

● 要点三　鉴别诊断

1. 经间期出血同月经先期鉴别　月经先期的出血时间非经间期，个别也有恰在经间期这一时间段出现周期提前，经量正常或时多时少，基础体温由高温下降呈低温开始时出血；而经间期出血较月经量少，出血时间规律地发生于基础体温低高温交替时。

2. 经间期出血同月经过少鉴别　月经过少周期尚正常，仅量少，甚或点滴而下；经间期出血，常发生在两次月经的中间时期。

3. 经间期出血同赤带鉴别 赤带排出无周期性，持续时间较长，或反复发作，可有接触性出血史，妇科检查常见宫颈糜烂、赘生物或子宫、附件区压痛明显；经间期出血有明显的周期性，一般2~3天可自行停止。

● **要点四 辨证论治**

1. 肾阴虚证

主要证候：两次月经中间，阴道少量出血或稍多，色鲜红，质稍稠；头晕腰酸，夜寐不宁，五心烦热，便艰尿黄；舌体偏小质红；脉细数。

治法：滋肾养阴，固冲止血。

方药：两地汤合二至丸或加减一阴煎。

2. 脾气虚证

主要证候：经间期出血，量少，色淡，质稀，神疲体倦，气短懒言，食少腹胀，舌淡，苔薄，脉缓弱。

治法：健脾益气，固冲摄血。

方药：归脾汤。

3. 湿热证

主要证候：两次月经中间，阴道出血量稍多，色深红，质黏腻，无血块。平时带下量多色黄，小腹时痛；神疲乏力，骨节酸楚，胸闷烦躁，口苦咽干，纳呆腹胀，小便短赤；舌质红，苔黄腻，脉细弦或滑数。

治法：清利湿热，固冲止血。

方药：清肝止淋汤去阿胶、红枣，加小蓟、茯苓。

4. 血瘀证

主要证候：经间期出血量少或多少不一，色紫黑或有血块，少腹两侧或一侧胀痛或刺痛；情志抑郁，胸闷烦躁；舌紫黯或有瘀点；脉细弦。

治法：化瘀止血。

方药：逐瘀止血汤。

细目九 崩漏

● **要点一 崩漏的定义**

崩漏是指经血非时暴下不止或淋沥不尽，前者谓之崩中，后者谓之漏下。崩与漏出血情况虽不同，然二者常交替出现，且其病因病机基本一致，故概称崩漏。本病属妇科常见病，也是疑难急重病证。是因肾-天癸-冲任-胞宫生殖轴严重紊乱，引起月经的周期、经期、经量严重失调，可导致不孕症。

● **要点二 病因病机**

崩漏的发病是肾-天癸-冲任-胞宫生殖轴的严重失调。其主要病机是冲任不固，不能制约经血，使子宫藏泻失常。导致崩漏的常见病因有脾虚、肾虚、血热和血瘀。

● **要点三 崩漏的诊断与鉴别诊断**

（一）诊断

1. 病史 注意患者的年龄及月经史，尤需询问以往月经的周期、经期、经量有无异常，有无崩漏史，有无口服避孕药或其他激素，有无宫内节育器及输卵管结扎术史等。此外，还要询问有无内科出血病史。

2. 临床表现 月经周期紊乱，行经时间超过半月以上，甚或数月断续不休；亦有停闭数月又突然暴下不止或淋沥不尽；常有不同程度的贫血。

3. 检查

（1）妇科检查 应无明显的器质性病变，如发现子宫颈息肉、子宫肌瘤应按该病论治。

（2）辅助检查 主要是排除生殖器肿瘤、炎症或全身性疾病（如再生障碍性贫血等）引起的阴道出血，可根据病情需要选做B超、MRI、宫腔镜检查，或诊断性刮宫、基础体温测定等。

（二）鉴别诊断

崩漏应与月经不调、经间期出血、赤带、胎产出血、生殖器炎症、肿瘤出血、外阴阴道外伤性出血以及出血性内科疾病相鉴别。

1. 崩漏同月经先期、月经过多、经期延长鉴别 月经先期是周期缩短，月经过多是经量过多如崩，经期延长是行经时间长似漏。这种周期、经期、经量的各自改变与崩漏的周期、经期、经量的同时严重失调易混淆，但上述各病各自有一定的周期、经期和经量可作鉴别。

2. 崩漏同月经先后无定期鉴别 月经先后无定期主要是周期或先或后，但多在1~2周内波动，即提前或推后7天以上2周以内，经期、经量基本正常。

3. 崩漏同经间期出血鉴别 崩漏与经间期出血都是非时而下，但经间期出血发生在两次月经中间，颇有规律，且出血时间仅2~3天，不超过7天左右自然停止。而崩漏是周期、经期、经量的严重失调，出血不能自止。

4. 崩漏同赤带鉴别 赤带与漏下的鉴别要询问病史和进行检查，赤带以带中有血丝为特点，月经正常。

5. 崩漏同胎产出血鉴别 崩漏应与妊娠早期的出血性疾病如胎漏、胎动不安，尤其是异位妊娠相鉴别，询问病史、做妊娠试验和B超检查可以明确诊断。产后病出血尤以恶露不绝为多见，可询问病史，从发病来看，时间恶露不绝发生在产后可作鉴别。

6. 崩漏同生殖器肿瘤出血鉴别 生殖器肿瘤出血临床可表现如崩似漏的阴道出血，必须通过妇科检查或结合B超、MRI检查或诊断性刮宫才可明确诊断以鉴别。

7. 崩漏同生殖系炎症如宫颈息肉、宫内膜息肉、子宫内膜炎、盆腔炎等鉴别 生殖系炎症其临床常表现如漏下不止，可通过妇科检查或诊断性刮宫或宫腔镜检查以助鉴别。

8. 崩漏同外阴外伤出血鉴别 外阴阴道外伤性出血一般有诸如跌仆损伤、暴力性交等病史，询问病史和妇科检查后可鉴别。

9. 崩漏同内科血液病鉴别 内科出血性疾病如再生障碍性贫血、血小板减少，在阴道出血期可由原发内科血液病导致血量过多，甚则暴下如注，或淋沥不尽。通过血液分析、凝血因子检查或骨髓细胞分析不难鉴别。

● **要点四 崩漏治疗原则及塞流、澄源、复旧的含义**

1. 治疗原则 崩漏的治疗原则是，"急则治其标，缓则治其本"。

2. 塞流、澄源、复旧的含义

（1）塞流 即是止血，用于暴崩之际，急当塞流止血防脱。方法参见要点五急症处理。

（2）澄源 即正本清源，亦是求因治本，是治疗崩漏的重要阶段。一般用于出血减缓后的辨证论治。切忌不问缘由，概投寒凉或温补之剂，或专事炭涩，致犯虚虚实实之戒。

（3）复旧 即固本善后，是巩固崩漏治疗的重要阶段，用于止血后恢复健康，调整月经周期，或促排卵。治法或补肾，或扶脾，或疏肝。

治崩三法，各不相同，但又不可截然分开，临证中必须灵活运用。塞流须澄源，澄源当固本，复旧要求因。三法互为前提，相互为用，各有侧重，但均贯穿辨证求因精神。具体论治崩漏，应当分清出血期和止血后的不同进行辨证论治。

● **要点五 急症处理和辨证论治**

（一）急症处理

崩漏属血证、急症。根据"急则治其标，缓则治其本"的原则，暴崩之际，急当"塞流"止崩，以防厥脱，视病情及条件可选择下列方法及方药。

1. 补气摄血止崩 暴崩下血，"留得一分血，便是留得一分气"，"气者，人之根本也"。补气摄血止崩最常用。方选独参汤或丽参注射液，高丽参10g，水煎服；或丽参注射液10mL，加入50%葡萄糖注射液40mL，静脉推注；或丽参注射液20~30mL，加入5%葡萄糖注射液250mL，静脉点滴。

2. 温阳止崩 若出现阴损及阳，血无气护时，症见血崩如注，动则大下，卧不减势，神志昏沉，头仰则晕，胸闷泛恶，四肢湿冷，脉芤或脉微欲绝，血压下降。病情已陷入阴竭阳亡危象，急需中西医结合抢救。中药宜回阳救逆，温阳止崩，急投参附汤，煎服。亦可选六味回阳汤，原方治中寒或元阳虚脱，危在顷刻者。

3. 滋阴固气止崩 使气固阴复血止。急用生脉注射液或参麦注射液20mL加入5%葡萄糖液250mL静脉点滴。煎剂方选生脉二至止血汤。

4. 祛瘀止崩 使瘀祛血止，用于瘀血瘀阻血海，子宫泻而不藏，下血如注。

（1）田七末 3～6g，温开水冲服。

（2）云南白药1支，温开水冲服。

（3）宫血宁胶囊，每次2粒，日3次，温开水送服。此胶囊为单味重楼（七叶一枝花）研制而成。

5. 针灸止血 艾灸百会穴、大敦穴（双）、隐白穴（双）。

6. 西药或手术止血 主要是输液、输血补充血容量以抗休克或激素止血（见功血）。

对于顽固性崩漏，不论中年或更年期妇女，务必诊刮送病理检查，及早排除子宫内膜腺癌，以免贻误病情。

（二）辨证论治

1. 脾虚证

主要证候：经血非时暴下不止，或淋沥日久不尽，血色淡，质清稀；面色㿠白，神疲气短，或面浮肢肿，小腹空坠，四肢不温，纳呆便溏；舌质淡胖，边有齿印，苔白，脉沉弱。

治法：补气摄血，固冲止崩。

方药：固本止崩汤或固冲汤。

2. 肾虚证

（1）肾气虚证

主要证候：多见青春期少女或经断前后妇女出现经乱无期，出血量多势急如崩，或淋沥日久不净，或由崩而漏，由漏而崩反复发作，色淡红或淡黯，质清稀；面色晦暗，眼眶黯，小腹空坠，腰脊酸软；舌淡黯，苔白润，脉沉弱。

治法：补肾益气，固冲止血。

方药：加减苁蓉菟丝子丸加党参、黄芪、阿胶。

（2）肾阳虚证

主要证候：经乱无期，出血量多或淋沥不尽，或停经数月后又暴下不止，血色淡红或淡黯，质稀；面色晦暗，肢冷畏寒，腰膝酸软，小便清长，夜尿多；眼眶黯，舌淡黯，苔白润，脉沉细无力。

治法：温肾益气，固冲止血。

方药：右归丸加党参、黄芪、田七。

（3）肾阴虚证

主要证候：经乱无期，出血量少淋沥累月不止，或停闭数月后又突然暴崩下血，经色鲜红，质稍稠；头晕耳鸣，腰膝酸软，五心烦热，夜寐不宁；舌红，少苔或有裂纹，脉细数。

治法：滋肾益阴，固冲止血。

方药：左归丸合二至丸或滋阴固气汤。

3. 血热证

（1）虚热证

主要证候：经来无期，量少淋沥不尽或量多势急，血色鲜红；面颊潮红，烦热少寐，咽干口燥，便结，舌红，少苔，脉细数。

治法：养阴清热，固冲止血。

方药：上下相资汤。

（2）实热证

主要证候：经来无期，经血突然暴崩如注，或淋沥日久难止，血色深红，质稠；口渴烦热，便秘溺黄；舌红，苔黄，脉滑数。

治法：清热凉血，固冲止血。

方药：清热固经汤。

4. 血瘀证

主要证候：经血非时而下，量时多时少，时出时止，或淋沥不断，或停闭数月又突然崩中，继之漏下，经色黯有血块；小腹疼痛或胀痛；舌质紫黯或尖边有瘀点，脉弦细或涩。

治法：活血化瘀，固冲止血。

方药：逐瘀止血汤或将军斩关汤。

⦿ 要点六 崩漏血止后的治疗

崩漏止血后的治疗是治愈崩漏的关键，但临证中个体化治疗要求较高。对青春期患者，有两种治疗目标：一是调整月经周期，并建立排卵功能以防复发；二是调整月经周期，不强调有排卵。因青春期非生殖最佳年龄，可让机体在自然状态下逐渐去建全排卵功能；对生育期患者，多因崩漏而导致不孕，故治疗要解决调经种子的问题；至于更年期患者，主要是解决因崩漏导致的体虚贫血、防止复发及预防恶性病变。临床常用的治疗方法有如下几种。

1. 辨证论治　寒热虚实均可导致崩漏，针对病因病机进行辨证论治以复旧。可参照出血期各证型辨证论治，但应去除各方中的止血药。

2. 中药人工周期疗法　对青春期、生育期患者的复旧目标，主要是调整肾－天癸－冲任－胞宫生殖轴，以达到调整月经周期或同时建立排卵功能。常可采用中药人工周期疗法：分别按卵泡期、排卵期、黄体期、行经期设计，以补肾为主的促卵泡汤、促排卵汤、促黄体汤、调经活血汤进行序贯治疗，一般连用3个月经周期以上，可望恢复或建立正常的月经周期，有的可建立或恢复排卵功能，经调子嗣而病愈。

3. 先补后攻法　根据月经产生的机理，同样以补肾为主，多从止血后开始以滋肾填精、养血调经为主，常选左归丸或归肾丸、定经汤等先补3周左右，第4周在子宫蓄经渐盈的基础上改用攻法，即活血化瘀通经，多选桃红四物汤加香附、枳壳、益母草、川牛膝。这是传统的调经法。同样可达到调整月经周期或促进排卵的治疗目的。

4. 健脾补血法　主要运用于更年期崩漏患者，尽快消除因崩漏造成的贫血和虚弱症状。可选大补元煎或人参养荣汤。

5. 手术治疗　对于生育期和更年期久治不愈的顽固性崩漏，或已经诊刮子宫内膜送病理检查，提示有恶变倾向者，宜手术治疗，手术方法分别选择诊刮术、宫内膜切除术或全子宫切除术。

6. 促绝经法　对于年龄超过55周岁仍未绝经，崩漏反复发作又无须手术者，可选用中药或西药促其绝经。

● 要点七　预防与调护

重视经期卫生，尽量避免或减少宫腔手术；早期治疗月经过多、经期延长、月经先期等出血倾向的月经病，以防发展成崩漏。崩漏一旦发生，必须及早治愈，并加强锻炼，以防复发。崩漏调摄首重个人卫生防感染，次调饮食增营养，再适劳逸畅情怀。

细目十　闭　经

● 要点一　闭经的定义

女子年逾16周岁，月经尚未来潮，或月经周期已建立后又中断6个月以上者，称闭经。前者称原发性闭经，后者称继发性闭经。对先天性生殖器官缺如，或后天器质性损伤而无月经者，因非药物所能奏效，不属闭经讨论范畴。

● 要点二　病因病机

闭经的病因病机不外虚实两端。虚者，多因肾气不足，冲任虚弱；或肝肾亏损，精血不足；或脾胃虚弱，气血乏源；或阴虚血燥等，导致精亏血少，冲任血海空虚，源断其流，无血可下，而致闭经；实者，多为气血阻滞，或痰湿流注下焦，使血流不通，冲任受阻，血海阻隔，经血不得下行而成闭经。临床常见有气血虚弱、肾气亏虚、阴虚血燥、气滞血瘀、痰湿阻滞、寒凝血瘀或虚实错杂的复合病机。

● 要点三　闭经的诊断

1. 病史　了解停经前月经情况，如月经初潮、周期、经期、经量、色质等情况。停经前有无诱因，如精神刺激、学习紧张、环境改变、药物（避孕药、镇静药、激素、减肥药）影响、近期分娩、宫腔手术及疾病史；经闭时间，经闭后出现症状。原发闭经需了解生长发育情况，幼年时健康情况，曾否患过某些急慢性疾病，其母在妊娠过程中情况，同胞姐妹月经情况等。

2. 临床表现　女子已逾16周岁未有月经初潮；或月经初潮1年余，或已建立月经周期后，现停经已达6个月以上。同时应注意有无周期性下腹胀痛、头痛及视觉障碍，有无溢乳、厌食、恶心等，有无体重变化（增加或减轻）、畏寒或潮红或阴道干涩等症状。

3. 检查

（1）全身检查　观察患者体质、发育、营养状况，全身毛发分布，第二性征发育情况。

（2）妇科检查　了解外阴、子宫、卵巢发育情况，有无缺失、畸形和肿块。对原发性闭经者尤需注意外阴发育情况，处女膜有无闭锁，有无阴道、子宫、卵巢缺如。

（3）辅助检查　西医学认为闭经只是一种症状，可由多种疾病引起，临床根据病情选择必要检查以寻找闭经的原因。常用的辅助检查如下：

1）基础体温（BBT）、阴道脱落细胞检查、宫颈黏液结晶检查：此三种检查均可间接了解卵巢功能。BBT变化可显示卵巢有无排卵，闭经者BBT单相，阴道脱落细胞检查及宫颈黏液结晶检查无周期变化。

2）血清性激素测定：包括FSH（卵泡刺激素）、LH（黄体生成激素）、E_2（雌二醇）、P（孕酮）、T（睾酮）、PRL（催乳激素）等。通过以上性激素测定可协助判断闭经内分泌原因。

3）B超检查：可排除先天性无子宫、子宫发育不良或无卵巢所致闭经。

4）头颅蝶鞍摄片或CT、MRI检查：以排除垂体肿瘤致闭经。

5）内窥镜检查、宫腔镜检查：可直接观察子宫内膜及宫腔情况，以排除宫腔粘连所致闭经。腹腔镜检查加病理活检可提示多囊卵巢综合征、卵巢不敏感综合征。

6）诊断性刮宫：可了解性激素分泌情况、子宫颈与宫腔有无粘连、子宫内膜有无结核。

通过以上检查可明确病变部位和属何类闭经。

要点四　鉴别诊断

对于青春期前、妊娠期、哺乳期、绝经前后的月经停闭不行，或月经初潮后1年内月经不行，又无其他不适者，均属于生理性闭经，需要注意鉴别。

闭经同妊娠期停经鉴别：闭经为生育妇女月经停闭达6个月以上者，妊娠期月经停闭，可伴有厌食、择食、恶心呕吐等早孕反应，乳头着色、乳房增大等妊娠体征。妇科检查宫颈着色、质软，子宫增大，质软，B超检查提示子宫增大，宫腔内见胚芽，甚至胚胎或胎儿。闭经者停经前大部分有月经紊乱，继而闭经，无妊娠反应和其他妊娠变化。

要点五　闭经的治疗原则

闭经的治疗原则应根据病证，虚者补而通之，实者泻而通之。通过补益之法，使气血恢复，脏腑平衡，血海充盛，则经自行。若因病而致经闭，又当先治原发疾病，待病愈则经可复行；经仍未复潮者，再辨证治之。

要点六　辨证论治

1. 气血虚弱证

主要证候：月经周期延迟、量少、色淡红、质薄，渐至经闭不行；神疲肢倦，头晕眼花，心悸气短，面色萎黄；舌淡，苔薄，脉沉缓或细弱。

治法：益气养血调经。

方药：人参养荣汤。

2. 肾气亏损证

主要证候：年逾16岁尚未行经，或月经初潮偏迟，时有月经停闭，或月经周期建立后，由月经周期延后、经量减少渐至月经停闭；或体质虚弱，全身发育欠佳，第二性征发育不良，或腰腿酸软，头晕耳鸣，倦怠乏力，夜尿频多；舌淡黯，苔薄白，脉沉细。

治法：补肾益气，调理冲任。

方药：加减苁蓉菟丝子丸加淫羊藿、紫河车。

3. 阴虚血燥证

主要证候：月经周期延后、经量少、色红质稠，渐至月经停闭不行；五心烦热，颧红唇干，盗汗甚至骨蒸劳热，干咳或咳嗽唾血；舌红，少苔，脉细数。

治法：养阴清热调经。

方药：加减一阴煎加丹参、黄精、女贞子、制香附。

4. 气滞血瘀证

主要证候：月经停闭不行，胸胁、乳房胀痛，精神抑郁，少腹胀痛拒按，烦躁易怒；舌紫黯，有瘀点，脉沉弦而涩。

治法：理气活血，祛瘀通经。

方药：血府逐瘀汤或膈下逐瘀汤。

5. 痰湿阻滞证

主要证候：月经延后、经量少、色淡质黏腻，渐至月经停闭；伴形体肥胖，胸闷泛恶，神疲倦怠，纳少，痰多，或带下量多、色白；苔腻，脉滑。

治法：健脾燥湿化痰，活血调经。

方药：四君子汤合苍附导痰丸加当归、川芎。

6. 寒凝血瘀证

主要证候：月经停闭数月，小腹冷痛拒按，得热则痛缓，形寒肢冷，面色青白；舌紫黯，苔白，脉沉紧。

治法：温经散寒，活血调经。

方药：温经汤（《妇人大全良方》）。

细目十一 痛 经

● 要点一 痛经的定义

痛经是指妇女正值经期或经行前后出现周期性小腹疼痛或痛引腰骶，甚至剧痛晕厥者，又称"经行腹痛"。

西医妇产科学将痛经分为原发性痛经和继发性痛经。原发性痛经又称功能性痛经，是指生殖器官无器质性病变者；由于盆腔器质性疾病如子宫内膜异位症、子宫腺肌病、盆腔炎或宫颈狭窄等所引起的属继发性痛经。原发性痛经以青少年女性多见，继发性痛经则常见于育龄期妇女。

● 要点二 病因病机

痛经病位在子宫、冲任，以"不通则痛"或"不荣则痛"为主要病机。实者可由气滞血瘀、寒凝血瘀、湿热瘀阻导致子宫的气血运行不畅，"不通则痛"；虚者主要由于气血虚弱、肾气亏损致子宫失于濡养，"不荣则痛"。之所以伴随月经周期而发，又与经期及经期前后特殊生理状态有关。未行经期间，由于冲任气血平和，致病因素尚不足以引起冲任、子宫气血瘀滞或不足，故平时不发生疼痛。经期前后，血海由满盈而泻溢，气血由盛实而骤虚，子宫、冲任气血变化较平时急剧，易受致病因素干扰，加之体质因素的影响，导致子宫、冲任气血运行不畅或失于濡养，不通或不荣而痛。经净后子宫、冲任气血渐复则疼痛自止。但若病因未除，素体状况未获改善，则下次月经来潮，疼痛又复发。

● 要点三 辨证要点

根据疼痛发生的时间、部位、性质以及疼痛的程度辨虚实寒热。一般而言，痛发于经前或经行之初，多属实；月经将净或经后始作痛者，多属虚。辨痛之部位以察病位在肝在肾，在气在血，如痛在少腹一侧或双侧多属气滞，病在肝；小腹是子宫所居之地，其痛在小腹正中常与子宫瘀滞有关；若痛及腰脊多属病在肾。详查疼痛的性质、程度是本病辨证的重要内容，隐痛、疗痛、坠痛、喜揉喜按属虚；掣痛、绞痛、灼痛、刺痛、拒按属实。灼痛得热反剧属热，绞痛、冷痛得热减轻属寒。痛甚于胀，持续作痛属血瘀；胀甚于痛，时痛时止属气滞等。此为辨证之大要，临证需结合月经期、量、色、质，伴随症状，舌、脉及素体情况和病史综合分析。

● 要点四 痛经发作时的急症处理

痛经发作时，可选择下述治法、方药以缓急止痛。

1. 针灸 对原发性痛经有较好疗效，目前临床应用较广泛。

（1）实证 毫针泻法，寒邪甚者可用艾灸。主穴：三阴交、中极；配穴：寒凝者，加归来、地机；气滞者加太冲；腹胀者，加天枢、气穴；胁痛者加阳陵泉、光明；胸闷者加内关。

（2）虚证 毫针补法，可加用灸法。主穴：三阴交、足三里、气海；配穴：气血亏虚加脾俞、胃俞；肝肾不足加太溪、肝俞、肾俞；头晕耳鸣加悬钟。

2. 田七痛经胶囊 蒲黄 0.275g，醋炒五灵脂、田七末、延胡索、川芎、小茴香各 0.3g，木香 0.2g，冰片 0.025g。每小瓶 2g 药粉或每 1g 药粉分装胶囊 3 粒。日服 3 次，每服 2g。

要点五　辨证论治

1. 气滞血瘀证

主要证候：经前或经期小腹胀痛拒按，经血量少，行而不畅，血色紫黯有块，块下痛暂减；乳房胀痛，胸闷不舒；舌质紫黯或有瘀点，脉弦。

治法：理气行滞，化瘀止痛。

方药：膈下逐瘀汤。

2. 寒凝血瘀证

主要证候：经前或经期小腹冷痛拒按，得热痛减；月经或见推后，量少，经色黯而有瘀块；面色青白，肢冷畏寒；舌黯，苔白，脉沉紧。

治法：温经散寒，化瘀止痛。

方药：少腹逐瘀汤或温经散寒汤。

3. 湿热瘀阻证

主要证候：经前或经期小腹疼痛或胀痛不适，有灼热感，或痛连腰骶，或平时小腹疼痛，经前加剧；经血量多或经期长，色黯红，质稠或夹较多黏液；平素带下量多，色黄质稠有臭味；或伴有低热起伏，小便黄赤；舌质红，苔黄腻，脉滑数或弦数。

治法：清热除湿，化瘀止痛。

方药：清热调血汤加车前子、薏苡仁、败酱草或银甲丸。

4. 气血虚弱证

主要证候：经期或经后小腹隐隐作痛，喜按，或小腹及阴部空坠不适；月经量少，色淡，质清稀；面色无华，头晕心悸，神疲乏力；舌质淡，脉细无力。

治法：益气养血，调经止痛。

方药：圣愈汤或黄芪建中汤或养血和血汤。

5. 肾气亏损证

主要证候：经期或经后1~2天内小腹绵绵作痛，伴腰骶酸痛；经色黯淡，量少，质稀薄；头晕耳鸣，面色晦暗，健忘失眠；舌质淡红，苔薄，脉沉细。

治法：补肾益精，养血止痛。

方药：益肾调经汤或调肝汤。

6. 阳虚内寒证

主要证候：经期或经后小腹冷痛，喜按，得热则舒，经量少，经色黯淡，腰腿酸软，小便清长。舌淡胖，苔白润，脉沉。

治法：温经扶阳，暖宫止痛。

方药：温经汤（《金匮要略》）加附子、艾叶、小茴香。

要点六　预防与调护

注重经期、产后卫生，以减少痛经发生。患者经期保暖，避免受寒；保持精神愉快，气机畅达，经血流畅；注意调摄，慎勿为外邪所伤；不可过用寒凉或滋腻的药物，服食生冷之品；均有利于减缓疼痛，促进疾病早期向愈。

细目十二　经行乳房胀痛

要点一　经行乳房胀痛的定义

每于行经前后，或正值经期，出现乳房作胀，或乳头胀痒疼痛，甚至不能触衣者，称"经行乳房胀痛"。

要点二　病因病机

经行乳房胀痛的发生，根据其发病部位、发病时间等应与肝、胃、肾密切关系。因肝经循胁肋，过乳头，乳头乃足厥阴肝经支络所属，乳房为足阳明胃经经络循行之所，足少阴肾经入乳内。故有乳头属肝、乳房属胃亦属肾所主之说。肝藏血，主疏泄，本病发生多在经前或经期，此时气血下注冲任血海，易使肝血不足，气偏有余，肝失条达或肝肾失养所致。七情内伤，肝气郁结，气血运行不畅，脉络欠通，不通则痛；或肝肾亏虚，乳络失于濡养而痛；或脾胃虚弱，运化失职，水湿聚而成痰，冲气夹痰湿阻络，乳络不畅，遂致乳房胀痛或乳头痒痛。

要点三　辨证论治

1. 肝气郁结证

主要证候：经前或经行乳房胀满疼痛，或乳头痒痛，甚则痛不可触衣。经行不畅，血色黯红，小腹胀痛；胸闷胁胀，精神抑郁，时叹息；

苔薄白，脉弦。

治法：疏肝理气，和胃通络。

方药：逍遥散加麦芽、青皮、鸡内金。

2. 肝肾亏虚证

主要证候：经行或经后两乳作胀作痛，乳房按之柔软无块，月经量少，色淡；两目干涩，咽干口燥，五心烦热；舌淡或舌红，少苔，脉细数。

治法：滋肾养肝，和胃通络。

方药：一贯煎或滋水清肝饮加麦芽、鸡内金。

3. 胃虚痰滞证

主要证候：经前或经期乳房胀痛或乳头痒痛，痛甚不可触衣，胸闷痰多，食少纳呆，平素带下量多，色白稠黏，月经量少，色淡；舌淡胖，苔白腻，脉缓滑。

治法：健胃祛痰，活血止痛。

方药：四物汤合二陈汤去甘草。

细目十三 经行头痛

● 要点一 经行头痛的定义

每遇经期或行经前后，出现以头痛为主要症状，经后辄止者，称为"经行头痛"。

● 要点二 病因病机

本病属于内伤性头痛范畴，其发作与月经密切相关。因头为诸阳之会，五脏六腑之气皆上荣于头，足厥阴肝经会于巅，肝为藏血之脏，经行时气血下注冲任而为月经，阴血相对不足，故凡外感、内伤均可在此时引起脏腑气血失调而为患。常见的病因有情志内伤，肝郁化火，上扰清窍；或瘀血内阻，络脉不通；或痰湿上扰，阻滞脑络；或素体血虚，经行时阴血益感不足，脑失所养。

● 要点三 辨证论治

1. 肝火证

主要证候：经行头痛，甚或巅顶掣痛，头晕目眩，月经量稍多，色鲜红；烦躁易怒，口苦咽干；舌质红，苔薄黄，脉弦细数。

治法：清热平肝息风。

方药：羚角钩藤汤。

2. 血瘀证

主要证候：每逢经前、经期头痛剧烈，痛如锥刺，经色紫黯有块；伴小腹疼痛拒按，胸闷不舒；舌黯或尖边有瘀点，脉细涩或弦涩。

治法：化瘀通络。

方药：通窍活血汤。

3. 痰湿中阻证

主要证候：经前或经期头痛，头晕目眩，形体肥胖，胸闷泛恶，平日带多稠黏，月经量少，色淡，面色不华；痰湿困脾，则胸闷泛恶，形体肥胖；痰湿滞于冲任，故经血量少色淡；痰湿下注，伤及带脉，则带下量多稠黏；舌淡胖，苔白腻，脉滑，也为痰湿之征。

治法：燥湿化痰，通络止痛。

方药：半夏白术天麻汤加葛根、丹参。

4. 血虚证

主要证候：经期或经后头晕，头部绵绵作痛，月经量少，色淡，质稀；心悸少寐，神疲乏力；舌淡，苔薄，脉虚细。

治法：养血益气。

方药：八珍汤加首乌、蔓荆子。

细目十四 经行感冒

● 要点一 经行感冒的定义

每值经行前后或正值经期，出现感冒症状，经后逐渐缓解者，称"经行感冒"。

● 要点二 病因病机

本病以感受风邪为主，夹寒则为风寒，夹热则为风热。多由素体气虚，卫阳不密，经行阴血下注于胞宫，体虚益甚，此时血室正开，腠理疏松，卫气不固，风邪乘虚侵袭；或素有伏邪，随月经周期反复乘虚而发。经后因气血渐复，则邪去表解而缓解。常见病因有风寒、风热、邪入少阳。

● 要点三　辨证论治

1. 风寒证

主要证候：每至经行期间，发热，恶寒，无汗，鼻塞流涕，咽喉痒痛，咳嗽痰稀，头痛身痛；舌淡红，苔薄白，脉浮紧。经血净后，诸证渐愈。

治法：解表散寒，和血调经。

方药：荆穗四物汤。

2. 风热证

主要证候：每于经行期间，发热身痛，微恶风，头痛汗出，鼻塞咳嗽，痰稠，口渴欲饮；舌红，苔黄，脉浮数。

治法：疏风清热，和血调经。

方药：桑菊饮加当归、川芎。

3. 邪入少阳证

主要证候：每于经期即出现寒热往来，胸胁苦满，口苦咽干，心烦欲呕，头晕目眩，默默不欲饮食；舌红，苔薄白或薄黄，脉弦或弦数。

治法：和解表里。

方药：小柴胡汤。

细目十五　经行身痛

● 要点一　经行身痛的定义

每遇经行前后或正值经期，出现以身体疼痛为主症者，称"经行身痛"。

● 要点二　病因病机

本病病机是素体正气不足，营卫失调，筋脉失养，不荣而痛；或因宿有寒湿留滞，经行时气血下注冲任，因寒凝血瘀，经脉阻滞，以致气血不通而身痛。

● 要点三　辨证论治

1. 血虚证

主要证候：经行时肢体疼痛麻木，肢软乏力，月经量少，色淡，质薄，面色无华；舌质淡红，苔白，脉细弱。

治法：养血益气，柔筋止痛。

方药：当归补血汤加白芍、鸡血藤、丹参、玉竹。

2. 血瘀证

主要证候：经行时腰膝、肢体、关节疼痛，得热痛减，遇寒疼甚，月经推迟，经量少，色黯，或有血块；舌紫黯，或有瘀斑，苔薄白，脉沉紧。

治法：活血通络，益气散寒止痛。

方药：趁痛散。

细目十六　经行泄泻

● 要点一　经行泄泻的定义

每值行经前后或经期，大便溏薄，甚或水泻，日解数次，经净自止者，称为"经行泄泻"。本病以泄泻伴随月经周期而出现为主要特点，临床也有平素有慢性腹泻，遇经行而发作尤甚者，亦属本病范畴。若经期偶因饮食不节，或伤于风寒而致泄泻者，则不属本病范围。

● 要点二　病因病机

本病的发生主要责之于脾肾虚弱。脾主运化，肾主温煦，为胃之关，主司二便。若二脏功能失于协调，脾气虚弱或肾阳不足，则运化失司，水谷精微不化，水湿内停。经行之际，气血下注冲任，脾肾益虚而致经行泄泻。

● 要点三　辨证论治

1. 脾虚证

主要证候：月经前后，或正值经期，大便溏泄，经行量多，色淡质薄；脘腹胀满，神疲肢软，或面浮肢肿；舌淡红，苔白，脉濡缓。

治法：健脾渗湿，理气调经。

方药：参苓白术散。

2. 肾虚证

主要证候：经行或经后，大便泄泻，或五更泄泻，经色淡，质清稀；腰膝酸软，头晕耳鸣，畏寒肢冷；舌淡，苔白，脉沉迟。

治法：温阳补肾，健脾止泻。

方药：健固汤合四神丸。

细目十七 经行浮肿

要点一 经行浮肿的定义

每逢经行前后，或正值经期，头面四肢浮肿者，称为经行浮肿。

要点二 病因病机

脾为水之制，肾为水之本，一主运化，一司开阖。脾主运化，脾虚则运化功能失职，水湿为患，泛溢肌肤则为肿。而肾主水，为水脏，体内水液有赖肾阳的蒸腾气化，才能正常运行敷布排泄。肾虚则气化失职，不能化气行水，水液溢于肌肤而为肿。经前、经行时气血下注于胞宫，若素体脾肾虚损，值经行则脾肾更虚，气化运行失司，水湿生焉，因而出现经行浮肿。也有因肝郁气滞，血行不畅，滞而作胀者。

要点三 辨证论治

1. 脾肾阳虚证

主要证候：经行面浮肢肿，按之没指，晨起头面肿甚，月经推迟，经行量多，色淡，质薄；腹胀纳减，腰膝酸软，大便溏薄；舌淡，苔白腻，脉沉缓，或濡细。

治法：温肾化气，健脾利水。

方药：肾气丸合苓桂术甘汤。

2. 气滞血瘀证

主要证候：经行肢体肿胀，按之随手而起，经血色黯有块，脘闷胁胀，善叹息；舌紫黯，苔薄白，脉弦涩。

治法：理气行滞，养血调经。

方药：八物汤加泽泻、益母草。

细目十八 经行吐衄

要点一 经行吐衄的定义

每逢经行前后，或正值经期，出现周期性的吐血或衄血者，称"经行吐衄"。常伴经量减少，好像是月经倒行逆上，亦有"倒经""逆经"之称。

本病相当于西医学的"代偿性月经"。

要点二 病因病机

本病之因，由血热而冲气上逆，迫血妄行所致。出于口者为吐，出于鼻者为衄。临床以鼻衄为多。常见肝经郁火、肺肾阴虚。

要点三 辨证论治

1. 肝经郁火证

主要证候：经前或经期吐血、衄血，量较多，色鲜红，月经可提前、量少甚或不行；心烦易怒，或两胁胀痛，口苦咽干，头晕耳鸣，尿黄便结；舌红，苔黄，脉弦数。

治法：清肝调经。

方药：清肝引经汤。

2. 肺肾阴虚证

主要证候：经前或经期吐血、衄血，量少，色黯红，月经每先期、量少；平素可有头晕耳鸣，手足心热，两颧潮红，潮热咳嗽，咽干口渴；舌红或绛，苔滑剥或无苔，脉细数。

治法：滋阴养肺。

方药：顺经汤或加味麦门冬汤。

细目十九 经行情志异常

要点一 经行情志异常的定义

每值行经前后，或正值经期，出现烦躁易怒，悲伤啼哭，或情志抑郁，喃喃自语，或彻夜不眠，甚或狂躁不安，经后复如常人者，称为"经行情志异常"。

本病以经前情绪易于失控，无端悲伤、易怒，而月经周期的其他时间精神、情绪又完全正常为特点。

要点二 病因病机

该病发生的主要机理多由于情志内伤，肝气郁结，痰火内扰，遇经行气血骤变，扰动心神而致。常见心血不足、肝经郁热、痰火上扰证。

要点三 辨证论治

1. 心血不足证

主要证候：经前或经期，精神恍惚，心神不

宁，无故悲伤，心悸失眠，月经量少，色淡；舌淡，苔薄白，脉细。

治法：补血养心，安神定志。

方药：甘麦大枣汤合养心汤去川芎、半夏曲。

2. 肝经郁热证

主要证候：经前或经期，烦躁易怒，或抑郁不乐，头晕目眩，口苦咽干，胸胁胀满，不思饮食，月经量多，色深红；舌红，苔黄，脉弦数。

治法：清肝泄热，解郁安神。

方药：丹栀逍遥散酌加川楝子、生龙齿、代赭石。

3. 痰火上扰

主要证候：经前或经期精神狂躁，烦乱不安，或语无伦次，头痛失眠，或面红目赤，溲黄便结，或心胸烦闷，不思饮食，月经量或偏少，色红或深红，质稠黏，或夹小血块；舌质红，苔黄腻，脉滑数有力。

治法：清热化痰，宁心安神。

方药：生铁落饮加郁金、川连。

细目二十　绝经前后诸证

● **要点一　绝经前后诸证的定义**

妇女在绝经期前后，围绕月经紊乱或绝经出现明显不适证候，如烘热汗出、烦躁易怒、潮热面红、眩晕耳鸣、心悸失眠、腰背酸楚、面浮肢肿、情志不宁等症状，称为绝经前后诸证，亦称"经断前后诸证"。这些证候往往三三两两，轻重不一，参差出现，持续时间或长或短，短者仅数月，长者迁延数年。甚者可影响生活和工作，降低生活质量，危害妇女身心健康。

● **要点二　病因病机**

《素问·上古天真论》曰："女子七岁，肾气盛，齿更发长；二七而天癸至，任脉通，太冲脉盛，月事以时下，故有子……七七任脉虚，太冲脉衰少，天癸竭，地道不通，故形坏而无子也。"这是女性生长发育、生殖与衰老的自然规律，多数妇女可以顺利渡过，但部分妇女则由于体质、产育、疾病、营养、劳逸、社会环境、精神因素等方面的原因，不能很好地调节这一生理变化，使得肾阴阳平衡失调而导致本病。另外，肾阴阳失调，常涉及其他脏腑，尤以心、肝、脾为主。若肾阴不足，不能上济心火，则心火偏亢；乙癸同源，肾阴不足，精亏不能化血，导致肝肾阴虚，肝失柔养，肝阳上亢；肾与脾先后天互相充养，脾阳赖肾阳以温煦，肾虚阳衰，火不暖土，又导致脾肾阳虚。常见肾阴虚、肾阳虚、肾阴阳俱虚证。

● **要点三　辨证论治**

1. 肾阴虚证

主要证候：绝经前后，月经紊乱，月经提前量少或量多，或崩或漏，经色鲜红；头晕目眩，耳鸣，头部面颊阵发性烘热，汗出，五心烦热，腰膝酸痛，足跟疼痛，或皮肤干燥、瘙痒，口干便结，尿少色黄；舌红，少苔，脉细数。

治法：滋养肾阴，佐以潜阳。

方药：左归丸合二至丸加制首乌、龟甲。

2. 肾阳虚证

主要证候：经断前后，经行量多，经色淡黯，或崩中漏下；精神萎靡，面色晦暗，腰背冷痛，小便清长，夜尿频数，或面浮肢肿；舌淡，或胖嫩边有齿印，苔薄白，脉沉细弱。

治法：温肾扶阳。

方药：右归丸加减。

3. 肾阴阳俱虚证

主要证候：经断前后，月经紊乱，量少或多；乍寒乍热，烘热汗出，头晕耳鸣，健忘，腰背冷痛；舌淡，苔薄，脉沉弱。

治法：阴阳双补。

方药：二仙汤合二至丸加菟丝子、何首乌、龙骨、牡蛎。

● **要点四　预防与调摄**

定期进行体格检查、妇科检查、防癌检查、内分泌学检查；若因癥瘕行开腹手术，应尽量保留或不损伤无病变的卵巢组织；维持适度的性生活、调畅情志，防止心理早衰；适当散步，参加各项体育锻炼，增强体质，调节阴阳气血；注意劳逸结合，生活规律、睡眠充足，避免过度疲劳和紧张；饮食应适当限制高脂、高糖类物质的摄入，注意补充新鲜水果蔬菜及钙钾等矿物质；进入绝经前后期，注重参加社会保健，每年接受一次妇女病普查，并全面体检一次，完善各项目的检验，建立一个系统的肿瘤筛查医疗保健措施。

（王阿丽）

第六单元　带下病

细目一　概述

要点一　带下病的定义

带下病是指带下量明显增多或减少，色、质、气味发生异常，或伴有全身或局部症状者。带下明显增多者称为带下过多；带下明显减少者称为带下过少。在某些生理性情况下也可出现带下量增多或减少，如妇女在月经期前后、排卵期、妊娠期其带下量增多而无其他不适者，为生理性带下；绝经前后白带减少而无明显不适者，也为生理现象，均不作病论。

要点二　带下病的治疗原则

带下过多者，治疗以除湿为主。一般治脾宜运、宜升、宜燥；治肾宜补、宜固、宜涩；湿热和热毒宜清、宜利；阴虚夹湿则补清兼施。虚实夹杂证及实证治疗还需配合外治法。

带下过少一病，虽有肝肾阴虚、血枯瘀阻之不同，其根本是阴血不足，治疗重在滋补肝肾之阴精，佐以养血、化瘀等。用药不可肆意攻伐，过用辛燥苦寒之品，以免耗津伤阴，犯虚虚之戒。

细目二　带下过多

要点一　带下过多的定义

带下过多是指带下量明显增多，色、质、气味异常，或伴有局部及全身症状者。古代有"白沃""赤白沥""下白物"等名称。

要点二　病因病机

本病的主要病机是湿邪伤及任带二脉，使任脉不固，带脉失约。湿邪是导致本病的主要原因，但有内外之别。脾肾肝三脏功能失调是产生内湿之因，脾虚失运，水湿内生；肾阳虚衰，气化失常，水湿内停；肝郁侮脾，肝火夹脾湿下注。外湿多因久居湿地，或涉水淋雨，或摄生不洁，或不洁性交等，以致感受湿热毒虫邪。常见病因有脾虚、肾阳虚、阴虚夹湿、湿热下注、热毒蕴结。

要点三　辨证要点

带下过多的辨证要点主要是根据带下的量、色、质、气味的异常以辨寒热虚实。一般而论，带下色淡、质稀者为虚寒；色黄、质稠、有秽臭者为实热。临证时，结合全身症状、舌脉、病史等进行综合分析。

要点四　辨证论治

1. 脾虚证

主要证候：带下量多，色白或淡黄，质稀薄，或如涕如唾，绵绵不断，无臭；面色㿠白或萎黄，四肢倦怠，脘胁不舒，纳少便溏，或四肢浮肿；舌淡胖，苔白或腻，脉细缓。

治法：健脾益气，升阳除湿。

方药：完带汤。

若脾虚湿蕴化热，症见带下量多，色黄，黏稠，有臭味者，治宜健脾祛湿，清热止带，方用易黄汤。

2. 肾阳虚证

主要证候：带下量多，绵绵不断，质清稀如

水；腰酸如折，畏寒肢冷，小腹冷感，面色晦暗，小便清长，或夜尿多，大便溏薄；舌质淡，苔白润，脉沉迟。

治法：温肾培元，固涩止带。

方药：内补丸。

3. 阴虚夹湿证

主要证候：带下量多，色黄或赤白相兼，质稠，有气味，阴部灼热感，或阴部瘙痒；腰酸腿软，头晕耳鸣，五心烦热，咽干口燥，或烘热汗出，失眠多梦；舌质红，苔少或黄腻，脉细数。

治法：滋肾益阴，清热利湿。

方药：知柏地黄汤。

4. 湿热下注证

主要证候：带下量多，色黄或呈脓性，质黏稠，有臭气，或带下色白质黏，呈豆渣样，外阴瘙痒；小腹作痛，口苦口腻，胸闷纳呆，小便短赤；舌红，苔黄腻，脉滑数。

治法：清利湿热，佐以解毒杀虫。

方药：止带方。

若肝经湿热下注，症见带下量多色黄或黄绿，质黏稠，或呈泡沫状，有臭气，阴痒；烦躁易怒，口苦咽干，头晕头痛；舌边红，苔黄腻，脉弦滑，治宜清肝利湿止带，方用龙胆泻肝汤。

若湿浊偏甚，症见带下量多，色白，如豆渣状或凝乳状，阴部瘙痒；脘闷纳差；舌红，苔黄腻，脉滑数，治宜清热利湿，疏风化浊，方用萆薢渗湿汤加苍术、藿香。

5. 热毒蕴结证

主要证候：带下量多，黄绿如脓，或赤白相兼，或五色杂下，质黏腻，臭秽难闻；小腹疼痛，腰骶酸痛，烦热头晕，口苦咽干，小便短赤，大便干结；舌红，苔黄或黄腻，脉滑数。

治法：清热解毒。

方药：五味消毒饮加土茯苓、败酱草、鱼腥草、薏苡仁。

◉ **要点五　外治法**

实证带下病多结合白带检查结果配合外治法治疗。

1. 外洗法　洁尔阴、肤阴洁、皮肤康等洗剂，适用于各类阴道炎。

2. 阴道纳药法　洁尔阴泡腾片、保妇康栓等，适用于各类阴道炎；双料喉风散、珍珠层粉等，适用于宫颈糜烂及老年性阴道炎。

3. 热熨法　火熨、电灼、激光等，使病变组织凝固、坏死、脱落、修复、愈合而达到治疗目的，适用于因宫颈炎而致带下过多者。

◉ **要点六　预防与调护**

1. 保持外阴清洁干爽，勤换内裤。注意经期、产后卫生，禁止盆浴。

2. 经期勿冒雨涉水和久居阴湿之地，以免感受湿邪。不宜过食肥甘或辛辣之品，以免滋生湿热。

3. 对具有交叉感染的带下病，在治疗期间需禁止性生活，性伴侣应同时接受治疗。并禁止游泳和使用公共洁具。

4. 做好计划生育工作，避免早婚多产，避免多次人工流产。

5. 定期进行妇科普查，发现病变及时治疗。

6. 进行妇科检查或手术操作时，应严格执行无菌操作，防止交叉感染。

细目三　带下过少

◉ **要点一　带下过少的定义**

带下过少是指带下量明显减少，导致阴中干涩痒痛，甚至阴部萎缩者。

◉ **要点二　病因病机**

本病的主要病机是阴液不足，不能渗润阴道。肝肾亏损、血枯瘀阻是导致带下过少的主要原因。

◉ **要点三　辨证论治**

1. 肝肾亏损证

主要证候：带下过少，甚至全无，阴部干涩灼痛，或伴阴痒，阴部萎缩，性交疼痛，甚则性交干涩困难；头晕耳鸣，腰膝酸软，烘热汗出，烦热胸闷，夜寐不安，小便黄，大便干结；舌红，少苔，脉细数或沉弦细。

治法：滋补肝肾，养精益血。

方药：左归丸加知母、肉苁蓉、紫河车、麦冬。

2. 血枯瘀阻证

主要证候：带下过少，甚至全无，阴中干涩，阴痒；或面色无华，头晕眼花，心悸失眠，神疲乏力，或经行腹痛，经色紫黯，有血块，肌肤甲错，或下腹有包块；舌质黯，边有瘀点瘀斑，脉细涩。

治法：补血益精，活血化瘀。

方药：小营煎加丹参、桃仁、牛膝。

（王阿丽）

第七单元 妊娠病

细目一 概述

要点一 妊娠病的定义

妊娠期间，发生与妊娠有关的疾病，称"妊娠病"。

要点二 妊娠病的范围

包括妊娠恶阻、妊娠腹痛、异位妊娠、胎漏、胎动不安、堕胎、小产、滑胎、胎萎不长、胎死不下、子满、子肿、子晕、子痫、子嗽、妊娠小便淋痛、妊娠小便不通、妊娠瘙痒症、妊娠贫血、难产等。

要点三 妊娠病的发病机理

1. 阴血虚 阴血素虚，孕后阴血下聚以养胎元，阴血益虚，可致阴虚阳亢而发病。

2. 脾肾虚 脾虚则气血生化乏源，胎失所养，若脾虚湿聚，则泛溢肌肤或水停胞中为病；肾虚则肾精匮乏，胎失所养。或肾气虚弱，胎失所系，胎元不固。

3. 冲气上逆 孕后经血不泻，聚于冲任、子宫以养胎，冲脉气盛。冲脉隶于阳明，若胃气素虚，冲气上逆犯胃，胃失和降则呕恶。

4. 气滞 素多忧郁，气机不畅，腹中胎体渐大，易致气机升降失常，气滞则血瘀水停而致病。

要点四 妊娠病的治疗原则

以胎元的正常与否为前提。胎元正常者，宜治病与安胎并举。安胎之法，以补肾健脾、调理气血为主。若胎元不正，胎堕难留，或胎死不下，或孕妇有病不宜继续妊娠者，则宜从速下胎以益母。

要点五 妊娠期间用药的注意事项

凡峻下、滑利、祛瘀、破血、耗气、散气以及一切有毒药品，都应慎用或禁用。如果病情确实有需要，亦可适当选用，但需严格掌握剂量和用药时间，"衰其大半而止"，以免动胎伤胎。

细目二 妊娠恶阻

要点一 妊娠恶阻的定义

妊娠早期出现恶心呕吐、头晕倦怠，甚至食入即吐者，称为"恶阻"。

要点二 病因病机

恶阻的发生，主要病机是冲脉之气上逆，胃失和降。临床常见的病因为脾胃虚弱、肝胃不和，并可继发气阴两虚的恶阻重症。

要点三 鉴别诊断

本病应与葡萄胎、妊娠合并急性胃肠炎、孕痈相鉴别。

要点四 辨证论治

1. 脾胃虚弱证

主要证候：妊娠早期，恶心呕吐不食，甚则食入即吐；口淡，呕吐清涎，头晕体倦，脘痞腹胀；舌淡，苔白，脉缓滑无力。

治法：健脾和胃，降逆止呕。

方药：香砂六君子汤。

2. 肝胃不和证

主要证候：妊娠早期，恶心，呕吐酸水或苦水，恶闻油腻；烦渴，口干口苦，头胀而晕，胸满胁痛，嗳气叹息；舌淡红，苔微黄，脉弦滑。

治法：清肝和胃，降逆止呕。

方药：橘皮竹茹汤或苏叶黄连汤加姜半夏、枇杷叶、竹茹、乌梅。

● 要点五　妊娠恶阻的调摄

本病发生往往与精神因素有关，患者应保持乐观愉快的情绪，解除顾虑，避免精神刺激。生活上需调配饮食，宜清淡、易消化，忌肥甘厚味及辛辣之品，鼓励进食，少量多餐，服药应采取少量缓缓呷服之法，以获药力。

细目三　妊娠腹痛

● 要点一　妊娠腹痛的定义

妊娠期，因胞脉阻滞或失养，发生小腹疼痛者，称为"妊娠腹痛"，亦名"胞阻"。

● 要点二　病因病机

本病的发生机理，主要是气滞、血瘀、血虚、虚寒，以致胞脉、胞络阻滞或失养，气血运行不畅，"不通则痛"或"不荣则痛"。其病位在胞脉、胞络，尚未损伤胎元。病情严重者，可影响到胎元，发展为胎漏、胎动不安。

● 要点三　鉴别诊断

本病应与异位妊娠、胎动不安、妊娠合并卵巢囊肿蒂扭转、孕痈相鉴别。

● 要点四　辨证论治

1. 血虚证

主要证候：妊娠后小腹绵绵作痛，按之痛减；面色萎黄，头晕目眩，或心悸少寐；舌淡，苔薄白，脉细滑弱。

治法：养血安胎止痛。

方药：当归芍药散加首乌、桑寄生。

2. 气滞证

主要证候：妊娠后小腹胸胁胀痛，或少腹胀痛；情志抑郁，嗳气吐酸，或烦躁易怒；苔薄黄，脉弦滑。

治法：疏肝解郁，养血安胎。

方药：逍遥散。

3. 虚寒证

主要证候：妊娠后小腹冷痛，绵绵不休，喜温喜按；面色㿠白，形寒肢冷，纳少便溏；舌淡，苔白滑，脉沉细滑。

治法：暖宫止痛，养血安胎。

方药：胶艾汤加巴戟天、杜仲、补骨脂。

4. 血瘀证

主要证候：妊娠后小腹常感隐痛不适，或刺痛，痛处不移；或素有癥瘕；舌黯有瘀点，脉弦滑。

治法：养血活血，补肾安胎。

方药：桂枝茯苓丸合寿胎丸。

细目四　胎漏、胎动不安

● 要点一　胎漏、胎动不安的定义

妊娠期间阴道少量出血，时出时止，或淋沥不断，而无腰酸、腹痛、小腹下坠者，称为"胎漏"，亦称"胞漏"或"漏胎"。妊娠期间出现腰酸、腹痛、小腹下坠，或伴有少量阴道出血者，称为"胎动不安"。本病发生在妊娠早期，类似于西医学的先兆流产，若发生在妊娠中、晚期，则类似于西医学的前置胎盘。

● 要点二　病因病机

胎漏、胎动不安的主要病机是冲任损伤、胎元不固。妊娠是胚胎寄生于母体子宫内生长发育和成熟的过程。母体和胎儿必须互相适应，否则易发生流产。胎元包括胎气、胎儿、胎盘三个方面，任何一方有问题，均可发生胎漏、胎动不安。常见病因有肾虚、血热、气血虚弱、血瘀。

● 要点三　流产鉴别诊断

胎漏、胎动不安是以胚胎、胎儿存活为前

提，首辨胚胎存活与否，并要与妊娠期间有阴道出血或腹痛的疾病相鉴别。此外，本病之阴道出血还要与各种原因所致的宫颈出血相鉴别，如宫颈息肉出血。

要点四 辨证论治

本病首辨胎元未殒或已殒，胎元未殒宜保，按本病辨证论治；胎元已殒则应去胎，按堕胎、小产处理。治疗大法以补肾安胎为主，并根据不同的证型分别采用补肾健脾、清热凉血、益气养血或化瘀固冲法。

1. 肾虚证

主要证候：妊娠期阴道少量下血，色淡黯，腰酸、腹痛、下坠，或曾屡孕屡堕，头晕耳鸣，夜尿多，眼眶黯黑或有面部黯斑；舌淡，苔白，脉沉细滑尺脉弱。

治法：补肾健脾，益气安胎。

方药：寿胎丸加党参、白术或滋肾育胎丸。

2. 血热证

主要证候：妊娠期阴道少量出血，色深红或鲜红，质稠，或腰酸，口苦咽干，心烦少寐，溲黄便结；舌红，苔黄，脉滑数。

治法：清热凉血，养血安胎。

方药：保阴煎或当归散。

3. 气血虚弱证

主要证候：妊娠期阴道少量下血，色淡红，质稀薄，或小腹空坠而痛、腰酸、面色㿠白、心悸气短、神疲肢倦；舌淡，苔薄白，脉细弱略滑。

治法：补气养血，固肾安胎。

方药：胎元饮。

4. 血瘀证

主要证候：宿有癥积，孕后常有腰酸腹痛下坠，阴道不时出血，色黯红，或妊娠期跌仆闪挫，继之腹痛或少量阴道出血；舌黯红，或有瘀斑，脉弦滑或沉弦。

治法：活血化瘀，补肾安胎。

方药：桂枝茯苓丸合寿胎丸。

要点五 预防与调摄

流产大多是可以预防的。应提倡婚前、孕前检查，在夫妇双方身体最佳状态下妊娠，未病先防。孕后首忌交合，以静养胎。调畅情怀，生活有节。已病防变，及早安胎。围产保健，母子平安。

细目五 滑 胎

要点一 滑胎的定义

凡堕胎或小产连续发生3次或3次以上者，称为"滑胎"，亦称"数堕胎""屡孕屡堕"。

要点二 病因病机

滑胎的主要机理为母体冲任损伤和胎元不健。若母体脾肾不足，气血虚弱，或宿有癥瘕之疾，或孕后跌仆闪挫，伤及冲任均可导致胎元不固而致滑胎。先天禀赋不足，胎元不健，致使胚胎损伤或不能成形，或成形易损，则发生屡孕屡堕。滑胎的病因临床常见有肾虚、脾肾虚弱、气血两虚、血热和血瘀。

要点三 诊断

1. 病史 堕胎、小产连续发生3次或3次以上者，称为滑胎。诊断时注意其连续性和自然陨堕的特点。多数滑胎病人，往往发生在妊娠后的相同月份，但也有部分病人滑胎不在相同月份。

2. 检查

（1）妇科检查 了解子宫发育，有无子宫肌瘤、子宫畸形及盆腔肿物等。

（2）实验室检查 查男女双方染色体。男子因诸多因素所导致的精子数目、活动力、畸形率的异常。女方查黄体功能、胎盘内分泌功能、ABO抗原、血清抗体效价、抗心磷脂抗体等。

（3）辅助检查 通过B超或子宫-输卵管造影观察子宫形态、大小，有无畸形、宫腔粘连、子宫肌瘤、盆腔肿物，宫颈内口情况。特别是大月份小产者更应重视是否存在宫颈机能不全情况，若宫颈内口达1.9cm以上者可诊断为宫颈内口松弛。

要点四 辨证论治

1. 肾虚证

（1）肾气不足证

主要证候：屡孕屡堕，甚或应期而堕；孕后

腰酸膝软,头晕耳鸣,夜尿频多,面色晦暗;舌质淡,苔薄白,脉细滑尺脉沉弱。

治法:补肾健脾,固冲安胎。

方药:补肾固冲丸。

(2) 肾阳亏虚证

主要证候:屡孕屡堕;腰膝酸软,甚则腰痛如折,头晕耳鸣,畏寒肢冷,小便清长,夜尿频多,大便溏薄;舌淡,苔薄而润,脉沉迟或沉弱。

治法:温补肾阳,固冲安胎。

方药:肾气丸去泽泻,加菟丝子、杜仲、白术。

(3) 肾精亏虚证

主要证候:屡孕屡堕;腰酸膝软,甚或足跟痛,头晕耳鸣,手足心热,两颧潮红,大便秘结;舌红少苔,脉细数。

治法:补肾填精,固冲安胎。

方药:育阴汤。

2. 脾肾虚弱证

主要证候:屡孕屡堕;腰酸膝软,小腹隐痛下坠,纳呆便溏,头晕耳鸣,尿频,夜尿多,眼眶黯黑,面色晦黄,面颊部黯斑;舌淡胖色黯,脉沉细滑,尺脉弱。

治法:补肾健脾,养血安胎。

方药:安奠二天汤。

3. 气血虚弱证

主要证候:屡孕屡堕;头晕目眩,神疲乏力,面色㿠白,心悸气短;舌质淡,苔薄白,脉细弱。

治法:益气养血,固冲安胎。

方药:泰山磐石散。

4. 血热证

主要证候:屡孕屡堕,孕后阴道出血,色深红质稠;腰酸腹痛,面赤唇红,口干咽燥,便结尿黄,舌红苔黄,脉弦滑数。

治法:清热养血,滋肾安胎。

方药:保阴煎合二至丸加白术。

5. 血瘀证

主要证候:素有癥瘕之疾,孕后屡孕屡堕;肌肤无华;舌质紫黯或有瘀斑,脉弦滑或涩。

治法:祛瘀消癥,固冲安胎。

方药:桂枝茯苓丸合寿胎丸。

● **要点五 预防与调摄**

对曾经发生过堕胎、小产者,应在下次受孕前做好全面检查,"预培其损",避孕1年,在夫妇双方身体最佳状态下妊娠,做到未病先防。孕后宜保持心情愉快,消除忧虑和恐惧心理,勿过度劳累,孕早期禁止性生活,及早安胎。避免跌仆损伤,维护气血平和,使胎元健固。还要注意饮食营养,保证胎儿正常发育。遵守医嘱,用药保胎时间应超过既往堕胎、小产时间的2周以上,并做好围产期保健。

细目六 子 肿

● **要点一 子肿的定义**

子肿又称"妊娠肿胀",其主症是妊娠中晚期,孕妇出现肢体面目肿胀者称"子肿"。

● **要点二 子气、皱脚、脆脚的含义**

1. 子气 自膝至足肿,小水长者。

2. 皱脚 两脚肿而肤厚者。

3. 脆脚 两脚肿而皮薄者。

● **要点三 病因病机**

此病多发生在妊娠5~6月以后,此时胎体逐步长大,升降之机为之不利,若脏器本虚,胎碍脏腑,因孕重虚。因此,脾肾阳虚、水湿不化,或气滞湿停为妊娠肿胀的主要发病机理,脾肾两脏功能失常往往互相影响,或相继出现。

● **要点四 辨证论治**

妊娠肿胀的治疗应本着治病与安胎并举的原则,以运化水湿为主,适当加入养血安胎之品,慎用温燥寒凉、峻下、滑利之品,择用皮类利水药,以免伤胎。

1. 脾虚证

主要证候:妊娠数月,面目四肢浮肿,或遍及全身,皮薄光亮,按之凹陷不起,面色黄白无华,神疲气短懒言,口淡而腻,脘腹胀满,食欲不振,小便短小,大便溏薄;舌淡体胖,边有齿痕，舌苔白润或腻，脉缓滑。

治法：健脾利水。

方药：白术散加砂仁或健脾利水汤。

2. 肾虚证

主要证候：妊娠数月，面浮肢肿，下肢尤甚，按之如泥，腰酸乏力，下肢逆冷，小便不利；舌淡，苔白润，脉沉迟。

治法：补肾温阳，化气利水。

方药：真武汤或肾气丸。

3. 气滞证

主要证候：妊娠3~4月后，肢体肿胀，始于两足，渐延于腿，皮色不变，随按随起，胸闷胁胀，头晕胀痛；苔薄腻，脉弦滑。

治法：理气行滞，除湿消肿。

方药：天仙藤散或正气天香散。

细目七 妊娠小便淋痛

● 要点一 妊娠小便淋痛的定义

妊娠期间出现尿频、尿急、淋沥涩痛等症，称"妊娠小便淋痛"，或"妊娠小便难"，俗称"子淋"，类似于西医的妊娠合并泌尿系感染。

● 要点二 病因病机

病因总因于热，机理是热灼膀胱，气化失司，水道不利。其热有虚实之分，虚者阴虚内热；实者心火亢盛，湿热下注。

● 要点三 辨证论治

本病治疗上均以清润为主，不宜过于苦寒通利，以免重耗阴液，损伤胎元。

1. 阴虚津亏证

主要证候：妊娠期间，小便频数，淋沥涩痛，量少色淡黄，午后潮热，手足心热，大便干结，颧赤唇红；舌红少苔，脉细滑而数。

治法：滋阴清热，润燥通淋。

方药：知柏地黄丸加麦冬、五味子、车前子。

2. 心火偏亢证

主要证候：妊娠期间，小便频数，尿短赤，艰涩刺痛，面赤心烦，渴喜冷饮，甚者口舌生疮；舌红欠润，少苔或无苔，脉细数。

治法：清心泻火，润燥通淋。

方药：导赤散加玄参、麦冬。

3. 湿热下注证

主要证候：妊娠期间，突感尿频、尿急、尿痛，尿意不尽，欲解不能，小便短赤，小腹坠胀，胸闷食少，带下黄稠量多；舌红苔黄腻，脉弦滑数。

治法：清热利湿，润燥通淋。

方药：加味五苓散。

（谈　勇）

第八单元　产后病

细目一　概　述

● 要点一 产后病的定义

产妇在产褥期内发生与分娩或产褥有关的疾病，称为"产后病"。从胎盘娩出至产妇全身各器官除乳腺外恢复至孕前状态的一段时期，称产后，亦称"产褥期"，一般约为6周。古人有"弥月为期""百日为度"之说，俗称"小满月"与"大满月"，即产后一月（弥月）为小满月，产后三月（百日）为大满月。目前根据临床实际，将产后七日内称为"新产后"。

● 要点二 产后"三冲""三病""三急"的含义

汉代《金匮要略·妇人产后病脉证治》指出："新产妇人有三病，一者病痉，二者病郁冒，三者大便难。"《张氏医通·妇人门》云："败血上冲有三，或歌舞谈笑，或怒骂坐卧，甚者逾墙上屋，口咬拳打，山腔野调，号佛名神，此败血冲心，多死……若饱闷呕恶，腹满胀痛者曰冲胃……若面赤呕逆欲死曰冲肺……大抵冲心者，十难救一，冲胃者，五死五生，冲肺者，十全一二。"又论："产后诸病，惟呕吐、盗汗、泄泻为急，三者并见必危。"前人所指的产后病，涉及范围较广，根据现代临床的认识来看，古人所说的产后"三冲"，与西医产科的羊水栓塞有相似之处，是产时危急重症。近年来，由于疾病谱的变化和对某些疾病的重新认识，本单元新增临床常见的产后抑郁及产后血劳。

● 要点三 产后病的病因病机

产后病的发病机理可以概括为四个方面：一是亡血伤津。由于分娩用力、出汗、产创和出血，而使阴血暴亡，虚阳浮散，变生他病。二是元气受损。分娩是一个持续时间较长的体力持续消耗过程，若产程较长，产时用力耗气，产后操劳过早，或失血过多，气随血耗，而致气虚失摄、冲任不固。三是瘀血内阻。分娩创伤，脉络受损，血溢脉外，离经成瘀。产后百节空虚，若起居不慎，感受寒热之邪，寒凝热灼成瘀；或胞衣、胎盘残留，瘀血内阻，败血为病。四是外感六淫或饮食房劳所伤。产后元气、津血俱伤，腠理疏松，所谓"产后百节空虚"，生活稍有不慎或调摄失当，均可致气血不调，营卫失和，脏腑功能失常，冲任损伤而变生产后诸疾。

● 要点四 产后病的诊断与产后"三审"

产后疾病的诊断在运用四诊的基础上，根据新产特点，还需注意"三审"，即先审小腹痛与不痛，以辨有无恶露的停滞；次审大便通与不通，以验津液之盛衰，三审乳汁的行与不行及饮食之多少，以察胃气的强弱。同时还应根据病证，了解产妇体质，产前、产时、产后情况，参以脉证，必要时配合妇科检查及相应的实验室检查、辅助检查进行全面综合的分析，才能做出正确的诊断。

● 要点五 产后病的治疗原则

应根据亡血伤津、元气受损、瘀血内阻、多虚多瘀的特点，本着"勿拘于产后，亦勿忘于产后"的原则，结合病情进行辨证论治。常用的具体治法有补虚化瘀、清热解毒、益气固表、调理肾肝脾等。选方用药，又需照顾气血，行气勿过于耗散，化瘀勿过于攻逐，时时顾护胃气，消导必兼扶脾，寒证不宜过用温燥，热证不宜过用寒凉；解表不过于发汗，攻里不过于削伐；掌握补虚不滞邪，攻邪不伤正的原则，勿犯虚虚实实之戒。

● 要点六 产后用药"三禁"

禁大汗以防亡阳；禁峻下以防亡阴；禁通利小便以防亡津液。此外，对产后病中的危急重症，如产后血晕、产后痉病、产后发热等，临证时必当详察，及时明确诊断，必要时中西医结合救治，以免贻误病情。

● 要点七 产后病的预防与调摄

居室宜寒温适宜，空气流通，阳光充足，不宜关门闭户；衣着宜温凉合适，以防外感风寒或中暑；饮食宜清淡，富含营养而易消化；不宜过食生冷辛辣和肥腻煎炒之品，以免内伤脾胃；宜劳逸结合，以免耗气伤血；心情宜轻松舒畅，不宜悲恐抑郁太过，以防情志伤人。产后百日内，不宜交合，勿为房事所伤；尤宜保持外阴清洁卫生，以防病邪乘虚入侵。

细目二 产后发热

● 要点一 产后发热的定义

产褥期内，出现发热持续不退，或突然高热寒战，并伴有其他症状者，称"产后发热"。如产后1～2日内，由于阴血骤虚，阳气外浮，而见轻微发热，而无其他症状，此乃营卫暂时失于调和，一般可自行消退，属正常生理现象。

● 要点二 病因病机

产后发热的原因较为复杂，但致病机理与产后"正气易虚，易感病邪，易生瘀滞"的特殊生理状态密切相关。由于产后胞脉空虚,邪毒乘虚直犯胞宫,正邪交争,正气亏虚,易感外邪,败血停滞,营卫不通,阴血亏虚,阳气浮散,均可致发热。常见病因有感染邪毒、外感、血瘀、血虚。

● 要点三　诊断

1. 病史　妊娠晚期不节房事,或产程不顺(难产、滞产),接生不慎,产创护理不洁;或产后失血过多;或产后不禁房事;或当风感寒,或冒暑受热;或有情志不遂史。

2. 临床表现　产褥期内,尤以新产后出现发热为主,表现为持续发热,或突然寒战高热,或发热恶寒,或乍寒乍热,或低热缠绵等症状。若产后24小时之后至10天内出现体温≥38℃,大多数情况下表示有产褥感染。除发热之外,常伴有恶露异常和小腹疼痛,尤其以恶露异常为辨证要点。

3. 检查

（1）妇科检查　软产道损伤,局部可见红肿化脓。盆腔呈炎性改变,恶露秽臭。

（2）辅助检查　血常规检查见白细胞总数及中性粒细胞升高。宫腔分泌物或血培养可找到致病菌。B超检查见盆腔有液性暗区,提示有炎症或脓肿。彩色多普勒、CT、磁共振等检测,能对感染形成的包块、脓肿及静脉血栓作出定位和定性。产后发热的关键是早期诊断,以排除感染邪毒证,因此证最急最重,常危及生命。

● 要点四　急症处理

感染邪毒所致的产后发热,是产科危急重症,若治疗不当或延误治疗可使病情进一步发展,邪毒内传,热入营血,或热陷心宝,甚则发展至热深厥脱危重之候。此时应参照"产褥感染",积极进行中西医结合救治。

1. 支持疗法　加强营养,纠正水、电解质平衡紊乱,病情严重者或贫血者,多次少量输血或输血浆。

2. 热入营血　高热不退,心烦汗出,斑疹隐隐,舌红绛,苔黄燥,脉弦细数。治宜解毒清营,凉血养阴。方药用清营汤加味。或用清开灵注射液,每日20~40mL,加入5%葡萄糖注射液或生理盐水内静脉滴注,以清热解毒、醒神开窍。

3. 热入心包　高热不退,神昏谵语,甚则昏迷,面色苍白,四肢厥冷,脉微而数。治宜凉血托毒,清心开窍。方药用清营汤送服安宫牛黄丸或紫雪丹。或醒脑静注射液,肌肉注射,每次2~4mL,每日1~2次,或每次20mL稀释于10%葡萄糖注射液200mL或生理盐水100mL内,静脉点滴。

4. 热深厥脱　冷汗淋漓,四肢厥冷,脉微欲绝等亡阳证候,急当回阳救逆,方用独参汤、生脉散或参附汤。或用参附注射液肌肉注射,每次2~4mL,每日1~2次,或每次10~20mL稀释于5%或10%葡萄糖注射液20mL内,静脉推注,以回阳救逆、益气固脱。此时病情复杂,势急症重,必须根据病情,配合西医治疗,给予足够的抗生素,或皮质激素,纠正电解质紊乱,抗休克,及时处理伤口。若有盆腔脓肿,应切开引流。当病情稳定后,再检查原因,及时处理。

● 要点五　辨证论治

1. 感染邪毒证

主要证候:产后高热寒战,热势不退,小腹疼痛拒按,恶露量或多或少,色紫黯如败酱,气臭秽;心烦口渴,尿少色黄,大便燥结;舌红苔黄,脉数有力。

治法:清热解毒,凉血化瘀。

方药:五味消毒饮合失笑散加减或解毒活血汤加减。

若持续高热,小腹疼痛剧烈,拒按,恶露不畅,秽臭如脓,烦渴引饮,大便燥结,舌紫黯,苔黄而燥,脉现数者,此乃热毒与瘀血互结胞中。治宜清热逐瘀,排脓通腑。方用大黄牡丹皮汤加败酱草、红藤、益母草。如有盆腔脓肿,则要切开引流;胎盘残留宫腔者,在抗炎下清宫。

2. 外感证

主要证候:产后恶寒发热,鼻流清涕,头

痛,肢体酸痛,无汗;舌苔薄白,脉浮紧。

治法:养血祛风,疏解表邪。

方药:荆穗四物汤加防风、苏叶或参苏饮。

若外感风热,症见发热,微恶风寒,头身疼痛,咳嗽痰黄,口干咽痛,微汗或无汗,舌红,苔薄黄,脉细数,治宜辛凉解表,疏风清热,方用银翘散。

若邪入少阳,症见寒热往来,口苦,咽干,目眩,默默不欲饮食,脉弦,治宜和解少阳,方选小柴胡汤加味。

若产时正值炎热酷暑季节,症见身热多汗,口渴心烦,体倦少气,舌红少津,脉虚数,为外感暑热,气津两伤,治宜清暑益气,养阴生津,方用王氏清暑益气汤。

3. 血瘀证

主要证候:产后寒热时作,恶露不下或下亦甚少,色紫黯有块,小腹疼痛拒按;舌质紫黯或有瘀点,脉弦涩。

治法:活血化瘀,和营退热。

方药:生化汤加味或桃红消瘀汤。

4. 血虚证

主要证候:产后低热不退,腹痛绵绵,喜按,恶露量或多或少,色淡质稀,自汗,头晕心悸;舌质淡,苔薄白,脉细数。

治法:补血益气,和营退热。

方药:补中益气汤加地骨皮。

● 要点六　预防与调摄

1. 加强孕期保健,注意均衡营养,增强体质,孕晚期应禁房事。

2. 正确处理分娩,产程中严格无菌操作,尽量避免产道损伤和产后出血,有损伤者应及时仔细缝合。

3. 产褥期应避风寒,慎起居,保持外阴清洁,严禁房事,以防外邪入侵。

4. 产后取半卧位,有利于恶露排出。

5. 防患于未然,凡有产道污染、产道手术、胎膜早破、产后出血等有感染可能者,可给予抗生素或清热解毒之品,预防病邪入侵。

细目三　产后腹痛

● 要点一　产后腹痛的定义

产妇在产褥期内,发生与分娩或产褥有关的小腹疼痛,称为产后腹痛。其中因瘀血引起者,称"儿枕痛"。本病以新产后多见。

孕妇分娩后,由于子宫的缩复作用,小腹呈阵阵作痛,于产后1~2日出现,持续2~3日自然消失,西医学称"宫缩痛""产后痛",属生理现象,一般不需治疗。若腹痛阵阵加剧,难以忍受,或腹痛绵绵,疼痛不已,影响产妇的康复,则为病态,应予治疗。

● 要点二　病因病机

主要病机是冲任、胞宫的不荣而痛和不通则痛,其原因有血虚和血瘀。

● 要点三　鉴别诊断

与产后伤食腹痛、产褥感染腹痛、产后痢疾鉴别。

● 要点四　辨证论治

1. 气血两虚证

主要证候:产后小腹隐隐作痛数日不止,喜按喜揉,恶露量少,色淡红,质稀无块,面色苍白,头晕眼花,心悸怔忡,大便干结;舌质淡,苔薄白,脉细弱。

治法:补血益气,缓急止痛。

方药:肠宁汤或内补当归建中汤或当归生姜羊肉汤。

2. 瘀滞子宫证

主要证候:产后小腹疼痛,拒按,得热痛减;恶露量少,涩滞不畅,色紫黯有块,块下痛减;面色青白,四肢不温,或伴胸胁胀痛;舌质紫黯,脉沉紧或弦涩。

治法:活血化瘀,温经止痛。

方药:生化汤加益母草或散结定痛汤或补血定痛汤。

● 要点五　预防与调摄

产后腹痛为产后常见病,经积极治疗后大多

能痊愈。若失治误治，瘀血日久而成瘀热；注意保暖，切忌饮冷受寒，同时密切观察子宫缩复情况，注意子宫底高度及恶露变化。如疑有胎盘、胎衣残留，应及时检查处理。

细目四　产后身痛

● 要点一　产后身痛的定义

产妇在产褥期内，出现肢体或关节酸楚、疼痛、麻木、重着者，称为"产后身痛"。又称"产后遍身疼痛""产后关节痛""产后痹证""产后痛风"，俗称"产后风"。

● 要点二　病因病机

本病的发生机理，主要是产后营血亏虚，经脉失养或风寒湿邪乘虚而入，稽留关节、经络所致。常见病因有血虚、风寒、血瘀、肾虚。

● 要点三　鉴别诊断

1. 痹证　本病外感风寒型与痹证的发病机理相近，临床表现也相类似，二者病位都在肢体关节。但本病只发生在产褥期，与产褥生理有关，痹证则任何时候均可发病。若产后身痛日久不愈，迁延至产褥期后，则不属本病，当属痹证论治。

2. 痿证　二者症状均在肢体关节。产后身痛以肢体、关节疼痛、重着、屈伸不利为特点，有时亦兼麻木不仁或肿胀，但无瘫痪的表现；痿证则以肢体痿弱不用、肌肉瘦削为特点，肢体关节一般不痛。

● 要点四　辨证论治

1. 血虚证
主要证候：产后遍身关节酸楚、疼痛，肢体麻木；面色萎黄，头晕心悸；舌淡苔薄，脉细弱。
治法：养血益气，温经通络。
方药：黄芪桂枝五物汤加当归、秦艽、丹参、鸡血藤。

2. 风寒证
主要证候：产后肢体关节疼痛，屈伸不利，或痛无定处，或冷痛剧烈，宛如针刺，得热则舒，或关节肿胀，麻木，重着，伴恶寒怕风；舌淡苔薄白，脉濡细。
治法：养血祛风，散寒除湿。
方药：独活寄生汤或趁痛散、防风汤。

3. 血瘀证
主要证候：产后身痛，尤见下肢疼痛、麻木、发硬、重着、肿胀明显，屈伸不利，小腿压痛；恶露量少，色紫黯夹血块，小腹疼痛，拒按；舌黯，苔白，脉弦涩。
治法：养血活血，化瘀祛湿。
方药：身痛逐瘀汤加毛冬青、忍冬藤、益母草、木瓜。

4. 肾虚证
主要证候：产后腰膝、足跟疼痛，艰于俯仰，头晕耳鸣，夜尿多；舌淡黯，脉沉细弦。
治法：补肾养血，强腰壮骨。
方药：养荣壮肾汤加秦艽、熟地黄。

细目五　产后恶露不绝

● 要点一　恶露不绝的定义

产后血性恶露持续10天以上，仍淋漓不尽者，称"产后恶露不绝"。又称"恶露不尽""恶露不止"。

● 要点二　病因病机

产后恶露不绝的主要病机是胞宫藏泻失度，冲任不固，血海不宁。常见病因有气虚、血热、血瘀。

● 要点三　鉴别诊断

1. 子宫黏膜下肌瘤　产后阴道出血淋漓不尽，B超提示宫内无胎盘胎膜残留，或可提示黏膜下肌瘤，HCG阴性。

2. 绒毛膜癌　本病25%发生于正常妊娠足月产2~3个月后，除产后阴道出血淋漓不尽外，有时可见转移症状，如咯血、阴道紫蓝色结节，可拍胸片，查尿HCG、B超、诊刮等辅助诊断，如HCG阳性，B超提示宫内无胎盘胎膜残留、子宫增大而软，或有子宫壁肿瘤，或卵巢黄素化囊肿。诊断性刮宫，组织物病理检查见坏死组织间夹有增生活跃且异型性滋养细胞，则可确诊。

● 要点四　辨证论治

1. 气虚证

主要证候：恶露过期不尽，量多，色淡，质稀，无臭气；面色㿠白，神疲懒言，四肢无力，小腹空坠；舌淡苔薄白，脉细弱。

治法：补气摄血固冲。

方药：补中益气汤加艾叶、阿胶、益母草。

2. 血瘀证

主要证候：恶露过期不尽，量时多或时少，色黯有块，小腹疼痛拒按；舌紫黯或边有瘀点，脉沉涩。

治法：活血化瘀止血。

方药：生化汤加益母草、炒蒲黄。

3. 血热证

主要证候：产后恶露过期不止，量较多，色紫红，质黏稠，有臭秽气；面色潮红，口燥咽干；舌质红，脉细数。

治法：养阴清热止血。

方药：保阴煎加益母草、七叶一枝花、贯众。

● 要点五　预防与调摄

1. 加强早期妊娠检查及孕期营养调护，提倡住院分娩。

2. 胎盘娩出后，必须仔细检查胎盘胎膜是否完整，有无副叶胎盘。如发现有宫腔残留，多应立即清宫。

3. 产后注意适当休息，注意产褥卫生，避免感受风寒。增加营养，不宜过食辛燥之品。提倡做产后保健操。

（谈　勇）

第九单元　妇科杂病

细目一　概述

● 要点一　妇科杂病的定义

凡不属经、带、胎、产和前阴疾病范畴，而又与女性解剖、生理特点有密切关系的疾病，称为"妇科杂病"。

● 要点二　妇科杂病的范围

常见的妇科杂病有癥瘕、盆腔炎、不孕症、阴痒、阴疮、子宫脱垂、妇人脏躁。

● 要点三　病因病机

由于杂病范围广，其病因病机亦较为复杂。寒热湿邪、七情内伤、生活因素、体质因素诸多病因均可导致疾病的发生。其病机主要是肾、肝、脾功能失常，气血失调，直接或间接影响冲任、胞宫、胞脉、胞络而发生妇科杂病。最常见的病因病机是气滞血瘀，湿热瘀结，痰湿壅阻，肾虚，肝郁，脾虚，冲任、胞脉胞络损伤，及脏阴不足等。

● 要点四　杂病的治疗

重在整体调补肾、肝、脾功能，调理气血，调治冲任、胞宫，以恢复其生理功能，并注意祛邪。常用具体治法有补肾疏肝、健脾、益气、祛瘀、化痰、消癥、清热解毒、甘润滋养及外用杀虫止痒等。杂病大多病程日久，经年累月，治疗难图速愈，必须坚持服药调治，配合心理治疗，假以时日，方显疗效。

细目二　癥瘕

● 要点一　癥瘕的定义

妇人下腹结块，伴有或胀、或痛、或满、或异常出血者，称为癥瘕。癥者有形可征，固定不移，痛有定处；瘕者假聚成形，聚散无常，推之可移，痛无定处。一般认为癥属血病，瘕属气病，但临床常难以划分，故并称癥瘕。癥瘕有良性和恶性之分，这里仅指良性癥瘕。

● 要点二　病因病机

癥瘕的发生，主要是由于机体正气不足，风寒湿热之邪内侵，或七情、房事、饮食内伤，脏腑功能失调，气机阻滞，瘀血、痰饮、湿浊等有形之邪凝结不散，停聚小腹，日月相积，逐渐而成。由于病程日久，正气虚弱，气、血、痰、湿互相影响，故多互相兼夹而有所偏重，极少出现单纯的气滞、血瘀或痰湿。主要病因有气滞血瘀、痰湿瘀结、湿热瘀阻和肾虚血瘀。

● 要点三　鉴别诊断

首先应与妊娠子宫及尿潴留鉴别；然后识别妇科良性癥瘕所涉主要病种，如卵巢良性肿瘤、子宫肌瘤、盆腔炎性包块、陈旧性宫外孕。

● 要点四　辨证论治

1. 气滞血瘀证

主要证候：下腹部结块，触之有形，按之痛或无痛，小腹胀满，月经先后不定，经血量多有块，经行难净，经色黯；精神抑郁，胸闷不舒，面色晦暗，肌肤甲错；舌质紫黯，或有瘀斑，脉沉弦涩。

治法：行气活血，化瘀消癥。

方药：香棱丸或大黄䗪虫丸。

2. 痰湿瘀结证

主要证候：下腹结块，触之不坚，固定难移，经行量多，淋沥难净，经间带下增多；胸脘痞闷，腰腹疼痛；舌体胖大，紫黯，有瘀斑、瘀点，苔白厚腻，脉弦滑或沉涩。

治法：化痰除湿，活血消癥。

方药：苍附导痰丸合桂枝茯苓丸。

3. 湿热瘀阻证

主要证候：下腹部肿块，热痛起伏，触之痛剧，痛连腰骶，经行量多，经期延长，带下量多，色黄如脓，或齿白兼杂；兼见身热口渴，心烦不宁，大便秘结，小便黄赤；舌黯红，有瘀斑，苔黄，脉弦滑数。

治法：清热利湿，化瘀消癥。

方药：大黄牡丹汤。

4. 肾虚血瘀证

主要证候：下腹部结块，触痛；月经量多或少，经行腹痛较剧，经色紫黯有块，婚久不孕或曾反复流产；腰酸膝软，头晕耳鸣；舌黯，脉弦细。

治法：补肾活血，消癥散结。

方药：补肾祛瘀方或益肾调经汤。

细目三　盆腔炎

● 要点一　盆腔炎的定义

女性内生殖器官及其周围结缔组织、盆腔腹膜发生的炎症，称为盆腔炎。

盆腔炎可分为急性盆腔炎和慢性盆腔炎。急性盆腔炎继续发展可引起弥漫性腹膜炎、败血症、感染性休克，严重者可危及生命。若在急性期未能得到彻底治愈，则可转为慢性盆腔炎，往往日久不愈并可反复发作。盆腔的炎症可局限于一个部位，也可同时累及几个部位，最常见的是输卵管炎及输卵管卵巢炎，单纯的子宫内膜炎或卵巢炎较少见。

● 要点二　病因病机

急性盆腔炎多发在产后、流产后、宫腔内手术处置后，或经期卫生保健不当之际，邪毒乘虚侵袭，稽留于冲任及胞宫脉络，与气血相搏结，邪正交争，而发热疼痛，邪毒炽盛则腐肉酿脓，甚至泛发为急性腹膜炎、感染性休克。常见病因有热毒炽盛、湿热瘀结。

慢性盆腔炎常为急性盆腔炎未能彻底治疗，或患者体质虚弱，病程迁延所致；亦可无急性发病史，起病缓慢，病情顽固，反复不愈。临床根据病变特点及部位的不同，分别称为慢性输卵管炎、输卵管积水、输卵管卵巢炎、输卵管卵巢囊肿、慢性盆腔结缔组织炎。其病因病机主要是经行产后，胞门未闭，风寒湿热之邪，或虫毒乘虚内侵，与冲任气血相搏结，蕴积于胞宫，反复进退，耗伤气血，虚实错杂，缠绵难愈。常见病因有湿热瘀结、气滞血瘀、寒湿凝滞、气虚血瘀。

● **要点三 急性、慢性盆腔炎的诊断**

1. 急性盆腔炎的诊断

（1）病史 近期有经行、产后、妇产科手术、房事不洁等发病因素。

（2）临床表现 呈急性病容，辗转不安，面部潮红，高热不退，小腹部疼痛难忍，赤白带下或恶露量多，甚至如脓血，亦可伴有腹胀、腹泻、尿频、尿急等症状。

（3）检查

1）妇科检查：小腹部肌紧张，压痛、反跳痛；阴道充血，脓血性分泌物量多；宫颈充血，宫体触压痛拒按，宫体两侧压痛明显，甚至触及包块；盆腔形成脓肿，位置较低者则后穹隆饱满，有波动感。

2）辅助检查：血常规检查见白细胞升高，粒细胞更明显。阴道、宫腔分泌物或血培养可见致病菌。后穹隆穿刺可吸出脓液。B超可见盆腔内有炎性渗出液或肿块。

2. 慢性盆腔炎的诊断

（1）病史 既往有急性盆腔炎、阴道炎、节育及妇科手术感染史，或不洁性生活史。

（2）临床表现 下腹部疼痛，痛连腰骶，可伴有低热起伏，易疲劳，劳则复发，带下增多，月经不调，甚至不孕。

（3）检查 妇科子宫触压痛，活动受限，宫体一侧或两侧附件增厚、压痛，甚至触及炎性肿块。盆腔B超、子宫输卵管造影及腹腔镜检有助于诊断。

● **要点四 鉴别诊断**

1. 急性盆腔炎需与如下疾病相鉴别

（1）异位妊娠 输卵管妊娠流产、破裂者，腹腔内出血，临床表现为腹痛、阴道流血，甚至晕厥，与急性盆腔炎相似。盆腔炎者高热，白细胞明显升高。异位妊娠者HCG（+）。后穹隆穿刺，异位妊娠者可吸出不凝固的积血，盆腔炎者则为脓液，可资鉴别。

（2）急性阑尾炎 与急性盆腔炎都有身热、腹痛、白细胞升高。盆腔炎痛在下腹部两侧，病位较低，常伴有月经异常；急性阑尾炎多局限于右下腹部，有麦氏点压痛、反跳痛。

（3）卵巢囊肿蒂扭转 常有突然腹痛，渐加重，甚至伴有恶心呕吐，一般体温不甚高。B超检查或妇科盆腔检查可资鉴别。

2. 慢性盆腔炎需要与如下疾病相鉴别

（1）子宫内膜异位症 以进行性加重的痛经为特征，病程长，与慢性盆腔炎相似。后者的特点是长期慢性疼痛，可有反复急性发作，低热，经行、性交、劳累后疼痛加重。子宫内膜异位症平时不通，或仅有轻微疼痛不适，经期则腹痛难忍，并呈进行性加重。腹腔镜检、B超及抗子宫内膜抗体等检验有助于确诊。

（2）卵巢囊肿 慢性盆腔炎形成输卵管积水，或输卵管卵巢囊肿者，需与卵巢囊肿者鉴别。前者有盆腔炎病史，肿块成腊肠型，囊壁较薄，周围有粘连，活动受限，卵巢囊肿多为圆形或椭圆形，周围无粘连，活动自如，常无明显自觉不适，偶于妇科体检中发现。B超可资鉴别。

● **要点五 辨证论治**

1. 急性盆腔炎 发病急，病情重，病势凶险。病因以热毒为主，兼有湿、瘀，故临证以清热解毒为主，祛湿化瘀为辅。

（1）**热毒炽盛证**

主要证候：高热腹痛，恶寒或寒战，下腹部疼痛拒按，咽干口苦，大便秘结，小便短赤，带下量多，色黄，或赤白兼杂，质黏稠，如脓血，味臭秽，月经量多或淋沥不净；舌红，苔黄厚，脉滑数。

治法：清热解毒，利湿排脓。

方药：五味消毒饮合大黄牡丹汤。

（2）**湿热瘀结证**

主要证候：下腹部疼痛拒按，或胀满，热势起伏，寒热往来，带下量多、色黄、质稠、味臭秽，经量增多，经期延长，淋沥不止，大便溏或燥结，小便短赤；舌红有瘀点，苔黄厚，脉弦滑。

治法：清热利湿，化瘀止痛。

方药：仙方活命饮加薏苡仁、冬瓜仁。

2. 慢性盆腔炎 多为邪热余毒残留，与冲任之气血相搏结，凝聚不去，日久难愈，耗伤气血，虚实错杂。

（1）湿热瘀结证

主要证候：少腹部隐痛，或疼痛拒按，痛连腰骶，低热起伏，经行或劳累时加重，带下量多，色黄，质黏稠；胸闷纳呆、口干不欲饮，大便溏，或秘结，小便黄赤；舌体胖大，色红，苔黄腻，脉弦数或滑数。

治法：清热利湿，化瘀止痛。

方药：银甲丸或当归芍药散加丹参、毛冬青、忍冬藤、田七片。

（2）气滞血瘀证

主要证候：少腹部胀痛或刺痛，经行腰腹疼痛加重，经血量多有块，瘀块排出则痛减，带下量多，婚久不孕；经行情志抑郁，乳房胀痛；舌体紫黯，有瘀斑、瘀点，苔薄，脉弦涩。

治法：活血化瘀，理气止痛。

方药：膈下逐瘀汤。

（3）寒湿凝滞证

主要证候：小腹冷痛，或坠胀疼痛，经行腹痛加重，喜热恶寒，得热痛缓，经行错后，经血量少，色黯，带下淋沥；神疲乏力，腰骶冷痛，小便频数，婚久不孕；舌黯红，苔白腻，脉沉迟。

治法：祛寒除湿，活血化瘀。

方药：少腹逐瘀汤。

（4）气虚血瘀证

主要证候：下腹部疼痛结块，缠绵日久，通连腰骶，经行加重，经血量多有块，带下量多；精神不振，疲乏无力，食少纳呆；舌体黯红，有瘀点瘀斑，苔白，脉弦涩无力。

治法：益气健脾，化瘀散结。

方药：理冲汤。

要点六 预防与调摄

1. 坚持经期、产后及流产后的卫生保健。
2. 严格掌握妇产科手术指征，术前认真消毒，无菌操作，术后做好护理，预防感染。
3. 对急性盆腔炎要彻底治愈，防止转为慢性而反复发作。
4. 急性盆腔炎患者需要卧床休息、半卧位，饮食应加强营养，选择易于消化的食品。
5. 慢性盆腔炎患者要积极锻炼身体，增强体质。
6. 解除思想顾虑，正确认识疾病，增强治疗的信心。

细目四 不孕症

要点一 不孕症的定义

女子婚后未避孕，有正常性生活，同居 1 年，而未受孕者；或曾有过妊娠，而后未避孕，又连续 1 年未再受孕者，称"不孕症"。前者为原发性不孕，古称"全不产"；后者为继发性不孕，古称"断绪"。

要点二 病因病机

本病的病机有虚实两端。虚者因冲任、胞宫失于濡养与温煦，难以成孕。引起其病机变化的主要因素有肾阳亏损和肾阴不足等诸端。而实者因瘀滞内停，冲任受阻，不能摄精成孕。引起实证病机变化的主要因素有肝郁、痰湿和血瘀。

要点三 不孕症的诊断

1. 询问病史 结婚年龄、丈夫健康状况、性生活情况、月经史、既往史（有无结核、阑尾炎手术、甲状腺病等）、家族史、既往生育史。对继发不孕者尤需问清有无感染病史。

2. 体格检查 注意第二性征的发育，内外生殖器的发育，有无畸形、炎症、包块及溢乳等。

3. 不孕症特殊检查

（1）卵巢功能检查 了解卵巢有无排卵及黄体功能状态。如 BBT、B 超监测排卵、阴道脱落细胞涂片检查、子宫颈黏液结晶检查、宫内膜活检、女性激素测定等。

（2）输卵管通畅试验 常用输卵管通液术、子宫输卵管碘油（或碘水）造影及 B 超下输卵管过氧化氢溶液通液术。除检查子宫输卵管有无畸形、是否通畅、有无子宫内膜结核和肌瘤外，还有一定的分离粘连的治疗作用。

（3）免疫因素检查　如抗精子抗体（AS-AB）、抗内膜抗体（EMAB）。

（4）子宫腔镜检查　怀疑有宫腔或宫内膜病变时，可做宫腔镜检查或作宫腔粘连分离。

（5）腹腔镜检查　上述检查均未见异常，或输卵管造影有粘连等，可做腹腔镜检查，可发现术前未发现的病变，如子宫内膜异位症等。亦可作粘连分离术、内异病灶电凝术、多囊卵巢打孔术。必要时剖腹探查。

（6）排除垂体病变　当怀疑垂体病变时，应作头CT、MRI检查，排除垂体病变引起不孕。

● 要点四　辨证论治

1. 肾虚证

（1）肾气虚证

主要证候：婚久不孕，月经不调或停闭，经量或多或少，色黯；头晕耳鸣，腰膝酸软，精神疲倦，小便清长；舌淡，苔薄，脉沉细，两尺尤甚。

治法：补肾益气，温养冲任。

方药：毓麟珠。

（2）肾阳虚证

主要证候：婚久不孕，月经迟发，或月经后推，或停闭不行，经色淡暗，性欲淡漠，小腹冷，带下量多，清稀如水；或子宫发育不良；头晕耳鸣，腰膝酸软，夜尿多；眼眶暗，面部暗斑，或环唇暗；舌质淡暗，苔白，脉沉细尺弱。

治法：温肾暖宫，调补冲任。

方药：温胞饮或右归丸。

（3）肾阴虚证

主要证候：婚久不孕，月经常提前，经量少或月经停闭，经色较鲜红；或行经时间延长，甚则崩中或漏下不止；形体消瘦，头晕耳鸣，腰膝酸软，五心烦热，失眠多梦，眼花心悸，肌肤失润，阴中干涩；舌质稍红略干，苔少，脉细或细数。

治法：滋肾养血，调补冲任。

方药：养精种玉汤。

2. 肝气郁结证

主要证候：婚久不孕，月经或先或后，经量多少不一，或经来腹痛；或经前烦躁易怒，胸胁乳房胀痛，精神抑郁，善太息；舌黯红或舌边有瘀斑，脉弦细。

治法：疏肝解郁，理血调经。

方药：开郁种玉汤或百灵调肝汤。

3. 瘀滞胞宫证

主要证候：婚久不孕，月经多推后或周期正常，经来腹痛，甚或呈进行性加剧，经量多少不一，经色紫黯，有血块，块下痛减；有时经行不畅，淋沥难净，或经间出血；或肛门坠胀不适，性交痛；舌质紫黯或舌边有瘀点，苔薄白，脉弦或弦细涩。

治法：逐瘀荡胞，调经助孕。

方药：少腹逐瘀汤或膈下逐瘀汤。

4. 痰湿内阻证

主要证候：婚久不孕，多自青春期始即形体肥胖，月经常推后、稀发，甚则停闭不行；带下量多，色白质黏无臭；头晕心悸，胸闷泛恶，面目虚浮或㿠白；舌淡胖，苔白腻，脉滑。

治法：燥湿化痰，行滞调经。

方药：苍附导痰丸。

● 要点五　辨病与辨证结合

1. 排卵障碍性不孕　包括无排卵和黄体功能不全。伴发的病种如先天性卵巢发育不良、席汉综合征、无排卵性功能失调性子宫出血、多囊卵巢综合征、高催乳素血症、未破裂卵泡黄素化综合征、子宫内膜异位症、卵巢早衰等。无排卵者，治疗多以补益肾气，平衡肾阴阳，调整肾－天癸－冲任－胞宫生殖轴以促排卵，如促排卵汤（《罗元恺论医集》）。黄体功能不全者，治疗多以补肾疏肝为主。常见的证型有脾肾阳虚、肝肾阴虚、肾虚血瘀、肾虚痰湿和肾虚肝郁等。

2. 免疫性不孕　导致免疫性不孕的因素很多，在人体中不论精子、卵子、受精卵、性激素、促性腺激素及精浆，都具有一定的抗原性，导致免疫反应，造成不孕。造成不孕的免疫反应可分为同种免疫、局部免疫及自身免疫三种。目前进行的大多是对抗精子免疫性不孕的研究。中医学认为引起免疫性不孕的常见病因病机是肾虚血瘀、阴虚火旺、气滞血瘀和湿热互结，并按相应的证型进行临床和实验室研究，取得一定的经验，值得进一步研究。

3. 输卵管阻塞性不孕 多因盆腔慢性炎症导致输卵管粘连、积水、僵硬、扭曲或闭塞，使输卵管丧失其输送精子、卵子和受精卵的功能，或造成精卵结合障碍而发为不孕。输卵管阻塞性不孕的中医常见证型为气滞血瘀、湿热瘀阻、肾虚血瘀、寒凝血瘀。治疗多以疏肝理气，化瘀通络为主，内服外治（中药保留灌肠或外敷下腹部），配合导管扩通（介入治疗）可提高疗效。

要点六　预防与调摄

1. 保持心情舒畅，社会和家人要给予关心、体贴和支持，创造一个良好的心态环境。
2. 进行性知识宣传教育，注意卫生，预防和及早治疗生殖道炎症。
3. 进行性生理知识教育，让患者掌握氤氲期"的候"，增加受孕机会。
4. 做好计划生育，避免人工堕胎、引产等对肾精、气血的不必要损耗而造成不孕。

细目五　阴　痒

要点一　阴痒的定义

妇女外阴及阴道瘙痒，甚则痒痛难忍，坐卧不宁，或伴带下增多等，称为"阴痒"。

要点二　病因病机

阴痒者，内因脏腑虚损，肝肾功能失常，外因多见会阴局部损伤，带下尿液停积，湿蕴而生热，湿热生虫，虫毒侵蚀，则致外阴痒痛难忍。常见病因有肝经湿热、肝肾阴虚。

要点三　诊断

1. 病史 有不良的卫生习惯，带下量多，长期刺激外阴部，或有外阴、阴道炎病史。

2. 临床表现 妇人前阴部瘙痒时作，甚则难以忍受，坐卧不宁，亦可波及肛门周围或大腿内侧。

3. 检查

（1）妇科检查　外阴部皮肤粗糙，有抓痕、色素蜕变，甚则皲裂、破溃、黄水淋沥。

（2）实验室检查　白带镜检正常或可见念珠菌、滴虫等。

要点四　辨证论治

1. 肝经湿热证

主要证候：阴部瘙痒难忍，坐卧不宁，外阴皮肤粗糙增厚，有抓痕，黏膜充血破溃，或带下量多，色黄如脓，或呈泡沫米泔样，或灰白如凝乳，味腥臭；伴心烦易怒，胸胁满痛，口苦口腻，食欲不振，小便黄赤；舌体胖大，色红，苔黄腻，脉弦滑。

治法：清热利湿，杀虫止痒。

方药：龙胆泻肝汤或萆薢渗湿汤，外用蛇床子散。

2. 肝肾阴虚证

主要证候：阴部瘙痒难忍，干涩灼热，夜间加重，或会阴部肤色变浅白，皮肤粗糙，皲裂破溃；眩晕耳鸣，五心烦热，烘热汗出，腰酸腿软，口干不欲饮；舌红苔少，脉细数无力。

治法：滋阴补肾，清肝止痒。

方药：知柏地黄汤加当归、栀子、白鲜皮。

要点五　阴痒的外治法

1. 熏洗盆浴 蛇床子30g，百部30g，苦参30g，徐长卿15g，黄柏20g，荆芥（或薄荷）20g（后下）。亦可选用市售洁尔阴、洁身纯等中药制剂。

2. 阴道纳药 根据白带检查结果，针对病源选药。

细目六　阴　挺

要点一　阴挺的定义

子宫从正常位置沿阴道下降，宫颈外口达坐骨棘水平以下，甚至子宫全部脱出于阴道口以外，称"阴挺"。常合并阴道前壁和后壁膨出。也称"阴脱""阴菌""阴痔""产肠不收""葫芦癞"。本病相类于西医的"子宫脱垂"。

要点二　病因病机

子宫脱垂与分娩损伤有关。产伤未复，中气

不足,或肾气不固,带脉失约,日渐下垂脱出。亦见于长期慢性咳嗽、便秘、年老体衰之体,冲任不固,带脉固摄无力而子宫脱出。常见病因有气虚、肾虚。

● **要点三 诊断与分度**

1. 诊断 根据病史及检查所见容易确诊。

2. 分度

Ⅰ度 轻型:宫颈外口距处女膜缘<4cm,未达处女膜缘。

重型:宫颈已达处女膜缘,阴道口可见子宫颈。

Ⅱ度 轻型:宫颈脱出阴道口,宫体仍在阴道内。

重型:部分宫体脱出阴道口。

Ⅲ度 宫颈与宫体全部脱出阴道口外。

● **要点四 辨证论治**

1. 气虚证

主要证候:子宫下移或脱出阴道口外,阴道壁松弛膨出,劳则加重,小腹下坠;身倦懒言,面色不华,四肢乏力,小便频数,带下量多,质稀色淡;舌淡苔薄,脉缓弱。

治法:补中益气,升阳举陷。

方药:补中益气汤加金樱子、杜仲、续断。

2. 肾虚证

主要证候:子宫下脱,日久不愈;头晕耳鸣,腰膝酸软冷痛,小腹下坠,小便频数,入夜尤甚,带下清稀;舌淡红,脉沉弱。

治法:补肾固脱,益气升提。

方药:大补元煎加黄芪。

● **要点五 预防与调护**

提倡晚婚晚育,防止生育过多、过密;正确处理产程,避免产程延长;提倡助产技术,保护好会阴,必要时行会阴侧切开术;有产科指征者应及时行剖宫产终止妊娠;避免产后过早参加重体力劳动;积极治疗慢性咳嗽、习惯性便秘;提倡作产后保健操。

(谈 勇)

第十单元 计划生育

细目一 避 孕

● **要点一 工具避孕**

利用器具防止精液泄入阴道,阻止泄入阴道内的精子进入子宫腔,或改变子宫腔内的环境,以实现避孕目的的方法。目前常用的避孕工具如下。

1. 宫内节育器

(1)适应证 已婚育龄妇女,愿意选用而无禁忌证者均可放置。

(2)禁忌证 放置节育器前,必须排除妊娠的存在,如已发现妊娠者,应先终止妊娠;生殖器官炎症,如急性盆腔炎、阴道炎、重度宫颈糜烂等;月经紊乱,如近3个月月经过多、月经频发或不规则阴道出血、重度痛经等;生殖器肿瘤、宫颈口过松、重度子宫脱垂等;严重的全身性疾患,如心力衰竭、重度贫血等;严重的出血性疾患。

(3)放置时间 月经干净后3~7天;人工流产术后,其经过顺利且宫腔在10cm以内,无感染或出血倾向者;自然流产转经后;足月产及孕中期引产后3个月或剖宫产后半年。

(4)节育器的取出与换置

1)取器指征:放置年限已到需更换者;计划再生育;宫内节育器并发症较重,治疗无效者;宫内节育器变形或异位者;要求改用其他避孕措施或节育者;已绝经半年以上,或丧偶、离婚者;有感染化脓、嵌顿等并发症。

2) 取器时间：月经干净后 3~7 天，或绝经后半年至一年为宜；如因为盆腔肿瘤需取出，则随时可取；带器妊娠者，妊娠终止时同时取出；疑有感染者，术前、术后应给予抗生素治疗。

3) 更换节育器：旧节育器取出后，可立即放置新的，或待下次月经干净后再放置。

2. 阴道隔膜 阴道隔膜俗称子宫帽，适于每次性交时使用。

3. 阴茎套 亦称避孕套，由男方掌握，适用每次性交时使用。

◎ **要点二 药物避孕**

1. 适应证 凡身体健康、愿意避孕且月经基本正常的育龄妇女均可使用。

2. 禁忌证 严重高血压、糖尿病、肝肾疾病及甲状腺功能亢进者不宜应用；血栓性疾病、充血性心力衰竭、血液病及哺乳期不宜应用；子宫肌瘤、恶性肿瘤或乳房内有肿块者不宜应用。

细目二 人工流产

◎ **要点一 人工流产的适应证和禁忌证**

1. 适应证 妊娠 10 周内要求终止妊娠而无禁忌证者；妊娠 10 周内因某种疾病而不宜继续妊娠者。

2. 禁忌证 生殖器官急性炎症，如阴道炎、宫颈炎、盆腔炎等（治疗后方可手术）；各种疾病的急性期，或严重的全身性疾病不能耐受手术者；妊娠剧吐酸中毒尚未纠正者；术前相隔 4 小时两次体温在 37.5℃ 以上者。

◎ **要点二 人工流产并发症的诊断与防治**

1. 人流综合征

（1）诊断要点 头晕、恶心、呕吐、面色苍白、出冷汗甚至晕厥，心率减慢小于 60 次/分，心律不齐，血压下降。

（2）预防 手术动作轻柔；扩张宫颈缓慢；负压不宜过高；勿反复、过度吸刮；过于紧张者术前予止痛处理

（3）治疗 平卧休息；心率过缓者予阿托品 0.5mg 静注并吸氧。

2. 子宫穿孔

（1）诊断要点 无底感，宫腔深度超过应有深度；吸引过程中突感阻力消失或有突破感、无底感；腹痛剧烈，甚至内脏牵拉感内出血或腹膜刺激征象；吸出物有脂肪、肠管等组织。

（2）预防及治疗 子宫穿孔较小，穿孔后无吸引操作，症状较轻，宫腔内容物已清除干净，无内出血征象则可保守治疗。若上述征象在胚胎未吸出前发生，则应换有经验医师避开穿孔部分完成吸宫术，术后保守治疗，有内出血或内脏损伤征象可剖腹探查。

3. 人流不全

（1）诊断要点 术后阴道持续或间断出血超过 10 天或出血量大于月经量，夹有黑血块或烂肉样组织；术后腰酸腹痛下坠感，且由阵发性腹痛后出血增加；妇检示子宫稍大，较软，宫口松弛；HCG 阳性或未降至正常；B 超示宫腔内有组织残留。

（2）预防及治疗 流血不多可用抗生素加中药；流血多可清宫加抗生素加缩宫剂；合并大出血、休克应抢救休克，好转后清宫；伴有急性感染可应用大量抗生素，轻轻夹出大块组织，感染控制后清宫。

4. 宫颈或宫颈管内口粘连

（1）诊断要点 术后闭经或月经过少，伴周期性下腹坠胀、肛门坠胀感；子宫稍大，压痛、宫颈举痛及附件压痛明显，探针探宫腔不顺，进入后流出暗紫色血液；继发不孕或反复流产或早产；子宫碘油造影示宫腔狭窄或充盈缺损或不显影；宫腔镜可观察粘连部分、形态及萎缩内膜面积。

（2）预防 避免负压过高；吸管进出宫颈口不应带负压；怀疑感染时，尽早使用抗生素。

（3）治疗 宫颈内口粘连可探针分离后使用宫颈扩张器扩张至 7~8 号；宫腔粘连可探针或 4 号扩张器伸入宫腔摇摆分离；或宫腔镜直视分离，然后置入宫内节育器，口服炔雌酚；抗生素预防感染。

5. 人流术后感染

（1）诊断要点 术后 2 周内出现下腹疼痛、

发热、腰痛、阴道分泌物浑浊、白细胞增高、中性为主；妇检示子宫体稍大而软，压痛，双侧附件增厚或有包块压痛明显。

（2）预防　严格把握适应证；术中注意无菌操作；术后注意外阴卫生；禁性交1月。

（3）治疗　广谱抗生素1周以上。

● 要点三　**药物流产的适应证和禁忌证**

1. 适应证　正常宫内妊娠7周以内；自愿要求药物终止妊娠的健康妇女；高危人流对象；对手术流产有恐惧心理者。

2. 禁忌证　肾上腺疾病或与内分泌有关的肿瘤；心血管系统疾病、青光眼、胃肠功能紊乱、哮喘、高血压及贫血患者；过敏体质者；带器妊娠或疑宫外孕者；妊娠剧吐；生殖器官急性炎症；长期服用下列药物：利福平、异烟肼、抗抑郁药、西咪替丁、前列腺素抑制剂、巴比妥类；距医疗单位较远。

细目三　经腹输卵管结扎术

● 要点　**绝育手术的适应证和禁忌证**

1. 适应证　①自愿接受绝育手术而无禁忌证者。②患有严重全身疾病不宜生育而行治疗性绝育术。

2. 禁忌证　①急、慢性盆腔感染，腹壁皮肤感染等，应在感染治愈后再行手术。②24小时内有两次间隔4小时的体温在37.5℃或以上者。③全身情况不良不能耐受手术者；④严重的精神官能症者。

（谈　勇）

中医儿科学

第一单元 儿科学基础

细目一 小儿年龄分期

要点 年龄分期的标准及临床意义

（一）胎儿期

从男女生殖之精相合而受孕，直至分娩断脐，胎儿出生，称为胎儿期。

妊娠早期12周的胚胎期，从受精卵细胞至基本形成胎儿，最易受到各种病理因素，如感染、药物、劳累、物理、营养缺乏以及不良心理因素等伤害，造成流产、死胎或先天畸形。妊娠中期15周，胎儿各器官迅速增长，功能也渐成熟。妊娠晚期13周，胎儿以肌肉发育和脂肪积累为主，体重增长快。后两个阶段若胎儿受到伤害，易发生早产。

（二）新生儿期

从出生后脐带结扎到出生后28天，称为新生儿期。

由于新生儿对外界的适应能力和御邪能力都较差，加上胎内、分娩及生后护理不当等原因损伤胎儿，可导致产伤、窒息、硬肿、脐风等疾病。

（三）婴儿期

从出生后至满1周岁，称为婴儿期，其中包括新生儿期。

这一时期生长发育迅速，处于乳类喂养并逐渐添加辅食的阶段，机体发育快，营养需求高。但是，婴儿脾胃运化力弱，肺卫娇嫩未固，受之于母体的免疫能力逐渐消失，自身免疫力尚未健全，容易发生肺系疾病、脾系疾病及各种传染病。

（四）幼儿期

从1周岁至满3周岁，称为幼儿期。

这一时期小儿由于断乳后食物品种转换，容易发生吐泻、疳证等脾系疾病；户外活动增多，接触面扩大，传染病发病率增高；幼儿识别危险、自我保护能力差，故易于发生中毒、烫伤等意外事故。

（五）学龄前期

从3周岁后到入小学前（6~7岁）为学龄前期。

这一时期要加强思想品德教育，培养良好的生活习惯，以保障儿童的身心健康。学龄前期儿童容易发生意外伤害，如溺水、烫伤、坠床、误服药物中毒等，应注意防护。

（六）学龄期

从6~7周岁入小学至青春期来临（女12岁，男13岁），称为学龄期。

这一时期儿童急性疾病的发病率下降，但应注意保护视力，防止近视；养成良好个人卫生习惯，防治龋齿；注意情绪和行为变化，减少精神行为障碍的发病率。

（七）青春期

女孩从11~12岁到17~18岁，男孩从13~14岁到18~20岁。

青春期体格发育出现第二次高峰。由于青春期生理变化大，社会接触增多，容易出现各种身心疾病，如月经紊乱、性心理障碍、酗酒等。应做好此期生理卫生教育，进行正确的心理引导，保障青春期的身心健康。

细目二　小儿生长发育

要点一　体重测量方法、正常值及临床意义

1. 测量方法及正常值　测量体重，应在清晨空腹、排空大小便、仅穿单衣的状况下进行。平时于进食后2小时称量为佳。

小儿体重的增长不是匀速的，在青春期之前，年龄愈小，增长速率愈快。出生时体重约为3kg，出生后的前半年平均每月增长约0.7kg，后半年平均每月增长约0.5kg，1周岁以后平均每年增加约2kg。临床可以用以下公式推算小儿体重：

　　<6个月　　体重（kg）= 3 + 0.7 × 月龄
　　7~12个月　体重（kg）= 7 + 0.5 ×（月龄 – 6）
　　1岁以上　　体重（kg）= 8 + 2 × 年龄

2. 临床意义　①体重是衡量小儿体格生长和营养状况的指标之一。②体重是临床计算用药量的主要依据之一。③体重增长过速可能为肥胖症；体重低于正常均值的85%者为营养不良。

要点二　身长（高）测量方法、正常值及临床意义

1. 测量方法及正常值　3岁以下小儿仰卧位以量床测量从头顶至足底的长度，称身长。3岁以上可用身高计或固定于墙上的软尺测量身高。

出生时身长约为50cm。生后第一年身长增长最快，约25cm，其中前3个月约增长12cm。第二年身长增长速度减慢，约10cm。2周岁后至青春期身高（长）增长平稳，每年约7cm。临床可用以下公式估算2岁后至12岁儿童的身高：

　　身高（cm）= 70 + 7 × 年龄

2. 临床意义　①身高（长）是反映骨骼发育的重要指标之一，其增长与种族、遗传、体质、营养、运动、疾病等因素有关。②身高的显著异常是疾病的表现，如身高低于正常均值的70%，应考虑侏儒症、克汀病、营养不良等。

要点三　囟门测量方法、闭合时间及临床意义

1. 测量方法及正常值　前囟是额骨和顶骨之间的菱形间隙，以囟门对边中点间的连线距离表示，出生时约1.5~2cm，至12~18个月闭合。后囟是顶骨和枕骨之间的三角形间隙，部分小儿出生时就已闭合，未闭合者正常情况应在生后2~4个月内闭合。

2. 临床意义　囟门早闭且头围明显小于正常者，为头小畸形；囟门迟闭及头围大于正常者，常见于解颅（脑积水）、佝偻病、先天性甲状腺功能减低症等。囟门凹陷多见于阴伤液竭之失水或极度消瘦者，称囟陷；囟门凸出反映颅内压增高，多见于热炽气营之脑炎、脑膜炎等，称囟填。

要点四　头围的测量方法、正常值及临床意义

1. 测量方法及正常值　自双眉弓上缘处，经过枕骨结节绕头一周的长度为头围。

足月儿出生时头围约33~34cm，出生后前3个月和后9个月各增长6cm，1周岁时约为46cm，2周岁时约为48cm，5周岁时约增长至50cm，15岁时接近成人，为54~58cm。

2. 临床意义　头围的大小与脑和颅骨的发育有关。头围小者提示脑发育不良。头围增长过速常提示为解颅。

要点五　胸围的测量方法、正常值及临床意义

1. 测量方法及正常值　用软尺由乳头下缘（乳腺已发育的女孩，固定于胸骨中线第4肋间）向背后绕两侧肩胛角下缘1周，取呼气和吸气时的平均值。

新生儿胸围约32cm；1岁时约44cm，接近头围；2岁后胸围渐大于头围，其差数（cm）约等于其岁数减1。

2. 临床意义　胸围反映胸廓、胸背的肌肉、皮下脂肪及肺的发育程度。一般营养不良或缺少锻炼的小儿胸廓发育差，胸围超过头围的时间较晚；反之，营养状况良好的小儿，胸围超过头围的时间较早。

要点六　乳牙和恒牙的萌出时间、数目正常值及临床意义

1. 牙齿萌出时间及正常值　人一生有两副牙

齿，即乳牙和恒牙，乳牙出齐为20颗，恒牙出齐为32颗。生后4~10个月乳牙开始萌出，出牙顺序是先下颌后上颌，自前向后依次萌出，唯尖牙例外。乳牙约在2~2.5岁出齐。6岁左右开始萌出第1颗恒牙，自7~8岁开始，乳牙按萌出先后逐个脱落，代之以恒牙，最后一颗恒牙（第三磨牙）一般在20~30岁时出齐，也有终生不出者。

2岁以内乳牙颗数可用以下公式推算：

乳牙数 = 月龄 - 4（或6）

2. 临床意义 出牙时间推迟或出牙顺序混乱，常见于佝偻病、呆小病、营养不良等。

● **要点七 呼吸、脉搏、血压的正常值及与年龄增长的关系**

1. 呼吸、脉搏与年龄的关系 年龄越小，呼吸及脉搏越快，见下表。

各年龄组小儿呼吸、脉搏次数（次/分钟）

年龄	呼吸（次）	脉搏（次）
新生儿	45~40	140~120
≤1岁	40~30	130~110
1^+~3岁	30~25	120~100
3^+~7岁	25~20	100~80
7^+~14岁	20~18	90~70

2. 血压与年龄的关系 不同年龄小儿血压正常值可用以下公式推算（注：1kPa = 7.5mmHg）：

收缩压（mmHg） = 80 + 2 × 年龄

舒张压（mmHg） = 收缩压 × 2/3

细目三 小儿生理、病理特点

● **要点一 生理特点及临床意义**

（一）脏腑娇嫩，形气未充

小儿的脏腑娇嫩，是指小儿五脏六腑的形与气皆属不足，其中又以肺、脾、肾三脏不足更为突出。这一方面是由于小儿出生后肺脏、脾脏、肾脏皆成而未全、全而未壮，更因为小儿不仅与成人一样，需要维持正常的生理活动，而且处于生长发育阶段，必须满足这一特殊的需求。因此，相对于小儿的生长发育需求，表现出"肺常不足""脾常不足""肾常虚"的特点。

形气未充，又常常表现为五脏六腑的功能不够稳定、尚未完善。如肺主气、司呼吸，小儿肺脏娇嫩，表现为呼吸不匀、息数较促、易发感冒、咳喘；脾主运化，小儿脾常不足，表现为运化力弱，摄入的食物要软而易消化，饮食有常、有节，否则易出现食积、吐泻；肾藏精、主水，小儿肾常虚，表现为肾精未充，青春期前的女孩无"月事以时下"，男孩无"精气溢泻"，婴幼儿二便不能自控或自控能力较弱等；心主血脉、主神明，小儿心气未充，心神怯弱未定，表现为脉数，易受惊吓，思维及行为的约束能力较差；肝主疏泄、主风，小儿肝气未实，经筋刚柔未济，表现为好动，易发惊惕、抽风等症。

古人将脏腑娇嫩、形气未充这一生理特点归纳为"稚阴稚阳"。

（二）生机蓬勃，发育迅速

生机蓬勃，发育迅速，指小儿在生长发育过程中，无论在机体的形态结构方面，还是在各种生理功能活动方面，都是在迅速地、不断地发育完善。小儿的年龄越小，这种蓬勃的生机、迅速的生长发育越显著。

"纯阳"学说："纯"指小儿初生，未经太多的外界因素影响，胎元之气尚未耗散；"阳"指以阳为用，即生机。"纯阳"学说高度概括了小儿在生长发育、阳充阴长的过程中，表现为生机旺盛，发育迅速，犹如旭日之初升、草木之方萌，蒸蒸日上、欣欣向荣的生理现象。"纯阳"

并不等于"盛阳",也不是有阳无阴的"独阳"。

● **要点二　病理特点及临床意义**

(一)发病容易,传变迅速

小儿脏腑娇嫩,形气未充,阴阳二气均属不足。因此,在病理上不仅发病容易,而且变化迅速,年龄越小,则脏腑娇嫩的表现越显得突出。小儿发病容易,突出表现在肺、脾、肾系疾病及外感时行疾病方面。

小儿"肺常不足",肺气宣发肃降功能尚不完善,加之小儿冷暖不知自调,一旦护养失宜,易于感受外邪,导致肺的宣肃功能失常,在临床上出现感冒、咳嗽、肺炎喘嗽等肺系病证,使肺系疾病成为儿科发病率最高的一类疾病。

小儿"脾常不足",脾胃之体成而未全,脾胃之气全而未壮,因而易于因家长喂养不当、小儿饮食失节,在临床上出现脾胃纳化功能紊乱的病证。所以,呕吐、泄泻、厌食、积滞、疳证等疾病为小儿时期的常见病多发病,并且互为因果,严重者可影响小儿生长发育。脾系疾病发病率在儿科仅次于肺系疾病而居第二位。

小儿"肾常虚",若先天肾气虚弱,加上后天脾气失调,影响小儿的生长发育,可见解颅、五迟、五软等先天禀赋不足之病;若肾阳虚亏,下元虚寒,膀胱闭藏失职,不能制约小便,则发生遗尿、尿频等病证。

传变迅速的特点,主要表现为疾病的寒热虚实容易相互转化演变或同时并见,即具有"易虚易实,易寒易热"的特点。

(二)脏气清灵,易趋康复

小儿体禀纯阳,生机蓬勃,脏气清灵,活力充沛,对各种治疗反应灵敏;小儿宿疾较少,病因相对单纯,疾病过程中情志因素的干扰和影响相对较少。因此,只要辨证准确,治疗及时,护理适宜,病情好转的速度较成人为快,疾病治愈的可能也较成人为大。例如:小儿感冒、咳嗽、泄泻等病证多数发病快,好转也快;小儿哮喘、痫证、阴水等病证虽病情缠绵,但其预后较成人相对为好。

细目四　儿科四诊特点

● **要点一　儿科四诊应用特点**

小儿疾病的诊断方法,与临床其他各科一样,均运用望、闻、问、切四种不同的诊查手段进行诊断和辨证。因乳婴儿不会说话,较大儿童虽已会说话,也不能正确叙述自己的病情,加上就诊时常啼哭吵闹,影响气息脉象,故小儿诊法既主张四诊合参,又特别重视望诊。

● **要点二　望诊特点及临床意义**

(一)望神色

凡精神振作,二目有神,表情活泼,面色红润,呼吸调匀,反应敏捷,均为气血调和、神气充沛的表现,是健康或病情轻浅之象;反之,若精神委顿,二目无神,表情呆滞,面色晦暗,呼吸不匀,反应迟钝,谓之无神,均为体弱有病之表现,或病情较重之象。

五色主病:面呈白色,是气血不荣,络脉空虚所致,多为虚证、寒证;面色红赤,因血液充盈脉络皮肤所致,多为热证;面色黄,常因脾虚失运,水谷、水湿不化所致,多为虚证或湿证;面色青,因气血不畅,经脉阻滞所致,多为寒证、痛证、瘀证、惊痫;面色黑,常因阳气虚衰,水湿不化,气血凝滞所致,多为寒证、痛证、瘀证、水饮证。

(二)望形态

凡发育正常,筋骨强健,肌丰肤润,毛发黑泽,姿态活泼者,是胎禀充足,营养良好,属健康表现;若生长迟缓,筋骨软弱,肌瘦形瘠,皮肤干枯,毛发萎黄,囟门逾期不合,姿态呆滞者,为胎禀不足,营养不良,多属有病。

头小顶尖,颅缝闭合过早,是头小畸形;头方发稀,囟门宽大,当闭不闭,可见于五迟证;头大颔缩,前囟宽大,头缝开解,目睛下垂,见于解颅;前囟及眼窝凹陷,皮肤干燥,可见于婴幼儿泄泻阴伤液脱。

头发稀细,色枯无泽,多是肾气亏虚或阴血

内亏；发细结穗，色黄不荣，多是气血亏虚，积滞血瘀；头发脱落，见于枕部，是为气虚多汗之枕秃；脱落成片，界限分明，是为血虚血瘀之斑秃。

面容瘦削，气色不华，是为气血不足；面部浮肿，睑肿如蚕，是为水湿泛溢。耳下腮部肿胀，是为邪毒窜络之痄腮或发颐；颌下肿胀热痛，多为热毒壅结之臀核肿大。

胸廓前凸形如鸡胸，可见于佝偻病、哮喘；腹部膨大，肢体瘦弱，发稀，额上有青筋显现，属于疳积。

(三) 审苗窍

1. 察舌 正常小儿舌体柔软、淡红润泽、伸缩自如，舌面有干湿适中的薄苔，舌质较成人红嫩。新生儿舌红无苔和哺乳婴儿的乳白苔，均属正常舌象。

(1) 舌体 舌体胖嫩，舌边齿痕显著，多为脾肾阳虚，或有水饮痰湿内停；舌体肿大，色泽青紫，可见于气血瘀滞；舌体强硬，多为热盛伤津；急性热病中出现舌体短缩，舌干绛者，则为热甚津伤，经脉失养而挛缩。

(2) 舌质 正常舌质淡红。若舌质淡白为气血虚亏；舌质绛红，舌面红刺，为温热病邪入营入血；舌质红少苔，甚则无苔而干，为阴虚火旺；舌质紫黯或紫红，为气血瘀滞；舌起粗大红刺，状如草莓者，常见于丹痧、皮肤黏膜淋巴结综合征。

(3) 舌苔 舌苔色白为寒；舌苔色黄为热；舌苔白腻为寒湿内滞，或寒痰与积食所致；舌苔黄腻为湿热内蕴，或乳食积滞化热；热性病后而见剥苔，多为阴伤津亏，舌苔花剥，状如地图，时隐时现，经久不愈，多为胃之气阴不足所致；舌苔厚腻垢浊，属宿食内滞的表现，常见于积滞、便秘等疾病。

2. 察目 黑睛等圆，目珠灵活，目光有神，开阖自如，是肝肾气血充沛之象；若眼睑浮肿，多为水肿之象；眼睑开阖无力，是元气虚急；寐时眼睑张开而不闭，是脾虚气弱之露睛；平时眼睑不能开阖自如，是气血两虚之睑废；两目呆滞，转动迟钝，是肾精不足，或为惊风之先兆；两目直视，瞪目不活，是肝风内动；白睛黄染，多为黄疸；目赤肿痛，是风热上攻；目眶凹陷，啼哭无泪，是阴津大伤。

3. 察鼻 鼻塞流清涕，为风寒感冒；鼻流黄浊涕，为风热客肺；长期鼻流浊涕，气味腥臭，为肺经郁热；鼻孔干燥，为肺经燥热伤阴；鼻衄鲜红，为肺热迫血妄行；气急喘促，鼻翼扇动，为肺气郁闭。

4. 察口 唇色淡白为气血不足；唇色淡青为风寒束表；唇色红赤为热；唇色红紫为瘀热互结；唇色樱红，为暴泻伤阴，唇白而肿，是为唇风；面颊潮红，唯口唇周围苍白，是丹痧征象。口腔破溃糜烂，为心脾积热之口疮；口内白屑成片，为鹅口疮。两颊黏膜有针头大小的白色小点，周围红晕，为麻疹黏膜斑。上下臼齿间腮腺管口红肿如粟粒，按摩肿胀腮部无脓水流出者为痄腮，有脓水流出者为发颐。牙龈红肿，齿缝出血而疼痛，多为胃火上炎；牙齿萌出延迟，为肾气不足；新生儿牙龈上有白色斑点斑块，称为马牙，并非病态。咽红恶寒发热是外感之象；咽红乳蛾肿痛为外感风热或肺胃之火上炎；乳蛾红肿溢脓，是热壅肉腐；乳蛾大而不红，多为痰热未尽，或气虚不敛；咽痛微红，有灰白色假膜，不易拭去，为白喉之症。

5. 察耳 小儿耳壳丰厚，颜色红润，是先天肾气充沛的表现；耳壳薄软，耳舟不清，是先天肾气未充的征象；耳内疼痛流脓，为肝胆火盛之证；以耳垂为中心的腮部漫肿疼痛，是痄腮之表现。

6. 察二阴 男孩阴囊紧缩，颜色沉着，是先天肾气充足的表现。男孩在患病过程中，阴囊紧缩者多寒；阴囊弛纵不收者多热；阴囊肿大透亮，状如水晶，为水疝；阴囊中有物下坠，时大时小，上下可移，为小肠下坠之狐疝。女孩前阴部潮红灼热瘙痒，常由于湿热下注，亦须注意是否有蛲虫病。

婴儿肛门周围潮湿红痛，多属尿布皮炎。便后直肠脱出者是脱肛，其色鲜红，有血渗出者多属肺热下迫；其色淡而无血者，多属气虚下陷。肛门开裂出血，多因大便秘结，热迫大肠所致。

（四）辨斑疹

发热3~4天出疹，疹形细小，状如麻粒，口腔黏膜出现"麻疹黏膜斑"者，为麻疹；若低热出疹，分布稀疏，色泽淡红，出没较快，常为风痧；若发热三四天后热退疹出，疹细稠密，如玫瑰红色，常为奶麻；若壮热，肤布疹点，舌绛如草莓，常为丹痧或皮肤黏膜淋巴结综合征；若斑丘疹大小不一，如云出没，瘙痒难忍，常见于瘾疹；若丘疹、疱疹、结痂并见，疱疹内有水液色清，见于水痘；若疱疹相对较大，疱液混浊，疱壁薄而易破，流出脓水，常见于脓疱疮。

（五）察二便

初生婴儿的胎粪，呈暗绿色或赤褐色，黏稠无臭；母乳喂养儿，大便呈卵黄色，稠而不成形，常发酸臭气；牛奶、羊奶喂养儿，大便呈淡黄白色，质地较硬，有臭气。大便燥结，为内有实热或津伤内热；大便稀薄，夹有白色凝块，为内伤乳食；大便稀薄，色黄秽臭，为肠腑湿热；下利清谷，洞泄不止，为脾肾阳虚；大便赤白黏冻，为湿热积滞，常见于痢疾；婴幼儿大便呈果酱色，伴阵发性哭闹，常为肠套叠；大便色泽灰白不黄，多系胆道阻滞。

小便黄褐如浓茶，伴身黄、目黄，多为湿热黄疸；若小便色红如洗肉水，或镜检红细胞增多者，为尿血，鲜红色为血热妄行，淡红色为气不摄血，红褐色为瘀热内结，暗红色为阴虚内热；若小便混浊如米泔水，为脾胃虚弱，饮食不调所致，常见于积滞与疳证。

（六）察指纹

指纹的辨证纲要归纳为"浮沉分表里，红紫辨寒热，淡滞定虚实，三关测轻重"。"浮"指指纹浮现，显露于外，主病邪在表；"沉"指指纹沉伏，深而不显，主病邪在里。正常小儿的指纹大多淡紫隐隐在风关以内。纹色鲜红浮露，多为外感风寒；纹色紫红，多为邪热郁滞；纹色淡红，多为内有虚寒；纹色青紫，多为瘀热内结；纹色深紫，多为瘀滞络闭，病情深重。指纹色淡，推之流畅，主气血亏虚；指纹色紫，推之滞涩，复盈缓慢，主实邪内滞，如瘀热、痰湿、积滞等。纹在风关，示病邪初入，病情轻浅；纹达气关，示病邪入里，病情较重；纹进命关，示病邪深入，病情加重；纹达指尖，称透关射甲，若非一向如此，则示病情重危。

要点三 闻诊特点及临床意义

（一）听声音

1. 啼哭声 啼哭声音洪亮有力者多为实证；细弱无力者多为虚证；哭声尖锐，阵作阵缓，弯腰曲背，多为腹痛；啼哭声嘶，呼吸不利，谨防急喉风；夜卧啼哭，睡卧不宁，为夜啼或积滞。

2. 呼吸声 呼吸气粗有力，多为外感实证，肺蕴痰热；若呼吸急促，喉间哮鸣者，为风痰束肺，是为哮喘；呼吸急迫，甚则鼻扇，咳嗽频作者，是为肺气闭郁；呼吸窘迫，面青呛咳，常为异物堵塞气道。

3. 咳嗽声 干咳无痰或痰少黏稠，多为燥邪犯肺，或肺阴受损；咳声清高，鼻塞声重，多为外感；干咳无痰，咳声响亮，常为咽炎所致；咳嗽频频，痰稠难咯，喉中痰鸣，多为肺蕴痰热，或肺气闭塞；咳声嘶哑如犬吠者，常见于白喉、急喉风；连声咳嗽，夜咳为主，咳而呕吐，伴鸡鸣样回声者，为顿咳。

4. 语言声 呻吟不休，多为身体不适；妄言乱语，语无伦次，声音粗壮，称为谵语，多属心气大伤。语声低弱，多语无力，常属气虚心怯。语声重浊，伴鼻塞，多为风寒束肺；语声嘶哑，呼吸不利，多为毒结咽喉。

（二）嗅气味

1. 口气 口气臭秽，多属胃热；嗳气酸腐，多为伤食；口气腥臭，见于血证，如齿衄；口气如烂苹果味，为酸中毒的表现。

2. 便臭 大便臭秽，是湿热积滞；大便酸臭而稀，多为伤食；下利清谷，无明显臭味，为脾肾两虚。

3. 尿臭 小便短赤，气味臊臭，为湿热下注；小便清长少臭，为脾肾虚寒。

4. 呕吐物气味 吐物酸臭，多因食滞化热；吐物臭秽如粪，多因肠结气阻，秽粪上逆。

● **要点四 切诊特点及临床意义**

（一）脉诊

健康小儿脉象平和，较成人软而稍数，年龄越小，脉搏越快。小儿病理脉象主要有浮、沉、迟、数、无力、有力六种基本脉象，分别表示疾病的表、里、寒、热、虚、实。浮主表证，沉主里证；迟脉主寒，数脉主热；有力为实，无力为虚。

（二）按诊

1. 按头囟 囟门凹陷者为囟陷，多见于阴伤液竭之失水或极度消瘦者；囟门隆凸，按之紧张，为囟填，多见于热炽气营之脑炎、脑膜炎等；颅骨开解，头缝四破，头大额缩，囟门宽大者，为解颅，多属先天肾气不足，或后天髓热膨胀之故。

2. 按颈腋 耳下腮部肿胀疼痛，咀嚼障碍者，多是痄腮；触及质地较硬之圆形肿块，推之可移，头面口咽有炎症感染者，属痰热壅结之臖核肿痛；若仅见增大，按之不痛，质坚成串，则为瘰疬。

3. 按胸腹 胸骨高突，按之不痛者，为"鸡胸"；脊背高突，弯曲隆起，按之不痛，为"龟背"；胸胁触及串珠，两肋外翻，可见于佝偻病；剑突下疼痛多属胃脘痛；脐周疼痛，按之痛减，并可触及条索状包块者，多为蛔虫症；腹部胀满，叩之如鼓者，为气胀；叩之音浊，按之有液体波动之感，多为腹水；右下腹按之疼痛，兼发热，右下肢拘急者，多属肠痈。

4. 按四肢 四肢厥冷，多属阳虚；手足心热者，多属阴虚内热或内伤乳食；高热时四肢厥冷，为热深厥甚；四肢厥冷，面白唇淡者，多属虚寒；四肢厥冷，唇舌红赤者，多是真热假寒之象。

5. 按皮肤 肤热无汗，为热炽所致。肌肤肿胀，按之随手而起，属阳水水肿；肌肤肿胀，按之凹陷难起，属阴水水肿。

细目五 儿科治法概要

● **要点一 儿科常用内治法的用药原则及给药方法**

（一）用药原则

1. 治疗及时准确 小儿脏腑娇嫩，形气未充，发病容易，变化迅速，易寒易热，易虚易实，因此要辨证准确，掌握有利时机，及时采取有效措施，争取主动，力求及时控制病情的发展变化。

2. 方药精简灵巧 小儿脏气清灵，随拨随应，对于药物的反应较成人灵敏。因此，在治疗时处方用药应力求精简，以"药味少、剂量轻、疗效高"为儿科处方原则。尤应注意不得妄用攻伐，对于大苦、大寒、大辛、大热、峻下、毒烈之品，均当慎用。

3. 重视先证而治 由于小儿发病容易，传变迅速，虚实寒热的变化较成人为快，故应见微知著，先证而治，挫病势于萌芽之时，挽病机于欲成未成之际。

4. 注意顾护脾胃 脾胃为后天之本，小儿的生长发育，全靠脾胃化生精微之气以充养，疾病的恢复赖脾胃健运生化，先天不足的小儿也要靠后天来调补。因此，不论病中和病后，合理调护均有利于康复，其中以调理脾胃为主。

5. 掌握用药剂量 小儿中药的用量相对较大，尤其是益气健脾、养阴补血、消食和中一类药性平和的药物，更是如此。但对一些辛热、苦寒、攻伐和药性较猛烈的药物，如麻黄、附子、细辛、乌头、大黄、巴豆、芒硝等，在应用时则需控制剂量。

小儿用药剂量常随年龄大小、个体差异、病情轻重、医者经验而不同。为方便掌握，中药汤剂可采用下列比例用药：新生儿用成人量的1/6，乳婴儿用成人量的1/3，幼儿用成人量的1/2，学龄期儿童用成人量的2/3或接近成人量。

（二）给药方法

1. 口服给药法 根据年龄不同，每剂内服中药煎剂总药量为：新生儿，10~30mL；婴儿，50~100mL；幼儿及学龄前期儿童，120~240mL；学龄期儿童，250~300mL。服用汤剂，一般1日1剂，分2~3次温服，但应根据病情、病位、病性和药物的特点来决定不同的服药方法。

2. 鼻饲给药法 重危昏迷患儿反应差，无吞咽动作，可鼻饲给药。

3. 蒸气及气雾吸入法 是用蒸气吸入器或气雾吸入器，使水蒸气或气雾由病儿口鼻吸入的一种疗法，常用于肺炎喘嗽、咳嗽、哮喘、感冒、鼻渊等肺系疾病。一般不可用汤剂作雾化吸入，常用中药注射液，如炎琥宁注射液、清开灵注射液等。

4. 直肠给药法 肛管插入前先用凡士林滑润头部，徐徐插入肛门，依年龄大小，插入5~15cm。治疗便秘，可将药液装入底部连接肛管的量杯内直接灌入。治疗其他疾病，常采用直肠点滴灌注法。此法在一定程度上避免了小儿服药难的问题，而且对于外感发热、肠胃疾病、水毒内闭等有较好的疗效。

5. 注射给药法 将供肌内注射、静脉滴注的中药制剂，按要求给予肌内注射、静脉注射或静脉点滴。肌内注射或静脉注射给药，使用便捷，给药准确，作用迅速，是儿科比较理想的一种给药方法。

要点二 儿科常用外治法及其临床应用

1. 熏洗法 是将药物煎成药液，熏蒸、浸泡、洗涤、沐浴患者局部或全身的治疗方法。熏蒸法用于麻疹、感冒的治疗及呼吸道感染的预防等，如麻疹初期透疹，用生麻黄、浮萍、芫荽子、西河柳煎煮，加黄酒擦洗皮肤。浸洗法用于痹证、痿证、外伤、泄泻、脱肛、冻疮及多种皮肤病，常与熏法同用先熏后洗，如石榴皮、五倍子、明矾煎汤先熏后洗治疗脱肛。药浴法用于感冒、麻疹、痹证、五迟、五软、紫癜及瘾疹、湿疹、白疕等多种皮肤病，如苦参汤温浴治全身瘙痒症，香樟木汤揩洗治疗瘾疹等。

2. 涂敷法 是用新鲜的中药捣烂成药糊，或用药物研末加入水或醋调匀成药液，涂敷于体表局部或穴位处的一种外治法。如白芥子、胡椒、细辛研末，生姜汁调糊，涂敷肺俞穴，治寒喘；鲜马齿苋、青黛、鲜丝瓜叶等任选一种，调敷于腮部，治疗痄腮。

3. 罨包法 是用药品置于局部肌肤，并加以包扎的一种外治法。如用皮硝包扎于脐部，用治饮食不节，食积中脘，腹胀腹满、嗳腐酸臭、时有呕恶、舌苔厚腻等症。用大蒜头适量，捣烂后包扎于足心涌泉穴和脐部，有温经止泻的作用，防治慢性泄泻。用五倍子粉醋调罨包脐内治疗盗汗等。

4. 热熨法 是将药炒热后，用布包裹以熨肌表的一种外治法。如炒热食盐熨腹部治疗寒证腹痛。用生葱、食盐炒热，熨脐周围及少腹，治疗尿癃。用葱白、生姜、麸皮，热炒后用布包好，熨腹部，治疗内寒积滞的腹部胀痛。用吴茱萸炒热，布包熨腹部，治风寒腹痛等。

5. 敷贴法 是将药物制成软膏、药饼，或研粉撒于普通膏药上，敷贴于局部的一种外治法。如炒白芥子、面粉等份研末水调，纱布包裹，敷贴于背部第3~4胸椎处，每次15分钟，皮肤发红则去药，治疗肺炎后期湿性啰音经久不消。用丁香、肉桂等药粉，撒于普通膏药上贴于脐部，以治婴儿泄泻。在夏季三伏天，用延胡索、白芥子、甘遂、细辛研末，以生姜汁调成药饼，敷于肺俞、膏肓、百劳穴上，治疗寒性哮喘等。

6. 擦拭法 是用药液或药末擦拭局部的一种外治法。如用金银花、甘草煎汤，或用野菊花煎汤，洗涤口腔，治疗口疮和鹅口疮。

7. 药袋疗法 是将药物研末装袋，制成香囊给小儿佩挂，或做成兜肚系挂，或做成枕头的外治法。如用茴香、艾叶、甘松、官桂、丁香等制成的暖脐兜肚治疗脾胃虚寒性腹痛吐泻；苍术、冰片、白芷、藁本、甘松等制成的防感香囊，有降低复感儿发病率的作用。

8. 推拿疗法 具有促进气血循行、经络通畅、神气安定、脏腑调和的作用，常用于治疗脾系疾病，如泄泻、呕吐、腹痛、疳证、厌食、积滞、口疮等；肺系疾病，如感冒、咳嗽、肺炎喘嗽、哮喘等；杂病，如遗尿、痿证、痹证、惊风、肌性斜颈、五迟、五软等。推拿疗法亦有一些禁忌证，如急性出血性疾病、急性外伤、脊背皮肤感染等。

（吴力群）

第二单元　儿童保健

细目　婴儿期保健

要点一　新生儿的特殊生理现象

新生儿有几种特殊生理状态，不可误认为病态。新生儿两侧颊部各有一个脂肪垫隆起，称为"螳螂子"，有助吮乳，不能挑割。新生儿上腭中线和齿龈部位有散在黄白色、碎米大小隆起颗粒，称为"马牙"，会于数周或数月自行消失，不需挑刮。女婴生后3~5天乳房隆起如蚕豆到鸽蛋大小，可在2~3周后消退，不应处理或挤压。女婴生后5~7天阴道有少量流血，持续1~3天自止者，是为假月经，一般不必处理。还有新生儿生理性黄疸等，均属于新生儿的特殊生理状态。

要点二　新生儿护养的主要措施

（一）拭口洁眼

新生儿刚出生，在开始呼吸前，应清除口腔内黏液。可倒提婴儿片刻，让黏液、血液从口内流出，或用吸管清除，亦可用消毒纱布探入口内，轻轻拭去小儿口中秽浊污物，保证呼吸道通畅，以免啼哭时呛入气道。同时，要拭去眼睛、耳朵中的污物。新生儿皮肤表面附有一层厚薄不均的胎脂，对皮肤有一定的保护作用，不要马上拭去。但皮肤皱褶处及前后二阴应当用纱布蘸消毒植物油轻轻擦拭，去除多余的污垢。

（二）断脐护脐

新生儿娩出1~2分钟，就要结扎脐带后剪断，处理时必须无菌操作，脐带残端要用干法无菌处理，然后用无菌敷料覆盖。若在特殊情况下未能保证无菌处理，则应在24小时内重新消毒、处理脐带残端，以防止感染及脐风。断脐后还需护脐。脐部要保持清洁、干燥，让脐带残端在数天后自然脱落。在此期间，要注意勿让脐部为污水、尿液及其他脏物所侵，沐浴时勿浸湿脐部，避免脐部污染，预防脐风、脐湿、脐疮等疾病。

（三）洗浴衣着

新生儿出生后，当时用消毒纱布将体表污物、血渍揩拭干净，稍后即可用温开水洗澡。新生儿的衣着应选择柔软、浅色、吸水性强的纯棉织物。衣服式样宜简单，容易穿脱，宽松而少接缝，不用纽扣、松紧带，以免损伤娇嫩的皮肤。新生儿体温调节功能较差，容易散热而不易保温，常出现体温下降，故必须特别注意保暖，尤其是寒冷季节更需做好防寒保暖。

（四）祛除胎毒

胎毒为胎中禀受之毒，主要指热毒。胎毒重者，初生时多有面红目赤眵多、烦闹多啼、大便秘结等表现，易发生丹毒、痈疖、湿疹、胎黄、胎热、口疮等病证。

临床常用的祛胎毒法有多种，可结合小儿体质情况选用。

（1）银花甘草法　金银花6g，甘草2g。煎汤。用此药液拭口，并以少量喂服初生儿。

（2）豆豉法　淡豆豉10g。浓煎取汁，频频饮服。适用于胎弱之初生儿。

（3）黄连法　黄连2g。用水浸泡令汁出，取汁滴入小儿口中。黄连性寒，适用于热毒重者，胎禀气弱者勿用。

（4）大黄法　生大黄3g。沸水适量浸泡或略煮，取汁滴入小儿口中。胎粪通下后停服。脾虚气弱者勿用。

● 要点三 喂养方式及选择原则

婴儿喂养方法分为母乳喂养、人工喂养和混合喂养三种。母乳喂养最适合婴儿需要，故大力提倡母乳喂养。

● 要点四 母乳喂养的方法、优点、注意事项及断奶适宜时间

生后6个月之内以母乳为主要食品者，称为母乳喂养。母乳喂养的方法，以按需喂哺为原则。母乳喂养的优点有：①母乳中含有最适合婴儿生长发育的各种营养素，易于消化和吸收，是婴儿期前4～6个月最理想的食物。另外，母乳含不饱和脂肪酸较多，有利于脑发育。②母乳中含有丰富的抗体、活性细胞和其他免疫活性物质，可增强婴儿抗感染能力。③母乳温度及泌乳速度适宜，新鲜无细菌污染，直接喂哺，简便经济。④母乳喂养有利于增进母子感情，又便于观察小儿变化，随时照料护理。⑤产后哺乳可促进母体子宫收缩复原，推迟月经复潮，不易怀孕，减少乳母患乳腺癌和卵巢肿瘤的可能性。

若母亲患有严重疾病，如急慢性传染病、活动性肺结核、慢性肾炎、糖尿病、恶性肿瘤、精神病、癫痫或心功能不全等，应停止哺乳。乳头皲裂、急性感染等可暂停哺乳，但要定时吸出乳汁，以免乳量减少。

断奶时间视母婴情况而定。小儿4～6个月起应逐渐添加辅食，8～12个月时可以完全断乳。若遇婴儿患病或正值酷暑、严冬，可延至婴儿病愈、秋凉或春暖季节断奶。

● 要点五 人工喂养方法

4个月以内的婴儿由于各种原因不能进行母乳喂养，完全采用配方乳或牛乳、羊乳等喂养婴儿，称为人工喂养。

● 要点六 混合喂养方法

因母乳不足需添加牛乳、羊乳或其他代乳品时，称为混合喂养，亦称部分母乳喂养。混合喂养的方法有两种：补授法与代授法。补授时，每日母乳喂养的次数照常，每次先哺母乳，将两侧乳房吸空后，再补充一定量代乳品，"缺多少补多少"，直到婴儿吃饱。补授法可因经常吸吮刺激而维持母乳的分泌，因而较代授法为优。代授法是一日内有一至数次完全用乳品或代乳品代替母乳。

● 要点七 添加辅食的原则

添加辅助食品的原则：由少到多，由稀到稠，由细到粗，由一种到多种，在婴儿健康、消化功能正常时逐步添加。

（吴力群）

第三单元 新生儿疾病

细目 胎黄

● 要点一 发病特点

胎黄以婴儿出生后皮肤、面目出现黄疸为特征，因与胎禀因素有关，故称"胎黄"或"胎疸"。胎黄相当于西医学新生儿黄疸，包括了新生儿生理性黄疸和病理性高胆红素血症，如溶血性黄疸、肝细胞性黄疸、阻塞性黄疸、新生儿溶血症、胆汁淤阻、母乳性黄疸等。本病多见于早产儿、多胎儿、素体虚弱的新生儿。我国50%足月儿及80%早产儿可见黄疸，占住院新生儿的20%～40%。部分高未结合胆红素血症可引起胆红素脑病（核黄疸），一般多留有后遗症，严重者可死亡。

● 要点二 病因病机

新生儿病理性黄疸发生的原因很多，主要为胎禀湿蕴，如湿热郁蒸、寒湿阻滞，久则气滞血

瘀。胎黄的病变脏腑在肝胆、脾胃，其发病机制主要为脾胃湿热或寒湿内蕴，肝失疏泄，胆汁外溢而致发黄，日久则气滞血瘀而黄疸日深难退。

● **要点三　诊断与鉴别诊断**

（一）诊断要点

1. 临床表现

（1）生理性黄疸　生后第2~3日出现黄疸，第4~6日达高峰。足月儿在生后2周消退，早产儿可延迟至3~4周消退。黄疸程度轻（足月儿血清总胆红素≤221μmol/L，早产儿≤257μmol/L）。在此期间，小儿一般情况良好，除偶有轻微食欲不振外，不伴有其他临床症状。

（2）病理性黄疸　黄疸出现早（生后24小时以内）、发展快（血清总胆红素每日上升幅度>85.5μmol/L或每小时上升幅度>8.5μmol/L）、程度重（足月儿血清总胆红素>221μmol/L，早产儿>257μmol/L）、消退迟（黄疸持续时间足月儿>2周，早产儿>4周）或黄疸退而复现。伴随各种临床症状。

2. 实验室检查

（1）血清学检查　血清总胆红素（TBIL）升高，直接胆红素（DBIL）和/或间接胆红素（IBIL）升高，血清总胆汁酸（TBA）升高。

（2）尿常规　尿胆红素、尿胆原阳性。

（3）肝功能　丙氨酸氨基转移酶（ALT）、γ-谷氨酰转肽酶（γ-GT）、碱性磷酸酶（ALP）等可升高。

（二）鉴别诊断

1. 溶血性黄疸　生后24小时内出现黄疸并迅速加重，可有贫血及肝脾肿大，重者可见水肿及心力衰竭。严重者合并胆红素脑病，早产儿更易发生。见于母婴ABO血型不合和Rh血型不合溶血病、葡萄糖-6-磷酸脱氢酶缺乏症、遗传性球形红细胞增多症、地中海贫血等疾病。

2. 新生儿感染性黄疸　表现为黄疸持续不退或2~3周后又出现。细菌感染是导致新生儿高胆红素血症的一个重要原因，以金黄色葡萄球菌、大肠杆菌引起的败血症多见；病毒所致感染多为宫内感染，如巨细胞病毒、乙肝病毒等。

3. 阻塞性黄疸　常见原因为先天性胆道畸形，如先天性胆道闭锁、胆总管囊肿等。生后1~4周时出现黄疸，以结合胆红素升高为主；大便颜色渐变浅黄或白陶土色；尿色随黄疸加重而加深，尿胆红素阳性；肝脾肿大，肝功能异常；腹部B超、同位素胆道扫描、胆道造影可确诊。

4. 母乳性黄疸　纯母乳喂养，生长发育好；除外其他引起黄疸的因素；试停母乳喂养48~72小时，胆红素下降30%~50%。

● **要点四　辨证论治**

（一）辨证要点

1. 辨生理性黄疸和病理性黄疸　首先要辨别是生理性的，还是病理性的。可从三个方面进行分析辨别：黄疸出现、持续、消退时间，黄疸程度，及伴随症状。

2. 常证辨阴阳及虚实　若起病急，病程短，肤黄色泽鲜明，舌苔黄腻者，常由湿热引起，表现为湿热郁蒸，为阳黄，属实证。若起病较缓慢，黄疸日久不退，色泽晦暗，便溏色白，舌淡苔腻者，常因寒湿和脾阳虚弱引起，或由阳黄失治转化而来，表现为寒湿阻滞，伴有虚寒之象，为阴黄，属虚证。瘀积发黄者，黄疸逐渐加深，伴肚腹胀满，腹壁青筋显露，属虚中夹实之证。

3. 变证辨胎黄动风和胎黄虚脱　黄疸迅速加重，伴神昏抽搐，角弓反张，为胎黄动风证。若黄疸急剧加深，四肢厥冷，神昏气促，脉微欲绝，为胎黄虚脱证。此皆为胎黄变证。

（二）治疗原则

生理性黄疸能自行消退，一般不需治疗。病理性黄疸以利湿退黄为基本原则。

（三）分证论治

1. 湿热郁蒸证

证候：面目皮肤发黄，色泽鲜明如橘，哭声响亮，不欲吮乳，口渴唇干，或有发热，大便秘结，小便深黄，舌质红，苔黄腻。

治法：清热利湿退黄。

代表方剂：茵陈蒿汤。

2. 寒湿阻滞证

证候：面目皮肤发黄，色泽晦暗，持久不退，精神萎靡，四肢欠温，纳呆，大便溏薄色灰白，小便短少，舌质淡，苔白腻。

治法：温中化湿退黄。

代表方剂：茵陈理中汤。

3. 气滞血瘀证

证候：面目皮肤发黄，颜色逐渐加深，晦暗无华，右胁下痞块质硬，肚腹膨胀，青筋显露，或见瘀斑、衄血，唇色暗红，舌见瘀点，苔黄。

治法：行气化瘀消积。

代表方剂：血府逐瘀汤。

要点五 预防与调护

1. 如孕母有肝炎病史，或曾产育病理性黄疸婴儿者，产前宜测定血中抗体及其动态变化，并采取相应预防性服药措施。

2. 婴儿出生后密切观察皮肤颜色的变化，及时了解黄疸的出现时间及消退时间。

3. 新生儿注意保暖，早期开奶。

4. 注意观察病情变化，有无黄疸加重、精神萎靡、嗜睡、吸吮困难、抽搐等，及早发现和治疗胎黄变证。

（吴力群）

第四单元 肺系病证

细目一 感冒

要点一 小儿感冒的特点

感冒是感受外邪引起的一种疾病，以发热、鼻塞流涕、喷嚏、咳嗽为主要临床特征，是儿科最常见的疾病。本病一年四季均可发生，以气候骤变及冬春时节发病率较高。任何年龄皆可发病，婴幼儿更为多见。

小儿具有肺脏娇嫩、脾常不足、肝火易亢的生理特点，患感冒后易出现夹痰、夹滞、夹惊的兼夹证。

要点二 病因病机

小儿感冒的病因以感受风邪为主，常兼杂寒、热、暑、湿、燥邪等，亦有感受时邪疫毒所致者。病变部位主要在肺，可累及肝脾。病机关键为肺卫失宣。肺主皮毛，司腠理开阖，开窍于鼻，外邪自口鼻或皮毛而入，客于肺卫，致表卫调节失司，卫阳受遏，肺气失宣，因而出现发热、恶风寒、鼻塞流涕、喷嚏、咳嗽等症。

小儿肺常不足，感邪之后，肺失清肃，气机不利，津液凝聚为痰，以致痰阻气道，则咳嗽加剧，喉间痰鸣，此为感冒夹痰；小儿脾常不足，饮食不节，感冒之后，脾运失司，乳食停滞，阻滞中焦，则腹胀纳呆，或伴吐泻，此为感冒夹滞；小儿神气怯弱，肝气未盛，感邪之后，热扰心肝，引动肝风，扰乱心神，易致睡卧不宁，惊惕抽风，此为感冒夹惊。

要点三 诊断与鉴别诊断

（一）诊断要点

1. 气候骤变，冷暖失调，感受外邪，或有与感冒病人接触史。

2. 发热、恶风寒、鼻塞流涕、喷嚏、咳嗽等为主症。

3. 感冒伴兼夹证者，可见咳嗽加剧，喉间痰鸣；或脘腹胀满，不思饮食，呕吐酸腐，大便失调；或睡卧不宁，惊惕抽搐。

4. 血常规检查：病毒感染者白细胞总数正常或偏低；细菌感染者白细胞总数及中性粒细胞均增高。

（二）鉴别诊断

急性传染病早期 多种急性传染病的早期都有类似感冒的症状，如麻疹、奶麻、丹痧、水痘等，应根据流行病学史、临床特点、实验室检查等加以鉴别。

要点四　辨证论治

（一）辨证要点

1. 根据发病季节及流行特点辨证：冬春二季多为风寒、风热感冒；夏季多为暑邪感冒；冬春之季，发病呈流行性者，多为时邪感冒。

2. 根据全身及局部症状辨证：风寒感冒恶寒重，发热轻，无汗，喷嚏，流清涕，咽不红，舌苔薄白；风热感冒发热重，有汗，鼻塞，流浊涕，咽红，舌苔薄黄；暑邪感冒发热较高，头痛，身重困倦，食欲不振，舌苔黄腻；时邪感冒起病急，全身症状重，高热，恶寒，无汗，头痛，咽痛，肢体酸痛，或恶心、呕吐。

（二）治疗原则

以疏风解表为基本治疗原则。

（三）分证论治

1. 主证

（1）风寒感冒证

证候：发热轻，恶寒重，无汗，头痛，流清涕，喷嚏，咳嗽，口不渴，咽不红，舌淡红，苔薄白，脉浮紧或指纹浮红。

治法：辛温解表，疏风散寒。

代表方剂：荆防败毒散。

（2）风热感冒证

证候：发热重，恶风，有汗或少汗，头痛，鼻塞，流浊涕，喷嚏，咳嗽，痰稠色白或黄，咽红肿痛，口渴，舌质红，苔薄黄，脉浮数或指纹浮紫。

治法：辛凉解表，疏风清热。

代表方剂：银翘散。

（3）暑邪感冒证

证候：发热，无汗或汗出热不解，头晕，头痛，鼻塞，身重困倦，胸闷泛恶，口渴心烦，食欲不振，或有呕吐、泄泻，小便短黄，舌质红，苔黄腻，脉数或指纹紫滞。

治法：清暑解表，化湿和中。

代表方剂：新加香薷饮。

（4）时邪感冒证

证候：起病急骤，全身症状重，高热，恶寒，无汗或汗出热不解，头痛，心烦，目赤咽红，肌肉酸痛，腹痛，或有恶心、呕吐，舌质红，苔黄，脉数。

治法：清瘟解表消毒。

代表方剂：银翘散合普济消毒饮。

2. 兼证

（1）感冒夹痰证

证候：感冒兼见咳嗽较剧，痰多，喉间痰鸣。

治法：风寒夹痰者，辛温解表，宣肺化痰；风热夹痰者，辛凉解表，清肺化痰。

代表方剂：在疏风解表基础上，风寒夹痰者加二陈汤、三拗汤；风热夹痰者加桑菊饮、黛蛤散。

（2）感冒夹滞证

证候：感冒兼见脘腹胀满，不思饮食，呕吐酸腐，口气秽浊，大便酸臭，或腹痛泄泻，或大便秘结，舌苔厚腻。

治法：解表兼以消食导滞。

代表方剂：在疏风解表基础上加用保和丸。

（3）感冒夹惊证

证候：感冒兼见惊惕哭闹，睡卧不宁，甚至骤然抽风，舌质红，脉浮弦。

治法：解表兼以清热镇惊。

代表方剂：在疏风解表基础上加用镇惊丸。

细目二　乳　蛾

要点一　病因病机

本病病因为外感风热，或平素过食辛辣炙煿之品，脾胃蕴热所致。

外感风热之邪犯肺，邪毒循经上逆，风热搏结于咽喉，导致喉核赤肿疼痛。若风热犯肺失治，化热入里，或素体肺胃热盛，复感外邪，循经上攻，搏结喉核，热毒炽盛，故见喉核溃烂化脓。因风热搏结或热毒炽盛之余，耗伤肺胃之阴，肺胃阴虚，虚火上炎，搏结咽喉，则喉核肿大, 日久不消。

● **要点二 诊断与鉴别诊断**

（一）诊断要点

1. 以咽痛、吞咽困难为主要症状。急乳蛾有发热, 慢乳蛾不发热或有低热。

2. 急乳蛾起病较急, 病程较短; 反复发作则转化为慢乳蛾, 病程较长。

3. 咽部检查: 急乳蛾可见扁桃体充血呈鲜红或深红色, 肿大, 表面可有脓点, 严重者有小脓肿; 慢乳蛾可见扁桃体肿大, 充血呈暗红色, 或不充血, 表面或有脓点, 或挤压后有少许脓液溢出。

4. 实验室检查: 急乳蛾及部分慢乳蛾者可见血白细胞总数及中性粒细胞增高。

（二）鉴别诊断

乳蛾与感冒鉴别 感冒以发热恶寒、鼻塞流涕、喷嚏、咳嗽为主要表现, 也可有咽喉红赤。若以咽红、喉核红肿疼痛, 甚至溃烂化脓等局部表现为主者, 则诊断为乳蛾。

● **要点三 辨证论治**

（一）辨证要点

主要根据喉核局部表现及伴随症状进行辨证。凡起病急, 咽痛、喉核红肿, 伴风热表证者, 多为风热乳蛾; 喉核红肿疼痛化脓, 伴里热证者, 多为热毒炽盛; 凡起病较缓, 咽痛不甚, 喉核暗红, 伴阴虚内热证者, 多为肺胃阴虚。

（二）治疗原则

以清热解毒、利咽消肿为基本治疗原则。

（三）分证论治

1. 风热搏结证

证候: 喉核赤肿, 咽喉疼痛, 或咽痒不适, 吞咽不利, 发热重, 恶寒轻, 鼻塞流涕, 头痛身痛, 舌红, 苔薄白或黄, 脉浮数或指纹浮紫。

治法: 疏风清热, 利咽消肿。

代表方剂: 银翘马勃散。

2. 热毒炽盛证

证候: 喉核赤肿明显, 甚至溃烂化脓, 吞咽困难, 壮热不退, 口干口臭, 大便干结, 小便黄少, 舌红, 苔黄, 脉数或指纹青紫。

治法: 清热解毒, 利咽消肿。

代表方剂: 牛蒡甘桔汤。

3. 肺胃阴虚证

证候: 喉核肿大暗红, 咽干咽痒, 日久不愈, 干咳少痰, 大便干结, 小便黄少, 舌质红, 苔少, 脉细数或指纹淡紫。

治法: 养阴润肺, 软坚利咽。

代表方剂: 养阴清肺汤。

细目三 咳嗽

● **要点一 发病特点**

咳嗽是小儿常见的一种肺系病证。有声无痰为咳, 有痰无声为嗽, 有声有痰谓之咳嗽。一年四季均可发生, 以冬春二季发病率高。任何年龄小儿皆可发病, 以婴幼儿为多见。小儿咳嗽有外感和内伤之分, 临床上小儿的外感咳嗽多于内伤咳嗽。

● **要点二 病因病机**

小儿咳嗽的病因, 主要外因为感受风邪, 主要内因为肺脾虚弱。病变部位在肺, 常涉及脾, 基本病机为肺失宣肃。外邪从口鼻或皮毛而入, 首犯肺卫, 肺失宣肃, 气机不利, 肺气上逆, 发为外感咳嗽。小儿脾常不足, 脾虚生痰, 上贮于肺, 或咳嗽日久不愈, 耗伤正气, 可转为内伤咳嗽。

● **要点三 辨证论治**

（一）辨证要点

1. 辨外感内伤 小儿咳嗽起病急, 病程短, 咳声高扬, 常伴有表证, 多属外感咳嗽; 起病缓, 病程较长, 咳声低沉, 多兼有不同程度的里证, 多属内伤咳嗽。

2. 辨寒热虚实 咳嗽痰稀色白易咯者, 多属寒证; 咳嗽痰黄质黏咯之不爽者, 多属热证。外感咳嗽属实; 内伤咳嗽多虚或虚中夹实。咳声高亢、有力, 为实; 咳声低微, 气短无力, 为虚。

（二）治疗原则

小儿咳嗽的基本治疗原则为宣通肺气。外感咳嗽以疏散外邪、宣通肺气为主，根据寒、热证候不同治以散寒宣肺、解热宣肺。内伤咳嗽应辨别病位、病性，随证施治，痰热咳嗽以清肺化痰为主，痰湿咳嗽以燥湿化痰为主，气虚咳嗽以健脾益气为主，阴虚咳嗽则以养阴润肺为主。

（三）分证论治

1. 外感咳嗽

（1）风寒咳嗽证

证候：咳嗽频作、声重，咽痒，痰白清稀，鼻塞流涕，恶寒无汗，发热头痛，全身酸痛，舌苔薄白，脉浮紧或指纹浮红。

治法：疏风散寒，宣肺止咳。

代表方剂：杏苏散、金沸草散。

（2）风热咳嗽证

证候：咳嗽不爽，痰黄黏稠，不易咯出，口渴咽痛，鼻流浊涕，伴有发热恶风，头痛，微汗出，舌质红，苔薄黄，脉浮数或指纹浮紫。

治法：疏风解热，宣肺止咳。

代表方剂：桑菊饮。

（3）风燥咳嗽证

证候：咳嗽痰少，或痰黏难咯，或干咳无痰，鼻燥咽干，口干欲饮，咽痒咽痛，皮肤干燥，或伴发热、鼻塞、咽痛等表证，大便干，舌质红，苔少乏津，脉浮数或指纹浮紫。

治法：疏风清肺，润燥止咳。

代表方剂：清燥救肺汤、桑杏汤。

2. 内伤咳嗽

（1）痰热咳嗽证

证候：咳嗽痰多，色黄黏稠，难以咯出，甚则喉间痰鸣，或伴发热口渴，烦躁不安，小便黄少，大便干结，舌质红，苔黄腻，脉滑数或指纹青紫。

治法：清热化痰，宣肺止咳。

代表方剂：清金化痰汤、清气化痰汤。

（2）痰湿咳嗽证

证候：咳声重浊，痰多壅盛，色白清稀，胸闷纳呆，困倦乏力，舌淡红，苔白腻，脉滑。

治法：燥湿化痰，宣肺止咳。

代表方剂：二陈汤。

（3）气虚咳嗽证

证候：咳嗽反复不已，痰白清稀，面白无华，气短懒言，语声低微，自汗畏寒，平素易感冒，舌淡嫩，边有齿痰，脉细无力。

治法：健脾补肺，益气化痰。

代表方剂：六君子汤。

（4）阴虚咳嗽证

证候：干咳无痰，或痰少而黏，或痰中带血，不易咯出，口渴咽干，喉痒，声音嘶哑，潮热盗汗，手足心热，大便干结，舌红，少苔，脉细数。

治法：滋阴润燥，养阴清肺。

代表方剂：沙参麦冬汤。

细目四 肺炎喘嗽

要点一 发病特点

肺炎喘嗽是小儿时期常见的一种肺系疾病，临床以发热、咳嗽、痰壅、气喘，肺部闻及中细湿啰音，X线胸片见炎性阴影为主要表现，重者可见张口抬肩、呼吸困难、面色苍白、口唇青紫等症。

本病一年四季均可发生，但多见于冬春季节。好发于婴幼儿，年龄越小，发病率越高。本病若治疗及时得当，一般预后良好。病情较重者，容易合并心阳虚衰及邪陷心肝等严重变证。

要点二 病因病机

本病的发病原因，外因为感受风邪，或由其他疾病传变而来。内因为小儿肺脏娇嫩，卫外不固。病变部位主要在肺，病机关键为肺气郁闭，痰热是其病理产物。外感风邪由口鼻或皮毛而入，侵犯肺卫，致肺失宣降，清肃之令不行，闭郁不宣，化热炼津，炼液成痰，阻于气道，肃降无权，从而出现咳嗽、气促、痰壅、鼻扇、发热等肺气郁闭的证候，发为肺炎喘嗽。

若邪气壅盛或正气虚弱，病情进一步发展，

可由肺而涉及其他脏腑。肺气闭塞,气机不利,则血流不畅,脉道涩滞,故重症患儿常有颜面苍白或青紫、唇甲发紫、舌质紫暗等气滞血瘀的征象。若正不胜邪,气滞血瘀加重,可致心失所养,心气不足,甚而心阳虚衰,并使肝脏藏血失调,出现呼吸不利或喘促息微、颜面唇甲发绀、胁下痞块增大、肢端逆冷、皮肤紫纹等危重症。若热毒之邪炽盛,热炽化火,内陷厥阴,引动肝风,则又可致神昏、抽搐之变证。

● **要点三　诊断要点**

1. 临床表现

（1）起病急,有气喘、咳嗽、痰鸣、发热等症。

（2）肺部听诊可闻及中、细湿啰音。

（3）新生儿患肺炎时,常以不乳、精神萎靡、口吐白沫等症状为主,而无上述典型表现。

2. 实验室及特殊检查

（1）X 线全胸片　小斑片状阴影,也可出现不均匀的大片状阴影,或为肺纹理增多、紊乱,肺部透亮度增强或降低。

（2）血常规检查　细菌性肺炎,白细胞总数可升高,中性粒细胞增多。病毒性肺炎,白细胞总数正常或偏低。

● **要点四　辨证论治**

（一）辨证要点

本病辨证,重在辨常证和变证。常证重在辨表里、寒热、虚实及痰重热重。

1. 初期辨风寒风热　凡恶寒发热,无汗,咳嗽气急,痰多清稀,舌质不红,苔白,为风寒袭肺;若发热恶风,咳嗽气急,痰多黏稠或色黄,舌质红,苔薄白或黄,为风热犯肺。

2. 极期辨痰重热重　痰重则咳嗽剧烈,气促鼻扇,痰多喉鸣,甚则痰声辘辘,胸高抬肩撷肚,舌红苔白滑而腻,脉滑。热重则高热不退,面赤唇红,便秘尿赤,舌红苔黄糙,脉洪大。若高热持续,气急喘憋、烦躁口渴者,可为毒热闭肺。

3. 后期辨气虚阴伤　病程较长者以虚证居多。低热盗汗,干咳无痰,舌红少津,舌苔花剥、苔少或无苔,为阴虚肺热;若面白少华,动则汗出,咳嗽无力,舌质淡,舌苔薄白,为肺脾气虚。

4. 重症辨常证变证　如见呼吸困难,张口抬肩,鼻翼扇动,为本病中的重症。若正气不足,邪毒闭肺后,阳气虚衰,可见喘促肢厥,脉细弱而数,为心阳虚衰之变证;若邪毒炽盛,内陷心肝,蒙蔽清窍,引动肝风,可见神昏抽搐,为邪陷厥阴之变证。

（二）治疗原则

肺炎喘嗽治疗,以开肺化痰、止咳平喘为基本原则。若痰多壅盛者,首先降气涤痰;喘憋严重者,治以平喘利气;气滞血瘀者,佐以活血化瘀;肺与大肠相表里,壮热炽盛时可用通腑泄热;病久肺脾气虚者,宜健脾补肺以扶正为主;若阴虚肺燥,宜养阴润肺,化痰止咳。若出现变证,心阳虚衰者,温补心阳;邪陷厥阴者,开窍息风,并配合中西医结合救治。

（三）分证论治

1. 常证

（1）风寒郁肺证

证候：恶寒发热,头身痛,无汗,鼻塞流清涕,呛咳频作,呼吸气急,痰稀色白,咽不红,口不渴,面色淡白,纳呆,舌淡红,苔薄白,脉浮紧,指纹浮红。

治法：辛温宣肺,化痰止咳。

代表方剂：华盖散。

（2）风热郁肺证

证候：发热恶风,头痛有汗,鼻塞流浊涕,咳嗽,气促,咯吐黄痰,咽红肿,喉核红肿,纳呆,舌质红,苔薄黄,脉浮数,指纹浮紫。

治法：辛凉宣肺,化痰止咳。

代表方剂：麻杏石甘汤。

（3）痰热闭肺证

证候：发热烦躁,咳嗽喘促,气急鼻扇,咯痰黄稠或喉间痰鸣,口唇紫绀,咽红肿,面色红赤,口渴欲饮,大便干结,小便短黄,舌质红,苔黄,脉滑数,指纹紫滞,显于气关。

治法：清热涤痰，开肺定喘。

代表方剂：麻杏石甘汤合葶苈大枣泻肺汤。

（4）毒热闭肺证

证候：壮热不退，咳嗽剧烈，痰黄稠难咯或痰中带血，气急喘憋，呼吸困难，鼻翼扇动，胸高胁满，张口抬肩，鼻孔干燥，面色红赤，口唇紫绀，涕泪俱无，烦躁不宁或嗜睡，甚至神昏谵语，口渴引饮，便秘，小便黄少，舌红少津，苔黄腻或黄燥，脉洪数，指纹紫滞。

治法：清热解毒，泻肺开闭。

代表方剂：黄连解毒汤合麻杏石甘汤。

（5）阴虚肺热

证候：咳喘持久，低热盗汗，手足心热，干咳少痰，面色潮红，口干便结，舌红少津，苔少或花剥，脉细数，指纹淡紫。

治法：养阴清肺，润肺止咳。

代表方剂：沙参麦冬汤。

（6）肺脾气虚证

证候：久咳、咳痰无力，痰稀白易咯，多汗，易感冒，纳呆便溏，面白少华，神疲乏力，舌质淡红，舌体胖嫩，苔薄白，脉细无力，指纹淡。

治法：补肺益气，健脾化痰。

代表方剂：人参五味子汤。

2. 变证

（1）心阳虚衰证

证候：面色苍白，唇指紫绀，呼吸浅促、困难，四肢不温，多汗，胁下痞块，心悸动数，虚烦不安，神委淡漠，小便减少，舌质淡紫，脉细弱疾数，指纹紫滞，可达命关。

治法：温补心阳，救逆固脱。

代表方剂：参附龙牡救逆汤。

（2）邪陷厥阴证

证候：壮热不退，口唇紫绀，气促，喉间痰鸣，烦躁不安，神昏谵语，双目上视，四肢抽搐，舌红，苔黄，脉细数，指纹青紫，可达命关。

治法：清心开窍，平肝息风。

代表方剂：羚角钩藤汤合牛黄清心丸。

● **要点五　肺炎合并心力衰竭的诊断与治疗**

1. 肺炎合并心力衰竭的诊断　①心率突然加快，超过180次/分。②呼吸突然加快，超过60次/分。③突然发生极度烦躁不安。④面色明显发绀，皮肤苍白、发灰、发花、发凉，指（趾）甲微血管再充盈时间延长，尿少或无尿。⑤心音低钝，有奔马律，颈静脉怒张，X线检查示心脏扩大。⑥肝脏迅速扩大。⑦颜面、眼睑或下肢水肿。具有前5项者即可诊断心力衰竭。

2. 肺炎合并心力衰竭的治疗　①一般处理：给氧、祛痰、止咳、镇静及病因治疗。②洋地黄类药物的使用：首选西地兰或毒毛旋花子苷K或地高辛。西地兰剂量为每次$0.01\sim0.015$mg/kg，静脉推注或加入点滴小壶中，必要时2～3小时重复给一次，以后改为地高辛洋地黄化。不严重的病例，一开始即可应用地高辛，口服剂量为：<2岁$0.04\sim0.06$mg/kg，>2岁$0.03\sim0.04$mg/kg。首次用化量的2/5，以后每6～8小时给1/5量；末次给药12小时后开始用维持量，维持量每日为化量的1/5，分2次服。静脉注射为口服量的3/4。③必要时可使用利尿剂及血管扩张剂。

● **要点六　预防与调护**

（一）预防

1. 保持室内空气新鲜，适当增加户外活动，加强体育锻炼，增强体质。

2. 根据气温变化，随时增减衣服，避免着凉感冒。

3. 尽量减少到拥挤的公共场所，预防各种感染性疾病。

（二）调护

1. 保持居室空气新鲜，温湿度适宜。

2. 饮食宜清淡富有营养，多喂开水。

3. 保持气道通畅，定时翻身拍背及转换体位，以利于排痰。

4. 密切观察病情变化，防止发生变证。

细目五 哮喘

● 要点一 发病特点

哮喘是小儿时期常见的肺系疾病。哮指声响言，喘指气息言，哮必兼喘，故通称哮喘。临床以反复发作，发作时喘促气急、喉间哮鸣、呼吸困难、张口抬肩、摇身撷肚为主要特征。

本病包括了西医学所称喘息性支气管炎、儿童哮喘等。本病有明显的遗传倾向，发病年龄以1~6岁为多见，大多在3岁以内初次发作。多数病儿可经治疗缓解或自行缓解，部分儿童哮喘在青春发育期可完全消失。接受正确治疗和调护的病儿，随年龄的增长，大都可以终生控制而不发作。但如治疗不当，长时间反复发作，会影响肺的功能，易造成肺肾两虚，喘息持续，难以缓解，甚至终生不得控制或危及生命。其发作有明显的季节性，冬春二季及气候骤变时易于发作。

● 要点二 病因病机

哮喘的发病原因有外因和内因两个方面。内因责之于肺、脾、肾三脏功能不足，导致痰饮内伏，成为哮喘之夙根。外因责之于感受外邪，接触异物、异味以及嗜食咸酸等。痰饮的产生与肺、脾、肾三脏功能的失调密切相关。肺主一身之气，为水之上源，有通调水道的功能。素体肺虚或反复感邪伤肺，治节无权，水津不能通调、输布，则停而为痰为饮。脾主运化水湿，素体脾虚或疾病、药物伤脾，水湿不运，蕴湿生痰，故脾为生痰之源，所生之痰上贮于肺。肾为水脏，主一身水液调节，先天不足或后天失调致肾气虚衰，蒸化失职，阳虚水泛为痰，上泛于肺。

哮喘的病机关键在痰伏于肺，形成夙根，遇触即发。夙痰久伏造成哮喘反复发作。哮喘发作的机制，在于外因引动伏痰，痰气相合。发作之时，痰随气升，气因痰阻，相互搏结，壅塞气道，气息不畅，因而产生呼吸喘促，呼气延长，痰随呼吸气息升降，发出哮鸣之声。

● 要点三 诊断与鉴别诊断

（一）诊断要点

1. 多有婴儿期湿疹史、过敏史、家族哮喘史。
2. 有反复发作的病史。发作多与某些诱发因素有关，如气候骤变，受凉受热，进食或接触某些过敏物质。发作之前多有喷嚏、鼻塞、咳嗽等先兆。
3. 常突然发作，发作时咳嗽阵作，喘促，气急，喉间痰鸣，甚至不能平卧，烦躁不安，口唇青紫。
4. 肺部听诊两肺可闻及哮鸣音，以呼气时明显，呼气延长。若支气管哮喘有继发感染，可闻及湿啰音。
5. 实验室检查：外周血嗜酸粒细胞增高。肺功能测定显示换气率和潮气量降低，残气容量增加。

（二）鉴别诊断

1. 咳嗽变异性哮喘 ①咳嗽持续>4周，常在夜间和/或清晨及运动后发作或加重，以干咳为主。②临床上无感染征象，或经较长时间抗生素治疗无效。③抗哮喘药物诊断性治疗有效。④排除其他原因引起的慢性咳嗽。

2. 毛细支气管炎 多由呼吸道合胞病毒感染所致。常见于2岁以下婴幼儿，尤以2~6个月婴儿最为多见。发病季节以寒冷时多发。常于上呼吸道感染后2~3天出现咳嗽，发热，呼吸困难，喘憋来势凶猛，但中毒症状轻微。肺部听诊可闻及多量哮鸣音、呼气性喘鸣，当毛细支气管接近完全梗阻时，呼吸音可明显减低，往往听不到湿啰音。胸部X线常见不同程度梗阻性肺气肿和支气管周围炎，有时可见小点片状阴影或肺不张。

3. 支气管肺炎（肺炎喘嗽） 以发热、咳嗽、痰壅、气急、鼻扇为主症。肺部听诊可闻及细湿啰音，以脊柱两旁及肺底部为多。胸部X线可见斑点状或片状阴影。

● 要点四 辨证论治

（一）辨证要点

哮喘临床分发作期与缓解期，辨证主要从寒热虚实和肺脾肾三脏入手。发作期以邪实为主，重点辨寒热。咳喘痰黄，身热面赤，口干舌红，为热性哮喘；咳喘畏寒，痰多清稀，舌苔白滑，为寒性哮喘。缓解期以正虚为主，重点辨脏腑，再辨气阴阳。气短多汗，易感冒，多为气虚；形寒肢冷面白，动则心悸，为阳虚；消瘦盗汗，面色潮红，为阴虚。

（二）治疗原则

发作期当攻邪以治其标，治肺为主，分辨寒热虚实而随证施治。缓解期当扶正以治其本，调其肺脾肾等脏腑功能，消除伏痰夙根。

（三）分证论治

1. 发作期

（1）风寒束肺证

证候：气喘，喉间哮鸣，咳嗽，胸闷，痰稀色白有泡沫，喷嚏鼻塞，流清涕，唇青，形寒肢凉，无汗，口不渴，小便清长，大便溏薄，咽不红，舌质淡红，苔薄白或白滑，脉浮紧，指纹红。

治法：温肺散寒，涤痰定喘。

代表方剂：小青龙汤合三子养亲汤。

（2）痰热阻肺证

证候：气喘，声高息涌，喉间哮鸣，咳嗽痰壅，痰黏色黄难咯，胸闷，呼吸困难，鼻塞，流涕黄稠，身热，面红唇干，夜卧不安，烦躁不宁，口渴，小便黄赤，大便干，咽红，舌质红，苔薄黄或黄腻，脉滑数，指纹紫。

治法：清肺涤痰，止咳平喘。

代表方剂：麻杏石甘汤合苏葶丸。

（3）外寒内热证

证候：气喘，喉间哮鸣，咳嗽痰黏，色黄难咯，胸闷，喷嚏，鼻塞，流清涕，恶寒，发热，面色红赤，夜卧不安，无汗，口渴，小便黄赤，大便干，咽红，舌质红，苔薄白或黄，脉浮紧或滑数，指纹浮红或沉紫。

治法：解表清里，止咳定喘。

代表方剂：大青龙汤。

（4）肺实肾虚证

证候：气喘，喉间哮鸣，持续较久，喘促胸满，动则喘甚，咳嗽，痰稀色白易咯，形寒肢冷，面色苍白或晦滞少华，神疲倦怠，小便清长，舌质淡，苔薄白或白腻，脉细弱或沉迟，指纹淡滞。

治法：泻肺平喘，补肾纳气。

代表方剂：偏于肺实者，用苏子降气汤。偏于肾虚者，用都气丸合射干麻黄汤。

2. 缓解期

（1）肺脾气虚证

证候：反复感冒，气短自汗，咳嗽无力，形体消瘦，神疲懒言，面白少华或萎黄，纳差，便溏，舌质淡胖，苔薄白，脉细软，指纹淡。

治法：补肺固表，健脾益气。

代表方剂：玉屏风散合人参五味子汤。

（2）脾肾阳虚证

证候：喘促乏力，动则气喘，气短心悸，咳嗽无力，形体消瘦，形寒肢冷，腰膝酸软，面白少华，腹胀，纳差，夜尿多，便溏，发育迟缓，舌质淡，苔薄白，脉细弱，指纹淡。

治法：温补脾肾，固摄纳气。

代表方剂：金匮肾气丸。

（3）肺肾阴虚证

证候：喘促乏力，动则气喘，干咳少痰，痰黏难咯，咳嗽无力，盗汗，形体消瘦，腰膝酸软，面色潮红，午后潮热，口咽干燥，手足心热，便秘，舌红少津，苔花剥，脉细数，指纹淡红。

治法：养阴清热，敛肺补肾。

代表方剂：麦味地黄丸。

● 要点五 预防与调护

1. 积极治疗和清除感染病灶，避免各种诱发因素如烟味、尘螨、花粉、动物皮毛、海鲜发物、冰凉饮料等。

2. 注意气候影响，做好防寒保暖工作。

3. 发病季节，避免活动过度和情绪激动，以防诱发哮喘。

4. 加强自我管理教育，将防治知识教给患儿及家属，调动他们的抗病积极性，配合长期治疗。

5. 饮食宜清淡而富有营养，忌进生冷油腻、辛辣酸甜以及海鲜鱼虾等可能引起过敏的食物。

6. 哮喘发作期注意呼吸、心率变化，防止哮喘持续发作。

细目六 反复呼吸道感染

● 要点一 发病特点

反复呼吸道感染是指呼吸道感染（包括上呼吸道感染、下呼吸道感染）年发病在一定次数以上者。以感冒、乳蛾、咳嗽、肺炎喘嗽在一段时间内反复感染经久不愈为主要临床特征。反复呼吸道感染患儿简称"复感儿"。

本病一年四季均可发生，以冬春气候变化剧烈时尤易反复不已。发病年龄多见于6个月~6岁的小儿，1~3岁的婴幼儿最为常见。若反复呼吸道感染治疗不当，容易发生咳喘、水肿、痹证等病证，严重影响小儿的生长发育与身心健康。

● 要点二 病因病机

小儿反复呼吸道感染的内因是禀赋虚弱，肺脾肾三脏功能不足，卫外不固。外因是喂养不当，精微摄取不足；调护失宜，外邪乘虚侵袭；用药不当，损伤正气；疾病所伤，正气未复。

小儿正气不足，肺脏娇嫩，肌肤薄弱，卫外不固，加上寒暖不能自调，稍有不当，六淫之邪或从皮毛而入，或从口鼻而受，均可导致卫表失和，肺气失宣，从而出现感冒、咳嗽等肺系病变。感邪之后，由于正气虚弱，邪毒难以廓清，留伏于里，一旦受凉或疲劳后，新感易受，留邪内发；或虽无新感，旧病复燃，诸证又起。故本病病机主要在于正虚邪伏，病位主要在肺，常涉及脾肾。

● 要点三 诊断与鉴别诊断

（一）诊断要点

1. 按不同年龄每年呼吸道感染的次数诊断 见下表。

反复呼吸道感染诊断条件（次/年）

年龄（岁）	上呼吸道感染	下呼吸道感染	
		气管支气管炎	肺炎
0~2	7	3	2
~5	6	2	2
~14	5	2	2

注：①两次感染间隔时间至少7日以上。②若上呼吸道感染次数不够，可以将上、下呼吸道感染次数相加，反之则不能。但若反复感染是以下呼吸道为主，则应定义为反复下呼吸道感染。③确定次数需连续观察1年。④肺炎需由肺部体征和影像学证实，两次肺炎诊断期间肺炎体征和影像学改变应完全消失。

2. 按半年内呼吸道感染的次数诊断 半年内呼吸道感染≥6次，其中下呼吸道感染≥3次（其中肺炎≥1次）。

（二）鉴别诊断

1. 哮喘 反复发作，但发作时呼吸困难，呼气延长，伴有哮鸣音，其发作多由异物过敏引起，包括特异性体质的内因和变态反应性的外因所致。也可因呼吸道感染而诱发，或病程中兼有感染。

2. 咳嗽变异性哮喘 咳嗽经久不愈，以干咳为主，常在夜间和/或清晨及运动后发作或加重；常伴有过敏性鼻炎、湿疹等过敏性疾病；抗生素治疗无效，但抗哮喘药物治疗有效。

● 要点四 辨证论治

（一）辨证要点

本病辨证，重在明察邪正消长变化。感染期以邪实为主，迁延期正虚邪恋，恢复期则以正虚为主。初起时多有外感表证，当辨风寒、风热、外寒里热之不同，夹积、夹痰之差异，本虚标实之病机。迁延期邪毒渐平，虚象显露，热、痰、积未尽，肺脾肾虚显现。恢复期正暂胜而邪暂退，当辨肺脾肾何脏虚损为主，肺虚者气弱，脾虚者运艰，肾虚者骨弱。

（二）治疗原则

本病发作期，应按不同的疾病治疗。迁延期以扶正为主，兼以祛邪。恢复期当固本为要，或补气固表，或温卫和营，或温补脾肾，或滋养肺脾。

（三）分证论治

1. 肺脾气虚证

证候：反复外感，面黄少华，形体消瘦，肌肉松软，少气懒言，气短，自汗多汗，食少纳呆，大便不调，舌质淡，苔薄白，脉无力，指纹淡。

治法：补肺固表，健脾益气。

代表方剂：玉屏风散合六君子汤。

2. 营卫失调证

证候：反复外感，恶风、恶寒，面色少华，四肢不温，多汗易汗，舌淡红，苔薄白，脉无力，指纹淡红。

治法：调和营卫，益气固表。

代表方剂：黄芪桂枝五物汤。

3. 脾肾两虚证

证候：反复外感，面白少华，形体消瘦，肌肉松软，鸡胸龟背，腰膝酸软，形寒肢冷，发育落后，动则气喘，少气懒言，多汗易汗，食少纳呆，大便稀溏，舌质淡，苔薄白，脉沉细无力。

治法：温补肾阳，健脾益气。

代表方剂：金匮肾气丸合理中丸。

4. 肺脾阴虚证

证候：反复外感，面白颧红少华，食少纳呆，口渴，盗汗自汗，手足心热，大便干结，舌质红，苔少或花剥，脉细数，指纹淡红。

治法：养阴润肺，益气健脾。

代表方剂：生脉散合沙参麦冬汤。

（吴力群）

第五单元　脾系病证

细目一　鹅口疮

● 要点一　发病特点

鹅口疮是以口腔、舌上蔓生白屑为主要临床特征的一种口腔疾病。因其状如鹅口，故称鹅口疮；因其色白如雪片，故又名"雪口"。本病一年四季均可发生。多见于初生儿，以及久病体虚婴幼儿。

● 要点二　病因病机

鹅口疮的发病，可由胎热内蕴，口腔不洁，感受秽毒之邪所致。其主要病变在心脾，因舌为心之苗，口为脾之窍，脾脉络于舌，若感受秽毒之邪，循经上炎，则发为口舌白屑之症。

● 要点三　诊断要点

1. 多见于新生儿，久病体弱者，或长期使用抗生素、激素患者。

2. 舌上、颊内、牙龈或上颚散布白屑，可融合成片。重者可向咽喉处蔓延，影响吸奶与呼吸，偶可累及食管、肠道、气管等。

3. 取白屑少许涂片，加10%氢氧化钠液，置显微镜下，可见白色念珠菌芽孢及菌丝。

● 要点四　辨证论治

（一）辨证要点

本病重在辨别实证、虚证。实证一般病程短，口腔白屑堆积，周围红，疼痛哭闹，尿赤便秘；虚证多病程较长，口腔白屑较少，周围不红，疼痛不著，大便稀溏，食欲不振，或形体瘦弱等。

（二）治疗原则

本病总属邪火上炎，治当清火。根据虚实辨证，实火证应治以清泄心脾积热；虚火证应治以滋肾养阴降火。病在口腔局部，除内服药外，当配合外治法治疗。

（三）分证论治

1. 心脾积热证

证候：口腔满布白屑，周围黏膜红赤较甚，面赤、唇红，或伴发热、烦躁、多啼，口干或渴，大便干结，小便黄赤，舌红，苔薄白，脉滑或指纹青紫。

治法：清心泻脾。

代表方剂：清热泻脾散。

2. 虚火上浮证

证候：口腔内白屑散在，周围红晕不著，形体瘦弱，颧红，手足心热，口干不渴，舌红，苔少，脉细或指纹紫。

治法：滋阴降火。

代表方剂：知柏地黄丸。

● 要点五　西医治疗

2%碳酸氢钠溶液于哺乳前后清洗口腔，制霉菌素甘油涂患处，1日3～4次。

● 要点六　预防与调护

1. 孕妇注意个人卫生，患阴道霉菌病者要及时治愈。

2. 注意口腔清洁，婴儿奶具要消毒。

3. 注意小儿营养，积极治疗原发病。长期用抗生素或肾上腺皮质激素者，尽可能暂停使用。

4. 注意观察口腔黏膜白屑变化，如发现患儿吞咽或呼吸困难，应立即处理。

细目二　口　疮

● 要点一　发病特点

小儿口疮，以齿龈、舌体、两颊、上颚等处出现黄白色溃疡，疼痛流涎，或伴发热为特征。若满口糜烂，色红作痛者，称为口糜；溃疡只发生在口唇两侧，称为燕口疮。本病可单独发生，也可伴发于其他疾病之中。口疮一年四季均可发病，无明显的季节性。发病年龄以2～4岁为多见，预后良好。若体质虚弱，则口疮可反复出现，迁延难愈。

● 要点二　病因病机

小儿口疮的病因主要为：外感风热之邪；或饮食不节，蕴积生热；或禀赋不足，气阴两虚。其主要病变在心脾胃肾。因脾开窍于口，心开窍于舌，肾脉连舌本，胃经络齿龈，若风热乘脾，或心脾积热，或虚火上炎，均可熏蒸口舌而致口疮。

● 要点三　诊断与鉴别诊断

（一）诊断要点

1. 有喂养不当、过食炙煿或外感发热的病史。

2. 齿龈、舌体、两颊、上颚等处出现黄白色溃疡点，大小不等，甚则满口糜腐，疼痛流涎，可伴发热或颌下淋巴结肿大、疼痛。

3. 血常规检查：白细胞总数及中性粒细胞偏高或正常。

（二）鉴别诊断

1. 鹅口疮　多发生于初生儿或体弱多病的婴幼儿。口腔及舌上满布白屑，周围有红晕，其疼痛、流涎一般较轻。

2. 手足口病　多见于4岁以下小儿，春夏季流行。除口腔黏膜溃疡之外，伴手、足、臀部皮肤疱疹。

● 要点四　辨证论治

1. 风热乘脾证

证候：以口颊、上颚、齿龈、口角溃烂为主，甚则满口糜烂，周围黏膜焮红，疼痛拒食，烦躁不安，口臭，涎多，小便短赤，大便秘结，或伴发热，舌红，苔薄黄，脉浮数，指纹紫。

治法：疏风散火，清热解毒。

代表方剂：银翘散。

2. 心火上炎证

证候：舌上、舌边溃疡，色赤疼痛，饮食困难，心烦不安，口干欲饮，小便短黄，舌尖红，苔薄黄，脉数，指纹紫。

治法：清心凉血，泻火解毒。

代表方剂：泻心导赤散。

3. 虚火上浮证

证候：口腔溃疡或糜烂，周围色不红或微红，疼痛不甚，反复发作或迁延不愈，神疲颧红，口干不渴，舌红，苔少或花剥，脉细数，指纹淡紫。

治法：滋阴降火，引火归原。

代表方剂：六味地黄丸加肉桂。

● **要点五　其他疗法**

1. 冰硼散少许，涂敷患处，1 日 3 次。用于风热乘脾证、心火上炎证。

2. 锡类散少许，涂敷患处，1 日 3 次。用于心火上炎证、虚火上浮证。

3. 吴茱萸适量，捣碎，醋调敷涌泉穴，临睡前固定，翌晨去除。用于虚火上浮证。

细目三　泄　泻

● **要点一　发病特点**

泄泻是以大便次数增多，粪质稀薄或如水样为特征的一种小儿常见病。本病一年四季均可发生，以夏秋季节发病率为高。不同季节发生的泄泻，其证候表现有所不同。2 岁以下小儿发病率高，因婴幼儿脾常不足，易于感受外邪、伤于乳食，或脾肾气阳亏虚，均可导致脾病湿盛而发生泄泻。

● **要点二　病因病机**

小儿泄泻发生的原因，以感受外邪、伤于饮食、脾胃虚弱为多见。其主要病变在脾胃。

1. 感受外邪　小儿脏腑柔嫩，肌肤薄弱，冷暖不知自调，易为外邪侵袭而发病。

2. 伤于饮食　小儿脾常不足，运化力弱，饮食不知自节，若调护失宜，乳哺不当，饮食失节或不洁，过食生冷瓜果或难以消化之食物，皆能损伤脾胃，发生泄泻。

3. 脾胃虚弱　小儿素体脾虚，或久病迁延不愈，脾胃虚弱，胃弱则腐熟无能，脾虚则运化失职，不能分清别浊，水湿水谷合污而下，形成脾虚泄泻。

4. 脾肾阳虚　脾虚致泻者，一般先耗脾气，继伤脾阳，日久则脾损及肾，造成脾肾阳虚。阳气不足，脾失温煦，阴寒内盛，水谷不化，并走肠间，而致澄澈清冷、洞泄而下的脾肾阳虚泻。

● **要点三　诊断与鉴别诊断**

（一）诊断要点

1. 有乳食不节、饮食不洁，或冒风受寒、感受时邪病史。

2. 大便次数较平时明显增多，重症达 10 次以上。粪便呈淡黄色或清水样；或夹奶块、不消化物，如同蛋花汤；或黄绿稀溏，或色褐而臭，夹少量黏液。可伴有恶心、呕吐、腹痛、发热、口渴等症。

3. 重症泄泻，可见小便短少、高热烦渴、神疲萎软、皮肤干瘪、囟门凹陷、目眶下陷、啼哭无泪等脱水征，以及口唇樱红、呼吸深长、腹胀等酸碱平衡失调和电解质紊乱的表现。

4. 大便镜检可有脂肪球或少量白细胞、红细胞。

5. 大便病原学检查可有轮状病毒等病毒检测阳性，或致病性大肠杆菌等细菌培养阳性。

（二）鉴别诊断

痢疾（细菌性痢疾）　急性起病，便次频多，大便稀，有黏冻脓血，腹痛明显，里急后重。大便常规检查脓细胞、红细胞多，可找到吞噬细胞；大便培养有痢疾杆菌生长。

● **要点四　辨证论治**

（一）辨证要点

本病以八纲辨证为纲，常证重在辨寒、热、虚、实，变证重在辨阴、阳。常证按起病缓急、病程长短分为久泻、暴泻，暴泻多属实，久泻多属虚或虚中夹实。变证可见泻下不止，精神萎软，皮肤干燥，为气阴两伤证，属重症；精神萎靡，尿少或无，四肢厥冷，脉细欲绝，为阴竭阳脱证，属危证。

（二）治疗原则

泄泻治疗，以运脾化湿为基本原则。

（三）分证论治

1. 常证

（1）湿热泻证

证候：大便水样，或如蛋花汤样，泻下急迫，量多次频，气味秽臭，或见少许黏液，腹痛时作，食欲不振，或伴呕恶，神疲乏力，或发热烦躁，口渴，小便短黄，舌质红，苔黄腻，脉滑数，指纹紫。

治法：清肠解热，化湿止泻。

代表方剂：葛根黄芩黄连汤。

（2）风寒泻证

证候：大便清稀，夹有泡沫，臭气不甚，肠鸣腹痛，或伴恶寒发热，鼻流清涕，咳嗽，舌质淡，苔薄白，脉浮紧，指纹淡红。

治法：疏风散寒，化湿和中。

代表方剂：藿香正气散。

（3）伤食泻证

证候：大便稀溏，夹有乳凝块或食物残渣，气味酸臭，或如败卵，脘腹胀满，便前腹痛，泻后痛减，腹痛拒按，嗳气酸馊，或有呕吐，不思乳食，夜卧不安，舌苔厚腻，或微黄，脉滑实，指纹滞。

治法：运脾和胃，消食化滞。

代表方剂：保和丸。

（4）脾虚泻证

证候：大便稀溏，色淡不臭，多于食后作泻，时轻时重，面色萎黄，形体消瘦，神疲倦怠，舌淡苔白，脉缓弱，指纹淡。

治法：健脾益气，助运止泻。

方药：参苓白术散。

（5）脾肾阳虚泻证

证候：久泻不止，大便清稀，澄澈清冷，完谷不化，或见脱肛，形寒肢冷，面色㿠白，精神萎靡，睡时露睛，舌淡苔白，脉细弱，指纹色淡。

治法：温补脾肾，固涩止泻。

代表方剂：附子理中汤合四神丸。

2. 变证

（1）气阴两伤证

证候：泻下过度，质稀如水，精神委软或心烦不安，目眶及囟门凹陷，皮肤干燥或枯瘪，啼哭无泪，口渴引饮，小便短少，甚至无尿，唇红而干，舌红少津，苔少或无苔，脉细数。

治法：健脾益气，酸甘敛阴。

代表方剂：人参乌梅汤。

（2）阴竭阳脱证

证候：泻下不止，次频量多，精神萎靡，表情淡漠，面色青灰或苍白，哭声微弱，啼哭无泪，尿少或无，四肢厥冷，舌淡无津，脉沉细欲绝。

治法：挽阴回阳，救逆固脱。

代表方剂：生脉散合参附龙牡救逆汤。

细目四 厌 食

● 要点一 发病特点

厌食是小儿时期的一种常见病证，临床以较长时期厌恶进食、食量减少为特征。本病可发生于任何季节，但夏季暑湿当令之时，可使症状加重。各年龄儿童均可发病，以1～6岁为多见。

● 要点二 病因病机

本病病位在脾胃。脾胃为后天之本，胃司受纳，脾主运化，脾胃调和，则知饥欲食，食而能化。其病因常见者有喂养不当、脾胃湿热、他病伤脾、禀赋不足、情志失调、邪毒犯胃等，均可损伤脾胃正常纳化功能，致脾胃失和，纳化失职，而成厌食。

● 要点三 诊断要点

1. 有喂养不当、病后失调、先天不足或情志失调史。

2. 长期食欲不振，厌恶进食，食量明显少于同龄正常儿童。

3. 面色少华，形体偏瘦，但精神尚好，活动如常。

4. 除外其他外感、内伤慢性疾病。

要点四 辨证论治

（一）辨证要点

本病应以脏腑辨证为纲，主要从脾胃辨证，再区别是以运化功能失健为主，还是以脾胃气阴亏虚为主。

（二）治疗原则

本病治疗，以运脾开胃为基本原则。

（三）分证论治

1. 脾失健运证

证候：食欲不振，厌恶进食，食而乏味，或伴胸脘痞闷，嗳气泛恶，大便不调，偶尔多食后则脘腹饱胀，形体尚可，精神正常，舌淡红，苔薄白或薄腻，脉尚有力。

治法：调和脾胃，运脾开胃。

代表方剂：不换金正气散。

2. 脾胃气虚证

证候：不思进食，食而不化，大便溏薄夹不消化食物，面色少华，形体偏瘦，肢倦乏力，舌质淡，苔薄白，脉缓无力。

治法：健脾益气，佐以助运。

代表方剂：异功散、参苓白术散。

3. 脾胃阴虚证

证候：不思进食，食少饮多，皮肤失润，大便偏干，小便短黄，甚或烦躁少寐，手足心热，舌红少津，苔少或花剥，脉细数。

治法：滋脾养胃，佐以助运。

代表方剂：养胃增液汤、益胃汤。

要点五 预防与调护

1. 掌握正确的喂养方法，饮食起居按时、有度，饭前勿食糖果饮料，夏季勿贪凉饮冷。母乳喂养的婴儿4个月后应逐步添加辅食。

2. 纠正不良饮食习惯，做到"乳贵有时，食贵有节"，不偏食、挑食、不强迫进食，饮食定时适量，荤素搭配，鼓励多食蔬菜及粗粮。

3. 遵照"胃以喜为补"的原则，先从小儿喜欢的食物着手来诱导开胃，暂时不要考虑营养价值，待其食欲增进后，再按营养的需要供给食物。

4. 注意生活起居，加强精神调护，保持良好情绪。

细目五 积 滞

要点一 发病特点

积滞是指小儿内伤乳食，停聚中焦，积而不化，气滞不行所形成的一种胃肠疾患。以不思乳食，食而不化，脘腹胀满，嗳气酸腐，大便溏薄或秘结酸臭为特征。本病既可单独出现，也可夹杂于其他疾病中。各种年龄均可发病，但以婴幼儿为多见。禀赋不足，脾胃素虚，人工喂养及病后失调者，更易罹患。

要点二 病因病机

积滞常由喂养不当，伤及脾胃，或脾胃虚损，复伤乳食所致，其病变脏腑在脾胃。因胃主受纳，脾主运化，一纳一化，饮食物得以消化。若脾胃受损，纳化失和，乳食停聚不消，积而不化，气滞不行，则成积滞。若积久不消，迁延失治，则可进一步损伤脾胃，导致气血生化乏源，营养及生长发育障碍，形体日渐消瘦，而转为疳证。

要点三 诊断与鉴别诊断

（一）诊断要点

1. 有伤乳、伤食史。

2. 以不思乳食，食而不化，脘腹胀满，嗳气酸腐，大便溏泄或便秘，气味酸臭为特征。

3. 可伴有烦躁不安、夜间哭闹或呕吐等症。

4. 大便化验检查可见不消化食物残渣、脂肪滴。

（二）鉴别诊断

厌食 长期食欲不振，厌恶进食，一般无脘腹胀满、大便酸臭等症。

要点四 辨证论治

（一）辨证要点

本病病位以胃脾为主，病属实证，但若患儿素体脾气虚弱，可呈虚实夹杂证，积滞内停，又有寒化或热化的演变，可根据病史、伴随症状以及病程长短以辨别其虚、实、寒、热。

（二）治疗原则

本病治疗以消食化积、理气行滞为基本原则。实证以消食导滞为主。虚实夹杂者，宜消补兼施。

（三）分证论治

1. 乳食内积证

证候：不思乳食，嗳腐酸馊或呕吐食物、乳片，脘腹胀满疼痛，大便酸臭，烦躁啼哭，夜眠不安，手足心热，舌质红，苔白厚或黄厚腻，脉象弦滑，指纹紫滞。

治法：消乳化食，和中导滞。

代表方剂：乳积者，选消乳丸；食积者，选保和丸。

2. 脾虚夹积证

证候：面色萎黄，形体消瘦，神疲肢倦，不思乳食，食则饱胀，腹满喜按，大便稀溏酸腥，夹有乳片或不消化食物残渣，舌质淡，苔白腻，脉细滑，指纹淡滞。

治法：健脾助运，消食化滞。

代表方剂：健脾丸。

细目六 疳 证

要点一 发病特点

疳证是由喂养不当或多种疾病影响，导致脾胃受损，气液耗伤，而形成的一种慢性疾病。临床以形体消瘦，面色无华，毛发干枯，精神萎靡或烦躁，饮食异常为特征。本病发病无明显季节性，各种年龄均可罹患，临床尤多见于5岁以下小儿。

要点二 病因病机

小儿疳证的病因以饮食不节、喂养不当、营养失调、疾病影响、药物过伤以及先天禀赋不足为常见，主要病变脏腑在脾胃，脾胃受损、气血津液耗伤为其基本病理改变。脾胃为后天之本，气血生化之源。脾健胃和，纳化正常，则气血津液化生有源，五脏六腑、四肢肌肉、筋骨皮毛得以濡润滋养。若脾胃受损，纳化失健，生化乏源，气血津液亏耗，则脏腑、肌肉、筋骨、皮毛无以濡养，日久则形成疳证。

要点三 诊断与鉴别诊断

（一）诊断要点

1. 有喂养不当或病后饮食失调及长期消瘦史。

2. 形体消瘦，体重比正常同年龄儿童平均值低15%以上，面色不华，毛发稀疏枯黄；严重者干枯羸瘦，体重可比正常平均值低40%以上。

3. 饮食异常，大便干稀不调，或脘腹膨胀等明显脾胃功能失调症状。

4. 兼有精神不振，或好发脾气，烦躁易怒，或喜揉眉擦眼，或吮指磨牙等症。

5. 贫血者，血红蛋白及红细胞减少。出现肢体浮肿，属于疳肿胀（营养性水肿）者，血清总蛋白大多在45g/L以下，血清白蛋白常在20g/L以下。

（二）鉴别诊断

1. 厌食 由喂养不当，脾胃运化功能失调所致，以长期食欲不振、食量减少、厌恶进食为主证，无明显消瘦，精神尚好，病在脾胃，不涉及他脏，一般预后良好。

2. 积滞 以不思乳食、食而不化、脘腹胀满、大便酸臭为特征，与疳证以形体消瘦为特征有明显区别。但两者也有密切联系，若积久不消，影响水谷精微化生，致形体日渐消瘦，可转化为疳证。

要点四 辨证论治

（一）辨证要点

本病有常证、兼证之不同，常证应以八纲辨证为纲，重在辨清虚、实；兼证宜以脏腑辨证为纲，以分清疳证所累及之脏腑。常证按病程长短、病情轻重、病性虚实分为疳气、疳积、干疳三种证候。

（二）治疗原则

本病治疗原则以健运脾胃为主，通过调理脾胃，助其纳化，以达气血丰盈、津液充盛、肌肤得养之目的。

（三）分证论治

1. 常证

（1）疳气证

证候：形体略瘦，面色少华，毛发稀疏，不思饮食，精神欠佳，性急易怒，大便干稀不调，舌质略淡，苔薄微腻，脉细有力。

治法：调脾健运。

代表方剂：资生健脾丸。

（2）疳积证

证候：形体明显消瘦，面色萎黄，肚腹膨胀，甚则青筋暴露，毛发稀疏结穗，性情烦躁，夜卧不宁，或见揉眉挖鼻，吮指磨牙，动作异常，食欲不振，或善食易饥，或嗜食异物，舌淡苔腻，脉沉细而滑。

治法：消积理脾。

代表方剂：肥儿丸。

（3）干疳证

证候：形体极度消瘦，皮肤干瘪起皱，大肉已脱，皮包骨头，貌似老人，毛发干枯，面色㿠白，精神萎靡，啼哭无力，腹凹如舟，杳不思食，大便稀溏或便秘，舌淡嫩，苔少，脉细弱。

治法：补益气血。

代表方剂：八珍汤。

2. 兼证

（1）眼疳证

证候：两目干涩，畏光羞明，眼角赤烂，甚则黑睛混浊，白翳遮睛，或有夜盲等。

治法：养血柔肝，滋阴明目。

代表方剂：石斛夜光丸。

（2）口疳证

证候：口舌生疮，甚或满口糜烂，秽臭难闻，面赤心烦，夜卧不宁，小便短黄，或吐舌、弄舌，舌质红，苔薄黄，脉细数。

治法：清心泻火，滋阴生津。

代表方剂：泻心导赤散。

（3）疳肿胀证

证候：足踝浮肿，甚或颜面及全身浮肿，面色无华，神疲乏力，四肢欠温，小便短少，舌淡嫩，苔薄白，脉沉迟无力。

治法：健脾温阳，利水消肿。

代表方剂：防己黄芪汤合五苓散。

细目七 贫 血

● 要点一 发病特点

营养性缺铁性贫血，是由于体内铁缺乏致使血红蛋白合成减少而引起的一种小细胞低色素性贫血。本病为儿科常见疾病，属于中医学"血虚"范畴。多见于婴幼儿，尤以6个月~3岁最常见。轻度贫血可无自觉症状，中度以上的贫血，可出现头晕乏力、纳呆、烦躁等症，并有不同程度的面色苍白及指甲口唇和睑结膜苍白。

● 要点二 病因病机

1. 先天禀赋不足 由于孕母体弱或孕期调护不当，饮食不足或偏食挑食，致使孕母气血化生不足，影响胎儿生长发育，先天肾精不足，气血匮乏，而发生本病。

2. 后天喂养不当 小儿生机蓬勃，发育迅速，但小儿脾常不足，脾胃运化输布功能薄弱，加上喂养不当，偏食少食，或未及时添加辅食，或母乳数量不足，或疾病损伤脾胃，致使气血生化乏源，皆成贫血。

3. 诸虫耗气伤血 饮食不洁，感染诸虫，或不良卫生习惯，使虫卵进入体内并发育为成虫，诸虫寄生体内耗伤气血，尤其是钩虫踞于肠腑直接吮吸血液，皆能形成本病。

4. 急慢性出血外伤 失血过多或长期小量失血也可导致贫血。

● 要点三 诊断与鉴别诊断

（一）诊断要点

1. 有明确的缺铁病史，如铁供给不足、吸收障碍、需要增多或慢性失血等。

2. 发病缓慢，皮肤黏膜逐渐苍白或苍黄，以口唇、口腔黏膜及甲床最为明显，神疲乏力，食欲减退。年长儿有头晕等症状。部分患儿可有肝脾肿大。

3. 实验室检查

（1）贫血为小细胞低色素性，平均血红蛋白浓度（MCHC）<31%，红细胞平均体积（MCV）<80fl，平均血红蛋白（MCH）<27pg。

（2）3个月~6岁血红蛋白<110g/L，6岁以上血红蛋白<120g/L。

（3）血清铁、总铁结合力、运铁蛋白饱和度、红细胞原卟啉、血清铁蛋白等异常。

（4）铁剂治疗有效。用铁剂治疗6周后，血红蛋白上升20g/L以上。

4. 病情分度

（1）轻度：血红蛋白，6个月~6岁90~110g/L，6岁以上90~120g/L；红细胞，$(3~4) \times 10^{12}/L$。

（2）中度：血红蛋白，60~90g/L；红细胞，$(2~3) \times 10^{12}/L$。

（3）重度：血红蛋白，30~60g/L；红细胞，$(1~2) \times 10^{12}/L$。

（4）极重度：血红蛋白，<30g/L；红细胞，$<1 \times 10^{12}/L$。

（二）鉴别诊断

1. **再生障碍性贫血（再障）** 又称全血细胞减少症，临床以贫血、出血、感染等为特征。外周血象检查呈全血减低现象。骨髓象多部位增生减低。

2. **营养性巨幼红细胞性贫血** 维生素B_{12}缺乏或/和叶酸缺乏为主要病因，临床除贫血表现外，并有神经系统表现，重则出现震颤、肌无力等。血象呈大细胞性贫血。骨髓象增生明显活跃，以红细胞系增生为主，各期幼红细胞均出现巨幼变。

● 要点四 辨证论治

（一）辨证要点

本病的辨证以气血阴阳辨证与脏腑辨证相结合。本病总有气血亏虚、阴阳不足，需进一步辨其轻重，主要根据临床表现结合实验室检查分度判断。脏腑从脾心肝肾分证：食少纳呆，体倦乏力，大便不调，病在脾；心悸心慌，夜寐欠安，语声不振，病在心；头晕目涩，潮热盗汗，爪甲枯脆，病在肝；腰腿酸软，畏寒肢冷，发育迟缓，病在肾。

（二）治疗原则

由于本病以虚证为主，因此，补其不足、培其脾肾、化生气血是治疗本病的原则。

（三）分证论治

1. **脾胃虚弱证**

证候：长期纳食不振，神疲乏力，形体消瘦，面色苍黄，唇淡甲白，大便不调，舌淡苔白，脉细无力，指纹淡红。

治法：健运脾胃，益气养血。

代表方剂：六君子汤。

2. **心脾两虚证**

证候：面色萎黄或苍白，唇淡甲白，发黄稀疏，时有头晕目眩，心悸心慌，夜寐欠安，语声不振甚至低微，气短懒言，体倦乏力，食欲不振，舌淡红，脉细弱，指纹淡红。

治法：补脾养心，益气生血。

代表方剂：归脾汤。

3. **肝肾阴虚证**

证候：面色皮肤黏膜苍白，爪甲色白易脆，发育迟缓，头晕目涩，两颧潮红，潮热盗汗，毛发枯黄，四肢震颤抽动，舌红，苔少或光剥，脉弦数或细数。

治法：滋养肝肾，益精生血。

代表方剂：左归丸。

4. **脾肾阳虚证**

证候：面色㿠白，唇舌爪甲苍白，精神萎靡不振，纳谷不馨，或有大便溏泄，发育迟缓，毛发稀疏，四肢不温，舌淡苔白，脉沉细无力，指纹淡。

治法：温补脾肾，益阴养血。

代表方剂：右归丸。

要点五 西医治疗

使用铁剂治疗。一般用硫酸亚铁口服，每次 5～10mg/kg，1日2～3次，同时口服维生素C有助吸收，服用至血红蛋白达正常水平后2个月左右再停药。

要点六 预防与调护

1. 提倡母乳喂养，及时添加辅食。
2. 养成良好的饮食习惯，合理配置膳食结构。纠正偏食、挑食、嗜零食等不良习惯。
3. 贫血患儿要预防外感，应随气候变化及时增减衣服。重度贫血应避免剧烈运动，注意休息。
4. 饮食宜易消化，且富于营养，多食含铁丰富且铁吸收率高的食品，如肝、瘦肉、鱼等。

（李新民）

第六单元 心肝病证

细目一 汗 证

要点一 发病特点

汗证是指小儿在安静状态下，正常环境中，全身或局部出汗过多，甚则大汗淋漓的一种病证。多发生于5岁以内的小儿。

要点二 病因病机

小儿汗证的发生，多由体虚所致。其主要病因为禀赋不足，调护失宜。

1. 肺卫不固 小儿脏腑娇嫩，元气未充，腠理不密，若先天禀赋不足，或后天脾胃失调，肺气虚弱，均可自汗或盗汗。肺主皮毛，脾主肌肉，肺脾气虚，卫表不固，故汗出不止。

2. 营卫失调 若小儿营卫之气生成不足，或受疾病影响，或病后护理不当，营卫不和，致营气不能内守而敛藏，卫气不能卫外而固密，则津液从皮毛外泄，发为汗证。

3. 气阴亏虚 大病久病之后，多气血亏损，或先天不足，后天失养的体弱小儿，气阴虚亏，气虚不能敛阴，阴亏虚火内炽，迫津外泄而为汗。

4. 湿热迫蒸 小儿脾常不足，若平素饮食甘肥厚腻，可致积滞内生，郁而生热。甘能助湿，肥能生热，蕴阻脾胃，湿热郁蒸，外泄肌表而致汗出。

要点三 诊断要点

1. 小儿在安静状态下及正常环境中，全身或局部出汗过多，甚则大汗淋漓。
2. 寐则汗出，醒时汗止者，称为盗汗；不分寤寐而汗出过多者，称为自汗。
3. 排除因环境、活动等客观因素及风湿热、结核病等疾病引起的出汗。

要点四 辨证论治

（一）辨证要点

汗证多属虚证。自汗以气虚、阳虚为主；盗汗以阴虚、血虚为主。肺卫不固证，多汗以头颈胸背为主；营卫失调证，多汗而抚之不温；气阴亏虚证，汗出遍身而伴虚热征象；湿热迫蒸证，则汗出肤热。

（二）治疗原则

汗证以虚为主，补虚是其基本治疗原则。

（三）分证论治

1. 肺卫不固证

证候：以自汗为主，或伴盗汗，以头颈、胸背部汗出明显，动则尤甚，神疲乏力，面色少华，平时易患感冒，舌质淡，苔薄白，脉细弱。

治法：益气固表。

代表方剂：玉屏风散合牡蛎散。

2. 营卫失调证

证候：以自汗为主，或伴盗汗，汗出遍身而抚之不温，畏寒恶风，不发热，或伴有低热，精神疲倦，胃纳不振，舌质淡红，苔薄白，脉缓。

治法：调和营卫。

代表方剂：黄芪桂枝五物汤。

3. 气阴亏虚证

证候：以盗汗为主，也常伴自汗，形体消瘦，汗出较多，神委不振，心烦少寐，寐后汗多，或伴低热、口干、手足心灼热，哭声无力，口唇淡红，舌质淡，苔少或见剥苔，脉细弱或细数。

治法：益气养阴。

代表方剂：生脉散、当归六黄汤。

4. 湿热迫蒸证

证候：汗出过多，以额、心胸为甚，汗出肤热，汗渍色黄，口臭，口渴不欲饮，小便色黄，舌质红，苔黄腻，脉滑数。

治法：清热泻脾。

代表方剂：泻黄散。

细目二 病毒性心肌炎

● 要点一 发病特点

病毒性心肌炎是由病毒感染引起的以局限性或弥漫性心肌炎性病变为主的疾病。以神疲乏力、面色苍白、心悸、气短、肢冷、多汗为临床特征。本病发病以3~10岁小儿为多。

● 要点二 病因病机

小儿素体正气亏虚是发病之内因，温热邪毒侵袭是发病之外因。

小儿肺脏娇嫩，卫外不固，脾常不足，易遭风热、湿热时邪所侵。外感风热邪毒多从鼻咽而入，先犯于肺卫；外感湿热邪毒多从口鼻而入，蕴郁于肠胃。邪毒由表入里，留而不去，内舍于心，导致心脉瘀阻，心血运行不畅，或热毒之邪灼伤营阴，可致气阴亏虚，心气不足，血行无力，可致气滞血瘀；心阴耗伤，心脉失养，阴不制阳，可致心悸不宁；心阳受损，阳失振奋，气化失职，可致怔忡不安。

● 要点三 诊断要点

（一）临床诊断

1. 心功能不全、心源性休克或心脑综合征。

2. 心脏扩大（X线、超声心动图检查具有表现之一）。

3. 心电图改变：以R波为主的2个或2个以上主要导联（Ⅰ、Ⅱ、aVF、V5）的ST-T改变持续4天以上伴动态变化，窦房传导阻滞、房室传导阻滞，完全性右束支或左束支阻滞，成联律、多形、多源、成对或并行性早搏，非房室结及房室折返引起的异位性心动过速，低电压（新生儿除外）及异常Q波。

4. CK-MB升高或心肌肌钙蛋白（cTnI或cTnT）阳性。

（二）病原学诊断依据

1. 确诊指标 自患儿心内膜、心肌、心包（活检、病理）或心包穿刺液检查，发现以下之一者可确诊心肌炎由病毒引起。

（1）分离到病毒。

（2）用病毒核酸探针查到病毒核酸。

（3）特异性病毒抗体阳性。

2. 参考依据 有以下之一者结合临床表现可考虑心肌炎系病毒引起。

（1）自患儿粪便、咽拭子或血液中分离到病毒，且恢复期血清同型抗体滴度较第一份血清升高或降低4倍以上。

（2）病程早期患儿血中特异性IgM抗体阳性。

（3）用病毒核酸探针自患儿血中查到病毒核酸。

（三）确诊依据

1. 具备临床诊断依据2项，可临床诊断为心肌炎。发病同时或发病前1~3周有病毒感染的证据支持诊断。

2. 同时具备病原学确诊依据之一，可确诊为病毒性心肌炎，具备病原学参考依据之一，可临床诊断为病毒性心肌炎。

3. 凡不具备确诊依据，应给予必要的治疗或随诊，根据病情变化，确诊或除外心肌炎。

4. 应除外风湿性心肌炎、中毒性心肌炎、先天性心脏病、结缔组织病以及代谢性疾病的心肌损害、甲状腺功能亢进症、原发性心肌病、原发性心内膜弹力纤维增生症、先天性房室传导阻滞、心脏自主神经功能异常、β受体功能亢进及药物引起的心电图改变。

● 要点四　辨证论治

1. 风热犯心证

证候：发热，低热绵延，或不发热，鼻塞流涕，咽红肿痛，咳嗽有痰，肌痛肢楚，头晕乏力，心悸气短，胸闷胸痛，舌质红，舌苔薄，脉数或结代。

治法：清热解毒，宁心复脉。

代表方剂：银翘散。

2. 湿热侵心证

证候：寒热起伏，全身肌肉酸痛，恶心呕吐，腹痛泄泻，心悸胸闷，肢体乏力，舌质红，苔黄腻，脉濡数或结代。

治法：清热化湿，宁心复脉。

代表方剂：葛根黄芩黄连汤。

3. 气阴亏虚证

证候：心悸不宁，活动后尤甚，少气懒言，神疲倦怠，头晕目眩，烦热口渴，夜寐不安，舌光红少苔，脉细数或促或结代。

治法：益气养阴，宁心复脉。

代表方剂：炙甘草汤合生脉散。

4. 心阳虚弱证

证候：心悸怔忡，神疲乏力，畏寒肢冷，面色苍白，头晕多汗，甚则肢体浮肿，呼吸急促，舌质淡胖或淡紫，脉缓无力或结代。

治法：温振心阳，宁心复脉。

代表方剂：桂枝甘草龙骨牡蛎汤。

5. 痰瘀阻络证

证候：心悸不宁，胸闷憋气，心前区痛如针刺，脘闷呕恶，面色晦暗，唇甲青紫，舌体胖，舌质紫暗，或舌边尖见有瘀点，舌苔腻，脉滑或结代。

治法：豁痰化瘀，宁心通络。

代表方剂：瓜蒌薤白半夏汤合失笑散。

● 要点五　西医治疗

1. 重症患儿应卧床休息以减轻心脏负担及减少耗氧量。心脏扩大及并发心力衰竭者，应延长卧床时间，至少3~6个月。

2. 针对心肌治疗。①大剂量维生素C，100mg/kg，加入10%葡萄糖注射液100~150mL静脉点滴，1日1次。辅酶Q10，每日1mg/kg，分2次口服。1，6-二磷酸果糖，每次100~250mg/kg，静脉点滴，1日1次。②免疫抑制剂。重症患儿可用地塞米松或氢化可的松静脉滴注。

3. 出现心力衰竭，可用强心剂如地高辛或毛花苷丙（西地兰），剂量为常规量的1/3~2/3，注意防止洋地黄中毒。

4. 严重心律失常，选用心律平、慢心律等抗心律失常药。

● 要点六　预防与调护

1. 增强体质，积极预防呼吸道、肠道病毒感染。

2. 急性期应卧床休息，一般需休息3~6周，重者宜休息6个月~1年。待体温稳定3~4周，心衰控制，心律失常好转，心电图改变好转时，患儿可逐渐增加活动量。

3. 患儿烦躁不安时，给予镇静剂，尽量保持安静，以减轻心肌负担，减少耗氧量。

4. 密切观察患儿病情变化，一旦发现患儿心率明显增快或减慢、严重心律失常、呼吸急促、面色青紫，应立即采取各种抢救措施。

细目三　注意力缺陷多动障碍

● 要点一　发病特点

注意力缺陷多动症又称轻微脑功能障碍综合征，是一种较常见的儿童时期行为障碍性疾病。以注意力不集中，自我控制差，动作过多，情绪不稳，冲动任性，伴有学习困难，但智力正常或基本正常为主要临床特征。本病男孩多于女孩，多见于学龄期儿童。发病与遗传、环境、产伤等有一定关系。

● 要点二 病因病机

注意力缺陷多动症的病因主要有先天禀赋不足，或后天护养不当，外伤，病后，情志失调等。

1. 先天禀赋不足 父母体质较差，肾气不足，或妊娠期间孕妇精神调养失宜等，致使胎儿先天不足，肝肾亏虚，精血不充，脑髓失养，元神失藏。

2. 产伤外伤瘀滞 产伤及其他外伤可导致患儿气血瘀滞，经脉流行不畅，心肝失养而神魂不宁。

3. 后天护养不当 过食辛热灸煿，则心肝火炽，过食肥甘厚味，则酿生湿热痰浊，过食生冷，则损伤脾胃，病后失养，脏腑损伤，气血亏虚，均可导致心神失养、阴阳失调，而出现心神不宁、注意力涣散和多动。

4. 情绪意志失调 小儿为稚阴稚阳之体，肾精未充，肾气未盛。由于生长发育迅速，阴精相对不足，导致阴不制阳，阳胜而多动。小儿年幼，心脾不足，情绪未稳，若教育不当，溺爱过度，放任不羁，所欲不遂，则心神不定，脾意不藏，躁动不安，冲动任性，失忆善忘。

● 要点三 诊断与鉴别诊断

（一）诊断要点

1. 多见于学龄期儿童，男性多于女性。
2. 注意力涣散，上课时思想不集中，话多，坐立不安，在不该动的场合乱跑乱爬，喜欢做小动作，活动过度，做事粗心大意，不能按要求做事，经常忘事。
3. 情绪不稳，冲动任性，动作笨拙，学习成绩差，但智力正常。
4. 翻手试验、指鼻试验、指指试验阳性。

（二）鉴别诊断

正常顽皮儿童 虽有时出现注意力不集中，但大部分时间仍能正常学习，功课作业完成迅速。能遵守纪律，上课一旦出现小动作，经指出即能自我制约而停止。

● 要点四 辨证论治

（一）辨证要点

本病以脏腑、阴阳辨证为纲。脏腑辨证：在心者，注意力不集中，情绪不稳定，多梦烦躁；在肝者，易于冲动，好动难静，容易发怒，常不能自控；在脾者，兴趣多变，做事有头无尾，记忆力差；在肾者，脑失精明，学习成绩低下，记忆力欠佳，或有遗尿、腰酸乏力等。阴阳辨证：阴静不足，注意力不集中，自我控制差，情绪不稳，神思涣散；阳亢躁动，动作过多，冲动任性，急躁易怒。本病的本质为虚证，亦有标实之状，临床多见虚实夹杂之证。

（二）治疗原则

以调和阴阳为治疗原则。心肾不足者，治以补益心肾；肾虚肝亢者，治以滋肾平肝；心脾气虚者，治以补益心脾。病程中见有痰浊、痰火、瘀血等兼证，则佐以化痰、清热、祛瘀等治法。

（三）分证论治

1. 肝肾阴虚证

证候：多动难静，急躁易怒，冲动任性，难以自控，神思涣散，注意力不集中，难以静坐，或有记忆力欠佳、学习成绩低下，或有遗尿、腰酸乏力，或有五心烦热、盗汗、大便秘结，舌质红，舌苔薄，脉细弦。

治法：滋养肝肾，平肝潜阳。

代表方剂：杞菊地黄丸。

2. 心脾两虚证

证候：神思涣散，注意力不能集中，神疲乏力，形体消瘦或虚胖，多动而不暴躁，言语冒失，做事有头无尾，睡眠不实，记忆力差，伴自汗盗汗，偏食纳少，面色无华，舌质淡，苔薄白，脉虚弱。

治法：养心安神，健脾益气。

代表方剂：归脾汤合甘麦大枣汤。

3. 痰火内扰证

证候：多动多语，烦躁不宁，冲动任性，难

以制约，兴趣多变，注意力不集中，胸中烦热，懊憹不眠，纳少口苦，便秘尿赤，舌质红，苔黄腻，脉滑数。

治法：清热泻火，化痰宁心。

代表方剂：黄连温胆汤。

● **要点五　预防与调护**

1. 孕妇应保持心情愉快，营养均衡，禁烟酒，慎用药物，避免早产、难产及新生儿窒息。

2. 关心体谅患儿，对其行为及学习进行耐心的帮助与训练，要循序渐进，不责骂不体罚，稍有进步即应给予表扬和鼓励。

3. 训练患儿有规律地生活，起床、吃饭、学习等都要形成规律，不要过于迁就。加强管理，及时疏导，防止攻击性、破坏性及危险性行为发生。

4. 保证患儿营养，补充蛋白质、水果及新鲜蔬菜，避免食用有兴奋性和刺激性的饮料和食物。

细目四　惊　风

惊风是小儿时期常见的急重病证，临床以抽搐、神昏为主要症状。惊风是一个证候，可发生在许多疾病之中，以1~5岁的儿童发病率最高，一年四季均可发生。

急惊风

● **要点一　发病特点**

急惊风为痰、热、惊、风四证俱备，临床以高热、抽风、神昏为主要表现，多由外感时邪、内蕴湿热和暴受惊恐而引发。

● **要点二　病因病机**

1. 外感时邪　感受风寒或风热之邪，邪袭肌表或从口鼻而入，易于传变，郁而化热，热极生风；小儿元气薄弱，真阴不足，易受暑邪，暑为阳邪，化火最速，传变急骤，内陷厥阴，引动肝风；暑多夹湿，湿蕴热蒸，化为痰浊，蒙蔽心窍，痰动则风生；若感受疫疠之气，则起病急骤，化热化火，逆传心包，火极动风。

2. 内蕴湿热　饮食不洁，误食污秽或毒物，湿热疫毒蕴结肠腑，内陷心肝，扰乱神明，而致痢下秽浊，高热昏厥，抽风不止，甚者肢冷脉伏，口鼻气凉，皮肤花斑。

3. 暴受惊恐　暴受惊恐，惊则气乱，恐则气下，致使心失守舍，神无所依。轻者神志不宁，惊惕不安；重者心神失主，痰涎上壅，引动肝风，发为惊厥。

● **要点三　诊断要点**

1. 多见于3岁以下婴幼儿，5岁以上则逐渐减少。

2. 以四肢抽搐、颈项强直、角弓反张、神志昏迷为主要临床表现。

3. 有接触疫疠之邪或暴受惊恐史。

4. 有明显的原发疾病，如感冒、肺炎喘嗽、疫毒痢、流行性腮腺炎、流行性乙型脑炎等。中枢神经系统感染者，神经系统检查病理反射阳性。

5. 必要时可做大便常规、大便细菌培养、血培养、脑脊液等检查，以协助诊断。

● **要点四　辨证论治**

（一）治疗原则

急惊风的主证是热、痰、惊、风，治疗应以清热、豁痰、镇惊、息风为基本原则。

（二）分证论治

1. 风热动风证

证候：起病急骤，发热，头痛，鼻塞，流涕，咳嗽，咽痛，随即出现烦躁、神昏、惊风，舌苔薄白或薄黄，脉浮数。

治法：疏风清热，息风定惊。

代表方剂：银翘散。

2. 气营两燔证

证候：多见于盛夏之季，起病较急，壮热多汗，头痛项强，恶心呕吐，烦躁嗜睡，抽搐，口渴便秘，舌红苔黄，脉弦数。病情严重者高热不退，反复抽搐，神志昏迷，舌红，苔黄腻，脉滑数。

治法：清气凉营，息风开窍。

代表方剂：清瘟败毒饮。

3. 邪陷心肝证

证候：起病急骤，高热不退，烦躁口渴，谵语，神志昏迷，反复抽搐，两目上视，舌质红，苔黄腻，脉数。

治法：清心开窍，平肝息风。

代表方剂：羚角钩藤汤。

4. 湿热疫毒证

证候：持续高热，频繁抽风，神志昏迷，谵语，腹痛呕吐，大便黏腻或夹脓血，舌质红，苔黄腻，脉滑数。

治法：清热化湿，解毒息风。

代表方剂：黄连解毒汤合白头翁汤。

5. 惊恐惊风证

证候：暴受惊恐后惊惕不安，身体战栗，喜投母怀，夜间惊啼，甚至惊厥、抽风，神志不清，大便色青，脉律不整，指纹紫滞。

治法：镇惊安神，平肝息风。

代表方剂：琥珀抱龙丸。

● 要点五　其他疗法

（一）针灸疗法

体针　急惊风中的外感惊风，取穴人中、合谷、太冲、十宣、大椎。施行捻转泻法，强刺激。湿热惊风，取穴人中、中脘、丰隆、合谷、内关、神门、太冲、曲池。施以提插捻转泻法，留针20～30分钟，留针期间3～5分钟施术1次。

（二）西医治疗

尽快控制惊厥发作，同时积极寻找原发感染，确定发热的原因，退热和抗感染同时进行。

1. 退热　物理降温，用退热贴或冷湿毛巾敷额头处，过高热时头、颈侧放置冰袋。药物降温，安乃近滴鼻，或用安痛定每次1～2mL肌内注射。

2. 抗惊厥　地西泮（安定），每次0.3～0.5mg/kg，最大剂量不超过10mg，静脉缓慢注射，惊厥止则停用，注射过程中注意防止呼吸抑制。5%水合氯醛1mL/kg，保留灌肠；或用苯巴比妥钠，每次8～10mg/kg，肌内注射。

3. 预防脑损伤　减轻惊厥后脑水肿。惊厥持续30分钟以上者，给予吸氧，并用高张葡萄糖1g/kg静脉注射；或用20%甘露醇1～2g/kg，于20～30分钟内快速静脉滴注，必要时6～8小时重复1次。

● 要点六　预防与调护

1. 按时免疫接种，预防传染病。

2. 有高热惊厥史的患儿，在发热初期，及时给予解热降温药物，必要时加服抗惊厥药物。

3. 抽搐发作时，切勿强制按压，以防骨折。应将患儿平放，头侧位，并用纱布包裹压舌板，放于上下牙齿之间，以防咬伤舌体。

4. 保持呼吸道通畅。痰涎壅盛者，随时吸痰，同时注意给氧。

5. 保持室内安静，避免过度刺激。

6. 随时观察患儿面色、呼吸及脉搏变化，防止突然变化。

慢惊风

● 要点一　发病特点

慢惊风来势缓慢，抽搐无力，时作时止，反复难愈，常伴昏迷、瘫痪等症。

● 要点二　病因病机

1. 脾胃虚弱　由于暴吐暴泻，或他病妄用汗、下之法，导致中焦受损，脾胃虚弱。脾土既虚，则脾虚肝旺，肝亢化风，致成慢惊之证。

2. 脾肾阳衰　若胎禀不足，脾胃素虚，复因吐泻日久，或误服寒凉，伐伤阳气，以致脾阳式微，阴寒内盛，不能温煦筋脉，而致时时搐动之慢脾风证。

3. 阴虚风动　急惊风迁延失治，或温热病后期，阴液亏耗，肝肾精血不足，阴虚内热，灼烁筋脉，以致虚风内动而成慢惊。

● 要点三　诊断要点

1. 具有反复呕吐、长期泄泻、急惊风、解颅、佝偻病、初生不啼等病史。

2. 多起病缓慢，病程较长。症见面色苍白，嗜睡无神，抽搐无力，时作时止，或两手颤动，筋惕肉瞤，脉细无力。

3. 根据患儿的临床表现，结合血液生化、脑电图、脑脊液、头颅CT等检查，以明确诊断原发病。

● 要点四 辨证论治

1. 脾虚肝亢证

证候：精神萎靡，嗜睡露睛，面色萎黄，不欲饮食，大便稀溏，色带青绿，时有肠鸣，四肢不温，抽搐无力，时作时止，舌淡苔白，脉沉弱。

治法：温中健脾，缓肝理脾。

代表方剂：缓肝理脾汤。

2. 脾肾阳衰证

证候：精神委顿，昏睡露睛，面白无华或灰滞，口鼻气冷，额汗不温，四肢厥冷，溲清便溏，手足蠕动震颤，舌质淡，苔薄白，脉沉微。

治法：温补脾肾，回阳救逆。

代表方剂：固真汤合逐寒荡惊汤。

3. 阴虚风动证

证候：精神疲惫，形容憔悴，面色萎黄或时有潮红，虚烦低热，手足心热，易出汗，大便干结，肢体拘挛或强直，抽搐时轻时重，舌绛少津，苔少或无苔，脉细数。

治法：育阴潜阳，滋肾养肝。

代表方剂：大定风珠。

（李新民）

第七单元 肾系病证

细目一 水 肿

● 要点一 发病特点

小儿水肿是由多种病证引起的体内水液潴留，泛滥肌肤，引起面目、四肢甚则全身浮肿及小便短少，严重的可伴有胸水、腹水为主要表现的常见病证，临床以肾脏疾病引发者多见。好发于2~7岁小儿，一年四季均可发病。

● 要点二 病因病机

小儿水肿与体质稚弱，不慎感受外邪，导致肺的通调、脾的传输、肾的开阖及三焦、膀胱的气化异常，不能输布水津有关。水肿的基本病机为水液泛滥。

1. 感受风邪 风邪从口鼻而入，首先犯肺。肺为水之上源，主通调水道，下输膀胱。风邪外袭，客于肺卫，肺失宣降，通调失司，气不化水，水液潴留，流溢肌肤，发为水肿。

2. 湿热内侵 湿热疮毒由皮毛肌肤而入，湿热熏蒸，内归肺脾，肺失通调，脾失运化，影响水液的转输代谢，水液泛滥，而发为水肿。

3. 肺脾气虚 肺为水之上源，水由气化，气行则水行；脾主运化精微，主传化水气，为水之堤防，脾健土旺，水湿自能运行。肺虚则气不化精而化水，脾虚则土不制水而反克，故导致水不归经，渗于脉络，横溢皮肤，从而周身浮肿。

4. 脾肾阳虚 脾恶湿，主运化；肾主水，为水之下源，主温煦和蒸化水液。脾肾阳虚，命门火衰，膀胱气化不利，水湿内停，泛于肌肤，而发为水肿。

5. 气阴两虚 由于迁延不已，脾气已损，肾阴不足，故出现气阴两虚证候，如潮热、面红、头晕、舌红等。

● 要点三 急性肾小球肾炎与肾病综合征的诊断与鉴别诊断

（一）诊断要点

1. 急性肾小球肾炎

（1）发病前1~4周多有呼吸道或皮肤感染、丹痧等链球菌感染或其他急性感染史。

（2）急性起病，急性期一般为2~4周。

(3) 浮肿及尿量减少。浮肿为紧张性，浮肿轻重与尿量有关。

(4) 起病即有血尿，呈肉眼血尿或镜下血尿。

(5) 1/3~2/3 患儿病初有高血压，常为 120~150/80~110mmHg（16.0~20.0/10.7~14.4kPa）。

非典型病例可无水肿、高血压及肉眼血尿，仅发现镜下血尿。

(6) 重症早期可出现多种并发症。

①高血压脑病：血压急剧增高，常见剧烈头痛及呕吐；继之出现视力障碍、嗜睡、烦躁，或阵发性惊厥，渐至昏迷；少数可见暂时偏瘫失语，严重时发生脑疝。具有高血压伴视力障碍、惊厥、昏迷三项之一者即可诊断。

②严重循环充血：可见气急咳嗽，胸闷，不能平卧，肺底部湿啰音，肺水肿，肝大压痛，心率快、奔马律等。

③急性肾功能衰竭：严重少尿或无尿患儿可出现血尿素氮及肌酐升高、电解质紊乱和代谢性酸中毒。一般持续 3~5 日，在尿量逐渐增多后，病情好转。若持续数周仍不恢复，则预后严重，可能为急进性肾炎。

(7) 尿检均有红细胞增多，尿红细胞形态为肾小球性红细胞，尿蛋白增高，可伴有不同程度的血清总补体及 C_3 的一过性明显下降，抗链球菌溶血素"O"抗体（ASO）可增高。

2. 肾病综合征 本病分为单纯型肾病和肾炎型肾病。

(1) 单纯型肾病 具备四大特征，即①全身水肿。②大量蛋白尿（尿蛋白定性常在 +++ 以上，24 小时尿蛋白定量 ≥50mg/kg）。③低白蛋白血症（血浆白蛋白，儿童 <30g/L，婴儿 <25g/L）。④高脂血症（血浆胆固醇，儿童 ≥5.7 mmol/L，婴儿 ≥5.2 mmol/L）。其中以大量蛋白尿和低白蛋白血症为必备条件。

(2) 肾炎型肾病 除单纯型肾病四大特征外，还具有以下四项中之一项或多项。①明显血尿，尿中红细胞 ≥10 个/HP（见于 2 周内 3 次离心尿标本）。②高血压持续或反复出现，学龄儿童血压 ≥130/90mmHg，学龄前儿童血压 ≥120/80mmHg，并排除激素所致者。③持续性氮质血症（血尿素氮 ≥10.7mmol/L），并排除血容量不足所致者。④血总补体量（CH_{50}）或血 C_3 反复降低。

（二）鉴别诊断

肾病综合征与急性肾炎均以浮肿及尿改变为主要特征，但肾病综合征以大量蛋白尿为主，且伴低白蛋白血症及高脂血症，浮肿多为指陷性。急性肾炎则以血尿为主，浮肿多为非指陷性。

● 要点四 辨证论治

（一）辨证要点

本病首重辨阴阳虚实，凡起病急，病程短，水肿以头面为重，按之凹陷即起者，多为阳水，属实；起病缓，病程长，水肿以腰以下为重，皮肤色暗，按之凹陷难起者，多为阴水，属虚或虚中夹实。尚辨常证与变证，凡病情单纯，精神、食欲尚可者，为常证；病情复杂，除水肿外，兼有胸满、咳喘、心悸，甚则尿闭、恶心呕吐者，均为危重变证。

（二）治疗原则

总的治疗原则为利水消肿。

（三）分证论治

1. 常证

(1) 风水相搏证

证候：水肿大都先从眼睑开始，继而四肢，甚则全身浮肿，来势迅速，颜面为甚，皮肤光亮，按之凹陷即起，尿少或有尿血，伴发热恶风，咽痛身痛，苔薄白，脉浮。

治法：疏风解表，利水消肿。

代表方剂：麻黄连翘赤小豆汤。

(2) 湿热内侵证

证候：浮肿或轻或重，小便黄赤短少或见尿血，伴脓疱疮、疖肿、丹毒等，发热口渴，烦躁，头痛头晕，大便干结，舌红，苔黄腻，脉滑数。

治法：清热解毒，利水消肿。

代表方剂：五味消毒饮合五皮饮。

（3）肺脾气虚证

证候：浮肿不著，或仅见面目浮肿，面色少华，倦怠乏力，纳少便溏，小便略少，汗自出，易感冒，舌质淡，苔薄白，脉缓弱。

治法：益气健脾，利水消肿。

代表方剂：参苓白术散合玉屏风散。

（4）脾肾阳虚证

证候：全身浮肿，以腰腹、下肢为甚，按之深陷难起，畏寒肢冷，面白无华，神倦乏力，小便量少，甚或无尿，大便溏，舌淡胖，苔白滑，脉沉细。

治法：温肾健脾，利水消肿。

代表方剂：真武汤。

（5）气阴两虚证

证候：面色无华，腰膝酸软，或有浮肿，耳鸣目眩，咽干口燥，舌稍红，苔少，脉细弱。

治法：益气养阴，利水消肿。

代表方剂：六味地黄丸加黄芪。

2. 变证

（1）水凌心肺证

证候：肢体浮肿，尿少或尿闭，咳嗽气急，心悸胸闷，烦躁夜间尤甚，喘息不能平卧，口唇青紫，指甲发绀，苔白或白腻，脉细数无力。

治法：温阳逐水，泻肺宁心。

代表方剂：己椒苈黄丸合参附汤。

（2）邪陷心肝证

证候：头痛眩晕，视物模糊，烦躁，甚则抽搐、昏迷，舌红，苔黄燥，脉弦。

治法：平肝息风，泻火利水。

代表方剂：龙胆泻肝汤合羚角钩藤汤。

（3）水毒内闭证

证候：全身浮肿，尿少或尿闭，头晕，头痛，恶心呕吐，口中气秽，腹胀，甚或昏迷，苔腻，脉弦。

治法：辛开苦降，辟秽解毒。

代表方剂：温胆汤合附子泻心汤。

● 要点五　预防与调护

1. 锻炼身体，增强体质，提高抗病能力。
2. 预防感冒，保持皮肤清洁，彻底治疗各种皮肤疮毒。
3. 发病早期应卧床休息，待病情好转后逐渐增加活动。
4. 水肿期及血压升高者，应限制钠盐及水的摄入。每日准确记录尿量、入水量和体重，监测血压。

细目二　尿　频

● 要点一　发病特点

尿频是以小便频数为特征的疾病。多发于学龄前儿童，尤以婴幼儿发病率最高，女孩多于男孩。

● 要点二　病因病机

尿频的发生，多由于湿热之邪蕴结下焦，也可因脾肾气虚，使膀胱气化功能失常所致，或病久不愈，损伤肾阴而致阴虚内热。

● 要点三　诊断与鉴别诊断

（一）诊断要点

本病常见尿路感染和白天尿频综合征两种疾病。

1. 尿路感染

（1）有外阴不洁或坐地嬉戏等湿热外侵病史。

（2）起病急，以小便频数，淋沥涩痛，或伴发热、腰痛等为特征。小婴儿往往尿急、尿痛等局部症状不突出而表现为高热等全身症状。

（3）实验室检查：尿常规白细胞增多或见脓细胞，可见白细胞管型。中段尿细菌培养阳性。

2. 白天尿频综合征（神经性尿频）

（1）多发生在婴幼儿时期。

（2）醒时尿频，次数较多，甚者数分钟1次，点滴淋沥，但入寐消失。反复发作，无明显其他不适。

（3）实验室检查：尿常规、尿培养无阳性发现。

（二）鉴别诊断

尿频为一种临床病证，临证时要明确其原发

疾病。尿频本身要将尿路感染和白天尿频综合征鉴别开来。除此之外，泌尿系结石和肿瘤也可导致尿频，临床可结合B超和CT或泌尿系造影等影像学检查进行鉴别。此外，尿频还需与消渴相鉴别。

● 要点四　辨证论治

（一）辨证要点

本病的辨证，关键在于辨虚实。病程短，起病急，小便频数短赤，尿道灼热疼痛，或见发热恶寒，烦躁口渴，恶心呕吐者，为湿热下注所致，多属实证；病程长，起病缓，小便频数，淋沥不尽，但无尿热、尿痛之感，多属虚证。

（二）治疗原则

本病治疗要分清虚实，实证宜清热利湿，虚证宜温补脾肾或滋阴清热，病程日久或反复发作者，多为本虚标实、虚实夹杂之候，治疗要标本兼顾，攻补兼施。

（三）分证论治

1. 湿热下注证

证候：起病较急，小便频数短赤，尿道灼热疼痛，尿液淋沥混浊，小腹坠胀，腰部酸痛，婴儿则时时啼哭不安，常伴有发热、烦躁口渴、头痛身痛、恶心呕吐，舌质红，苔薄腻微黄或黄腻，脉数有力。

治法：清热利湿，通利膀胱。

代表方剂：八正散。

2. 脾肾气虚证

证候：病程日久，小便频数，滴沥不尽，尿液不清，神倦乏力，面色萎黄，食欲不振，甚则畏寒怕冷，手足不温，大便稀薄，眼睑浮肿，舌质淡或有齿痕，苔薄腻，脉细弱。

治法：温补脾肾，升提固摄。

代表方剂：缩泉丸。

3. 阴虚内热证

证候：病程日久，小便频数或短赤，低热，盗汗，颧红，五心烦热，咽干口渴，唇干舌红，舌苔少，脉细数。

治法：滋阴补肾，清热降火。

代表方剂：知柏地黄丸。

细目三　遗　尿

● 要点一　发病特点

遗尿又称尿床，是指3周岁以上的小儿睡中小便自遗，醒后方觉的一种病证。

● 要点二　病因病机

遗尿多与膀胱和肾的功能失调有关，其中尤以肾气不足、膀胱虚寒为多见。

1. 肾气不足　肾气不足，导致下焦虚寒，气化功能失调，闭藏失司，不能约束水道而遗尿。

2. 肺脾气虚　肺主敷布津液，脾主运化水湿，肺脾二脏共同维持正常水液代谢。若肺脾气虚则水道制约无权，而发为遗尿。

3. 心肾失交　心肾失交，水火不济，夜梦纷纭，梦中尿床，或欲醒而不能，小便自遗。

4. 肝经郁热　肝经郁热，疏泄失司，或湿热下注，移热于膀胱，以致遗尿。

● 要点三　诊断与鉴别诊断

（一）诊断要点

1. 发病年龄在3周岁以上，寐中小便自出，醒后方觉。

2. 睡眠较深，不易唤醒，每夜或隔几天发生尿床，甚则每夜遗尿数次者。

3. 尿常规及尿培养无异常发现。

4. 部分患儿腰骶部X线摄片显示隐性脊柱裂。

（二）鉴别诊断

热淋（尿路感染）　尿频急、疼痛，白天清醒时小便也急迫难耐而尿出，裤裆常湿。小便常规检查有白细胞或脓细胞。

● 要点四　辨证论治

（一）辨证要点

本病重在辨其虚实寒热，虚寒者多，实热者少。虚寒者病程长，体质弱，尿频清长，舌质淡，苔薄滑。实热者病程短，体质尚壮实，尿量少而色黄味臊，舌质红，苔黄。

(二)治疗原则

以温补下元、固摄膀胱为主要治疗原则，采用温肾阳、益脾气、补肺气、醒心神、固膀胱等法，偶需泻肝清热。

(三)分证论治

1. 肺脾气虚证

证候：夜间遗尿，日间尿频而量多，经常感冒，面色少华，神疲乏力，食欲不振，大便溏薄，舌质淡红，苔薄白，脉沉无力。

治法：补肺益脾，固涩膀胱。

代表方剂：补中益气汤合缩泉丸。

2. 肾气不足证

证候：寐中多遗，可达数次，小便清长，面白少华，神疲乏力，智力较同龄儿稍差，肢冷畏寒，舌质淡，苔白滑，脉沉无力。

治法：温补肾阳，固涩膀胱。

代表方剂：菟丝子散。

3. 心肾失交证

证候：梦中遗尿，寐不安宁，烦躁叫扰，白天多动少静，难以自制，或五心烦热，形体较瘦，舌质红，苔薄少津，脉沉细而数。

治法：清心滋肾，安神固脬。

代表方剂：交泰丸合导赤散。

4. 肝经湿热证

证候：寐中遗尿，小便量少色黄，性情急躁，夜梦纷纭或寐中龂齿，性情急躁，目睛红赤，舌质红，苔黄腻，脉滑数。

治法：清热利湿，泻肝止遗。

代表方剂：龙胆泻肝汤。

● 要点五　预防与调护

1. 勿使患儿白天玩耍过度，睡前饮水太多。
2. 幼儿每晚按时唤醒排尿，逐渐养成自控的排尿习惯。
3. 白天可饮水，晚餐不进稀饭、汤水，睡前尽量不喝水，中药汤剂也不要在晚间服。
4. 既要严格要求，又不能打骂体罚，消除紧张心理，积极配合治疗。

（李新民）

第八单元　传染病

细目一　奶麻

● 要点一　发病特点

奶麻，又称假麻，西医学称为幼儿急疹，是由人疱疹病毒6型感染而引起的一种急性出疹性传染病，临床以持续高热3～5天，热退疹出为特征。好发年龄为6～18个月小儿，3岁以后少见。一年四季都可发病，多见于冬春两季。患病后可获持久免疫力，很少有两次得病者。

● 要点二　辨证论治

1. 邪郁肌表证

证候：骤发高热，持续3～4天，神情正常或稍有烦躁，饮食减少，偶有囟填，或见抽风，咽红，舌质偏红，苔薄黄，指纹浮紫。

治法：疏风清热，宣透邪毒。

代表方剂：银翘散。

2. 毒透肌肤证

证候：身热已退，肌肤出现玫瑰红色小丘疹，皮疹始见于躯干部，很快延及全身，约经1～2天皮疹消退，肤无痒感，或有口干、纳差，舌质偏红，苔薄少津，指纹淡紫。

治法：清热生津，以助康复。

代表方剂：银翘散合养阴清肺汤。

● 要点三　预防与调护

1. 隔离患儿，至出疹后5天。

2. 在婴幼儿集体场所，如发现可疑患儿，应隔离观察7~10天。

3. 患病期间宜安静休息，注意避风寒，防感冒。

4. 饮食宜清淡、易消化，忌油腻，多饮水。

细目二　风　痧

要点一　发病特点

风痧即风疹，是感受风痧时邪，以轻度发热、咳嗽，全身皮肤出现细沙样玫瑰色斑丘疹，耳后及枕部臖核（淋巴结）肿大为特征的一种急性出疹性传染病。一年四季均可发生，冬春季节好发，且可造成流行。1~5岁多见。患病后可获得持久性免疫。风痧疾病多轻，很少有并发症的发生，但是，孕妇在妊娠早期若患本病，常可影响胚胎的正常发育，引起流产，或导致先天性心脏病、白内障、脑发育障碍等疾病。

要点二　病因病机

风痧的病因以感受风痧时邪为主。其主要病变在肺卫。时邪自口鼻而入，与气血相搏，正邪相争，外泄于肌肤。

要点三　诊断要点

1. 患儿有风疹接触史。

2. 初期类似感冒，发热1天左右，皮肤出现淡红色斑丘疹，经过1天后皮疹布满全身，出疹1~2天后，发热渐退，皮疹逐渐隐没，皮疹消退后，可有皮肤脱屑，但无色素沉着。

3. 一般全身症状较轻，但常伴耳后及枕部臖核肿大、左胁下痞块。

4. 血象检查可见白细胞总数减少，分类淋巴细胞相对增多。

5. 直接免疫荧光试验法可在咽部分泌物中见病毒抗原。

6. 患儿恢复期血清学检测风疹病毒抗体增加4倍以上可确诊。

要点四　辨证论治

1. 邪犯肺卫证

证候：发热恶风，喷嚏流涕，轻微咳嗽，精神倦怠，饮食欠佳，皮疹先起于头面、躯干，随即遍及四肢，分布均匀，疹点稀疏细小，疹色淡红，一般2~3日渐见消退，肌肤轻度瘙痒，耳后及枕部臖核肿大触痛，舌质偏红，苔薄白或薄黄，脉浮数。

治法：疏风清热透疹。

代表方剂：银翘散。

2. 邪入气营证

证候：壮热口渴，烦躁哭闹，疹色鲜红或紫暗，疹点稠密，甚至可见皮疹融合成片或皮肤猩红，小便短黄，大便秘结，舌质红赤，苔黄糙，脉洪数。

治法：清气凉营解毒。

代表方剂：透疹凉解汤。

要点五　预防与调护

1. 风疹流行期间，不要带易感儿去公共场所。

2. 有接触史者，可口服板蓝根颗粒预防发病。

3. 保护孕妇，尤其在妊娠3个月内，应避免与风疹病人接触。

4. 一般可不必采取隔离措施，但在易感儿群集的地方，须适当隔离，可隔离至出疹后5天。

5. 患儿在出疹期间不宜外出，防止交叉感染。

6. 注意休息与保暖，多饮开水，对体温较高者可物理降温。

细目三　丹　痧

要点一　发病特点

丹痧是因感受痧毒疫疠之邪所引起的急性时行疾病。临床以发热，咽喉肿痛或伴腐烂，全身布发猩红色皮疹，疹后脱屑脱皮为特征。本病一年四季都可发生，但以冬春两季为多。任何年龄都可发病，2~8岁儿童发病率较高。因本病发生时多伴有咽喉肿痛、腐烂、化脓，全身皮疹细小如沙，其色丹赤猩红，故又称"烂喉痧""烂喉丹痧"。西医学则称为"猩红热"。本病若早期诊断，治疗及时，一般预后良好，但也有少数病例可并发心悸、水肿、痹证等疾病。

● **要点二 病因病机**

丹痧的发病原因，为痧毒疫疠之邪，乘时令不正之气，寒暖失调之时，机体脆弱之机，从口鼻侵入人体，蕴于肺胃二经。

病之初起，痧毒首先犯肺，邪郁肌表，正邪相争，而见恶寒发热等肺卫表证。继而邪毒入里，蕴于肺胃。肺胃邪热蒸腾，上熏咽喉，而见咽喉糜烂、红肿疼痛，甚则热毒灼伤肌膜，导致咽喉溃烂白腐。邪毒循经外窜肌表，则肌肤透发痧疹，色红如丹。若邪毒重者，可进一步化火入里，传入气营，或内迫营血，此时痧疹密布，融合成片，其色泽紫暗或有瘀点，同时可见壮热烦渴、嗜睡萎靡等症。舌为心之苗，邪毒内灼，心火上炎，加之热耗阴津，可见舌光无苔，舌生红刺，状如草莓，称为"草莓舌"。若邪毒炽盛，内陷厥阴，闭于心包，则神昏谵语；热极动风，则壮热惊风。病至后期，邪毒虽去，阴津耗损，多表现肺胃阴伤证候。

● **要点三 诊断与鉴别诊断**

（一）诊断要点

1. 有与猩红热病人接触史。

2. 起病急，突然高热，咽部红肿疼痛，并可化脓。

3. 在起病12～36小时内开始出现皮疹，先于颈、胸、背及腋下、肘弯等处，迅速蔓延全身，其色鲜红细小，并见环口苍白和草莓舌。

4. 皮疹出齐后1～2天，身热、皮疹渐退，伴脱屑或脱皮。

5. 实验室检查：周围血象白细胞总数及中性粒细胞增高。咽拭子细菌培养可分离出A族乙型溶血性链球菌。

（二）鉴别诊断

1. 几种出疹性疾病鉴别 见下表。

五种发疹性疾病鉴别表

病名	麻疹	奶麻	风痧	丹痧	药疹
潜伏期	6～12天	7～17天	5～25天	1～7天	
初期症状	发热，咳嗽，流涕，泪水汪汪	突然高热，一般情况好	发热，咳嗽流涕，枕部淋巴结肿大	发热，咽喉红肿化脓疼痛	原发病症状
出疹与发热关系	发热3～4天出疹，出疹时发热更高	发热3～4天出疹，热退疹出	发热1～2天出疹	发热数小时～1天出疹，出疹时热高	无发热，有用药史
特殊体征	麻疹黏膜斑	无	耳后、枕部淋巴结肿大	环口苍白圈，草莓舌，帕氏线	
皮疹特点	玫瑰色丘疹自耳后发际→额面、颈部→躯干→四肢，3天左右出齐。疹退后遗留棕色色素斑、糠麸样脱屑	玫瑰色斑疹或斑丘疹，较麻疹细小，发疹无一定顺序，疹出后1～2天消退。疹退后无色素沉着，无脱屑	玫瑰色细小斑丘疹自头面→躯干→四肢，24小时布满全身。疹退后无色素沉着，无脱屑	细小红色丘疹，皮肤猩红，自颈、腋下、腹股沟处开始，2～3天遍布全身。痧疹退后无色素沉着，有大片脱皮	皮疹与用药有关，常反复出现，痒感明显，摩擦及受压部位多。皮疹呈斑丘疹、疱疹、猩红热样皮疹、荨麻疹
周围血象	白细胞总数下降，淋巴细胞升高	白细胞总数下降，淋巴细胞升高	白细胞总数下降，淋巴细胞升高	白细胞总数升高，中性粒细胞升高	

2. 金黄色葡萄球菌感染 金黄色葡萄球菌可产生红疹毒素，引起猩红热样皮疹。其皮疹比猩红热皮疹消退快，而且退疹后无脱皮现象，皮疹消退后全身症状不减轻。咽拭子、血培养可见金黄色葡萄球菌。

3. 皮肤黏膜淋巴结综合征（川崎病） 可有草莓舌、猩红热样皮疹或多形性红斑皮疹。两者不同点是：川崎病婴儿多见持续高热1～3周，眼结膜充血,唇红皲裂,手足出现硬性水肿,掌、跖及指趾端潮红,持续10天左右始退,于甲床皮肤交界处出现特征性指趾端薄片状或膜状脱皮。有时可引起冠状动脉病变。青霉素等抗生素治疗无效。

● 要点四 辨证论治

(一)辨证要点

丹痧属于瘟疫,以卫气营血为主要辨证方法。其病期与证候有一定的联系,前驱期属邪侵肺卫证,以发热恶寒、咽喉肿痛、痧疹隐现为主要表现;出疹期属毒炽气营证,以壮热口渴、咽喉糜烂有白腐、皮疹猩红如丹或紫暗如斑、舌光红为主要表现;恢复期属疹后阴伤证,以口渴唇燥、皮肤脱屑、舌红少津为主要表现。

(二)治疗原则

以清热解毒、清利咽喉为基本原则。

(三)分证论治

1. 邪侵肺卫证

证候:发热骤起,头痛畏寒,肌肤无汗,咽喉红肿疼痛,常影响吞咽,皮肤潮红,痧疹隐隐,舌质红,苔薄白或薄黄,脉浮数有力。

治法:辛凉宣透,清热利咽。

代表方剂:解肌透痧汤。

2. 毒炽气营证

证候:壮热不解,烦躁口渴,咽喉肿痛,伴有糜烂白腐,皮疹密布,色红如丹,甚则色紫如瘀点,疹由颈、胸开始,继而弥漫全身,压之退色,见疹后的1~2天舌苔黄糙,舌质起红刺,3~4天后舌苔剥脱,舌面光红起刺,状如草莓,脉数有力。

治法:清气凉营,泻火解毒。

代表方剂:凉营清气汤。

3. 疹后阴伤证

证候:丹痧布齐后1~2天身热渐退,咽部糜烂疼痛减轻,或见低热,唇干口燥,或伴有干咳,食欲不振,舌红少津,苔剥脱,脉细数。约2周后可见皮肤脱屑、脱皮。

治法:养阴生津,清热润喉。

代表方剂:沙参麦冬汤。

● 要点五 其他疗法

(一)中药成药

锡类散、珠黄散取药少许吹喉中。用于咽喉肿痛。

(二)西医治疗

首选青霉素,每日5万~10万U/kg,分2次肌注,疗程7~10天。重症病人加大剂量,并给予静脉滴注。如青霉素过敏,可用红霉素或头孢菌素。

● 要点六 预防与调护

(一)预防

1. 控制传染源。发现猩红热病人应及时隔离,隔离至临床症状消失,咽拭子培养链球菌阴性时解除隔离。对密切接触的易感儿应隔离7~12天。

2. 切断传播途径。对病人的分泌物和污染物及时消毒处理,接触病人应戴口罩。流行期间,勿去公共场所。

3. 保护易感儿童。对密切接触病人的易感儿童,可服用板蓝根等清热解毒中药。

(二)调护

1. 急性期卧床休息,注意居室空气流通,防止继发感染。

2. 供给充足的营养和水分,饮食宜以清淡易消化流质或半流质为主。

3. 注意皮肤与口腔的清洁卫生,可用淡盐水含漱。皮肤瘙痒者不可抓挠,脱皮时不可撕扯。

细目四 水 痘

● 要点一 发病特点

水痘是由水痘时邪引起的一种传染性强的出疹性疾病。以发热,皮肤黏膜分批出现瘙痒性皮疹、丘疹、疱疹、结痂同时存在为主要特征。因其疱疹内含水液,形态椭圆,状如豆粒,故中西医均称为水痘。本病一年四季均可发生，以冬春二季发病率高。任何年龄小儿皆可发病，以6~9岁儿童最为多见。本病一般预后良好，一次感染水痘大多可获终生免疫，当机体免疫功能受损时，或已接种过水痘疫苗者，也可有第二次感染，但症状轻微。

● **要点二　病因病机**

1. 邪伤肺卫　水痘时邪从口鼻而入，初蕴于肺。外邪袭肺，肺卫为邪所伤，宣发失司，则致发热、流涕、咳嗽。病邪深入，郁于肺脾，正气抗邪外出，时邪夹湿透于肌表，正盛邪轻，则致水痘稀疏布露、疹色红润、疱浆清亮。随后湿毒清解，疱疹结痂向愈。

2. 毒炽气营　若小儿素体虚弱，加之感邪较重，调护不当，邪盛正衰，邪毒炽盛，则内传气营。气分热盛，致壮热烦躁、口渴、面红目赤。毒传营分，与内湿相搏外透肌表，则致水痘密集、疹色暗紫、疱浆混浊。

水痘病在肺脾两经。若邪毒炽盛，毒热化火，内陷心肝，可出现壮热不退、神志模糊，甚至昏迷、抽搐等邪毒内陷心肝之变证。小儿肺脏娇嫩，感邪之后，若邪毒内犯，闭阻于肺，肺失宣肃，出现高热、咳嗽不爽、气喘、鼻扇、口唇青紫等症，为邪毒闭肺之变证。

● **要点三　诊断要点**

1. 起病2~3周前有水痘接触史。

2. 初起有发热、流涕、咳嗽、不思饮食等症，发热大多不高。在发热同时1~2天内即于头、面、发际及全身其他部位出现红色斑丘疹，以躯干部较多，四肢部位较少，疹点出现后很快为疱疹，大小不等，内含水液，周围有红晕，继而结成痂盖脱落，不留瘢痕。

3. 皮疹分批出现，此起彼落，在同一时期，丘疹、疱疹、干痂往往同时并见。

4. 血常规检查及刮取新鲜疱疹基底物检查等可协助诊断。

● **要点四　辨证论治**

（一）辨证要点

本病辨证，重在辨卫分、气分、营分。根据全身及局部症状，凡痘疹小而稀疏，色红润，疱浆清亮，或伴有微热、流涕、咳嗽等症，为病在卫分；若水痘邪毒较重，痘疹大而密集，色赤紫，疱浆混浊，伴有高热、烦躁等症，为病在气分、营分。病重者易出现邪陷心肝、邪毒闭肺之变证。

（二）治疗原则

以清热解毒利湿为基本原则。

（三）分证论治

1. 邪伤肺卫证

证候：发热轻微，或无发热，鼻塞流涕，喷嚏，咳嗽，起病后1~2天出皮疹，疹色红润，疱浆清亮，根盘红晕，皮疹瘙痒，分布稀疏，此起彼伏，以躯干为多，舌苔薄白，脉浮数。

治法：疏风清热，利湿解毒。

代表方剂：银翘散。

2. 邪炽气营证

证候：壮热不退，烦躁不安，口渴欲饮，面红目赤，皮疹分布较密，疹色紫暗，疱浆混浊，甚至可见出血性皮疹、紫癜，大便干结，小便短黄，舌红或绛，苔黄糙而干，脉数有力。

治法：清气凉营，解毒化湿。

代表方剂：清胃解毒汤。

● **要点五　预防与调护**

（一）预防

1. 本病流行期间，少去公共场所。

2. 易感孕妇在妊娠早期接触水痘，应给予水痘-带状疱疹免疫球蛋白被动免疫。如患水痘，则应终止妊娠。

3. 控制传染源，隔离水痘病儿至疱疹结痂为止。

4. 已被水痘病儿污染的被服及用具，应采用曝晒、煮沸、紫外线灯照射等措施进行消毒。

5. 对使用大剂量肾上腺皮质激素、免疫抑制剂患儿，及免疫功能受损、恶性肿瘤患儿，在接触水痘72小时内可肌内注射水痘-带状疱疹免疫球蛋白，以预防感染本病。

（二）调护

1. 保持室内空气流通、新鲜，注意避风寒，防止复感外邪。
2. 饮食宜清淡、易消化，多饮温开水。
3. 保持皮肤清洁，防止抓破疱疹，减少继发感染。
4. 正在使用肾上腺皮质激素治疗期间的患儿，若发生水痘，应立即减量或停用。
5. 对水痘伴发热的患儿，不可使用水杨酸制剂，以免发生瑞氏综合征。

细目五 手足口病

要点一 发病特点

手足口病是由感受手足口病时邪引起的发疹性传染病，临床以手足肌肤、口咽部发生疱疹为特征。本病一年四季均可发生，但以夏秋季节多见。任何年龄均可发病，常见于5岁以下小儿。本病传染性强，易引起流行。一般预后较好，少数重症患儿可合并心肌炎、脑炎、脑膜炎等，甚或危及生命。

要点二 病因病机

本病的病因为感受手足口病时邪，其病位主要在肺脾二经。其病机变化主要是：

1. 邪犯肺脾 时邪疫毒由口鼻而入，初犯肺脾，肺气失宣，卫阳被遏，脾失健运，胃失和降，则见发热、咳嗽、流涕、口痛、纳差、恶心、呕吐、泄泻等症。邪毒蕴郁，气化失司，水湿内停，与毒相搏，外透肌表，则手、足、口咽部散发稀疏疱疹。

2. 湿热蒸盛 感邪较重，毒热内盛，则身热持续，疱疹稠密，根盘红晕显著，并波及四肢、臀部，甚或邪毒内陷而出现神昏、抽搐等。

此外，有因邪毒犯心，气阴耗损，出现胸闷乏力，气短心悸，甚或心阳欲脱，危及生命者。

要点三 诊断与鉴别诊断

（一）诊断要点

1. 发病前1~2周有手足口病接触史。

2. 多数患儿突然起病，于发病前1~2天或发病的同时出现发热，多在38℃左右，可伴头痛、咳嗽、流涕、口痛、纳差、恶心、呕吐、泄泻等症状。一般体温越高，病程越长，则病情越重。

3. 主要表现为口腔及手足部发生疱疹。口腔疱疹多发生在硬腭、颊部、齿龈、唇内及舌部，破溃后形成小的溃疡，疼痛较剧，年幼儿常表现烦躁、哭闹、流涎、拒食等。在口腔疱疹出现后1~2天可见皮肤斑丘疹，呈离心性分布，以手足部多见，并很快变为疱疹，疱疹呈圆形或椭圆形扁平凸起，如米粒至豌豆大，质地较硬，多不破溃，内有混浊液体，周围绕以红晕。疱疹长轴与指、趾皮纹走向一致。少数患儿臂、腿、臀等部位也可出现疱疹，但躯干及颜面部极少。疱疹一般7~10天消退，疹退后无瘢痕及色素沉着。

4. 血象检查：血白细胞计数正常，淋巴细胞和单核细胞比值相对增高。

（二）鉴别诊断

1. 水痘 疱疹较手足口病稍大，呈向心性分布，躯干、头面多，四肢少，疱壁薄，易破溃结痂，疱疹多呈椭圆形，其长轴与躯体的纵轴垂直，且在同一时期同一皮损区斑丘疹、疱疹、结痂并见。

2. 疱疹性咽峡炎 多见于5岁以下小儿，起病较急，常突发高热、流涕、口腔疼痛甚或拒食，体检可见软腭、悬雍垂、舌腭弓、扁桃体、咽后壁等部位出现灰白色小疱疹，1~2天内疱疹破溃形成溃疡，颌下淋巴结可肿大，但很少累及颊黏膜、舌、龈以及口腔以外部位皮肤。

要点四 辨证论治

1. 邪犯肺脾证

证候：发热轻微，或无发热，或流涕咳嗽，纳差恶心，呕吐泄泻，1~2天后或同时出现口腔内疱疹，破溃后形成小的溃疡，疼痛流涎，不欲进食。随病情进展，手掌、足跖部出现米粒至豌豆大斑丘疹，并迅速转为疱疹，分布稀疏，疹色红润，根盘红晕不著，疱液清亮，舌质红，苔薄黄腻，脉浮数。

治法：宣肺解表，清热化湿。
代表方剂：甘露消毒丹。

2. 湿热蒸盛证

证候：身热持续，烦躁口渴，小便黄赤，大便秘结，手、足、口部及四肢、臀部疱疹，痛痒剧烈，甚或拒食，疱疹色泽紫暗，分布稠密，或成簇出现，根盘红晕显著，疱液混浊，舌质红绛，苔黄厚腻或黄燥，脉滑数。

治法：清热凉营，解毒祛湿。
代表方剂：清瘟败毒饮。

● **要点五　预防与调护**

1. 加强流行病学监测，本病流行期间，勿带孩子去公共场所，发现疑似病人，应及时进行隔离，对密切接触者应隔离观察 7～10 天，并给予板蓝根颗粒冲服。

2. 患病期间，宜给予清淡无刺激的流质或软食，多饮开水，进食前后可用生理盐水或温开水漱口，以减轻食物对口腔的刺激。

3. 注意保持皮肤清洁，对皮肤疱疹切勿挠抓，以防溃破感染。对已有破溃感染者，可用金黄散或青黛散麻油调后敷布患处，以收敛燥湿，助其痊愈。

细目六　痄腮

● **要点一　发病特点**

痄腮是由痄腮时邪引起的一种急性传染病，西医学称为流行性腮腺炎，以发热、耳下腮部肿胀疼痛为主要特征。本病一年四季均可发生，以冬春两季易于流行。多发于 3 岁以上儿童，2 岁以下婴幼儿少见。本病一般预后良好。少数患儿因素体虚弱或邪毒炽盛，可见邪陷心肝、毒窜睾腹之变证。感染本病后可获终生免疫。

● **要点二　病因病机**

本病为感受痄腮时邪所致。当小儿机体抵抗力下降时，时邪乘虚侵入而致病。其主要病机为邪毒壅阻足少阳经脉，与气血相搏，凝滞于耳下腮部。

1. 邪犯少阳　时邪病毒从口鼻而入，侵犯足少阳胆经。邪毒循经上攻腮颊，与气血相搏，凝滞于耳下腮部，则致腮部肿胀疼痛；邪毒郁于肌表，则致发热恶寒；邪毒郁阻经脉，关节不利，则致咀嚼不便；邪毒上扰清阳，则头痛；邪毒内扰脾胃，则致纳少、恶心、呕吐。

2. 热毒壅盛　时邪病毒壅盛于少阳经脉，循经上攻腮颊，气血凝滞不通，则致腮部肿胀、疼痛、坚硬拒按，张口咀嚼不便；热毒炽盛，则高热不退；邪热扰心，则烦躁不安；热毒内扰脾胃，则致纳少呕吐；热邪伤津，则致口渴欲饮，尿少而黄。

足少阳胆经与足厥阴肝经互为表里，热毒炽盛者，邪盛正衰，邪陷厥阴，扰动肝风，蒙蔽心包，可见高热、抽搐、昏迷等症，此为邪陷心肝之变证。足厥阴肝经循少腹络阴器，邪毒内传，引睾窜腹，可见睾丸肿胀、疼痛，或少腹疼痛等症，此为毒窜睾腹之变证。肝经热毒壅滞乘脾，还可出现上腹疼痛、恶心呕吐等症。

● **要点三　诊断与鉴别诊断**

（一）诊断要点

1. 发病前 2～3 周有流行性腮腺炎接触史。

2. 发热，以耳垂为中心的腮部肿痛，边缘不清，触之有弹性感，压痛明显。常一侧先肿大，2～3 天后对侧亦可肿大。腮腺管口红肿。有时颌下腺出现肿痛。

3. 血常规检查：白细胞总数可正常，或稍降低或稍增高，淋巴细胞可相对增加。

4. 血清、尿淀粉酶增高。

5. 可疑病例应做血清学检查及病原学检查以明确诊断。

（二）鉴别诊断

化脓性腮腺炎　中医名发颐。腮腺肿大多为一侧，表皮泛红，疼痛剧烈，拒按，按压腮部可见口腔内腮腺管口有脓液溢出，无传染性，血白细胞总数及中性粒细胞增高。

● **要点四　辨证论治**

1. 常证

（1）邪犯少阳证

证候：轻微发热恶寒，一侧或两侧耳下腮部

漫肿疼痛，咀嚼不便，或有头痛、咽红、纳少，舌质红，苔薄白或薄黄，脉浮数。

治法：疏风清热，散结消肿。

代表方剂：柴胡葛根汤、银翘散。

（2）热毒壅盛证

证候：高热，一侧或两侧耳下腮部肿胀疼痛，坚硬拒按，张口咀嚼困难，或有烦躁不安，口渴欲饮，头痛，咽红肿痛，颌下肿块胀痛，纳少，大便秘结，尿少而黄，舌质红，舌苔黄，脉滑数。

治法：清热解毒，软坚散结。

代表方剂：普济消毒饮。

2. 变证

（1）邪陷心肝证

证候：高热，耳下腮部肿痛，坚硬拒按，神昏，嗜睡，项强，反复抽搐，头痛，呕吐，舌红，苔黄，脉弦数。

治法：清热解毒，息风开窍。

代表方剂：清瘟败毒饮、凉营清气汤。

（2）毒窜睾腹证

证候：腮部肿胀消退后，一侧或双侧睾丸肿胀疼痛，或脘腹、少腹疼痛，痛时拒按，舌红，苔黄，脉数。

治法：清肝泻火，活血止痛。

代表方剂：龙胆泻肝汤。

要点五 药物外治

1. 鲜地龙加白糖、鲜仙人掌（去刺）、鲜马齿苋，任选一种，捣烂外敷腮部，1日1～2次。适用于腮部肿痛。

2. 如意金黄散、紫金锭、青黛散，任选一种，以水或醋调匀后外敷腮部，1日1～2次。适用于腮部肿痛。

要点六 预防与调护

1. 痄腮流行期间，易感儿应少去公共场所。有接触史的可疑患儿，要进行隔离观察，并用板蓝根15～30g煎汤口服，每日1次，连服3～5天。

2. 发病期间应隔离治疗，直至腮部肿胀完全消退后3天为止。患儿的衣被、用具等物品均应煮沸消毒。居室用食醋加水熏蒸进行空气消毒，每次30分钟，每日1次。

3. 患儿应卧床休息直至热退，并发睾丸炎者适当延长卧床休息时间。

4. 给予易消化、清淡流质饮食或软食为宜，忌吃酸、硬、辣等刺激性食物。每餐后用生理盐水或4%硼酸溶液漱口或清洗口腔，以保持口腔清洁。

5. 高热、头痛、嗜睡、呕吐者密切观察病情，及时给予必要的处置。睾丸肿大痛甚者，局部可给予冷湿敷，并用纱布做成吊带，将肿胀的阴囊托起。

细目七 传染性单核细胞增多症

要点一 发病特点

传染性单核细胞增多症（简称传单）是由传单时邪（EB病毒）引起的急性传染病。临床表现多样，以发热，咽峡炎，淋巴结肿大，肝脾肿大，外周血中淋巴细胞增多并出现异型淋巴细胞增多为特征。本病任何年龄均可发病，以年长儿及青少年为多见，四季均可发病，多散发或小流行。患病后可获得持久免疫力，二次发病的很少。本病病程长短不一，自数周至数月不等，有并发症者病程较长。预后一般良好。本病属中医"瘟疫"范畴。

要点二 病因病机

本病的病因为传单时邪。传单时邪由口鼻而入，首犯肺胃，致肺卫失宣，胃失和降，而致发热恶寒，鼻塞流涕，头痛咳嗽，咽红咽痛，恶心呕吐，不思饮食等。若瘟疫时邪不解，化火入里，燔灼气营，炼液成痰，痰热互结，上壅咽喉，瘀滞肝胆、经络，阻塞肺窍，则见发热持续，斑疹显露，咽喉红肿糜烂，臖核肿大，腹中痞块，口眼歪斜，失语偏瘫，咳喘气促等。感邪较重者，邪陷厥阴，扰神动风，出现高热、抽搐、昏迷等。疾病后期，余邪未清，气阴耗伤，痰瘀流连，故见持续低热，盗汗神委，臖核肿大，消退缓慢等。

本病为疫邪致病，发病按卫气营血规律传变，病涉脏腑经络，主要病机为热痰瘀互结。

要点三　诊断要点

1. 有传单接触史。
2. 不规则发热：热型不定，体温波动在39℃左右，发热持续约1周左右，少数热程可达数周。
3. 咽峡炎：咽痛，咽部充血，扁桃体肿大、充血，可有灰白色假膜，或腭及咽部有小出血点及溃疡。
4. 淋巴结肿大：全身浅表淋巴结普遍受累，以颈部最为常见，腋下、腹股沟次之，中等硬度，无粘连及明显压痛，一般在发热退后数天或数周逐渐消退。
5. 肝脾肿大：约1/3患者有肝大，可有肝功能异常及黄疸。有半数患者脾大，偶有发生脾破裂。
6. 皮疹：约10%左右的患者在病后1周出现皮疹，形态多样，可为斑疹、丘疹、猩红热样斑疹，多在躯干部位，1周左右消退。
7. 累及心、肺、肾、脑时，可出现咳喘、惊厥、血尿、水肿、失语、偏瘫等症状。
8. 实验室检查：血常规白细胞计数增高，淋巴细胞和单核细胞增多，异型淋巴细胞10%以上。嗜异凝集试验阳性，EB病毒特异性抗体阳性。

要点四　辨证论治

（一）辨证要点

本病按卫气营血辨证。初起邪郁肺卫，症见畏寒发热、咳嗽咽痛、头痛不适。继而热毒化火入里，肺胃气分热盛，故壮热不退，口渴烦躁。热毒攻喉则咽喉肿烂，热毒流注则瘰疬结核，热毒外泄则皮疹发斑。严重者热陷营血，表现为气营两燔，营血受邪则发斑出血、神昏抽搐。后期气阴损耗，余毒未尽，表现为精神软弱、低热盗汗、瘰疬瘿核消退缓慢。

（二）治疗原则

以清热解毒、化痰祛瘀为基本治疗原则。

（三）分证论治

1. 邪犯肺胃证

证候：发热，微恶风寒，鼻塞流涕，头痛咳嗽，咽红疼痛，恶心呕吐，不思饮食，颈淋巴结轻度肿大，或见皮肤斑丘疹，舌质红，苔薄白或薄黄，脉浮数。

治法：疏风清热，宣肺利咽。

代表方剂：银翘散。

2. 气营两燔证

证候：壮热烦渴，咽喉红肿疼痛，乳蛾肿大，甚则溃烂，口疮口臭，面红唇赤，红疹显露，便秘尿赤，淋巴结或肝脾肿大，舌质红，苔黄糙，脉洪数。

治法：清气凉营，解毒化痰。

代表方剂：普济消毒饮。

3. 痰热流注证

证候：发热，热型不定，颈、腋、腹股沟处浅表淋巴结肿大，以颈部为重，肝脾肿大，舌质红，苔黄腻，脉滑数。

治法：清热化痰，通络散瘀。

代表方剂：清肝化痰丸。

4. 湿热蕴滞证

证候：发热持续，缠绵不退，身热不扬，汗出不透，头身重痛，精神困倦，呕恶纳呆，口渴不欲饮，胸腹痞闷，面色苍黄，皮疹色红，大便黏滞不爽，小便短黄不利，舌偏红，苔黄腻，脉濡数。

治法：清热解毒，行气化湿。

代表方剂：甘露消毒丹。

5. 正虚邪恋证

证候：病程日久，发热渐退，或低热不退，神疲气弱，口干唇红，大便或干或稀，小便短黄，咽部稍红，淋巴结、肝脾肿大逐渐缩小，舌红绛或淡红，或剥苔，脉细弱。

治法：益气生津，兼清余热。

代表方剂：气虚邪恋，竹叶石膏汤；阴虚邪恋，青蒿鳖甲汤、沙参麦冬汤。

（张　卉）

第九单元 虫 证

细 目 蛔虫病

要点一 发病特点

蛔虫病是感染蛔虫卵引起的小儿常见肠道寄生虫病，以脐周疼痛，时作时止，饮食异常，大便下虫，或粪便镜检有蛔虫卵为主要特征。成虫寄生小肠，劫夺水谷精微，妨碍正常的消化吸收，严重者影响儿童生长发育。

本病无明显的季节性。其发生率农村高于城市，儿童高于成人，尤多见于3~10岁的儿童。蛔虫病不仅影响小儿的食欲及肠道功能，而且影响小儿的生长发育。重者可能出现并发症，其中以蛔厥证、虫瘕证多见。

要点二 诊断要点

1. 可有吐蛔、便蛔史。
2. 反复脐周疼痛，时作时止，腹部按之有条索状物或团块，轻揉可散，食欲异常，形体消瘦，可见挖鼻、咬指甲、睡眠磨牙、面部白斑。
3. 合并蛔厥、虫瘕，可见阵发性剧烈腹痛，伴恶心呕吐，甚或吐出蛔虫。蛔厥者，可伴有畏寒发热，甚至出现黄疸。虫瘕者，腹部可扪及虫团，按之柔软可动，多见大便不通。
4. 大便病原学检查：应用直接涂片法，或厚涂片法，或饱和盐水浮聚法，检出粪便中蛔虫卵即可确诊，但粪检未查出虫卵也不能排除本病。

要点三 辨证论治

（一）辨证要点

本病以六腑辨证为纲。肠虫证最为多见，虫踞肠腑，多为实证，以发作性脐周腹痛为主要症状。蛔厥证蛔虫入膈，窜入胆腑，腹痛在剑突下、右上腹，呈阵发性剧烈绞痛，痛时肢冷汗出，多有呕吐，且常见呕吐胆汁和蛔虫，证属寒热错杂，病初多偏寒，继之渐化热。虫瘕者虫团聚结肠腑，腹部剧痛不止，阵发性加重，腹部可扪及条索状或团状包块，伴有剧烈呕吐，大便多不通。

（二）治疗原则

本病治疗以驱蛔杀虫为主，辅以调理脾胃之法。如病情较重，腹痛剧烈，或出现蛔厥、虫瘕等并发症者，根据蛔"得酸则安、得辛则伏、得苦则下"的特性，先予酸、辛、苦等药味，以安蛔止痛治标，也可以标本兼施，安蛔、驱虫、通下并用，使胆腑、肠腑通利，腹痛较快缓解。

（三）分证论治

1. 肠虫证

证候：脐腹部疼痛，轻重不一，时作时止，或不思饮食，或嗜食异物，大便不调，或泄泻或便秘，或便下蛔虫，面色多黄滞，可见面部白斑、白睛蓝斑、唇内粟状白点、夜寐龂齿。甚者，腹部可扪及条索状物，时聚时散，形体消瘦，肚腹胀大，青筋显露。舌苔多见花剥或腻，舌尖红赤，脉弦滑。

治法：驱蛔杀虫，调理脾胃。

代表方剂：使君子散。

2. 蛔厥证

证候：有肠蛔虫症状，突然腹部绞痛，弯腰屈背，辗转不宁，肢冷汗出，恶心呕吐，常吐出胆汁或蛔虫。腹部绞痛呈阵发性，疼痛部位在右上腹或剑突下，疼痛可暂时缓解减轻，但又反复发作。重者腹痛持续而阵发性加剧，可伴畏寒发热，甚至出现黄疸。舌苔多黄腻，脉弦数或滑数。

治法：安蛔定痛，继则驱虫。

代表方剂：乌梅丸。

3. 虫瘕证

证候：有肠蛔虫症状，突然阵发性脐腹剧烈

疼痛，部位不定，频繁呕吐，可呕出蛔虫，大便不下或量少，腹胀，腹部可扪及质软、无痛的可移动团块。病情持续不缓解者，见腹硬、压痛明显，肠鸣，无矢气。舌苔白或黄腻，脉滑数或弦数。

治法：行气通腑，散蛔驱虫。

代表方剂：驱蛔承气汤。

保守治疗无效时及时手术治疗。

● 要点四 其他疗法

1. 单方验方

（1）使君子仁文火炒黄嚼服。每岁1～2粒，最大剂量不超过20粒。晨起空腹服之，连服2～3天。用于驱蛔。

（2）椒目6g，豆油150mL。油烧开后入椒目，椒目以焦为度，去椒喝油，分1～2次喝下。用于虫瘕证。

2. 推拿疗法

（1）按压上腹部剑突下3～4cm处，手法先轻后重，一压一推一松，连续操作7～8次，待腹肌放松时，突然重力推压一次，若患儿腹痛消失或减轻，表明蛔虫已退出胆道，可停止推拿。用于蛔厥证。

（2）用掌心以旋摩法顺时针方向按摩患儿脐部，手法由轻到重。如虫团松动，但解开较慢，可配合捏法帮助松解。用于虫瘕证。

3. 针灸疗法

（1）迎香透四白、胆囊、内关、足三里、中脘、人中。强刺激，泻法。用于蛔厥证。

（2）天枢、中脘、足三里、内关、合谷。强刺激，泻法。用于虫瘕证。

4. 西医治疗

（1）甲苯咪唑200mg，顿服。2岁以下小儿禁用。用于驱虫。

（2）阿苯达唑（丙硫咪唑）200mg，顿服。2岁以下小儿禁用。用于驱虫。

（3）枸橼酸哌嗪（驱蛔灵）每日100～160mg/kg，最大量不超过3g，连服2日。

● 要点五 预防与调护

1. 注意个人卫生，饭前便后洗手，不吃生菜及未洗净的瓜果，不饮用生水，以减少虫卵入口的机会。

2. 不随地大便，妥善处理好粪便，切断传染途径，保持水源及食物不受污染，减少感染机会。

3. 服驱虫药宜空腹，服药后要注意休息和饮食，保持大便通畅，注意服药后反应及排虫情况。

（张　卉）

第十单元　其他疾病

细目一　紫癜

● 要点一 发病特点

紫癜是小儿常见的出血性疾病之一，以血液溢于皮肤、黏膜之下，出现瘀点瘀斑，压之不退色为其临床特征，常伴鼻衄、齿衄，甚则呕血、便血、尿血。本病包括西医学的过敏性紫癜和血小板减少性紫癜。过敏性紫癜好发年龄为3～14岁，尤以学龄儿童多见，男性多于女性，春秋两季发病较多。血小板减少性紫癜发病年龄多在2～5岁，男女发病比例无差异，其死亡率约1%，主要致死原因为颅内出血。

● 要点二 病因病机

小儿素体正气亏虚是发病之内因，外感风热时邪及其他异气是发病之外因。

风热之邪与气血相搏，热伤血络，迫血妄行，溢于脉外，渗于皮下，发为紫癜。邪重者，还可伤其阴络，出现便血、尿血等。若血热损伤肠络，血溢络外，碍滞气机，可致剧烈腹痛；夹湿流注关节，则可见局部肿痛，屈伸不利。若小儿先天禀赋不足，或疾病迁延日久，耗气伤阴，均可致气虚阴伤，病情由实转虚，或虚实夹杂。气虚则统摄无权，气不摄血，血液不循常道而溢于脉外；阴虚火旺，血随火动，渗于脉外，可致紫癜反复发作。

本病病位在心、肝、脾、肾。

● 要点三 诊断与鉴别诊断

1. 过敏性紫癜 发病前可有上呼吸道感染或服食某些致敏食物、药物等诱因。紫癜多见于下肢伸侧及臀部、关节周围，为高出皮肤的鲜红色至深红色丘疹、红斑或荨麻疹，大小不一，多呈对称性，分批出现，压之不退色。可伴有腹痛、呕吐、血便等消化道症状，游走性大关节肿痛，及血尿、蛋白尿等。血小板计数、出凝血时间、血块收缩时间均正常。应注意定期检查尿常规，可有镜下血尿、蛋白尿。

2. 血小板减少性紫癜 皮肤、黏膜见瘀点、瘀斑，瘀点多为针尖样大小，一般不高出皮面，多不对称，可遍及全身，但以四肢及头面部多见。可伴有鼻衄、齿衄、尿血、便血等，严重者可并发颅内出血。血小板计数显著减少，急性型一般低于 $20\times10^9/L$，慢性型一般为 $(30\sim80)\times10^9/L$。出血时间延长，血块收缩不良，束臂试验阳性。

● 要点四 辨证论治

（一）辨证要点

首先根据起病、病程、紫癜颜色等辨虚实。起病急，病程短，紫癜颜色鲜明者，多属实；起病缓，病情反复，病程缠绵，紫癜颜色较淡者，多属虚。其次要注意判断病情轻重，以出血量的多少及是否伴有肾脏损害或颅内出血等作为判断轻重的依据。辨病与辨证相结合，过敏性紫癜早期多为风热伤络，血热妄行，常兼见湿热痹阻或热伤胃络，后期多见阴虚火旺或气不摄血。血小板减少性紫癜，急性型多为血热妄行，慢性型多为气不摄血或阴虚火旺。

（二）治疗原则

实证以清热凉血为主；虚证以益气摄血、滋阴降火为主。

（三）分证论治

1. 风热伤络证

证候：起病较急，全身皮肤紫癜散发，尤以下肢及臀部居多，呈对称分布，色泽鲜红，大小不一，或伴痒感，可有发热、腹痛、关节肿痛、尿血等，舌质红，苔薄黄，脉浮数。

治法：疏风散邪，清热凉血。

代表方剂：连翘败毒散。

2. 血热妄行证

证候：起病较急，皮肤出现瘀点瘀斑，色泽鲜红，或伴鼻衄、齿衄、便血、尿血，血色鲜红或紫红，同时见心烦、口渴、便秘，或伴腹痛，或有发热，舌红，脉数有力。

治法：清热解毒，凉血止血。

代表方剂：犀角地黄汤。

3. 气不摄血证

证候：起病缓慢，病程迁延，紫癜反复出现，瘀斑、瘀点颜色淡紫，常有鼻衄、齿衄，面色苍黄，神疲乏力，食欲不振，头晕心慌，舌淡苔薄，脉细无力。

治法：健脾养心，益气摄血。

代表方剂：归脾汤。

4. 阴虚火旺证

证候：紫癜时发时止，鼻衄齿衄，血色鲜红，低热盗汗，心烦少寐，大便干燥，小便黄赤，舌光红，苔少，脉细数。

治法：滋阴降火，凉血止血。

代表方剂：大补阴丸、知柏地黄丸。

● 要点五 预防与调护

（一）预防

1. 积极参加体育活动，增强体质，提高抗病能力。

2. 过敏性紫癜要尽可能找出引发的各种原因。积极防治上呼吸道感染，控制扁桃体炎、龋齿、鼻窦炎，驱除体内各种寄生虫，不吃容易引起过敏的饮食及药物。

3. 对血小板减少性紫癜，要注意预防呼吸道感染、麻疹、水痘、风疹及肝炎等疾病，否则易于诱发或加重病情。

（二）调护

1. 急性期或出血量多时，要卧床休息，限制患儿活动，消除其恐惧紧张心理。
2. 避免外伤跌仆碰撞，以免引起出血。
3. 血小板计数低于 $20 \times 10^9/L$ 时，要密切观察病情变化，防治各种创伤与颅内出血。
4. 饮食宜清淡、富于营养、易于消化。呕血、便血者应进半流质饮食，忌硬食及粗纤维食物。忌辛辣刺激食物。血小板减少性紫癜患儿平素可多吃带衣花生仁、红枣等食物。

细目二　维生素D缺乏性佝偻病

● 要点一　发病特点

维生素D缺乏性佝偻病简称佝偻病，是由于儿童体内维生素D不足，致使钙磷代谢失常的一种慢性营养性疾病，以正在生长的骨骺端软骨板不能正常钙化，造成骨骼病变为其特征。婴幼儿生长快，户外活动少，容易发生维生素D缺乏，故本病主要见于2岁以内婴幼儿。北方地区发病率高于南方地区，城市高于农村，人工喂养的婴儿发病率高于母乳喂养者。本病轻者如治疗得当，预后良好；重者如失治、误治，易导致骨骼畸形，留有后遗症，影响儿童正常生长发育。

● 要点二　病因病机

1. 胎元失养　孕妇体弱，胎儿养育失宜，而使胎元先天未充，肾气不足。

2. 乳食失调　母乳缺乏，人工喂养，未及时添加辅食，或食品的质和量不能满足小儿生长的需要，致使营养失衡，脾肾虚亏，发生本病。

3. 其他因素　日照不足，或体虚多病等，均可造成体质下降，脾肾不足。

本病病机主要是脾肾虚亏，常累及心肺肝。若肾气不足则骨髓不充，骨骼发育障碍，出现颅骨软化，前囟晚闭，齿迟，甚至骨骼畸形；脾虚则面色欠华，纳呆，肌肉松弛，大便不实；脾虚及肺，卫外不固，则见多汗，反复感冒，甚至肺气闭塞而引起肺炎喘嗽；心气不足，心神不宁，脾虚失抑，肝木亢旺，因而夜惊、烦躁。

● 要点三　诊断要点

早期的多汗、烦躁等神经兴奋性增高的症状无特异性，因此仅根据临床表现诊断的准确率较低。要结合患儿年龄、季节、早产、日光照射或维生素D摄入不足以及母亲孕期情况等进行综合分析。可疑病例可做X线长骨检查和血清生化检测以助诊断。

● 要点四　辨证论治

（一）辨证要点

本病采用脏腑辨证，辨别以脾虚为主或肾虚为主。病在脾，除佝偻病一般表现外，尚有面色欠华、纳呆、便溏、反复呼吸道感染；病在肾，则以骨骼改变为主。继辨轻重，如单有神经精神症状，骨骼病变较轻或无病变者，为轻证；若不分寤寐，汗出较多，头发稀少，筋肉痿软，骨骼改变明显者，则为重证。

（二）治疗原则

本病的治疗当以调补脾肾为要。

（三）分证论治

1. 肺脾气虚证

证候：多汗夜惊，烦躁不安，发稀枕秃，囟门增大，伴有轻度骨骼改变，形体虚胖，肌肉松软，食欲不振，易反复感冒，舌淡苔薄白，脉细无力。

治法：健脾补肺。

代表方剂：人参五味子汤。

2. 脾虚肝旺证

证候：头部多汗，发稀枕秃，囟门迟闭，出牙延迟，坐立行走无力，夜啼不宁，易惊多惕，甚则抽搐，纳呆食少，舌淡苔薄，脉细弦。

治法：健脾助运，平肝息风。

代表方剂：益脾镇惊散。

3. 肾精亏损证

证候：有明显的骨骼改变症状，如头颅方

大，肋软骨沟、肋串珠、手镯、足镯、鸡胸、漏斗胸等，O型或X型腿，出牙、坐立、行走迟缓，并有面白虚烦，多汗肢软，舌淡苔少，脉细无力。

治法：补肾填精，佐以健脾。

代表方剂：补肾地黄丸。

● **要点五　西医治疗**

初期每日口服维生素D 5000~10000IU，连服1个月。激期每日口服维生素D 1万~2万IU，连服1个月。不能坚持口服者可肌内注射维生素D_2，每次40万IU（或D_3 30万IU），连用1~3次，每次间隔1个月。在给维生素D的同时应给钙剂每次0.5~1.0g，每日2~3次，连服2~3个月。

● **要点六　预防与调护**

（一）预防

1. 加强孕期保健，孕妇要有适当的户外活动。

2. 加强婴儿护养，提倡母乳喂养，及时添加辅食，多晒太阳，增强体质。

3. 早期补充维生素D，每日口服400 IU。

（二）调护

1. 患儿不要久坐、久站，不系过紧的裤带，提倡穿背带裤，减轻骨骼畸形。

2. 每日户外活动，直接接受日光照射，同时防止受凉。

（张　卉）

针灸学

第一单元　经络系统

细目一　经络系统的组成

经络是经脉和络脉的总称，是人体内运行气血的通道。经，有路径的含义，经脉贯通上下，沟通内外，是经络系统中的主干；络，有网络的含义，络脉是经脉别出的分支。

经络系统由经脉和络脉组成，其中经脉包括十二经脉、奇经八脉，以及附属于十二经脉的十二经别、十二经筋、十二皮部；络脉包括十五络脉和难以计数的浮络、孙络等。经络系统的组成见下表。

经络系统的组成表

细目二　十二经脉

十二经脉是手三阴经（肺、心包、心）、手三阳经（大肠、三焦、小肠）、足三阳经（胃、胆、膀胱）、足三阴经（脾、肝、肾）的总称，是经络系统的主体，又称为"正经"。

● 要点一　十二经脉的名称

十二经脉的名称是根据手足、脏腑、阴阳来命名的。手足，表示经脉在上、下肢分布的不同，手经表示其外行路线分布于上肢，足经表示其外行路线分布于下肢。脏腑，表示经脉的脏腑属性，如肺经表示该经脉属肺脏，胃经表示该经脉属胃腑。阴阳，表示经脉的阴阳属性及阴阳气的多寡。阴气最盛为太阴，其次为少阴，再次为厥阴；阳气最盛为阳明，其次为太阳，再次为少阳。

十二经脉的名称分别为手太阴肺经、手阳明大肠经、足阳明胃经、足太阴脾经、手少阴心经、手太阳小肠经、足太阳膀胱经、足少阴肾经、手厥阴心包经、手少阳三焦经、足少阳胆经和足厥阴肝经。

● 要点二　十二经脉的分布规律

十二经脉左右对称地分布于头面、躯干和四肢，纵贯全身。与六脏相配属的六条阴经（六阴经），分布于四肢内侧和胸腹，上肢内侧为手三阴经，下肢内侧为足三阴经；与六腑相配属的六条阳经（六阳经），分布于四肢外侧和头面、躯干，上肢外侧为手三阳经，下肢外侧为足三阳经。十二经脉在四肢的分布呈现一定规律，具体表述如下：

按正立姿势，两臂下垂拇指向前的体位，将上下肢的内外侧分别分成前、中、后三条区线。

手足阳经为阳明在前、少阳在中、太阳在后；手足阴经为太阴在前、厥阴在中、少阴在后。其中足三阴经在足内踝上8寸以下为厥阴在前、太阴在中、少阴在后，至内踝上8寸以上，太阴交出于厥阴之前。

● 要点三　十二经脉属络表里关系

十二经脉"内属于腑脏，外络于肢节"，在体内与脏腑有明确的属络关系。其中阴经属脏络腑主里，阳经属腑络脏主表。手太阴肺经属肺络大肠，手阳明大肠经属大肠络肺，足阳明胃经属胃络脾，足太阴脾经属脾络胃，手少阴心经属心络小肠，手太阳小肠经属小肠络心，足太阳膀胱经属膀胱络肾，足少阴肾经属肾络膀胱，手厥阴心包经属心包络三焦，手少阳三焦经属三焦络心包，足少阳胆经属胆络肝，足厥阴肝经属肝络胆。

十二经脉之间存在着表里配对关系。如《素问·血气形志》所载："足太阳与少阴为表里，少阳与厥阴为表里，阳明与太阴为表里，是为足之阴阳也。手太阳与少阴为表里，少阳与心主为表里，阳明与太阴为表里，是为手之阴阳也。"即手太阴肺经与手阳明大肠经相表里，足阳明胃经与足太阴脾经相表里，手少阴心经与手太阳小肠经相表里，足太阳膀胱经与足少阴肾经相表里，手厥阴心包经与手少阳三焦经相表里，足少阳胆经与足厥阴肝经相表里。互为表里的经脉在生理上有密切联系，病理上相互影响，治疗时可相互为用。

● 要点四　十二经脉循行走向与交接规律

十二经脉的循行走向规律是：手三阴经从胸走手，手三阳经从手走头，足三阳经从头走足，足三阴经从足走腹胸。

十二经脉的循行交接规律是：①相表里的阴经与阳经在手足末端交接，如手太阴肺经在食指端与手阳明大肠经相交接；手少阴心经在小指端与手太阳小肠经相交接；手厥阴心包经在无名指端与手少阳三焦经相交接；足阳明胃经从足背上至大趾内端与足太阴脾经相交接；足太阳膀胱经在小趾端与足少阴肾经相交接；足少阳胆经从足背上分出，至大趾外端与足厥阴肝经相交接。②同名的阳经与阳经在头面部交接，如手足阳明经交接于鼻旁，手足太阳经皆通于目内眦，手足少阳经皆通于目外眦。③相互衔接的阴经与阴经在胸中交接，如足太阴经与手少阴经交接于心中，足少阴经与手厥阴经交接于胸中，足厥阴经与手太阴经交接于肺中。十二经脉循环走向与交接规律见下图。

十二经脉循行走向与交接规律图

| 细目三　奇经八脉 |

● 要点一　奇经八脉的名称

奇经八脉指督脉、任脉、冲脉、带脉、阴维脉、阳维脉、阴跷脉、阳跷脉八条经脉，因与十二经脉不同而别道奇行，故称为奇经八脉。

"奇"有"异"的意思，即奇特、奇异。奇经八脉与十二正经不同，既不直属脏腑，也无表里配合关系，且"别道奇行"，故称"奇经"。

● 要点二 奇经八脉的作用

奇经八脉纵横交错地循行分布于十二经脉之间，主要作用体现在两方面：

其一，沟通了十二经脉之间的联系，将部位相近、功能相似的经脉联系起来，达到统帅有关经脉气血，协调阴阳的作用。如：督脉督领诸阳经，统摄全身阳气和真元，为"阳脉之海"。任脉妊养诸阴经，总调全身阴气和精血，为"阴脉之海"。冲脉具有涵蓄十二经气血的作用，有"十二经脉之海"和"血海"之称。带脉约束了纵行躯干部的诸条经脉。阳维脉主一身之表，阴维脉主一身之里，阴阳维脉具有维系一身阴经和阳经的作用。阴阳跷脉主肢体两侧的阴阳，调节下肢运动与瘾寐。同时，奇经八脉在循行分布过程中，与其他各经相互交会沟通，也加强了十二经之间的相互联系。如督脉大椎穴为手足三阳经交会之处，任脉关元、中极穴为足三阴经交会之处，冲脉加强了足阳明与足少阴经之间的联系，带脉联系着纵行于躯干的各条经脉等。

其二，对十二经脉气血有着蓄积和渗灌的调节作用。奇经八脉犹如湖泊水库，而十二经脉之气则犹如江河之水。当十二经脉和脏腑之气旺盛时，奇经储蓄气血；当十二经脉生理功能需要时，奇经又能渗灌和供应气血。

细目四　十五络脉

十二经脉和任、督二脉各自别出一络，加上脾之大络，总称十五络脉，或十五别络。十五络脉分别以其所别出处的腧穴命名。

● 要点　十五络脉的分布

十二经络脉在四肢肘膝关节以下本经络穴分出后，均走向其相表里的经脉，阴经络脉走向阳经，阳经络脉走向阴经，阴阳经的络脉相互交通连接。任脉的别络，从胸骨剑突下鸠尾分出后，散布于腹部；督脉的别络，从尾骨下长强分出后，散布于头部，并走向背部两侧的足太阳经；脾的大络，出于腋下大包穴，散布于胸胁部。

细目五　十二经筋

十二经筋是十二经脉之气濡养筋肉骨节的体系，是附属于十二经脉的筋肉系统。

● 要点　十二经筋的分布

十二经筋均起于四肢末端，上行于头面胸腹部。行于体表，不入内脏。具有结、聚、散、络的特点。每遇骨节部位则结聚于此，遇胸腹壁或入胸腹腔则散布于该部而成片，但与脏腑无属络关系。

三阳经筋分布于项背和四肢外侧，三阴经筋分布于胸腹和四肢内侧。足厥阴肝经除结于阴器外，还能总络诸筋。

（余曙光）

第二单元　经络的作用和经络学说的临床应用

细目一　经络的作用

● 要点一　联系脏腑，沟通内外

经络具有联络脏腑和肢体的作用。人体的五脏六腑、四肢百骸、五官九窍、皮肉筋骨等组织器官通过经络的联系而构成一个有机的整体，完成正常的生理活动。十二经脉及其分支等纵横交错、入里出表、通上达下，联系了脏腑器官，奇经八脉沟通于十二经之间，经筋皮部联结了肢体筋肉皮肤，从而使人体的各脏腑组织器官有机地联系起来。

- **要点二　运行气血，营养全身**

  经络具有运行气血，濡养周身的作用。经络是人体气血运行的通道，能将营养物质输布到全身各组织器官，使脏腑组织得以营养，筋骨得以濡润，关节得以通利。

- **要点三　抗御病邪，保卫机体**

  营气行于脉中，卫气行于脉外，随经脉和络脉密布于周身，加强了机体的防御能力，起到了抗御外邪、保卫机体的作用。

细目二　经络学说的临床应用

- **要点一　诊断方面**

  经络具有反映病候的特点。其一，可以通过辨析患者的症状、体征以及相关部位发生的病理变化，以确定疾病所在的经脉。如头痛，可根据经脉在头部的循行分布规律进行鉴别，如前额痛与阳明经有关，侧头痛与少阳经有关，枕部痛与太阳经有关，巅顶痛与足厥阴经有关。其二，临床上常通过望诊、切诊以发现病理反应从而帮助诊断疾病。经络望诊主要观察全身经络穴位的色泽、形态变化，如皮肤的皱缩、隆陷、松弛以及颜色的变异、光泽的明晦、色素的沉着和斑疹的有无等；经络切诊主要是在经络腧穴部位上运用按压、触摸等方法来寻找异常变化，如压痛、麻木、硬结、条索状物、肿胀、凹陷等。经络按诊的部位多为背俞穴，其次是胸腹部的募穴以及四肢的原穴、郄穴、合穴或阿是穴等。其三，还可以通过一些现代的检测方法，观察皮肤温度、皮肤电阻、红外热像等现象进行疾病诊断。

- **要点二　治疗方面**

  经络学说广泛应用于临床各科的治疗。主要表现在：

  1. 对针灸治疗有重要的指导意义　首先，指导针灸临床选穴。针灸临床通常根据经脉循行和主治特点进行循经取穴，如上病下取，下病上取，中病旁取，左右交叉取以及前后对取。又如胃痛近取中脘，循经远取足三里、梁丘，胁痛循经选取阳陵泉、太冲等。《四总穴歌》所载"肚腹三里留，腰背委中求，头项寻列缺，面口合谷收"就是循经取穴的具体体现。其次，指导刺灸方法的选用。如根据皮部与经络脏腑的密切联系，可用皮肤针、皮内针治疗脏腑经脉的病证；经络闭阻、气血瘀滞，可以刺其络脉出血进行治疗，如目赤肿痛刺太阳穴出血、软组织挫伤在其损伤局部刺络拔罐等。

  2. 指导药物归经　中药治疗亦可通过经络，使药达病所，从而发挥其治疗作用。如麻黄入肺、膀胱经，故能发汗、平喘和利尿。金元四大家中的张洁古、李杲还根据经络学说，创立了"引经报使药"理论。如治头痛，属太阳经的用羌活，属少阳经的用柴胡。

  （余曙光）

第三单元　腧穴的分类

腧穴可分为十四经穴、奇穴、阿是穴三类。

- **要点　十四经穴、奇穴、阿是穴**

  1. 十四经穴　是指分布在十二经脉和任督二脉上的腧穴，即归属于十四经的穴位，总称"十四经穴"，简称"经穴"。经穴具有固定的名称和位置，分布在十四经循行路线上，有明确的主治病证，是腧穴的主要组成部分。

  关于经穴的数量，清代《针灸逢源》记载腧穴361个，2006年颁布的中华人民共和国国家标准《腧穴名称与穴位》（GB/T 12346-2006）督脉增加1穴印堂，经穴总数达362个。

  2. 奇穴　是指未归属于十四经穴范围，但有固定名称和位置的经验效穴，统称"经外奇穴"，简称"奇穴"。奇穴是在"阿是穴"的基础上发展起来的，这类腧穴的主治范围比较单一，多数对某些病证有特殊疗效，如百劳穴治瘰疬、四缝穴治小儿疳积等。

3. 阿是穴 又称天应穴、不定穴等，是以压痛点或其他反应点作为刺灸的部位，既不是经穴，又不是奇穴，而是按压痛点取穴。这类穴既无具体名称，又无固定位置，多位于病变附近，也可在与病变距离较远处。阿是穴无一定数目。

（余曙光）

第四单元　腧穴的主治特点和规律

细目一　主治特点

腧穴的主治特点主要表现在三个方面，即近治作用、远治作用和特殊作用。

要点一　近治作用

腧穴都能治疗其所在部位及邻近脏腑、组织、器官的病证。这是所有腧穴主治作用所具有的共同特点，即"腧穴所在，主治所在"。如眼区的睛明、承泣、四白、球后各穴，均能治眼病；耳区的听宫、听会、翳风、耳门诸穴，均能治疗耳病；胃部的中脘、建里、梁门等穴，均能治疗胃病。

要点二　远治作用

某些腧穴不仅能治局部病证，而且能治本经循行所到达的远隔部位的脏腑、组织、器官的病证。具有远治作用的腧穴，主要是十二经脉在四肢肘、膝关节以下的经穴，即"经脉所过，主治所及"。如合谷穴，不仅能治上肢病证，而且能治颈部和头面部病证等。

要点三　特殊作用

某些腧穴具有双向的良性调整作用和相对的特异性治疗作用。所谓双向的良性调整作用，指同一腧穴对机体不同的病理状态，可以起到两种相反而有效的治疗作用。如天枢可治泄泻，又可治便秘；内关在心动过速时可减慢心率，心动过缓时，又可提高心率。此外，腧穴的治疗作用还具有相对的特异性，某些腧穴可相对特异地治疗某些病证，如大椎退热、至阴矫正胎位等。

细目二　主治规律

腧穴的主治规律，可以归纳为分经主治规律和分部主治规律。

要点　分经主治规律

分经主治规律即某一经脉所属的经穴均可治疗该经循行部位及其相应脏腑的病证。同一经脉的不同经穴，可以治疗本经相同的病证。如手太阴经腧穴主治肺、喉病证，手阳明经腧穴主治头面病证等。根据腧穴的分经主治规律，后世医家在针灸治疗上有"宁失其穴，勿失其经"之说。

另外，手三阳、手三阴、足三阳、足三阴、任脉和督脉经穴既具有各自的分经主治规律，同时又在某些主治上有共同点。如任脉穴有回阳、固脱及强壮作用，督脉穴可治疗中风、昏迷、热病、头面病，而二经穴均可治疗神志病、脏腑病、妇科病。总之，十四经腧穴的分经主治既各具特点，又具有某些共性。十四经腧穴分经主治规律如以下各表。

手三阴经分经主治规律表

经名	本经主治	二经相同主治	三经相同主治
手太阴经	肺、喉病		胸部病
手厥阴经	心、胃病	神志病	
手少阴经	心病		

手三阳经分经主治规律表

经名	本经主治	二经相同主治	三经相同主治
手阳明经	前头、鼻、口、齿病		目病、咽喉病、热病
手少阳经	侧头、胁肋病	目病、耳病	
手太阳经	后头、肩胛病、神志病		

足三阳经分经主治规律表

经名	本经主治	二经相同主治	三经相同主治
足阳明经	前头、口齿、咽喉病，胃肠病		神志病、热病
足少阳经	侧头、耳、项、胁肋病、胆病	眼病	
足太阳经	后头、项、背腰病（背俞并治脏腑病），肛肠病		

足三阴经分经主治规律表

经名	本经主治	二经相同主治	三经相同主治
足太阴经	脾胃病		腹部病、妇科病
足厥阴经	肝病	前阴病	
足少阴经	肾病、肺病、咽喉病		

任脉、督脉分经主治规律表

经名	本经主治	二经相同主治
任脉	回阳、固脱、强壮作用 中风脱证、虚寒、下焦病	神志病、脏腑病、妇科病
督脉	中风、昏迷、热病、头面部病	

（余曙光）

第五单元 特定穴

● 要点一 特定穴的分类及概念

特定穴是指十四经中具有特殊治疗作用，并有特定称号的腧穴。根据其不同的分布特点、含义和治疗作用，将特定穴分为五输穴、原穴、络穴、郄穴、下合穴、背俞穴、募穴、八会穴、八脉交会穴和交会穴等10类。特定穴主治规律强，应用范围广，有着极其重要的临床意义。

● 要点二 五输穴、原穴、络穴、背俞穴、募穴、八脉交会穴、八会穴、郄穴、下合穴、交会穴的内容及临床应用

（一）五输穴

五输穴是指十二经脉各经位于肘膝关节以下的五个腧穴，称为井、荥、输、经、合。有关记载首见于《灵枢·九针十二原》："所出为井，所溜为荥，所注为输，所行为经，所入为合。"这

是对五输穴经气流注特点的概括。

1. 分布特点与组成 古人把五输穴按井、荥、输、经、合的顺序，从四肢末端向肘、膝方向依次排列。井穴多位于手足之端；荥穴多位于掌指或跖趾关节之前；输穴多位于掌指或跖趾关节之后；经穴多位于腕踝关节以上；合穴位于肘膝关节附近。

由于每条经有5个穴位属于五输穴，故人体共有五输穴60个。五输穴配属五行，《灵枢·本输》指出阴经井穴属木，阳经井穴属金，以此类推。十二经脉五输穴的穴名及其五行属性见下表。

阴经五输穴及五行属性表

经脉名称	井（木）	荥（火）	输（土）	经（金）	合（水）
手太阴肺经	少商	鱼际	太渊	经渠	尺泽
手厥阴心包经	中冲	劳宫	大陵	间使	曲泽
手少阴心经	少冲	少府	神门	灵道	少海
足太阴脾经	隐白	大都	太白	商丘	阴陵泉
足少阴肾经	涌泉	然谷	太溪	复溜	阴谷
足厥阴肝经	大敦	行间	太冲	中封	曲泉

阳经五输穴及五行属性表

经脉名称	井（金）	荥（水）	输（木）	经（火）	合（土）
手阳明大肠经	商阳	二间	三间	阳溪	曲池
手少阳三焦经	关冲	液门	中渚	支沟	天井
手太阳小肠经	少泽	前谷	后溪	阳谷	小海
足阳明胃经	厉兑	内庭	陷谷	解溪	足三里
足少阳胆经	足窍阴	侠溪	足临泣	阳辅	阳陵泉
足太阳膀胱经	至阴	足通谷	束骨	昆仑	委中

2. 临床应用 五输穴的临床运用主要归纳为以下三点：

（1）按五输穴主病特点选用 《灵枢·顺气一日分为四时》云："病在脏者，取之井；病变于色者，取之荥；病时间时甚者，取之输；病变于音者，取之经；经满而血者，病在胃及以饮食不节得病者，取之合。"其后《难经·六十八难》又作了补充："井主心下满，荥主身热，输主体重节痛，经主喘咳寒热，合主逆气而泄。"《灵枢》又有"合治内腑"之说。综合近代临床的应用情况，井穴多用于急救，荥穴多用于治疗热证，输穴多用于治疗关节疼痛，经穴治疗作用不典型，合穴多用于治疗相关脏腑病证。

（2）按五行生克关系选用 五输穴具有五行属性，根据《难经·六十九难》提出"虚者补其母，实者泻其子"的观点，将五输穴配属五行使用，然后按"生我者为母，我生者为子"的原则，虚证用母穴，实证用子穴。这一取穴法亦称为子母补泻取穴法。

在具体运用时，分本经子母补泻和他经子母补泻两种方法。例如，肺经实证"泻其子"，肺在五行中属"金"，因"金生水"，"水"为"金"之子，故可选本经五输穴中属"水"的合穴即尺泽；肺经虚证"补其母"，肺属"金"，"土生金"，"土"为"金"之母，因此，应选本经属"土"的五输穴，即输穴太渊。这都属于本经子母补泻法的应用。同样用肺经实证来举例，在五行配属中肺属"金"，肾属"水"，肾经为肺经的"子经"，根据"实则泻其子"的原则，应在其子经（肾经）上选取"金"之"子"即属"水"的五输穴，为肾经合穴阴谷，即为他经子母补泻法的应用。各经五输穴子母补泻取穴见下表。

子母补泻取穴表

		脏						腑					
		金	水	木	火	相火	土	金	水	木	火	相火	土
本经子母穴	经脉	肺经	肾经	肝经	心经	心包经	脾经	大肠经	膀胱经	胆经	小肠经	三焦经	胃经
	母穴	太渊	复溜	曲泉	少冲	中冲	大都	曲池	至阴	侠溪	后溪	中渚	解溪
	子穴	尺泽	涌泉	行间	神门	大陵	商丘	二间	束骨	阳辅	小海	天井	厉兑
他经子母穴	母经	脾经	肺经	肾经	肝经	肝经	心经	胃经	大肠经	膀胱经	胆经	胆经	小肠经
	母穴	太白	经渠	阴谷	大敦	大敦	少府	足三里	商阳	足通谷	足临泣	足临泣	阳谷
	子经	肾经	肝经	心经	脾经	脾经	肺经	膀胱经	胆经	小肠经	胃经	胃经	大肠经
	子穴	阴谷	大敦	少府	太白	太白	经渠	足通谷	足临泣	阳谷	足三里	足三里	商阳

(3) **按时选用** 经脉的气血运行和流注与季节和每日时辰的不同有密切的关系。《难经·七十四难》云:"春刺井,夏刺荥,季夏刺输,秋刺经,冬刺合。"实质上是根据手足三阴经的五输穴均以井木为始,与一年的季节顺序相应而提出的季节选穴。另外,子午流注针法则是根据一日之中十二经脉气血盛衰开合的时间,而选用不同的五输穴,均属于五输穴的按时选用。

(二)原穴、络穴

十二经脉在腕、踝关节附近各有一个腧穴,是脏腑原气经过和留止的部位,称为原穴,又名"十二原"。络穴是指络脉从本经别出的部位。"络",是联络的意思。

1. 分布特点与组成 原穴分布在腕、踝关节附近的十二经上。阴经五脏之原穴,与五输穴中的输穴为同一穴,即阴经的输穴与原穴为同一穴;阳经则除输穴外,还有专门的一个原穴。

十二经的络穴都位于肘膝关节以下,任脉之络穴鸠尾散于腹,督脉之络穴长强散于头上,脾之大络大包穴布于胸胁,共十五穴,故称为"十五络穴"。

十二经脉原穴与络穴见下表。

十二经脉原穴与络穴表

经脉	原穴	络穴	经脉	原穴	络穴
手太阴肺经	太渊	列缺	手阳明大肠经	合谷	偏历
手厥阴心包经	大陵	内关	手少阳三焦经	阳池	外关
手少阴心经	神门	通里	手太阳小肠经	腕骨	支正
足太阴脾经	太白	公孙	足阳明胃经	冲阳	丰隆
足厥阴肝经	太冲	蠡沟	足少阳胆经	丘墟	光明
足少阴肾经	太溪	大钟	足太阳膀胱经	京骨	飞扬

2. 临床应用 原穴可用于诊断和治疗脏腑疾病。《灵枢·九针十二原》曰:"五脏有疾也,应出十二原,而原各有所出,明知其原,睹其应,而知五脏之害矣。"原穴是脏腑原气所留止之处,因此脏腑发生病变时,就会反映到相应的原穴上。

《难经·六十六难》记载:"三焦者,原气之别使也,主通行原气,历经于五脏六腑。五脏六腑之有病者,皆取其原也。"《灵枢·九针十二原》说:"凡此十二原者,主治五脏六腑之有疾者也。"原穴有调治其脏腑经络虚实各证的功能,针刺原穴能使三焦原气通畅,从而发挥其维护正气,抗御病邪的作用。

十二络脉具有加强表里两经联系的作用,络穴能沟通表里二经,故有"一络通二经"之说,因此,十二经的络穴除可治疗本经脉的病证、本络脉的虚实病证外，还能治疗其相表里之经的病证。如手少阴心经别络，实则胸中支满，虚则不能言语，皆可取其络穴通里来治疗。又如手太阴经的络穴列缺，能治肺经的咳嗽、喘息，也能治手阳明大肠经的齿痛、头项痛等疾患；肝经络穴蠡沟，既可治疗肝经病证，又可治疗胆经病证；同样胆经络穴光明，既可治疗胆经病证，又可治疗肝经病证。

在临床上，原穴和络穴可单独使用，也可相互配合使用。常把先病经脉的原穴和后病的相表里经脉的络穴相配合，称为"原络配穴法"或"主客原络配穴法"，是表里经配穴法的典型用法。如肺经先病，先取其原穴太渊，大肠后病，再取该经络穴偏历。反之，大肠先病，先取其原穴合谷，肺经后病，后取该经络穴列缺。

（三）背俞穴、募穴

背俞穴是脏腑之气输注于背腰部的腧穴。募穴是脏腑之气结聚于胸腹部的腧穴。

1. 分布特点和组成 背俞穴分布于背腰部的膀胱经第1侧线上，大体依脏腑所处位置的高低而上下排列，六脏六腑（含心包）各有一相应的背俞穴，共十二个，依据脏腑的名称来命名。

募穴分布在胸腹部相关经脉上，又称为"腹募穴"。多位于脏腑附近的部位。五脏六腑（加上心包）各有一相应的募穴，共十二个。募穴分布有在本经者，有在他经者；有为双穴者，有为单穴者。分布于肺经的有本脏募中府；分布于胆经的有本腑募日月、肾脏募京门；分布于肝经的有本脏募期门、脾脏募章门；分布于胃经的有大肠募天枢。以上均为双穴。其余募穴都分布于任脉，包括心包募膻中、心募巨阙、胃募中脘、三焦募石门、小肠募关元、膀胱募中极，均为单穴。

背俞穴与募穴见下表。

背俞穴与募穴表

六脏	背俞穴	募穴	六腑	背俞穴	募穴
肺	肺俞	中府	大肠	大肠俞	天枢
心包	厥阴俞	膻中	三焦	三焦俞	石门
心	心俞	巨阙	小肠	小肠俞	关元
脾	脾俞	章门	胃	胃俞	中脘
肝	肝俞	期门	胆	胆俞	日月
肾	肾俞	京门	膀胱	膀胱俞	中极

2. 临床应用 由于背俞穴和募穴都是脏腑之气输注和汇聚的部位，在分布上大体与对应的脏腑所在部位的上下排列相接近，因此，主要用于治疗相关脏腑的病变，如：肺热咳嗽，可泻肺之背俞穴肺俞；寒邪犯胃出现的胃痛，可灸胃之募穴中脘。另外，背俞穴和募穴还可用于治疗与对应脏腑经络相联属的组织器官疾患，如：肝开窍于目，主筋，故目疾、筋病可选肝俞；肾开窍于耳，故耳疾可选肾俞。

脏病（阴病）多与背俞穴（阳部）相关，腑病（阳病）多与募穴（阴部）联系。所以临床上腑病多选其募穴治疗，脏病多选其背俞穴治疗。

《灵枢·卫气》云："气在胸者，止之膺与背俞。气在腹者，止之背俞……"说明脏腑之气可通过气街与其俞、募穴相联系。由于俞、募穴密切联系脏腑之气，所以临床上常用俞募配穴法，即把病变脏腑的俞、募穴配合运用，发挥其协同作用，是前后配穴法典型的实例。

背俞穴和募穴也用于疾病的诊断，因为脏腑发生病变时，常在背俞穴、募穴上出现阳性反应，如压痛、敏感等。因此诊察按压背俞穴、募穴，可结合其他辨证资料诊断脏腑的疾患。

（四）八脉交会穴

八脉交会穴是指与奇经八脉相通的十二经脉在四肢部的八个腧穴。

1. 分布特点和组成 八脉交会穴均分布于肘膝以下，包括公孙、内关、后溪、申脉、足临泣、外关、列缺、照海。

2. 临床应用 古人认为这八个腧穴分别与相应的奇经八脉经气相通。《医学入门·子午八法》中说："周身三百六十穴，统于手足六十六穴，六十六穴又统于八穴。"这里的"八穴"就是指八脉交会穴。

临床应用中，八脉交会穴可以单独应用，治疗各自相通的奇经病证，如督脉病变出现的腰脊强痛，可选通督脉的后溪治疗，冲脉病变出现的胸腹气逆，可选通冲脉的公孙治疗。又常把公孙和内关、后溪和申脉、足临泣和外关、列缺和照海相配，治疗两脉相合部位的疾病，如公孙配内关治疗胃、心、胸部病证和疟疾，后溪配申脉治内眼角、耳、项、肩胛部位病及发热恶寒等表证，外关配足临泣治疗外眼角、耳、颊、颈、肩部病及寒热往来证，列缺配照海治咽喉、胸膈、肺病和阴虚内热等。

现将八脉交会穴配伍及主治病证列表如下：

八脉交会穴配伍及主治病证表

穴名	主治	相配合主治
公孙	冲脉病证	心、胸、胃疾病
内关	阴维脉病证	
后溪	督脉疾病	目内眦、颈项、耳、肩部疾病
申脉	阳跷脉病证	
足临泣	带脉病证	目锐眦、耳后、颊、颈、肩部疾病
外关	阳维脉病证	
列缺	任脉病证	肺系、咽喉、胸膈疾病
照海	阴跷脉病证	

（五）八会穴

八会穴，是指脏、腑、气、血、筋、脉、骨、髓等精气所会聚的腧穴。"会"，是聚会的意思。

1. 分布特点和组成 八会穴分部在躯干部和四肢部，其中脏、腑、气、血、骨之会穴位于躯干部，筋、脉、髓之会穴位于四肢部。八会穴的组成是：脏会章门，腑会中脘，气会膻中，血会膈俞，筋会阳陵泉，脉会太渊，骨会大杼，髓会绝骨（见下表）。

八会穴表

八会	穴名	经属
脏会	章门	足厥阴肝经
腑会	中脘	任脉
气会	膻中	任脉
血会	膈俞	足太阳膀胱经
筋会	阳陵泉	足少阳胆经
脉会	太渊	手太阴肺经
骨会	大杼	足太阳膀胱经
髓会	绝骨	足少阳胆经

2. 临床应用 八会穴对于各自所会的脏、腑、气、血、筋、脉、骨、髓相关的病证有特殊的治疗作用，凡与此八者有关的病证均可选用相关的八会穴来治疗，如六腑之病可选腑会中脘、

血证可选血会膈俞等。

（六）郄穴

十二经脉和奇经八脉中的阴跷脉、阳跷脉、阴维脉、阳维脉之经气深聚的部位称为郄穴。

1. 分布特点和组成 郄穴大多分布在四肢肘膝关节以下。十二经脉各有一个郄穴，阴阳跷脉及阴阳维脉也各有一个郄穴，合称为十六郄穴。十六郄穴见下表。

十六郄穴表

阴经	郄穴	阳经	郄穴
手太阴肺经	孔最	手阳明大肠经	温溜
手厥阴心包经	郄门	手少阳三焦经	会宗
手少阴心经	阴郄	手太阳小肠经	养老
足太阴脾经	地机	足阳明胃经	梁丘
足厥阴肝经	中都	足少阳胆经	外丘
足少阴肾经	水泉	足太阳膀胱经	金门
阴维脉	筑宾	阳维脉	阳交
阴跷脉	交信	阳跷脉	跗阳

2. 临床应用 郄穴多用于治疗本经循行部位及所属脏腑的急性病证。一般来说，阴经郄穴多治疗血证，阳经郄穴多治疗急性痛证。如孔最治咯血，中都治崩漏，颈项痛取外丘，胃脘疼痛取梁丘等。

另外，脏腑疾患也可在相应的郄穴上出现疼痛或压痛，有助于疾病的诊断。

（七）下合穴

下合穴是指六腑之气下合于足三阳经的六个腧穴，又称六腑下合穴。

1. 分布特点和组成 下合穴共有六个，胃、大肠、小肠、胆、膀胱、三焦的下合穴依次为足三里、上巨虚、下巨虚、阳陵泉、委中、委阳。其中胃、胆、膀胱三腑的下合穴和本经五输穴中的合穴为同一穴位。大肠、小肠的下合穴位于胃经，三焦的下合穴位于膀胱经。六个穴位都分布在足三阳经膝关节及以下部位。

2. 临床应用 下合穴主要用于治疗六腑疾病，《灵枢·邪气脏腑病形》指出"合治内腑"，概括了下合穴的主治特点。如足三里治疗胃脘痛，上巨虚治疗肠痈、痢疾，下巨虚治疗泄泻等。另外，下合穴也可协助诊断。

（八）交会穴

交会穴是指两经或数经相交会合的腧穴。交会穴多分布于头面、躯干部位。

交会穴能治本经的疾病，也能兼治所交会经脉的疾病。如大椎是督脉的经穴，又与手足三阳相交会，它既可治督脉之疾，又可治诸阳经的全身性疾患；三阴交是足太阴脾经的经穴，又与足少阴肾经和足厥阴肝经相交会，因此既能治脾经病，也能治疗肝、肾两经的疾病。

（余曙光）

第六单元 腧穴的定位方法

● 要点一 骨度分寸定位法

骨度分寸定位法简称骨度法，是指以体表骨节为主要标志折量全身各部的长度和宽度，定出分寸，用于腧穴定位的方法，不论男女老幼、高矮胖瘦，一概以此标准折量作为量取腧穴的依据。折量分寸是以患者本人的身材为依据的。全身主要骨度分寸见下表。

骨度分寸表

部位	起止点	折量寸	度量法	说明
头面部	前发际正中至后发际正中	12	直寸	用于确定头部腧穴的纵向距离
	眉间（印堂）至前发际正中	3	直寸	用于确定前头部腧穴的纵向距离
	两额角发际（头维）之间	9	横寸	用于确定头前部腧穴的横向距离
	耳后两乳突（完骨）之间	9	横寸	用于确定头后部腧穴的横向距离
胸腹胁部	胸骨上窝（天突）至剑胸结合中点（歧骨）	9	直寸	用于确定胸部任脉穴的纵向距离
	剑胸结合中点（歧骨）至脐中	8	直寸	用于确定上腹部腧穴的纵向距离
	脐中至耻骨联合上缘（曲骨）	5	直寸	用于确定下腹部腧穴的纵向距离
	两肩胛骨喙突内侧缘之间	12	横寸	用于确定胸部腧穴的横向距离
	两乳头之间	8	横寸	用于确定胸腹部腧穴的横向距离
	腋窝顶点至第11肋游离端（章门）	12	直寸	用于确定胁肋部腧穴的纵向距离
背腰部	肩胛骨内侧缘至后正中线	3	横寸	用于确定背腰部腧穴的横向距离
上肢部	腋前、后纹头至肘横纹（平尺骨鹰嘴）	9	直寸	用于确定上臂部腧穴的纵向距离
	肘横纹（平尺骨鹰嘴）至腕掌（背）侧远端横纹	12	直寸	用于确定前臂部腧穴的纵向距离
下肢部	耻骨联合上缘至髌底	18	直寸	用于确定大腿内侧部腧穴的纵向距离
	髌底至髌尖	2	直寸	
	髌尖（膝中）至内踝尖	15	直寸	用于确定小腿内侧部腧穴的纵向距离
	胫骨内侧髁下方阴陵泉至内踝尖	13	直寸	用于确定小腿内侧部腧穴的纵向距离
	股骨大转子至腘横纹（平髌尖）	19	直寸	用于确定大腿部前外侧部腧穴的纵向距离
	臀沟至腘横纹	14	直寸	用于确定大腿后部腧穴的纵向距离
	腘横纹（平髌尖）至外踝尖	16	直寸	用于确定小腿外侧部腧穴的纵向距离
	内踝尖至足底	3	直寸	用于确定足内侧部腧穴的纵向距离

◎ **要点二　体表解剖标志定位法**

体表解剖标志定位法是以人体解剖学的各种体表标志为依据确定腧穴定位的方法。体表解剖标志可分为固定标志和活动标志两种。

1. 固定标志　指各部位由骨节、肌肉所形成的突起、凹陷及五官轮廓、发际、指（趾）甲、乳头、肚脐等，是在自然姿势下可见的标志，可以借助这些标志确定腧穴的位置。如：鼻尖取素髎；两眉中间取印堂；以眉头定攒竹；两乳中间取膻中；以脐为标志，脐中即为神阙，其旁开2寸定天枢；俯首显示最高的第7颈椎棘突下取大椎；腓骨小头前下方取阳陵泉；以足内踝尖为标志，在其上3寸，胫骨内侧缘后方定三阴交等。另外，背腰部穴的主要取穴标志有肩胛冈平第3胸椎棘突，肩胛骨下角平第7胸椎棘突，髂嵴最高点平第4腰椎棘突等。

2. 活动标志　指各部的关节、肌肉、肌腱、皮肤随着活动而出现的空隙、凹陷、皱纹、尖端等，是在活动姿势下才会出现的标志，据此亦可确定腧穴的位置。例如：微张口，耳屏正中前缘凹陷中取听宫；闭口取下关；尽力屈肘，于横纹头处取曲池；外展上臂时肩峰前下方的凹陷中取肩髃；拇指跷起，当拇长、短伸肌腱之间的凹陷中取阳溪；正坐屈肘，掌心向胸，当尺骨小头桡侧骨缝中取养老等。

● 要点三 手指同身寸定位法

手指同身寸定位法又称指量法、指寸定位法，是指依据患者本人手指所规定的分寸以量取腧穴的方法。在具体取穴时，医者应在骨度分寸定位法的基础上，参照被取穴者自身的手指进行比量，以确定腧穴的标准定位。

手指同身寸定位法分中指同身寸、拇指同身寸和横指同身寸（一夫法）三种。

1. 中指同身寸 以患者的中指中节桡侧两端纹头（拇指、中指屈曲成环形）之间的距离作为1寸。

2. 拇指同身寸 以患者拇指指间关节的宽度作为1寸。

3. 横指同身寸（一夫法） 患者的食、中、无名、小指四指并拢，以中指中节横纹为准，其四指的宽度作为3寸。四指相并名曰"一夫"，用横指同身寸量取腧穴，又名"一夫法"。

（胡　玲）

第七单元　手太阴肺经、腧穴

● 要点一 经脉循行

手太阴肺经，起于中焦，向下联络大肠，再返回沿胃上口，穿过横膈，入属于肺。从肺系（气管、喉咙部）向外横行至腋窝下，沿上臂内侧下行，循行于手少阴与手厥阴经之前，下至肘中，沿着前臂内侧桡骨尺侧缘下行，经寸口动脉搏动处，行至大鱼际，再沿大鱼际桡侧缘循行直达拇指末端。其支脉，从手腕后分出，沿着食指桡侧直达食指末端。

● 要点二 主治概要

1. 胸、肺、咽喉部及肺脏有关病证 咳嗽，气喘，咽喉肿痛，咯血，胸痛等。

2. 经脉循行部位的其他病证 肩背痛，肘臂挛痛，手腕痛等。

● 要点三 常用腧穴的定位和主治要点

1. 尺泽 Chǐzé（LU 5）　合穴

【定位】在肘区，肘横纹上，肱二头肌腱桡侧缘凹陷中。

【主治】①咳嗽、气喘、咯血、咽喉肿痛等肺系实热性病证。②肘臂挛痛。③急性吐泻、中暑、小儿惊风等急症。

2. 列缺 Lièquē（LU 7）　络穴；八脉交会穴（通任脉）

【定位】在前臂，腕掌侧远端横纹上1.5寸，拇短伸肌腱和拇长展肌腱之间，拇长展肌腱沟的凹陷中。简便取穴法：两手虎口自然平直交叉，一手食指按在另一手桡骨茎突上，指尖下凹陷中是穴。

【主治】①咳嗽、气喘、咽喉肿痛等肺系病证。②头痛、齿痛、项强、口眼㖞斜等头面部疾患。③手腕痛。

3. 太渊 Tàiyuān（LU 9）　输穴；原穴；八会穴之脉会

【定位】在腕前区，桡骨茎突与舟状骨之间，拇长展肌腱尺侧凹陷中。

【主治】①咳嗽、气喘、咽痛、胸痛等肺系疾患。②无脉症。③腕臂痛。

4. 鱼际 Yújì（LU 10）　荥穴

【定位】在手外侧，第1掌骨桡侧中点赤白肉际处。

【主治】①咳嗽、咯血、咽干、咽喉肿痛、失音等肺系热性病证。②掌中热；③小儿疳积。

5. 少商 Shàoshāng（LU 11）　井穴

【定位】在手指，拇指末节桡侧，指甲根角侧上方0.1寸（指寸）。

【主治】①咽喉肿痛、鼻衄等肺系实热证。②高热，昏迷，癫狂。③指肿，麻木。

（胡　玲）

第八单元 手阳明大肠经、腧穴

● 要点一 经脉循行

手阳明大肠经，起于食指之尖端（桡侧），沿食指桡侧，经过第1、2掌骨之间，上行至腕后两筋之间，沿前臂外侧前缘，至肘部外侧，再沿上臂外侧前缘上行到肩部，经肩峰前，向上循行至背部，与诸阳经交会于大椎穴，再向前行进入缺盆，络于肺，下行穿过横膈，属于大肠。其支脉，从缺盆部上行至颈部，经面颊进入下齿之中，又返回经口角到上口唇，交会于人中（水沟穴），左脉右行，右脉左行，止于对侧鼻孔旁。

● 要点二 主治概要

1. **头面五官病** 齿痛，咽喉肿痛，鼻衄，口眼歪斜，耳聋等。

2. **神志病、热病** 昏迷，眩晕，发热，癫狂等。

3. **肠胃病** 腹胀，腹痛，肠鸣，泄泻等。

4. **皮肤病** 瘾疹，痤疮，神经性皮炎等。

5. **经脉循行部位的其他病证** 手臂酸痛，半身不遂，手臂麻木等。

● 要点三 常用腧穴的定位和主治要点

1. **商阳 Shāngyáng（LI 1） 井穴**

【定位】在手指，食指末节桡侧，指甲根角侧上方0.1寸（指寸）。

【主治】①齿痛、咽喉肿痛等五官疾患。②热病、昏迷等热证、急症。③手指麻木。

2. **合谷 Hégǔ（LI 4） 原穴**

【定位】在手背，第2掌骨桡侧的中点处。简便取穴法：以一手的拇指指间关节横纹，放在另一手拇、食指之间的指蹼缘上，当拇指尖下是穴。

【主治】①头痛、目赤肿痛、鼻衄、齿痛、口眼㖞斜、耳聋等头面五官诸疾。②发热恶寒等外感病证。③热病无汗或多汗。④经闭、滞产等妇产科病证。⑤上肢疼痛、不遂。⑥牙拔除术、甲状腺手术等口面五官及颈部手术针麻常用穴。

3. **手三里 Shǒusānlǐ（LI 10）**

【定位】在前臂，阳溪穴与曲池穴连线上，肘横纹下2寸处。

【主治】①肩臂痛麻、上肢不遂等上肢病证。②腹痛，腹泻。③齿痛，颊肿。

4. **曲池 Qūchí（LI 11） 合穴**

【定位】在肘区，在尺泽与肱骨外上髁连线中点凹陷处。

【主治】①手臂痹痛、上肢不遂等上肢病证。②热病。③眩晕。④腹痛、吐泻等肠胃病证。⑤咽喉肿痛、齿痛、目赤肿痛等五官热性病证。⑥瘾疹、湿疹、瘰疬等皮外科疾患。⑦癫狂。

5. **肩髃 Jiānyú（LI 15）**

【定位】在三角肌区，肩峰外侧缘前端与肱骨大结节两骨间凹陷中。简便取穴法：屈臂外展，肩峰外侧缘呈现前后两个凹陷，前下方的凹陷即是本穴。

【主治】①肩臂挛痛、上肢不遂等肩、上肢病证。②瘾疹，瘰疬。

6. **迎香 Yíngxiāng（LI 20）**

【定位】在面部，鼻翼外缘中点旁，鼻唇沟中。

【主治】①鼻塞、鼽衄等鼻病。②口㖞、面痒等面部病证。③胆道蛔虫症。

（胡 玲）

第九单元 足阳明胃经、腧穴

要点一 经脉循行

足阳明胃经，起于鼻旁，上行鼻根，与足太阳经脉相汇合，再沿鼻的外侧下行，入上齿龈中，返回环绕口唇，入下唇交会于承浆穴；再向后沿下颌下缘，至大迎穴处，再沿下颌角至颊车穴，上行到耳前，过足少阳经的上关穴处，沿发际至额颅部。其支脉，从大迎前下走人迎穴，沿喉咙入缺盆，下横膈，入属于胃，联络于脾。其直行的经脉，从缺盆沿乳房内侧下行，经脐旁到下腹部的气冲部；一支脉从胃口分出，沿腹内下行，至气冲部与直行经脉相汇合。由此经髀关、伏兔穴下行，至膝关节中。再沿胫骨外侧前缘下行，经足背到第2足趾外侧端（厉兑穴）；一支脉从膝下3寸处分出，下行到中趾外侧端；一支脉从足背分出，沿足大趾内侧直行到末端。

要点二 主治概要

1. **胃肠病** 食欲不振，胃痛，呕吐，噎膈，腹胀，泄泻，痢疾，便秘等。
2. **头面五官病** 目赤痛痒，目翳，眼睑瞤动。
3. **神志病、热病** 癫狂，发热等。
4. **皮肤病** 瘾疹，痤疮，神经性皮炎等。
5. **经脉循行部位的其他病证** 下肢痿痹，转筋。

要点三 常用腧穴的定位和主治要点

1. 地仓 Dìcāng（ST 4）

【定位】在面部，口角旁约0.4寸（指寸）。

【主治】口㖞、流涎、面痛等局部病证。

2. 颊车 Jiáchē（ST 6）

【定位】在面部，下颌角前上方一横指（中指），闭口咬紧牙时咬肌隆起，放松时按之凹陷处。

【主治】齿痛、牙关不利、颊肿、口角㖞斜等局部病证。

3. 下关 Xiàguān（ST 7）

【定位】在面部，颧弓下缘中央与下颌切迹之间凹陷中。

【主治】①牙关不利、面痛、齿痛、口眼㖞斜等面口病证。②耳聋、耳鸣、聤耳等耳疾。

4. 头维 Tóuwéi（ST 8）

【定位】在头部，当额角发际直上0.5寸，头正中线旁开4.5寸。

【主治】头痛、眩晕、目痛、迎风流泪等头目病证。

5. 天枢 Tiānshū（ST 25）　大肠之募穴

【定位】在腹部，横平脐中，前正中线旁开2寸。

【主治】①腹痛、腹胀、便秘、腹泻、痢疾等胃肠病证。②月经不调、痛经等妇科疾患。

6. 归来 Guīlái（ST 29）

【定位】在下腹部，脐中下4寸，前正中线旁开2寸。

【主治】①小腹痛，疝气。②月经不调、带下、阴挺、闭经等妇科病证。

7. 足三里 Zúsānlǐ（ST 36）　合穴，胃之下合穴

【定位】在小腿外侧，犊鼻下3寸，胫骨前嵴外1横指处，犊鼻与解溪连线上。

【主治】①胃痛、呕吐、噎膈、腹胀、腹泻、痢疾、便秘等胃肠病证。②下肢痿痹；③心悸、眩晕、癫狂等神志病。④乳痈、肠痈等外科疾患。⑤虚劳诸证，为强壮保健要穴。

8. 上巨虚 Shàngjùxū（ST 37）　大肠之下合穴

【定位】在小腿外侧，犊鼻下6寸，犊鼻与解溪连线上。

【主治】①肠鸣、腹痛、腹泻、便秘、肠痈等胃肠病证。②下肢痿痹。

9. 丰隆 Fēnglóng（ST 40）　络穴

【定位】在小腿外侧，外踝尖上8寸，胫骨前肌外缘；条口旁开1寸。

【主治】①头痛，眩晕，癫狂。②咳嗽、痰多等痰饮病证。③下肢痿痹。④腹胀，便秘。

10. 内庭 Nèitíng（ST 44）　荥穴

【定位】在足背第2、3趾间，趾蹼缘后方赤白肉际处。

【主治】①齿痛、咽喉肿痛、鼻衄等五官热性病证。②热病。③胃病吐酸、腹泻、痢疾、便秘等肠胃病证。④足背肿痛，跖趾关节痛。

（胡　玲）

第十单元　足太阴脾经、腧穴

● 要点一　经脉循行

足太阴脾经，起于足大趾末端，沿着大趾内侧赤白肉际，经过大趾本节后的第1跖趾关节后面，上行至内踝前面，再沿小腿内侧胫骨后缘上行，至内踝上8寸处交于足厥阴经之前，再沿膝股部内侧前缘上行，进入腹部，属脾，联络胃；再经过横膈上行，夹咽部两旁，系舌根，分散于舌下。其支脉，从胃上膈，注心中。

● 要点二　主治概要

1. 脾胃病　胃痛，呕吐，腹痛，泄泻，便秘等。

2. 妇科病　月经过多，崩漏等。

3. 前阴病　阴挺，不孕，遗精，阳痿等。

4. 经脉循行部位的其他病证　下肢痿痹，胸胁痛等。

● 要点三　常用腧穴的定位和主治要点

1. 隐白 Yǐnbái（SP 1）　井穴

【定位】在足趾，大趾末节内侧，趾甲根角侧后方0.1寸（指寸）。

【主治】①月经过多、崩漏等妇科病证。②便血、尿血等出血证。③癫狂，多梦；④惊风。⑤腹满，暴泄。

2. 公孙 Gōngsūn（SP 4）　络穴；八脉交会穴（通冲脉）

【定位】在跖区，第1跖骨基底部的前下方赤白肉际处。

【主治】①胃痛、呕吐、腹痛、腹泻、痢疾等脾胃肠腑病证。②心烦失眠、狂证等神志病证。③逆气里急、气上冲心（奔豚气）等冲脉病证。

3. 三阴交 Sānyīnjiāo（SP 6）

【定位】在小腿内侧，内踝尖上3寸，胫骨内侧缘后际。

【主治】①肠鸣腹胀、腹泻等脾胃病证。②月经不调、带下、阴挺、不孕、滞产等妇产科病证。③遗精、阳痿、遗尿等生殖泌尿系统疾患。④心悸，失眠，眩晕。⑤下肢痿痹。⑥阴虚诸证。⑦湿疹，荨麻疹。

4. 阴陵泉 Yīnlíngquán（SP 9）　合穴

【定位】在小腿内侧，胫骨内侧髁下缘与胫骨内侧缘之间的凹陷中。

【主治】①腹胀、腹泻、水肿、黄疸等脾湿证。②小便不利、遗尿、尿失禁等泌尿系统疾患。③膝痛、下肢痿痹等下肢病证。④阴部痛、痛经、带下、遗精等妇科、男科病证。

5. 血海 Xuèhǎi（SP 10）

【定位】在股前区，髌底内侧端上2寸，股内侧肌隆起处。简便取穴法：患者屈膝，医者以左手掌心按于患者右膝髌骨上缘，第2~5指向上伸直，拇指约呈45°斜置，拇指尖下是穴。对侧取法仿此。

【主治】①月经不调、痛经、经闭等妇科病。②瘾疹、湿疹、丹毒等血热性皮外科病。③膝股内侧痛。

（胡　玲）

第十一单元 手少阴心经、腧穴

● 要点一 经脉循行

手少阴心经，起于心中，出属心系（心与其他脏器相连的组织）；下行经过横膈，联络小肠。其支脉，从心系向上，夹着食道上行，连于目系（眼球连接于脑的组织）。其直行经脉，从心系上行到肺部，再向外下到达腋窝部，沿着上臂内侧后缘，行于手太阴经和手厥阴经的后面，到达肘窝；再沿前臂内侧后缘，至掌后豌豆骨部，进入掌内，止于小指桡侧末端。

● 要点二 主治概要

1. 心、胸、神志病 心痛，心悸，癫狂痫等。

2. 经脉循行部位的其他病证 肩臂疼痛，胁肋疼痛，腕臂痛等。

● 要点三 常用腧穴的定位和主治要点

1. 少海 Shàohǎi（HT 3） 合穴

【定位】在肘前区，横平肘横纹，肱骨内上髁前缘。

【主治】①心痛、癔症等心病、神志病。②肘臂挛痛，臂麻手颤。③头项痛，腋胁部痛。④瘰疬。

2. 通里 Tōnglǐ（HT 5） 络穴

【定位】在前臂前区，腕掌侧远端横纹上1寸，尺侧腕屈肌腱的桡侧缘。

【主治】①心悸、怔忡等心病。②舌强不语、暴喑。③腕臂痛。

3. 阴郄 Yīnxì（HT 6） 郄穴

【定位】在前臂前区，腕掌侧远端横纹上0.5寸，尺侧腕屈肌腱的桡侧缘。

【主治】①心痛、惊悸等心病。②骨蒸盗汗。③吐血，衄血。

4. 神门 Shénmén（HT 7） 输穴；原穴

【定位】在腕前区，腕掌侧远端横纹尺侧端，尺侧腕屈肌腱的桡侧凹陷处。

【主治】①心痛、心烦、惊悸、怔忡、健忘、失眠、痴呆、癫狂痫等心与神志病证。②高血压。③胸胁痛。

5. 少冲 Shàochōng（HT 9） 井穴

【定位】在手指，小指末节桡侧，指甲根角侧上方0.1寸（指寸）。

【主治】①心悸、心痛、癫狂昏迷等心与神志病证。②热病。

（胡 玲）

第十二单元 手太阳小肠经、腧穴

● 要点一 经脉循行

手太阳小肠经，起于手小指尺侧端，沿着手背外侧至腕部，出于尺骨茎突，直上沿着前臂外侧后缘，经尺骨鹰嘴与肱骨内上髁之间，沿上臂外侧后缘，到达肩关节，绕行肩胛部，交会于大椎，向下进入缺盆部，联络心，沿着食管，经过横膈，到达胃部，属于小肠。其支脉，从缺盆分出，沿着颈部，上达面颊，到目外眦，向后进入耳中。另一支脉，从颊部分出，上行目眶下，抵于鼻旁，至目内眦，斜行络于颧骨部。

● 要点二 主治概要

1. 头面五官病 头痛，目翳，咽喉肿痛等。

2. 神志病、热病 昏迷，发热，疟疾等。

3. 经脉循行部位的其他病证 项背强痛，腰背痛，手指及肘臂挛痛等。

● 要点三　常用腧穴的定位和主治要点

1. 少泽 Shàozé（SI 1）　井穴

【定位】在手指，小指末节尺侧，指甲根角侧上方 0.1 寸（指寸）。

【主治】①乳痈、乳少等乳疾。②昏迷、热病等急症、热证。③头痛、目翳、咽喉肿痛等头面五官病证。

2. 后溪 Hòuxī（SI 3，输穴，八脉交会穴通督脉）

【定位】在手内侧，第 5 掌指关节尺侧近端赤白肉际凹陷中。

【主治】①头项强痛、腰背痛、手指及肘臂挛痛等痛证。②耳聋，目赤。③癫狂痫。④盗汗，疟疾。

3. 养老 Yǎnglǎo（SI 6）　郄穴

【定位】在前臂后区，腕背横纹上 1 寸，尺骨头桡侧凹陷中。

【主治】①目视不明，头痛，面痛。②肩、背、肘、臂酸痛，急性腰痛等痛证。

4. 天宗 Tiānzōng（SI 11）

【定位】在肩胛区，肩胛冈中点与肩胛骨下角连线上 1/3 与下 2/3 交点凹陷中。

【主治】①肩胛疼痛、肩背部损伤等局部病证。②乳痈。③气喘。

5. 听宫 Tīnggōng（SI 19）

【定位】在面部，耳屏正中与下颌骨髁突之间的凹陷中

【主治】①耳鸣、耳聋、聤耳等耳疾。②齿痛。③癫狂痫。

（胡　玲）

第十三单元　足太阳膀胱经、腧穴

● 要点一　经脉循行

足太阳膀胱经，起始于内眼角，向上过额部，与督脉交会于头顶。其支脉，从头顶分出到耳上角。其直行经脉，从头顶入颅内络脑，再浅出沿枕项部下行，从肩胛内侧脊柱两旁下行到达腰部，进入脊旁肌肉，入内络于肾，属于膀胱。一支脉从腰中分出，向下夹脊旁，通过臀部，进入腘窝中；一支脉从左右肩胛内侧分别下行，穿过脊旁肌肉，经过髋关节部，沿大腿外侧后缘下行，会合于腘窝内，向下通过腓肠肌，出外踝的后方，沿第 5 跖骨粗隆，至小趾的外侧末端。

● 要点二　主治概要

1. 脏腑病证　十二脏腑及其相关组织器官病证。

2. 神志病　癫，狂，痫等。

3. 头面五官病　头痛，鼻塞，鼻衄等。

4. 经脉循行部位的其他病证　项、背、腰、下肢病证等。

● 要点三　常用腧穴的定位和主治要点

1. 睛明 Jīngmíng（BL 1）

【定位】在面部，目内眦内上方眶内侧壁凹陷中。

【主治】①目赤肿痛、流泪、视物不明、目眩、近视、夜盲、色盲等目疾。②急性腰扭伤，坐骨神经痛。

2. 攒竹 Cuánzhú（BL 2）

【定位】在面部，眉头凹陷中，额切迹处。

【主治】①头痛，眉棱骨痛。②眼睑瞤动、眼睑下垂、口眼㖞斜、目视不明、流泪、目赤肿痛等眼疾。③呃逆。④急性腰扭伤。

3. 天柱 Tiānzhù（BL 10）

【定位】在颈后区，横平第2颈椎棘突上际，斜方肌外缘凹陷中。

【主治】①后头痛、项强、肩背腰痛等痛证。②鼻塞、目赤肿痛、目视不明等目鼻病证。③癫狂痫。④热病。

4. 肺俞 Fèishū（BL 13） 肺之背俞穴

【定位】在脊柱区，第3胸椎棘突下，后正中线旁开1.5寸。

【主治】①咳嗽、气喘、咯血等肺疾。②骨蒸潮热、盗汗等阴虚病证。③皮肤瘙痒、瘾疹等皮肤病。

5. 心俞 Xīnshū（BL 15） 心之背俞穴

【定位】在脊柱区，第5胸椎棘突下，后正中线旁开1.5寸。

【主治】①心痛、惊悸、失眠、健忘、癫痫、盗汗等心与神志病证。②咳嗽、吐血等肺疾。③盗汗，遗精。

6. 膈俞 Géshū（BL 17） 八会穴之血会

【定位】在脊柱区，第7胸椎棘突下，后正中线旁开1.5寸。

【主治】①呕吐、呃逆、气喘等上逆之证。②贫血、吐血、便血等血证。③瘾疹、皮肤瘙痒等皮肤病证。④潮热，盗汗。

7. 肝俞 Gānshū（BL 18） 肝之背俞穴

【定位】在脊柱区，第9胸椎棘突下，后正中线旁开1.5寸。

【主治】①黄疸、胁痛等肝胆病证。②目赤、目视不明、目眩、夜盲、迎风流泪等目疾。③癫狂痫。④脊背痛。

8. 脾俞 Píshū（BL 20） 脾之背俞穴

【定位】在脊柱区，第11胸椎棘突下，后正中线旁开1.5寸。

【主治】①腹胀、纳呆、呕吐、腹泻、痢疾、便血、水肿等脾胃肠腑病证。②多食善饥，身体消瘦。③背痛。

9. 肾俞 Shènshū（BL23） 肾之背俞穴

【定位】在脊柱区，第2腰椎棘突下，后正中线旁开1.5寸。

【主治】①头晕、耳鸣、耳聋等肾虚病证。②遗尿、遗精、阳痿、早泄、不育等泌尿生殖系疾患。③月经不调、带下、不孕等妇科病证。④腰痛。⑤慢性腹泻。

10. 大肠俞 Dàchángshū（BL25） 大肠之背俞穴

【定位】在脊柱区，第4腰椎棘突下，后正中线旁开1.5寸。

【主治】①腰腿痛。②腹胀、腹泻、便秘等胃肠病证。

11. 次髎 Cìliáo（BL 32）

【定位】在骶区，正对第2骶后孔中。

【主治】①月经不调、痛经、带下等妇科病证。②小便不利。③遗精、疝气等男科病证。④腰骶痛，下肢痿痹。

12. 委中 Wěizhōng（BL 40） 合穴；膀胱之下合穴

【定位】在膝后区，腘横纹中点。

【主治】①腰背痛、下肢痿痹等腰及下肢病证。②腹痛、急性吐泻等急症。③小便不利，遗尿。④丹毒，皮肤瘙痒，疔疮。

13. 承山 Chéngshān（BL 57）

【定位】在小腿后区，腓肠肌两肌腹与肌腱交角处。

【主治】①腰腿拘急、疼痛。②痔疾，便秘。③腹痛，疝气。

14. 昆仑 Kūnlún（BL 60） 经穴

【定位】在踝区，外踝尖与跟腱之间的凹陷中。

【主治】①后头痛、项强、腰骶疼痛、足踝肿痛。②癫痫。③滞产。

15. 申脉 Shēnmài（BL62） 八脉交会穴(通阳跷脉)

【定位】在踝区，外踝尖直下，外踝下缘与跟骨之间凹陷中。

【主治】①头痛，眩晕。②癫狂痫、失眠等神志病证。③腰腿酸痛。

16. 至阴 Zhìyīn（BL67） 井穴

【定位】在足趾，小趾末节外侧，趾甲根角侧后方0.1寸（指寸）。

【主治】①胎位不正，滞产。②头痛，目痛，鼻塞，鼻衄。

（胡 玲）

第十四单元 足少阴肾经、腧穴

● 要点一 经脉循行

足少阴肾经，起于足小趾下，斜走足心，行舟骨粗隆下，经内踝的后方，向下进入足跟中，沿小腿内侧上行，经腘窝内侧，沿大腿内侧后缘上行，贯脊柱，属于肾，络于膀胱（有穴通路还出于前，从横骨穴处上行于腹部前正中线旁0.5寸，胸部前正中线旁2寸，止于锁骨下缘俞府穴处）。其直行支脉，从肾脏向上经过肝、膈，进入肺脏，沿着喉咙，夹舌根旁；另一支脉，从肺分出，联络心，流注于胸中。

● 要点二 主治概要

1. 头和五官病 头痛，目眩，咽喉肿痛，齿痛，耳聋，耳鸣等。

2. 妇科病，前阴病 月经不调，遗精，阳痿，小便频数等。

3. 经脉循行部位的其他病证 下肢厥冷，内踝肿痛等。

● 要点三 常用腧穴的定位和主治要点

1. 涌泉 Yǒngquán（KI 1） 井穴

【定位】在足底，屈足卷趾时足心最凹陷中。约当足底第2、3趾蹼缘与足跟连线的前1/3与后2/3交点凹陷中。

【主治】①昏厥、中暑、小儿惊风、癫狂痫、头痛、头晕、目眩、失眠等急症及神志病证。②咯血、咽喉肿痛、喉痹、失音等肺系病证。③大便难，小便不利。④奔豚气；⑤足心热。

2. 太溪 Tàixī（KI 3） 原穴；输穴

【定位】在踝区，内踝尖与跟腱之间的凹陷中。

【主治】①头痛、目眩、失眠、健忘、遗精、阳痿等肾虚证。②咽喉肿痛、齿痛、耳鸣、耳聋等阴虚性五官病证。③咳嗽、气喘、咯血、胸痛等肺系疾患。④消渴，小便频数，便秘。⑤月经不调。⑥腰脊痛，下肢厥冷，内踝肿痛。

3. 照海 Zhàohǎi（KI 6） 八脉交会穴（通阴跷脉）

【定位】在踝区，内踝尖下1寸，内踝下缘边际凹陷中。

【主治】①癫痫、失眠等精神、神志病证。②咽喉干痛、目赤肿痛等五官热性病证。③月经不调、痛经、带下、阴挺、阴痒等妇科病证。④小便频数，癃闭。

4. 复溜 Fùliū（KI 7） 经穴

【定位】在小腿内侧，太溪穴上2寸，当跟腱的前缘。

【主治】①水肿、腹胀、腹泻等胃肠病证。②水肿、汗证（盗汗、无汗或多汗）等津液输布失调病证。③腰脊强痛，下肢痿痹。

（胡 玲）

第十五单元　手厥阴心包经、腧穴

要点一　经脉循行

手厥阴心包经，起于胸中，属心包络，向下经过横膈自胸至腹依次联络上、中、下三焦。其支脉，从胸部向外侧循行，至腋下3寸处，再向上抵达腋部，沿上臂内侧下行于手太阴、手少阴经之间，进入肘中，再向下到前臂，沿两筋之间，进入掌中，循行至中指的末端。一支脉从掌中分出，沿无名指到指端。

要点二　主治概要

1. **心胸、神志病**　心痛，心悸，心烦，胸闷，癫狂痫等。
2. **胃腑病证**　胃痛，呕吐等。
3. **经脉循行部位的其他病证**　上臂内侧痛，肘臂挛麻，腕痛，掌中热等。

要点三　常用腧穴的定位和主治要点

1. 曲泽 Qūzé（PC 3）　合穴

【定位】在肘前区，肘横纹上，肱二头肌腱的尺侧缘凹陷中。

【主治】①心痛、心悸、善惊等心系病证。②胃痛、呕血、呕吐等胃腑热性病证；③热病，中暑。④肘臂挛痛，上肢颤动。

2. 郄门 Xìmén（PC 4）　郄穴

【定位】在前臂前区，腕掌侧远端横纹上5寸，掌长肌腱与桡侧腕屈肌腱之间。

【主治】①心痛、心悸、心烦、胸痛等心胸病证。②咯血、呕血、衄血等热性出血证。③疔疮。④癫痫。

3. 内关 Nèiguān（PC 6）　络穴；八脉交会穴（通阴维脉）

【定位】在前臂前区，腕掌侧远端横纹上2寸，掌长肌腱与桡侧腕屈肌腱之间。

【主治】①心痛、胸闷、心动过速或过缓等心系病证。②胃痛、呕吐、呃逆等胃腑病证。③中风，偏瘫，眩晕，偏头痛。④失眠、郁证、癫狂痫等神志病证。⑤肘臂挛痛。

4. 劳宫 Láogōng（PC 8）　荥穴

【定位】在掌区，横平第3掌指关节近端，第2、3掌骨之间偏于第3掌骨。简便取穴法：握拳，中指尖下是穴。

【主治】①中风昏迷、中暑等急症。②心痛、烦闷、癫狂痫等心与神志疾患。③口疮，口臭。④鹅掌风。

（胡　玲）

第十六单元　手少阳三焦经、腧穴

要点一　经脉循行

手少阳三焦经，起于无名指尺侧末端，向上经小指与无名指之间、手腕背侧，上达前臂外侧，沿桡骨和尺骨之间，过肘尖，沿上臂外侧上行至肩部，交出足少阳经之后，进入缺盆部，分布于胸中，散络于心包，向下通过横膈，从胸至腹，依次属上、中、下三焦。其支脉，从胸中分出，进入缺盆部，上行经颈项旁，经耳后直上，到达额角，再下行至面颊部，到达眼眶下部。另一支脉，从耳后分出，进入耳中，再浅出到耳前，经上关、面颊到目外眦。

要点二 主治概要

1. **头面五官病** 头、目、耳、颊、咽喉病等。
2. **热病** 发热等。
3. **经脉循行部位的其他病证** 胁肋痛,肩臂外侧痛,上肢挛急、麻木、不遂等。

要点三 常用腧穴的定位和主治要点

1. 中渚 Zhōngzhǔ（TE 3） 输穴

【定位】在手背,第4、5掌骨间,第4掌指关节近端凹陷中。

【主治】①头痛、耳鸣、耳聋、目赤、喉痹等头面五官病证。②热病,消渴,疟疾。③肩背肘臂酸痛,手指不能屈伸。

2. 外关 Wàiguān（TE 5） 络穴；八脉交会穴（通阳维脉）

【定位】在前臂后区,腕背侧远端横纹上2寸,尺骨与桡骨间隙中点。

【主治】①热病。②头痛、目赤肿痛、耳鸣、耳聋等头面五官病证。③瘰疬,胁肋痛。④上肢痿痹不遂。

3. 支沟 Zhīgōu（TE 6） 经穴

【定位】在前臂后区,腕背侧远端横纹上3寸,尺骨与桡骨间隙中点。

【主治】①便秘。②耳鸣,耳聋,暴暗。③瘰疬。④胁肋疼痛。⑤热病。

4. 肩髎 Jiānliáo（TE 14）

【定位】在三角肌区,肩峰角与肱骨大结节两骨间凹陷中。

【主治】①肩臂挛痛不遂。②风疹。

5. 翳风 Yìfēng（TE 17）

【定位】在颈部,耳垂后方,乳突下端前方凹陷中。

【主治】①耳鸣、耳聋等耳疾。②口眼㖞斜,牙关紧闭,颊肿等面、口病证。③瘰疬。

6. 丝竹空 Sīzhúkōng（TE 23）

【定位】在面部,眉梢凹陷处。

【主治】①癫痫。②头痛、眩晕、目赤肿痛、眼睑瞤动等头目病证。③齿痛。

（胡 玲）

第十七单元 足少阳胆经、腧穴

要点一 经脉循行

足少阳胆经,起于目外眦,上行额角部,下行至耳后,沿颈项部至肩上,下入缺盆。耳部分支,从耳后进入耳中,出走耳前到目外眦后方。外眦部支脉,从目外眦下走大迎,会合于手少阳经到达目眶下,行经颊车,由颈部下行,与前脉在缺盆部会合,再向下进入胸中,穿过横膈,络肝,属胆,再沿胁肋内下行至腹股沟动脉部,经过外阴部毛际横行入髋关节部。其直行经脉从缺盆下行,经腋部、侧胸部、胁肋部,再下行与前脉会合于髋关节部,再向下沿着大腿外侧、膝外缘下行,经腓骨之前,至外踝前,沿足背部,止于第4趾外侧端。足背部分支,从足背上分出,沿第1、2跖骨间,出于大趾端,穿过趾甲,出趾背毫毛部。

要点二 主治概要

1. **头面五官病** 侧头、目、耳、咽喉病等。
2. **肝胆病** 黄疸,口苦,胁痛等。
3. **神志病、热病** 癫狂,发热等。
4. **经脉循行部位的其他病证** 胁肋痛,下肢痹痛、麻木、不遂等。

要点三 常用腧穴的定位和主治要点

1. 听会 Tīnghuì（GB 2）

【定位】在面部,耳屏间切迹与下颌骨髁突之间的凹陷中。

【主治】①耳鸣、耳聋、聤耳等耳疾。②齿痛,口㖞,面痛。

2. 阳白 Yángbái（GB 14）

【定位】在头部，眉上1寸，瞳孔直上。

【主治】①头痛，眩晕。②眼睑瞤动，眼睑下垂，口眼歪斜。③目赤肿痛、视物模糊等目疾。

3. 风池 Fēngchí（GB 20）

【定位】在颈后区，枕骨之下，胸锁乳突肌上端与斜方肌上端之间的凹陷中。

【主治】①头痛、眩晕、失眠、中风、癫痫、耳鸣、耳聋等内风所致的病证。②感冒、热病、口眼歪斜等外风所致的病证。③目赤肿痛、视物不明、鼻塞、鼽衄、咽痛等五官病证。④颈项强痛。

4. 环跳 Huántiào（GB 30）

【定位】在臀部，股骨大转子最凸点与骶管裂孔连线的外1/3与内2/3交点处。

【主治】①腰腿痛、下肢痿痹、半身不遂等腰腿疾患。②风疹。

5. 风市 Fēngshì（GB 31）

【定位】在股部，髌底上7寸；直立垂手，掌心贴于大腿时，中指尖所指凹陷中，髂胫束后缘。

【主治】①下肢痿痹、麻木，半身不遂。②遍身瘙痒。

6. 阳陵泉 Yánglíngquán（GB 34）　合穴；胆之下合穴；八会穴之筋会

【定位】在小腿外侧，腓骨小头前下方凹陷中。

【主治】①黄疸、胁痛、口苦、呕吐、吞酸等肝胆犯胃病证。②膝肿痛，下肢痿痹，麻木。③小儿惊风。

7. 悬钟 Xuánzhōng（GB 39）　八会穴之髓会

【定位】在小腿外侧，外踝尖上3寸，腓骨前缘。

【主治】①痴呆、中风、半身不遂等髓海不足疾患。②颈项强痛，胸胁满痛，下肢痿痹，脚气。

8. 丘墟 Qiūxū（GB 40）　原穴

【定位】在踝区，外踝的前下方，趾长伸肌腱的外侧凹陷中。

【主治】①目赤肿痛、目生翳膜等目疾。②下肢痿痹、颈项痛、腋下肿、胸胁痛、外踝肿痛、足内翻、足下垂等。③疟疾。

9. 足临泣 Zúlíngqì（GB 41）　输穴；八脉交会穴（通带脉）

【定位】在足背，第4、5跖骨底结合部的前方，第5趾长伸肌腱外侧凹陷中。

【主治】①偏头痛、目赤肿痛、胁肋疼痛、足跗疼痛等痛证。②月经不调，乳痈；③瘰疬。④疟疾。

（胡　玲）

第十八单元　足厥阴肝经、腧穴

● 要点一　经脉循行

足厥阴肝经，起于足大趾背毫毛部，沿足背经内踝前上行，至内踝上8寸处交于足太阴经之后，上经腘窝内缘，沿大腿内侧，上入阴毛中，环绕阴器；再上行抵达小腹，夹胃，属于肝，络于胆；再上行通过横膈，分布于胁肋部；继续上行经喉咙的后面，上入鼻咽部，连目系，从额部浅出，与督脉在巅顶部相会。其支脉，从目系下循面颊，环绕唇内。另一支脉，从肝部分出，穿过横膈，注于肺。

● 要点二　主治概要

1. **肝胆病**　黄疸，胸胁胀痛，呕逆及肝风内动所致的中风、头痛、眩晕、惊风等。

2. **妇科病、前阴病**　月经不调，痛经，崩漏，带下，遗尿，小便不利等。

3. **经脉循行部位的其他病证**　下肢痹痛、麻木、不遂等。

● 要点三　常用腧穴的定位和主治要点

1. 大敦 Dàdūn（LR 1）　井穴

【定位】在足趾，足大趾末节外侧，趾甲根角侧后方0.1寸（指寸）。

【主治】①疝气，少腹痛。②遗尿、癃闭、五淋、尿血等泌尿系病证。③月经不调、崩漏、阴缩、阴中痛、阴挺等月经病及前阴病证。④癫痫，善寐。

2. 行间 Xíngjiān（LR 2）　荥穴

【定位】在足背，第1、2趾间，趾蹼缘后方赤白肉际处。

【主治】①中风、癫痫、头痛、目眩、目赤肿痛、青盲、口㖞等肝经风热病证。②月经不调、痛经、闭经、崩漏、带下等妇科经带病证。③阴中痛，疝气。④遗尿、癃闭、五淋等泌尿系病证。⑤胸胁满痛。

3. 太冲 Tàichōng（LR 3）　输穴；原穴

【定位】在足背，第1、2跖骨间，跖骨底结合部前方凹陷中，或触及动脉搏动。

【主治】①中风、癫狂痫、小儿惊风、头痛、眩晕、耳鸣、目赤肿痛、口㖞、咽痛等肝经风热病证。②月经不调、痛经、经闭、崩漏、带下、难产等妇科病证。③黄疸、胁痛、腹胀、呕逆等肝胃病证。④癃闭，遗尿。⑤下肢痿痹，足跗肿痛。

4. 期门 Qīmén（LR 14）　肝之募穴

【定位】在胸部，第6肋间隙，前正中线旁开4寸。

【主治】①胸胁胀痛、呕吐、吞酸、呃逆、腹胀、腹泻等肝胃病证。②奔豚气；③乳痈。

（胡　玲）

第十九单元　督脉、腧穴

● 要点一　经脉循行

督脉，起于小腹内，下行于会阴部，向后从尾骨端上行脊柱的内部，上达项后风府，进入脑内，上行至巅顶，沿前额下行鼻柱，止于上唇系带处。

● 要点二　主治概要

1. 脏腑病　五脏六腑相关病证。

2. 神志病、热病　失眠，健忘，癫痫，昏迷，发热，中暑，惊厥等。

3. 头面五官病　头痛，眩晕，口、齿、鼻、目等疾患。

4. 经脉循行部位的其他病证　头项、脊背、腰骶疼痛，下肢痿痹等。

● 要点三　常用腧穴的定位和主治要点

1. 腰阳关 Yāoyángguān（GV 3）

【定位】在脊柱区，第4腰椎棘突下凹陷中，后正中线上。

【主治】①腰骶疼痛，下肢痿痹。②月经不调、赤白带下等妇科病证。③遗精、阳痿等男科病证。

2. 大椎 Dàzhuī（GV 14）

【定位】在脊柱区，第7颈椎棘突下凹陷中，后正中线上。

【主治】①热病、疟疾、恶寒发热、咳嗽、气喘等外感病证。②骨蒸潮热。③癫狂痫证、小儿惊风等神志病证。④项强，脊痛。⑤风疹，痤疮。

3. 哑门 Yǎmén（GV 15）

【定位】在颈后区，第2颈椎棘突上际凹陷中，后正中线上。

【主治】①暴喑，舌强不语。②癫狂痫、癔症等神志病证。③头痛，颈项强痛。

4. 百会 Bǎihuì（GV 20）

【定位】在头部，前发际正中直上5寸。

【主治】①痴呆、中风、失语、瘛疭、失眠、健忘、癫狂痫证、癔症等。②头风、头痛、眩晕、耳鸣等头面病证。③脱肛、阴挺、胃下垂、肾下垂等气失固摄而致的下陷性病证。

5. 水沟 Shuǐgōu（GV 26）

【定位】在面部，人中沟的上 1/3 与下 2/3 交界处。

【主治】①昏迷、晕厥、中风、中暑、休克、呼吸衰竭等急危重症，为急救要穴之一。②癔症、癫狂痫、急慢惊风等神志病证。③鼻塞、鼻衄、面肿、口㖞、齿痛、牙关紧闭等面鼻口部病证。④闪挫腰痛。⑤风水面肿。

6. 印堂 Yìntáng（GV 29）

【定位】在头部，两眉毛内侧端中间的凹陷中。

【主治】①痴呆、痫证、失眠、健忘等神志病证。②头痛，眩晕。③鼻衄，鼻渊；④小儿惊风，产后血晕，子痫。

（胡 玲）

第二十单元　任脉、腧穴

● 要点一　经脉循行

任脉，起于小腹内，下出于会阴部，向前上行于阴毛部，循腹沿前正中线上行，经关元等穴至咽喉，再上行环绕口唇，经面部进入目眶下，联系于目。

● 要点二　主治概要

1. 脏腑病　腹部、胸部相关内脏病。

2. 妇科病、前阴病　月经不调，痛经，崩漏，带下，遗精，阳痿，小便不利，遗尿等。

3. 颈及面口病　瘿气，梅核气，咽喉肿痛，暴喑，口㖞，齿痛等。

4. 神志病　癫痫，失眠等。

5. 虚证　部分腧穴有强壮作用，主治虚劳、虚脱等证。

● 要点三　常用腧穴的定位和主治要点

1. 中极 Zhōngjí（CV 3）　膀胱之募穴

【定位】在下腹部，脐中下 4 寸，前正中线上。

【主治】①遗尿、小便不利、癃闭等泌尿系病证。②遗精、阳痿、不育等男科病证。③月经不调、崩漏、阴挺、阴痒、不孕、产后恶露不止、带下等妇科病证。

2. 关元 Guānyuán（CV 4）　小肠之募穴

【定位】在下腹部，脐中下 3 寸，前正中线上。

【主治】①中风脱证、虚劳冷惫、羸瘦无力等元气虚损病证。②少腹疼痛，疝气；③腹泻、痢疾、脱肛、便血等肠腑病证。④五淋、尿血、尿闭、尿频等泌尿系病证。⑤遗精、阳痿、早泄、白浊等男科病。⑥月经不调、痛经、经闭、崩漏、带下、阴挺、恶露不尽、胞衣不下等妇科病证。⑦保健灸常用穴。

3. 气海 Qìhǎi（CV 6）　肓之原

【定位】在下腹部，脐中下 1.5 寸，前正中线上。

【主治】①虚脱、形体羸瘦、脏气衰惫、乏力等气虚病证。②水谷不化、绕脐疼痛、腹泻、痢疾、便秘等肠腑病证。③小便不利、遗尿等泌尿系病证。④遗精，阳痿，疝气。⑤月经不调、痛经、经闭、崩漏、带下、阴挺、产后恶露不止、胞衣不下等妇科病证。⑥保健灸常用穴。

4. 神阙 Shénquè（CV 8）

【定位】在脐区，脐中央。

【主治】①虚脱、中风脱证等元阳暴脱证。②腹痛、腹胀、腹泻、痢疾、便秘、脱肛等肠腑病证。③水肿，小便不利。④保健灸常用穴。

5. 中脘 Zhōngwǎn（CV 12） 胃之募穴；八会穴之腑会

【定位】在上腹部，脐中上4寸，前正中线上。

【主治】①胃痛、腹胀、纳呆、呕吐、吞酸、呃逆、小儿疳疾等脾胃病证。②黄疸。③癫狂痫、脏躁、失眠等神志病证。④哮喘。

6. 膻中 Dànzhōng（CV 17） 心包之募穴；八会穴之气会

【定位】在胸部，横平第4肋间隙，前正中线上。

【主治】①咳嗽、气喘、胸闷、心痛、噎膈、呃逆等胸中气机不畅的病证。②产后乳少、乳痈、乳癖等胸乳病证。

7. 廉泉 Liánquán（CV 23）

【定位】在颈前区，喉结上方，舌骨上缘凹陷中，前正中线上。

【主治】中风失语、暴喑、吞咽困难、舌缓流涎、舌下肿痛、口舌生疮、喉痹等咽喉口舌病证。

8. 承浆 Chéngjiāng（CV 24）

【定位】在面部，颏唇沟的正中凹陷处。

【主治】①口㖞、齿龈肿痛、流涎、面肿等口面部病证。②暴喑。③癫痫。

（胡 玲）

第二十一单元 奇 穴

◉ 要点 常用奇穴的定位和主治要点

1. 四神聪 Sìshéncōng（EX-HN 1）

【定位】在头部，百会前后左右各旁开1寸，共4穴。

【主治】①头痛，眩晕。②失眠、健忘、癫痫等神志病证。③目疾。

2. 太阳 Tàiyáng（EX-HN 5）

【定位】在头部，当眉梢与目外眦之间，向后约一横指的凹陷处。

【主治】①头痛。②目疾。③面瘫，面痛。

3. 夹脊 Jiájǐ（EX-B 2）

【定位】在脊柱区，第1胸椎至第5腰椎棘突下两侧，后正中线旁开0.5寸，一侧17穴。

【主治】上胸部的夹脊穴治疗心肺、上肢疾病；下胸部的夹脊穴治疗胃肠疾病；腰部的夹脊穴治疗腰腹及下肢疾病。

4. 外劳宫 Wàiláogōng（EX-UE 8）

【定位】在手背，第2、3掌骨间，掌指关节后0.5寸（指寸）凹陷中。

【主治】①落枕，手臂肿痛。②脐风。

5. 十宣 Shíxuān（EX-UE 11）

【定位】在手指，十指尖端，距指甲游离缘0.1寸（指寸），左右共10穴。

【主治】①昏迷。②癫痫。③高热，咽喉肿痛。④手指麻木。

6. 膝眼 Xīyǎn（EX-LE 5）

【定位】屈膝，在髌韧带两侧凹陷处，在内侧的称为内膝眼，在外侧的称为外膝眼。

【主治】①膝痛，腿痛。②脚气。

7. 胆囊 Dǎnnáng（EX-LE 6）

【定位】在小腿外侧，腓骨小头直下2寸。

【主治】①急、慢性胆囊炎，胆石症，胆道蛔虫症等胆腑病证。②下肢痿痹。

8. 阑尾 Lánwěi（EX-LE 7）

【定位】在小腿前侧上部，当犊鼻下5寸，胫骨前缘旁开一横指。

【主治】①急、慢性阑尾炎。②消化不良。③下肢痿痹。

（胡 玲）

第二十二单元 毫针刺法

细目一 针刺准备

要点一 消毒

针刺前要注意做好消毒工作，包括针具消毒、医生手指消毒、针刺部位消毒和治疗室内消毒。

1. 针具消毒

（1）高压蒸汽灭菌法 将毫针等针具用布包好，放在高压蒸汽锅内灭菌。一般在98～147kPa的压强、115℃～123℃的高温下，保持30分钟以上。

（2）药液浸泡消毒法 将针具放入75%酒精内浸泡30～60分钟，取出用无菌巾或无菌棉球擦干后使用。也可置于器械消毒液内浸泡，如"84"消毒液，按规定浓度和时间进行浸泡消毒。直接和毫针接触的针盘、针管、针盒、镊子等，可用戊二醛溶液（保尔康）浸泡10～20分钟。

（3）煮沸消毒法 将毫针等器具用纱布包扎后，放在盛有清水的容器内，加温煮沸。一般在水沸后再煮15～20分钟，可达到消毒目的。

2. 医生手指消毒 在针刺前，医者应先用肥皂水将手洗刷干净，干后再用75%酒精棉球擦拭，方可持针操作。持针施术时，如操作需要触及针身时，应注意接触手指的消毒。

3. 针刺部位消毒 在穴位皮肤用75%酒精棉球擦拭消毒，或先用2%碘酊涂擦，稍干后，再用75%酒精棉球擦拭脱碘。擦拭时应从腧穴部位的中心点向外绕圈消毒。

4. 治疗室内消毒 针灸治疗室内的消毒，包括治疗台上的床垫、枕巾、毛毯、垫席等物品，要按时换洗晾晒。治疗室也应定期消毒净化，保持空气流通，环境卫生洁净。

要点二 体位

临床上针刺的常用体位主要有以下几种：

1. 仰卧位 适宜于取头、面、胸、腹部腧穴和上下肢部分腧穴。

2. 侧卧位 适宜于取身体侧面少阳经腧穴和上、下肢部分腧穴。

3. 俯卧位 适宜于取头、项、背、腰骶部腧穴和下肢背侧及上肢部分腧穴。

4. 仰靠坐位 适宜于取前头、颜面和颈前等部位的腧穴。

5. 俯伏坐位 适宜于取后头和项、背部的腧穴。

6. 侧伏坐位 适宜于取头部的一侧、面颊及耳前后部位的腧穴。

对初诊、精神紧张或年老、体弱、病重的患者，应尽量采取卧位，以防患者感到疲劳或晕针；对患有严重心脏病和严重呼吸系统疾病的患者应慎用俯卧位。

细目二 进针方法

一般将持针的手称为"刺手"，辅助针刺的手称为"押手"。进针方法包括单手进针、双手进针、管针进针等方法。临床常用的双手进针法主要有以下几种：

要点一 指切进针法

又称爪切进针法，用押手拇指或食指端切按在腧穴位置的旁边，刺手持针，紧靠手指甲面将针刺入腧穴。本法适用于短针的进针。

要点二 夹持进针法

或称骈指进针法，即用押手拇、食二指持捏无菌干棉球，夹住针身下端，将针尖固定在所刺腧穴的皮肤表面位置，刺手捻动针柄，将针刺入腧穴。本法适用于长针的进针。

要点三 舒张进针法

用押手拇、食二指将欲针刺腧穴部位的皮肤向两侧撑开，使皮肤绷紧，刺手持针，使针从押手拇、食二指的中间刺入。本法主要用于皮肤松弛部位腧穴的进针。

要点四 提捏进针法

用押手拇、食二指将欲针刺腧穴部位的皮肤提起,刺手持针,从捏起皮肤的上端将针刺入。本法主要用于皮肉浅薄部位腧穴的进针,如印堂穴。

细目三 针刺角度和深度

针刺的角度和深度,是对毫针刺入皮下后的具体操作要求。

要点一 角度

针刺角度是指针身与皮肤表面所形成的夹角。一般分为以下三种角度:

1. 直刺 是针身与皮肤表面呈90°刺入。此法适用于人体大部分腧穴。

2. 斜刺 是针身与皮肤表面约呈45°刺入。此法适用于皮薄肉少处或内有重要脏器,或不宜直刺、深刺的腧穴。

3. 平刺 也称横刺、沿皮刺。是针身与皮肤表面呈约15°或沿皮以更小的角度刺入。此法适用于皮薄肉少部位的腧穴,如头部的腧穴等。

要点二 深度

针刺的深度是指针身刺入人体内的深浅度数,针刺的深浅必须得当。临床上应结合患者的体质、年龄、病情、部位等具体情况加以确定。

1. 年龄 年老体弱,气血衰退,小儿娇嫩,稚阴稚阳,均不宜深刺。中青年身强体壮者,可适当深刺。

2. 体质 对形瘦体弱者,宜相应浅刺;形盛体强者,宜深刺。

3. 病情 阳证、新病宜浅刺;阴证、久病宜深刺。

4. 部位 头面、胸腹及皮薄肉少处的腧穴宜浅刺;四肢、臀、腹及肌肉丰满处的腧穴可深刺。

另外,不同季节对针刺深浅的要求也不同,一般原则是春夏宜浅、秋冬宜深。

针刺的角度和深度相互关联,一般来说,深刺多用直刺,浅刺多用斜刺、平刺。

细目四 行针与得气

要点一 行针的基本手法

行针的基本手法是毫针刺法的基本动作,主要有提插法、捻转法两种。

1. 提插法 即将针刺入腧穴一定深度后,施以上提下插的操作手法。针由浅层向下刺入深层的操作谓之插,从深层向上引退至浅层的谓之提,如此反复地上下呈纵向运动的行针手法,即为提插法。提插幅度的大小、层次的变化、频率的快慢和操作时间的长短,应根据患者的体质、病情、腧穴部位和针刺目的等灵活掌握。

操作时,指力要均匀一致,幅度不宜过大,一般以3~5分为宜,频率不宜过快,每分钟60次左右,保持针身垂直,不改变针刺角度、方向。一般认为行针时提插的幅度大,频率快,刺激量就大;反之,提插的幅度小,频率慢,刺激量就小。

2. 捻转法 即将针刺入腧穴一定深度后,施向前向后捻转动作,使针在腧穴内反复前后来回旋转的行针手法。捻转角度的大小、频率的快慢、时间的长短等,需根据患者的体质、病情、腧穴的部位、针刺目的等具体情况而定。

操作时,指力要均匀,角度要适当,一般应掌握在180°~360°左右,不能单向捻针,否则针身易被肌纤维等缠绕,引起局部疼痛和导致滞针而使出针困难;频率快慢要一致;用力要均匀,勿时轻时重。一般认为捻转角度大,频率快,用力重,其刺激量就大;反之,刺激量就小。

要点二 得气的概念及临床意义

1. 概念 得气古称"气至",近称"针感",是指毫针刺入腧穴一定深度后,施以提插或捻转等行针手法,使针刺部位获得"经气"感应,谓之得气。

针下是否得气,可以从患者对针刺的感觉和反应、医者对刺手指下的感觉等两方面加以判断。当针刺得气时，患者的针刺部位有酸、麻、胀、重等自觉反应，有时可出现局部的热、凉、痒、痛、蚁行等感觉，或呈现沿着一定方向和部位的传导和扩散现象。少数患者还会出现循经性肌肤瞤动、震颤等反应，有的还可见到针刺腧穴部位的循经性皮疹带或红、白线状现象。当患者有自觉反应的同时，医者的刺手亦能体会到针下沉紧、涩滞或针体颤动等反应。若针刺后未得气，则患者无任何特殊感觉或反应，医者刺手亦感觉到针下空松、虚滑。"轻滑慢而未来，沉涩紧而已至……气之至也，如鱼吞钩饵之浮沉；气未至也，如闲处幽堂之深邃"（《标幽赋》）是对得气与否所作的形象描述。

2. 临床意义 得气是施行针刺产生治疗作用的关键，是判断患者经气盛衰、取穴准确与否的依据，是施行守气、行气和补泻手法的基础。得气与否、气至的迟速，不仅关系到针刺的治疗效果，而且可以借此窥测疾病的预后。《灵枢·九针十二原》之"刺之要，气至而有效"表明了针刺得气的重要意义。一般而言，得气迅速时，临床疗效较好；得气较慢时效果就差；若不得气时，就难以取效；若经反复施用各种候气、催气手法后，经气仍不至者，多属正气衰竭，预后极差；若初诊不得气或得气缓慢，经使用正确的针刺方法治疗之后，开始得气或得气较快，表示患者正气恢复，预后良好。《金针赋》所谓"气速效速，气迟效迟"即为此意。但也应当注意，得气的强弱也因人因病而异，如一般体弱者得气宜弱，健壮者得气宜强，痹证者宜针感强些，面肌痉挛宜针感弱些。

细目五　针刺补泻

目前临床常用的单式补泻手法如下。

● **要点一　捻转补泻**

1. 补法 针下得气后，捻转角度小，用力轻，频率慢，操作时间短，结合拇指向前、食指向后（左转用力为主）者为补法。

2. 泻法 针下得气后，捻转角度大，用力重，频率快，操作时间长，结合拇指向后、食指向前（右转用力为主）者为泻法。

● **要点二　提插补泻**

1. 补法 针下得气后，先浅后深，重插轻提，提插幅度小，频率慢，操作时间短者为补法。

2. 泻法 针下得气后，先深后浅，轻插重提，提插幅度大，频率快，操作时间长者为泻法。

● **要点三　平补平泻**

进针得气后，施行均匀的提插、捻转手法。

细目六　针刺异常情况的表现、处理和预防

常见的针刺异常情况有以下几种：

● **要点一　晕针**

晕针是在针刺治疗中患者发生的晕厥现象。

1. 原因 患者体质虚弱，精神紧张，或疲劳、饥饿、大汗、大泻、大出血之后，或体位不当，或医者在针刺时手法过重。

2. 症状 患者突然出现精神疲倦，头晕目眩，面色苍白，恶心欲吐，多汗，心慌，四肢发冷，血压下降，脉象沉细，甚则神志昏迷，仆倒在地，唇甲青紫，二便失禁，脉微细欲绝。

3. 处理 立即停止针刺，将针全部起出。使患者平卧，注意保暖，轻者仰卧片刻，给饮温开水或糖水后，即可恢复正常。重者在上述处理基础上，可刺人中、素髎、内关、足三里，灸百会、关元、气海等穴，即可恢复。若仍不省人事，呼吸细微，脉细弱者，应配合其他治疗或采用急救措施。

4. 预防 对于晕针应注重于预防，措施得当，晕针是可以避免的。对初次接受针刺治疗或精神过度紧张，身体虚弱者，应先做好解释安抚，消除对针刺的顾虑和恐惧，同时选择舒适的体位，最好采用卧位，选穴宜少，手法要轻；若饥饿、疲劳、大渴时，应在进食、休息、饮水后再行针刺；医者在针刺治疗过程中，要精神专

一，注意观察患者的神色，询问其感觉，一旦有不适等晕针先兆，可及早采取处理措施，防患于未然。

● **要点二　滞针**

滞针是指在行针时或留针期间出现医者感觉针下涩滞，捻转、提插、出针均感困难，而患者则感觉痛剧的现象。

1. 原因　患者精神紧张，当针刺入腧穴后，局部肌肉强烈收缩，或行针手法不当，向单一方向捻针太过，以致肌肉组织缠绕针体而成滞针。若留针时间过长，有时也可出现滞针。

2. 现象　针在体内，捻转不动，提插、出针均感困难，若勉强捻转、提插时，患者痛不可忍。

3. 处理　若患者精神紧张、局部肌肉过度收缩，可稍延长留针时间，或于滞针腧穴附近，进行循按或叩弹针柄，或在附近再刺一针，以宣散气血，而缓解肌肉的紧张。若行针不当，或单向捻针而致者，可向相反方向将针捻回，并用刮柄、弹柄法，使缠绕的肌纤维回释，即可消除滞针。

4. 预防　对精神紧张者，应先做好解释工作，消除患者不必要的顾虑。注意行针的操作手法和避免单向捻转，若用搓法时，应注意与提插法的配合，则可避免肌纤维缠绕针身，防止滞针的发生。

● **要点三　血肿**

血肿是指针刺部位出现的皮下出血而引起的肿胀疼痛。

1. 原因　针尖弯曲带钩，使皮肉受损，或刺伤血管所致。

2. 现象　针刺过程中或出针后，针刺部位肿胀疼痛，继则皮肤呈现紫色。

3. 处理　若微量的皮下出血而局部小块青紫时，一般不必处理，可以自行消退。若局部肿胀疼痛较剧，青紫面积大而且影响到活动功能时，可先做冷敷止血后，再做热敷或在局部轻轻揉按，以促使局部瘀血消散吸收。

4. 预防　仔细检查针具，熟悉人体解剖部位，避开血管针刺，出针时立即用消毒干棉球揉按压迫针孔。

● **要点四　断针**

断针又称折针，是指针体折断在人体内。若能术前做好针具的检修和施术时加以应有的注意，是可以避免的。

1. 原因　针具质量欠佳，针身或针根有损伤剥蚀。进针前失于检查，针刺时将针身全部刺入腧穴，行针时强力提插、捻转，肌肉猛烈收缩，留针时患者随意变更体位，或弯针、滞针未能进行及时正确的处理等，均可造成断针。

2. 现象　行针时或出针后发现针身折断，其断端部分针身尚露于皮肤外，或断端全部没入皮肤之下。

3. 处理　医者态度必须从容镇静，嘱患者切勿更动原有体位，以防断针向肌肉深部陷入。若残端部分针身显露于体外时，可用手指或镊子将针起出。若断端与皮肤相平或稍凹陷于体内者，可用左手拇、食二指垂直向下挤压针孔两旁，使断针暴露体外，右手持镊子将针取出。若断针完全深入皮下或肌肉深层时，应在X线下定位，手术取出。

4. 预防　为了防止折针，应认真仔细地检查针具，对认为不符合质量要求的针具，应剔出不用。避免过猛、过强的行针。在行针或留针时，应嘱患者不要随意更换体位。针刺时更不宜将针身全部刺入腧穴，应留部分针身在体外，以便于针根折断时取针。在进针行针过程中，如发现弯针时，应立即出针，切不可强行刺入、行针。对于滞针等亦应及时正确地处理，不可强行硬拔。

● **要点五　弯针**

弯针是指进针时或将针刺入腧穴后，针身在体内形成弯曲。

1. 原因　医者进针手法不熟练，用力过猛、过速，以致针尖碰到坚硬组织器官或患者在针刺或留针时移动体位，或因针柄受到某种外力压迫、碰击等，均可造成弯针。

2. 现象　针柄改变了进针或刺入留针时的方向和角度，提插、捻转及出针均感困难，而患者感到疼痛。

3. 处理 出现弯针后，即不得再行提插、捻转等手法。如针柄轻微弯曲，应慢慢将针起出。若弯曲角度过大时，应顺着弯曲方向将针起出。若由患者移动体位所致，应使患者慢慢恢复原来体位，局部肌肉放松后，再将针缓缓起出，切忌强行拔针以免将针体折断在体内。

4. 预防 医者进针手法要熟练，用力要均匀，并要避免进针过速、过猛。选择适当体位，在留针过程中，嘱患者不要随意更动体位，注意保护针刺部位，针柄不得受外物硬碰和压迫。

● **要点六 气胸**

针刺引起创伤性气胸是指针具刺穿了胸膜腔且伤及肺组织，气体积聚于胸膜腔，从而造成的气胸。

1. 原因 主要是针刺胸部、背部和锁骨附近的穴位过深，针具刺穿了胸膜腔且伤及肺组织，气体积聚于胸膜腔。

2. 现象 患者突感胸闷、胸痛、气短、心悸，严重者呼吸困难、发绀、冷汗、烦躁、恐惧，到一定程度会发生血压下降、休克等危急现象。检查：患侧肋间隙变宽，胸廓饱满，叩诊鼓音，听诊肺呼吸音减弱或消失，气管可向健侧移位。如气窜至皮下，患侧胸部、颈部可出现握雪音，X线胸部透视可见肺组织被压缩现象。有些病情轻者，出针后并不出现症状，而是过一定时间才慢慢感到胸闷、疼痛、呼吸困难。

3. 处理 一旦发生气胸，应立即出针，采取半卧位休息，要求患者心情平静，切勿因恐惧而反转体位。一般漏气量少者，可自然吸收。同时要密切观察，随时对症处理，如给予镇咳消炎药物，以防止肺组织因咳嗽扩大创孔，加重漏气和感染。对严重病例如发现呼吸困难、发绀、休克等现象需组织抢救，如胸腔排气、少量慢速输氧、抗休克等。

4. 预防 针刺治疗时，术者必须思想集中，选好适当体位，注意选穴，根据患者体型肥瘦，掌握进针深度，施行提插手法的幅度不宜过大。对于胸部、背部及缺盆部位的腧穴，最好平刺或斜刺，且不宜太深，一般避免直刺，不宜留针时间过长。如有四肢部位的同效穴尽量不用胸背部腧穴。更不可粗针深刺该部腧穴。

● **要点七 刺伤内脏**

针刺引起内脏损伤是指针刺内脏周围腧穴过深，针具刺入内脏引起内脏损伤，出现各种症状的现象。

1. 原因 主要是术者缺乏解剖学和腧穴学知识，对腧穴和脏器的部位不熟悉，加之针刺过深。

2. 现象 刺伤内脏主要症状是疼痛和出血。刺伤肝、脾时，可引起内出血，患者可感到肝区或脾区疼痛，有的可向背部放射。如出血不止，腹腔内积血过多，会出现腹痛、腹肌紧张，并有压痛及反跳痛等急腹症症状。刺伤心脏时，轻者可出现剧烈的刺痛；重者有剧烈的撕裂痛，引起心外射血，立即导致休克、死亡。刺伤肾脏时，可出现腰痛，肾区叩击痛，呈血尿，严重时血压下降、休克。刺伤胆囊、膀胱、胃、肠等空腔脏器时，可引起局部疼痛、腹膜刺激征或急腹症症状。

3. 处理 伤轻者，卧床休息后一般即可自愈。如果损伤严重或出血明显者，应密切观察，注意病情变化，特别是要定时检测血压。若损伤严重，出血较多，对于休克、腹膜刺激征，应立即采取相应措施，必须迅速进行输血等急救或外科手术治疗。

4. 预防 注意学习腧穴学，明了穴下的脏器组织。操作时，注意凡有脏器组织，大的血管、神经处都应改变针刺方向，避免深刺。同时注意体位，避免视角产生的谬误。肝、脾、胆囊肿大以及心脏扩大的患者，胸、背、胁、腋的穴位不宜深刺；尿潴留、肠粘连的患者，腹部的穴位不宜深刺。

● **要点八 刺伤脑与脊髓**

刺伤脑与脊髓是指针刺颈项、背部腧穴过深，针具刺入脑脊髓，引起头痛、恶心等现象。

1. 原因 脑与脊髓是中枢神经统帅周身各种机体组织的总枢纽、总通道，其表层分布有督脉及华佗夹脊等许多针刺要穴。针刺过深或进针方向不当，均可伤及脑脊髓，造成严重后果。

2. 现象 如误伤延髓时，可出现头痛、恶心、呕吐、抽搐、呼吸困难、休克和神志昏迷等。如刺伤脊髓，可出现触电样感觉向肢端放射，引起暂时性瘫痪，有时可危及生命。

3. 处理 应立即出针。轻者，安静休息，经过一段时间可自行恢复；重则应配合有关科室如神经外科，进行及时的抢救。

4. 预防 凡针刺督脉腧穴（12胸椎以上的项、背部）及华佗夹脊穴，都要认真掌握进针深度和进针方向。风府、哑门，针刺方向不可向上斜刺，也不可过深。悬枢穴以上的督脉穴及华佗夹脊穴均不可过深。行针中只可用捻转手法，尽量避免提插，更不可行捣刺。

细目七 针刺注意事项

针刺治病应注意不同针刺部位的特点以及患者的身体状况，以提高针刺的安全性。

要点一 特殊生理状态的针刺注意事项

1. 过于饥饿、疲劳，精神过于紧张者不宜立即进行针刺。

2. 年老体弱、针刺耐受程度差、初次针刺者，应卧位针刺，且不宜强刺激。

3. 妇女行经时，若非为了调经，三阴交、合谷、昆仑、至阴等一些通经活血的腧穴应慎针。

要点二 妊娠妇女、小儿针刺时的注意事项

1. 妇女怀孕3个月以内者，不宜针刺小腹部的腧穴；若怀孕3个月以上者，腹部、腰骶部腧穴也不宜针刺。三阴交、合谷、昆仑、至阴等腧穴，在怀孕期亦应予禁刺，此外，怀孕期需要针刺治疗者，应注意精简针刺穴位，不宜使用强刺激手法。习惯性流产的孕妇则应慎用针刺。

2. 小儿囟门未闭时，头顶部的腧穴一般不宜针刺。对于不能合作的小儿，针刺时宜采用速针法，不宜留针。

要点三 颈项、眼区、胸胁腹背等部位腧穴的针刺注意事项

1. **颈项部腧穴的针刺注意事项** 针刺颈部的天突穴时，应注意针刺角度、方向和深度，避免刺伤气管、主动脉弓，针刺人迎穴要用押手拨开颈总动脉、缓慢进针。针刺项部的风府、哑门等腧穴，要注意掌握针刺角度、方向和深度，不宜大幅度提插、捻转，以免刺伤延髓。

2. **眼区腧穴的针刺注意事项** 针刺眼区的睛明、承泣、上明、球后等腧穴，应注意针刺的方向、角度、深度，缓慢进针，仔细体察针下感觉，避免使用大幅度提插、捻转手法。出针时动作轻柔，出针后按压针孔以防止或减少出血。

3. **胸胁、腰背部腧穴的针刺注意事项** 对胸、胁、腰、背脏腑所居之处的腧穴，不宜直刺、深刺，肝、脾肿大、肺气肿患者更应注意。如刺胸、背、腋、胁、缺盆等部位的腧穴，若直刺过深，都有伤及肺脏的可能，使空气进入胸膜腔，导致创伤性气胸。对此症应及时采取治疗措施。因此，医者在针刺过程中精神必须高度集中，令患者选择适当的体位，严格掌握进针的深度、角度，以防止事故的发生。

4. **腹部腧穴的针刺注意事项** 上腹部近胸部的腧穴不宜深刺或向上斜刺，以免刺伤胃、肝或心脏。针刺下腹部腧穴时，应了解患者膀胱充盈状况，如有尿潴留时要掌握适当的针刺方向、角度、深度等，避免误伤膀胱。对于妇女，应注意询问其怀孕情况。

要点四 不宜针刺的疾病

1. 常有自发性出血或损伤后出血不止的患者，不宜针刺。

2. 皮肤有感染、溃疡、瘢痕或肿瘤的部位，不宜针刺。

（张　宏）

第二十三单元 灸 法

灸法主要是借灸火的热力给人体以温热性刺激，通过经络腧穴的作用，以达到防治疾病目的的一种方法。

细目一 灸法的作用

要点一 温经散寒

灸火的温和热力具有直接的温通经络、驱散寒邪之功。临床上常用于治疗寒凝血滞、经络痹阻所引起的寒湿痹痛、痛经、经闭、胃脘痛、寒疝腹痛、泄泻等。灸法更适合治疗寒性病证。

要点二 扶阳固脱

灸火的热力具有扶助阳气、举陷固脱的功能。阳气下陷或欲脱之危证，皆可用灸法，以扶助虚脱之阳气。临床上多用于治疗虚寒证、寒厥证、脱证和中气不足、阳气下陷而引起的遗尿、脱肛、阴挺、崩漏、带下、久泄、久痢、痰饮等。

要点三 消瘀散结

艾灸具有行气活血、消瘀散结的作用。灸能使气机通畅，营卫调和，从而消瘀散结。临床常用于治疗气血凝滞之疾，如乳痈初起、瘰疬、瘿瘤等。

要点四 防病保健

灸法可以激发人体正气，增强抗病能力，无病时施灸有防病保健的作用。常灸关元、气海、命门、足三里有防病保健作用，今人称之为"保健灸"。

细目二 灸法的种类

常用灸法分为艾灸法和其他灸法。艾灸法主要以艾绒为材料，包括艾炷灸、艾条灸、温针灸、温灸器灸；其他灸法则使用艾绒以外的其他材料，常用的包括灯火灸、天灸（如白芥子灸、蒜泥灸、斑蝥灸等）。常用灸法如下表。

灸法的种类

要点一 艾炷灸

艾炷灸是将艾绒制作成艾炷后，置于施灸部位点燃而治病的方法。艾炷灸又分直接灸与间接灸两类。

（一）直接灸

直接灸是将大小适宜的艾炷，直接放在皮肤上施灸的方法。又称明灸、着肤灸、着肉灸。若施灸时需将皮肤烧伤化脓，愈后留有瘢痕者，称为瘢痕灸；若不使皮肤烧伤化脓，不留瘢痕者，称为无瘢痕灸。

1. 瘢痕灸 又名化脓灸。施灸时先将所灸腧穴部位涂以少量的大蒜汁，以增加黏附和刺激作用，然后将艾炷置于腧穴上，用火点燃艾炷施灸。每壮艾炷必须燃尽，除去灰烬后，方可继续易炷再灸，待规定壮数灸完为止。施灸时由于艾火烧灼皮肤，因此可产生剧痛，此时可用手在施灸腧穴周围轻轻拍打，借以缓解疼痛。在正常情况下，灸后1周左右，施灸部位化脓形成灸疮，5~6周左右，灸疮自行痊愈，结痂脱落后而留下瘢痕。因此，施灸前必须征求患者同意合作后，方可使用本法。临床上常用于治疗哮喘、肺痨、瘰疬等慢性顽疾。

2. 无瘢痕灸 又名非化脓灸。施灸时先在所灸腧穴部位涂以少量的凡士林，以使艾炷便于黏附，然后将艾炷置于腧穴上点燃施灸，当艾炷燃剩 2/5 至 1/4 而患者感到微有灼痛时，即可易炷再灸，待将规定壮数灸完为止。一般应灸至局部皮肤出现红晕而不起疱为度。一般虚寒性疾患，均可采用此法。

（二）间接灸

间接灸是指用药物或其他材料将艾炷与施灸腧穴部位的皮肤隔开，进行施灸的方法，又称隔物灸。常用的有如下几种：

1. 隔姜灸 将鲜姜切成直径大约 2～3cm，厚约 0.2～0.3cm 的薄片，中间以针刺数孔，置于应灸的腧穴部位或患处，再将艾炷放在姜片上点燃施灸。当艾炷燃尽，再易炷施灸。灸完所规定的壮数，一般 6～9 壮，以使皮肤红润而不起疱为度。本法有温胃止呕、散寒止痛的作用，常用于因寒而致的呕吐、腹痛以及风寒痹痛等病证。

2. 隔蒜灸 用鲜大蒜头，切成厚约 0.2～0.3cm 的薄片，中间以针刺数孔（捣蒜如泥亦可），置于应灸腧穴或患处，然后将艾炷放在蒜片上，点燃施灸。待艾炷燃尽，易炷再灸，直至灸完规定的壮数，一般 5～7 壮。本法有清热解毒、杀虫等作用，多用于治疗瘰疬、肺痨及肿疡初起等病证。

3. 隔盐灸 用干燥的食盐（以青盐为佳）填敷于脐部，或于盐上再置一薄姜片，上置大艾炷施灸，一般灸 5～9 壮。本法有回阳、救逆、固脱的作用，多用于治疗伤寒阴证或吐泻并作、中风脱证等。治疗时需连续施灸，不拘壮数，以脉起、肢温、证候改善为度。

4. 隔附子饼灸 将附子研成粉末，用酒调和做成直径约 3cm，厚约 0.8cm 的附子饼，中间以针刺数孔，放在应灸腧穴或患处，上面再放艾炷施灸，直至灸完所规定壮数为止。本法有温补肾阳等作用。多用于治疗命门火衰而致的阳痿、早泄或疮疡久溃不敛等病证。

● 要点二 艾条灸

艾条灸是将艾绒制作成艾条进行施灸，可分为悬起灸和实按灸两种方式。

（一）悬起灸

施灸时将艾条悬放在距离穴位一定高度上进行熏烤，不使艾条点燃端直接接触皮肤，称为悬起灸。悬起灸根据其操作方法不同，分为温和灸、雀啄灸和回旋灸。

1. 温和灸 施灸时将艾条的一端点燃，对准应灸的腧穴部位或患处，约距皮肤 2～3cm 左右，进行熏烤，使患者局部有温热感而无灼痛为宜。一般每处灸 5～10 分钟，至皮肤出现红晕为度。对于昏厥、局部知觉迟钝的患者，医者可将中、食二指分张，置于施灸部位的两侧，这样可以通过医者手指的感觉来测知患者局部的受热程度，以便随时调节施灸的距离和防止烫伤。

2. 雀啄灸 施灸时，将艾条点燃的一端对准施灸部位的皮肤，并不固定在一定的距离，而是像鸟雀啄食一样上下活动，以给施灸局部一个变量的刺激。

3. 回旋灸 施灸时，艾卷点燃的一端与施灸部位的皮肤虽然保持一定的距离，但不固定，而是向左右方向移动或反复回旋施灸。

以上诸法对一般应灸的病证均可采用，但温和灸多用于慢性病，雀啄灸、回旋灸多用于急性病。

（二）实按灸

将点燃的艾条隔布或隔绵纸数层实按在穴位上，使热气透入皮肉，火灭热减后重新点火按灸，称为实按灸。实按灸分为太乙针灸、雷火针灸。

1. 太乙针灸 施灸时，将太乙针的一端燃着，用布 7 层包裹其燃着的一端，立即紧按于应灸的腧穴或患处，进行灸熨，针冷则再燃再熨。如此反复灸熨 7～10 次为度。此法可用于治疗风寒湿痹、肢体顽麻、痿弱无力、半身不遂等病证。

2. 雷火针灸 施灸方法与"太乙针灸"相同，其适应证与"太乙针灸"基本相同。

● 要点三　温针灸

温针灸是针刺与艾灸结合应用的一种方法，适用于既需要留针而又适宜用艾灸的病证。操作方法是，将针刺入腧穴得气后并给予适当补泻手法而留针时，将纯净细软的艾绒捏在针尾上，或用艾条一段长约2cm，插在针柄上，点燃施灸。待艾绒或艾条烧完后除去灰烬，将针取出。此法针灸并用、简便易行，可以发挥针和灸的双重作用，达到治疗疾病的目的。

细目三　灸法的注意事项

● 要点一　施灸的禁忌

1. 对实热证、阴虚发热者，一般均不适宜灸治。
2. 对颜面、五官和有大血管的部位以及关节活动部位，不宜采用瘢痕灸。
3. 孕妇的腹部和腰骶部也不宜施灸。
4. 一般空腹、过饱、极度疲劳和对灸法恐惧者，应慎施灸。
5. 对于体弱患者，灸治时艾炷不宜过大，刺激量不可过强，以防晕灸。一旦发生晕灸，应立即停止施灸，并做出及时处理，其方法同晕针。

● 要点二　灸后处理

施灸后，局部皮肤出现微红灼热，属于正常现象，无须处理。

如因施灸过量，时间过长，局部出现小水疱，只要注意不擦破，可任其自然吸收。如水疱较大，可用消毒的毫针刺破水疱，放出水液，或用注射针抽出水液，再涂以烫伤油等，并以纱布包敷。

如用化脓灸者，在灸疮化脓期间，要注意适当休息，加强营养，保持局部清洁，并可用敷料保护灸疮，以防污染，待其自然愈合。如处理不当，灸疮脓液呈黄绿色或有渗血现象者，可用消炎药膏或玉红膏涂敷。

此外，施灸时应注意艾火勿烧伤皮肤或衣物。用过的艾条等，应装入小口玻璃瓶或筒内，以防复燃。

（张　宏）

第二十四单元　拔罐法

拔罐法是以罐为工具，利用燃烧、抽吸、挤压等方法排出罐内空气，造成负压，使之吸附于腧穴或相应体表，产生刺激，使被拔部位的皮肤充血、瘀血，以达到防治疾病目的的方法。

● 要点一　拔罐方法

常用的拔罐法有以下几种。

1. 留罐法 又称坐罐。将罐吸附在体表后，使罐子吸拔留置于施术部位，留罐的时间视拔罐后皮肤的反应与患者的体质而定，一般为10～15分钟，然后将罐起下。此法是常用的一种方法，一般疾病均可应用，而且单罐、多罐皆可应用。

2. 走罐法 亦称推罐法或拉罐法。拔罐时先在施术部位的皮肤或罐口上，涂一层润滑油，再将罐拔住，然后，医者用右手握住罐子，向上、下或左、右需要拔的部位，往返推动，至所拔部位的皮肤红润、充血，甚或瘀血时，将罐起下。此法适用于面积较大，肌肉丰厚部位，如脊背、腰臀、大腿等部位。

3. 闪罐法 即将罐拔住后，立即起下，反复多次地拔住起下、起下拔住，直至皮肤潮红、充血或瘀血为度。多用于局部皮肤麻木、疼痛或功能减退等疾患，尤其适用于不宜留罐的部位，如小儿、年轻女性的面部。

4. 刺血拔罐法 又称刺络拔罐法。将施术部位的皮肤消毒后，用三棱针点刺或皮肤针叩刺出血后，再将火罐吸附于点刺的部位，使之出血，以加强刺血治疗的作用。出血量视病情而定，少则几滴，多则3~5mL。一般刺血后拔罐留置10~15分钟。多用于热证、实证、瘀血证及某些皮肤病，如神经性皮炎、痤疮、丹毒、扭伤、乳痈等。

5. 留针拔罐法 简称针罐。即在针刺留针时，将罐拔在以针为中心的部位上，约5~10分钟，待皮肤红润、充血或瘀血时，将罐起下后出针，此法能起到针罐配合的作用。

上述拔罐操作时，应根据部位选择大小合适的罐，注意避免烧伤患者皮肤，留罐过程中应注意观察，一般避免出现水疱。皮肤有过敏、溃疡、水肿现象的部位，以及孕妇的腹部和腰骶部不宜拔罐。

● 要点二 拔罐的作用和适应范围

拔罐法具有通经活络、行气活血、消肿止痛、祛风散寒等作用。其适应范围较为广泛，一般多用于风寒湿痹、腰背肩臂腿痛、关节痛、软组织闪挫扭伤、伤风感冒、头痛、咳嗽、哮喘、胃脘痛、呕吐、腹痛、痛经、中风偏枯、瘀血痹阻等。此外可用于防病保健、清除疲劳。

● 要点三 拔罐的注意事项

1. 拔罐操作时要做到动作稳、准、轻、快；患者体位要舒适，拔罐后不要移动体位；同时拔多个罐时，罐间距离不宜太近；拔针罐时应避免碰压针柄；留罐过程中，若出现疼痛可减压放气或立即起罐；起罐时不可强拉或旋转罐具，以免引起疼痛或损伤。

2. 拔罐时要选择适当体位和肌肉丰满的部位。若体位不当、移动、骨骼凸凹不平，毛发较多的部位，火罐容易脱落，均不适用。

3. 拔罐时要根据所拔部位的面积大小而选择大小适宜的罐。

4. 用火罐时应注意勿灼伤或烫伤皮肤。若烫伤或留罐时间太长而皮肤起水疱时，小的无须处理，仅敷以消毒纱布，防止擦破即可。水疱较大时，用消毒针将水放出，涂以烫伤油等，或用消毒纱布包敷，以防感染。

5. 皮肤过敏、溃疡、水肿及心脏大血管分布部位，不宜拔罐；高热抽搐者，以及孕妇的腹部、腰骶部位，不宜拔罐；有自发性出血倾向疾患、高热、抽搐等禁止拔罐。

（张 宏）

第二十五单元 其他针法

● 要点一 电针法

电针法是将针刺入腧穴得气后，在针具上通以适量脉冲电流，利用针和电两种刺激相结合，以防治疾病的一种方法。其优点是节省人力，且能比较客观地控制刺激量。

（一）电针常用输出波型和作用特点

1. 疏密波 动力作用较大，治疗时兴奋效应占优势。能增加代谢，促进气血循环，改善组织营养，消除炎性水肿。常用于出血、扭挫伤、关节周围炎、气血运行障碍、坐骨神经痛、面瘫、肌无力、局部冻伤等。

2. 断续波 机体不易产生适应，其动力作用颇强，能提高肌肉组织的兴奋性，对横纹肌有良好的刺激收缩作用。常用于治疗痿证、瘫痪等。

3. 连续波 有密波、疏波两种。密波易产生抑制反应，常用于止痛、镇静、缓解肌肉和血管痉挛等。疏波则兴奋作用较为明显，刺激作用强，常用于治疗痿证和各种肌肉关节、韧带、肌腱的损伤等。

（二）操作方法

1. 配穴处方 电针法的处方配穴与针刺法相同。一般选用其中的主穴，配相应的辅穴。多选同侧肢体的穴位配对，以1~3对穴位为宜。

2. 电针方法 针刺入穴位有得气感应后，将输出电位器调至"0"位，将两根导线连接在两个配对的针柄上（或负极接主穴，正极接配穴），然后打开电源开关，选择波型，慢慢调高至适宜的输出电流量。通电时间一般在 5～20 分钟，如感觉弱时，可适当加大输出电流量，或暂时断电 1～2 分钟后再行通电。当达到预定时间后，先将输出电位器调至"0"位，然后关闭电源开关，取下导线，最后出针。

3. 电流的刺激强度 当电流开到一定强度时，患者有麻、刺感，这时的电流强度为"感觉阈"。若将电流强度继续增加至患者局部开始出现刺痛感时，此时的电流强度称为"痛阈"。所需强度因人、因部位、因病而异。一般情况下，应在感觉阈和痛阈之间调节适宜的刺激强度，以患者能耐受为宜。

连接导线时，一般应避免电流回路通过心脏、延髓、脊髓，输出电流强度不宜过大。此外，孕妇应慎用电针。

（三）适用范围

电针的适用范围基本和毫针刺法相同，故其治疗范围较广。临床常用于各种痛症、痹证和心、胃、肠、胆、膀胱、子宫等器官的功能失调，癫狂，肌肉、韧带、关节的损伤性疾病等，并可用于针刺麻醉。

● 要点二 三棱针法

用三棱针刺破人体的一定部位，放出少量血液，达到治疗疾病目的的方法，称三棱针法。

（一）操作方法

三棱针的针刺方法一般分为点刺法、散刺法、刺络法、挑刺法四种。

1. 点刺法 针刺前，在欲针刺部位上下用押手拇、食指向针刺处推按，使血液积聚于针刺部位，继之用2%碘酒棉球消毒，再用75%酒精棉球脱碘，或用安尔碘局部消毒。针刺时，押手拇、食、中三指捏紧被刺部位，用刺手拇、食两指捏住针柄，中指指腹紧靠针身下端，针尖露出2～5mm，对准已消毒的部位，刺入 2～5mm 深，随即将针迅速退出，轻轻挤压针孔周围，使出血少许，然后用消毒棉球按压针孔。此法多用于指、趾末端的十宣、十二井穴和耳尖及头面部的攒竹、上星、太阳等穴。

2. 散刺法 又称豹纹刺，是对病变局部周围进行点刺的一种方法。根据病变部位大小的不同，可刺 10～20 针以上，由病变外缘环形向中心点刺，以促使瘀血或水肿得以排除，达到祛瘀生新、通经活络的目的。此法多用于局部瘀血、血肿或水肿、顽癣等。

3. 刺络法 先用带子或橡皮管，结扎在针刺部位上端（近心端），然后消毒。针刺时左手拇指压在被针刺部位下端，右手持三棱针对准针刺部位的静脉，刺入脉中（2～3mm），立即将针退出，使其流出少量血液，也可轻轻按压静脉上端，以助瘀血外出。出血停止后，再用无菌棉球按压针孔。此法多用于曲泽、委中等穴，治疗急性吐泻、疼痛、中暑、发热等。

4. 挑刺法 用左手按压施术部位两侧，或捏起皮肤，使皮肤固定，右手持针迅速刺入皮肤 1～2mm，随即将针身倾斜挑破皮肤，使之出少量血液或少量黏液。也有再刺入2～5mm 左右深，将针身倾斜并使针尖轻轻挑起，挑断皮下部分纤维组织，然后出针，覆盖敷料。此法常用于肩周炎、胃痛、颈椎综合征、失眠、支气管哮喘、血管神经性头痛等。

操作时注意严格消毒、预防感染，孕妇、有出血倾向的患者不宜使用本法。一般情况下应避免刺伤动脉。

（二）适用范围

三棱针疗法具有通经活络、开窍泻热、消肿止痛等作用。凡各种实证、热证、瘀血、疼痛等均可应用。较常用于某些急症和慢性病，如昏厥、高热、中暑、中风闭证、咽喉肿痛、目赤肿痛、顽癣、疔痈初起、扭挫伤、疳证、痔疮、顽痹、头痛、丹毒、指（趾）麻木等。

（张　宏）

第二十六单元 治疗总论

细目一 针灸治疗作用

要点一 疏通经络

疏通经络是指针灸通过调理经气，使瘀阻的经络通畅而发挥其正常生理功能，是针灸最基本和最直接的治疗作用。要疏通经络，临床中主要是通过经络、腧穴配伍和针灸方法的作用，使经络通畅，气血运行正常，从而达到治疗疾病的目的。在具体针灸方法上，可选择相应的腧穴，采用毫针刺、三棱针点刺出血、皮肤针叩刺、拔罐等。

要点二 调和阴阳

调和阴阳是指针灸可使机体从阴阳的失衡状态向平衡状态转化，是针灸治疗最终要达到的根本目的。针灸调和阴阳的作用，也是通过经络、腧穴配伍和针灸方法来实现的。此外，由于阴阳之间可相互化生，相互影响，故治阴应顾及阳，治阳应顾及阴，临床上常用的刺募穴治疗六腑病，刺背俞穴治疗五脏病，便是"从阴引阳，从阳引阴"刺法的典型应用，其核心仍是调和阴阳。

要点三 扶正祛邪

扶正祛邪是指针灸可扶助正气而祛除病邪。扶正祛邪既是疾病向良性方向转归的基本保证，又是针灸治疗疾病的作用过程。其扶正祛邪的作用主要是通过相应的腧穴配伍和针灸方法来实现的。针灸相关的经络、穴位，通过补虚泻实，既可以调和人体自身的气血，又可以祛除入侵的病邪，起到扶正祛邪的作用。

细目二 针灸处方

要点一 选穴原则

主要包括近部选穴、远部选穴、辨证选穴和对症选穴。

1. 近部选穴 近部选穴是指选取病痛所在部位或邻近部位的腧穴。这一选穴原则是根据腧穴普遍具有近治作用的特点而来的，体现了"腧穴所在，主治所在"的治疗规律。应用范围非常广泛，适用于几乎所有病证，更多用于治疗体表部位较明显、病变范围较局限者，如眼病取睛明、耳病取听宫、鼻病取迎香、胃痛取中脘、膝痛取膝眼等。

2. 远部选穴 远部选穴是指选取距离病痛较远处部位的腧穴。这一选穴原则是根据腧穴具有远治作用的特点提出来的，体现了"经脉所通，主治所及"的治疗规律，是针灸处方选穴的基本方法。远部选穴在针灸临床上应用十分广泛，通常以肘膝关节以下的穴位为主。广泛用于治疗脏腑病及头面、五官、躯干疾患，如胃痛选足阳明胃经的足三里、腰背痛选足太阳膀胱经的委中、上牙痛选足阳明胃经的内庭、下牙痛选手阳明大肠经的合谷等。

3. 辨证选穴 辨证选穴是根据疾病的证候特点，分析病因病机而辨证选取穴位的方法。临床上有许多病证，如发热、昏厥、虚脱、癫狂、失眠、健忘、嗜睡、多梦、自汗、盗汗、贫血、月经不调等均无明显局限的病变部位，而呈现全身症状，因无法辨病位，不能应用上述按部位选穴的方法。此时，就需辨证选穴，如肾阴不足导致的虚热选肾俞、太溪；心肾不交导致的失眠选心俞、肾俞等。辨证选穴所含内容丰富，应用时主要是针对不同的病因、病机、证型而选取不同的穴位。

4. 对症选穴 对症选穴是针对疾病的个别突出的症状而选取穴位。由于对症选穴是长期临床经验的总结，疗效较高，又称为"经验选穴"。这是腧穴特殊治疗作用及临床经验在针灸处方中的具体运用，如发热取大椎、痰多取丰隆、哮喘取定喘、虫证取百虫窝、落枕取外劳宫、腰痛取腰痛点、面瘫取牵正、目赤取耳尖等。对症选穴符合大部分奇穴的主治特点。

● 要点二　配穴方法

配穴方法可概括为按部位配穴和按经脉配穴两大类。

1. 按部配穴　按部配穴是结合腧穴分布的部位进行穴位配伍的方法，主要包括远近配穴法、上下配穴法、前后配穴法、左右配穴法。

（1）远近配穴法　远近配穴是以病变部位为依据，在病变附近和远部同时选穴配伍组成处方的方法。临床应用极为广泛，如眼病以局部的睛明、邻近的风池、远端的光明相配，痔疮以局部的长强、下肢的承山相配，痛经以局部的关元、远端的三阴交相配。

（2）上下配穴法　上下配穴法是将腰部以上腧穴和腰部以下腧穴配合应用的方法，临床应用较为广泛。如头项强痛，上取大椎、下配昆仑，胸腹满闷，上取内关、下配公孙，子宫脱垂，上取百会、下配气海，胃脘痛，上取内关、下取足三里，咽痛，上取鱼际、下取太溪。八脉交会穴的配对应用即属于上下配穴法。

（3）前后配穴法　前后配穴法是将人体前部和后部的腧穴配合应用的方法，主要指将胸腹部和背腰部的腧穴配合应用，又称"腹背阴阳配穴法"，在《灵枢·官针》中称之为"偶刺"。本配穴法常用于治疗脏腑疾病，如肺病前取中府，后取肺俞，心胸疾病前取巨阙、后取心俞，胃脘疼痛，前取中脘、梁门，后取胃俞、筋缩等。此法还用于治疗一些躯干病证，如腰痛前取天枢，后取肾俞，脊柱强痛，前取水沟，后取脊中等。俞募配穴属于前后配穴法。

（4）左右配穴法　左右配穴法是将人体左侧和右侧的腧穴配合应用的方法。本法是基于人体十二经脉左右对称分布和部分经脉左右交叉的特点总结而成的。

临床上，为了加强腧穴的协同作用，常选择左右同一腧穴配合运用，如胃痛可选用双侧足三里、梁丘穴等。但左右配穴法并不局限于选双侧同一腧穴，如右侧面瘫可取右侧的地仓、颊车和左侧合谷，左侧偏头痛，选左侧的太阳和右侧的外关同样属于左右配穴。另外，左右配穴法既可以左右同取，也可以左病取右、右病取左。

2. 按经配穴　按经配穴是根据经脉理论和经脉之间的联系进行配穴的方法。主要包括本经配穴法、表里经配穴法、同名经配穴法等。

（1）本经配穴法　本经配穴法是指某一脏腑、经脉发生病变时，即遵循"不盛不虚，以经取之"的治疗原则，选用本经脉的腧穴配伍组成处方的方法。如胆经郁热导致的少阳头痛，可取率谷、风池、侠溪；胃火循经上扰的牙痛，可取颊车、内庭；咳嗽可取中府、太渊；急性胃痛取足三里、梁丘等。

（2）表里经配穴法　表里经配穴法是以脏腑、经脉的阴阳表里配合关系为依据的配穴方法。当某一脏腑经脉发生疾病时，取本经和其相表里经脉的腧穴配合组成处方。如风热袭肺导致的感冒咳嗽，可选肺经的尺泽配大肠经的曲池、合谷；胃痛取胃经的足三里配脾经的三阴交；肝病取期门、太冲配胆经的阳陵泉。另外，原络配穴法是表里经配穴法在临床上的具体运用。

（3）同名经配穴法　同名经配穴法是将手足同名经的腧穴相互配合组成处方的方法。本法是基于同名经"同气相通"的理论，即名称相同的经络相互沟通、交会。如阳明头痛取手阳明经的合谷配足阳明经的内庭，太阳头痛取手太阳经的后溪配足太阳经的昆仑，失眠、多梦，取手少阴经的神门配足少阴经的太溪。

（赵吉平）

第二十七单元　内科病证的针灸治疗

细目一　头　痛

要点一　头痛的辨证要点

头痛常与外感风邪以及情志、饮食、体虚久病等因素有关。病位在头，与肝、脾、肾关系密切。头为诸阳之会，所有阳经都循行到头，足厥阴肝经上行到巅顶，故头痛与手足三阳经、足厥阴经、督脉密切相关。各种外邪或内伤因素导致头部经络功能失常，气血失调，头部脉络不通或脑窍失养均可导致头痛的发生。

根据疼痛部位进行经络辨证：枕部痛或下连于项者为太阳头痛；额痛或兼眉棱、鼻根部痛者为阳明头痛；两侧头部疼痛者为少阳头痛；巅顶痛或连于目系者为厥阴头痛。

本病又可以分为外感头痛和内伤头痛：

1. 外感头痛

主症　头痛较急，痛无休止，外感表证明显。

若头痛连及项背，兼恶风畏寒，苔薄白，脉浮紧者为风寒头痛；头痛而胀，兼发热，苔黄，脉浮数者为风热头痛；头痛如裹，兼肢体困重，苔白腻，脉濡者为风湿头痛。

2. 内伤头痛

主症　头痛反复发作，时轻时重，常伴头晕，遇劳或情志刺激而发作、加重。

若头胀痛、跳痛、掣痛或两侧、巅顶作痛，兼心烦易怒、口苦、脉弦者为肝阳上亢头痛；头痛昏蒙、兼胸闷脘胀、苔白腻、脉滑者为痰浊头痛；头痛迁延日久，或头部有外伤史，痛处固定不移，舌紫暗，脉细涩者为瘀血头痛；头空痛、昏痛，兼神疲无力，面色不华，舌淡苔白，脉细弱者为血虚头痛。

要点二　头痛的治法

调和气血，通络止痛。根据头痛部位循经取穴和取阿是穴为主。

要点三　头痛的处方

主穴　百会　太阳　风池　阿是穴　合谷

配穴　太阳头痛配天柱、后溪、昆仑；阳明头痛配印堂、内庭；少阳头痛配率谷、外关、足临泣；厥阴头痛配四神聪、太冲、内关。风寒头痛配风门、列缺；风热头痛配曲池、大椎；风湿头痛配头维、阴陵泉；肝阳上亢头痛配太溪、太冲；痰浊头痛配中脘、丰隆；瘀血头痛配血海、膈俞；血虚头痛配脾俞、足三里。

方义　局部取百会、太阳、风池、阿是穴，可疏导头部经气；且风池为足少阳与阳维脉的交会穴，可以祛风活血，通络止痛；合谷为行气止痛要穴，善治头面诸疾。诸穴合用，共奏通经活络止痛之效。

要点四　头痛的治疗操作

基本刺灸方法　毫针虚补实泻法。寒证加灸；瘀血头痛可在阿是穴点刺出血。头痛剧烈者，阿是穴可采用强刺激和久留针。

细目二　中　风

要点一　中风的辨证要点

中风的发生与多种因素有关，风、火、痰、瘀为主要病因。病位在脑，与心、肝、脾、肾关系密切。本病多在内伤积损的基础上，复因情志不遂、烦劳过度、饮食不节、外邪侵袭等因素，导致脏腑阴阳失调，气血逆乱，上扰清窍，窍闭神匿，神不导气所致。肝肾阴虚，气血虚弱为致病之本，风、火、痰、瘀为致病之标。

1. 中经络

主症　意识清楚，半身不遂，口角㖞斜，语言不利。

兼见面红目赤，眩晕头痛，口苦，舌红或绛，苔黄，脉弦有力者为肝阳暴亢；兼肢体麻木或手足拘急，头晕目眩，苔腻，脉弦滑者为风痰阻络；兼口黏痰多，腹胀便秘，舌红，苔黄腻或灰黑，脉弦滑大者为痰热腑实；兼肢体软弱，偏身麻木，面色淡白，气短乏力，舌暗，苔白腻，脉细涩者为气虚血瘀；兼肢体麻木，手足拘挛，眩晕耳鸣，舌红，苔少，脉细数者为阴虚风动。

2. 中脏腑

主症　突然昏仆，不省人事，或神志恍惚、嗜睡，兼见半身不遂，口角㖞斜。

若见神昏，牙关紧闭，口噤不开，两手握固，肢体强痉，大小便闭者为闭证；昏聩无知，目合口开，四肢瘫软，手撒肢冷，汗多，二便自遗，脉微细欲绝者为脱证。

● **要点二　中风的治法**

1. 中经络　疏通经络，醒脑调神。取督脉、手厥阴及足太阴经穴为主。

2. 中脏腑　闭证：平肝息风，醒脑开窍。取督脉、手厥阴和十二井穴为主。脱证：回阳固脱。以任脉经穴为主。

● **要点三　中风的处方**

1. 中经络

主穴　水沟　内关　三阴交　极泉　尺泽　委中

配穴　肝阳暴亢配太冲、太溪；风痰阻络配丰隆、合谷；痰热腑实配曲池、内庭、丰隆；气虚血瘀配气海、血海、足三里；阴虚风动配太溪、风池。上肢不遂配肩髃、曲池、手三里、合谷；下肢不遂配环跳、足三里、风市、阳陵泉、悬钟、太冲。病侧肢体屈曲拘挛者，肘部配曲泽、腕部配大陵、膝部配曲泉、踝部配太溪；足内翻配丘墟透照海；足外翻配太溪、中封；足下垂配解溪。口角㖞斜配地仓、颊车、合谷、太冲；语言謇涩配廉泉、通里、哑门；吞咽困难配廉泉、金津、玉液。

方义　中风病位在脑，督脉入络脑，水沟为督脉要穴，可醒脑开窍、调神导气；心主血脉藏神，内关为心包经络穴，可调理心气、疏通气血；三阴交为足三阴经交会穴，可滋补肝肾；极泉、尺泽、委中，可疏通肢体经络。

2. 中脏腑

（1）闭证　水沟　十二井　太冲　丰隆　劳宫

方义　闭证为肝阳暴张，气血上逆所致，故取十二井穴点刺出血，并泻水沟，开窍启闭；足厥阴经循行至巅顶，泻太冲降肝经逆气以平息肝阳。脾胃为生痰之源，痰浊壅遏，气机失宣，取足阳明经络穴丰隆，以豁痰开窍；"荥主身热"，故取手厥阴经荥穴劳宫清心泄热。

（2）脱证　关元　神阙

方义　任脉为阴脉之海，关元为任脉与足三阴经交会穴，为三焦元气所出，联系命门真阳，为阴中含阳的穴位，取之能回阳救逆。神阙为真气所系，故用大艾炷重灸，以回垂绝之阳。

● **要点四　中风的治疗操作**

1. 基本刺灸方法　水沟向上方斜刺，用雀啄法，以眼球湿润为度；内关用泻法；三阴交用补法；刺极泉时，在原穴位置下1寸心经上取穴，避开动脉，直刺进针，用提插泻法，以患者上肢有麻胀感和抽动感为度；尺泽、委中直刺，用提插法使肢体有抽动感。

十二井穴用三棱针点刺出血；太冲、丰隆、劳宫用泻法；神阙用隔盐灸，关元用大艾炷灸，至四肢转温为止。

2. 其他治疗

电针法　在患侧上、下肢各选一组穴位，采用断续波或疏密波，以肌肉微颤为度，每次通电20～30分钟。此法适用于半身不遂患者。

细目三　眩　晕

● **要点一　眩晕的辨证要点**

本病的发生多与忧郁恼怒、恣食厚味、劳伤过度、跌仆损伤等因素有关。病位在脑，与肝、脾、肾相关。基本病机不外虚实两端，虚证为髓海不足或气血虚弱，清窍失养；实证多与气、血、痰、瘀扰乱清窍有关。

主症　头晕目眩、视物旋转。轻者如坐车船，飘摇不定，闭目少顷即可复常；重者两眼昏花缭乱，视物不明，旋摇不止，难以站立，昏昏欲倒，甚则跌仆。

兼见面红目赤，目胀耳鸣，烦躁易怒，舌红，苔黄，脉弦数者为肝阳上亢；兼头重如裹，视物旋转，舌淡，苔白腻，脉弦滑者为痰湿中阻；兼目眩，面白或萎黄，神倦乏力，舌淡，苔薄白，脉弱者为气血两虚；眩晕久作不已，兼少寐健忘，耳鸣，腰酸膝软，舌红，脉弦细者为肾精不足。

● 要点二 眩晕的治法

1. 实证 平肝潜阳，化痰定眩。取足少阳、足厥阴经穴及督脉穴为主。

2. 虚证 益气养血，填精定眩。以督脉穴和相应背俞穴为主。

● 要点三 眩晕的处方

1. 实证

主穴 百会 风池 太冲 内关

配穴 肝阳上亢配行间、侠溪、太溪；痰湿中阻配头维、中脘、丰隆。

方义 眩晕病位在脑，脑为髓海，督脉入络于脑，故选用位于巅顶的百会，清头目、止眩晕；风池亦为近部取穴，疏调头部气机；太冲为肝经之原穴，可平肝潜阳；内关为八脉交会穴，通于阴维脉，既可宽胸理气，和胃化痰，又与太冲相配以加强平肝之力。

2. 虚证

主穴 百会 风池 肝俞 肾俞 足三里

配穴 气血两虚配气海、脾俞、胃俞；肾精不足配太溪、悬钟、三阴交。

方义 百会升提气血；风池疏调头部气血；肝俞、肾俞滋补肝肾，益精填髓，培元固本；足三里补益气血，充髓止晕。

● 要点四 眩晕的治疗操作

1. 基本刺灸方法 实证毫针用泻法，虚证百会、风池用平补平泻法，余穴用补法，可灸。

2. 其他治疗

三棱针法 取印堂、太阳、头维、百会等穴，用三棱针点刺出血数滴。适用于眩晕实证者。

细目四 面 瘫

● 要点一 面瘫的辨证要点

本病的发生多与正气不足，脉络空虚，风寒或风热之邪乘虚而入等因素有关。病位在面部，与太阳、阳明经筋有关。手足阳经均上行头面部，当邪气阻滞面部经络，尤其是手太阳和足阳明经筋功能失调，可导致面瘫的发生。

主症 以口眼㖞斜为特点。通常急性发作，常在睡眠醒来时发现一侧面部肌肉板滞、麻木、瘫痪，额纹消失，眼裂变大，露睛流泪，鼻唇沟变浅，口角下垂歪向健侧，病侧不能皱眉、蹙额、闭目、露齿、鼓颊；部分患者初起时有耳后疼痛，还可出现患侧舌前 2/3 味觉减退或消失，听觉过敏等症状。部分患者病程迁延日久，可因瘫痪肌肉出现挛缩，口角反牵向患侧，甚则出现面肌痉挛，形成"倒错"现象。

若发病初期，面部有受凉史，舌淡，苔薄白，脉浮紧者为风寒外袭；发病初期，继发于风热感冒或其他头面部炎症性、病毒性疾病，舌红，苔薄黄，脉浮数者为风热侵袭；恢复期或病程较长者，兼见肢体困倦无力，舌淡，苔白，脉沉细者为气血不足。

● 要点二 面瘫的治法

祛风通络，疏调经筋。取局部穴、手足阳明经穴为主。

● 要点三 面瘫的处方

主穴 攒竹 阳白 四白 颧髎 颊车 地仓 合谷 太冲

配穴 风寒外袭配风池、风府；风热侵袭配外关、关冲；气血不足配足三里、气海。眼睑闭合不全配鱼腰、丝竹空、申脉；鼻唇沟变浅配迎香；人中沟歪斜配水沟；颏唇沟歪斜配承浆；乳突部疼痛配翳风；舌麻、味觉减退配廉泉。

方义 面部诸穴可疏通局部经筋气血，活血通络。"面口合谷收"，合谷为循经远端取穴，可祛除阳明、太阳经筋之邪气，祛风通络。太冲为足厥阴之原穴，肝经循行"上出额""下颊里，环唇内"，与合谷相配，具有加强疏调面颊部经气作用。

要点四　面瘫的治疗操作

1. 基本刺灸方法　面部腧穴均行平补平泻法，恢复期可加灸法。发病初期，面部腧穴手法不宜过重，针刺不宜过深，肢体远端腧穴行泻法且手法宜重；恢复期，足三里行补法，合谷、太冲行平补平泻法。

2. 其他治疗

（1）电针法　取太阳、阳白、地仓、颊车。断续波，刺激10~20分钟，强度以患者面部肌肉微见跳动而能耐受为度。适用于面瘫中、后期。

（2）刺络拔罐法　取阳白、颧髎、地仓、颊车。用皮肤针叩刺或三棱针点刺出血后加拔火罐。适用于恢复期。

细目五　不　寐

要点一　不寐的辨证要点

不寐常与饮食不节、情志失调、劳逸失度、病后体虚等因素有关。病位在心，与肝、脾、肾等脏腑功能失调密切相关。各种情志刺激及内伤因素导致火、痰等病理产物存留于体内，影响于心，使心神失养或心神被扰，心神不安，阴跷脉、阳跷脉功能失于平衡，而出现不寐。

主症　经常不能获得正常睡眠。轻者入寐困难或寐而易醒，醒后不寐；重者彻夜难眠。

兼多梦易醒，心悸健忘，舌淡，苔薄白，脉细弱者为心脾两虚；心烦不寐，或时寐时醒，手足心热，颧红潮热，舌红，苔少，脉细数者为心肾不交；夜寐多梦，易惊善恐，舌淡，苔薄，脉弦细者为心胆气虚；难以入睡，急躁易怒，舌红，苔黄，脉弦数者为肝火扰神；眠而不安，胸闷脘痞，舌红，苔黄腻，脉滑数者为脾胃不和。

要点二　不寐的治法

舒脑宁心，安神利眠。取督脉、手少阴穴为主。

要点三　不寐的处方

主穴　百会　安眠　神门　三阴交　照海　申脉

配穴　心脾两虚配心俞、脾俞；心肾不交配太溪、肾俞；心胆气虚配心俞、胆俞；肝火扰神配行间、侠溪；脾胃不和配足三里、内关。噩梦多配厉兑、隐白；头晕配风池、悬钟。

方义　脑为元神之府，督脉入络于脑，取督脉穴百会镇静安神，舒脑安眠；安眠穴位居头部，是治疗不寐的经验效穴；心主神明，取心之原穴神门以宁心安神；三阴交为足三阴经交会穴，能调和与不寐密切相关的肝脾肾三脏；跷脉主寤寐，司眼睑开阖，照海通阴跷脉，申脉通阳跷脉，两穴同用可调节阴阳跷脉以安神助眠。

要点四　不寐的治疗操作

1. 基本刺灸方法　毫针平补平泻，照海用补法，申脉用泻法。配穴则虚补实泻，心胆气虚者可配合灸法。

2. 其他治疗

拔罐法　自项至腰部沿足太阳膀胱经来回走罐，以潮红为度。

细目六　感　冒

要点一　感冒的辨证要点

本病的发生常与风邪或时行疫毒之邪侵袭、体虚等因素有关。病位在肺卫。在气候突变、腠理疏懈、卫气不固的情况下，外邪乘虚从口鼻或皮毛而入，首伤肺卫，导致卫阳被遏，营卫失和，肺气失宣，发为本病。以风邪为主因，每与当令之气（寒、热、暑湿）或非时之气（时行疫毒）夹杂为患。

主症　恶寒发热，鼻塞流涕，咳嗽，头痛，周身酸楚不适。

若恶寒重，发热轻或不发热，无汗，喷嚏，苔薄白，脉浮紧者为风寒感冒；微恶风寒，发热重，浊涕，痰稠或黄，咽喉肿痛，苔薄黄，脉浮数者为风热感冒；夹湿则头重如裹，胸闷纳呆；夹暑则汗出不解，心烦口渴。

要点二 感冒的治法

祛风解表。取手太阴、手阳明经穴及督脉穴为主。

要点三 感冒的处方

主穴 列缺 合谷 风池 大椎 太阳

配穴 风寒感冒配风门、肺俞；风热感冒配曲池、尺泽；夹湿配阴陵泉；夹暑配委中。体虚感冒配足三里；咽喉疼痛配少商、商阳。

方义 感冒为外邪侵犯肺卫所致，太阴、阳明互为表里，故取手太阴、手阳明经列缺、合谷以祛邪解表；风池为足少阳经与阳维脉的交会穴，"阳维为病苦寒热"，故风池既可疏散风邪，又与太阳穴相配可清利头目；督脉主一身之阳气，温灸大椎可通阳散寒，刺络出血可清泻热邪。

要点四 感冒的治疗操作

1. 基本刺灸方法 主穴以毫针泻法，风寒感冒可加灸法，风热感冒大椎可行刺络拔罐法；配穴中足三里用补法，尺泽、委中、少商、商阳可点刺出血。

2. 其他治疗

拔罐法 取大椎、风门、肺俞、身柱，拔罐后留罐15分钟，或用闪罐法。适用于风寒感冒。

细目七 哮 喘

要点一 哮喘的辨证要点

哮喘的发生常与外邪、饮食、情志、体虚等因素有关，病理因素以痰为根本。病位在肺，与脾肾关系密切。其发生多为痰饮伏肺，每因外邪侵袭、饮食不当、情志刺激、体虚劳倦等诱因引动而触发，以致痰壅气道，肺气宣降功能失常。

1. 实证

主症 病程短，或当发作期，哮喘声高气粗，呼吸深长有余，呼出为快，体质较强，脉象有力。

若喉中哮鸣如水鸡声，痰多，色白，稀薄或多泡沫，伴风寒表证，苔薄白，脉浮紧者为风寒外袭；喉中痰鸣如吼，胸高气粗，痰色黄或白，黏着稠厚，伴口渴，便秘，舌红，苔黄腻，脉滑数者为痰热阻肺。

2. 虚证

主症 病程长，反复发作或当缓解期，哮喘声低气怯，气息短促，深吸为快，体质虚弱，脉弱无力。

若喘促气短，动则加剧，喉中痰鸣，痰稀，神疲，汗出，舌淡，苔白，脉细弱者为肺气虚；气息短促，呼多吸少，动则喘甚，耳鸣，腰膝酸软，舌淡，苔薄白，脉沉细者为肾气虚。

要点二 哮喘的治法

1. 实证 祛邪肃肺，化痰平喘。取手太阴经穴及相应背俞穴为主。

2. 虚证 补益肺肾，止哮平喘。取相应背俞穴及手太阴、足少阴经穴为主。

要点三 哮喘的处方

1. 实证

主穴 列缺 尺泽 肺俞 中府 定喘

配穴 风寒外袭配风门、合谷；痰热阻肺配丰隆、曲池；喘甚者配天突。

方义 手太阴经络穴列缺可宣通肺气，祛邪外出；合穴尺泽以肃肺化痰，降逆平喘；肺俞、中府，俞募相配，调理肺脏、宣肺祛痰、止哮平喘；定喘为治疗哮喘的经验效穴。

2. 虚证

主穴 肺俞 膏肓 肾俞 太渊 太溪 足三里 定喘

配穴 肺气虚配气海；肾气虚配关元。

方义 肺俞、膏肓针灸并用，可补益肺气；补肾俞以纳肾气；肺经原穴太渊配肾经原穴太溪，可充肺肾之气；足三里调补胃气，以资生化之源，使水谷精微上归于肺；定喘为平喘之效穴。

要点四 哮喘的治疗操作

基本刺灸方法 毫针常规刺，实证用泻法，虚证用补法，风寒及肺肾气虚者可酌加灸或拔罐法。

细目八 胃痛

● 要点一 胃痛的辨证要点

胃痛与寒邪客胃、饮食伤胃、情志不畅和脾胃虚弱等因素有关。胃痛的病位在胃，与肝、脾也有关。无论是胃腑本身病变还是其他脏腑的病变影响到胃腑，使胃气失和、胃络不通或胃失温煦濡养均可导致胃痛。

主症　实证病势较急，痛势较剧，痛处拒按，食后痛增；虚证病势较缓，痛势较轻，痛处喜按，空腹痛甚。

若见胃痛暴作，恶寒喜暖，口不渴，或喜热饮，舌淡苔薄白，脉弦紧者为寒邪客胃；胃脘胀满疼痛，嗳腐吞酸，或呕吐不消化食物，吐后或矢气后痛减，苔厚腻，脉滑者为饮食伤胃；胃脘胀痛，痛连两胁，每因情志因素而诱发或加重，嗳气泛酸，喜太息，苔薄白，脉弦者为肝气犯胃；胃痛如刺，痛有定处，或有呕血便黑，舌质紫暗或有瘀斑，脉涩者为瘀血停胃；胃脘隐痛喜暖，泛吐清水，神疲肢倦，手足不温，大便溏薄，舌淡苔白，脉虚弱或迟缓者为脾胃虚寒；胃脘灼热隐痛，口燥咽干，大便干结，舌红少津，脉细数者为胃阴不足。

● 要点二 胃痛的治法

和胃止痛。取胃的募穴、下合穴为主。

● 要点三 胃痛的处方

主穴　中脘　足三里　内关

配穴　寒邪客胃配胃俞；饮食伤胃配梁门、下脘；肝气犯胃配期门、太冲；瘀血停胃配膈俞、三阴交；脾胃虚寒配关元、脾俞、胃俞；胃阴不足配胃俞、三阴交、内庭。

方义　本病病位在胃，局部近取胃之募穴中脘，循经远取胃之下合穴足三里，远近相配，疏调胃腑气机，和胃止痛。内关为八脉交会穴，宽胸解郁，行气止痛。

● 要点四 胃痛的治疗操作

基本刺灸方法　根据虚实证候进行相应毫针补泻，寒邪客胃、脾胃虚寒者宜加用灸法。疼痛发作时可适当加强刺激，持续运针1~3分钟，中脘等局部穴以捻转为主，中等刺激。

细目九 呕吐

● 要点一 呕吐的辨证要点

呕吐常与外邪犯胃、饮食不节、情志失调、体虚劳倦等因素有关。病位在胃，与肝、脾有关。六淫外邪，侵犯胃腑，或饮食不节，食滞胃腑，或恼怒伤肝，横逆犯胃，或忧思劳倦，内伤脾胃，均可致胃失和降，气逆于上而发生呕吐。

主症　实证一般发病急，呕吐量多，吐出物多酸臭味；虚证病程较长，发病较缓，时作时止，吐出物不多，腐臭味不甚。

若呕吐清水或稀涎，食久乃吐，舌淡，苔薄白，脉迟者为寒邪客胃；呕吐酸苦热臭，食入即吐，舌红，苔薄黄，脉数者为热邪内蕴；因暴饮暴食而呕吐酸腐，脘腹胀满，嗳气厌食，苔厚腻，脉滑实者为饮食停滞；呕吐多因情志不畅而发作，嗳气吞酸，胸胁胀满，脉弦者为肝气犯胃；呕吐清水痰涎，脘痞纳呆，头眩心悸，苔白腻，脉滑者为痰饮内停；饮食稍有不慎即发呕吐，时作时止，面色无华，少气懒言，纳呆便溏，舌淡苔薄，脉弱者为脾胃虚寒。

● 要点二 呕吐的治法

和胃理气，降逆止呕。取胃的募穴及足阳明、手厥阴经穴为主。

● 要点三 呕吐的处方

主穴　中脘　足三里　内关

配穴　寒邪客胃配上脘、胃俞；热邪内蕴配合谷、金津、玉液；饮食停滞配梁门、天枢；肝气犯胃配期门、太冲；痰饮内停配丰隆、公孙；脾胃虚寒配脾俞、胃俞。

方义　中脘居于胃脘部，为胃的募穴，可理气和胃止呕；足三里为胃的下合穴，"合治内腑"，可疏理胃肠气机，与中脘远近相配，通降胃气；内关为手厥阴经络穴，又为八脉交会穴，功擅宽胸理气，和胃降逆，为止呕要穴。

● 要点四 呕吐的治疗操作

基本刺灸方法　主穴毫针平补平泻法。寒气

客胃或脾胃虚寒者宜配合灸法，热邪内蕴者金津、玉液点刺出血。

细目十　便　秘

● 要点一　便秘的辨证要点

便秘多与饮食不节、情志失调、劳倦体虚、外邪侵袭等因素有关。病位在肠，与脾、胃、肺、肝、肾等脏腑的功能失调有关。无论是肠腑疾患或是其他脏腑的病变影响到肠腑，使肠腑壅塞不通或肠失滋润及糟粕内停，均可导致便秘。

主症　大便秘结不通，排便艰涩难解。

若见大便干结，腹胀腹痛，口干口臭，小便短赤，舌红，苔黄燥，脉滑数者为热秘；欲便不得，或便而不爽，腹中胀痛，胸胁痞满，舌苔薄腻，脉弦者为气秘；大便艰涩，腹部拘急冷痛，畏寒喜暖，小便清长，舌淡苔白，脉沉迟者为冷秘；虽有便意，但排出不畅，便质不干硬，临厕努挣乏力，舌淡苔薄，脉细弱者为虚秘。

● 要点二　便秘的治法

理肠通便。取大肠的背俞穴、募穴及下合穴为主。

● 要点三　便秘的处方

主穴　天枢　大肠俞　上巨虚　支沟

配穴　热秘配合谷、曲池；气秘配太冲、中脘；冷秘配神阙、关元；虚秘配足三里、脾俞、气海，兼阴伤津亏者加照海、太溪。

方义　近取大肠募穴天枢与大肠俞同用为俞募配穴，远取大肠下合穴上巨虚"合治内腑"，三穴同用通调大肠腑气，理肠通便；支沟宣通三焦，行气导滞，为通便之经验效穴。

● 要点四　便秘的治疗操作

基本刺灸方法　毫针实泻虚补。冷秘、虚秘宜配合灸法。

细目十一　腰　痛

● 要点一　腰痛的辨证要点

腰痛的病位在腰部，腰为肾之府，肾经贯脊属肾，膀胱经夹脊络肾，督脉并于脊里，故本病与肾及足太阳膀胱经、督脉等关系密切。感受外邪、跌仆损伤、年老体衰、劳欲太过等因素导致腰部经络气血阻滞，或经络失于温煦、濡养，均可致腰痛。本病有虚证、实证、虚实夹杂之证。

根据疼痛部位进行经络辨证：疼痛在腰脊中部者为督脉病证，疼痛在腰脊两侧者为足太阳经证。

腰部冷痛重着，或拘挛不可俯仰，有明显腰部受寒史者为寒湿腰痛；腰部刺痛，痛有定处，腰部有明显损伤或陈伤史者为瘀血腰痛；腰痛起病缓慢，隐隐作痛，反复发作者为肾虚腰痛。

● 要点二　腰痛的治法

通经止痛。取局部阿是穴及足太阳经穴为主。

● 要点三　腰痛的处方

主穴　大肠俞　阿是穴　委中

配穴　督脉病证配后溪；足太阳经证配申脉。寒湿腰痛配命门、腰阳关；瘀血腰痛配膈俞、次髎；肾虚腰痛配肾俞、太溪。腰椎病变配腰夹脊。

方义　大肠俞、阿是穴疏通腰部经络气血，通经止痛；膀胱之脉，夹脊抵腰络肾，"腰背委中求"，循经远取委中，以疏通足太阳经气，是治疗腰背部疼痛的要穴。

● 要点四　腰痛的治疗操作

1. 基本刺灸方法　毫针虚补实泻法。寒湿腰痛或肾虚腰痛加灸法；瘀血腰痛阿是穴用刺络拔罐；痛势较急者委中点刺放血。

2. 其他治疗

刺络拔罐法　取阿是穴。用于瘀血腰痛或寒湿腰痛。

细目十二　痹　证

● 要点一　痹证的辨证要点

本病常与外感风、寒、湿、热等邪气及人体正气不足等因素有关。本病病位在肉、筋、骨。

外邪侵入机体，瘀阻关节肌肉经络，气血运行不畅，则导致痹证。根据病邪偏胜和症状特点，可分为行痹、痛痹、着痹等。

主症　关节肌肉疼痛，屈伸不利。

若痛无定处，舌质淡，苔薄白，脉浮者为行痹；疼痛剧烈，痛有定处，遇寒痛剧，苔薄白，脉弦紧者为痛痹；疼痛重着，或肿胀麻木，苔白腻，脉濡缓者为着痹；红肿热痛，舌红，苔黄燥，脉滑数者为热痹。

● **要点二　痹证的治法**

通络止痛。以局部穴位为主，配合循经取穴及辨证选穴。

● **要点三　痹证的处方**

主穴　阿是穴　局部经穴

配穴　行痹配膈俞、血海；痛痹配肾俞、关元；着痹配阴陵泉、足三里；热痹配大椎、曲池。另可根据疼痛的部位循经配穴。

方义　阿是穴和局部经穴能疏通患部经络气血，调和营卫，则风寒湿热等外邪无所依附，痹证自除。

● **要点四　痹证的治疗操作**

1. 基本刺灸方法　毫针泻法或平补平泻。痛痹、着痹者加灸法。大椎、曲池可点刺放血，局部腧穴可加拔罐法。

2. 其他治疗

拔罐法　取阿是穴，行闪罐法拔至皮肤潮红；或用留罐法，每次留罐10分钟，隔日治疗1次。

（董　勤）

第二十八单元　妇儿科病证的针灸治疗

细目一　月经不调

● **要点一　月经不调的辨证要点**

本病的发生常与感受寒邪、饮食伤脾或情志不畅等因素有关。病位在胞宫，与冲、任二脉及肾、肝、脾关系密切。月经先期多由热扰血海或虚热扰动冲任或气虚不能统血所致；月经后期多由寒凝血脉或血虚化源不足所致；月经先后无定期多由肝郁扰动冲任或肾虚精血不足所致。总之，脏腑功能失常，气血不和，冲任二脉损伤，即可出现月经不调。

1. 月经先期　月经周期提前7天以上，甚至十余日一行，连续2个月经周期以上。月经量多，色红或紫，质黏有块，兼心胸烦热，舌红，苔黄，脉数者为实热证；月经色红质稠，两颧潮红，手足心热，舌红，苔少，脉细数者为虚热证；月经量少或量多，色淡质稀，神疲气短，舌淡，脉细弱者为气虚证。

2. 月经后期　月经周期推迟7天以上，甚至40～50日一潮，连续2个周期以上。月经量少，或有血块，小腹冷痛，舌暗或胖，苔薄白，脉沉紧为寒凝证；月经色淡质稀，面色少华，腹痛喜按，舌淡，苔薄，脉细者为血虚证。

3. 月经先后无定期　月经周期或提前或延后7天以上，连续2个周期以上。经量或多或少，色暗有块，胸胁作胀，喜太息，苔薄，脉弦为肝郁证；经量少，色淡质稀，腰骶酸痛，舌淡，苔白，脉沉细弱为肾虚证。

● **要点二　月经不调的治法**

1. 月经先期　调理冲任，清热调经。取任脉、足太阴经穴为主。

2. 月经后期　温经散寒，行血调经。以任脉、足太阴经穴为主。

3. 月经先后无定期　调补肝肾，理血调经。以任脉、足太阴经穴为主。

● **要点三　月经不调的处方**

1. 月经先期

主穴　关元　三阴交　血海

配穴 实热配行间；虚热配太溪；气虚配足三里、脾俞。月经过多配隐白。

方义 关元为任脉与足三阴经的交会穴，八脉隶于肝肾，故本穴是益肝肾、调冲任的要穴；三阴交为足三阴经交会穴，可调理脾、肝、肾三脏，养血调经，与关元皆为治疗月经病要穴；血海清热和血。

2. 月经后期

主穴 气海 三阴交 归来

配穴 寒凝配关元、命门；血虚配足三里、血海。

方义 气海是任脉穴，具有益气温阳、散寒通经的作用；三阴交为足三阴经交会穴，可调理脾、肝、肾三脏，养血调经，是治疗月经病的要穴；归来调和气血。

3. 月经先后无定期

主穴 关元 三阴交 肝俞

配穴 肝郁配期门、太冲；肾虚配肾俞、太溪。

方义 关元、三阴交为治疗月经病要穴；肝俞为肝之背俞穴，有疏肝理气、养血调经的作用，且肝肾同源，故又可补益肾精。

● 要点四 月经不调的治疗操作

基本刺灸方法

（1）月经先期 毫针刺，实证用泻法，虚证可加灸。

（2）月经后期 毫针补法，关元可加隔姜灸。

（3）月经先后无定期 毫针虚补实泻法。

细目二 痛 经

● 要点一 痛经的辨证要点

痛经病位在胞宫、冲任，与肝、肾关系密切。外邪客于胞宫，或情志不舒等导致气血滞于胞宫，冲任瘀阻，"不通则痛"，为实证；多种原因导致气血不足，冲任虚损，胞脉失于濡养，"不荣则痛"，为虚证。

经前或经期小腹胀痛拒按，经血量少，血色紫暗有块，块下痛缓，伴有乳房胀痛，舌质紫暗或有瘀点，脉弦者，为气滞血瘀；小腹冷痛拒按，得热痛减，月经量少色黯，肢冷畏寒，舌暗苔白，脉沉紧者，为寒凝血瘀。小腹隐痛喜按，月经量少色淡，面色无华，舌淡，脉细无力者，为气血虚弱；经后小腹隐痛，月经色暗量少，伴腰骶酸痛，头晕耳鸣，舌淡，红苔薄，脉沉细者，为肾气亏损。

● 要点二 痛经的治法

1. 实证 行气活血，调经止痛。取任脉、足太阴经穴为主。

2. 虚证 调补气血，温养冲任。取任脉、足太阴、足阳明经穴为主。

● 要点三 痛经的处方

1. 实证

主穴 中极 次髎 地机 三阴交

配穴 气滞血瘀配太冲、血海；寒凝血瘀配关元、归来。

方义 中极为任脉穴，与足三阴经相交会，可通调冲任，理下焦之气；次髎为治疗痛经的经验穴；地机为脾经郄穴，善于治痛治血，取之能行气活血止痛；三阴交为足三阴经交会穴，能调理肝、脾、肾，活血止痛。

2. 虚证

主穴 关元 足三里 三阴交

配穴 气血虚弱配气海、脾俞；肾气亏损配太溪、肾俞。

方义 关元为任脉穴，又为全身强壮要穴，可补益肝肾，温养冲任；足三里为足阳明胃经穴，功擅补益气血；三阴交可调理肝、脾、肾，健脾益气养血。三穴合用，可使气血充足，胞宫得养，冲任自调。

● 要点四 痛经的治疗操作

1. 基本刺灸方法

（1）实证 毫针泻法，寒凝者加艾灸。

（2）虚证 毫针补法，可加灸。

2. 其他治疗

艾灸法 取关元、气海穴，隔附子饼灸3~5壮，隔日1次。适用于虚证和寒凝血瘀证。

细目三 崩漏

● 要点一 崩漏的辨证要点

本病多与素体阳盛或劳倦思虑、饮食不节、房劳多产、七情内伤等产生的湿、热、瘀有关。病位在胞宫，与冲、任二脉及肝、脾、肾关系密切。多种原因导致的虚（脾、肾）、热和瘀，均可使子宫藏泻失常，使冲任不固，不能制约经血，从而导致崩漏的发生。

月经量多，色鲜红或深红，质稠，舌红，脉数者为血热；月经时多时少，色紫暗有块，舌暗，脉弦或涩者为血瘀；出血量多，色紫红而黏腻，兼带下量多，苔黄腻，脉濡数者为湿热；血色正常或有血块，兼时叹息，小腹胀痛，苔薄，脉弦者为气郁。月经量多，色淡质稀，苔白，脉沉弱者为脾虚；经血色淡质清，兼腰酸肢冷，舌淡，苔薄，脉沉细者为肾虚。

● 要点二 崩漏的治法

1. 实证 清热利湿，固经止血。取任脉、足太阴经穴为主。

2. 虚证 健脾补肾，固冲止血。取任脉及足太阴、足阳明经穴为主。

● 要点三 崩漏的处方

1. 实证

主穴 关元 三阴交 隐白

配穴 血热配中极、血海；血瘀配血海、膈俞；湿热配中极、阴陵泉；气郁配膻中、太冲。

方义 关元为任脉与足三阴经交会穴，可通调冲任，固摄经血；三阴交为足三阴经交会穴，既可健脾调肝固肾，又可清泻三经的湿、热、瘀邪，邪除则脾可统血；隐白为脾经的井穴，可健脾统血，是治疗崩漏的经验穴。

2. 虚证

主穴 气海 三阴交 肾俞 足三里

配穴 脾虚配百会、脾俞；肾虚配肾俞、太溪。

方义 气海既是任脉穴，又为气之海，可补下元，固胞宫；三阴交为足三阴经交会穴，配合肾俞可补脾肾，固冲任；足三里为胃经合穴，善助气血化生，补气摄血。

● 要点四 崩漏的治疗操作

基本刺灸方法

（1）实证 毫针刺，关元用平补平泻法，其余穴位用泻法，隐白艾炷灸。

（2）虚证 毫针补法，可灸。

细目四 绝经前后诸证

● 要点一 绝经前后诸证的辨证要点

本病与先天禀赋、情志所伤、劳逸失度、经孕产乳所伤等因素有关。病位在肾，与肝、脾、心关系密切。绝经前后，肾气渐衰，天癸将竭，脏腑功能逐渐衰退，则使机体阴阳失去平衡而出现诸多证候。

主症 月经紊乱，潮热出汗，心悸，情绪不稳定。

兼头晕耳鸣，失眠多梦，五心烦热，腰膝酸软，口干，舌红，苔少，脉数者为肾阴虚；兼面色晦暗，精神萎靡，形寒肢冷，大便溏薄，尿意频数，舌淡，苔薄，脉沉细者为肾阳虚；兼头晕目眩，心烦易怒，烘热汗出，经来量多，舌质红，脉弦细而数者为肝阳上亢；兼形体肥胖，脘腹胀满，浮肿，便溏，苔腻，脉滑者为痰气郁结。

● 要点二 绝经前后诸证的治法

滋补肝肾，调理冲任。取任脉、足太阴经穴及相应背俞穴为主。

● 要点三 绝经前后诸证的处方

主穴 肾俞 肝俞 太溪 气海 三阴交

配穴 肾阴虚配照海、阴谷；肾阳虚配关元、命门；肝阳上亢配风池、太冲；痰气郁结配中脘、丰隆。烦躁失眠配心俞、神门；纳少便溏配中脘、阴陵泉。

方义 气海为任脉穴，可补益精气，调理冲任，益气固本；三阴交为肝脾肾三经交会穴，与肝俞、肾俞合用，可调补肝肾；太溪滋补肾阴。诸穴合用气血自滋，冲任自调，神安志定。

● **要点四 绝经前后诸证的治疗操作**

1. 基本刺灸方法 毫针补法或平补平泻法。

2. 其他治疗

电针法 取三阴交、太溪。针刺得气后，接电针仪，疏密波，弱刺激，每日1次。

细目五 遗 尿

● **要点一 遗尿的辨证要点**

本病病位在膀胱，与任脉及肾、肺、脾、肝关系密切。多由禀赋不足、病后体弱，导致肾气不足，下元虚冷，膀胱约束无力；或病后脾肺气虚，水道制约无权，因而发生遗尿。另外，肝经热郁化火，也可迫注膀胱而致遗尿。

主症 睡中经常遗尿，多则一夜数次，醒后方觉。

兼神疲乏力，面色苍白，肢凉怕冷，舌淡者为肾气不足；兼少气懒言，食欲不振，大便溏薄，自汗出，舌淡，苔薄，脉细无力者为脾肺气虚；遗出之尿，量少味臊，兼性情急躁，面赤唇红，或夜间龂齿，唇红，苔黄，脉数有力者为肝经郁热。

● **要点二 遗尿的治法**

调理膀胱，温肾健脾。取任脉、足太阴经穴及膀胱的背俞穴、募穴为主。

● **要点三 遗尿的处方**

主穴 关元 中极 膀胱俞 三阴交

配穴 肾气不足配肾俞、命门、太溪；脾肺气虚配肺俞、气海、足三里；肝经郁热配行间、阳陵泉。夜梦多配百会、神门。

方义 关元为任脉与足三阴经交会穴，培补元气，固摄下元；中极、膀胱俞为膀胱之俞募配穴，可振奋膀胱气化功能；三阴交为足三阴经交会穴，可通调肝、脾、肾三经经气，健脾益气，益肾固本而止遗尿。

● **要点四 遗尿的治疗操作**

基本刺灸方法 毫针补法或平补平泻法，可灸。下腹部穴位针尖向下斜刺，以针感到达前阴部为佳。

（赵吉平）

第二十九单元 皮外、骨伤科病证的针灸治疗

细目一 瘾 疹

● **要点一 瘾疹的辨证要点**

瘾疹病位在肌肤腠理，与感受风邪及脏腑气血盛衰关系密切。腠理不固，风邪入侵，或因体质素虚，食用鱼虾荤腥食物，致胃肠积热，复感风邪，均可使邪郁腠理而发病。基本病机是营卫失和，邪郁腠理。本病以实证多见，也有虚实夹杂之证。

主症 瘾疹起病急骤，皮肤突发瘙痒不止，可见大小不等、形状各异的风团，融合成片或孤立散在，淡红或白色，边界清楚，此伏彼起。一日之内可发作数次者，病情较急；反复发作，缠绵不愈，风团时多时少时无者，病情较缓。

风团色红，灼热剧痒，遇热加重，舌红，苔薄黄，脉浮数者为风热犯表；风团色白，遇风寒加重，舌淡，苔薄白，脉浮紧者为风寒束表；风团色红，脘腹疼痛，恶心呕吐，舌红，苔黄腻，脉滑数者为胃肠积热；风疹反复发作，午后或夜间加剧，口干，舌红，少苔，脉细数无力者为血虚风燥。

● **要点二 瘾疹的治法**

疏风和营。取手阳明、足太阴经穴为主。

● 要点三　瘾疹的处方

主穴　曲池　合谷　血海　膈俞　三阴交

配穴　风热犯表配大椎、风门；风寒束表配风门、肺俞；胃肠积热配天枢、足三里；血虚风燥配脾俞、足三里。呼吸困难配天突，恶心呕吐配内关。

方义　曲池、合谷属于手阳明经穴，与肺经相表里，可通经络、行气血、疏风清热；血海、膈俞合用意在"治风先治血，血行风自灭"，两组穴位相配能疏风、活血、止痒；三阴交属足太阴经，乃足三阴经之交会穴，可养血活血、润燥祛风止痒。

● 要点四　瘾疹的治疗操作

1. 基本刺灸方法　毫针泻法。膈俞可点刺出血。风寒束表者可灸，血虚风燥者只针不灸。

2. 其他治疗

拔罐法　取神阙穴，选用大号玻璃罐，先留罐5分钟，起罐后再拔5分钟，如此反复拔3次。也可以用闪罐法拔至穴位局部充血。

细目二　蛇串疮

● 要点一　蛇串疮的辨证要点

本病病位在皮部，主要与肝、脾相关。多由于情志内伤，肝经郁热，热溢皮肤；或脾虚生湿，感染毒邪，湿热火毒蕴结肌肤而成。年老体弱者，常因血虚肝旺，气血凝滞，而致疼痛剧烈，病程迁延。本病以实证多见，也有本虚标实之证。

主症　初起时患部皮肤灼热刺痛、发红，继则出现簇集性粟粒大小丘状疱疹，多呈带状排列，多发生于身体一侧，以腰、胁部最为常见。疱疹消失后部分患者可遗留疼痛，可持续数月或更久。

皮损鲜红，疱壁紧张，灼热刺痛，兼口苦，烦躁易怒，苔黄，脉弦滑数者为肝胆火盛；皮损色淡，疱壁松弛，兼胸脘痞满，纳差，舌红，苔黄腻，脉濡数者为脾胃湿热；皮疹消退后局部仍疼痛不止，或见有色素沉着，兼心烦不寐，舌紫暗，苔薄白，脉弦细者为瘀血阻络。

● 要点二　蛇串疮的治法

泻火解毒、清热利湿。取局部阿是穴及相应夹脊穴为主。

● 要点三　蛇串疮的处方

主穴　局部阿是穴　相应夹脊穴

配穴　肝胆火盛配行间、侠溪；脾胃湿热配阴陵泉、内庭；瘀血阻络配血海、三阴交。便秘配天枢；心烦配神门。

方义　局部阿是穴围刺或点刺拔罐，可引火毒外出；本病是疱疹病毒侵害神经根所致，取相应的夹脊穴，直针毒邪所留之处，可泻火解毒，通络止痛。

● 要点四　蛇串疮的治疗操作

1. 基本刺灸方法　毫针泻法，强刺激。皮损局部阿是穴用围针法，即在疱疹带的头、尾各刺一针，两旁则根据疱疹带的大小选取数点，向疱疹带中央沿皮平刺。

2. 其他治疗

刺络拔罐法　取疱疹处及周围皮肤，用三棱针刺破疱疹，使疱内液体流出，并拔火罐，令出血。

细目三　颈椎病

● 要点一　颈椎病的辨证要点

本病与伏案久坐、跌仆损伤、外邪侵袭或年迈体弱、肝肾不足等有关。颈部感受风寒，阻痹气血，或劳作过度、外伤，损及筋脉，气滞血瘀，或年老肝血亏虚、肾精不足，筋骨失养，皆可使颈部经络气血不利，不通则痛。本病病位在颈部筋骨，与督脉，手足太阳、少阳经脉关系密切。基本病机是筋骨受损，经络气血阻滞不通。

主症　头枕、颈项、肩背、上肢等部位疼痛以及进行性肢体感觉和运动功能障碍。

后项部疼痛者属太阳经；颈项侧后方疼痛者属少阳经；颈项侧部疼痛者属阳明经；后项正中疼痛者属督脉。

有明显的受寒史，遇寒痛增者为外邪内侵；

有颈部外伤或劳作过度史，痛如针刺者为气滞血瘀；颈肩部酸痛，兼眩晕乏力者为肝肾不足。

● **要点二　颈椎病的治法**

通经止痛。取局部腧穴和手足三阳经穴、督脉穴为主。

● **要点三　颈椎病的处方**

主穴　颈夹脊　天柱　风池　曲池　悬钟　阿是穴

配穴　病在太阳经配申脉；病在少阳经配外关；病在阳明经配合谷；病在督脉配后溪。外邪内侵配合谷、列缺；气滞血瘀配膈俞、合谷；肝肾不足配肝俞、肾俞。上肢麻、痛配合谷、手三里；头晕头痛配百会或四神聪；恶心、呕吐配中脘、内关；耳鸣、耳聋配听宫、外关。

方义　颈夹脊能疏调局部筋骨；天柱疏通太阳经气；风池疏通少阳经气；曲池疏通阳明经气；悬钟为髓会，有滋肾壮骨，以求治本的作用；阿是穴调节局部筋脉。诸穴配伍，共同疏导太阳、阳明、少阳及督脉经气，共奏通经止痛之功。

● **要点四　颈椎病的治疗操作**

1. 基本刺灸方法　夹脊穴宜直刺或向颈椎斜刺，得气后行平补平泻手法。余穴用泻法。

2. 其他治疗

（1）刺络拔罐法　取局部压痛点，适用于外邪内侵证和气滞血瘀证者。

（2）电针法　参考基本治疗取穴，每次选2~3对穴位，用连续波或疏密波，每日1次。

细目四　落　枕

● **要点一　落枕的辨证要点**

落枕常与睡眠姿势不正，或枕头高低不适，或因负重颈部过度扭转，或寒邪侵袭颈背部等因素有关。本病病位在颈项部经筋，与督脉、手足太阳和足少阳经密切相关。基本病机是经筋受损，筋络拘急，气血阻滞不通。本病属于实证。

项背部强痛，低头加重，项背部压痛明显者，病在督脉与太阳经；颈肩部疼痛，头部歪向患侧，颈肩部压痛明显者，病在少阳经。

有明显的感受风寒史，颈项疼痛重着，或伴恶寒发热、头痛者为风寒袭络；颈项部刺痛，固定不移，且有明显的夜卧姿势不当或颈项外伤史者为气滞血瘀。

● **要点二　落枕的治法**

疏经活络，调和气血。取局部阿是穴和手太阳、足少阳经穴为主。

● **要点三　落枕的处方**

主穴　外劳宫　天柱　阿是穴　后溪　悬钟

配穴　病在督脉、太阳经者配大椎、束骨；病在少阳经配风池、肩井。风寒袭络配风池、合谷；气滞血瘀配内关、合谷。肩痛配肩髃；背痛配天宗。

方义　外劳宫是治疗落枕的经验穴；天柱、阿是穴舒缓局部筋脉；后溪能够疏调督脉、太阳经脉气血；悬钟疏调少阳经脉气血。诸穴远近相配，共奏疏调颈部气血、缓急止痛之效。

● **要点四　落枕的治疗操作**

1. 基本刺灸方法　毫针泻法。先刺远端外劳宫、后溪、悬钟，持续捻转，嘱患者慢慢活动颈部，一般颈项疼痛立即缓解，再针刺局部腧穴。风寒袭络者可局部配合艾灸，气滞血瘀者可局部配合三棱针点刺放血。

2. 其他治疗

拔罐法　取局部压痛点，先施闪罐法，再施留罐法。也可以配合刺络拔罐法。

细目五　漏肩风

● **要点一　漏肩风的辨证要点**

本病多与体虚、劳损、风寒侵袭肩部等因素有关。病位在肩部经筋，与手三阳、手太阴经密切相关。手三阳经及手太阴经分别循行于肩前、肩外、肩后及肩内侧，肩部感受风寒，气血痹阻，或劳作过度、外伤，损及筋脉，气滞血瘀，或年老气血不足，筋脉失养，皆可使肩部筋脉气血不利，不通或不荣而痛。本病以实证为主，也有本虚标实之证。

疼痛以肩前外部为主者为手阳明经证，以肩外侧为主者为手少阳经证，以肩后部为主者为手太阳经证，以肩前部为主者为手太阴经证。

有明显感受风寒史、遇风痛增者为外邪内侵；肩部有外伤或劳作过度史，疼痛拒按者为气滞血瘀；肩部以酸痛为主，劳累加重，或伴眩晕乏力者为气血虚弱。

◉ 要点二 漏肩风的治法

通经活络，舒筋止痛。取局部穴位为主，配合循经远端取穴。

◉ 要点三 漏肩风的处方

主穴 肩髃 肩髎 肩贞 阿是穴 阳陵泉 条口透承山

配穴 手阳明经证配合谷；手少阳经证配外关；手太阳经证配后溪；手太阴经证配列缺。外邪内侵配合谷、风池；气滞血瘀配内关、膈俞；气血虚弱配足三里、气海。

方义 肩髃、肩髎、肩贞分别为手阳明经、手少阳经、手太阳经腧穴，配阿是穴，均为局部取穴，可疏通肩部经络气血，活血祛风止痛。阳陵泉为筋之会，可舒筋止痛。条口透承山可疏导太阳、阳明两经气血，为临床经验效穴。

◉ 要点四 漏肩风的治疗操作

1. 基本刺灸方法 毫针泻法或平补平泻。先刺远端穴，行针后让患者运动肩关节。局部穴可加灸法。

2. 其他治疗

刺络拔罐法 取局部压痛点，以三棱针点刺或皮肤针叩刺，使少量出血，再拔火罐。

细目六 扭 伤

◉ 要点一 扭伤的辨证要点

本病多发于腰、踝、膝、腕、肘、髋等部位，病位在经筋。多因剧烈运动或负重不当、跌仆闪挫、牵拉以及过度扭转等原因，使关节超越正常活动范围，引起筋脉及关节损伤，气血壅滞于局部，经气运行受阻，而致局部肿胀疼痛，甚至关节活动受限。本病属于实证。

新伤疼痛肿胀，活动不利者为气滞血瘀；若为陈伤，遇天气变化反复发作者为寒湿侵袭，瘀血阻络。

◉ 要点二 扭伤的治法

祛瘀消肿，舒筋通络。取扭伤局部腧穴为主。

◉ 要点三 扭伤的处方

主穴 阿是穴 局部腧穴

腰部：阿是穴、大肠俞、腰痛点、委中

颈部：阿是穴、风池、绝骨、后溪

肩部：阿是穴、肩髃、肩髎、肩贞

肘部：阿是穴、曲池、小海、天井

腕部：阿是穴、阳溪、阳池、阳谷

髋部：阿是穴、环跳、秩边、居髎

膝部：阿是穴、膝眼、膝阳关、梁丘

踝部：阿是穴、申脉、解溪、丘墟

配穴 ①根据病位配合循经远端腧穴。急性腰扭伤：督脉病证配水沟或后溪；足太阳经筋病证配昆仑或后溪；手阳明经筋病证配手三里或三间。②根据病位在其上下循经邻近取穴，如膝内侧扭伤，病在足太阴脾经，可在扭伤部位其上取血海，其下取阴陵泉。③根据手足同名经配穴法进行配穴。方法：踝关节与腕关节对应、膝关节与肘关节对应、髋关节与肩关节对应。例如，踝关节外侧昆仑穴、申脉穴处扭伤，病在足太阳经，可在对侧腕关节手太阳经养老穴、阳谷穴处寻找最明显的压痛的穴位针刺；再如，膝关节内上方扭伤，病在足太阴经，可在对侧手太阴经尺泽穴处寻找最明显的压痛点针刺；以此类推。

方义 扭伤多为关节伤筋，属经筋病，"在筋守筋"，故治疗当以扭伤局部取穴为主，以疏通经络，散除局部的气血壅滞，配合循经远部取穴，加强疏导本经气血的作用，达到"通则不痛"的效果。

◉ 要点四 扭伤的治疗操作

1. 基本刺灸方法 毫针泻法。陈旧性损伤留针加灸法，或用温针灸。针灸对急性扭伤者，常先针刺远端穴位，并令患者同时活动患部，常有针入痛止之效。

2. 其他治疗

刺络拔罐法　取阿是穴，以皮肤针叩刺疼痛肿胀局部，以微渗血为度，加拔火罐，适用于新伤局部血肿明显者或陈伤寒湿侵袭，瘀血阻络者。

（赵吉平）

第三十单元　五官科病证的针灸治疗

细目一　目赤肿痛

● 要点一　目赤肿痛的辨证要点

目赤肿痛常与外感风热、时疫热毒之邪，或肝胆火盛等因素有关。病位在目，十二经脉中除手阳明大肠经外，其余五条阳经皆直接联系眼睛，足厥阴肝经与手少阴心经也联系目系，故目赤肿痛的发生与上述七条经脉有关，但与肝胆两经关系最为密切。各种外邪或肝胆之火，循经上扰，热毒蕴结目窍，均可导致目赤肿痛的发生。目赤肿痛以实证为主。

主症　目赤肿痛，羞明，流泪，眵多。

若起病较急，目睛红赤灼热，痒痛皆作，眵多清稀或黄黏，苔薄白或微黄，脉浮数者为外感风热；起病稍缓，病初眼有异物感，视物不清，继而目赤肿痛，眵多胶结，兼口苦咽干，苔黄，脉弦数者为肝胆火盛。

● 要点二　目赤肿痛的治法

疏风散热，消肿止痛。以近部取穴及手阳明、足厥阴经穴为主。

● 要点三　目赤肿痛的处方

主穴　睛明　太阳　风池　合谷　太冲

配穴　外感风热配少商、外关；肝胆火盛配行间、侠溪。

方义　取局部穴睛明、太阳宣泄患部郁热以消肿；目为肝之窍，阳明、厥阴等经脉均循行至目系，故取合谷调阳明经气以疏泄风热，太冲、风池分属于肝胆两经，上下相应，可导肝胆之火下行。

● 要点四　目赤肿痛的治疗操作

基本刺灸方法　毫针泻法，太阳、少商点刺出血。

细目二　耳鸣耳聋

● 要点一　耳鸣耳聋的辨证要点

本病常与肝胆火旺、外感风邪和肾精亏耗等因素有关。病位在耳。肾开窍于耳，少阳经入耳中，故本病与肝胆、肾关系密切。火热或精亏致耳部脉络不通或失于濡养均可导致耳鸣、耳聋的发生。耳鸣、耳聋多为虚证，也有实证或虚实夹杂之证。

1. 实证

主症：暴病耳聋，或耳中觉胀，耳鸣如潮，鸣声隆隆不断，按之不减。

兼耳闷胀，畏寒，发热，舌红，苔薄，脉浮数者为外感风邪；兼头胀，面赤，咽干，脉弦者为肝胆火盛；兼耳内憋气感明显，胸闷痰多，苔黄腻，脉弦滑者为痰火郁结。

2. 虚证

主症：久病耳聋，耳鸣如蝉，时作时止，劳累则加剧，按之鸣声减弱。

兼头晕，遗精，带下，腰膝酸软，脉虚细者为肾精亏损；兼神疲乏力，食少腹胀，便溏，脉细弱者为脾胃虚弱。

● 要点二　耳鸣耳聋的治法

1. 实证　疏风泻火，通络开窍。取局部穴及手足少阳经穴为主。

2. 虚证 补肾养窍。取局部穴及足少阴经穴为主。

要点三 耳鸣耳聋的处方

1. 实证

主穴 听会 翳风 中渚 侠溪

配穴 外感风邪配外关、合谷；肝胆火盛配行间、丘墟；痰火郁结配丰隆、阴陵泉。

方义 手足少阳经脉均绕行于耳之前后并入耳中，听会属足少阳经，翳风属手少阳经，两穴又均居耳部，可疏导少阳经气，主治耳疾；循经远取侠溪、中渚，通上达下，疏导少阳经气，宣通耳窍。

2. 虚证

主穴 听宫 翳风 太溪 肾俞

配穴 脾胃虚弱配气海、足三里。

方义 太溪、肾俞能补肾填精，上荣耳窍；听宫为手太阳经与手、足少阳经之交会穴，气通耳内，具有聪耳启闭之功，为治耳疾要穴；配手少阳经局部的翳风穴，可疏导少阳经气，宣通耳窍。

要点四 耳鸣耳聋的治疗操作

基本刺灸方法 听会、听宫、翳风的针感宜向耳底或耳周传导为佳，余穴常规针刺，虚证可加灸。

细目三 牙痛

要点一 牙痛的辨证要点

牙痛常与外感风热、胃肠积热或肾气亏虚等因素有关，并因遇冷、热、酸、甜等刺激时发作或加重。病位在齿，肾主骨，齿为骨之余，手、足阳明经分别入下齿、上齿，故本病与胃、肾关系密切。外邪与内热等因素均可伤及龈肉，灼烁脉络，发为牙痛。

主症 牙齿疼痛。

若起病急，牙痛甚而龈肿，伴形寒身热，脉浮数者为风火牙痛；牙痛剧烈，齿龈红肿或出脓血，口臭，口渴，便秘，舌红，苔黄燥，脉洪数者为胃火牙痛；起病较缓，牙痛隐作，时作时止，牙龈微红肿或见萎缩，齿浮动，舌红，少苔，脉细数者为虚火牙痛。

要点二 牙痛的治法

祛风泻火，通络止痛。取手、足阳明经穴为主。

要点三 牙痛的处方

主穴 合谷 颊车 下关

配穴 风火牙痛配外关、风池；胃火牙痛配内庭、二间；虚火牙痛配太溪、行间。

方义 手阳明经分入上下齿，合谷为手阳明经原穴，可清阳明之热，为治疗牙痛之要穴；颊车、下关属局部取穴，疏泄足阳明经气，消肿止痛。

要点四 牙痛的治疗操作

基本刺灸方法 毫针泻法，或平补平泻。循经远取可左右交叉刺，合谷持续行针1~2分钟。虚火牙痛者，太溪可用补法。

细目四 咽喉肿痛

要点一 咽喉肿痛的辨证要点

咽喉肿痛的发生常与外感风热、饮食不节和体虚劳累等因素有关。本病病位在咽喉，咽通于胃，喉为肺系，肾经上循喉咙，结于廉泉，故本病与肺、胃、肾等脏腑关系密切。外感风热熏灼肺系，或肺胃二经郁热上壅，或肾阴亏耗，虚火上炎，均可导致咽喉肿痛的发生。基本病机是火热或虚火上灼咽喉。

主症 咽喉部红肿疼痛、吞咽不适。

兼发热，汗出，头痛，咳嗽，舌质红，苔薄白或微黄，脉浮数者为外感风热；兼吞咽困难，高热，口渴喜饮，大便秘结，小便黄赤，舌红，苔黄，脉数有力者为肺胃热盛；兼咽干微肿，疼痛以午后或入夜尤甚，或咽部异物感，手足心热，舌红，少苔，脉细数者为阴虚火旺。

要点二 咽喉肿痛的治法

1. 实证 清热利咽，消肿止痛。取手太阴、手阳明经穴为主。

2. 虚证 滋阴降火，利咽止痛。取足少阴经穴为主。

● 要点三 咽喉肿痛的处方

1. 实证

主穴 少商 合谷 尺泽 关冲

配穴 外感风热配风池、外关；肺胃热盛配内庭、鱼际。

方义 少商为手太阴肺经的井穴，点刺出血，可清泻肺热，为治疗实证咽喉肿痛的要穴；合谷疏泄阳明郁热；尺泽为手太阴经合穴，以泻肺经实热；关冲为手少阳三焦经的井穴，点刺出血，可清泻三焦之火，消肿利咽。

2. 虚证

主穴 太溪 照海 列缺 鱼际

方义 太溪为肾经原穴，有滋阴降火作用；照海亦属肾经，又通阴跷脉，列缺属手太阴肺经，通任脉，二穴相配，为八脉交会组穴，擅治咽喉疾患；鱼际为手太阴经的荥穴，可清肺热、利咽喉。

● 要点四 咽喉肿痛的治疗操作

1. 基本刺灸方法 实证用泻法，少商、关冲点刺出血；虚证用补法或平补平泻法，列缺、照海行针时可配合做吞咽动作。

2. 其他治疗

三棱针法 取少商、商阳、耳背静脉，点刺出血。

（董 勤）

第三十一单元 急症的针灸治疗

细目一 晕厥

● 要点一 晕厥的辨证要点

晕厥常与气血不足、恼怒等因素有关。病位在脑，与肝、心、脾关系密切。体质虚弱或情志过激，导致阴阳之气不相顺接，气血运行失常导致晕厥的发生。晕厥以实证为多见，亦有虚实夹杂之证。

突然昏仆，兼面色苍白，四肢厥冷，舌淡，苔薄白，脉细缓无力者为虚证；素体健壮，偶因外伤、恼怒等致突然昏仆，兼呼吸急促，牙关紧闭，舌淡，苔薄白，脉沉弦者为实证。

● 要点二 晕厥的治法

苏厥醒神。以督脉穴为主。

● 要点三 晕厥的处方

主穴 水沟 百会 内关 足三里

配穴 虚证配气海、关元；实证配合谷、太冲。

方义 水沟、百会为督脉穴，为醒脑开窍之要穴；内关为心包经之络穴，可醒神宁心；足三里补益气血，使气血上奉于头以苏厥醒神。

● 要点四 晕厥的治疗操作

1. 基本刺灸方法 毫针虚补实泻法。

2. 其他治疗

（1）三棱针法 取太阳、十二井穴或十宣，用三棱针点刺出血数滴。适用于实证。

（2）指针法 取水沟、内关、太冲，用拇指重力掐按，以患者出现疼痛反应并苏醒为度。

细目二 内脏绞痛

● 要点一 内脏绞痛的辨证要点

1. 心绞痛的辨证要点 心绞痛常与寒邪内侵、情志失调、饮食不当、年老体虚等因素有关。本病病位在心，与肝、肾、脾、胃有关。各种外邪或脏腑内伤，导致心脉不通，或心脉失养，心络不畅，均可导致心绞痛的发生。心绞痛以实证为多见，亦有虚证或虚实夹杂之证。

七情诱发，胸闷及心区压榨性疼痛，烦躁不宁，脉弦紧者为气滞血瘀；遇寒诱发，唇甲青紫，心痛如刺，心痛彻背，舌质紫暗，脉涩者为寒邪凝滞；胸中痞闷而痛，痛彻肩背，喘不得卧，喉中痰鸣，舌胖，苔腻，脉滑者为痰浊阻络；面色苍白或表情淡漠，甚至心痛彻背，大汗淋漓，气促息微，四肢厥冷，唇甲青紫或淡白，舌淡红，苔薄白，脉沉细微者为阳气虚衰。

2. 胆绞痛的辨证要点 胆绞痛常与情志不遂、饮食不节、蛔虫阻滞等因素有关。病位在胆，与肝关系密切。各种因素导致胆腑气机壅阻，不通则痛。胆绞痛多实证。

突然作痛，呈持续性并阵发性加剧，疼痛常放射至右肩胛区，兼恶心呕吐，黄疸，舌苔黄腻，脉滑数者为肝胆湿热；兼胁肋胀痛，走窜不定，脉弦者为肝胆气滞；突发剧烈绞痛，有钻顶感，呈阵发性，脉紧者为蛔虫妄动。

3. 肾绞痛的辨证要点 常与湿热之邪相关。本病病位在肾，与膀胱、脾关系密切。湿热蕴结下焦，煎熬尿液成石，阻于水道，通降失利导致肾绞痛发生。肾绞痛以实证为主，久发可由实转虚。

突发绞痛，疼痛从后腰肾区，向腹部、同侧阴囊、大腿内侧放射，兼小便时有中断，尿血，舌红，苔黄腻，脉弦滑数者为下焦湿热；尿痛已久，兼排尿无力，小便断续，舌质淡，苔薄白，脉弦紧者为肾气不足。

● **要点二　内脏绞痛的治法**

1. 心绞痛 通阳行气，活血止痛。以手厥阴、手少阴经穴为主。

2. 胆绞痛 疏肝利胆，行气止痛。以足少阳经穴、胆的俞募穴为主。

3. 肾绞痛 清利湿热，通淋止痛。以足太阴经穴与相应背俞穴为主。

● **要点三　内脏绞痛的处方**

1. 心绞痛

主穴　内关　郄门　阴郄　膻中

配穴　气滞血瘀配太冲、血海；寒邪凝滞配神阙、至阳；痰浊阻络配中脘、丰隆；阳气虚衰配心俞、至阳。

方义　内关为手厥阴经络穴，又为八脉交会穴之一，通阴维脉，能调理心气，活血通络，为治疗心绞痛的特效穴；郄门、阴郄分别为手厥阴经和手少阴经郄穴，活血、缓急、止痛；膻中为心包之募穴，又为气会，可疏调气机，治心胸疾患。

2. 胆绞痛

主穴　胆囊穴　阳陵泉　胆俞　日月

配穴　肝胆湿热配内庭、阴陵泉；肝胆气滞配太冲、丘墟；蛔虫妄动配迎香透四白。

方义　胆囊穴为治疗胆腑疾病的经验穴；阳陵泉为胆之下合穴，可利胆止痛；胆俞为胆之背俞穴，日月为胆之募穴，俞募相配，疏调肝胆气机，共奏疏肝利胆之功。

3. 肾绞痛

主穴　肾俞　膀胱俞　中极　三阴交　阴陵泉

配穴　下焦湿热配委阳、合谷；肾气不足配气海、关元。

方义　本病病位在肾与膀胱，肾俞、膀胱俞为二者的背俞穴，可助膀胱气化，清利下焦湿热，达调气止痛的目的；中极为膀胱募穴；三阴交为肝、脾、肾三经之交会，鼓舞肾气，利尿通淋；阴陵泉清利湿热，通淋止痛。

● **要点四　内脏绞痛的治疗操作**

基本刺灸方法

（1）心绞痛　毫针泻法。寒证、虚证加艾灸。

（2）胆绞痛　毫针泻法。日月、胆俞注意针刺方向，勿深刺。

（3）肾绞痛　毫针泻法。

（赵吉平）

诊断学基础

第一单元　症状学

细目一　发热

要点一　发热的病因

1. 感染性发热　临床最多见，各种病原体所引起的急、慢性感染均能引起感染性发热。常见病因见下表。

感染性发热的常见病因

病原体	常见疾病
病毒	病毒性上呼吸道感染、病毒性肝炎、流行性乙型脑炎、脊髓灰质炎、麻疹、流行性感冒、流行性腮腺炎、水痘等
细菌	伤寒、结核病、布氏杆菌病、细菌性心内膜炎、肺炎链球菌性肺炎、猩红热、急性细菌性痢疾、丹毒、流行性脑脊髓膜炎等
支原体	肺炎支原体肺炎
立克次体	斑疹伤寒、恙虫病
螺旋体	钩端螺旋体病、回归热
真菌	放线菌病、念珠菌病、隐球菌病
寄生虫	疟疾、急性血吸虫病、阿米巴肝病

2. 非感染性发热

（1）无菌性坏死物质吸收　如大手术、内出血、大面积烧伤、恶性肿瘤、白血病、急性溶血、心肌梗死或肢体坏死等。

（2）抗原 - 抗体反应　如风湿热、血清病、药物热、结缔组织疾病等。

（3）内分泌与代谢障碍　如甲亢、大量脱水等。

（4）皮肤散热减少　如广泛性皮炎、鱼鳞癣、慢性心功能不全等。

（5）体温调节中枢功能失常　如脑出血、脑外伤、中暑、安眠药中毒等直接损害体温调节中枢，使其功能失常而发热。

（6）自主神经功能紊乱　影响到体温调节过程，使产热大于散热，属功能性发热，多为低热。

要点二　发热的临床表现

1. 发热的临床分度　按发热的高低可分为：低热为 37.3℃ ~ 38℃；中等度热为 38.1℃ ~ 39℃；高热为 39.1℃ ~ 41℃；超高热为 41℃以上。

2. 热型与临床意义

（1）稽留热　体温持续于 39℃ ~ 40℃以上，24 小时波动范围不超过 1℃，达数日或数周。见于肺炎链球菌性肺炎、伤寒、斑疹伤寒等的发热极期。

（2）弛张热　体温在 39℃以上，但波动幅度大，24 小时内体温差达 2℃以上，最低时仍高于正常水平。常见于败血症、风湿热、重症肺结核、化脓性炎症等。

（3）间歇热 高热期与无热期交替出现，体温波动幅度可达数度，无热期（间歇期）可持续1日至数日，反复发作。见于疟疾、急性肾盂肾炎等。

（4）不规则热 发热无一定规律，可见于结核病、风湿热、支气管肺炎、渗出性胸膜炎、感染性心内膜炎等。

3. 伴随症状

（1）伴寒战 见于肺炎球菌肺炎、败血症、急性溶血性疾病、急性胆囊炎、疟疾等。

（2）伴头痛、呕吐或昏迷 见于乙型脑炎、流行性脑脊髓膜炎、脑型疟疾、脑出血、蛛网膜下腔出血、中毒性痢疾等。

（3）伴关节痛 常见于结核病、结缔组织病等。

（4）伴淋巴结及肝脾肿大 可见于血液病、恶性肿瘤、黑热病、传染性单核细胞增多症等。

（5）伴尿频、尿急、尿痛 提示尿路感染。

（6）伴咳嗽、咳痰、胸痛 常见于支气管炎、肺炎、胸膜炎、肺结核等。

（7）发热伴恶心、呕吐、腹痛、腹泻 见于急性胃肠炎、细菌性疾病等。

（8）发热伴皮肤黏膜出血 见于流行性出血热、钩端螺旋体病、急性白血病、急性再生障碍性贫血、败血症、重症麻疹及病毒性肝炎等。

（9）伴随结膜充血 见于流行性出血热、斑疹伤寒、恙虫病、钩端螺旋体病等。

（10）伴口唇单纯疱疹 见于肺炎链球菌肺炎、流行性脑脊髓膜炎、间日疟、流行性感冒等。

细目二 胸 痛

● 要点一 胸痛的病因

1. 胸壁疾病

（1）皮肤及皮下组织病变 蜂窝组织炎、乳腺炎等。

（2）肌肉病变 外伤、劳损、肌炎等。

（3）肋骨病变 肋软骨炎、肋骨骨折等。

（4）肋间神经病变 肋间神经炎、带状疱疹等。

2. 心血管疾病

（1）心绞痛、心肌梗死等。

（2）急性心包炎、肥厚型心肌病等。

（3）血管病变，如胸主动脉瘤、主动脉夹层等。

（4）心脏神经症。

3. 呼吸系统疾病

（1）支气管及肺部病变 原发性支气管肺癌、肺炎、肺结核、肺梗死等。

（2）胸膜病变 急性胸膜炎、自发性气胸、胸膜肿瘤等。

4. 其他

（1）食管疾病 食管炎、食管癌等。

（2）纵隔疾病 纵隔气肿、纵隔肿瘤。

（3）腹部疾病 肝脓肿、胆囊炎、胆石症、膈下脓肿等。

● 要点二 胸痛的问诊要点

1. 发病年龄与病史 青壮年胸痛，应注意各种病因引起的胸膜炎、自发性气胸、心肌病等；40岁以上者应多考虑心绞痛、心肌梗死与肺癌等。并注意询问患者有无高血压、心脏病、动脉硬化、肺及胸膜疾病、胸部手术史、外伤史等。

2. 胸痛的部位 胸痛的部位，常常是胸部病变的部位。如带状疱疹引起的胸痛，主要发生在疱疹分布区域；非化脓性肋软骨炎，多侵犯第1、2肋软骨；心绞痛与急性心肌梗死的疼痛常位于胸骨后或心前区，常牵涉至左肩背、左臂内侧；食管、膈和纵隔肿瘤常为胸骨后疼痛；自发性气胸、急性胸膜炎的胸痛，多位于患侧的腋前线及腋中线附近。

3. 胸痛的性质 带状疱疹呈阵发性的灼痛或刺痛；肌痛常呈酸痛；骨痛呈刺痛；食管炎常呈灼痛或灼热感；心绞痛常呈压榨样痛，可伴有窒息感；心肌梗死则疼痛更为剧烈，并有恐惧、濒死感；干性胸膜炎常呈尖锐刺痛或撕裂痛，呼吸时加重，屏气时消失；原发性肺癌、纵隔肿瘤可有胸部闷痛；肺梗死为突然的剧烈刺痛或绞痛，常伴有呼吸困难与发绀。

4. 胸痛持续时间 平滑肌痉挛或血管狭窄缺血所致的疼痛为阵发性，心绞痛的发作时间短暂，而心肌梗死的疼痛持续时间长且不易缓解；炎症、肿瘤、栓塞或梗死所致的疼痛呈持续性。

5. 胸痛的诱因与缓解因素 心绞痛常因劳力后诱发，含服硝酸甘油可迅速缓解；心肌梗死的胸痛含服硝酸甘油不能缓解；心脏神经症的胸痛在体力活动后反而减轻；胸膜炎、自发性气胸的胸痛则可因深呼吸与咳嗽而加剧；胸壁疾病所致的胸痛常在局部有压痛；食管疾病常于吞咽时出现或加剧；反流性食管炎在服用抗酸剂后减轻或消失。

6. 伴随症状

（1）伴咳嗽、咯痰 见于急慢性支气管炎、肺炎、支气管扩张、肺脓肿等。

（2）伴咯血 见于肺炎、肺脓肿、肺梗死或支气管肺癌。

（3）伴呼吸困难 见于肺炎链球菌肺炎、自发性气胸、肺结核、心绞痛、心肌梗死、急性心包炎、主动脉夹层等。

（4）伴吞咽困难 见于食管癌等。

（5）伴面色苍白、大汗、血压下降或休克 多考虑急性心肌梗死、主动脉夹层或大块肺栓塞等。

细目三 腹 痛

● 要点一 腹痛的病因

1. 腹部疾病

（1）急性腹膜炎 由胃、肠穿孔引起者最常见，伴有腹部压痛、反跳痛与腹肌紧张，肠蠕动音减弱或消失。

（2）腹腔脏器炎症 如急性或慢性胃炎、肠炎、胰腺炎、阑尾炎和盆腔炎等。一般腹痛部位与病变脏器的体表投影相符。

（3）空腔脏器痉挛或梗阻 如胆石症、胆道蛔虫病、泌尿道结石、肠梗阻等。

（4）脏器扭转或破裂 如肠扭转、肠系膜或大网膜扭转、卵巢囊肿扭转、急性内脏破裂（如肝脾破裂、异位妊娠破裂等）。常引起剧烈绞痛。

（5）腹膜粘连或脏器包膜牵张 如手术后或炎症后腹膜粘连；实质性脏器因病变肿胀，导致包膜张力增加而发生腹痛（如肝炎、肝淤血、肝癌等）。

（6）化学性刺激 消化性溃疡，可因胃酸作用而发生刺痛或灼痛。

（7）肿瘤压迫与浸润 如胃癌、结肠癌、直肠癌等。

2. 胸腔疾病的牵涉痛 如肺炎、心绞痛、急性心肌梗死、急性心包炎、肺梗死、胸膜炎等，疼痛可牵涉腹部，类似急腹症。

3. 全身性疾病 如尿毒症时毒素刺激腹腔浆膜而引起腹痛。少数糖尿病酮症酸中毒可引起腹痛，酷似急腹症。铅中毒时则引起肠绞痛。

● 要点二 腹痛的问诊要点

1. 病史及年龄 消化性溃疡常有反复发作的节律性上腹痛病史，多发生在青壮年；胆绞痛、肾绞痛常有胆道、泌尿道结石史；腹膜粘连性腹痛常与结核性腹膜炎、腹部手术史有关；儿童腹痛多见于肠道蛔虫症、肠套叠；急性阑尾炎多见于青壮年；中老年人腹痛应警惕恶性肿瘤。

2. 腹痛的部位 如胃、十二指肠疾病、急性胰腺炎疼痛多在中上腹部；肝、胆疾患疼痛位于右上腹；急性阑尾炎早期疼痛在脐周或上腹部，数小时后转移至右下腹；小肠绞痛位于脐周；结肠疾病疼痛多位于下腹或左下腹；膀胱炎、盆腔炎症及异位妊娠破裂引起的疼痛在下腹部；空腔脏器穿孔后引起弥漫性腹膜炎则为全腹痛；结核性腹膜炎、腹膜转移癌、腹膜粘连等腹痛呈弥漫性与不定位性。

3. 腹痛的性质与程度 消化性溃疡常有慢性、周期性、节律性中上腹隐痛或灼痛，如突然呈剧烈的刀割样、烧灼样持续性疼痛，可能并发急性穿孔；并发幽门梗阻者为胀痛，于呕吐后减轻或缓解；胆石症、泌尿道结石及肠梗阻时呈剧烈绞痛；剑突下钻顶样痛是胆道蛔虫梗阻的特征；肝癌疼痛多呈进行性锐痛；慢性肝炎与淤血性肝肿大多为持续性胀痛；肝或脾破裂、异位妊娠破裂可出现腹部剧烈绞痛或持续性疼痛；持续性、广泛性剧烈腹痛伴腹肌紧张或板状腹，提示为急性弥漫性腹膜炎。

4. 诱发、加重或缓解腹痛的因素 胆囊炎或胆石症发作前常有进油腻食物史；急性胰腺炎发作前常有暴饮暴食、酗酒史；十二指肠溃疡腹痛多发生在空腹时，进食或服碱性药后缓解；胃溃疡腹痛发生在进食后半小时左右，至下次进餐前缓解；反流性食管炎在直立时可减轻；肠炎引起的腹痛常于排便后减轻；肠梗阻腹痛于呕吐或排气后缓解。

5. 腹痛的伴随症状

（1）伴寒战、高热，可见于急性化脓性胆管炎、肝脓肿、腹腔脏器脓肿等。

（2）伴黄疸，提示肝、胆、胰腺疾病，以及急性溶血等。

（3）伴血尿，多见于尿路结石。

（4）伴休克，常见于腹腔内脏大出血、急性胃肠穿孔、急性心肌梗死、中毒性菌痢等。

（5）伴腹胀、呕吐隔餐或隔日食物，见于幽门梗阻；伴腹胀、呕吐、停止排便排气，提示肠梗阻。

（6）伴腹泻，见于急性胃肠炎、急性肠炎、急性细菌性痢疾，以及慢性胰腺及肝脏疾病的吸收不良等。

（7）伴血便，急性者见于急性细菌性痢疾、肠套叠、绞窄性肠梗阻、急性出血性坏死性结肠炎、过敏性紫癜等；慢性者可见于慢性菌痢、肠结核、结肠癌等；柏油样便提示上消化道出血；鲜血便提示下消化道出血。

（8）直肠病变的疼痛常伴里急后重。

细目四 咳嗽与咯痰

● **要点一 咳嗽的病因**

1. 呼吸道疾病 如急慢性咽炎、扁桃体炎、喉炎、急慢性支气管炎、肺炎、肺结核、肺肿瘤、支气管扩张、气道异物以及其他化学性气味刺激等，均可刺激呼吸道黏膜的迷走神经、舌咽神经和三叉神经的感觉纤维而引起咳嗽。

2. 胸膜疾病 胸膜炎或胸膜受刺激（如自发性气胸、胸膜炎）等。

3. 心血管疾病 如二尖瓣狭窄或其他原因所致的肺淤血与肺水肿。

4. 中枢神经因素 如脑炎、脑膜炎、脑出血、脑肿瘤等也可出现咳嗽。

● **要点二 咳嗽与咯痰的问诊要点**

1. 咳嗽的性质

（1）干性咳嗽 见于急性咽喉炎、急性支气管炎初期、胸膜炎、轻症肺结核、肺癌等。

（2）湿性咳嗽 见于慢性咽喉炎、慢性支气管炎、支气管扩张症、肺炎、肺脓肿、空洞型肺结核等。

2. 咳嗽的时间与节律 突然发生的咳嗽，常见于吸入刺激性气体所致的急性咽喉炎、气管与支气管异物；阵发性咳嗽见于支气管异物、支气管哮喘、支气管肺癌、百日咳等；长期慢性咳嗽见于慢性支气管炎、支气管扩张、慢性肺脓肿、空洞型肺结核等；晨咳或夜间平卧时（即改变体位时）加剧并伴咯痰，常见于慢性支气管炎、支气管扩张症和肺脓肿等病；左心衰竭、肺结核则夜间咳嗽明显。

3. 咳嗽的音色 声音嘶哑的咳嗽多见于声带炎、喉炎、喉癌，以及喉返神经受压迫；犬吠样咳嗽多见于喉头炎症水肿或气管受压；无声（或无力）咳嗽可见于极度衰弱或声带麻痹的患者；带有鸡鸣样吼声常见于百日咳；金属调的咳嗽可由于纵隔肿瘤或支气管癌等直接压迫气管所致。

4. 痰的性质与量 痰的性质可分为黏液性、浆液性、脓性、黏液脓性、浆液血性、血性等。支气管扩张症与肺脓肿患者痰量多时，痰可出现分层现象：上层为泡沫，中层为浆液或浆液脓性，下层为坏死性物质。痰有恶臭气味者，提示有厌氧菌感染。黄绿色痰提示铜绿假单胞菌感染。粉红色泡沫痰是肺水肿的特征。

5. 伴随症状

（1）伴发热 多见于呼吸道感染、胸膜炎、肺结核等。

（2）伴胸痛　见于肺炎、胸膜炎、支气管肺癌、自发性气胸等。

（3）伴喘息　见于支气管哮喘、喘息型慢性支气管炎、心源性哮喘等。

（4）伴呼吸困难　见于喉头水肿、喉肿瘤、慢性阻塞性肺病、重症肺炎以及重症肺结核、大量胸腔积液、气胸、肺淤血、肺水肿等。

（5）伴咯血　常见于肺结核、支气管扩张症、肺脓肿、支气管肺癌及风湿性二尖瓣狭窄等。

细目五　咯　血

● 要点一　咯血的病因

1. 支气管疾病　常见于支气管扩张症、支气管肺癌、支气管内膜结核和慢性支气管炎等。

2. 肺部疾病　如肺结核、肺炎链球菌性肺炎、肺脓肿等。肺结核为我国最常见的咯血原因。

3. 心血管疾病　如风湿性心脏病、二尖瓣狭窄所致的咯血等。

4. 其他　如血小板减少性紫癜、白血病、血友病、肺出血型钩端螺旋体病、肾综合征出血热等。

● 要点二　咯血的问诊要点

1. 病史及年龄　有无心、肺、血液系统疾病，有无结核病接触史、吸烟史等；中年以上，咯血痰或小量咯血，特别是有多年吸烟史的男性病人，除考虑慢性支气管炎外，尚须警惕支气管肺癌的可能。

2. 咯血的量及其性状　大量咯血（每日超过500mL）常见于空洞型肺结核、支气管扩张症和肺脓肿；中等咯血（每日100～500mL）可见于二尖瓣狭窄；其他原因所致的咯血多为小量咯血（每日在100mL内），或仅为痰中带血。咯粉红色泡沫痰为急性左心衰竭的表现。咯血量大而骤然停止可见于支气管扩张症。痰中带血多见于浸润型肺结核。多次少量反复咯血要注意除外支气管肺癌。

3. 咯血的伴随症状　伴发热见于肺结核、肺炎链球菌性肺炎、肺脓肿、肺出血型钩端螺旋体病、肾综合征出血热等；伴胸痛可见于肺炎链球菌性肺炎、肺梗死、肺结核、支气管肺癌等；伴脓痰可见于支气管扩张、肺脓肿、空洞型肺结核并发感染、化脓性肺炎等；伴皮肤黏膜出血应考虑钩端螺旋体病、流行性出血热、血液病等。

● 要点三　咯血与呕血的鉴别

咯血与呕血的鉴别，见下表。

咯血与呕血的鉴别

	咯血	呕血
病史	肺结核、支气管扩张症、肺癌、心脏病等	消化性溃疡、肝硬化等
出血前症状	喉部痒感、胸闷、咳嗽等	上腹不适、恶心、呕吐等
出血方式	咯出	呕出，可为喷射状
出血颜色	鲜红	棕黑或暗红色，有时鲜红色
血内混有物	泡沫和（或）痰	食物残渣、胃液
黑便	无（如咽下血液时可有）	有
酸碱反应	碱性	酸性

细目六　呼吸困难

● 要点一　呼吸困难的概念

呼吸困难是指患者主观上感到空气不足，呼吸费力；客观上表现为呼吸频率、节律与深度的异常，严重时出现鼻翼扇动、发绀、端坐呼吸及辅助呼吸肌参与呼吸活动。

● 要点二　呼吸困难的病因

1. 胸肺疾患

（1）呼吸道疾患　如急性喉炎、喉头水肿、喉部肿瘤、气道异物、气管与支气管的炎症或肿瘤、双侧扁桃体肿大Ⅲ度等。

（2）**肺部病变** 如支气管哮喘、肺炎、肺结核、喘息型慢性支气管炎、阻塞性肺气肿、肺心病、肺性脑病、弥漫性肺间质纤维化、肺癌、肺栓塞、肺部疾病导致的呼吸衰竭等。

（3）**胸部疾病** 如气胸、胸腔积液、胸膜肥厚、胸部外伤、肋骨骨折以及胸廓畸形等。

2. 循环系统疾患 急慢性左心衰竭、严重的风湿性心脏病、二尖瓣狭窄、先天性心脏病、室间隔缺损等。

3. 全身中毒 如一氧化碳中毒、亚硝酸盐中毒、使用镇静剂或麻醉剂过量、糖尿病酮症酸中毒以及尿毒症等。

4. 血液系统疾患 如严重贫血、高铁血红蛋白血症等。

5. 神经精神及肌肉病变

（1）**中枢神经系统疾病** 如各种脑炎、脑膜炎、脑外伤、脑出血、脑肿瘤等。

（2）**周围神经疾病** 如脊髓灰质炎累及颈部脊髓、急性感染性多发性神经炎等。

（3）**精神疾患** 如癔症。

（4）**肌肉病变** 常见的有重症肌无力、药物导致的呼吸肌麻痹等。

6. 腹部病变 如急性弥漫性腹膜炎、腹腔巨大肿瘤、大量腹水、麻痹性肠梗阻等。

● **要点三 呼吸困难的临床表现**

1. 肺源性呼吸困难

（1）**吸气性呼吸困难** 表现为胸骨上窝、锁骨上窝、肋间隙在吸气时明显凹陷，称为"三凹征"，常伴有频繁干咳及高调的吸气性喘鸣音。见于急性喉炎、喉水肿、喉痉挛、白喉、喉癌、气管异物、支气管肿瘤或气管受压等。

（2）**呼气性呼气困难** 呼气显著费力，呼气时间延长而缓慢，伴有广泛哮鸣音。常见于支气管哮喘、喘息性慢性支气管炎、慢性阻塞性肺气肿等。

（3）**混合性呼吸困难** 吸气与呼气均感费力，呼吸频率浅而快。见于重症肺炎、重症肺结核、大面积肺不张、大块肺梗死、大量胸腔积液和气胸等。

2. 心源性呼吸困难 主要由左心衰竭引起，具有以下特点：

（1）**劳累性呼吸困难** 在体力活动时出现或加重，休息时减轻或缓解。

（2）**端坐呼吸** 常表现为平卧时加重，端坐位时减轻，故被迫采取端坐位或半卧位以减轻呼吸困难的程度。

（3）**夜间阵发性呼吸困难** 左心衰竭时，因肺淤血常出现阵发性呼吸困难，多在夜间入睡后发生。发作时，患者被迫坐起喘气和咳嗽，重者面色青紫、大汗、呼吸有哮鸣声，咳浆液性粉红色泡沫样痰，两肺底湿啰音，心率增快，此种呼吸又称为心源性哮喘。常见于高血压性心脏病、冠状动脉粥样硬化性心脏病、风湿性心瓣膜病、心肌炎等引起的左心衰竭。

3. 中毒性呼吸困难

（1）**代谢性酸中毒** 呼吸深大而规则，可伴有鼾声，称Kussmaul呼吸。见于尿毒症、糖尿病酮症酸中毒。

（2）**药物及中毒** 如吗啡、巴比妥类、有机磷农药中毒时，致呼吸减慢，也可呈潮式呼吸。一氧化碳、氰化物中毒时均可引起呼吸加快。

细目七 水 肿

● **要点一 水肿的病因**

1. 全身性水肿

（1）**心源性水肿** 见于右心衰竭、慢性缩窄性心包炎等。

（2）**肾源性水肿** 多由各种肾炎、肾病综合征等引起。

（3）**肝源性水肿** 见于肝硬化、重症肝炎等。

（4）**营养不良性水肿** 见于低蛋白血症和维生素B_1缺乏。

（5）**内分泌源性水肿** 见于甲状腺功能减退症、垂体前叶功能减退症等黏液性水肿。

2. 局部性水肿 见于各种组织炎症、静脉阻塞（静脉血栓形成、静脉炎等）、淋巴回流受阻

（丝虫病、淋巴管炎、肿瘤压迫等）及血管神经性水肿。

● 要点二　水肿的临床表现

1. 全身性水肿

（1）心源性水肿　特点是下垂性水肿，严重者可出现胸水、腹水等，常伴有呼吸困难、心脏扩大、心率加快、颈静脉怒张、肝颈静脉回流征阳性等表现。

（2）肾源性水肿　特点为早晨起床后眼睑或颜面水肿，以后发展为全身水肿，伴有血尿、少尿、蛋白尿、管型尿、高血压、贫血等表现。

（3）肝源性水肿　常有腹水，也可出现下肢踝部水肿并向上蔓延，头、面部及上肢常无水肿。常伴有肝功能受损及门静脉高压等表现，可见肝掌、蜘蛛痣等。

（4）营养不良性水肿　患者往往有贫血、乏力、消瘦等营养不良的表现。

（5）内分泌源性水肿　见于甲状腺功能减退症等黏液性水肿，特点是非凹陷性，颜面及下肢较明显，病人常伴有精神萎靡、食欲不振。

2. 局部性水肿　见于组织炎症，如丹毒等，常伴红、热、痛。也见于静脉回流受阻，如血栓性静脉炎、静脉血栓形成等。水肿主要出现在病变局部或病变侧肢体，可见局部肿胀明显，或伴有静脉曲张。丝虫病可引起淋巴液回流受阻，出现象皮肿，以下肢常见。

细目八　呕血与黑便

● 要点一　呕血与黑便的病因

1. 食管疾病　食管与胃底静脉曲张破裂、食管炎、食管癌、食管贲门黏膜撕裂、食管异物、食管裂孔疝。大出血者常见于食管与胃底静脉曲张破裂及食管异物刺穿主动脉。

2. 胃及十二指肠疾病　最常见的原因是消化性溃疡。非甾体类抗炎药及应激所致的胃黏膜病变出血也较常见。其他病因有胃肿瘤、急性及慢性胃炎、胃黏膜脱垂症、十二指肠炎等。

3. 肝、胆、胰的疾病　肝硬化、门静脉高压引起的食管与胃底静脉曲张破裂是引起上消化道出血的常见病因。胆道感染、胆石症、胆道肿瘤可引起胆道出血。胰腺癌、急性重症胰腺炎也可引起上消化道出血，但均少见。

上消化道大出血前三位的病因是：消化性溃疡、食管与胃底静脉曲张破裂、急性胃黏膜病变。

● 要点二　呕血与黑便的问诊要点

1. 既往病史　重点询问有无消化性溃疡、肝炎、肝硬化以及长期服药史。

2. 诱因　如饮食不节、饮酒及服用某些药物、严重创伤等。

3. 伴随症状

（1）伴慢性、周期性、节律性上腹痛，见于消化性溃疡。

（2）伴蜘蛛痣、肝掌、黄疸、腹壁静脉曲张、腹水、脾肿大，见于肝硬化门静脉高压。

（3）伴皮肤黏膜出血者，见于血液病及急性传染病。

（4）伴右上腹痛、黄疸、寒战高热者，见于急性梗阻性化脓性胆管炎。

细目九　黄　疸

● 要点一　黄疸的概念

血清总胆红素浓度升高致皮肤、黏膜、巩膜黄染称黄疸。总胆红素在 17.1~34.2μmol/L，虽然浓度升高，但无黄疸出现，叫隐性黄疸；总胆红素浓度超过 34.2μmol/L，则可出现皮肤、黏膜、巩膜黄染，称为显性黄疸。

● 要点二　各型黄疸的病因、临床表现及实验室检查特点

1. 溶血性黄疸

（1）病因　①先天性溶血性贫血：如遗传性球形红细胞增多症、蚕豆病等。②后天溶血性贫血：如误输异型血、新生儿溶血、毒蛇咬伤、阵发性睡眠性血红蛋白尿等。

（2）临床表现　黄疸较轻，呈浅柠檬色。急性溶血时，起病急骤，出现寒战、高热、头痛、

腰痛、呕吐，尿呈酱油色或茶色。严重者出现周围循环衰竭及急性肾功能衰竭。慢性溶血常有贫血、黄疸、脾肿大三大特征。

(3) 实验室检查特点　血清总胆红素增多，以非结合胆红素为主，结合胆红素一般正常，尿胆原增多，尿胆红素阴性，具有溶血性贫血的改变，如贫血、网织红细胞增多、血红蛋白尿、骨髓红细胞系增生旺盛等。

2. 肝细胞性黄疸

(1) 病因　病毒性肝炎、中毒性肝炎、肝硬化、肝癌、钩端螺旋体病等。

(2) 临床表现　黄疸呈浅黄至深黄，有乏力、食欲下降、恶心呕吐、甚至出血等肝功能受损的症状及肝脾肿大等体征。

(3) 实验室检查特点　血清结合及非结合胆红素均增多。尿中尿胆原通常增多，尿胆红素阳性。大便颜色通常改变不明显。有转氨酶升高等肝功能受损的表现。

3. 胆汁淤积性黄疸（阻塞性黄疸）

(1) 病因　①肝外梗阻性黄疸：如胆道结石、胆管癌、胰头癌、胆道炎症水肿、胆道蛔虫、胆管狭窄等引起的梗阻。②肝内胆汁淤积：如毛细胆管型病毒性肝炎、药物性胆汁淤积、原发性胆汁性肝硬化等。

(2) 临床表现　黄疸深而色泽暗，甚至呈黄绿色或褐绿色。胆酸盐返流入血，刺激皮肤可引起瘙痒，刺激迷走神经可引起心动过缓。粪便颜色变浅或呈白陶土色。

(3) 实验室检查特点　血清结合胆红素明显增多。尿胆原减少或阴性，尿胆红素阳性。大便颜色变浅。反映胆道梗阻的指标改变，如血清碱性磷酸酶及脂蛋白-X增高等。

细目十　抽搐

● 要点　抽搐的病因

1. 颅脑疾病

(1) 感染性疾病　如各种脑炎及脑膜炎、脑脓肿、脑寄生虫病等。

(2) 非感染性疾病　①外伤：产伤、脑挫伤、脑血肿等。②肿瘤：原发性肿瘤（如脑膜瘤、神经胶质瘤等）及转移性脑肿瘤。③血管性疾病：脑血管畸形、高血压脑病、脑梗死、脑出血等。④癫痫。

2. 全身性疾病

(1) 感染性疾病　如中毒性肺炎、中毒性菌痢、败血症、狂犬病、破伤风、小儿高热惊厥等。

(2) 非感染性疾病　①缺氧：如窒息、溺水等。②中毒：外源性中毒，如药物、化学物；内源性中毒，如尿毒症、肝性脑病等。③代谢性疾病：如低血糖、低血钙等。④心血管疾病：如阿-斯综合征。⑤物理损伤：如中暑、触电等。⑥癔症性抽搐。

细目十一　昏迷

● 要点一　昏迷的概念

昏迷是指意识丧失，任何强大的刺激都不能唤醒，是最严重的意识障碍。

● 要点二　昏迷的分度

1. 浅昏迷　意识大部分丧失，强刺激也不能唤醒，但对疼痛刺激有痛苦表情及躲避反应。角膜反射、瞳孔对光反射、吞咽反射、眼球运动等都存在。

2. 中度昏迷　意识全部丧失，对强刺激的反应减弱，角膜反射、瞳孔对光反射迟钝，眼球活动消失。

3. 深昏迷　对疼痛等各种刺激均无反应，全身肌肉松弛，角膜反射、瞳孔对光反射、眼球活动均消失，可出现病理反射。

（闫平慧）

第二单元　问　诊

● **要点　问诊的内容**

1. 一般项目　包括姓名、性别、年龄、婚否、出生地、民族、工作单位、职业、现住址、就诊或入院日期、病史记录日期、病史叙述者等。

2. 主诉　指病人就诊的主要原因，是感觉最明显、最痛苦的症状或体征及持续时间。主诉要有显著的意向性，确切的主诉常可提供对某系统疾病的诊断线索。尽可能用患者自己的言词，不用诊断用语。如"反复上腹隐痛8年，解黑大便2天"，"活动后心慌、气短2年，下肢水肿1周"，"进行性吞咽困难1月余"等。对当前无症状表现，诊断资料和入院目的又十分明确的患者，也可用以下方式记录主诉。如"血糖升高2个月，入院进一步检查"，"发现胆囊结石2个月，入院接受手术治疗"。

3. 现病史　包括以下几个方面：①起病情况：起病时间、起病急缓、有无病因或诱因等。②主要症状特征：包括症状的部位、性质、持续时间和程度等。③病因和诱因：应询问与本次发病有关的病因（如外伤、中毒、感染、遗传、变态反应等）和诱因（如气候变化、环境改变、情绪激动或抑郁、饮食起居失调等）。④病情发展与演变过程：起病后主要症状的变化是持续性还是发作性，是进行性加重还是逐渐好转，缓解或加重的因素等。⑤伴随症状。⑥诊治经过。⑦患者的一般情况。

4. 既往史　包括患者既往的健康状况和过去曾经患过的疾病（名括各种传染病）、外伤手术、预防接种、过敏史等，尤其是与现病有密切关系的疾病的历史。如冠心病的患者，应当询问过去是否有过高血压病、血脂异常、糖尿病等；对风湿性心脏病患者，应询问过去是否有反复咽痛、游走性关节痛等；对肝硬化的患者，应询问过去是否有过黄疸、营养障碍及酗酒史；气胸患者，应询问既往有无肺结核、慢性阻塞性肺疾病等。

5. 个人史　包括：①社会经历：出生地、居住地区和居留时间、受教育程度、经济生活和业余爱好。②职业和工作条件：工种、劳动环境、对工业毒物的接触情况及时间。③习惯与嗜好：起居与卫生习惯、饮食的规律与质量、烟酒嗜好与摄入量，以及异嗜癖和麻醉毒品等。④冶游史。

6. 婚姻史　询问患者的婚姻状况，是未婚、已婚，还是离异等。

7. 月经生育史　女性应询问其月经初潮年龄、每次经期相隔日数、行经日数、闭经年龄等。

生育史包括妊娠、生育次数，有无早产、剖宫产、死胎、产褥热及计划生育情况。

8. 家族史　应重点针对血友病、糖尿病、高血压病、中风、癫痫、恶性肿瘤、哮喘等变态反应性疾病等。

（闫平慧）

第三单元 检体诊断

细目一 基本检查法

要点一 常用触诊方法及其适用范围和注意事项

1. 浅部触诊 主要用于检查体表浅在病变，如关节，软组织，浅部的动脉、静脉、神经、阴囊和精索等。

2. 深部触诊 主要用于腹腔内病变和脏器的检查。

（1）深部滑行触诊 主要适用于腹腔深部包块和胃肠病变的检查。

（2）双手触诊 适用于肝、脾、肾、子宫和腹腔肿物的检查。

（3）深压触诊 用于探测腹部深在病变部位或确定腹腔压痛点，如阑尾压痛点、胆囊压痛点等。检查反跳痛时，在深压的基础上迅速将手抬起，并询问患者疼痛感觉是否加重或观察患者面部是否有痛苦表情。

（4）冲击触诊（浮沉触诊法） 适用于大量腹水而肝、脾难以触及时。

要点二 叩诊的方法及常见叩诊音

1. 叩诊方法

（1）间接叩诊法 主要适用于确定脏器界限或病变范围较小时。

（2）直接叩诊法 适用于胸部或腹部面积较广泛的病变，如胸膜粘连或增厚、气胸、大量胸水或腹水等。

2. 常见叩诊音

（1）清音 清音是一种频率为100~128Hz，振动持续时间较长的音响，为不甚一致的非乐性叩诊音。清音是正常肺部的叩诊音，提示肺组织的弹性、含气量和致密度正常。

（2）浊音 浊音是一种音调较高、音响较弱、振动持续时间较短的非乐性叩诊音。在叩击被少量含气组织覆盖的实质脏器时产生，如叩击被肺的边缘所覆盖的心脏或肝脏部分，或病理状态下肺组织含气量减少（如肺炎）所表现的叩诊音。

（3）鼓音 鼓音是一种和谐的乐音，如同击鼓声。与清音相比音响更强，振动持续时间也较长，在叩击含有大量气体的空腔器官时出现。正常见于左下胸的胃泡区及腹部；病理情况下，见于肺空洞、气胸或气腹等。

（4）过清音 音调较清音低，音响较清音强。过清音的出现提示肺组织含气量增多、弹性减弱，临床常见于肺气肿。

（5）实音（重浊音或绝对浊音） 实音是音调较浊音更高、音响更弱、振动时间更短的非乐音。生理情况下，见于叩击不含气的实质脏器，如心脏、肝脏；病理状态下，见于大量胸腔积液或肺实变等。

要点三 嗅诊常见异常气味及临床意义

1. 呕吐物 粪臭味见于肠梗阻，酒味见于饮酒和醉酒等，浓烈的酸味见于幽门梗阻或狭窄等。

2. 呼气味 浓烈的酒味见于酒后或醉酒，刺激性蒜味见于有机磷农药中毒，烂苹果味见于糖尿病酮症酸中毒，氨味见于尿毒症，腥臭味见于肝性脑病。

细目二 全身状态检查

要点一 体温测量

1. 口腔温度 正常值为36.3℃~37.2℃。口测法温度虽较可靠，但对婴幼儿及意识障碍者则不宜使用。

2. 肛门温度 正常值为36.5℃~37.7℃。肛门温度较口腔温度高0.3℃~0.5℃。适用于小儿及神志不清的患者。

3. 腋下温度 正常值为36℃~37℃。腋测法较安全、方便，不易发生交叉感染。

正常人24小时内体温略有波动，相差不超过1℃。生理状态下，运动或进食后体温稍高，老年人体温略低，妇女在月经期前或妊娠期略高。

● 要点二 脉搏检查

脉搏的检查方法通常是以3个手指（示指、中指、环指）的指端来触诊桡动脉的搏动。如桡动脉不能触及，也可触摸肱动脉、颞动脉和颈动脉等。

正常成人，在安静状态下脉率为60~100次/分钟。儿童较快，婴幼儿可达130次/分钟。病理状态下，发热、疼痛、贫血、甲状腺功能亢进症、心力衰竭、休克、心肌炎等，脉率增快；颅内高压、病态窦房结综合征、二度及以上窦房或房室传导阻滞，或服用强心苷、钙拮抗剂、β受体阻滞剂等药时，脉率减慢。临床上除注意脉率增快或减慢之外，还应注意脉率与心率是否一致。心房颤动时，脉率少于同时计数的心率，这种现象称为脉搏短绌。

● 要点三 血压测量

1. 直接测量法 仅适用于危重和大手术的患者。

2. 间接测量法 即现广泛应用的袖带加压法。此法常用的血压计有汞柱式、弹簧式和电子血压计，以汞柱式为最常用。临床上通常采用间接方法在上臂肱动脉部位测取血压值。被检查者安静休息至少5分钟，在测量前30分钟内禁止吸烟和饮咖啡，排空膀胱。裸露右上臂，肘部置于与右心房同一水平（坐位平第4肋软骨，仰卧位平腋中线）。首次就诊者左、右臂的血压应同时测量，并予记录。让受检者脱下该侧衣袖，露出手臂并外展45°，将袖带平展地缚于上臂，袖带下缘距肘窝横纹约2~3cm，松紧适宜。检查者先于肘窝处触知肱动脉搏动，再将听诊器体件置于肱动脉上，轻压听诊器体件。然后用橡皮球将空气打入袖带，待动脉音消失，再将汞柱升高20~30mmHg后，开始缓慢（2~6mmHg/s）放气，心率较慢时放气速率也较慢，获取舒张压读数后快速放气至零。测压时双眼平视汞柱表面，根据听诊结果读出血压值。当听到第一个声音时所示的压力值是收缩压；继续放气，声音消失时血压计上所示的压力值是舒张压（个别声音不消失者，可采用变音值作为舒张压并加以注明）。正常人两上肢血压可有5~10mmHg的差别，下肢血压较上肢高20~40mmHg，但在动脉穿刺或插管直接测量时则无显著差异。

根据《中国高血压防治指南》（2010年修订版），血压水平的定义和分类标准见下表。

血压水平的定义和分类

类别	收缩压（mmHg）		舒张压（mmHg）
正常血压	<120	和	<80
正常高值	120~139	和（或）	80~89
高血压	≥140	和（或）	≥90
1级高血压（轻度）	140~159	和（或）	90~99
2级高血压（中度）	160~179	和（或）	100~109
3级高血压（重度）	≥180	和（或）	≥110
单纯收缩期高血压	≥140	和	<90

3. 血压变异的临床意义

（1）高血压 高血压绝大多数见于高血压病（亦称原发性高血压）；继发性高血压少见（约<5%），见于肾脏疾病、肾上腺皮质或髓质肿瘤、肢端肥大症、甲状腺功能亢进症、妊娠高血压综合征等所致的血压增高。

（2）低血压 血压低于90/60mmHg时，称为低血压。常见于休克、急性心肌梗死、心力衰竭、心包填塞、肾上腺皮质功能减退等，也可见于极度衰竭的病人。

（3）脉压增大和减小　脉压＞40mmHg称为脉压增大，见于主动脉瓣关闭不全、动脉导管未闭、动静脉瘘、高热、甲状腺功能亢进症、严重贫血、动脉硬化等。脉压＜30mmHg称为脉压减小，见于主动脉瓣狭窄、心力衰竭、休克、心包积液、缩窄性心包炎等。

● 要点四　发育判定

发育的正常与否，通常以年龄与体格成长状态（身高、体重）、智力和性征（第一、第二性征）之间的关系来判断。发育正常时，年龄与体格、智力和性征的成长状态是相应的。

体型是身体各部发育的外观表现，包括骨骼、肌肉的成长与脂肪分布的状态等。临床上把正常人的体型分为均称型、矮胖型、瘦长型三种。

● 要点五　营养状态检查

1. 判定方法　营养状态的好坏，可根据皮肤、毛发、皮下脂肪、肌肉的发育情况来综合判断，临床上常用良好、中等、不良三个等级来概括。

（1）良好　黏膜红润，皮肤光泽，弹性良好，皮下脂肪丰满而有弹性，肌肉结实，指甲、毛发润泽，肋间隙及锁骨上窝深浅适中，肩胛部和腹部肌肉丰满，精神饱满。

（2）不良　黏膜干燥，皮肤弹性减低，皮下脂肪菲薄，肌肉松弛无力，指甲粗糙无光泽，毛发稀疏，肋间隙、锁骨上窝凹陷，肩胛部和髂骨突出，精神萎靡。

（3）中等　介于良好与不良之间。

2. 常见的营养异常状态

（1）营养不良　体重减轻到低于标准体重的90%时称为消瘦。主要见于长期的慢性感染（如结核病、血吸虫病等）、恶性肿瘤（如食管癌、胃癌等）。

（2）肥胖　超过标准体重20%以上者为肥胖。

● 要点六　意识状态判定

检查者可通过与患者交谈来了解其思维、反应、情感活动、计算能力、记忆力、注意力、定向力（即对时间、人物、地点，以及对自己本身状态的认识能力）等方面的情况。对较为严重者应同时做痛觉试验（如重压患者眶上缘）、瞳孔对光反射、角膜反射、腱反射等，以判断有无意识障碍及其程度。对昏迷患者，重点注意生命体征，尤其是呼吸的频率和节律，瞳孔大小，眼底有无视乳头水肿、出血，有无偏瘫、锥体束征、脑膜刺激征等。

● 要点七　面容检查

1. 急性（热）病容　表现为面色潮红，兴奋不安，口唇干燥，呼吸急促，表情痛苦，有时鼻翼扇动，口唇疱疹。常见于急性感染性疾病，如肺炎链球菌肺炎、流行性脑脊髓膜炎、急性化脓性阑尾炎等。

2. 慢性病容　可见面容憔悴，面色晦暗或苍白无华，双目无神，表情淡漠等。多见于肝硬化、慢性肾炎等慢性消耗性疾病。

3. 肝病面容　可见面颊瘦削，面色灰褐，额部、鼻背、双颊有褐色色素沉着，见于慢性肝炎、肝硬化等。

4. 肾病面容　表现为面色苍白，眼睑、颜面浮肿，舌质淡，边缘有齿痕，见于慢性肾炎、慢性肾盂肾炎、慢性肾功能衰竭等。

5. 甲亢面容　可见眼裂增大，眼球突出，目光闪烁，呈惊恐貌，兴奋不安，烦躁易怒，见于甲状腺功能亢进症。

6. 黏液性水肿面容　表现为面色苍白，睑厚面宽，颜面浮肿，目光呆滞，反应迟钝，眉毛、头发稀疏，舌色淡、胖大。见于甲状腺功能减退症。

7. 二尖瓣面容　可见面色晦暗，双颊紫红，口唇轻度发绀。见于风湿性心瓣膜病、二尖瓣狭窄。

8. 伤寒面容　可见表情淡漠，反应迟钝，呈无欲状态。见于伤寒、脑脊髓膜炎、脑炎等高热衰弱患者。

9. 苦笑面容　发作时牙关紧闭，面肌痉挛，呈苦笑状。见于破伤风。

10. 满月面容　面圆如满月，皮肤发红，常伴痤疮和小须。见于库欣综合征及长期应用肾上腺皮质激素的患者。

11. 肢端肥大症面容 头颅增大，脸面变长，下颌增大并向前突出，眉弓及两颧隆起，唇舌肥厚，耳鼻增大。见于肢端肥大症。

12. 面具面容 面部呆板、无表情，似面具样，见于震颤麻痹等。

● **要点八　体位检查**

1. 自动体位 身体活动自如，不受限制，见于正常人、轻病或疾病早期。

2. 被动体位 患者不能随意调整或变换体位，需别人帮助才能改变体位。见于极度衰弱或意识丧失的患者。

3. 强迫体位

（1）强迫仰卧位　患者仰卧，双腿蜷曲，借以减轻腹部肌肉紧张。见于急性腹膜炎等。

（2）强迫俯卧位　通过俯卧位减轻脊背肌肉的紧张程度，常见于脊柱疾病。

（3）强迫侧卧位　通过侧卧于患侧，以减轻疼痛，且有利于健侧代偿呼吸。见于一侧胸膜炎及大量胸腔积液。

（4）强迫坐位　患者坐于床沿，以两手置于膝盖上或扶持床边。见于心、肺功能不全者。

（5）强迫蹲位　活动中因呼吸困难和心悸而采取蹲位以缓解症状。见于发绀型先天性心脏病。

（6）辗转体位　患者坐卧不安，辗转反侧。见于胆绞痛、肾绞痛、肠绞痛等。

（7）角弓反张位　患者颈及脊背肌肉强直，头向后仰，胸腹前凸，背过伸，躯干呈反弓形。见于破伤风、小儿脑膜炎等。

● **要点九　步态检查**

1. 痉挛性偏瘫步态 多见于急性脑血管疾病的后遗症。

2. 醉酒步态 见于小脑病变、酒精中毒等。

3. 慌张步态 见于震颤麻痹。

4. 蹒跚步态（鸭步） 走路时身体左右摇摆似鸭行，见于佝偻病、大骨节病、进行性肌营养不良、先天性双髋关节脱位等。

5. 间歇性跛行 行走时，因下肢突发疼痛而停止前行，休息后继续前行，见于严重下肢动脉硬化等。

细目三　皮肤检查

● **要点一　皮疹、皮下出血、蜘蛛痣检查**

1. 皮疹 检查时应注意皮疹出现与消失的时间、发展顺序、分布部位、形状及大小、颜色、压之是否退色、平坦或隆起、有无瘙痒和脱屑等。常见的皮疹有以下几种：

（1）斑疹　只是局部皮肤发红，一般不高出皮肤。见于麻疹初起、斑疹伤寒、丹毒、风湿性多形性红斑等。

（2）玫瑰疹　是一种鲜红色的圆形斑疹，直径2~3mm，由病灶周围的血管扩张所形成，压之退色，松开时又复现，多出现于胸腹部。对伤寒或副伤寒具有诊断意义。

（3）丘疹　直径小于1cm，除局部颜色改变外还隆起皮面，为局限、充实的浅表损害，见于药物疹、麻疹、猩红热及湿疹等。

（4）斑丘疹　在丘疹周围合并皮肤发红的底盘，称为斑丘疹。见于风疹、猩红热、湿疹及药物疹等。

（5）荨麻疹　又称风团块，是由于皮肤、黏膜的小血管反应性扩张及渗透性增加而产生的一种局限性暂时性水肿。主要表现为边缘清楚的红色或苍白色的瘙痒性皮肤损害，出现快，消退快，消退后不留痕迹。见于各种异性蛋白性食物或药物过敏。

2. 皮下出血 皮肤或黏膜下出血，出血面的直径小于2mm者，称为瘀点；小的出血点容易和小红色皮疹或小红痣相混淆，皮疹压之退色，而出血点压之不退色，小红痣加压虽不退色，但触诊时可稍高出平面，并且表面发亮。皮下出血直径在3~5mm者，称为紫癜；皮下出血直径>5mm者，称为瘀斑；片状出血并伴有皮肤显著隆起者，称为血肿。皮肤黏膜出血常见于造血系统疾病、重症感染、某些血管损害的疾病，以及某些毒物或药物中毒等。

3. 蜘蛛痣 蜘蛛痣是皮肤小动脉末端分支扩张所形成的血管痣。蜘蛛痣出现部位多在上腔静脉分布区，如面、颈、手背、上臂、前胸和肩部等处。检查时除观察其形态外，可用铅笔尖或火柴杆等压迫蜘蛛痣的中心，如周围辐射状的小血管随之消退，解除压迫后又复出现，则证明为蜘蛛痣。蜘蛛痣的发生与雌激素增多有关，常见于慢性肝炎、肝硬化，是肝脏对体内雌激素的灭活能力减弱所致。健康妇女在妊娠期间、月经前或月经期偶尔也可出现蜘蛛痣。慢性肝病患者手掌大、小鱼际处常发红，加压后退色，称为肝掌，其发生机制与蜘蛛痣相同。

● 要点二 水肿、皮下气肿

1. 水肿 皮下组织的细胞内及组织间隙液体积聚过多，称为水肿。手指按压后凹陷不能很快恢复者，称为凹陷性水肿。黏液性水肿及象皮肿指压后无组织凹陷，称非凹陷性水肿。黏液性水肿见于甲状腺功能亢进症，象皮肿见于丝虫病。全身性水肿常见于肾炎、肾病综合征、心力衰竭（尤其是右心衰竭）、失代偿期肝硬变和营养不良等；局限性水肿可见于局部炎症、外伤、过敏、血栓形成所致的毛细血管通透性增加，静脉或淋巴回流受阻。

2. 皮下气肿 气体进入皮下组织，称为皮下气肿。皮下气肿时，外观肿胀如同水肿，指压可凹陷，但去掉压力后则迅速恢复原形，并且按压时气体在皮下组织内移动，有一种柔软带弹性的振动感，称为捻发感或握雪感。常见于胸部外伤、气胸、产气杆菌感染等。

细目四 淋巴结检查

● 要点一 浅表淋巴结检查内容

检查某部淋巴结时，应使该部皮肤和肌肉松弛，以利于触摸。如发现有肿大的浅表淋巴结，应记录其位置、数目、大小、质地、移动度，表面是否光滑，有无红肿、压痛和波动，是否有瘢痕、溃疡和瘘管等，同时应注意寻找引起淋巴结肿大的病灶。

● 要点二 局部和全身浅表淋巴结肿大的临床意义

1. 局部淋巴结肿大

（1）非特异性淋巴结炎 一般炎症所致的淋巴结肿大多有触痛，表面光滑，无粘连，质不硬。颌下淋巴结肿大常由口腔内炎症所致；颈部淋巴结肿大常由化脓性扁桃体炎、齿龈炎等急慢性炎症所致；上肢的炎症常引起腋窝淋巴结肿大；下肢炎症常引起腹股沟淋巴结肿大。

（2）淋巴结结核 肿大淋巴结常发生在颈部血管周围，多发性，质地较硬，大小不等，可互相粘连或与邻近组织、皮肤粘连，移动性稍差，如组织发生干酪性坏死，则可触到波动感；晚期破溃后形成瘘管，愈合后可形成瘢痕。

（3）转移性淋巴结肿大 恶性肿瘤转移所致的淋巴结肿大，质硬或有橡皮样感，一般无压痛，表面光滑或有突起，与周围组织粘连而不易推动。左锁骨上窝淋巴结肿大，多为腹腔脏器癌肿（胃癌、肝癌、结肠癌等）转移；右锁骨上窝淋巴结肿大，多为胸腔脏器癌肿（肺癌、食管癌等）转移。鼻咽癌易转移到颈部淋巴结；乳腺癌最早经胸大肌外侧缘淋巴管侵入同侧腋下淋巴结。

2. 全身淋巴结肿大 常见于传染性单核细胞增多症、淋巴细胞性白血病、淋巴瘤和系统性红斑狼疮。

细目五 头部检查

● 要点一 头颅形状、大小检查

1. 方颅 见于小儿佝偻病、先天性梅毒。

2. 巨颅 见于脑积水。

● 要点二 眼部检查

1. 眼睑

（1）上睑下垂 双上眼睑下垂见于重症肌无力、先天性上眼睑下垂；单侧上眼睑下垂常见于各种疾病引起的动眼神经麻痹，如脑炎、脑脓肿、蛛网膜下腔出血、白喉、外伤等。

（2）眼睑水肿　眼睑组织疏松，初发或轻度水肿常先出现在眼睑。眼睑水肿多见于肾炎、慢性肝病、贫血、营养不良、血管神经性水肿等。

（3）眼睑闭合不全　双侧眼睑闭合不全常见于甲状腺功能亢进症；单侧眼睑闭合不全常见于面神经麻痹。

2. 结膜　结膜发红、水肿、血管充盈为充血，见于结膜炎、角膜炎、沙眼早期；结膜苍白见于贫血；结膜发黄见于黄疸；睑结膜有滤泡或乳头见于沙眼；结膜有散在出血点，见于亚急性感染性心内膜炎；结膜下片状出血，见于外伤及出血性疾病，亦可见于高血压、动脉硬化；球结膜透明而隆起为球结膜下水肿，见于脑水肿或输液过多。

3. 巩膜　检查巩膜有无黄染应在自然光线下进行。病人出现黄疸时，巩膜黄染均匀，血液中其他黄色色素增多时（如胡萝卜素与阿的平等），一般黄染只出现于角膜周围。

4. 角膜　检查时应注意角膜的透明度，有无白斑、云翳、溃疡、角膜软化和血管增生等。

5. 瞳孔　正常瞳孔直径2～5mm，两侧等大等圆。检查瞳孔时，应注意其大小、形态、双侧是否相同、对光反射和调节反射是否正常。

（1）瞳孔大小　病理情况下，瞳孔缩小（<2mm）常见于有机磷农药中毒、毒蕈中毒，以及吗啡、氯丙嗪、毛果芸香碱等药物影响；瞳孔扩大（>5mm）见于外伤、青光眼绝对期、视神经萎缩、完全失明、濒死状态和阿托品、可卡因等药物影响。

（2）瞳孔大小不等　双侧瞳孔大小不等，常见于脑外伤、脑肿瘤、脑疝及中枢神经梅毒等颅内病变。

（3）对光反射　分为直接对光反射与间接对光反射。瞳孔对光反射迟钝或消失，见于昏迷病人。

（4）调节反射与聚合反射　嘱被检查者注视1m以外的目标（通常为检查者的示指尖），然后逐渐将目标移至距被检查者眼球约10cm处，这时观察双眼瞳孔的变化情况。由看远逐渐变为看近，即由不调节状态到调节状态时，正常反应是双侧瞳孔逐渐缩小（调节反射）、双眼球向内聚合（聚合反射）。当动眼神经受损害时，调节和聚合（辐辏）反射消失。

6. 眼球

（1）眼球突出　双侧眼球突出见于甲状腺功能亢进症；单侧眼球突出，多见于局部炎症或眶内占位性病变，偶见于颅内病变。

（2）眼球凹陷　双侧眼球凹陷见于重度脱水，老年人由于眶内脂肪萎缩而有双侧眼球后退；单侧眼球凹陷见于Horner综合征和眶尖骨折。

● 要点三　鼻部检查

1. 鼻的外形　鼻梁部皮肤出现红色斑块，病损处高出皮面且向两侧面颊扩展为蝶形红斑，见于红斑狼疮；鼻尖及鼻翼皮肤发红，并有毛细血管扩张、组织肥厚，见于酒糟鼻；鼻梁塌陷而致鼻外形似马鞍状，称为鞍鼻，见于鼻骨骨折、鼻骨发育不全和先天性梅毒。

2. 鼻翼扇动　吸气时鼻孔开大，呼气时鼻孔回缩，是高度呼吸困难的表现。常见于肺炎链球菌肺炎、支气管哮喘、心源性哮喘等。

3. 鼻窦　额窦、筛窦、上颌窦和蝶窦，统称为鼻窦。鼻窦区压痛多为鼻窦炎。

● 要点四　口腔、腮腺检查

1. 口唇　正常人的口唇红润、光泽。口唇苍白见于贫血、主动脉瓣关闭不全或虚脱。唇色深红见于急性发热性疾病。口唇单纯疱疹常伴发于肺炎链球菌肺炎、感冒、流行性脑脊髓膜炎、疟疾等。口唇干燥并有皲裂，见于重度脱水患者。口角糜烂见于核黄素缺乏。口唇发绀见于法洛四联症、呼吸衰竭、心力衰竭、休克及暴露在寒冷环境等。

2. 口腔黏膜　正常人的口腔黏膜光洁呈粉红色。在相当于第二磨牙处的颊黏膜出现直径约1mm的灰白色小点，外有红色晕圈，为麻疹黏膜斑，是麻疹的早期（发疹前24～48小时）特征。

3. 牙齿及牙龈　检查时应注意有无龋齿、缺齿、义齿、残根，牙齿颜色及形状。

齿龈水肿及流脓（挤压牙龈容易查见），见

于慢性牙周炎。牙龈萎缩，见于牙周病。牙龈出血可见于牙石、牙周炎、血液系统疾病及坏血病等。

4. 舌　正常舌呈粉红色，大小厚薄适中，活动自如，舌面湿润，并覆盖着一层薄白苔。①草莓舌：见于猩红热或长期发热的患者。②牛肉舌：见于糙皮病（烟酸缺乏）。③镜面舌：见于恶性贫血（内因子缺乏）、缺铁性贫血或慢性萎缩性胃炎。④运动异常：舌体不自主偏斜见于舌下神经麻痹；舌体震颤见于甲状腺功能亢进症。⑤其他：舌色淡红见于营养不良或贫血；舌色深红见于急性感染性疾病；舌色紫红见于心、肺功能不全。

5. 咽部及扁桃体　咽部充血红肿，多见于急性咽炎；咽部充血，表面粗糙，并有淋巴滤泡呈簇状增生，见于慢性咽炎；扁桃体红肿增大，可伴有黄白色分泌物或苔片状易剥离假膜，是扁桃体炎。扁桃体肿大分为三度：Ⅰ度肿大时扁桃体不超过咽腭弓；Ⅱ度肿大时扁桃体超过咽腭弓，介于Ⅰ度与Ⅲ度之间；Ⅲ度肿大时扁桃体达到或超过咽后壁中线。扁桃体充血红肿，并有不易剥离的假膜（强行剥离时出血），见于白喉。

6. 腮腺　腮腺位于耳屏、下颌角与颧弓所构成的三角区内。腮腺导管开口在与上颌第二磨牙牙冠相对的颊黏膜上。正常的腮腺腺体软薄，不能触清其轮廓。腮腺肿大时可出现以耳垂为中心的隆起，并可触及包块。一侧或双侧腮腺肿大，触诊边缘不清，有轻压痛，腮腺导管口红肿，见于流行性腮腺炎。

细目六　颈部检查

要点一　颈部血管检查

1. 颈静脉　正常人安静坐位或立位时颈外静脉塌陷，平卧时颈外静脉充盈，充盈水平仅限于锁骨上缘至下颌角的下2/3以内。立位与坐位时颈静脉明显充盈、怒张，或卧位时颈静脉充盈过度，超过正常水平称为颈静脉怒张，提示颈静脉压增高，见于右心衰竭、缩窄性心包炎、心包积液及上腔静脉阻塞综合征。某种原因如情绪激动、用力等导致胸腔或腹腔压力增高时也可见颈静脉怒张。

2. 颈动脉　安静状态下出现明显的颈动脉搏动，提示心排血量增加或脉压增大，常见于发热、甲状腺功能亢进症、高血压、主动脉瓣关闭不全或严重贫血等。

要点二　甲状腺检查

正常甲状腺看不到，也触不到。检查时应注意甲状腺的肿大程度，硬度，是否对称、光滑，有无结节、压痛及震颤，有无粘连及血管杂音。

甲状腺肿大分为三度：不能看出肿大但能触及者为Ⅰ度；能看见肿大又能触及，但在胸锁乳突肌以内者为Ⅱ度；超过胸锁乳突肌者为Ⅲ度。生理性甲状腺肿大见于女性青春期、妊娠或哺乳期；病理性甲状腺轻度肿大见于单纯性甲状腺肿、甲状腺功能亢进症、甲状腺炎及甲状腺肿瘤。

要点三　气管检查

正常人的气管位于颈前正中部。大量胸腔积液、气胸或纵隔肿瘤及单侧甲状腺肿大，可将气管推向健侧；肺不张、肺硬化、胸膜粘连等，可将气管拉向患侧。

细目七　胸壁及胸廓检查

要点一　常见异常胸廓

1. 桶状胸　胸廓前后径增大，以至与横径几乎相等，胸廓呈圆桶形。肋间隙增宽，锁骨上、下窝展平或突出，颈短肩高，腹上角增大呈钝角，胸椎后凸。桶状胸常见于慢性阻塞性肺气肿及支气管哮喘发作时，亦可见于一部分老年人。

2. 扁平胸　胸廓扁平，前后径常不到横径的一半。颈部细长，锁骨突出，锁骨上、下窝凹陷，腹上角呈锐角。见于瘦长体型者，也可见于慢性消耗性疾病，如肺结核等。

3. 鸡胸（佝偻病胸）　此为佝偻病所致的胸部病变，多见于儿童。外观胸骨特别是胸骨下部显著前凸，两侧肋骨凹陷，胸廓前后径增大而横径缩小,胸廓上下径较短,形似鸡胸。有时肋骨与肋软骨交接处增厚隆起呈圆珠状,在胸骨两侧排列成串珠状,称为佝偻病串珠。前胸下部膈肌附着处,因肋骨质软,长期受膈肌牵拉可向内凹陷,而下部肋缘则外翻,形成一水平状深沟,称肋膈沟。严重时可见胸骨下端剑突处内陷,有时连同依附的肋软骨一起内陷而形似漏斗,称为漏斗胸。

● **要点二　胸壁及胸骨检查**

用手指轻压或轻叩胸壁,正常人无疼痛感觉。胸壁炎症、肿瘤浸润、肋软骨炎、肋间神经痛、带状疱疹、肋骨骨折等,可有局部压痛。骨髓异常增生时,常有胸骨压痛或叩击痛,见于白血病患者。

● **要点三　乳房检查**

1. 视诊　注意两侧乳房的大小、对称性、外表、乳头状态及有无溢液等。乳房外表发红、肿胀并伴疼痛、发热者,见于急性乳房炎。乳房皮肤表皮水肿隆起,毛囊及毛囊孔明显下陷,皮肤呈"橘皮样",多见于乳腺癌。

近期发生的乳头内陷或位置偏移,可能为癌变;乳头有血性分泌物见于乳管内乳头状瘤、乳癌。

2. 触诊　急性乳房炎时乳房红、肿、热、痛,常局限于一侧乳房的某一象限。触诊有明显压痛的硬块,患侧腋窝淋巴结肿大并有压痛,伴寒战、发热及出汗等全身中毒症状。

乳房肿块见于乳癌、乳房纤维腺瘤等。

细目八　肺和胸膜检查

● **要点一　肺和胸膜视诊**

1. 呼吸类型　以胸廓运动为主的呼吸称为胸式呼吸;以腹部运动为主的呼吸称为腹式呼吸。一般说来,成年女性以胸式呼吸为主,儿童及成年男性以腹式呼吸为主。患肺炎、重症肺结核、胸膜炎、肋骨骨折、肋间肌麻痹等胸部疾患时,胸式呼吸变为腹式呼吸。腹膜炎、腹水、巨大卵巢囊肿、肝脾极度肿大、胃肠胀气等腹部疾病及妊娠晚期,腹式呼吸变为胸式呼吸。

2. 呼吸频率、深度及节律

(1) 呼吸频率　成人呼吸频率为12～20次/分钟。成人呼吸频率超过20次/分钟,称为呼吸过速,见于剧烈体力活动、发热、贫血、甲状腺功能亢进症、心力衰竭等;成人呼吸频率低于12次/分钟,称为呼吸频率过缓,见于深睡、颅内高压、吗啡及巴比妥中毒等。

(2) 呼吸深度　呼吸幅度加深见于严重代谢性酸中毒时,病人可以出现节律匀齐,呼吸深而大(吸气慢而深,呼气短促),不感呼吸困难的呼吸,称为库斯莫尔呼吸(酸中毒大呼吸),见于尿毒症、糖尿病酮症酸中毒等;呼吸浅快可见于肺气肿、胸膜炎、胸腔积液、气胸、呼吸肌麻痹、大量腹水、肥胖、鼓肠等。

(3) 呼吸节律　正常人呼吸节律匀齐,呼吸与脉搏之比为1:4。常见的呼吸节律异常有潮式呼吸及间停呼吸。①潮式呼吸(Cheyne-Stokes呼吸):特点是呼吸由浅慢逐渐变为深快,由深快逐渐变为浅慢,直至呼吸停止片刻(约5～30秒),再开始上述周期性呼吸,形成如潮水涨落的节律,见于脑炎、脑膜炎、颅内压增高、脑干损伤等。②间停呼吸(Biot呼吸):表现为有规律的深度相等的几次呼吸之后,突然停止呼吸,间隔一个短时间后又开始深度相同的呼吸,如此周而复始。间停呼吸的发生机制与潮式呼吸一样,但病情较潮式呼吸更为严重,常为临终前的危急征象。

● **要点二　肺和胸膜触诊**

1. 触觉语颤　正常情况下,前胸上部的语颤较下部强;后胸下部较上部强;右上胸较左上胸强。

(1) 语颤增强见于以下几种情况　①肺实变:见于肺炎链球菌肺炎、肺结核、肺脓肿及肺癌等。②压迫性肺不张:见于胸腔积液上方受压而萎瘪的肺组织及受肿瘤压迫的肺组织。③较浅而大的肺空洞:见于肺结核、肺脓肿、肺肿瘤所致的空洞。

(2) 语颤减弱或消失主要见于以下几种情况　①肺泡内含气量增多:如肺气肿及支气管哮喘发

作时。②支气管阻塞：如阻塞性肺不张、气管内分泌物增多。③胸壁距肺组织距离加大：如胸腔积液、气胸、胸膜高度增厚及粘连、胸壁水肿或高度肥厚、胸壁皮下气肿。④体质衰弱：因发音较弱而语颤减弱。大量胸腔积液、严重气胸时，语颤可消失。

2. 胸膜摩擦感 胸膜炎早期可出现胸膜摩擦感，以腋中线第5~7肋间隙最易感觉到，临床意义同胸膜摩擦音。

● 要点三 肺部叩诊

1. 正常肺部叩诊音 正常肺部叩诊呈清音。

2. 肺下界 平静呼吸时，右肺下界在右侧锁骨中线、腋中线、肩胛线，分别为第6、第8、第10肋间水平。左肺下界除在左锁骨中线上变动较大（因有胃泡鼓音区）外，其余与右侧大致相同。矮胖体型或妊娠时，肺下界可上移1肋；消瘦体型者，肺下界可下移1肋。卧位时肺下界可比直立时升高1肋。病理情况下，肺下界下移见于肺气肿、腹腔内脏下垂；肺下界上移见于肺不张、肺萎缩、胸腔积液、气胸，以及腹压增高所致的膈肌上抬（如腹水、鼓肠、肝脾肿大、腹腔肿瘤、膈肌麻痹）。下叶肺实变、胸膜增厚时，肺下界不易叩出。

● 要点四 呼吸音听诊

1. 正常呼吸音

（1）支气管呼吸音 正常人在喉部、胸骨上窝、背部第6颈椎至第2胸椎附近均可听到，如在肺部其他部位听到支气管呼吸音则为病理现象。

（2）肺泡呼吸音 此为气体进出肺泡产生的声音，正常人在肺部任何区域都可听到。

（3）支气管肺泡呼吸音 正常人在胸骨角附近，肩胛间区的第3、4胸椎水平及右肺尖可以听到，如在肺部其他部位听到则为病理现象。

2. 病理性呼吸音

（1）病理性肺泡呼吸音 ①肺泡呼吸音减弱或消失：见于呼吸运动障碍，如全身衰弱、呼吸肌瘫痪、腹压过高、胸膜炎、肋骨骨折、肋间神经痛等；呼吸道阻塞，如支气管炎、支气管哮喘、喉或大支气管肿瘤等；肺顺应性降低，可使肺泡壁弹性减退，充气受限而使呼吸音减弱，如肺气肿、肺淤血、肺间质炎症等；胸腔内肿物，如肺癌、肺囊肿等，因肺组织受压，空气不能进入肺泡或进入肺泡减少引起；胸膜疾患，如胸腔积液、气胸、胸膜增厚及粘连等，由于胸廓呼吸运动受限，均可使肺泡呼吸音减弱。②肺泡呼吸音增强：双侧肺泡呼吸音增强见于运动、发热、甲状腺功能亢进症；肺脏或胸腔病变使一侧或一部分肺的呼吸功能减弱或丧失，则健侧或无病变部分的肺泡呼吸音可出现代偿性增强。

（2）病理性支气管呼吸音 主要见于肺组织实变，如大叶性肺炎实变期等；肺内大空洞，如肺结核、肺脓肿、肺癌形成空洞时；压迫性肺不张，见于胸腔积液、肺部肿块等使肺组织受压发生肺不张时。

（3）病理性支气管肺泡呼吸音 常见于肺实变区域较小且与正常肺组织掺杂存在，或肺实变部位较深并被正常肺组织所遮盖。

● 要点五 啰音听诊

1. 干啰音

（1）听诊特点 ①吸气和呼气都可听到，但常在呼气时更加清楚，因为呼气时管腔更加狭窄。②性质多变且部位变换不定，如咳嗽后可以增多、减少、消失或出现，多为黏稠分泌物移动所致。③音调较高，每个音响持续时间较长。④几种不同性质的干啰音可同时存在。⑤发生于主支气管以上的干啰音，有时不用听诊器都可听到，称喘鸣，可分为鼾音、哨笛音等。鼾音是由气流通过有黏稠分泌物的较大支气管或气管时发生的振动和移动所产生，为一种粗糙的、音调较低的、类似熟睡时的鼾声的干啰音。哨笛音为气流通过狭窄或痉挛的小支气管时发生的一种高音调的干啰音。有的似吹口哨或吹笛声，称为哨笛音；有的呈咝咝声，称为飞箭音。

（2）临床意义 干啰音是支气管有病变的表现。如两肺都出现干啰音，见于急慢性支气管炎、支气管哮喘、支气管肺炎、心源性哮喘等。局限性干啰音是由局部支气管狭窄所致，常见于支气管局部结核、肿瘤、异物或黏稠分泌物附着。局部而持久的干啰音见于肺癌早期或支气管内膜结核。

2. 湿啰音（水泡音）

（1）听诊特点 ①吸气和呼气都可听到，以吸气终末时多而清楚，因吸气时气流速度较快且较强，吸气末气泡大，容易破裂。常有多个水泡音成串或断续发生。②部位较恒定，性质不易改变。③大、中、小水泡音可同时存在。④咳嗽后湿啰音可减少、增多或消失。

（2）临床意义 湿啰音是肺与支气管有病变的表现。湿啰音两肺散在性分布，常见于支气管炎、支气管肺炎、血行播散型肺结核、肺水肿；两肺底分布，多见于肺淤血、肺水肿早期及支气管肺炎；一侧或局限性分布，常见于肺炎、肺结核、支气管扩张症、肺脓肿、肺癌及肺出血等。

● **要点六 胸膜摩擦音听诊**

胸膜摩擦音在吸气和呼气时皆可听到，一般以吸气末或呼气开始时较为明显。屏住呼吸时胸膜摩擦音消失，可借此与心包摩擦音区别。深呼吸或在听诊器体件上加压时胸膜摩擦音常更清楚。胸膜摩擦音可发生于胸膜的任何部位，但最常见于脏层胸膜与壁层胸膜发生位置改变最大的部位——胸廓下侧沿腋中线处。

胸膜摩擦音是干性胸膜炎的重要体征，主要见于以下几种情况：①胸膜炎症：如结核性胸膜炎、化脓性胸膜炎以及其他原因引起的胸膜炎症。②原发性或继发性胸膜肿瘤。③肺部病变累及胸膜：如肺炎、肺梗死等。④胸膜高度干燥：如严重脱水等。⑤其他：如尿毒症等。

● **要点七 听觉语音检查**

当被检查者按平时说话的音调数"一、二、三"时，在胸壁上可用听诊器听到柔和而模糊的声音，即听觉语音。听觉语音减弱见于过度衰弱、支气管阻塞、肺气肿、胸腔积液、气胸、胸膜增厚或水肿。听觉语音增强见于肺实变、肺空洞及压迫性肺不张。听觉语音增强、响亮，且字音清楚，称为支气管语音，见于肺组织实变，此时常伴有触觉语颤增强、病理性支气管呼吸音等肺实变的体征，但以支气管语音出现最早。被检查者用耳语声调发"一、二、三"音，将听诊器放在胸壁上听取，正常能听到肺泡呼吸音的部位只能听到极微弱的声音，即耳语音。耳语音增强见于肺实变、肺空洞及压迫性肺不张。耳语音增强且字音清晰者，为胸耳语音，是肺实变较广泛的征象。

● **要点八 呼吸系统常见疾病的体征**

1. 肺实变

（1）望诊 两侧胸廓对称，患侧呼吸动度可局限性减弱或消失。

（2）触诊 气管居中，患侧语音震颤增强。

（3）叩诊 患侧呈实音。

（4）听诊 患侧肺泡呼吸音消失，可听到病理性支气管呼吸音，支气管语音增强。

2. 肺气肿

（1）望诊 胸廓呈桶状，两侧呼吸动度减弱。

（2）触诊 气管居中，语音震颤减弱。

（3）叩诊 两肺过清音，严重者心界叩不出；肺下界下降，肺下界移动度减低。

（4）听诊 两肺肺泡呼吸音减弱，呼气延长，听觉语音减弱，心音较遥远。

3. 胸腔积液

（1）望诊 患侧胸廓饱满，呼吸动度减弱或消失。

（2）触诊 气管移向对侧，患侧语音震颤减弱或消失。

（3）叩诊 患侧叩诊浊音或实音。

（4）听诊 患侧呼吸音减弱或消失，液面上方可听到病理性支气管呼吸音。

4. 阻塞性肺不张

（1）望诊 患侧胸廓下陷，肋间隙变窄，呼吸动度减弱或消失。

（2）触诊 气管移向患侧，语颤减弱或消失。

（3）叩诊 患侧呈浊音或实音。

（4）听诊 呼吸音消失，听觉语音减弱或

消失。

5. 气胸

（1）望诊　患侧胸廓饱满，肋间隙增宽，呼吸动度减弱或消失。

（2）触诊　气管移向对侧，患侧语音震颤减弱或消失。

（3）叩诊　患侧呈鼓音。左侧气胸时，心界叩不出；右侧气胸时，肝浊音界下移。

（4）听诊　患侧呼吸音减弱或消失。

细目九　心脏、血管检查

要点一　心脏视诊

1. 心前区隆起　心前区隆起见于以下几种情况：①某些先天性心脏病，如法洛四联症、肺动脉瓣狭窄等。②儿童时期患慢性风湿性心脏病伴右心室增大者。

2. 心尖搏动

（1）正常成人心尖搏动　位于左侧第5肋间隙、锁骨中线内侧0.5～1cm处，搏动范围的直径约2～2.5cm。

（2）心尖搏动位置改变　①生理因素：卧位时心尖搏动可稍上移；左侧卧位时，心尖搏动可向左移2～3cm；右侧卧位时可向右移1～2.5cm。小儿及妊娠时心脏常呈横位，心尖搏动可向上外方移位；瘦长体型者，心脏呈垂直位，心尖搏动可向下、向内移至第6肋间隙。②病理因素：左心室增大时，心尖搏动向左下移位；右心室增大时，心尖搏动向左移位；肺不张、粘连性胸膜炎时，心尖搏动移向患侧；胸腔积液、气胸时，心尖搏动移向健侧；大量腹水、肠胀气、腹腔巨大肿瘤或妊娠等，心尖搏动位置向上外移位。

（3）心尖搏动强度及范围改变　左心室肥大、甲亢、重症贫血、发热等疾病时心尖搏动增强；心包积液、左侧气胸或胸腔积液、肺气肿等，心尖搏动减弱甚或消失；负性心尖搏动见于粘连性心包炎，也可见于显著右心室肥大时。

要点二　心脏触诊

1. 心脏震颤（猫喘）　此为器质性心血管疾病的体征。震颤出现的时期、部位和临床意义见下表。

心脏常见震颤的临床意义

时期	部位	临床意义
收缩期	胸骨右缘第2肋间	主动脉瓣狭窄
	胸骨左缘第2肋间	肺动脉瓣狭窄
	胸骨左缘第3、4肋间	室间隔缺损
舒张期	心尖部	二尖瓣狭窄
连续性	胸骨左缘第2肋间及其附近	动脉导管未闭

2. 心包摩擦感　此为干性心包炎的体征，见于结核性、化脓性心包炎，也可见于风湿热、急性心肌梗死、尿毒症、系统性红斑狼疮等引起的心包炎。通常在胸骨左缘第4肋间最易触及，心脏收缩期和舒张期均可触及，以收缩期明显。坐位稍前倾或深呼气末更易触及。

要点三　心脏叩诊

1. 叩诊方法　采用间接叩诊法，沿肋间隙从外向内、自下而上叩诊，板指与肋间隙平行并紧贴胸壁。叩诊心脏左界时，从心尖搏动外2～3cm处由外向内进行叩诊。如心尖搏动不明显，则自第6肋间隙左锁骨中线外的清音区开始，然后按肋间隙逐一上移，至第2肋间隙为止；叩诊心脏右界时，自肝浊音界的上一肋间隙开始，逐一叩诊至第2肋间隙。

2. 心脏浊音界改变的临床意义

（1）心脏与血管本身病变　①左心室增大：心脏浊音界向左下扩大，使心脏外形呈靴形，见于主动脉瓣关闭不全、高血压性心脏病。②右心室增大：显著增大时，心界向左、右两侧扩大，以向左增大较为显著。常见于二尖瓣狭窄、肺心病。③左心房增大或合并肺动脉段扩大：心腰部饱满或膨出，心脏浊音区呈梨形，见于二尖瓣狭窄。④左、右心室增大：心界向两侧扩大，称为普大型心脏，见于扩张型心肌病等。⑤心包积液：坐位时心脏浊音界呈烧瓶形，卧位时心底部浊音界增宽。

（2）心外因素　大量胸腔积液、积气时，心浊音界向健侧移位；胸膜增厚粘连、肺不张则使心界移向患侧；肺气肿时心浊音界变小。

◎ **要点四　心脏瓣膜听诊区**

1. 二尖瓣区　位于左侧第5肋间隙，锁骨中线内侧。

2. 主动脉瓣区

（1）主动脉瓣区　位于胸骨右缘第2肋间隙，主动脉瓣狭窄时的收缩期杂音在此区最响。

（2）主动脉瓣第二听诊区　位于胸骨左缘第3、4肋间隙，主动脉瓣关闭不全时的舒张期杂音在此区最响。

3. 肺动脉瓣区　在胸骨左缘第2肋间隙。

4. 三尖瓣区　在胸骨体下端近剑突偏右或偏左处。

◎ **要点五　心率听诊、心律听诊**

1. 心率　正常成人心率为60～100次/分钟，超过100次/分钟为心动过速，临床意义同脉率增快；低于60次/分钟为心动过缓，临床意义同脉率减慢。

2. 心律　正常人的心律基本规则：呼吸性窦性心律不齐常见于健康青少年及儿童。期前收缩（过早搏动）见于情绪激动、酗酒、饮浓茶以及各种心脏病、心脏手术、心导管检查、低血钾等；心房颤动（房颤）多见于二尖瓣狭窄、冠心病、甲亢，具有心律绝对不规则、S_1强弱不等、脉搏短绌的听诊特点。

◎ **要点六　心音听诊**

1. 正常心音　正常心音有4个，成年人可以听到S_1和S_2，儿童和部分青少年可听到S_3，一般听不到S_4。第一、第二心音的区别，见下表。

第一、第二心音的区别

区别点	第一心音	第二心音
声音特点	音强，调低，时限较长	音弱，调高，时限较短
最强部位	心尖部	心底部
与心尖搏动及颈动脉搏动的关系	与心尖搏动和颈动脉搏动同时出现	心尖搏动之后出现
与心动周期的关系	S_1和S_2之间的间隔（收缩期）较短	S_2到下一心动周期S_1的间隔（舒张期）较长

2. 心音改变及其临床意义

（1）两个心音同时增强见于胸壁较薄、情绪激动、甲亢、发热、贫血等。

（2）两个心音同时减弱见于肥胖、胸壁水肿、左侧胸腔积液、肺气肿、心包积液、缩窄性心包炎、甲状腺功能减退症、心肌炎、心肌病、心肌梗死、心功能不全等。

（3）S_1增强见于发热、甲亢、二尖瓣狭窄等，完全性房室传导阻滞可产生极响亮的S_1，称为"大炮音"。S_1减弱见于心肌炎、心肌病、心肌梗死、二尖瓣关闭不全等。第一心音强弱不等见于早搏、心房颤动、Ⅱ度房室传导阻滞、高度房室传导阻滞。

（4）A_2增强见于高血压病、主动脉粥样硬化等；A_2减弱见于低血压、主动脉瓣狭窄和关闭不全。

（5）P_2增强见于肺动脉高压、二尖瓣狭窄、左心功能不全、室间隔缺损、动脉导管未闭、肺心病；P_2减弱见于肺动脉瓣狭窄或关闭不全。

（6）钟摆律或胎心律见于心肌有严重病变时，如大面积急性心肌梗死、重症心肌炎等。

3. 奔马律及开瓣音

（1）舒张早期奔马律　最常见，是病理性第三心音，又称S_3奔马律或室性奔马律，以左室奔马律占多数，所以，在心尖部容易听到。舒张早期奔马律的出现，提示心脏有严重的器质性病变，见于各种原因的心力衰竭、急性心肌梗死、重症心肌炎等。

（2）开瓣音（二尖瓣开放拍击音） 见于二尖瓣狭窄而瓣膜弹性尚好时，是二尖瓣分离术适应证的重要参考条件。

● 要点七 心脏杂音产生机制

1. 血流加速 见于剧烈运动后、发热、贫血、甲亢等。

2. 瓣膜口狭窄 如二尖瓣狭窄、主动脉瓣狭窄、肺动脉瓣狭窄、梗阻性肥厚型心肌病等。

3. 瓣膜关闭不全 如二尖瓣关闭不全、主动脉瓣关闭不全、主动脉硬化、扩张型心肌病、二尖瓣脱垂等。

4. 异常通道 如室间隔缺损、动脉导管未闭及动静脉瘘等。

5. 心腔内漂浮物 如心内膜炎时赘生物产生的杂音等。

6. 大血管腔瘤样扩张 如动脉瘤。

● 要点八 心脏杂音的特征

1. 最响部位 一般来说，杂音最响的部位，就是病变所在的部位。杂音在心尖部最响，提示病变在二尖瓣；杂音在主动脉瓣区或肺动脉瓣区最响，提示病变在主动脉瓣或肺动脉瓣；杂音在胸骨下端近剑突偏左或偏右处最响，提示病变在三尖瓣。胸骨左缘3、4肋间听到响亮粗糙的收缩期杂音则可能为室间隔缺损。

2. 出现的时期 按杂音出现的时期不同，将杂音分为：收缩期杂音、舒张期杂音、连续性杂音、双期杂音。舒张期杂音及连续性杂音均为病理性，收缩期杂音多为功能性。二尖瓣关闭不全的收缩期杂音可占整个收缩期，并可遮盖 S_1 甚至 S_2，称全收缩期杂音；二尖瓣狭窄的舒张期杂音常出现在舒张中晚期；主动脉瓣关闭不全的舒张期杂音则出现在舒张早期，也可为早中期或全期；肺动脉瓣狭窄的收缩期杂音常为收缩中期杂音；动脉导管未闭时可出现连续性杂音。

3. 杂音的性质 分为吹风样、隆隆样（或雷鸣样）、叹气样、机器样及乐音样等，进一步分为粗糙、柔和。如心尖区粗糙的吹风样收缩期杂音，常提示二尖瓣关闭不全；心尖区舒张中晚期隆隆样杂音是二尖瓣狭窄的特征性杂音；心尖区柔和而高调的吹风样杂音常为相对性二尖瓣关闭不全；主动脉瓣第二听诊区叹气样舒张期杂音见于主动脉瓣关闭不全；胸骨左缘第2肋间及其附近机器声样连续性杂音，见于动脉导管未闭；听诊时杂音如海鸥鸣或鸽鸣样，常见于感染性心内膜炎及梅毒性主动脉瓣关闭不全。

4. 收缩期杂音强度 杂音的强度与下列因素有关：①狭窄程度：一般而言，狭窄越重杂音越强。但当极度狭窄以致通过的血流极少时，杂音反而减弱或消失。②血流速度：血流速度越快，杂音越强。③狭窄口两侧压力差：压力差越大，杂音越强。如风湿性二尖瓣狭窄伴心衰加重时，心肌收缩力减弱，狭窄口两侧压力差减小，血流速度减慢，杂音减弱甚至消失。当心功能改善时两侧压力差增大，血液加快，杂音又增强。④胸壁厚薄：胸壁薄者杂音较强，胸壁厚者杂音较弱。采用Levine 6级分级法。

1级：杂音很弱，所占时间很短，须仔细听诊才能听到。

2级：较易听到，杂音柔和。

3级：中等响亮的杂音。

4级：响亮的杂音，常伴有震颤。

5级：很响亮的杂音，震耳，但听诊器如离开胸壁则听不到，伴有震颤。

6级：极响亮，听诊器稍离胸壁时亦可听到，有强烈的震颤。

杂音强度的表示法：4级杂音记为"4/6级收缩期杂音"。一般而言，3/6级及以上的收缩期杂音多为器质性。但应注意，杂音的强度不一定与病变的严重程度成正比。病变较重时，杂音可能较弱；相反，病变较轻时也可能听到较强的杂音。

5. 传导方向 二尖瓣关闭不全的收缩期杂音在心尖部最响，并向左腋下及左肩胛下角处传导；主动脉瓣关闭不全的舒张期杂音在主动脉瓣第二听诊区最响，并向胸骨下端或心尖部传导；主动脉瓣狭窄的收缩期杂音以主动脉瓣区最响，可向上传至胸骨上窝及颈部；肺动脉瓣关闭不全的舒张期杂音在肺动脉瓣区最响，可传至胸骨左缘第3肋间。

较局限的杂音：二尖瓣狭窄的舒张期杂音常局限于心尖部；肺动脉瓣狭窄的收缩期杂音常局限于胸骨左缘第2肋间；室间隔缺损的收缩期杂音常局限于胸骨左缘第3、4肋间。

6. 杂音与体位的关系 体位改变可使某些杂音减弱或增强，而有助于病变部位的诊断。例如，左侧卧位可使二尖瓣狭窄的舒张中晚期隆隆样杂音更明显；前倾坐位可使主动脉瓣关闭不全的舒张期杂音更易于听到；仰卧位则使肺动脉瓣、二尖瓣、三尖瓣关闭不全的杂音更明显。

器质性与功能性收缩期杂音的鉴别，见下表。

器质性与功能性收缩期杂音的鉴别

区别点	器质性	功能性
部位	任何瓣膜听诊区	肺动脉瓣区和（或）心尖部
持续时间	长，常占全收缩期，可遮盖S_1	短，不遮盖S_1
性质	吹风样，粗糙	吹风样，柔和
传导	较广而远	比较局限
强度	常在3/6级或以上	一般在2/6级或以下
心脏大小	有心房和（或）心室增大	正常

要点九　心包摩擦音听诊

在胸骨左缘第3、4肋间隙较易听到，病人坐位稍前倾，深呼气后屏住呼吸时易于听到，见于急性心包炎。

要点十　血管检查及周围血管征

1. 毛细血管搏动征 用手指轻压病人指甲床末端，或以干净玻片轻压病人口唇黏膜，如见到红白交替的、与病人心搏一致的节律性微血管动现象，称为毛细血管搏动征。

2. 水冲脉 脉搏骤起骤降，急促而有力。检查者用手紧握患者手腕掌面，将患者的前臂高举过头，则水冲脉更易触知。

3. 枪击音与杜氏双重杂音 将听诊器体件放在肱动脉等外周较大动脉的表面，可听到与心跳一致的"嗒——嗒——"音，称为枪击音。如再稍加压力，则可听到收缩期与舒张期双重杂音，即杜氏双重杂音。

头部随脉搏呈节律性点头运动、颈动脉搏动明显、毛细血管搏动征、水冲脉、枪击音与杜氏双重杂音统称为周围血管征，它们均由脉压增大所致，常见于主动脉瓣关闭不全、发热、贫血及甲亢等。

细目十　腹部检查

要点一　腹部视诊

1. 腹部外形 正常腹部平坦。腹部明显膨隆或凹陷见于以下几种情况：

（1）全腹膨隆 见于以下几种情况：①腹内积气：胃肠道内积气，腹部呈球形，两侧腰部膨出不明显，变换体位时其形状无明显改变，见于各种原因所致的肠梗阻或肠麻痹。积气在肠道外腹腔内者，称为气腹，见于胃肠穿孔或治疗性人工气腹。②腹腔积液：当腹腔内大量积液时，在仰卧位腹部外形呈宽而扁状，称为蛙腹。常见于肝硬化门脉高压症、右心衰竭、缩窄性心包炎、肾病综合征、结核性腹膜炎、腹膜转移癌等。结核性腹膜炎症、肿瘤浸润时，腹形常呈尖凸状，也称为尖腹。③腹腔巨大肿块：以巨大卵巢囊肿最常见，腹部呈球形膨隆而以囊肿部位较明显。

（2）局部膨隆 常见于腹部炎性包块、胃肠胀气、脏器肿大、腹内肿瘤、腹壁肿瘤和疝等。左上腹膨隆见于脾肿大、巨结肠或结肠脾曲肿瘤；上腹中部膨隆见于肝左叶肿大、胃扩张、胃癌、胰腺囊肿或肿瘤；右上腹膨隆见于肝肿大（淤血、脓肿、肿瘤）、胆囊肿大及结肠肝曲肿瘤；腰部膨隆见于大量肾盂积水或积脓、多囊肾、巨大肾上腺瘤；左下腹部膨隆见于降结肠肿瘤、干结粪块；下腹部膨隆多见于妊娠、子宫肌瘤、卵巢囊肿、尿潴留等；右下腹膨隆见于阑尾周围脓肿、回盲部结核或肿瘤等。

（3）全腹凹陷　见于严重脱水、明显消瘦及恶病质等。严重者呈舟状腹，见于恶性肿瘤、结核、糖尿病、甲状腺功能亢进症等消耗性疾病。

2. 腹壁静脉　正常时腹壁静脉一般不显露。当门静脉高压或上、下腔静脉回流受阻导致侧支循环形成时，腹壁静脉呈现扩张、迂曲状态，称为腹壁静脉曲张。

（1）门脉高压时，腹壁曲张的静脉以脐为中心向周围伸展，肚脐以上腹壁静脉血流方向从下向上，肚脐以下腹壁静脉血流方向自上向下。

（2）上腔静脉梗阻时，胸腹壁静脉血流方向自上向下，流入下腔静脉。

（3）下腔静脉梗阻时，腹壁浅静脉血流方向向上，进入上腔静脉。

3. 胃肠型和蠕动波　正常人腹部一般看不到蠕动波及胃型和肠型，有时在腹壁菲薄或松弛的老年人、极度消瘦者或经产妇可能见到。

幽门梗阻时，可见到胃蠕动波自左肋缘下向右缓慢推进（正蠕动波），有时可见到逆蠕动波及胃型；脐部出现肠蠕动波见于小肠梗阻，严重梗阻时，脐部可见横行排列呈多层梯形的肠型和较大肠蠕动波；结肠梗阻时，宽大的肠型多出现于腹壁周边，同时盲肠多胀大呈球形。

4. 皮疹　伤寒时的玫瑰疹多见于腹壁皮肤。

● **要点二　腹部触诊**

腹部触诊时，被检者采取仰卧位，两手平放于躯干两侧，两腿并拢屈曲，使腹壁肌肉放松，做缓慢的腹式呼吸运动。医生站在其右侧，面向被检者，以便观察其有无疼痛等表情。检查者的手要温暖，动作轻柔；边与被检者交谈，边进行检查；从健康部位开始对腹部进行全面检查。检查时注意腹壁紧张度、有无压痛和反跳痛等。

1. 腹壁紧张度　正常人腹壁柔软、无抵抗。在某些病理情况下可使全腹或局部紧张度增加、减弱或消失。

（1）腹壁紧张度增加（腹肌紧张）　①弥漫性腹肌紧张多见于胃肠道穿孔或实质脏器破裂所致的急性弥漫性腹膜炎，此时腹壁常强直，硬如木板，故称为板状腹。②局限性腹肌紧张多系局限性腹膜炎所致，如右下腹腹壁紧张多见于急性阑尾炎，右上腹腹壁紧张多见于急性胆囊炎；腹膜慢性炎症时，触诊如揉面团一样，称为揉面感，常见于结核性腹膜炎、癌性腹膜炎。

（2）腹壁紧张度减低或消失　全腹紧张度减低见于慢性消耗性疾病或刚放出大量腹水者，也可见于身体瘦弱的老年人和经产妇；全腹紧张度消失见于脊髓损伤所致的腹肌瘫痪和重症肌无力等。

2. 压痛及反跳痛

（1）压痛　①广泛性压痛见于弥漫性腹膜炎。②局限性压痛见于局限性腹膜炎或局部脏器的病变。明确而固定的压痛点是诊断某些疾病的重要依据。如麦氏（Mc Burney）点（右髂前上棘与脐连线中外1/3交界处）压痛多考虑急性阑尾炎；胆囊点（右腹直肌外缘与肋弓交界处）压痛考虑胆囊病变。

（2）反跳痛　反跳痛表示炎症已波及腹膜壁层，腹肌紧张伴压痛、反跳痛称为腹膜刺激征，是急性腹膜炎的可靠体征。

3. 液波震颤　检查时患者仰卧，医师用手掌面贴于患者腹壁一侧，以另一手并拢屈曲的四指指端迅速叩击腹壁另一侧，如腹腔内有大量游离液体时，贴于腹壁的手掌就可感到液波的冲击，称为液波震颤。

● **要点三　腹内脏器触诊**

1. 肝脏

（1）检查方法　采用单手或双手触诊法，分别在右侧锁骨中线延长线和前正中线上触诊肝脏右叶和左叶。检查时患者取仰卧位,双腿稍屈曲,使腹壁松弛,医师位于患者右侧。

(2) 正常肝脏　正常成人的肝脏一般触不到,但腹壁松弛的瘦者于深吸气时可触及肝下缘,多在肋弓下1cm以内,剑突下如能触及肝左叶,多在3cm以内。2岁以下小儿的肝脏相对较大,易触及。正常肝脏质地柔软,边缘较薄,表面光滑,无压痛和叩击痛。

(3) 肝脏触诊的注意事项　触及肝脏时,应详细描述其大小、质地、表面光滑度及边缘情况、有无压痛及搏动等。

(4) 肝脏大小变化的临床意义　弥漫性肝肿大见于肝炎、脂肪肝、肝淤血、早期肝硬化、白血病、血吸虫病等;局限性肝肿大见于肝脓肿、肝囊肿(包括肝包虫病)、肝肿瘤等;肝脏缩小见于急性和亚急性重型肝炎、晚期肝硬化。

(5) 肝脏质地分级　分为质软、质韧(中等硬度)和质硬三级。正常肝脏质地柔软,如触口唇;急性肝炎及脂肪肝时质地稍韧;慢性肝炎质韧,如触鼻尖;肝硬化质硬,肝癌质地最硬,如触前额;肝脓肿或囊肿有积液时呈囊性感。

2. 胆囊

(1) 胆囊点　右侧腹直肌外缘与肋弓交界处即为胆囊点。

(2) 胆囊触痛的检查方法　医生将左手掌平放在被检者的右肋,拇指放在胆囊点,用中等压力按压腹壁,然后嘱被检者缓慢深呼吸,如果深吸气时被检者因疼痛而突然屏气,则称胆囊触痛征(Murphy's Sign,墨菲征)阳性,见于急性胆囊炎。

(3) 临床意义　正常胆囊不能触到。急性胆囊炎时胆囊肿大,呈囊性感,压痛明显,常有墨菲征阳性;胰头癌压迫胆总管导致胆囊显著肿大时无压痛,但有逐渐加深的黄疸,称库瓦济埃征(Courvoisier's Sign)阳性;胆囊肿大,有实性感者,见于胆囊结石或胆囊癌。

3. 脾脏

(1) 检查方法　仰卧位或右侧卧位,右下肢伸直,左下肢屈髋、屈膝进行检查。

(2) 注意事项　正常脾脏不能触及。内脏下垂、左侧大量胸腔积液或积气时,脾向下移而可触及。除此之外能触及脾脏,则提示脾肿大。触及脾脏后应注意其大小、质地、表面形态、有无压痛及摩擦感等。

(3) 脾肿大的分度方法　深吸气时脾脏在肋下不超过3cm者为轻度肿大;超过3cm但在脐水平线以上,为中度肿大;超过脐水平线或前正中线为高度肿大,又称巨脾。中度以上脾肿大时其右缘常可触及脾切迹,这一特征可与左肋下其他包块相区别。

(4) 脾肿大的临床意义　轻度脾大见于慢性肝炎、粟粒型肺结核、伤寒、感染性心内膜炎、败血症和急性疟疾等,一般质地较柔软;中度脾大见于肝硬化、慢性溶血性黄疸、慢性淋巴细胞性白血病、系统性红斑狼疮、疟疾后遗症及淋巴瘤等,一般质地较硬;高度脾大,表面光滑者见于慢性粒细胞性白血病、慢性疟疾和骨髓纤维化症等,表面不平而有结节者见于淋巴瘤等;脾脓肿、脾梗死和脾周围炎时,可触到摩擦感且压痛明显。

4. 膀胱　膀胱的触诊方法:用单手滑行触诊法。正常膀胱空虚时不能查到。当膀胱积尿而充盈时,在下腹正中部可触到圆形、表面光滑的囊状物,排尿后包块消失,此点可与腹部其他包块相鉴别。尿潴留常见于尿道梗阻、脊髓病、昏迷、腰椎或骶椎麻醉及手术后患者。导尿后肿块消失即可确诊膀胱潴留。

● **要点四　正常腹部可触及的结构,腹部肿块触诊**

1. 正常腹部可触及的结构　除瘦弱者和多产妇可触到右肾下极,儿童可触及肝脏下缘外,正常腹部可触及到腹主动脉、腰椎椎体与骶骨岬、横结肠、乙状结肠、盲肠等结构。

2. 腹部肿块触诊　腹腔脏器的肿大、异位、肿瘤、囊肿或脓肿、炎性组织粘连或肿大的淋巴结等均可形成肿块。如触到肿块要鉴别其来源于何种脏器;是炎症性还是非炎症性;是实质性还是囊性;是良性还是恶性;在腹腔内还是在腹壁上。还须注意肿块的部位、大小、形态、质地、压痛、搏动、移动度、与邻近器官的关系等。

● 要点五 腹部叩诊

1. 腹部正常叩诊音 除肝脏、脾脏所在部位外，正常腹部叩诊音主要为鼓音。

2. 肝脏叩诊 匀称体型者的正常肝上界在右锁骨中线上，第5肋间，下界位于右季肋下缘。右锁骨中线上，肝浊音区上下径之间的距离约为9~11cm；在右腋中线上，肝上界在第7肋间，下界相当于第10肋骨水平；在右肩胛线上，肝上界为第10肋间，下界不易叩出。瘦长型者肝上下界均可低一个肋间，矮胖型者则可高一个肋间。

病理情况下，肝浊音界向上移位见于右肺不张、气腹及鼓肠等；肝浊音界向下移位见于肺气肿、右侧张力性气胸等。肝浊音界扩大见于肝炎、肝脓肿、肝淤血、肝癌和多囊肝等；肝浊音界缩小见于急性肝坏死、晚期肝硬化和胃肠胀气等；肝浊音界消失，代之以鼓音，是急性胃肠穿孔的重要征象，亦可见于人工气腹。肝炎、肝脓肿时可出现肝区叩击痛。

3. 脾脏叩诊 脾浊音区宜采用轻叩法，在左腋中线自上而下进行叩诊。正常脾浊音区在该线上第9~11肋间，宽约4~7cm，前方不超过腋前线。脾浊音区缩小或消失见于左侧气胸、胃扩张及鼓肠等；脾浊音区扩大见于脾肿大。

4. 膀胱叩诊 膀胱空虚时，因小肠位于耻骨上方遮盖膀胱，故叩诊呈鼓音，叩不出膀胱的轮廓。膀胱充盈时，耻骨上方叩出圆形浊音区。妊娠的子宫、卵巢囊肿或子宫肌瘤等，该区叩诊也呈浊音，应予鉴别。腹水时，耻骨上方叩诊可呈浊音区，但此区的弧形上缘凹向脐部，而膀胱胀大的浊音区弧形上缘凸向脐部。排尿或导尿后复查，如为浊音区转为鼓音，即为尿潴留而致的膀胱胀大。

● 要点六 移动性浊音叩诊

当腹腔内有1000mL以上游离液体时，患者仰卧位叩诊，腹中部呈鼓音，腹部两侧呈浊音；侧卧位时，叩诊上侧腹部转为鼓音，下侧腹部呈浊音。这种因体位不同而出现浊音区变动的现象称为移动性浊音阳性，见于肝硬化门静脉高压症、右心衰竭、肾病综合征、严重营养不良以及渗出性腹膜炎（如结核性或自发性）等引起的腹水。

● 要点七 腹部听诊

1. 肠鸣音（肠蠕动音） 正常肠鸣音大约每分钟4~5次，在脐部或右下腹部听得最清楚。当肠鸣音超过每分钟10次称为肠鸣音频繁，见于服泻药后、急性肠炎或胃肠道大出血等；如肠鸣音次数多，且呈响亮、高亢的金属音，称肠鸣音亢进，见于机械性肠梗阻；肠鸣音明显少于正常，或3~5分钟以上才听到一次，称肠鸣音减弱或稀少，见于老年性便秘、电解质紊乱（低血钾）及胃肠动力低下等；如持续听诊3~5分钟未闻及肠鸣音，称肠鸣音消失或静腹，见于急性腹膜炎或各种原因所致的麻痹性肠梗阻。

2. 上腹部振水音 患者仰卧，医师用耳凑近患者上腹部或将听诊器体件放于此处，然后用稍弯曲的手指以冲击触诊法连续迅速冲击患者上腹部，如听到胃内液体与气体相撞击的声音为振水音。正常人餐后或饮入多量液体时，振水音阳性。若空腹或餐后6~8小时以上仍有此音，则提示胃内有液体潴留，见于胃扩张、幽门梗阻及胃液分泌过多等。

3. 血管杂音 上腹部的两侧出现收缩期血管杂音常提示肾动脉狭窄；左叶肝癌压迫肝动脉或腹主动脉时，可在包块部位闻及吹风样血管杂音；中腹部收缩期血管杂音提示腹主动脉瘤或腹主动脉狭窄；肝硬化门脉高压侧支循环形成时，在脐周可闻及连续性的嗡鸣音。

细目十一 肛门、直肠检查

● 要点一 肛门、直肠视诊

根据病情需要采取肘膝位、仰卧位、截石位、左侧卧位或蹲位等体位，观察患者肛门及周围情况。正常肛门周围皮肤色较黑，可见皮肤皱褶自肛门向外周放射。视诊肛门时注意观察肛门有无闭锁或狭窄、有无伤口及感染、有无肛瘘及肛裂、有无直肠脱垂、有无痔疮，并注意区分是外痔（肛门齿状线以下的紫红色包块，表面为皮肤）、内痔（肛门齿状线以上的紫红色包块，表面为黏膜），还是混合痔。

● 要点二　肛门、直肠指诊

肛门、直肠指诊对肛门直肠疾病的诊断有重要价值。指诊有剧烈触痛见于肛裂与感染；触痛并有波动感见于肛门、直肠周围脓肿；触及柔软光滑而有弹性的包块见于直肠息肉；触及质地坚硬、表面凹凸不平的包块应考虑直肠癌。指诊后指套带有黏液、脓液或血液，说明存在炎症并有组织破坏。

细目十二　脊柱与四肢检查

● 要点一　脊柱检查

1. 脊柱弯曲度

（1）检查方法　患者取立位或坐位，先从侧面观察脊柱有无过度的前凸与后凸；然后从后面用手指沿脊椎棘突用力从上向下划压，划压后的皮肤出现一条红色充血线，观察脊柱有无侧弯。

（2）临床意义　①脊柱后凸多发生于胸段，见于佝偻病、脊柱结核、强直性脊柱炎、脊柱退行性变等。②脊柱前凸多发生于腰段，见于大量腹水、腹腔巨大肿瘤、髋关节结核及髋关节后脱位等。③脊柱侧凸：姿势性侧凸的特点为弯曲度多不固定，如平卧位或向前弯腰时可使侧弯消失，多见于儿童发育期坐立位姿势不良、椎间盘突出症、脊髓灰质炎等；器质性侧凸时，改变体位不能使侧凸得到纠正，见于佝偻病、脊椎损伤、胸膜肥厚等。

2. 脊柱活动度

（1）检查方法　检查颈段活动时，固定被检查者的双肩，让其做颈部的前屈、后伸、侧弯、旋转等动作；检查腰段活动时，固定被检查者的骨盆，让其做腰部的前屈、后伸、侧弯、旋转等动作。若已有外伤性骨折或关节脱位时，应避免做脊柱运动，以防损伤脊髓。

（2）脊柱活动受限的原因　软组织损伤、骨质增生、骨质破坏、脊椎骨折或脱位、腰椎间盘突出。

3. 脊柱压痛与叩击痛

（1）检查方法　①检查脊柱压痛时，患者取坐位，身体稍向前倾，医师用右手拇指自上而下逐个按压脊椎棘突及椎旁肌肉。②脊柱叩击痛检查：患者取坐位，医师用手指或用叩诊锤直接叩击各个脊椎棘突，了解患者是否有叩击痛，此为直接叩诊法；或患者取坐位，医师将左手掌置于患者头顶部，右手半握拳，以小鱼际肌部位叩击左手背，了解患者的脊柱是否有疼痛，此为间接叩诊法。

（2）临床意义　正常人脊柱无压痛与叩击痛，若某一部位有压痛与叩击痛，提示该处有病变，如脊椎结核、脊椎骨折、脊椎肿瘤、椎间盘突出等。

● 要点二　四肢、关节检查

1. 四肢、关节形态改变及其临床意义

（1）匙状甲（反甲）　常见于缺铁性贫血，偶见于风湿热。

（2）杵状指（趾）　常见于支气管扩张、支气管肺癌、慢性肺脓肿、脓胸以及发绀型先天性心脏病、亚急性感染性心内膜炎等。

（3）指关节变形　以类风湿关节炎引起的梭形关节最常见。

（4）膝内翻、膝外翻　膝内翻为"O"形腿，膝外翻为"X"形腿。常见于佝偻病及大骨节病。

（5）膝关节变形　常见于风湿性关节炎活动期、结核性关节炎。

（6）足内翻、足外翻　多见于先天畸形、脊髓灰质炎后遗症等。

（7）肢端肥大　见于腺垂体功能亢进、生长激素分泌过多引起的肢端肥大症。

（8）下肢静脉曲张　多见于小腿，是下肢浅静脉血液回流受阻或静脉瓣功能不全所致。表现为下肢静脉如蚯蚓状怒张、弯曲，久立位更明显，严重时有小腿肿胀感，局部皮肤颜色暗紫红色或有色素沉着，甚至形成溃疡。常见于从事站立性工作者或栓塞性静脉炎患者。

2. 运动功能检查 关节活动障碍见于相应部位骨折、脱位、炎症、肿瘤、退行性变等。

细目十三 神经系统检查

要点一 中枢性与周围性面神经麻痹的鉴别

中枢性面神经麻痹与周围性面神经麻痹的鉴别方法，见下表。

中枢性面神经麻痹与周围性面神经麻痹的鉴别方法

	中枢性面神经麻痹	周围性面神经麻痹
病因	核上组织（包括皮质、皮质脑干纤维、内囊、脑桥等）受损	面神经核或面神经受损
临床表现	病灶对侧颜面下部肌肉麻痹，可见鼻唇沟变浅，露齿时口角下垂（或称口角歪向病灶侧），不能吹口哨和鼓腮等	病灶同侧全部面肌瘫痪，从上到下表现为不能皱额、皱眉、闭目，角膜反射消失，鼻唇沟变浅，不能露齿、鼓腮、吹口哨，口角下垂（或称口角歪向病灶对侧）
临床意义	多见于脑血管病变、脑肿瘤和脑炎等	多见于受寒、耳部或脑膜感染、神经纤维瘤引起的周围型面神经麻痹，此外，还可出现舌前2/3味觉障碍等

要点二 感觉功能检查、感觉障碍及其常见类型

1. 感觉功能检查

（1）浅感觉 包括痛觉、触觉、温度觉。

（2）深感觉 包括运动觉、位置觉、振动觉。

（3）复合感觉（皮质感觉） 包括定位觉、两点辨别觉、立体觉和图形觉。

2. 感觉障碍 感觉障碍的形式有：疼痛、感觉减退、感觉异常、感觉过敏、感觉过度和感觉分离。

3. 感觉障碍的类型

（1）末梢型 表现为肢体远端对称性完全性感觉缺失，呈手套状、袜子状分布，也可有感觉异常、感觉过度和疼痛等。多见于多发性神经炎。

（2）神经根型 感觉障碍范围与某种神经根的节段分布一致，呈节段型或带状，在躯干呈横轴走向，在四肢呈纵轴走向。疼痛较剧烈，常伴有放射痛或麻木感，是脊神经后根损伤所致，见于椎间盘突出症、颈椎病和神经根炎等。

（3）脊髓型 根据脊髓受损程度分为：①脊髓横贯型：为脊髓完全被横断，其特点为病变平面以上完全正常，病变平面以下各种感觉均缺失，并伴有截瘫或四肢瘫，排尿排便障碍，多见于急性脊髓炎、脊髓外伤等。②脊髓半横贯型：仅脊髓一半被横断，又称布朗-塞卡尔综合征，其特点为病变同侧损伤平面以下深感觉丧失及痉挛性瘫痪；对侧痛、温觉丧失，见于脊髓外肿瘤和脊髓外伤等。

（4）内囊型 表现为病灶对侧半身感觉障碍、偏瘫、同向偏盲，常称为三偏征，常见于脑血管疾病。

（5）脑干型 特点是同侧面部感觉缺失和对侧躯干及肢体感觉缺失，见于炎症、肿瘤和血管病变。

（6）皮质型 特点为上肢或下肢感觉障碍，并有复合感觉障碍。

要点三 运动功能检查

1. 肌力

（1）肌力分级 分为6级。

0级：无肢体活动，也无肌肉收缩，为完全性瘫痪。

1级：可见肌肉收缩，但无肢体活动。

2级：肢体能在床面上做水平移动，但不能抬起。

3级：肢体能抬离床面，但不能抵抗阻力。

4级：能做抵抗阻力的动作，但较正常差。

5级：正常肌力。

其中，0级为全瘫，1～4级为不完全瘫痪（轻瘫），5级为正常肌力。

（2）瘫痪的表现形式　①单瘫：单一肢体瘫痪，多见于脊髓灰质炎。②偏瘫：为一侧肢体（上、下肢）瘫痪，常伴有同侧脑神经损害，多见于颅内病变或脑卒中。③交叉性偏瘫：为一侧偏瘫及对侧脑神经损害。④截瘫：为双下肢瘫痪，是脊髓横贯性损伤，见于脊髓外伤、炎症等。

2. 肌张力　肌张力是肌肉在松弛状态下的紧张度和被动运动时的阻力。张力过低或缺失见于周围神经、脊髓灰质前角及小脑病变。折刀样张力过高见于锥体束损害，铅管样肌张力过高及齿轮样肌张力过高见于锥体外系损害（如帕金森病等）。

要点四　中枢性与周围性瘫痪的鉴别

中枢性瘫痪与周围性瘫痪的鉴别方法，见下表。

中枢性瘫痪与周围性瘫痪的鉴别方法

	中枢性瘫痪	周围性瘫痪
瘫痪分布	范围较广，单瘫、偏瘫、截瘫	范围较局限，以肌群为主
肌张力	增强	降低
肌萎缩	不明显	明显
膝腱反射	亢进	减弱或消失
病理反射	有	无
肌束颤动	无	可有

要点五　神经反射检查

1. 浅反射

（1）角膜反射　直接角膜反射存在，间接角膜反射消失，为受刺激对侧的面神经瘫痪；直接角膜反射消失，间接角膜反射存在，为受刺激侧的面神经瘫痪；直接、间接角膜反射均消失为受刺激侧三叉神经病变；深昏迷患者角膜反射也消失。

（2）腹壁反射　上部腹壁反射消失说明病变在胸髓7～8节；中部腹壁反射消失说明病变在胸髓9～10节；下部腹壁反射消失说明病变在胸髓11～12节；一侧腹壁反射消失，多见于同侧锥体束病损；上、中、下腹壁反射均消失见于昏迷或急腹症患者；肥胖、老年人、经产妇也可见腹壁反射消失。

（3）提睾反射　一侧反射减弱或消失见于锥体束损害，或腹股沟疝、阴囊水肿、睾丸炎等；双侧反射消失见于腰髓1～2节病损。

2. 深反射

（1）检查内容　肱二头肌反射、肱三头肌反射、桡骨骨膜反射、膝反射、踝反射。

（2）临床意义　①深反射减弱或消失多为器质性病变，是相应脊髓节段或所属的脊神经的病变，常见于末梢神经炎、神经根炎、脊髓灰质炎、脑或脊髓休克状态等。②深反射亢进见于锥体束的病变，如急性脑血管病、急性脊髓炎休克期过后等。

3. 病理反射

（1）检查内容　巴宾斯基（Babinski）征、奥本海姆（Oppenheim）征、戈登（Gordon）征、查多克（Chaddock）征、霍夫曼（Hoffmann）征、肌阵挛（髌阵挛、踝阵挛）。

（2）临床意义　锥体束病变时，失去对脑干和脊髓的抑制功能而出现的低级反射现象称为病理反射。一岁半以内的婴幼儿由于锥体束尚未发育完善，可以出现上述反射现象。成人出现则为病理反射。

4. 脑膜刺激征

（1）颈强直　患者去枕仰卧，下肢伸直，医师左手托其枕部做被动屈颈动作，正常时下颌可贴近前胸。如下颌不能贴近前胸且医师感到有抵抗感，患者感颈后疼痛时为阳性。

（2）凯尔尼格（Kernig）征　患者去枕仰卧，一腿伸直，医师将另一下肢先屈髋、屈膝成直角，然后抬小腿并伸直其膝部，正常人膝关节可伸达135°以上。如小于135°时就出现抵抗，且伴有疼痛及屈肌痉挛时为阳性。

（3）布鲁津斯基（Brudzinski）征　患者去枕仰卧，双下肢自然伸直，医师左手托患者枕部，右手置于患者胸前，使颈部前屈，如两膝关节和髋关节反射性屈曲为阳性。

（4）临床意义　脑膜刺激征阳性见于各种脑膜炎、蛛网膜下腔出血等。颈强直也可见于颈椎病、颈部肌肉病变。凯尔尼格征也可见于坐骨神经痛、腰骶神经根炎等。

5. 拉塞格征

（1）检查方法　患者仰卧，两下肢伸直，医师一手压在一侧膝关节上，使下肢保持伸直，另一手将下肢抬起，正常可抬高70°以上。如不到30°即出现由上而下的放射性疼痛为阳性。以同样的方法再检查另一侧。

（2）临床意义　阳性见于坐骨神经痛、腰椎间盘突出或腰骶神经根炎等。

（张丹　张永涛）

第四单元　实验室诊断

细目一　血液的一般检查

● 要点一　血红蛋白测定和红细胞计数，红细胞形态变化

（一）参考值

血红蛋白（Hb）：男性 120~160g/L；女性 110~150g/L。

红细胞（RBC）：男性 $(4.0~5.5)\times 10^{12}$/L；女性 $(3.5~5.0)\times 10^{12}$/L。

（二）临床意义

血红蛋白测定与红细胞计数的临床意义基本相同。

1. 红细胞及血红蛋白减少　以血红蛋白为标准，成年男性 Hb＜120g/L，成年女性 Hb＜110g/L，即为贫血。

临床上根据血红蛋白减低程度将贫血分为4级：①轻度：Hb＜参考值低限，但＞90g/L。②中度：Hb 90~60g/L。③重度：Hb 60~30g/L。④极重度：Hb＜30g/L。

贫血的常见病因：①红细胞生成减少：如叶酸及（或）维生素 B_{12} 缺乏所致的巨幼细胞贫血；血红蛋白合成障碍所致的缺铁性贫血、铁粒幼细胞性贫血等；骨髓造血功能障碍，如再生障碍性贫血、白血病；慢性系统性疾病，如慢性感染、恶性肿瘤、慢性肾病等。②红细胞破坏过多：见于各种原因引起的溶血性贫血，如阵发性睡眠性血红蛋白尿、脾功能亢进等。③红细胞丢失过多：如各种失血性贫血等。

2. 红细胞及血红蛋白增多　单位容积循环血液中血红蛋白量、红细胞数高于参考值高限。诊断标准：成年男性 Hb＞170g/L，RBC＞6.0×10^{12}/L；成年女性 Hb＞160g/L，RBC＞5.5×10^{12}/L。

（1）相对性增多　因血浆容量减少，血液浓缩所致。见于严重腹泻、频繁呕吐、大量出汗、大面积烧伤、糖尿病酮症酸中毒、尿崩症等。

（2）绝对性增多　①继发性：组织缺氧所致，生理性见于新生儿及高原生活者；病理性见

于严重的慢性心、肺疾病，如阻塞性肺气肿、肺源性心脏病、发绀型先天性心脏病等。②原发性：见于真性红细胞增多症。

3. 红细胞大小异常

（1）小红细胞　红细胞直径<6μm。见于小细胞低色素性贫血，主要为缺铁性贫血。

（2）大红细胞　红细胞直径>10μm。见于溶血性贫血、急性失血性贫血、巨幼细胞贫血。

（3）巨红细胞　红细胞直径>15μm。见于巨幼细胞贫血。

（4）红细胞大小不均　红细胞大小悬殊，直径可相差一倍以上。见于增生性贫血，如溶血性贫血、失血性贫血、巨幼细胞贫血，尤其以巨幼细胞贫血更为显著。

● 要点二　白细胞计数和白细胞分类计数，中性粒细胞核象变化

（一）参考值

白细胞总数：成人$(4.0 \sim 10.0) \times 10^9/L$。
5种白细胞的百分数和绝对值见下表。

5种白细胞的正常百分数和绝对值

细胞类型		百分数（%）	绝对值（$\times 10^9/L$）
中性粒细胞	杆状核	1~5	0.04~0.5
	分叶核	50~70	2~7
嗜酸性粒细胞		0.5~5	0.02~0.5
嗜碱性粒细胞		0~1	0~0.1
淋巴细胞		20~40	0.8~4
单核细胞		3~8	0.12~0.8

（二）临床意义

成人白细胞数$>10.0 \times 10^9/L$称为白细胞增多，$<4.0 \times 10^9/L$称为白细胞减少。白细胞总数的增减主要受中性粒细胞数量的影响。

1. 中性粒细胞

（1）增多　生理性增多见于新生儿、妊娠后期、分娩、剧烈运动或劳动后。病理性增多分为反应性增多和异常增生性增多两种。

反应性增多见于：①急性感染：化脓性感染最常见，如流行性脑脊髓膜炎、肺炎链球菌肺炎、阑尾炎等；也可见于某些病毒感染，如肾综合征出血热、流行性乙型脑炎、狂犬病等；某些寄生虫感染，如并殖吸虫病等。②严重组织损伤：如大手术后、大面积烧伤、急性心肌梗死等。③急性大出血及急性溶血：如消化道大出血、脾破裂或输卵管妊娠破裂等。④急性中毒：如代谢性酸中毒（尿毒症、糖尿病酮症酸中毒）、化学药物中毒（安眠药中毒）、有机磷农药中毒等。⑤恶性肿瘤：各种恶性肿瘤的晚期，特别是消化道肿瘤（如胃癌、肝癌等）。⑥其他：如器官移植术后排斥反应、类风湿关节炎、自身免疫性溶血性贫血、痛风、严重缺氧及应用某些药物（如皮质激素、肾上腺素等）后。

异常增生性增多见于：①急、慢性粒细胞白血病。②骨髓增殖性疾病：如真性红细胞增多症、原发性血小板增多症和骨髓纤维化等。

（2）减少　中性粒细胞绝对值$<2.0 \times 10^9/L$称为粒细胞减少症，$<0.5 \times 10^9/L$称为粒细胞缺乏症。病理性减少见于：①感染性疾病：病毒感染最常见，如流行性感冒、病毒性肝炎、麻疹、风疹、水痘等；某些革兰阴性杆菌感染，如伤寒及副伤寒等；某些原虫感染，如恙虫病、疟疾等。②血液病：如再生障碍性贫血、粒细胞减少症、粒细胞缺乏症、非白血性白血病、恶性组织细胞病等。③自身免疫性疾病：如系统性红斑狼疮等。④单核-巨噬细胞系统功能亢进：如脾功能亢进，见于各种原因引起的脾脏肿大（如肝硬化等）。⑤药物及理化因素的作用：物理因素如X线、γ射线、放射性核素等；化学物质如苯、铅、汞等；化学药物如氯霉素、磺胺类药、抗肿瘤药、抗糖尿病药物及抗甲状腺药物等，均可引

起白细胞及中性粒细胞减少。

(3) 中性粒细胞核象变化　①核左移：当周围血中杆状核粒细胞增多（>0.05），并出现晚幼粒、中幼粒、早幼粒等细胞时，称为核左移。常见于感染，特别是急性化脓性感染，也可见于急性大出血、急性溶血反应、急性中毒等。②核右移：正常人血中的中性粒细胞以3叶者为主，若5叶者超过3%时称为核右移。常伴有白细胞总数减少，为骨髓造血功能减低或缺乏造血物质所致。常见于巨幼细胞贫血、恶性贫血，也可见于应用抗代谢药物（如阿糖胞苷、6-巯基嘌呤）之后。

2. 嗜酸性粒细胞

(1) 增多　①变态反应性疾病：如支气管哮喘、血管神经性水肿、荨麻疹、药物过敏反应、血清病等。②皮肤病：如湿疹、剥脱性皮炎、天疱疮、银屑病等。③寄生虫病：如血吸虫病、蛔虫病、钩虫病、丝虫病等。④血液病：如慢性粒细胞白血病、淋巴瘤、多发性骨髓瘤等。

(2) 减少　见于伤寒的极期、应激状态（如严重烧伤、大手术）、休克、库欣综合征及长期应用肾上腺皮质激素后等。

3. 淋巴细胞

(1) 增多　①感染性疾病：主要为病毒感染，如麻疹、风疹、水痘、流行性腮腺炎、传染性单核细胞增多症、病毒性肝炎、肾综合征出血热等；某些杆菌感染，如结核病、百日咳、布氏杆菌病等。②某些血液病：急性和慢性淋巴细胞白血病、淋巴瘤等。③急性传染病的恢复期。再生障碍性贫血和粒细胞缺乏症时，由于中性粒细胞减少，淋巴细胞比例相对增高，但绝对值并不增高。

(2) 减少　主要见于应用肾上腺皮质激素、烷化剂、抗淋巴细胞球蛋白等的治疗，接触放射线，免疫缺陷性疾病，丙种球蛋白缺乏症等。

4. 单核细胞　增多见于：①某些感染：如感染性心内膜炎、活动性结核病、疟疾、急性感染的恢复期等。②某些血液病：单核细胞白血病、粒细胞缺乏症恢复期、恶性组织细胞病、淋巴瘤、骨髓增生异常综合征等。减少一般无临床意义。

● **要点三　网织红细胞计数**

网织红细胞是晚幼红细胞到成熟红细胞之间未完全成熟的过渡型红细胞。

1. 参考值　百分数0.005~0.015（0.5%~1.5%），绝对值（24~84）×10^9/L。

2. 临床意义

(1) 反映骨髓造血功能状态　①增多：表示骨髓红细胞系增生旺盛。溶血性贫血和急性失血性贫血时明显增多；缺铁性贫血和巨幼细胞贫血时可轻度增多。②减少：表示骨髓造血功能减低，见于再生障碍性贫血、骨髓病性贫血（如急性白血病）。

(2) 贫血治疗的疗效判断指标　缺铁性贫血及巨幼细胞贫血患者，治疗前网织红细胞可轻度增多，给予铁剂或叶酸治疗3~5天后，网织红细胞开始升高，7~10天达到高峰。治疗后2周逐渐下降。

(3) 观察病情变化　溶血性贫血和失血性贫血患者在治疗过程中，网织红细胞逐渐减低，表示溶血或出血已得到控制；反之，如持续不减低，甚至增高者，表示病情未得以控制，甚至还在加重。

● **要点四　血小板计数**

1. 参考值　(100~300)×10^9/L。

2. 临床意义　血小板>400×10^9/L称为血小板增多，<100×10^9/L称为血小板减少。

(1) 增多　①反应性增多：见于急性大出血及溶血之后、脾切除术后等。②原发性增多：见于原发性血小板增多症、真性红细胞增多症、慢性粒细胞白血病、骨髓纤维化早期等。

(2) 减少　①生成障碍：见于再生障碍性贫血、急性白血病、急性放射病、骨髓纤维化晚期等。②破坏或消耗增多：见于原发性血小板减少性紫癜、脾功能亢进、系统性红斑狼疮、淋巴瘤、DIC、血栓性血小板减少性紫癜等。③分布异常：见于脾肿大，如肝硬化。

要点五　红细胞沉降率测定

红细胞沉降率（血沉）是指在一定条件下红细胞沉降的速度。

1. 参考值　成年男性 0～15mm/h；成年女性 0～20mm/h。

2. 临床意义

（1）生理性增快　见于妇女月经期、妊娠 3 个月以上、60 岁以上高龄者。

（2）病理性增快　①各种炎症：细菌性急性炎症、结核病和风湿热活动期。②组织损伤及坏死：较大的组织损伤或手术创伤时血沉增快。急性心肌梗死血沉增快；而心绞痛时血沉则正常。③恶性肿瘤：恶性肿瘤血沉增快，良性肿瘤血沉多正常。④各种原因导致的高球蛋白血症：如慢性肾炎、多发性骨髓瘤、肝硬化、感染性心内膜炎、系统性红斑狼疮等。⑤贫血和高胆固醇血症时血沉可增快。

细目二　血栓与止血检查

要点一　出血时间测定

1. 参考值　6.9±2.1 分钟（测定器法），超过 9 分钟为异常。

2. 临床意义　出血时间（BT）延长见于：①血小板显著减少：如原发性或继发性血小板减少性紫癜。②血小板功能异常：如血小板无力症、巨大血小板综合征。③毛细血管壁异常：如遗传性出血性毛细血管扩张症、维生素 C 缺乏症。④某些凝血因子严重缺乏：如血管性血友病、DIC。

要点二　凝血因子检测

（一）活化部分凝血活酶原时间（APTT）测定

APTT 是反映内源性凝血系统各凝血因子总的凝血状况的筛选试验。

1. 参考值　32～43 秒（手工法），较正常对照延长 10 秒以上为异常。

2. 临床意义

（1）APTT 延长　①血浆Ⅷ、Ⅸ、Ⅺ因子缺乏：如重症 A、B 型血友病和遗传性因子Ⅺ缺乏症。②凝血酶原严重减少：如先天性凝血酶原缺乏症。③纤维蛋白原严重减少：如先天性纤维蛋白缺乏症。④纤溶亢进：DIC 后期继发纤溶亢进。⑤APTT 又是监测肝素治疗的首选指标。

（2）APTT 缩短　见于血栓性疾病和血栓前状态，如 DIC 早期、脑血栓形成、心肌梗死等，但灵敏度、特异度差。

（二）血浆凝血酶原时间（PT）测定

1. 参考值　11～13 秒。应有正常对照，超过正常对照 3 秒以上为异常。

2. 临床意义

（1）PT 延长　①先天性凝血因子异常：如因子Ⅱ、Ⅴ、Ⅶ、Ⅹ减少及纤维蛋白原减少。②后天性凝血因子异常：如严重肝病、维生素 K 缺乏、DIC 后期及应用抗凝药物。

（2）PT 缩短　主要见于血液高凝状态，如 DIC 早期、脑血栓形成、心肌梗死、深静脉血栓形成、多发性骨髓瘤等。

（三）血浆纤维蛋白原（Fg）测定

1. 参考值　2～4g/L（凝血酶比浊法）。

2. 临床意义

（1）增高　见于糖尿病、急性心肌梗死、急性肾炎、多发性骨髓瘤、休克、大手术后、急性感染、妊娠高血压综合征、恶性肿瘤及血栓前状态等。

（2）减低　见于 DIC、原发性纤溶症、重症肝炎和肝硬化等。

细目三　肝脏病实验室检查

要点一　蛋白质代谢检查

1. 参考值　血清总蛋白（STP）60～80g/L；白蛋白（A）40～55g/L；球蛋白（G）20～30g/L；A/G（1.5～2.5）:1。

2. 临床意义　STP<60g/L 或 A<25g/L，称为低蛋白血症；STP>80g/L 或 G>35g/L，称为高蛋白血症或高球蛋白血症。

(1) 血清总蛋白及白蛋白减低 见于肝脏疾病 ①急性或局限性肝损害：血清蛋白检查可无明显异常。②慢性肝病：如慢性肝炎、肝硬化、肝癌时可有白蛋白减少，球蛋白增加，A/G比值减低。③A/G比值倒置：表示肝功能严重损害，如重度慢性肝炎、肝硬化。

低蛋白血症也可见于肝外疾病：①蛋白质摄入不足或消化吸收不良：如营养不良。②蛋白质丢失过多：如肾病综合征、大面积烧伤、急性大出血等。③消耗增加：见于慢性消耗性疾病，如重症结核、甲状腺功能亢进症、恶性肿瘤等。低蛋白血症时患者易出现严重水肿及胸、腹水。

(2) 血清总蛋白及白蛋白增高 主要见于各种原因引起的严重脱水，如腹泻、呕吐、肠梗阻、肠瘘、肾上腺皮质功能减退症等。

(3) 血清总蛋白及球蛋白增高 主要是因球蛋白增高引起，其中以γ球蛋白增高为主。高蛋白血症见于：①慢性肝病：如肝硬化、慢性肝炎等。②M球蛋白血症：如多发性骨髓瘤、淋巴瘤、原发性巨球蛋白血症等。③自身免疫性疾病：如系统性红斑狼疮、类风湿关节炎、风湿热等。④慢性炎症与慢性感染：如结核病、疟疾、黑热病等。

● 要点二 胆红素代谢检查

(一) 血清总胆红素、结合胆红素、非结合胆红素测定

1. 参考值 血清总胆红素（STB）3.4～17.1μmol/L；结合胆红素（CB）0～6.8μmol/L；非结合胆红素（UCB）1.7～10.2μmol/L。

2. 临床意义

(1) 判断有无黄疸 ①STB>17.1μmol/L可诊断为黄疸。②STB17.1～34.2μmol/L为隐性黄疸；STB>34.2μmol/L为显性黄疸。

(2) 反映黄疸程度 ①轻度黄疸：STB34.2～171μmol/L。②中度黄疸：STB171～342μmol/L。③高度黄疸：STB>342μmol/L。

(3) 鉴别黄疸类型 ①溶血性黄疸：以UCB增高为主，见于新生儿黄疸、溶血性贫血，如蚕豆病、珠蛋白生成障碍性贫血等。②肝细胞性黄疸：UCB、CB均增高，见于病毒性肝炎、中毒性肝炎、肝癌、肝硬化等。③阻塞性黄疸：以CB增高为主，见于胆石症、胰头癌、肝癌等。

(二) 尿胆红素定性试验

1. 参考值 正常定性为阴性。

2. 临床意义 尿胆红素定性试验阳性提示血液中CB增高。肝细胞性黄疸为阳性；阻塞性黄疸为强阳性；溶血性黄疸为阴性。

(三) 尿胆原检查

1. 参考值 定性：阴性或弱阳性反应（阳性稀释度在1:20以下）。定量：0.84～4.2μmol/24h尿。

2. 临床意义

(1) 尿胆原增高 ①溶血性黄疸时明显增高。②肝细胞黄疸时可增高。③其他：如发热、心功能不全、肠梗阻、顽固性便秘等尿胆原也可增高。

(2) 尿胆原减低 ①阻塞性黄疸时尿胆原减低和缺如。②新生儿及长期应用广谱抗生素者，由于肠道菌群受抑制，使肠道尿胆原生成减少。

(四) 3种类型黄疸实验室检查鉴别

3种类型黄疸实验室检查鉴别表

类型	STB	CB	UCB	CB/STB	尿胆原	尿胆红素
溶血性黄疸	↑↑	轻度↑或正常	↑↑	<20%	强(+)	(-)
阻塞性黄疸	↑↑	↑↑	轻度↑或正常	>50%	(-)	强(+)
肝细胞性黄疸	↑↑	↑	↑	20%～50%	(+)或(-)	(+)

要点三 血清酶及同工酶检查

(一) 血清氨基转移酶测定

ALT主要分布在肝脏，其次是骨骼肌、肾脏、心肌等组织中。AST主要分布在心肌，其次是肝脏、骨骼肌、肾脏等组织中。AST在肝细胞中有2种同工酶，分别是ASTm和ASTs。正常血清中ASTs含量多，ASTm仅占10%以下。

1. 参考值 连续监测法（37℃）：ALT10~40U/L，AST10~40U/L。ALT/AST≤1。

2. 临床意义

（1）肝脏疾病 ①急性病毒性肝炎：ALT与AST均显著增高，ALT增高更明显，ALT/AST>1。急性重型肝炎AST增高明显，但在病情恶化时，黄疸进行性加深，酶活性反而降低，称为胆-酶分离，提示肝细胞严重坏死，预后不良。在急性肝炎恢复期，如血清氨基转移酶活性不能降至正常或再增高，提示急性病毒性肝炎转为慢性。②慢性病毒性肝炎：ALT与AST轻度增高或正常，ALT/AST>1；若AST增高明显，ALT/AST<1，提示慢性肝炎进入活动期。③肝硬化：血清氨基转移酶活性取决于肝细胞进行性坏死程度，终末期肝硬化血清氨基转移酶活性正常或降低。④肝内、外胆汁淤积：血清氨基转移酶轻度增高或正常。⑤其他肝病：如脂肪肝、肝癌等，血清氨基转移酶正常或轻度增高；酒精性肝病时ALT基本正常，AST显著增高，ALT/AST<1。

（2）急性心肌梗死 发病后6~8小时AST增高，18~24小时达高峰，4~5天恢复正常，若再次增高提示梗死范围扩大或有新的梗死发生。

（3）AST同工酶变化 ①肝细胞轻度损害：如轻、中度急性肝炎时血清AST轻度增高，且以ASTs增高为主，ASTm正常。②肝细胞严重损害：如重型肝炎、暴发性肝炎、严重酒精性肝炎时，血清ASTm增高。③其他肝病：中毒性肝炎、妊娠脂肪肝、肝动脉栓塞术后及急性心肌梗死等，血清ASTm也增高。

(二) 碱性磷酸酶及其同工酶测定

ALP主要分布在肝脏、骨骼、肾、小肠及胎盘中，血清中大部分ALP来源于肝脏和成骨细胞，ALP随胆汁排入小肠。ALP有6种同工酶，分别是ALP_1~ALP_6。

1. 参考值 磷酸对硝基苯酚连续监测法（30℃）：成人40~110U/L，儿童<250U/L。

2. 临床意义

（1）胆道阻塞 各种肝内、外胆道阻塞性疾病，如胰头癌、胆道结石、原发性胆汁性肝硬化、肝内胆汁淤积等，ALP明显升高，以ALP_1为主。尤其是癌性梗阻时，100%出现ALP_1，且$ALP_1 > ALP_2$。

（2）肝脏疾病 急性肝炎时ALP_2明显增高，ALP_1轻度增高，且$ALP_1 < ALP_2$；肝硬化患者80%以上ALP_5明显增高，可达总ALP的40%以上。

（3）黄疸的鉴别诊断 ①阻塞性黄疸ALP明显增高。②肝细胞性黄疸ALP轻度增高。③肝内局限性胆道阻塞：如原发性肝癌、转移性肝癌、肝脓肿等，ALP明显增高。

（4）骨骼疾病 如纤维性骨炎、骨肉瘤、佝偻病、骨软化症、骨转移癌及骨折愈合期等，ALP均可增高。

(三) γ-谷氨酰转移酶

1. 参考值 硝基苯酚连续监测法（37℃）：<50U/L。

2. 临床意义

（1）胆道阻塞性疾病 见于原发性胆汁性肝硬化、硬化性胆管炎等。

（2）肝脏疾病 ①肝癌：γ-GT明显增高。②急性病毒性肝炎：γ-GT中度增高。③慢性肝炎、肝硬化：非活动期γ-GT活性一般正常；若γ-GT活性持续增高，提示病变活动或病情恶化。④急性和慢性酒精性肝炎、药物性肝炎：γ-GT明显或中度以上增高。

（3）其他疾病 脂肪肝、胰腺炎、胰腺肿瘤、前列腺肿瘤等，γ-GT可轻度增高。

(四) 乳酸脱氢酶及其同工酶测定

LDH以心肌、骨骼肌、肾脏和红细胞中含量丰富。LDH 有5种同工酶，即 $LDH_1 \sim LDH_5$。

1. 参考值 LDH 总活性：连续检测法为 104~245U/L，速率法（30℃）为 95~200U/L。LDH 同工酶：正常人 $LDH_2 > LDH_1 > LDH_3 > LDH_4 > LDH_5$。

2. 临床意义

（1）急性心肌梗死 发病后 8~18 小时开始增高，24~72 小时达高峰，6~10 天恢复正常。病程中 LDH 持续增高或再次增高，提示梗死面积扩大或再次出现梗死。急性心肌梗死早期 LDH_1 和 LDH_2 均增高，LDH_1 增高更明显，$LDH_1/LDH_2 > 1$。

（2）肝胆疾病 急性和慢性活动性肝炎、肝癌（尤其是转移性肝癌），LDH 明显增高。肝细胞损伤时 LDH_5 增高明显，LDH_5 是诊断肝细胞坏死的敏感指标，肝细胞坏死时 $LDH_5 > LDH_4$。阻塞性黄疸 $LDH_4 > LDH_5$。

（3）其他疾病 ①恶性肿瘤：LDH 增高程度与肿瘤增长速度有一定的关系，如恶性肿瘤转移至肝脏，常伴有 LDH_4 及 LDH_5 增高。②恶性贫血：LDH 极度增高，LDH_1 增高明显，且 $LDH_1 > LDH_2$。

● **要点四 甲、乙型病毒性肝炎标志物检查**

（一）甲型肝炎病毒标志物检测

甲型肝炎病毒（HAV）属嗜肝 RNA 病毒，存在于被感染者的肝细胞、血浆、胆汁和粪便中，通过粪-口途径传播。机体感染 HAV 后可产生抗 HAV-IgM、抗 HAV-IgA、抗 HAV-IgG 3 种抗体。抗 HAV-IgM 是 HAV 常规检查项目。

1. 参考值

（1）甲型肝炎病毒抗原检测 ELISA 法、RIA 法和 PCR 法：HAVAg、HAV-RNA 阴性。

（2）甲型肝炎病毒抗体检测 ELISA 法：抗 HAV-IgM、抗 HAV-IgA、抗 HAV-IgG 均阴性。

2. 临床意义

（1）HAVAg 阳性 证实 HAV 在体内的存在，出现于感染后 10~20 天的粪便中，见于甲型肝炎。

（2）HAV-RNA 阳性 对甲型肝炎的诊断具有特异性，对早期诊断的意义更大。

（3）抗 HAV-IgM 阳性 说明机体正在感染 HAV，感染 1 周后产生，是早期诊断甲肝的特异性指标。

（4）抗 HAV-IgA 阳性 抗 HAV-IgA 为局部抗体，是机体感染 HAV 后由肠道黏膜细胞所分泌，出现在甲肝早期、急性期患者的粪便中。

（5）抗 HAV-IgG 阳性 抗 HAV-IgG 较抗 HAV-IgM 产生晚，是保护性抗体，一般在感染 HAV 3 周后出现在血清中，且持久存在，是获得免疫力的标志，提示既往感染，可作为流行病学调查的指标。

（二）乙型肝炎病毒标志物检测

乙型肝炎病毒（HBV）属嗜肝 DNA 病毒。HBV 主要通过血液途径传播，也可由性接触传播和母婴垂直传播。机体感染 HBV 后产生相应的免疫反应，形成三种不同的抗原抗体系统。

1. 参考值 ELISA 法、RIA 法：健康人检测结果均为阴性。

2. 临床意义

（1）HBsAg 阳性 是 HBV 现症感染的标志，见于乙型肝炎患者、HBV 携带者和与乙肝病毒感染相关的肝硬化、肝癌患者。

（2）抗-HBs 阳性 感染后 3~6 个月出现，是一种保护性抗体，见于注射过乙型肝炎疫苗、曾经感染过 HBV 和乙肝恢复期。

（3）HBeAg 阳性 是病毒复制的标志，传染性强。急性乙肝病毒感染者，如果 HBeAg 持续阳性，则有转为慢性感染的趋势。

（4）抗-HBe 阳性 表示乙肝病毒复制减少，传染性降低，但并非保护性抗体。

（5）HBcAg 阳性 HBcAg 阳性提示病人血清中有 HBV 存在，表示病毒复制活跃，传染性强。HBcAg 主要存在于受感染的肝细胞核内，HBcAg 外面被 HBsAg 包裹，故一般情况下血清中测不到游离的 HBcAg。

（6）抗-HBc 阳性 抗-HBc 不是中和抗

体，而是反映肝细胞受到HBV感染的可靠指标。①抗HBc-IgG：反映抗-HBc总抗体的情况。抗HBc-IgG在体内长期存在，为HBV感染的标志，包括现症感染和既往感染。②抗HBc-IgM：是机体感染HBV后在血液中最早出现的抗体，在感染急性期滴度高，抗HBc-IgM阳性是诊断急性乙型肝炎和判断病毒复制活跃的重要指标，并提示患者血液有强传染性。

细目四　肾功能检查

要点一　肾小球功能检测

（一）内生肌酐清除率（Ccr）测定

Ccr是指肾脏在单位时间内把若干毫升血浆中的内生肌酐全部清除出去。Ccr是测定肾小球滤过功能最常用的方法，也是反映肾小球滤过功能的主要指标。

1. 参考值　成人（体表面积以1.73m²计算）80~120mL/min。

2. 临床意义

（1）判断肾小球损害的敏感指标　当GFR降低至正常值50%时，Ccr测定值可低至50mL/min，但血肌酐、血尿素氮测定仍可在正常范围内，故Ccr能较早地反映GFR。

（2）评估肾功能损害的程度　根据Ccr一般可将肾功能分为4期：①肾衰竭代偿期：Ccr 51~80mL/min。②肾衰竭失代偿期：Ccr 50~20mL/min。③肾衰竭期（尿毒症早期）：Ccr 19~10mL/min。④肾衰竭终末期（尿毒症晚期）：Ccr < 10mL/min。

（3）指导临床用药　Ccr 30~40mL/min应限制蛋白质的摄入；Ccr ≤ 30mL/min，用噻嗪类利尿剂无效，改用袢利尿剂；Ccr ≤ 10mL/min，袢利尿剂无效，应做透析治疗。

（二）血肌酐（Cr）测定

1. 参考值　全血Cr：88~177μmol/L。血清或血浆Cr：男性53~106μmol/L，女性44~97μmol/L。

2. 临床意义

（1）评估肾功能损害的程度　血Cr增高的程度与慢性肾衰竭呈正相关。①肾衰竭代偿期：血Cr < 178μmol/L。②肾衰竭失代偿期：血Cr 178~445μmol/L。③肾衰竭期：血Cr > 445μmol/L。

（2）鉴别肾前性和肾实质性少尿　①肾前性少尿：血Cr增高一般≤200μmol/L。②肾实质性少尿：血Cr增高常>200μmol/L。

（三）血清尿素氮（BUN）测定

1. 参考值　成人3.2~7.1mmol/L。

2. 临床意义　BUN增高见于以下几种情况：

（1）肾前性因素　①肾血流量减少：见于心功能不全、水肿、脱水、休克等。②蛋白质分解增加：见于急性传染病、上消化道出血、大面积烧伤、大手术后、甲状腺功能亢进症等。

（2）肾脏因素　见于严重肾脏疾病引起的慢性肾衰竭，如慢性肾炎、慢性肾盂肾炎、肾结核、肾肿瘤、肾动脉硬化症等的晚期。BUN增高的程度与尿毒症病情的严重性成正比，故BUN测定对尿毒症的诊断及预后估计有重要意义。

（3）肾后性因素　见于尿路结石、前列腺增生、泌尿系肿瘤等引起的尿路梗阻。

（4）BUN/Cr的意义　同时测定血Cr和BUN的临床意义更大，正常时BUN/Cr（单位均应为mg/dL）为20:1。①肾前性少尿：BUN上升较快，但Cr不相应上升，故BUN/Cr常>10:1。②器质性肾衰竭：因BUN与Cr同时增高，故BUN/Cr≤10:1。

（四）血β_2-微球蛋白（β_2-MG）测定

1. 参考值　正常人血中β_2-MG为1~2mg/L。

2. 临床意义

（1）血β_2-MG测定是反映肾小球滤过功能减低的敏感指标。在评估肾小球滤过功能上，血β_2-MG增高比血Cr更灵敏，在Ccr < 80mL/min时即可出现，而此时血Cr浓度多无改变。若同时出现血和尿β_2-MG增高，但血β_2-MG <

5mg/L，则说明肾小球和肾小管功能可能均受损。

（2）任何使 β_2-MG 合成增多的疾病也可导致 β_2-MG 增高，如恶性肿瘤、IgG 肾病及各种炎症性疾病。

（3）近端肾小管功能受损时，对 β_2-MG 重吸收减少，尿液中 β_2-MG 排出量增加。

（五）肾小球滤过率（GFR）测定

1. 参考值 总 GFR 100 ± 20 mL/min。

2. 临床意义

（1）GFR 减低 常见于急性和慢性肾衰竭、肾小球功能不全、肾动脉硬化及肾盂肾炎、糖尿病、高血压病等的晚期。

（2）GFR 增高 常见于肢端肥大症、巨人症、糖尿病肾病早期等。

● **要点二 肾小管功能检测**

（一）尿 β_2-微球蛋白（β_2-MG）测定

1. 参考值 正常成人尿 β_2-MG < 0.3 mg/L。

2. 临床意义

（1）尿 β_2-MG 增高 见于肾小管-间质性疾病、药物或毒物所致的早期肾小管损伤、肾移植后急性排斥反应早期。

（2）应同时检测血和尿 β_2-MG 只有血 β_2-MG <5 mg/L 时，尿 β_2-MG 增高才反映肾小管损伤。

（二）昼夜尿比密试验（莫氏试验）

莫氏试验可了解肾脏的稀释-浓缩功能，是反映远端肾小管和集合管功能状态的敏感试验。

1. 参考值 成人尿量 $1000 \sim 2000$ mL/24h；昼尿量/夜尿量比值为 $(3 \sim 4):1$；夜尿量 <750 mL；至少 1 次尿比密 >1.018；昼尿中最高与最低尿比密差值 >0.009。

2. 临床意义 莫氏试验用于诊断各种疾病对远端肾小管稀释-浓缩功能的影响。

（1）尿少、比密高 ①肾前性少尿：见于各种原因引起的肾血容量不足。②肾性少尿：见于急性肾炎及其他影响 GFR 的情况。

（2）夜尿多、比密低 提示肾小管功能受损，见于慢性肾炎、间质性肾炎、高血压肾病等。由于慢性肾脏病变致肾小管稀释-浓缩功能受损，患者夜尿量增多，尿最高比密 <1.018，尿最高与最低比密差 <0.009。

（3）尿比密低而固定 尿比密固定在 $1.010 \sim 1.012$，称为等渗尿，见于肾脏病变晚期，提示肾小管重吸收功能很差，浓缩稀释功能丧失。

（4）尿量明显增多（>4 L/24h）而尿比密均 <1.006，为尿崩症的典型表现。

细目五 常用生化检查

● **要点一 糖类检查**

（一）空腹血糖（FBG）测定

1. 参考值 葡萄糖氧化酶法：$3.9 \sim 6.1$ mmol/L。

2. 临床意义 FBG >7.0 mmol/L 称为高糖血症；FBG >9.0 mmol/L 时尿糖阳性；FBG <3.9 mmol/L 时为血糖减低；FBG <2.8 mmol/L 称为低糖血症。

（1）FBG 增高 生理性增高见于餐后 $1 \sim 2$ 小时、高糖饮食、剧烈运动、情绪激动等。病理性增高见于：①各型糖尿病。②内分泌疾病：如甲状腺功能亢进症、肢端肥大症、巨人症、嗜铬细胞瘤、肾上腺皮质功能亢进症、胰高血糖素瘤等。③应激性因素：如颅脑外伤、急性脑血管病、中枢神经系统感染、心肌梗死、大面积烧伤等。④肝脏和胰腺疾病：如严重肝损害、坏死性胰腺炎、胰腺癌等。⑤其他：如呕吐、脱水、缺氧、麻醉等。

（2）FBG 减低 生理性减低见于饥饿、长时间剧烈运动等。病理性减低见于：①胰岛素分泌过多：如胰岛 β 细胞增生或肿瘤、胰岛素用量过大、口服降糖药等。②对抗胰岛素的激素缺乏：如生长激素、肾上腺皮质激素、甲状腺激素缺乏等。③肝糖原储存缺乏：如重型肝炎、肝硬化、肝癌等严重肝病。④急性酒精中毒。⑤消耗性疾病：如严重营养不良、恶病质等。

（二）葡萄糖耐量试验（GTT）

GTT是检测葡萄糖代谢功能的试验，主要用于诊断症状不明显或血糖增高不明显的可疑糖尿病。现多采用WHO推荐的75g葡萄糖标准口服葡萄糖耐量试验（OGTT）。

1. OGTT的适应证

（1）无糖尿病症状，随机血糖或FBG异常。

（2）无糖尿病症状，但有糖尿病家族史。

（3）有糖尿病症状，但FBG未达到诊断标准。

（4）有一过性或持续性糖尿者。

（5）分娩巨大胎儿的妇女。

（6）原因不明的肾脏疾病或视网膜病变。

2. 参考值

（1）FBG 3.9~6.1mmol/L。

（2）服糖后0.5~1小时血糖达高峰，一般在7.8~9.0mmol/L，峰值<11.1mmol/L。

（3）服糖后2小时血糖（2hBG）<7.8mmol/L。

（4）服糖后3小时血糖恢复至空腹水平。

（5）每次尿糖均为阴性。

3. 临床意义

（1）诊断糖尿病　FBG>7.0mmol/L，OGTT血糖峰值>11.1mmol/L，2hBG>11.1mmol/L。

（2）判断糖耐量异常　FBG<7.0mmol/L，2hBG 7.8~11.1mmol/L，且血糖到达高峰时间延长至1小时后，血糖恢复正常时间延长至2~3小时后，同时伴尿糖阳性者为糖耐量异常，其中1/3最终转为糖尿病。糖耐量异常常见于2型糖尿病、肢端肥大症、甲状腺功能亢进症等。

● **要点二　血脂测定**

（一）血清总胆固醇（TC）测定

1. 参考值　合适水平：<5.20mmol/L。边缘水平：5.23~5.69mmol/L。增高：>5.72mmol/L。

2. 临床意义

（1）TC增高　①TC增高是动脉粥样硬化的危险因素之一，常见于动脉粥样硬化所致的心、脑血管疾病。②各种高脂蛋白血症、甲状腺功能减退症、糖尿病、肾病综合征、阻塞性黄疸、类脂性肾病等。③长期高脂饮食、精神紧张、吸烟、饮酒等。

（2）TC减低　①严重肝脏疾病，如急性重型肝炎、肝硬化等。②甲状腺功能亢进症。③严重贫血、营养不良和恶性肿瘤等。

（二）血清甘油三酯（TG）测定

1. 参考值　合适范围：<1.70mmol/L（150mg/dL）。边缘升高：1.70~2.26mmol/L（150~200mg/dL）。升高：≥2.26mmol/L（200mg/dL）。

2. 临床意义

（1）TG增高　①TG增高是动脉粥样硬化的危险因素之一，常见于动脉粥样硬化症、冠心病。②原发性高脂血症、肥胖症、糖尿病、肾病综合征、甲状腺功能减退症、痛风、阻塞性黄疸和高脂饮食等。

（2）TG减低　见于甲状腺功能亢进症、肾上腺皮质功能减退症、严重肝脏疾病等。

（三）血清脂蛋白测定

1. 高密度脂蛋白（HDL）测定　临床上通过检测高密度脂蛋白-胆固醇（HDL-C）的含量来反映HDL水平。

（1）参考值　合适范围：≥1.04mmol/L（40mg/dL）。升高：≥1.55mmol/L（60mg/dL）。降低：<1.04mmol/L（40mg/dL）。

（2）临床意义　①HDL-C增高：HDL-C水平增高有利于外周组织清除胆固醇，防止动脉粥样硬化的发生。HDL-C与TG呈负相关，也与冠心病发病呈负相关，故HDL-C水平高的个体患冠心病的危险性小。②HDL-C减低：常见于动脉粥样硬化症、心脑血管疾病、糖尿病、肾病综合征等。

2. 低密度脂蛋白（LDL）测定　临床上通过检测低密度脂蛋白-胆固醇（LDL-C）的含量来反映LDL水平。

（1）参考值　合适范围：<3.37mmol/L

（130mg/dL）。边缘升高：3.37～4.14mmol/L（130～160mg/dL）。升高：≥4.14mmol/L（160mg/dL）。

(2) 临床意义 ①LDL-C增高：判断发生冠心病的危险性，LDL-C是动脉粥样硬化的危险因素之一，LDL-C水平增高与冠心病发病呈正相关；还可见于肥胖症、肾病综合征、甲状腺功能减退症、阻塞性黄疸等。②LDL-C减低：见于无β-脂蛋白血症、甲状腺功能亢进症、肝硬化和低脂饮食等。

● 要点三 电解质检查

（一）血清钾测定

1. 参考值 3.5～5.5mmol/L。

2. 临床意义

(1) 增高 血钾＞5.5mmol/L 称为高钾血症。高钾血症见于：①排出减少：如急性或慢性肾衰竭少尿期、肾上腺皮质功能减退症。②摄入过多：如高钾饮食、静脉输注大量钾盐、输入大量库存血液。③细胞内钾外移增多：如严重溶血、大面积烧伤、挤压综合征、组织缺氧和代谢性酸中毒等。

(2) 减低 血钾＜3.5mmol/L 称为低钾血症。低钾血症见于：①摄入不足：如长期低钾饮食、禁食。②丢失过多：如频繁呕吐、腹泻、胃肠引流等；肾上腺皮质功能亢进症、醛固酮增多症、肾衰竭多尿期等；长期应用排钾利尿剂。③分布异常：细胞外液稀释，如心功能不全、肾性水肿等；细胞外钾内移，如大量应用胰岛素、碱中毒等。

（二）血清钠测定

1. 参考值 135～145mmol/L。

2. 临床意义

(1) 增高 血钠＞145mmol/L 称为高钠血症。高钠血症见于：①摄入过多：如输注大量高渗盐水。②水分丢失过多：如大量出汗、长期腹泻、呕吐。③尿排出减少：见于肾上腺皮质功能亢进症、醛固酮增多症患者，以及脑外伤、急性脑血管病等引起抗利尿激素分泌过多，排尿排钠减少。

(2) 减低 血钠＜135mmol/L 称为低钠血症。低钠血症见于：①胃肠道失钠：如幽门梗阻、严重呕吐、腹泻、胃肠引流。②尿钠排出增多：如慢性肾衰竭多尿期、大量应用利尿剂，以及尿崩症、肾上腺皮质功能减退症等。③皮肤失钠：如大量出汗、大面积烧伤。④消耗性低钠：如肺结核、肿瘤等慢性消耗性疾病等。

（三）血清钙测定

1. 参考值 2.25～2.58mmol/L。

2. 临床意义

(1) 增高 血钙＞2.58mmol/L 称为高钙血症。高钙血症见于：①溶骨作用增强：如甲状旁腺功能亢进症、多发性骨髓瘤等。②吸收增加：如大量应用维生素D。③摄入过多：如静脉输入钙过多。

(2) 减低 血钙＜2.25mmol/L 称为低钙血症。低钙血症见于：①成骨作用增强：如甲状旁腺功能减退症、恶性肿瘤骨转移等。②摄入不足：如长期低钙饮食。③吸收减少：如维生素D缺乏症、手足搐搦症、骨质软化症、佝偻病等。④肾脏疾病：如急性或慢性肾衰竭、肾病综合征等。⑤急性坏死性胰腺炎。⑥代谢性碱中毒等。

细目六 酶学检查

● 要点一 血、尿淀粉酶测定

1. 参考值 Somogyi法：血清800～1800U/L，尿液1000～12000U/L。

2. 临床意义 淀粉酶（AMS）活性增高见于以下几种情况：

(1) 急性胰腺炎 发病后6～12小时血清AMS开始增高，12～24小时达高峰，3～5天后恢复正常。如达3500U/L应怀疑此病，超过5000U/L即有诊断价值。尿AMS于发病后12～24小时开始增高，尿中AMS活性可高于血清中的1倍以上，多数患者3～10天后恢复到正常。

(2) 其他胰腺疾病 如慢性胰腺炎急性发作、胰腺囊肿、胰腺癌早期、胰腺外伤等。

● 要点二　心肌损伤常用酶检测

心肌酶包括血清肌酸激酶（CK）及其同工酶（CK-MB）、乳酸脱氢酶（LDH）及其同工酶。

（一）血清肌酸激酶（CK）测定

1. 参考值　酶偶联法（37℃）：男性 38~174U/L，女性 26~140U/L。

2. 临床意义　CK 活性增高见于以下几种情况：

（1）急性心肌梗死（AMI）　CK 在发病后 4~10 小时开始增高，12~36 小时达高峰，3~4 天后恢复正常，是 AMI 早期诊断的敏感指标之一。在 AMI 病程中，如 CK 再次升高，提示心肌再次梗死。

（2）心肌炎和肌肉疾病　病毒性心肌炎时 CK 明显增高。各种肌肉疾病，如进行性肌营养不良、多发性肌炎、骨骼肌损伤、重症肌无力时 CK 明显增高。

（二）血清肌酸激酶同工酶测定

CK 有 3 种同工酶，其中 CK-MB 主要存在于心肌，CK-MM 主要存在于骨骼肌和心肌，CK-BB 主要存在于脑、前列腺、肺、肠组织中。正常人血清中以 CK-MM 为主，CK-MB 少量，CK-BB 极少。CK-MB 对 AMI 的诊断具有重要意义。

1. 参考值　CK-MM：94%~96%。CK-MB：<5%。CK-BB 极少。

2. 临床意义　CK-MB 增高见于以下几种情况：

（1）AMI　CK-MB 对 AMI 早期诊断的灵敏度明显高于 CK，且具有高度的特异性，阳性检出率达 100%。CK-MB 一般在 AMI 发病后 3~8 小时增高，9~30 小时达高峰，2~3 天恢复正常，因此对诊断发病较长时间的 AMI 有困难。

（2）其他心肌损伤　如心肌炎、心脏手术、心包炎、慢性心房颤动等 CK-MB 也可增高。

（三）乳酸脱氢酶（LDH）及其同工酶

见肝脏病实验室检查部分。

● 要点三　心肌蛋白检测

（一）心肌肌钙蛋白 T（cTnT）测定

1. 参考值　0.02~0.13μg/L；>0.2μg/L 为诊断临界值；>0.5μg/L 可诊断 AMI。

2. 临床意义

（1）诊断 AMI　cTnT 是诊断 AMI 的确定性标志物。AMI 发病后 3~6 小时开始增高，10~24 小时达高峰，10~15 天恢复正常。对诊断 AMI 的特异性优于 CK-MB 和 LDH；对亚急性及非 Q 波性心肌梗死或 CK-MB 无法诊断的心肌梗死患者更有诊断价值。

（2）判断微小心肌损伤　用于判断不稳定型心绞痛是否发生了微小心肌损伤，这种心肌损伤只有检测 cTnT 才能确诊。

（3）其他　对判断 AMI 后溶栓治疗是否出现再灌注，以及预测血液透析病人心血管事件的发生都有重要价值。

（二）心肌肌钙蛋白 I（cTnI）测定

1. 参考值　<0.2μg/L；>1.5μg/L 为诊断临界值。

2. 临床意义

（1）诊断 AMI。

（2）用于判断是否有微小心肌损伤，如不稳定型心绞痛、急性心肌炎。

细目七　免疫学检查

● 要点一　血清免疫球蛋白及补体测定

（一）血清免疫球蛋白测定

免疫球蛋白（Ig）是一组具有抗体活性的蛋白质，有抗病毒、抗菌、溶菌、抗毒素、抗寄生虫感染以及其他免疫作用。血清中的 Ig 分为五类：IgG、IgA、IgM、IgD 和 IgE。

1. 参考值　成人血清 IgG 7.6~16.6g/L；IgA 0.71~3.35g/L；IgM 0.48~2.12g/L；IgD 0.6~2mg/L；IgE 0.1~0.9mg/L。

2. 临床意义

（1）单克隆增高　表现为 5 种 Ig 中仅有某一

种增高。见于以下几种情况：①原发性巨球蛋白血症：IgM 单独明显增高。②多发性骨髓瘤：可分别见到 IgG、IgA、IgD、IgE 增高，并以此分型。③各种过敏性疾病：如支气管哮喘、过敏性鼻炎、寄生虫感染时 IgE 增高。

（2）多克隆增高　表现为 IgG、IgA、IgM 均增高。见于各种慢性炎症、慢性肝病、肝癌、淋巴瘤及系统性红斑狼疮、类风湿关节炎等自身免疫性疾病。

（3）Ig 减低　见于各类先天性和获得性体液免疫缺陷、联合免疫缺陷以及长期使用免疫抑制剂的患者，血清中 5 种 Ig 均有降低。

（二）血清补体测定

1. 总补体溶血活性（CH_{50}）测定

（1）参考值　试管法 50~100kU/L。

（2）临床意义　①增高：见于各种急性炎症、组织损伤和某些恶性肿瘤。②减低：见于各种免疫复合物性疾病，如肾小球肾炎；自身免疫性疾病，如系统性红斑狼疮、类风湿关节炎、强直性脊柱炎以及同种异体移植排斥反应、血清病等；补体大量丢失，如外伤、手术、大失血；补体合成不足，如慢性肝炎、肝硬化等。

2. 补体 C_3 测定

（1）参考值　单向免疫扩散法 0.8~1.5g/L。

（2）临床意义　①增高：见于急性炎症、传染病早期、某些恶性肿瘤及排斥反应等。②减低：见于大部分急性肾炎、狼疮性肾炎、系统性红斑狼疮、类风湿关节炎等。

● 要点二　感染免疫检测

（一）抗链球菌溶血素"O"（ASO）测定

1. 参考值　乳胶凝集法（LAT）：<500U。

2. 临床意义　ASO 增高见于以下几种情况：

（1）活动性风湿热、风湿性关节炎、链球菌感染后急性肾小球肾炎、急性上呼吸道感染、皮肤或软组织感染等。

（2）曾有溶血性链球菌感染　在感染溶血性链球菌 1 周后 ASO 开始升高，4~6 周达高峰，可持续数月甚至数年。所以，ASO 升高不一定是近期感染链球菌的证据。若动态升高，且 C 反应蛋白阳性、血沉增快，有利于风湿热的诊断。

（二）肥达反应

肥达反应是检测血清中有无伤寒、副伤寒沙门菌抗体的一种凝集试验。

1. 参考值　直接凝集法：伤寒"O"<1：80，"H"<1：160；副伤寒甲、乙、丙均<1：80。

2. 临床意义

（1）血清抗体效价"O">1：80、"H">1：160，考虑伤寒；血清抗体效价"O">1：80，副伤寒甲>1：80，考虑诊断副伤寒甲；血清抗体效价"O">1：80，副伤寒乙>1：80，考虑诊断副伤寒乙；血清抗体效价"O">1：80，副伤寒丙>1：80，考虑诊断副伤寒丙。

（2）"O"不高、"H"增高　可能曾接种过伤寒疫苗或既往感染过。

（3）"O"增高、"H"不高　可能为感染早期或其他沙门菌感染。

● 要点三　肿瘤标志物检测

（一）血清甲胎蛋白（AFP）测定

1. 参考值　放射免疫法（RIA）、化学发光免疫测定（CLIA）、酶联免疫吸附试验（ELISA）：血清<25μg/L。

2. 临床意义

（1）原发性肝癌　AFP 是目前诊断原发性肝细胞癌最特异的标志物，血清中 AFP>300μg/L 可作为诊断阈值。

（2）病毒性肝炎、肝硬化　AFP 可有不同程度的增高，但常<300μg/L。

（3）生殖腺胚胎肿瘤、胎儿神经管畸形 AFP 可增高。

（二）癌胚抗原（CEA）测定

1. 参考值　RIA、CLIA、ELISA：血清<5μg/L。

2. 临床意义

（1）用于消化器官癌症的诊断　CEA 增高见于结肠癌、胃癌、胰腺癌等，但无特异性。

（2）鉴别原发性和转移性肝癌　原发性肝癌CEA增高者不超过9%，而转移性肝癌CEA阳性率高达90%，且绝对值明显增高。

（3）其他　肺癌、乳腺癌、膀胱癌、尿道癌、前列腺癌等CEA也可增高。

● 要点四　自身抗体检查

（一）类风湿因子（RF）测定

1. 参考值　乳胶凝集法：阴性，血清稀释度<1∶10。

2. 临床意义

（1）类风湿性关节炎　未经治疗的类风湿性关节炎患者，RF阳性率80%，且滴度>1∶160。临床上动态观察滴定度变化，可作为病变活动及药物治疗后疗效的评价。

（2）其他自身免疫性疾病　如多发性肌炎、硬皮病、干燥综合征、系统性红斑狼疮等，RF也可呈阳性。

（3）某些感染性疾病　如传染性单核细胞增多症、结核病、感染性心内膜炎等，RF也可呈阳性。

（二）抗核抗体（ANA）测定

1. 参考值　免疫荧光测定（IFA）：阴性；血清滴度<1∶40。

2. 临床意义

（1）ANA阳性　①多见于未经治疗的系统性红斑狼疮（SLE），阳性率可达95%以上，但特异性较差。②药物性狼疮、混合性结缔组织病、原发性胆汁性肝硬化、全身性硬皮病、多发性肌炎等患者的阳性率也较高。③其他自身免疫性疾病：如类风湿性关节炎、桥本甲状腺炎等也可呈阳性。

（2）荧光类型　根据细胞核染色后的荧光类型，ANA可分为均质型、边缘型、颗粒型、核仁型4种。

细目八　尿液检查

● 要点一　一般性状检查

1. 尿量　正常成人尿量为1000~2000mL/24h。

（1）多尿　尿量>2500mL/24h。病理性多尿见于糖尿病、尿崩症、有浓缩功能障碍的肾脏疾病（如慢性肾炎、慢性肾盂肾炎等）及精神性多尿等。

（2）少尿或无尿　尿量<400mL/24h或<17mL/h为少尿；尿量<100mL/24h为无尿。见于以下几种情况：①肾前性少尿：休克、脱水、心功能不全等所致的肾血流量减少。②肾性少尿：急性肾炎、慢性肾炎急性发作、急性肾衰竭少尿期、慢性肾衰竭终末期等。③肾后性少尿：尿道结石、狭窄、肿瘤等引起的尿道梗阻。

2. 颜色　正常新鲜的尿液清澈透明，呈黄色或淡黄色。

（1）血尿　每升尿液中含血量>1mL，即可出现淡红色，称为肉眼血尿。血尿见于泌尿系统炎症、结石、肿瘤、结核等；也可见于血液系统疾病，如血小板减少性紫癜、血友病等。

（2）血红蛋白尿　呈浓茶色或酱油色，镜检无红细胞，但隐血试验为阳性。见于蚕豆病、阵发性睡眠性血红蛋白尿、恶性疟疾和血型不合的输血反应等。

（3）胆红素尿　见于肝细胞性黄疸和阻塞性黄疸。

（4）乳糜尿　见于丝虫病。

（5）脓尿和菌尿　见于泌尿系统感染，如肾盂肾炎、膀胱炎等。

3. 气味　正常尿液的气味来自尿中挥发酸的酸性物质，久置后可出现氨味。排出的新鲜尿液即有氨味，提示慢性膀胱炎及尿潴留。糖尿病酮症酸中毒时尿呈烂苹果味。有机磷中毒时尿带蒜臭味。

4. 比重　正常人在普通膳食的情况下，尿比重为1.015~1.025。

（1）增高　见于急性肾炎、糖尿病、肾病综合征及肾前性少尿等。

（2）减低　见于慢性肾炎、慢性肾衰竭、尿崩症等。

● 要点二　化学检查

1. 尿蛋白　健康成人经尿排出的蛋白质总量

为20～80mg/24h。尿蛋白定性试验阳性或定量试验＞150mg/24h称为蛋白尿（PRO）。

（1）**生理性蛋白尿** 见于剧烈运动、寒冷、精神紧张等，为暂时性，尿中蛋白含量少。

（2）**病理性蛋白尿** ①肾小球性蛋白尿：见于肾小球肾炎、肾病综合征等。②肾小管性蛋白尿：见于肾盂肾炎、间质性肾炎等。③混合性蛋白尿：见于肾小球肾炎或肾盂肾炎后期、糖尿病、系统性红斑狼疮等。④溢出性蛋白尿：见于多发性骨髓瘤、巨球蛋白血症、严重骨骼肌创伤、急性血管内溶血等。⑤组织性蛋白尿：肾组织破坏或肾小管分泌蛋白增多所致的蛋白尿，多为低分子量蛋白尿。肾脏炎症、中毒时排出量增多。

2. **尿糖** 正常人尿内可有微量葡萄糖，定性试验为阴性；定量为0.56～5.0mmol/24h尿。当血糖增高超过肾糖阈值8.89mmol/L（160mg/dL）或血糖正常而肾糖阈值降低时，则定性检测尿糖呈阳性，称为糖尿。

（1）**暂时性糖尿** 见于强烈精神刺激、全身麻醉、颅脑外伤、急性脑血管病等，可出现暂时性高血糖和糖尿（应激性糖尿）。

（2）**血糖增高性糖尿** 糖尿病最常见；还可见于其他使血糖增高的内分泌疾病，如甲状腺功能亢进症、库欣综合征、嗜铬细胞瘤等。

（3）**血糖正常性糖尿** 又称肾性糖尿，见于慢性肾炎、肾病综合征、间质性肾炎、家族性糖尿等。

3. **尿酮体** 尿中酮体量（以丙酮计）为0.34～0.85mmol/24h（20～50mg/24h），一般检查法为阴性。尿酮体阳性见于糖尿病酮症酸中毒、妊娠剧吐、重症不能进食等脂肪分解增强的疾病。

● **要点三 显微镜检查**

（一）**细胞**

1. **红细胞**

（1）**参考值** 玻片法平均0～3个/HP（高倍视野），定量检查0～5个/μL。

（2）**临床意义** 尿沉渣镜检红细胞＞3个/HP，称镜下血尿。见于急性肾炎、急进性肾炎、慢性肾炎、急性膀胱炎、肾结核、肾盂肾炎、肾结石、泌尿系肿瘤等。

2. **白细胞和脓细胞**

（1）**参考值** 玻片法平均0～5个/HP，定量检查0～10个/μL。

（2）**临床意义** 尿沉渣镜检白细胞或脓细胞＞5个/HP，称镜下脓尿。多为泌尿系统感染，见于肾盂肾炎、膀胱炎、尿道炎及肾结核等。

（二）**管型**

1. **透明管型** 偶见于健康人；少量出现见于剧烈运动、高热等；明显增多提示肾实质病变，如肾病综合征、慢性肾炎等。

2. **细胞管型**

（1）**红细胞管型** 见于急性肾炎、慢性肾炎急性发作、狼疮性肾炎、肾移植术后急性排斥反应等。

（2）**白细胞管型** 提示肾实质感染性疾病，见于肾盂肾炎、间质性肾炎。

（3）**肾小管上皮细胞管型** 提示肾小管病变，见于急性肾小管坏死、慢性肾炎晚期、肾病综合征等。

3. **颗粒管型**

（1）**粗颗粒管型** 见于慢性肾炎、肾盂肾炎、药物毒性所致的肾小管损害。

（2）**细颗粒管型** 见于慢性肾炎、急性肾炎后期。

● **要点四 尿沉渣计数**

尿沉渣计数，指1小时尿细胞计数。

1. **参考值** 红细胞：男性＜3万/小时，女性＜4万/小时。白细胞：男性＜7万/小时，女性＜14万/小时。

2. **临床意义** 白细胞数增多见于肾盂肾炎；红细胞数增多见于急性肾炎。

细目九 粪便检查

● **要点一 一般性状检查**

1. **量** 正常成人每日排便1次，约100～300g。

2. 颜色及性状 正常成人的粪便为黄褐色圆柱状软便，婴儿粪便呈金黄色。

（1）水样或粥样稀便 见于各种感染性或非感染性腹泻，如急性胃肠炎、甲状腺功能亢进症等。

（2）米泔样便 见于霍乱。

（3）黏液脓样或脓血便 见于痢疾、溃疡性结肠炎、直肠癌等。阿米巴痢疾时，以血为主，呈暗红色果酱样；细菌性痢疾则以黏液脓样或脓血便为主。

（4）冻状便 见于肠易激综合征、慢性菌痢。

（5）鲜血便 多见于肠道下段出血，如痔疮、肛裂、直肠癌等。

（6）柏油样便 见于各种原因引起的上消化道出血。

（7）灰白色便 见于阻塞性黄疸。

（8）细条状便 多见于直肠癌。

（9）绿色粪便 提示消化不良。

（10）羊粪样便 多见于老年人及经产妇排便无力者。

3. 气味

（1）恶臭味 见于慢性肠炎、胰腺疾病、结肠或直肠癌溃烂。

（2）腥臭味 见于阿米巴痢疾。

（3）酸臭味 见于脂肪和碳水化合物消化或吸收不良。

● **要点二　显微镜检查**

1. 细胞

（1）红细胞 见于下消化道出血、痢疾、溃疡性结肠炎、结肠或直肠癌、痔疮、直肠息肉等。

（2）白细胞 正常粪便中不见或偶见，大量出现见于细菌性痢疾、溃疡性结肠炎。

（3）巨噬细胞 见于细菌性痢疾、溃疡性结肠炎。

2. 寄生虫 肠道有寄生虫时可在粪便中找到相应的病原体，如虫体或虫卵、原虫滋养体及其包囊。

● **要点三　化学检查**

隐血试验：正常为阴性。阳性见于消化性溃疡活动期、胃癌、钩虫病、消化道炎症、出血性疾病等。消化道癌症呈持续阳性，消化性溃疡呈间断阳性。

细目十　浆膜腔穿刺液检查

● **要点一　浆膜腔积液分类及形成原因**

浆膜腔包括胸腔、腹腔和心包腔。根据浆膜腔积液的形成原因及性质不同，可分为漏出液和渗出液。

1. 漏出液 漏出液为非炎症性积液。形成的原因主要有：①血浆胶体渗透压降低：如肝硬化、肾病综合征、重度营养不良等。②毛细血管内压力增高：如慢性心功能不全、静脉栓塞等。③淋巴管阻塞：常见于肿瘤压迫或丝虫病引起的淋巴回流受阻。

2. 渗出液 渗出液为炎性积液。形成的主要原因有：①感染性：如胸膜炎、腹膜炎、心包炎等。②化学因素：如血液、胆汁、胃液、胰液等化学性刺激。③恶性肿瘤。④风湿性疾病及外伤等。

● **要点二　渗出液与漏出液的鉴别要点**

渗出液与漏出液的鉴别见下表。

渗出液与漏出液的鉴别

	漏出液	渗出液
原因	非炎症所致	炎症、肿瘤、物理或化学性刺激
外观	淡黄，浆液性	不定，可为黄色、脓性、血性、乳糜性等
透明度	透明或微混	多混浊
比重	<1.018	>1.018
凝固	不自凝	能自凝

续表

	漏出液	渗出液
黏蛋白定性（Rivalta 试验）	阴性	阳性
蛋白质定量	<25g/L	>30g/L
葡萄糖定量	与血糖相近	常低于血糖水平
细胞计数	常 <100×10^6/L	常 >500×10^6/L
细胞分类	以淋巴细胞为主	根据不同的病因，分别以中性粒细胞或淋巴细胞为主，恶性肿瘤患者可找到癌细胞
细菌学检查	阴性	可找到病原菌
乳酸脱氢酶	<200IU	>200IU

细目十一 脑脊液检查

要点一 脑脊液检查的适应证、禁忌证

1. 适应证

（1）有脑膜刺激症状需明确诊断者。

（2）疑有颅内出血。

（3）疑有中枢神经系统恶性肿瘤。

（4）有剧烈头痛、昏迷、抽搐及瘫痪等表现而原因未明者。

（5）中枢神经系统手术前的常规检查。

2. 禁忌证

（1）颅内压明显增高或伴显著视乳头水肿者。

（2）有脑疝先兆者。

（3）处于休克、衰竭或濒危状态者。

（4）局部皮肤有炎症者。

（5）颅后窝有占位性病变者。

要点二 常见中枢神经系统疾病的脑脊液特点

常见中枢神经系统疾病的脑脊液特点见下表。

常见中枢神经系统疾病的脑脊液特点

	压力（mmH$_2$O）	外观	细胞数（×10^6/L）及分类	蛋白质定性	蛋白质定量（g/L）	葡萄糖（mmol/L）	氯化物（mmol/L）	细菌
正常	侧卧位 70~180	无色透明	0~8，多为淋巴细胞	(-)	0.2~0.4	2.5~4.5	120~130	无
化脓性脑膜炎	↑↑↑	混浊脓性，可有脓块	显著增加，以中性粒细胞为主	+++以上	↑↑↑	↓↓↓	↓	有致病菌
结核性脑膜炎	↑↑	微浊，毛玻璃样，静置后有薄膜形成	增加，以淋巴细胞为主	+~+++	↑↑	↓↓	↓↓	抗酸染色可找到结核杆菌
病毒性脑膜炎	↑	清晰或微浊	增加，以淋巴细胞为主	+~++	↑	正常	正常	无
蛛网膜下腔出血	↑	血性为主	增加，以红细胞为主	+~++	↑	正常	正常	无

续表

	压力 (mmH$_2$O)	外观	细胞数 (×10^6/L) 及分类	蛋白质 定性	蛋白质 定量 (g/L)	葡萄糖 (mmol/L)	氯化物 (mmol/L)	细菌
脑脓肿 （未破 裂）	↑↑	无色或黄色 微浊	稍增加，以淋巴 细胞为主	+	↑	正常	正常	有或无
脑肿瘤	↑↑	黄色或 无色	正常或稍增加， 以淋巴细胞为主	±～+	↑	正常	正常	无

（姜智慧）

第五单元 心电图诊断

细目一 心电图基本知识

要点一 常用心电图导联

（一）肢体导联

1. 标准导联 有Ⅰ、Ⅱ、Ⅲ 3个导联。

2. 加压单极肢体导联

（1）加压单极右上肢导联（aVR）。

（2）加压单极左上肢导联（aVL）。

（3）加压单极左下肢导联（aVF）。

（二）胸导联

胸导联属单极导联，包括 $V_1 \sim V_6$ 导联。探查电极分别位于：

V_1：胸骨右缘第4肋间。

V_2：胸骨左缘第4肋间。

V_3：V_2 与 V_4 两点连线的中点。

V_4：左锁骨中线与第5肋间相交处。

V_5：左腋前线 V_4 水平处。

V_6：左腋中线 V_4 水平处。

要点二 心电图各波段的意义

P波：为心房除极波，反映左、右心房除极过程中的电位和时间变化。

P-R段：是电激动过程在房室交界区以及希氏束、室内传导系统所产生的微弱电位变化，一般呈零电位，显示为等电位线（基线）。

P-R间期：自P波的起点至QRS波群的起点，反映激动从窦房结发出后经心房、房室交界、房室束、束支及普肯耶纤维网传到心室肌所需要的时间。

QRS波群：为左、右心室除极的波，反映左、右心室除极过程中的电位和时间变化。

S-T段：从QRS波群终点至T波起点的一段平线，反映心室早期缓慢复极的电位和时间变化。

T波：为心室复极波，反映心室晚期快速复极的电位和时间变化。

Q-T间期：从QRS波群的起点至T波终点，代表左、右心室除极与复极全过程的时间。

U波：为T波后的一个小波，产生机制未明。

细目二 正常心电图

要点一 心电轴测定

1. 测量方法 平均心电轴（简称心电轴）是心脏激动过程中全部瞬间综合向量形成的总向量。心电轴的测量方法有目测法、振幅法、查表法3种。

目测法是根据Ⅰ、Ⅲ导联QRS波群的主波方向进行判断。如果Ⅰ、Ⅲ导联QRS波群的主波方向均向上，则电轴不偏；若Ⅰ导联QRS波群的主波方向向上，而Ⅲ导联QRS波群的主波方向向下，则心电轴左偏；若Ⅰ导联QRS波群的主波方向向下，而Ⅲ导联QRS波群的主波方向向上，则为心电轴右偏；如果Ⅰ、Ⅲ导联QRS波群的主波方向均向下，则为心电轴极度右偏。

振幅法是通过测算Ⅰ、Ⅲ导联QRS波群振幅的代数和而获得的。

查表法是根据计算出来的Ⅰ、Ⅲ导联QRS振幅的代数和直接查表而获得的。

2. 临床意义 正常心电轴一般在0°~90°之间。电轴从+90°顺钟向转动至-90°范围为心电轴右偏；从+30°逆钟向转动至-90°范围为心电轴左偏。心电轴轻度、中度左偏或右偏不一定是病态。左前分支阻滞、左心室肥大、大量腹水、肥胖、妊娠、横位心脏等，可使心电轴左偏。左后分支阻滞、右心室肥大、广泛心肌梗死、肺气肿、垂直位心脏等，可使心电轴右偏。

● **要点二　心电图各波段正常范围及其变化的临床意义**

1. P波 正常P波在多数导联呈钝圆形，有时可有切迹，但切迹双峰之间的距离<0.04s。正常P波在aVR导联倒置，Ⅰ、Ⅱ、aVF、V_3~V_6导联直立，其余导联（Ⅲ、aVL、V_1、V_2）可直立、低平、双向或倒置。正常P波的时间≤0.11s；电压在肢导联<0.25mV，胸导联<0.2mV。

P波在aVR导联直立，Ⅱ、Ⅲ、aVF导联倒置时，称为逆行型P′波，表示激动自房室交界区逆行向心房传导。P波时间>0.11s，且切迹双峰间的距离≥0.04s，提示左心房肥大；P波电压在肢导联≥0.25mV、胸导联≥0.2mV，常表示右心房肥大；低平无病理意义。

2. P-R间期 正常成年P-R间期为0.12~0.20s。P-R间期受年龄和心率的影响，年龄小或心率快时P-R间期较短，反之较长。

P-R间期固定且超过0.20s，见于Ⅰ度房室传导阻滞。P-R间期<0.12s，而P波形态、方向正常，见于预激综合征；P-R间期<0.12s，同时伴有逆行型P波，见于房室交界区心律。

3. QRS波群

（1）时间　正常成人QRS波群时间为0.06~0.10s，V_1导联VAT<0.03s，V_5导联VAT<0.05s。QRS波群时间或VAT延长，见于心室肥大、心室内传导阻滞及预激综合征。

（2）形态与电压　正常人V_1、V_2导联为RS型，R/S<1、R_{V_1}<1.0mV。V_3、V_4导联呈RS型，R/S比值接近于1。V_5、V_6导联呈QR、QRS、RS型，R/S>1、R_{V_5}<2.5mV。正常人的胸导联，自V_1至V_5，R波逐渐增高至最大，S波逐渐变小甚至消失。

如果6个肢体导联中，每个QRS波群中向上及向下波电压的绝对值之和都小于0.5mV或（和）每个胸导联QRS波群中向上及向下波电压的绝对值之和都小于1.0mV称为低电压，多见于肺气肿、心包积液、全身水肿等。

（3）Q波　正常人除aVR导联可呈QS或QR型外，其他导联Q波的振幅不得超过同导联R波的1/4，时间<0.04s。正常情况下，V_1、V_2导联不应有Q波，但可呈QS型，V_3导联极少有Q波。超过正常范围的Q波称为异常Q波，常见于心肌梗死。

4. J点 QRS波群的终末与S-T段起始的交接点称为J点。J点大多在等电位线上，通常随着S-T段的偏移而发生移位。

5. S-T段 正常情况下，S-T段表现为一等电位线。在任何导联，S-T段下移不应超过0.05mV；S-T段抬高在V_1~V_3导联不超过0.3mV，其他导联均不应超过0.1mV。

S-T段下移超过正常范围见于心肌缺血、心肌损害、洋地黄作用、心室肥厚及束支传导阻滞等。S-T段上抬超过正常且弓背向上见于急性心肌梗死，弓背向下的抬高见于急性心包炎。S-T段上抬亦可见于变异型心绞痛和室壁膨胀瘤。

6. T波 正常T波是一个不对称的宽大而光滑的波，前支较长，后支较短；T波的方向与QRS波群主波方向一致；在R波为主的导联中，T波电压不应低于同导联R波的1/10。

在QRS波群主波向上的导联中，T波低平、双向或倒置见于心肌缺血、心肌损害、低血钾、低血钙、洋地黄效应、心室肥厚及心室内传导阻滞等。T波高耸见于急性心肌梗死早期和高血钾。

7. Q-T间期 Q-T间期的正常范围为0.32～0.44s。通常情况下，心率越快，Q-T间期越短，反之越长。Q-T间期延长见于心肌损害、心肌缺血、心室肥大、心室内传导阻滞、心肌炎、心肌病、低血钙、低血钾、Q-T间期延长综合征以及药物（如奎尼丁、胺碘酮）作用等；Q-T间期缩短见于高血钙、高血钾、洋地黄效应。

8. U波 在胸导联上（尤其V_3），U波较清楚，方向与T波方向一致。U波增高常见于低血钾。

细目三　常见异常心电图

● 要点一　心房、心室肥大

1. 心房肥大的心电图表现

（1）左房肥大　心电图表现为P波增宽（>0.11s），常呈双峰型，双峰间期≥0.04s，以在V_1导联上最为显著。多见于二尖瓣狭窄，故称"二尖瓣型P波"。

（2）右房肥大　心电图表现为P波尖而高耸，其幅度>0.25mV，以Ⅱ、Ⅲ、aVF导联表现最为突出，常见于慢性肺源性心脏病，故称"肺型P波"，也可见于某些先天性心脏病。

2. 心室肥大的心电图表现

（1）左室肥大的心电图表现　①QRS波群电压增高：R_{V5}或R_{V6}>2.5mV，R_{V5}或R_{V6}+S_{V1}>4.0mV（男）或>3.5mV（女）。②心电轴左偏。③QRS波群时间延长到0.10～0.11s。④ST-T改变，以R波为主的导联中，ST段下移≥0.05mV，T波低平、双向或倒置。左室肥大常见于高血压心脏病、二尖瓣关闭不全、主动脉瓣病变、心肌病等。

上述左室肥大的指标中，以QRS波群高电压最为重要，是诊断左室肥大的主要依据。若仅有QRS波群电压增高表现而无其他阳性指标者，称为左室高电压，可见于左心室肥大或经常进行体力锻炼者，是诊断左室肥大的基本条件；而仅有V_5导联或以R波为主的导联S-T段下移>0.05mV，T波低平、双向或倒置者，为左心室劳损；同时有QRS波群电压增高及ST-T改变者，称为左室肥大伴劳损。

（2）右室肥大的心电图表现　①V_1R/S>1，V_5R/S<1，V_1或V_3R的QRS波群呈RS、RSR′、R或QR型。②心电轴右偏，重症可>+110°。③R_{V1}+S_{V5}>1.2mV，aVR导联的R/Q或R/S>1，R_{aVR}>0.5mV。④V_1或V_3R等右胸导联ST-T下移>0.05mV，T波低平、双向或倒置。

● 要点二　心肌梗死及心肌缺血

（一）心肌梗死

1. 基本图形

（1）缺血型T波改变　缺血发生于心内膜面，T波高而直立；若发生于心外膜面，出现对称性T波倒置。

（2）损伤型S-T段改变　面向损伤心肌的导联出现S-T段明显抬高，可形成单相曲线。

（3）坏死型Q波出现　面向坏死区的导联出现异常Q波（宽度≥0.04s，深度≥1/4R）或者呈QS波。

2. 心肌梗死的图形演变及分期

（1）进展期　心肌梗死数分钟后出现T波高耸，S-T段斜行上移或弓背向上抬高，时间在6小时以内。

（2）急性期　心肌梗死后6小时至7天。S-T段逐渐升高呈弓背型，并可与T波融合成单向曲线，此时可出现异常Q波，继而S-T段逐渐下降至等电位线，直立的T波开始倒置，并逐渐加深。此期坏死型Q波、损伤型ST段抬高及缺血性T波倒置可同时并存。

（3）愈合期　心肌梗死后7～28天，抬高的S-T段基本恢复至基线，坏死型Q波持续存在，缺血型T波由倒置较深逐渐变浅。

（4）陈旧期　急性心肌梗死后29天及以后。

S-T段和T波不再变化,常遗留下坏死的Q波,常持续存在终生,亦可能逐渐缩小。

3. 心肌梗死的定位诊断 根据坏死图形（异常Q波或QS波）出现于哪些导联而作出定位诊断,见下表。

心肌梗死的心电图定位诊断

部位	特征性ECG改变导联	对应性改变导联
前间壁	$V_1 \sim V_3$	
前壁	$V_3 \sim V_5$	
广泛前壁	$V_1 \sim V_6$	
下壁	Ⅱ、Ⅲ、aVF	Ⅰ、aVL
右室	$V_3R \sim V_7R$	多伴下壁梗死

(二) 心肌缺血

1. 典型心绞痛 面对缺血区的导联上出现S-T段水平型或下垂型下移≥0.1mV,T波低平、双向或倒置,时间一般小于15分钟。

2. 变异型心绞痛 常于休息或安静时发病,心电图可见S-T段抬高,常伴有T波高耸,对应导联S-T段下移。

3. 慢性冠状动脉供血不足 在R波占优势的导联上,S-T段呈水平型或下垂型压低,≥0.05mV;T波低平、双向或倒置。

要点三 心律失常

1. 窦性心动过速的心电图表现

(1) 窦性P波,即P波在Ⅰ、Ⅱ、aVF、$V_3 \sim V_6$导联直立,aVR导联倒置。

(2) P-R间期0.12~0.20s。

(3) 心率100~160次/分钟。

2. 窦性心动过缓的心电图表现

(1) 窦性心律。

(2) 心率在60次/分钟以下,通常不低于40次/分钟。

3. 房性期前收缩的心电图表现

(1) 提早出现的房性P',形态与窦性P波不同。

(2) P'-R间期≥0.12s。

(3) 房性P'波后有正常形态的QRS波群。

(4) 代偿间歇不完全。

4. 室性期前收缩的心电图表现

(1) 提早出现宽大畸形的QRS-T波群,其前无提早出现的异位P波。

(2) QRS时限常≥0.12s。

(3) T波方向与QRS主波方向相反。

(4) 常有完全性代偿间歇。

5. 阵发性室上性心动过速的心电图表现

(1) 相当于一系列连续很快的房性或交界性早搏,频率为150~250次/分,节律规则。

(2) QRS波群形态基本正常,时间≤0.10s。

(3) ST-T无变化,或发作时S-T段下移和T波倒置。

6. 心房颤动的心电图表现

(1) P波消失,代以大小不等、间距不均、形状各异的f波,频率为350~600次/分,以V_1导联最为明显。

(2) 心室律绝对不规则,心室率通常在120~180次/分之间。

(3) QRS波群形态通常正常,当心室率过快时,发生室内差异性传导,QRS波群增宽变形。

要点四 心电图的临床应用价值

1. 分析与鉴别各种心律失常。心电图是诊断心律失常最简单、最经济的方法,不但可确诊体格检查中所发现者,且可确诊体格检查无法发现者。

2. 确诊心肌梗死及急性冠状动脉供血不足。心电图可确定心肌梗死的有无、病变部位、范围、演变及分期;确定心肌缺血的有无、部位及持续时间。

3. 协助诊断慢性冠状动脉供血不足、心肌炎及心肌病。

4. 判定有无心房、心室肥大，从而协助某些心脏病的诊断，如风湿性、肺源性、高血压及先天性心脏病等。

5. 协助诊断心包疾病，包括急性及慢性心包炎。

6. 观察某些药物对心肌的影响，包括治疗心血管病的药物（如强心甙、抗心律失常药物）及对心肌有损害的药物。

7. 对某些电解质紊乱（如血钾、血钙的过高或过低）不仅有助于诊断，还对治疗有重要参考价值。

8. 心电图监护已广泛应用于心脏外科手术、心导管检查、人工心脏起搏、电击复律、心脏复苏及其他危重病症的抢救，以便及时发现心律和心率的变化、心肌供血情况，从而做出相应的处理。

（张永涛）

第六单元 影像诊断

细目一 超声诊断

● 要点一 超声诊断的临床应用

1. 检测实质性脏器（如肝、肾、脾、胰腺、子宫及卵巢等）的大小、形态、边界及脏器内部回声等，帮助判断有无病变及病变情况。

2. 检测某些囊性器官（如胆囊、膀胱、胃等）的形态、走向及功能状态。

3. 检测心脏、大血管和外周血管的结构、功能及血液动力学状态，包括对各种先天性和后天性心脏病、血管畸形及闭塞性血管病等的诊断。

4. 鉴别脏器内局灶性病变的性质，是实质性还是囊性，还可鉴别部分病例的良、恶性。

5. 检测积液（如胸腔积液、腹腔积液、心包积液、肾盂积液及脓肿等）的存在与否，对积液量的多少作出初步估计。

6. 对一些疾病的治疗后动态随访。如急性胰腺炎、甲状腺肿块、子宫肌瘤等。

7. 介入性诊断与治疗。如超声引导下进行穿刺，或进行某些引流及药物注入治疗等。

● 要点二 常见疾病异常声像图

1. 二尖瓣狭窄的异常声像图

（1）二维超声心动图表现 ①二尖瓣增厚，回声增强，以瓣尖为主，有时可见赘生物形成的强光团。②二尖瓣活动僵硬，运动幅度减小。③二尖瓣口面积缩小（正常二尖瓣口面积约$4cm^2$，轻度狭窄时，瓣口面积$1.5~2.0cm^2$；中度狭窄时，瓣口面积$1.0~1.5cm^2$；重度狭窄时，瓣口面积$<1.0cm^2$）。④腱索增粗缩短，乳头肌肥大。⑤左心房明显增大，肺动脉高压时则右心室增大，肺动脉增宽。

（2）M型超声心动图表现 ①二尖瓣曲线增粗，回声增强。②二尖瓣前叶曲线双峰消失，呈城墙样改变，EF斜率减低。③二尖瓣前、后叶呈同向运动，后叶曲线套入前叶。④左心房增大。

2. 胆囊结石的异常声像图 典型胆囊结石的特征如下：①胆囊内见一个或数个强光团、光斑，其后方伴声影或彗星尾。②强光团或光斑可随体位改变而依重力方向移动。但当结石嵌顿在胆囊颈部，或结石炎性粘连在胆囊壁中（壁间结石）时，看不到光团或光斑随体位改变。不典型者如充填型胆结石，胆囊内充满大小不等的结石，声像图上看不见胆囊回声，胆囊区见一条强回声弧形光带，后方伴直线形宽大声影。

3. 泌尿系结石的异常声像图 泌尿系结石超声可见结石部位有强回声光团或光斑，后伴声影或彗星尾征。输尿管结石多位于输尿管狭窄处；

膀胱结石可随体位依重力方向移动。膀胱结石的检出率最高，肾结石次之，输尿管结石因腹腔内肠管胀气干扰而显示较差。肾结石、输尿管结石时，可伴有肾盂积水。

细目二 放射诊断

要点一 X线检查方法

1. 普通检查 普通检查包括透视和摄影。

（1）透视 这是常用的检查方法，除可观察内脏的解剖形态和病理改变外，还可观察人体器官的动态，如膈肌的呼吸运动、心脏大血管的搏动、胃肠道的蠕动和排空功能等。透视的缺点是不能显示细微病变，不能留下永久记录，不便于复查对比。

（2）X线摄影（又称平片） 这是目前最常用的X线检查方法。优点是影像清晰，对比度及清晰度均较好，可使密度与厚度较大或密度差异较小部位的病变显影，并可留作客观记录，便于复查对比。其缺点是不能观察人体器官的动态功能改变。

2. 特殊检查

（1）软X线摄影 用钼作靶面的X线管所产生的X线波长较长，穿透力较弱，称之为软X线。主要用以检查软组织（如乳腺）。

（2）其他特殊检查 如放大摄影、荧光摄影等。

3. 造影检查 指将密度高于或低于受检器官的物质引入需要检查的体内器官，使之产生对比，以显示受检器官的形态与功能的办法。引入的物质称为对比剂或造影剂，常用的造影剂有：①高密度造影剂：常用的为钡剂和碘剂。钡剂主要用于食管和胃肠造影。碘剂分离子型和非离子型，非离子型造影剂性能稳定，毒性低，适用于血管造影、CT增强；离子型如泛影葡胺，用于肾盂及尿路造影。②低密度造影剂：如空气、二氧化碳、氧等，常用于关节囊、腹腔造影等。

要点二 CT、磁共振成像（MRI）的临床应用

1. CT的临床应用 随着CT成像技术的不断改进，其影像学效果越来越好，许多过去靠普通X线检查难以发现的疾病，目前通过CT检查多可以明确诊断，尤其是癌症及微小病变的早期发现和诊断，因此，在临床被广泛运用。CT对头颅病变、脊椎与脊髓、纵隔、肺脏、肝、胆、胰、肾与肾上腺及盆部器官的疾病诊断都有良好的运用价值。双源CT下的冠脉造影，可以帮助判断冠状动脉有无狭窄及狭窄程度，指导临床治疗；CT对中枢神经系统疾病的诊断价值更高，对颅内肿瘤、脓肿与肉芽肿、寄生虫病、外伤性血肿与脑损伤、脑梗死与脑出血、椎管内肿瘤等疾病诊断效果很好，结果可靠；对脊椎病变及椎间盘脱出也有良好的诊断价值；对眶内占位病变、鼻窦早期癌、中耳小的胆脂瘤、听骨破坏与脱位、内耳骨迷路的轻微破坏以及早期鼻咽癌的发现都有帮助；对肺癌、纵隔肿瘤以及腹部及盆部器官肿瘤的早期发现也有重要意义。

2. MRI诊断的临床应用 与CT相比，MRI检查具有无X线辐射、无痛苦、无骨性伪影的特点，非常适用于多次随访检查。MRI高度的软组织分辨能力，不用对比剂就能清楚显示心脏、血管、体内腔道、肌肉、韧带以及脏器之间的关系等，是颅脑、体内脏器、脊髓、骨与关节软骨、肌肉、滑膜、韧带等部位病变的首选检查方法，临床适应证广泛。

但MRI对钙化与颅骨病变的诊断能力较差；难以发现新鲜出血，不能显示外伤性蛛网膜下腔出血；MRI检查时间长，容易产生运动伪影；体内有金属植入物或金属异物者（如安装有心脏起搏器的病人），以及身体带有监护仪的病人不能做MRI检查。

要点三 呼吸系统常见病的影像学表现

1. 慢性支气管炎 早期X线可无异常发现。典型慢支表现为两肺纹理增多、增粗、紊乱，肺纹理伸展至肺野外带。

2. 支气管扩张症 确诊主要靠胸部CT检查，尤其是高分辨力CT（HRCT）。柱状扩张时可见"轨道征"或"戒指征"；囊状扩张时可见葡萄串样改变；扩张的支气管腔内充满黏液栓

时，可见"指状征"。

3. 大叶性肺炎 充血期X线无明显变化，或仅可见肺纹理增粗；实变期肺野出现均匀性密度增高的片状阴影，病变范围呈肺段性或大叶性分布，在大片密实阴影中常可见到透亮的含气支气管影，即支气管充气征。消散期X线可见实变区密度逐渐减退，表现为散在性的斑片状影，大小不等，继而可见到增粗的肺纹理，最后可完全恢复正常。CT在充血期即可见病变区磨玻璃样阴影，边缘模糊。实变期可见呈肺段性或大叶性分布的密实阴影，支气管充气征较X线检查更为清楚。

4. 肺脓肿 急性肺脓肿X线可见肺内大片致密影，边缘模糊，密度较均匀，可侵及一个肺段或一叶的大部。在致密的实变区中可见含有液面的空洞，内壁不规整。慢性肺脓肿可见空洞壁变薄，周围有较多紊乱的纤维条索状阴影。多房性空洞则显示为多个大小不等的透亮区。CT较平片能更早、更清楚地显示肺脓肿，因此，有利于早期诊断和指导治疗。

5. 肺结核

（1）原发型肺结核 表现为：①原发综合征：是由肺内原发灶、淋巴管炎及淋巴结炎三者组成的哑铃状双极现象。②胸内淋巴结结核：表现为肺门和（或）纵隔淋巴结肿大而突向肺野。

（2）血型播散型肺结核 ①急性粟粒型肺结核：X线可见两肺大小、密度、分布都均匀一致的粟粒状阴影，正常肺纹理显示不清。②亚急性与慢性血型播散型肺结核：X线可见以两上、中肺野为主的大小不一、密度不同、分布不均的多种性质（渗出、增殖、钙化、纤维化、空洞等）病灶。

（3）继发性肺结核 包括浸润型肺结核（成人最常见）、慢性纤维空洞型肺结核。病变多在肺尖和锁骨下区开始，X线可见渗出、增殖、播散、纤维和空洞等多种性质的病灶同时存在。慢性纤维空洞型肺结核X线主要表现为两肺上部多发厚壁的慢性纤维病变及空洞，周围有广泛的纤维索条影及散在的新老病灶，常伴有明显的胸膜肥厚，病变的肺因纤维化而萎缩，出现肺不张征象，上叶萎缩使肺门影向上移位，下肺野血管纹理牵引向上及下肺叶的代偿性肺气肿，使膈肌下降、平坦，肺纹理被拉长呈垂柳状。

（4）结核性胸膜炎 多见于儿童与青少年，可单独存在，或与肺结核同时出现。少量积液时X线可见患侧肋膈角变钝，大量积液时X线可见患侧均匀的密度增高阴影，阴影上方呈外高内低状，积液随体位变化而改变。后期可引起胸膜肥厚、粘连、钙化。

肺结核的CT表现与平片相似，但可更早、更细微地显示病变情况，发现平片难以发现的病变，有助于鉴别诊断。

6. 原发性支气管肺癌（肺癌） 按发生部位可分为三型。①中心型：早期局限于黏膜内时X线无异常发现，引起管腔狭窄时可出现阻塞性肺气肿、阻塞性肺炎、阻塞性肺不张三种肺癌的间接征象；肿瘤同时向腔外生长或（和）伴肺门淋巴结转移时形成肺门肿块影，肺门肿块影是肺癌的直接征象。发生于右上叶的肺癌，肺门肿块及右肺上叶不张连在一起可形成横行"S"状下缘。有时肺癌发展迅速，中心可坏死形成内壁不规则的偏心性空洞。CT可见支气管壁不规则增厚，管腔狭窄；分叶状或不规则的肺门肿块，可同时伴有阻塞性肺炎、肺不张；肺门、纵隔淋巴结肿大等。②周围型：X线表现为密度增高，轮廓模糊的结节状或球形病灶，逐渐发展可形成分叶状肿块；发生于肺尖的癌称为肺沟癌。HRCT有利于显示结节或肿块的形态、边缘、周围状况以及内部结构等，可见分叶征、毛刺征、胸膜凹陷征、空泡征或支气管充气征（直径小于3cm以下的癌，肿块内见到的小圆形或管状低密度影），同时发现肺门或纵隔淋巴结肿大更有助于肺癌的诊断。增强CT能更早发现肺门、纵隔淋巴结转移。

7. 胸膜病变

（1）胸腔积液 ①游离性胸腔积液：当积液达250mL左右时，站立位X线检查可见外侧肋膈角变钝；中等量积液时，患侧胸中、下部呈均匀性致密影，其上缘形成自外上斜向内下的凹面弧形，同侧膈和心缘下部被积液遮蔽；大量积液时，除肺尖外，患侧全胸呈均匀的致密增高阴影，与纵隔连成一片，患侧肋间隙增宽，膈肌下降，气管纵隔移向健侧。②包裹性胸腔积液：X线表现为圆形或半圆形密度均匀影，边缘清晰。包裹性积液局限在叶间裂时称为叶间积液。

（2）**气胸及液气胸** 气胸时X线显示胸腔顶部和外侧高度透亮，其中无肺纹理，透亮带内侧可见被压缩的肺边缘。液气胸时，立位检查可见上方为透亮的气体影，下方为密度增高的液体影，且随体位改变而流动。

（3）**胸膜肥厚、粘连、钙化** 胸膜轻度增厚时，X线表现为肋膈角变钝或消失，沿胸壁可见密度增高或条状阴影，还可见膈上幕状粘连，膈运动受限。广泛胸膜增厚则呈大片不均匀性密度增高影，患侧肋间隙变窄或胸廓塌陷，纵隔向患侧移位，膈肌升高，活动减弱，严重时可见胸部脊柱向健侧凸起。胸膜钙化的X线表现为斑块状、条状或片状高密度钙化影，切线位观察时，可见其包在肺的外围。

● **要点四 循环系统常见病的影像学表现**

1. 风湿性心脏病

（1）**单纯二尖瓣狭窄** X线表现为左心房及右心室增大，左心耳部凸出，肺动脉段突出，主动脉结及左心室变小，心脏外形呈鸭梨状。

（2）**主动脉瓣关闭不全** 左心室明显增大，升主动脉、主动脉弓普遍扩张，心脏呈靴形。

2. 高血压性心脏病 X线表现为左心室扩大，主动脉增宽、延长、迂曲，心脏呈靴形。

3. 慢性肺源性心脏病 X线表现为右下肺动脉增宽≥15mm，右心室增大等。

4. 心包积液 300mL以下者，X线难以发现。中等量积液时，后前位可见心脏形态呈烧瓶形，上腔静脉增宽，心缘搏动减弱或消失等。

● **要点五 消化系统疾病影像学检查及常见疾病的影像学表现**

（一）消化系统疾病影像学检查方法

1. 普通X线检查 包括透视和腹部平片，常用于急腹症的诊断。

2. 造影

（1）食道吞钡，观察食道黏膜、轮廓、蠕动和食道扩张度及通畅性。

（2）上消化道钡餐（气钡双重造影）检查，包括食道、胃、十二指肠和上段空肠。

（3）小肠系钡剂造影。

（4）结肠钡剂灌肠造影等。

（二）消化系统常见病的影像学表现

1. 食管静脉曲张 X线钡剂造影可见：食管中、下段的黏膜皱襞明显增宽、迂曲，呈蚯蚓状或串珠状充盈缺损，管壁边缘呈锯齿状。

2. 食管癌 X线钡剂造影可见：①黏膜皱襞改变：由于肿瘤破坏黏膜层，使正常皱襞消失、中断、破坏，形成表面杂乱的不规则影像。②管腔狭窄。③腔内充盈缺损。④不规则的龛影，早期较浅小，较大者表现为长径与食管长轴一致的长形龛影。⑤受累食管呈局限性僵硬。

3. 消化性溃疡

（1）**胃溃疡** 上消化道钡剂造影检查的直接征象是龛影，多见于胃小弯；龛影口周围有一圈黏膜水肿造成的透明带，这种黏膜水肿带是良性溃疡的特征性表现。胃溃疡引起的功能性改变包括：①痉挛性改变。②分泌增加。③胃蠕动增强或减弱。

（2）**十二指肠溃疡** 绝大部分发生在球部，溃疡易造成球部变形；球部龛影或球部变形是十二指肠溃疡的直接征象。间接征象有：①激惹征。②幽门痉挛，开放延迟。③胃分泌增多和胃张力及蠕动方面的改变。④球部固定压痛。

4. 胃癌 上消化道钡剂造影检查可见：①胃内形态不规则的充盈缺损，多见于蕈伞型癌。②胃腔狭窄，胃壁僵硬，多见于浸润型癌。③形状不规则、位于胃轮廓之内的龛影，多见于溃疡型癌。④黏膜皱襞破坏、消失或中断。⑤肿瘤区蠕动消失。CT或MRI检查可直接观察肿瘤侵犯胃壁、周围浸润及远处转移情况，其影像表现直接反映了胃癌的大体形态，但检查时需用清水或对比剂将胃充分扩张。

5. 胃肠道穿孔 最多见于胃或十二指肠穿孔，立位X线透视或腹部平片可见：两侧膈下有弧形或半月形透亮气体影。若并发急性腹膜炎则可见肠管充气积液膨胀，肠壁间隔增宽，在腹平片上可见腹部肌肉与脂肪层分界不清。

6. 肠梗阻 典型X线表现为：梗阻上段肠管扩张，积气，积液，立位或侧位水平位摄片可见肠管扩张，呈阶梯状气液平，梗阻以下的肠管闭合，无气体或仅有少量气体。

● **要点六 泌尿系统常见病的影像学表现**

1. 肾结石 发生于单侧或双侧，可单个或多个，主要位于肾盂或肾盏内。阳性结石X线平片可见圆形、卵圆形或桑椹状致密影，密度高而均匀或浓淡不等，或呈分层状。

2. 输尿管结石 阳性结石平片或CT可见输尿管走行区域内米粒大小的高密度影，CT可见结石上方输尿管、肾盂积水扩张；静脉肾盂造影可见造影剂中止在结石处，其上方尿路扩张。

3. 膀胱结石 多为阳性，X线平片可见耻骨联合上方圆形或卵圆形致密影，边缘光滑或毛糙，密度均匀或不均匀，可呈层状，大小不一。结石可随体位而改变位置，但总是在膀胱最低处。

● **要点七 骨与关节常见病的影像学表现**

1. 骨折 X线检查是诊断骨折最常用、最基本的方法，可见骨皮质连续性中断、骨小梁断裂和歪曲，有边缘光滑锐利的线状透亮阴影，即骨折线。

2. 椎间盘突出 青壮年多发，下段腰椎最容易发生。

（1）X线平片 ①椎间隙变窄或前窄后宽。②椎体后缘唇样肥大增生，骨桥形成或游离骨块。③脊柱生理曲度变直或侧弯。

（2）CT检查 根据椎间盘变形的程度，分为椎间盘变性、椎间盘膨出、椎间盘突出3种，以椎间盘突出最为严重，其CT直接征象是：椎间盘后缘变形，有局限性突出，其内可有钙化。间接征象是：①硬膜外脂肪层受压、变形甚至消失，两侧硬膜外间隙不对称。②硬膜囊受压变形和移位。③一侧神经根鞘受压。

（3）MRI检查 能很好地显示各部位椎间盘突出的图像，是诊断椎间盘突出的最好方法。

3. 颈椎病 X线表现为颈椎生理曲度变直或向后反向成角，椎体前缘唇样骨质增生或后缘骨质增生、后翘，相对关节面致密，椎间隙变窄，椎间孔变小，钩突关节增生、肥大、变尖，前、后纵韧带及项韧带钙化。CT、MRI对颈椎病的诊断优于普通X线平片，尤其对平片不能确诊的颈椎病，MRI诊断更具有优势。

● **要点八 常见中枢神经系统疾病的影像学表现**

脑血管病

1. 脑出血 高血压性脑出血是最常见的病因，出血部位多为基底节、丘脑、脑桥和小脑。根据血肿演变分为急性期、吸收期和囊变期。CT、MRI可以确诊。

CT表现：①急性期血肿呈圆形、椭圆形或不规则形均匀密度增高影，边界清楚；周围有环形密度减低影（水肿带）；局部脑室受压移位；血液进入脑室或蛛网膜下腔时，可见脑室或蛛网膜下腔内有积血影。②吸收期（发病后3~7天）可见血肿缩小、密度降低，小的血肿可以完全吸收，血肿周围变模糊，水肿带增宽。③发病2个月后进入囊变期，较大的血肿吸收后常留下大小不等的囊腔，同时伴有不同程度的脑萎缩。

2. 脑梗死 常见的原因有脑血栓形成、脑栓塞、低血压和凝血状态等。病理上分为缺血性脑梗死、出血性脑梗死、腔隙性脑梗死。

CT表现：①缺血性脑梗死：发病12~24小时之内，CT无异常所见；少数病例在血管闭塞6小时即可显示大范围低密度区，其部位、范围与闭塞血管供血区一致，皮质与髓质同时受累，多呈三角形或扇形，边界不清，密度不均，在等密度区内散在较高密度的斑点影代表梗死区内脑质的相对无损害区；2~3周后，病变处密度越来越低，最后变为等密度而不可见；1~2个月后可见边界清楚的低密度囊腔。②出血性脑梗死：在密度减低的脑梗死灶内，见到不规则斑点状或片状高密度出血灶影；由于占位，脑室轻度受压，中线轻度移位；2~3周后，病变处密度逐渐变低。③腔隙性脑梗死：发病12~24小时之内，CT无异常所见；典型者可见小片状密度减低影，边缘模糊；无占位效应。

（张永涛）

第七单元 病历与诊断方法

要点一 病历书写的格式与内容

（一）门诊病历

1. 门诊病历首页要逐项填写，要注明科别，如有错误或遗漏应予更正及补充。

2. 每次诊疗均写明年、月、日。必要时注明时刻。

3. 初诊病历的书写要注意以下事项：

（1）病史内容连贯书写，不必冠以"主诉"等字。病历重点为主诉、现病史，而对既往史、家族史等仅扼要记录与此次发病有关的内容。

（2）系统体格检查（一般状况、心、肺、肝、脾、四肢、神经反射等），逐项简要记载，对病人的阳性体征及有关的阴性体征，应重点记载。对专科情况，应详细记载。

（3）辅助检查应根据病情而选择进行。

（4）结合病史、体检、辅助检查，提出初步诊断。

（5）处理包括所有药品（品名、剂量、用法及所给总量），特殊治疗，生活注意点，休息方式及期限，预约诊疗日期及随访要求等。

4. 复诊病历重点记录上次就诊后病情变化、药物疗效与反应及送检结果。复查上次曾发现的阳性体征及有无新的变化。诊断无改变者不再填写。最后为复诊后的处理。

5. 每次记录医师均需签署全名。

（二）住院病历

1. 主要内容包括以下几个方面：

（1）一般情况，如姓名、性别、年龄、婚姻、民族、职业、住址（工作单位）、出生地、入院日期、记录日期、病史陈述者、可靠程度。

（2）病史，包括主诉、现病史、既往史、个人史、婚姻史、月经生育史、家族史。

（3）体格检查。

（4）实验室及其他检查。

（5）摘要。

（6）初步诊断。

（7）记录者签名。

2. 入院记录的内容同住院病历，但应简明、重点突出。

3. 病程记录。

4. 会诊记录。

5. 转科记录。

6. 出院记录。

7. 死亡记录。

要点二 确立诊断的步骤及原则

建立正确的诊断，一般要经过"调查研究、搜集资料"，"综合分析、初步诊断"和"反复实践、验证诊断"3个步骤。

1. 调查研究，搜集临床资料。正确诊断来源于周密的调查研究。包括询问病史、体格检查、实验室及其他检查等，了解和搜集资料，并做到真实、全面、系统。

2. 分析整理，得出初步诊断。在分析、判断和推理过程中必须注意：现象与本质、局部与整体、共性与个性、动态的观点等思维方法。

3. 反复实践、验证诊断。

要点三 诊断内容及书写

1. 诊断内容 完整的诊断应能反映病人所患的全部疾病，其内容应包括病因诊断、病理形态诊断和病理生理诊断。如同时患多种疾病，则应分清主次，顺序排列，主要疾病排在前面，次要疾病则根据其重要性依次后排。在发病机制上与主要疾病有密切关系的疾病称为并发症，列于主要疾病之后。与主要疾病无关而同时存在的疾病称为伴发病，应依序后排。一般本科疾病在前，他科疾病在后。

2. 病历书写的基本要求

（1）病历编写必须态度认真，实事求是地反映病情和诊治经过。

（2）病历编写应内容确切，系统完确，条理清楚，重点突出，层次分明，词句精练，标点正确，字迹清楚，不得随意涂改和剪贴。

（3）各项、各次记录要注明记录日期，危、急、重病人的病历还应注明记录时间。记录结束时须签全名并易辨认。凡修改和补充之处，应用红色墨水书写并签全名。

（4）病历摘要必须简练，有概括性与系统性，能确切反映病情的特点，无重要遗漏或差错，可作为初步诊断的依据。

（闫平慧）

内科学

第一单元 呼吸系统疾病

细目一 慢性阻塞性肺疾病

要点一 病因

慢性阻塞性肺疾病（COPD）是一种以持续存在的气流受限为特征的肺部疾病。气流受限不完全可逆，呈进行性发展，主要累及肺部，也可引起肺外各器官的损害。COPD 的病因复杂，至今尚未完全明了。

1. 吸烟 最主要的病因。

2. 环境污染 职业粉尘和化学物质如有害气体二氧化硫、二氧化氮、石棉等。空气污染如刺激性烟雾、臭氧等。

3. 感染因素 发病与病情发展的重要因素。

4. 气候 主要为寒冷干燥气候，是急性发作的常见诱因。

5. 机体内在因素 包括过敏因素、自主神经功能失调、年龄、营养不良、氧化应激等。

要点二 临床表现

1. 症状 起病缓慢，病程漫长并逐渐加重。

（1）慢性咳嗽 随病程发展可终身不愈，晨间咳嗽明显，夜间有阵咳或排痰。

（2）咳痰 一般为白色黏液或浆液泡沫状痰，偶可带血丝，清晨排痰较多。急性发作时痰量增多，可有脓性痰。

（3）气短及呼吸困难 为 COPD 的典型症状。早期仅在体力活动时出现，后逐渐加重，尤其出现肺气肿时，日常活动甚至休息时也有气短、呼吸困难，表现为呼气性呼吸困难，伴呼气延长。

（4）喘息和胸闷 部分患者特别是重度患者或急性加重时出现喘息。

（5）其他 晚期可出现体重下降、食欲减退等。

2. 体征 早期可无异常，随疾病进展出现：桶状胸，呼吸变浅、频率增快，双肺语颤减弱，叩诊呈过清音，心浊音界缩小，肺下界和肝浊音界下移，呼吸音减弱，呼气延长，部分患者可闻及干啰音和/或湿啰音。

要点三 并发症

1. 慢性呼吸衰竭 多由肺部感染诱发，确诊依赖于动脉血气分析，$PaO_2 < 60mmHg$ 伴有 $PaCO_2 > 30mmHg$ 并出现缺氧及高碳酸血症的一系列表现，可以确定发生呼吸衰竭。

2. 自发性气胸 为急性并发症，多表现为用力后突发一侧撕裂样胸痛，呼吸困难加重，胸片显示患侧透光度增加，并可见被压缩肺边缘。

3. 慢性肺源性心脏病 是 COPD 的最终结局。

要点四 实验室检查及其他检查

1. 肺功能 判断气流受限的主要客观指标，对诊断 COPD，评估严重程度、疾病进展、预后及对治疗的反应等有重要意义。其中主要指标为第一秒用力呼气容积（FEV_1）减少，且 $FEV_1/FVC < 70\%$，是诊断 COPD 的必备条件。

2. 胸部 X 线 早期可无变化，病情进展可出现肺纹理增粗、紊乱等非特异性改变。肺气肿时出现双肺透光度增加、肋间隙增宽、心影狭长、外带肺纹理减少或消失等改变。胸片可作为确定肺部并发症及排除其他肺部疾病的检查。

3. 胸部 CT 不作为常规检查，高分辨 CT 对疑难病例的鉴别诊断有一定意义。

4. 血气分析 可确定是否发生呼吸衰竭及其类型。仅有 $PaO_2 < 60mmHg$ 为 I 型呼衰；同时出现 $PaCO_2 > 50mmHg$，为 II 型呼衰，多见于 COPD。

● 要点五 诊断

COPD 的主要诊断依据有长期吸烟等高危因素史，结合临床症状、体征及肺功能检查结果等综合确定。不完全可逆的气流受限是 COPD 诊断的必备条件，吸入支气管扩张剂后 $FEV_1/FVC < 70\%$ 最有助于诊断，并根据 $FEV_1\%$ 下降的程度进行严重程度分级，见下表。

COPD 患者肺功能分级

肺功能分级	FEV_1 占预计值%
1级（轻度）	$FEV_1\% \geq 80\%$
2级（中度）	$50\% \leq FEV_1\% \leq 80\%$
3级（重度）	$30\% \leq FEV_1\% \leq 50\%$
4级（极重度）	$FEV_1\% \leq 30\%$

● 要点六 治疗

（一）稳定期治疗

1. 戒烟，脱离污染环境，增强抵抗力。
2. 支气管扩张药：缓解气短症状，提高生活质量，是 COPD 稳定期最主要的治疗药物。
（1）β_2 肾上腺素受体激动剂 常用沙丁胺醇、特布他林气雾剂等。
（2）抗胆碱能药 常用异丙托溴铵气雾剂。噻托溴铵为长效抗胆碱能药，作用长达 24 小时以上。
（3）茶碱类药 常用氨茶碱、缓释型或控释型茶碱等。
3. 祛痰药：应用盐酸氨溴索、N-乙酰半胱氨酸、羧甲司坦和稀化黏素等。
4. 糖皮质激素：长期规律的吸入糖皮质激素较适用于 $FEV_1\% < 50\%$ 且有临床症状以及反复加重的 COPD 患者。联合吸入糖皮质激素和长效 β_2 受体激动剂，效果优于单药治疗。
5. 长期家庭氧疗：应用指征：①$PaO_2 \leq 55mmHg$ 或 $SaO_2 \leq 88\%$，有或没有高碳酸血症。②PaO_2 55~60mmHg，或 $SaO_2 < 89\%$，并有肺动脉高压、心力衰竭或红细胞增多症（红细胞比积 >55%）。一般经鼻导管吸入给氧，氧流量 1~2L/min，吸氧持续时间 10~15h/d，使患者在静息状态下，$PaO_2 \geq 60mmHg$ 和/或 $SaO_2 > 90\%$。

（二）急性加重期治疗

首先确定急性发作的原因，并进行病情严重程度评估，以决定门诊或住院治疗。

1. 控制感染 细菌感染是导致 COPD 急性加重最重要的原因，故选用敏感抗生素是极为重要的治疗措施。应根据 COPD 严重程度及相应的细菌分层情况，结合当地常见致病菌类型、耐药流行趋势和药敏情况，选用敏感抗生素。

2. 扩张支气管 短效 β_2 受体激动剂较适用于 COPD 急性加重期的治疗，常用沙丁胺醇等。若效果不显著，加用抗胆碱能药物，常用异丙托溴铵。对于较为严重的 COPD 患者，可考虑静脉滴注茶碱类药物。

3. 控制性氧疗 为住院患者的基础治疗。无严重合并症患者，氧疗后易达到满意的氧合水平（$PaO_2 > 60mmHg$ 或 $SaO_2 > 90\%$）。但吸入氧浓度不宜过高，需注意可能发生潜在的 CO_2 潴留及呼吸性酸中毒。

4. 应用糖皮质激素 住院患者宜在应用支气管扩张剂的基础上，口服或静脉滴注糖皮质激素。

5. 其他 ①祛痰。②维持水、电解质平衡，保证营养供给。③并发严重呼吸困难时给予机械通气治疗。④积极治疗伴发病及并发症等。

细目二 慢性肺源性心脏病

● 要点一 病因

慢性肺源性心脏病（简称慢性肺心病）是指

由慢性肺、胸廓疾病或肺血管病变引起肺循环阻力增加、肺动脉高压，进而引起右心室肥厚、扩大，甚至发生右心衰竭的一类心脏病。其病因包括：

1. **慢性支气管-肺疾病**：最常见，80%以上继发于COPD。

2. **严重的胸廓畸形**。

3. **肺血管疾病和神经肌肉疾病**。

4. **其他**：近年证实，睡眠呼吸暂停综合征也是引起慢性肺心病的重要病因。

● **要点二 临床表现**

（一）肺、心功能代偿期（包括缓解期）

1. 原发疾病表现 COPD病史最常见。

（1）长期慢性咳嗽、咳痰或喘息病史，逐渐出现乏力、呼吸困难，活动后心悸、气促加重。

（2）肺气肿体征：桶状胸，双肺语颤减弱，叩诊呈过清音，心浊音界缩小，肺下界和肝浊音界下降，呼吸音减弱，呼气延长。

（3）肺部听诊常有干、湿啰音。

2. 肺动脉高压和右心室肥大体征

（1）**肺动脉高压** 肺动脉瓣区S_2亢进。

（2）**右心室肥大** 心浊音界向左扩大，剑突下触及心脏收缩期搏动，三尖瓣区闻及收缩期杂音。

3. 其他 肺气肿显著的患者可出现颈静脉充盈、肝下缘肋下可触及。

（二）肺、心功能失代偿期（包括急性加重期）

多由急性呼吸道感染所诱发。除上述症状加重外，相继出现呼吸衰竭和心力衰竭。

1. 呼吸衰竭

（1）**低氧血症** 突出的症状为呼吸困难，常伴有胸闷、心悸、心率增快和发绀，严重者可出现头晕、头痛、烦躁不安、谵妄、抽搐，甚至昏迷。

（2）**高碳酸血症** 头痛、多汗，夜间失眠、日间嗜睡。重症患者出现幻觉、神志恍惚、烦躁不安、精神错乱和昏迷等精神、神经症状。

2. 心力衰竭 以右心衰竭为主。心悸、呼吸困难及发绀进一步加重，出现上腹胀痛、食欲不振、少尿。主要体征为颈静脉怒张、肝肿大伴有触痛、肝颈静脉反流征阳性、下肢水肿，并可出现腹水。因右心室肥大使三尖瓣相对关闭不全，在三尖瓣区可听到收缩期杂音，严重者可出现舒张期奔马律，也可出现各种心律失常，以房性心律失常多见。病情严重者可发生休克。

● **要点三 并发症**

1. 肺性脑病 由于严重缺氧及二氧化碳潴留导致中枢神经功能紊乱，出现谵妄、意识模糊甚至昏迷等一系列神经、精神表现，称为肺性脑病。是慢性肺心病首要死亡原因。

2. 酸碱平衡失调及电解质紊乱 最常见并发症，其中以呼吸性酸中毒常见，合并感染时并发代谢性酸中毒，大量应用利尿剂可并发代谢性碱中毒。

3. 心律失常 以室上性心律失常多见，如房性早搏、室上性心动过速等。

4. 休克 可由严重感染、上消化道出血、心力衰竭等诱发。

5. 消化道出血 上消化道出血多见，胃肠黏膜因缺氧、酸中毒而受损出血。

6. 其他 如功能性肾衰竭、弥散性血管内凝血等，少见。

● **要点四 实验室检查及其他检查**

1. 胸部X线 除肺、胸原发疾病及急性肺部感染的特征外，尚有：①肺动脉高压征：右下肺动脉干扩张，其横径≥15mm；肺动脉段明显突出或其高度≥3mm。②右心室肥大：心界向左扩大。

2. 心电图 主要表现为右心室肥大，出现电轴右偏，额面平均电轴≥90°，重度顺钟向转位，$RV_1+SV_5≥1.05mV$，$V_1 R/S≥1$及肺型P波。

3. 超声心动图和肺动脉压力测定 出现右室内径增大（≥20mm），右室流出道增宽（≥30mm）及肺动脉内径增大、右室前壁厚度增加。多普勒超声心动图显示三尖瓣反流和右室收缩压增高。肺动脉压力>20mmHg。

4. 血气分析 合并呼吸衰竭时，$PaO_2 < 60mmHg$ 或/和 $PaCO_2 > 50mmHg$。血 pH 值因机体对酸、碱代偿情况不同而异，可正常、降低或升高。

5. 血液检查 血液流变学检查可明确红细胞变形性、血液高凝状态；血电解质测定可了解是否存在电解质紊乱；血常规检查可见红细胞、血红蛋白升高，合并感染时，白细胞总数和中性粒细胞升高。

● **要点五 诊断**

在慢性肺、胸疾患的基础上，一旦发现有肺动脉高压、右心室肥大的体征或右心功能不全的征象，同时排除其他引起右心病变的心脏病，即可诊断本病。若出现呼吸困难、发绀或神经、精神症状，为肺心病呼吸衰竭表现；如出现颈静脉怒张、下肢或全身水肿、腹胀、肝区疼痛，提示肺心病右心衰竭。

● **要点六 治疗**

（一）急性加重期治疗

1. 控制感染 为治疗慢性肺心病的关键措施。慢性肺心病并发的感染多为混合性感染，故应联合用药，一般可选用青霉素类、氨基糖苷类、氟喹诺酮类及头孢菌素类等。长期应用抗生素要防止真菌感染。

2. 改善呼吸功能，纠正呼吸衰竭 采取综合措施，包括缓解支气管痉挛、清除痰液、通畅呼吸道、持续低浓度给氧、应用呼吸中枢兴奋剂等。必要时施行机械通气。慢性肺心病呼吸衰竭应进行控制性氧疗，吸入氧浓度为 25%~33%，氧流量为 1~3L/min。

3. 控制心力衰竭 在积极控制感染、改善呼吸功能后，多数患者心功能可改善，尿量增多，水肿消退，肝肿大缩小或恢复正常，不需使用利尿剂和强心剂。但较重患者或经以上治疗无效者应适当选用利尿剂和强心剂。

（1）**利尿剂** 宜短疗程、小剂量、间歇、联合使用排钾和保钾利尿剂，常用氢氯噻嗪联合螺内酯。应用利尿剂后易发生低钾、低氯性碱中毒，使痰液黏稠不易排出，应注意预防。

（2）**强心剂** 应用指征：①感染已被控制，呼吸功能已改善，利尿剂不能取得良好疗效而反复水肿的心力衰竭患者。②合并室上性快速性心律失常，如室上性心动过速、心房颤动（心室率>100次/分）者。③以右心衰竭为主要表现而无明显急性感染者。④出现急性左心衰竭者。

慢性肺心病患者由于慢性缺氧及感染，对洋地黄类药物耐受性低、疗效差，且易引起中毒，应用原则为：①剂量宜小，为常规剂量的1/2~2/3。②选用作用快、排泄快的强心剂。③低氧血症、感染等均可使心率增快，故不宜以心率减慢作为衡量强心药的疗效指征。

（3）**血管扩张剂** 钙拮抗剂、川芎嗪等可降低肺动脉压，对部分顽固性心力衰竭有效。

4. 抗凝治疗 应用低分子肝素，防止肺微小动脉原位血栓形成。

5. 并发症的处理 ①并发肺性脑病时，除上述治疗措施外，应注意纠正酸碱失衡和电解质紊乱；出现脑水肿时，可快速静脉滴注甘露醇；肺性脑病出现兴奋、躁动时慎用镇静剂。②其他：并发酸碱失衡和电解质紊乱、心律失常、消化道出血、休克、肾衰竭、弥散性血管内凝血等，积极给予相应治疗。

（二）缓解期治疗

呼吸锻炼、增强机体免疫力和家庭长期氧疗。

细目三 支气管哮喘

● **要点一 概念及病因**

1. 概念 支气管哮喘是一种由肥大细胞、嗜酸性粒细胞、淋巴细胞等多种炎症细胞介导的气道慢性炎症。本病常存在气道高反应性和广泛的、可逆性气流阻塞。临床以反复发作的喘息、呼气性呼吸困难、胸闷或咳嗽为特征，常在夜间和/或清晨发作。

2. 病因 支气管哮喘的病因包括遗传因素与环境激发因素。遗传因素为发病的基础，已证实支气管哮喘为多基因遗传性疾病；环境因素包括吸入性、食入性致敏原及感染、运动、药物等因素，其中吸入性致敏原为常见激发因素。

● **要点二　临床表现**

（一）症状

1. 典型表现　主要表现为发作性带有哮鸣音的呼气性呼吸困难，其发作常与吸入外源性变应原有关，大多呈季节性，春秋易发且日轻夜重（下半夜和凌晨易发）。

2. 特殊表现

（1）咳嗽变异性哮喘（CAV）　以发作性胸闷或顽固性咳嗽为唯一的临床表现，无喘息症状，易漏诊或误诊为支气管炎。

（2）运动性哮喘　多发生于运动后，多见于青少年，冷天户外跑步时最易发生。

（3）药物性哮喘　某些药物诱发的哮喘，临床少见。可引起哮喘的药物有阿司匹林等解热镇痛药、含碘造影剂等。

3. 危重哮喘　严重哮喘发作，表现为呼吸困难、发绀、大汗淋漓、四肢湿冷、脉细数、两肺满布哮鸣音，有时因支气管高度狭窄或被大量痰栓堵塞，肺部哮鸣音反可减弱或消失，称为"沉默肺"，此时病情危急，经治疗不能缓解者，可导致呼吸衰竭甚至死亡。

（二）体征

发作时胸部呈过度充气状态，两肺可闻及弥漫性哮鸣音，以呼气相为主，严重者呈强迫端坐位，甚至出现发绀、心率增快、奇脉、胸腹反常运动等。

● **要点三　实验室检查及其他检查**

1. 血液检查　可有嗜酸性粒细胞增多，并发感染者有白细胞总数和中性粒细胞百分比升高。

2. 痰液检查　涂片镜检可见较多嗜酸性粒细胞。

3. 肺功能　FEV_1 占预计值的百分率（$FEV_1\%$）最可靠，最大呼气流速（PEF）的测定最方便，PEF测定值占预计值的百分率（PEF%）和PEF昼夜变异率也是判断支气管哮喘病情严重度的两项重要的指标。必要时可进行支气管激发试验或支气管舒张试验：①支气管激发试验阳性是指呼吸功能基本正常的患者，吸入组胺、乙酰甲胆碱或过敏原后 FEV_1 或 PEF 下降 >20%。②支气管舒张试验阳性是指通气功能低于正常的患者，吸入支气管舒张剂后 FEV_1 增加 ≥12% 且其绝对值增加 ≥200mL，或 PEF 测定值增加 ≥20%。

4. 免疫学和过敏原检测　缓解期血清中特异性 IgE 和嗜酸性粒细胞阳离子蛋白（ECP）含量测定有助于哮喘的诊断。哮喘患者 IgE 可较正常升高 2 倍以上。皮肤过敏原测试用于指导避免过敏原接触和脱敏治疗。

5. 胸部 X 线　急性发作时两肺透亮度增加，呈过度充气状态，非急性发作期多无明显改变。

6. 血气分析　哮喘发作程度较轻，PaO_2 和 $PaCO_2$ 正常或轻度下降；中度哮喘发作，PaO_2 下降而 $PaCO_2$ 正常；重度哮喘发作，PaO_2 明显下降而 $PaCO_2$ 升高，并可出现呼吸性酸中毒和/或代谢性酸中毒。

● **要点四　诊断**

诊断标准：

1. 反复发作的喘息、气急、胸闷或咳嗽，多与接触变应原、冷空气、物理性刺激、化学性刺激、病毒性上呼吸道感染、运动等有关。

2. 发作时在双肺可闻及散在或弥漫性、以呼气相为主的哮鸣音，呼气相延长。

3. 上述症状可经治疗缓解或自行缓解。

4. 除外其他疾病所引起的喘息、气急、胸闷和咳嗽。

5. 临床表现不典型者（如无明显喘息或体征）应有下列 3 项中至少 1 项阳性：①支气管激发试验阳性。②支气管舒张试验阳性。③昼夜 PEF 变异率 ≥20%。

符合 1～4 条或 4、5 条者，即可诊断。

● **要点五　治疗**

（一）脱离变应原

立即使患者脱离变应原的接触是防治哮喘最有效的方法。

（二）药物治疗

1. β₂受体激动剂 是缓解哮喘症状的首选药物。有短效-速效β₂受体激动剂如沙丁胺醇、特布他林气雾剂，短效-迟效β₂受体激动剂如沙丁胺醇、特布他林片剂，长效-迟效β₂受体激动剂如沙美特罗气雾剂，长效-速效β₂受体激动剂如福莫特罗干粉吸入剂等。

2. 茶碱（黄嘌呤）类药物 茶碱缓释或控释片，适合夜间发作的哮喘的治疗。氨茶碱血药浓度个体差异大，监测血清或唾液中茶碱浓度，及时调整用量。

3. 抗胆碱能药 吸入抗胆碱能药如溴化异丙托品，与β₂受体激动剂联合吸入有协同作用，尤其适用于夜间哮喘及多痰患者。

4. 糖皮质激素 是最有效的控制气道炎症的药物，吸入型糖皮质激素是长期治疗哮喘的首选药物。常用二丙酸倍氯米松吸入剂、布地奈德吸入剂、丙酸氟替卡松吸入剂等。

5. 白三烯调节剂 通过调节白三烯的生物活性而发挥抗炎作用，同时可舒张支气管平滑肌，为控制轻度哮喘的较好选择，常用孟鲁司特和扎鲁司特等，不良反应较轻微。

6. 其他 如钙拮抗剂（维拉帕米、硝苯地平等）、酮替芬、曲尼司特、肥大细胞膜稳定剂色甘酸钠、血栓烷A₂受体拮抗剂等。钙拮抗剂可用于治疗运动性哮喘，酮替芬对过敏性哮喘有效，曲尼司特、色甘酸钠主要用于哮喘的预防。

（三）危重哮喘的处理

1. 氧疗与辅助通气：使 PaO₂ >60mmHg。
2. 解痉平喘：联合应用解痉平喘药。
3. 纠正水、电解质及酸碱失衡：①补液：危重哮喘患者多伴有脱水，每天补液量一般为2500~3000mL，补液原则为先快后慢、先盐后糖、见尿补钾。②纠正酸中毒。③纠正电解质紊乱。
4. 控制感染：静脉应用广谱抗生素。
5. 应用糖皮质激素。
6. 处理并发症：出现张力性气胸、痰栓阻塞、呼吸肌衰竭时，应及时诊断处理。

（四）缓解期治疗

加强体育锻炼，增强体质。注射哮喘菌苗和脱敏疗法。可使用吸入性糖皮质激素等药物以减少复发。

细目四 肺 炎

要点一 概述

1. 概念 肺炎是指包括终末气道、肺泡腔及肺间质等在内的肺实质的急性炎症。

2. 分类

（1）按解剖分类 ①大叶性（肺泡性）肺炎。②小叶性（支气管性）肺炎。③间质性肺炎。

（2）按病因分类 ①细菌性肺炎，如肺炎链球菌肺炎等。②非典型病原体所致的肺炎，如支原体肺炎等。③病毒性肺炎，如腺病毒肺炎等。④肺真菌病，如念珠菌肺炎等。⑤其他病原体所致的肺炎，如立克次体肺炎等。⑥理化因素所致的肺炎，如放射性肺炎、化学性肺炎等。

（3）按患病环境分类 ①社区获得性肺炎：主要致病菌为肺炎链球菌。②医院内获得性肺炎：多发生于各种原发疾病的危重患者，革兰阴性杆菌感染率高，可达50%，常为混合感染，耐药菌株多，治疗困难，且病死率高。

要点二 肺炎链球菌肺炎

（一）病因

肺炎链球菌为革兰阳性球菌，根据其抗原性不同，可分为86个血清型。成人致病菌多属1~9及12型，其中以第3型毒力最强。

（二）临床表现

冬季及初春季节多发，常与呼吸道病毒感染相伴行。健康青壮年、老人及婴幼儿多见，男性较多见。

多数起病急骤，常有受凉淋雨、劳累、病毒感染等诱因，多有上呼吸道感染的前驱症状。病程7~10天。

1. 症状

（1）寒战、高热　典型病例以突然寒战起病，继之高热，体温可高达39℃～40℃，呈稽留热，常伴头痛、全身肌肉酸痛、食欲不振。

（2）咳嗽、咳痰　初期为刺激性干咳，继而咳白色黏液痰或带血丝痰，经1～2天后，可咳出黏液血性或铁锈色痰，也可呈脓性痰，进入消散期痰量增多，痰黄而稀薄。

（3）胸痛　多有病侧胸痛，常呈针刺样，随咳嗽或深呼吸而加剧，可放射至肩或腹部。

（4）呼吸困难　由于肺实变导致通气不足、胸痛及毒血症，引起呼吸困难，呼吸快而浅。

（5）其他　少数患者有恶心、呕吐、腹胀或腹泻等胃肠道症状。严重感染者可出现神志模糊、烦躁、嗜睡、谵妄、昏迷等。

2. 体征　急性热病容，呼吸浅速，面颊绯红，皮肤灼热，部分患者有鼻翼扇动、口唇单纯疱疹等。典型患者有肺实变体征：患侧呼吸运动减弱、触觉语颤增强、叩诊呈浊音或实音、听诊呼吸音减低或消失，并可出现支气管呼吸音。消散期可闻及湿啰音。重症患者有肠胀气、上腹部压痛，多与炎症累及膈、胸膜有关。少数重症患者可并发感染性休克，多见于老年患者。

（三）并发症

严重败血症或毒血症患者可并发感染性休克，多见于老年人。其他并发症有胸膜炎、脓胸、心肌炎、脑膜炎、关节炎等。

（四）实验室检查及其他检查

1. 血常规　血白细胞计数（10～20）×10^9/L，中性粒细胞百分比多在80%以上，并可有核左移或细胞内可见中毒颗粒。

2. 病原学检查　痰直接涂片发现典型的革兰染色阳性、带荚膜的球菌，即可初步作出病原学诊断。痰培养24～48小时可以确定病原体。

3. 胸部X线　早期仅见肺纹理增粗、紊乱。肺实变期呈肺叶、肺段分布的密度均匀阴影，并在实变阴影中可见支气管气道征，肋膈角可有少量胸腔积液征。消散期显示实变阴影密度逐渐减低，呈散在的、大小不等的片状阴影，多数病例起病3～4周后才能完全消散，老年患者病灶消散较慢，亦可呈机化性肺炎。

（五）诊断

根据寒战、高热、咳嗽、咳黏液血性或铁锈色痰伴病侧胸痛等典型症状，出现急性病容、肺实变体征等典型体征，结合胸部X线检查，可作出初步诊断。对于临床表现不典型者，需认真加以鉴别并进行病原学检查。确诊有赖于病原菌检查。

（六）治疗

1. 一般治疗　卧床休息，多饮水，给予易消化食物。高热、食欲不振者应静脉补液，注意补充足够蛋白质、热量及维生素。密切观察呼吸、脉搏、血压等变化，防止休克发生。

2. 对症治疗　高热者采用物理降温，如有气急发绀者应吸氧。咳痰困难者可给予溴己新口服。剧烈胸痛者，可局部热敷或酌用少量镇痛药如可待因等。如有麻痹性肠梗阻，应暂禁食、禁饮，肠胃减压。烦躁不安、谵妄者酌用地西泮或水合氯醛，禁用抑制呼吸中枢的镇静药。

3. 抗菌药物治疗　一经确诊即应予抗生素治疗，不必等待细菌培养结果。首选青霉素G，用药途径及剂量视病情轻重及有无并发症而定。对青霉素过敏者，可用红霉素或阿奇霉素、林可霉素等；重症患者可用氟喹诺酮类、头孢菌素类等。多重耐药菌株感染者可用万古霉素、替考拉宁。抗生素疗程通常为5～7天，或在退热后3天由静脉用药改为口服，维持数日，不依赖于X线检查炎症完全吸收而停药。

4. 感染性休克的处理　①一般处理：取平卧位，吸氧，监测生命体征等。②补充血容量：是抢救感染性休克的重要措施。③纠正水、电解质和酸碱平衡紊乱：主要是纠正代谢性酸中毒。④应用糖皮质激素。⑤应用血管活性药物：一般不作为首选，根据病情应用多巴胺、间羟胺等。⑥控制感染：加大抗生素用量，必要时选用二、三代头孢菌素。⑦防治心肾功能不全及其他并发症。

细目五 原发性支气管肺癌

要点一 病因

原发性支气管肺癌是指原发于各级支气管黏膜或腺体的恶性肿瘤。其病因有：

1. 吸烟 最重要原因，90%以上肺癌是由于主动吸烟或被动吸"二手烟"所致，吸烟者肺癌的死亡率是不吸烟者的4~10倍。烟雾中的尼古丁、苯并芘、亚硝胺等均有致癌作用。

2. 空气污染 室外大环境污染有工业废气、汽车尾气等，主要致癌物质为苯并芘等；室内小环境污染有煤焦油、煤烟、烹调时的油烟等。

3. 职业致癌因子 已确定的职业性致癌物质有石棉、铬、镍、砷、煤烟、煤焦油、芥子气等。

4. 其他 如某些癌基因的活化及抗癌基因的丢失、电离辐射、病毒感染、β胡萝卜素和维生素A缺乏、机体免疫功能低下、内分泌失调以及家族遗传等。

要点二 临床表现

1. 原发肿瘤引起的表现 咳嗽为常见的早期症状，多呈刺激性干咳或伴少量黏液痰。如肿瘤压迫导致支气管狭窄，呈持续性高音调金属音咳嗽。继发感染时，则咳脓性痰。因癌组织血管丰富，痰内常间断或持续带血，如侵及大血管可导致大咯血。如肿瘤引起支气管部分阻塞，可引起局限性喘鸣，并有胸闷、气急等。全身症状有体重下降、发热等。

2. 肿瘤局部扩展引起的表现 ①肿瘤侵犯胸膜或纵隔，可产生不规则钝痛；侵入胸壁、肋骨或压迫肋间神经时可致剧烈胸痛，呼吸、咳嗽时加重。②肿瘤压迫大气道，出现吸气性呼吸困难。③肿瘤侵及食管可表现咽下困难，也可引起支气管-食管瘘。④癌肿压迫或转移性淋巴结压迫喉返神经（左侧多见），则出现声音嘶哑。⑤肿瘤侵犯纵隔，压迫阻滞上腔静脉回流，导致上腔静脉压迫综合征，出现头、颈、前胸部及上肢水肿淤血等。⑥肺上沟瘤（Pancoast瘤）易压迫颈部交感神经引起Horner综合征，出现同侧眼睑下垂、眼球内陷、瞳孔缩小、额部少汗等。

3. 肿瘤远处转移引起的表现 如肺癌转移至脑、肝、骨、肾上腺、皮肤等可出现相应的表现。锁骨上淋巴结是肺癌常见的转移部位。

4. 肺外表现 包括内分泌、神经肌肉、结缔组织、血液系统和血管的异常改变，又称副癌综合征。

要点三 实验室检查及其他检查

1. 影像学检查 胸部X线检查为常规检查方法，如检查发现块影或可疑肿块阴影，可进一步选用高电压摄片、体层摄片、CT、磁共振显像（MRI）、单光子发射计算机断层显像（SPECT）和正电子发射计算机体层显像（PET）等检查进一步明确。

2. 痰脱落细胞 简单而有效的早期诊断方法，并能进行组织学检查。

3. 纤维支气管镜 确诊肺癌的重要检查方法。中央型肺癌确诊率可达95%左右，周围型肺癌确诊率可达55%。

4. 肿瘤标志物 包括蛋白质、内分泌物质、肽类和各种抗原物质如癌胚抗原（CEA）及可溶性膜抗原如CA-50、CA-125、CA-199，某些酶如神经特异性烯醇酶（NSE）等。肿瘤标志物虽然对诊断有一定的帮助，但缺乏特异性，对某些肺癌的病情监测有参考价值。

5. 其他 淋巴结活检、肺针吸活检、胸膜活检、纵隔镜活检、开胸活检等均可采用。放射性核素扫描检查可进行肿瘤的定位、定性诊断。

要点四 诊断

肺癌的早期诊断极为重要。影像学、细胞学和病理学检查是诊断肺癌的重要方法。肺癌按解剖学分为中央型肺癌（生长在段支气管以上的）、周围型肺癌（生长在段支气管及其分支以下的）。按组织学分为：①非小细胞肺癌，包括鳞状上皮细胞癌、腺癌、大细胞癌等。②小细胞肺癌，恶性程度高，较早发生淋巴及血行转移。

对40岁以上长期大量或过度吸烟者，有下列情况者应进行排查肺癌的检查：①刺激性咳嗽持续2~3周，治疗无效。②原有慢性呼吸道疾病，咳嗽性质改变者。③持续痰中带血而无其他原因可解释者。④反复发作的同一部位的肺炎，特别是段性肺炎。⑤原因不明的肺脓肿，无中毒症状，无大量脓痰，抗感染治疗效果不显著者。⑥原因不明的四肢关节疼痛及杵状指（趾）。⑦X线显示的局限性肺气肿或段、叶性肺不张、孤立性圆形病灶和单侧性肺门阴影增大者。⑧原有肺结核病灶已稳定，而形态或性质发生改变者。⑨无中毒症状的胸腔积液，尤其呈血性、进行性增加者。

● **要点五 治疗**

小细胞肺癌发现时多已转移，难以通过外科手术根治，主要依赖化疗或放、化疗综合治疗。非小细胞肺癌可为局限性，外科手术或放疗效果好，但对化疗的反应较小细胞肺癌差。

1. 手术治疗 为非小细胞肺癌的主要治疗方法，鳞癌比腺癌和大细胞癌术后效果好。小细胞肺癌主张先化疗、后手术。推荐肺叶切除术，肺功能不良者及外周性病变患者可行肺段切除术和楔形切除术。

2. 化学药物治疗（简称化疗） 小细胞肺癌对化疗最敏感，鳞癌次之，腺癌最差。

3. 靶向治疗 主要适合于表皮生长因子受体（EGFR）敏感突变的晚期非小细胞肺癌，化疗失败或无法接受化疗的非小细胞肺癌。

4. 放射治疗（简称放疗） 分为根治性和姑息性两种。根治性放疗用于病灶局限、因解剖原因不便手术或患者不愿意手术者，结合化疗可提高疗效。姑息性放疗目的在于抑制肿瘤的发展，延迟肿瘤扩散和缓解症状，常用于控制骨转移性疼痛、上腔静脉压迫综合征、支气管阻塞及脑转移引起的症状。放疗对小细胞肺癌效果较好，其次为鳞癌和腺癌，其放射剂量以腺癌最大，小细胞肺癌最小。

5. 生物反应调节剂 为小细胞肺癌的一种新的治疗手段，如小剂量干扰素、转移因子、左旋咪唑、集落刺激因子（CSF）等，在肺癌的治疗中都能增加机体对化疗、放疗的耐受性，提高疗效。

（倪 伟）

第二单元 循环系统疾病

细目一 心力衰竭

● **要点一 病因**

心力衰竭是指在静脉血回流基本正常的情况下，由于心脏收缩或/和舒张功能障碍，心排血量绝对或相对降低，不能满足全身组织代谢需要的临床综合征。临床上可出现组织灌注不足、肺或/和体循环静脉淤血的症状和体征。心力衰竭为大多数器质性心脏病的常见并发症及最终结局。其病因包括基本病因与诱因。

（一）基本病因

1. 原发性心肌损害

（1）缺血性心肌损害 冠心病是最常见的病因之一。

（2）心肌炎和心肌病 以病毒性心肌炎及原发性扩张型心肌病常见。

（3）心肌代谢障碍 以糖尿病心肌病为常见。

2. 心脏负荷过重

（1）压力负荷过重 见于高血压、主动脉瓣狭窄、肺动脉高压、肺动脉瓣狭窄等左、右心室收缩期阻力增加的疾病。

（2）容量负荷过重 ①心脏瓣膜关闭不全如二尖瓣关闭不全、主动脉瓣关闭不全等。②左、右心或动静脉分流性先天性心血管病如室间隔缺损、动脉导管未闭等。

（二）诱因

1. **感染**：为最主要、最常见诱因，尤其是肺部感染。
2. **心律失常**：常见心房颤动、快速性心律失常，以及严重的缓慢性心律失常。
3. **血容量增加**：静脉输液过多、过快等。
4. **过度体力活动或情绪激动**：如劳累、妊娠后期及分娩、暴怒等。
5. **治疗不当**：以洋地黄类强心剂应用不当常见。
6. 原有心脏病变加重或并发其他疾病。

要点二　临床分型

1. **按起病缓急及病程长短**　分为急性和慢性心力衰竭。
2. **按发生部位**　分为左心、右心和全心衰竭。
3. **按功能障碍**　分为收缩性心力衰竭和舒张性心力衰竭。其中以慢性收缩性左心衰竭最常见。

要点三　心功能分级

1. NYHA 心功能分级　目前通用的是美国纽约心脏病学会（NYHA）的分级方法：

Ⅰ级：患者有心脏病但活动不受限制，日常活动不引起疲乏、心悸、呼吸困难或心绞痛。为心功能代偿期。

Ⅱ级：心脏病患者的体力活动轻度受限，休息时无自觉症状，但日常活动即出现疲乏、心悸、呼吸困难或心绞痛发作等。

Ⅲ级：心脏病患者的体力活动明显受限，低于日常活动即出现上述症状。

Ⅳ级：心脏病患者不能从事任何体力活动，休息时即有心力衰竭的症状，体力活动后显著加重。

2. 6分钟步行试验　简单易行、安全方便，用于评价慢性心力衰竭患者的运动耐力及预测预后。具体方法：患者在平直的走廊里尽可能快地行走，测量其6分钟的步行距离，6分钟步行距离 >450m 为轻度心衰；150～450m 为中度心衰；<150m 为重度心衰。

细目二　慢性心力衰竭

要点一　临床表现

（一）左心衰竭

以肺淤血及心排血量降低的表现为主，症状明显但体征不具特征性。

1. 症状

（1）肺淤血的表现　表现为程度不同的呼吸困难，呼吸困难的程度及表现与心力衰竭程度有关：①劳力性呼吸困难：左心衰竭最早出现的症状。呼吸困难发生在重体力活动时，休息后可缓解。②夜间阵发性呼吸困难：与平卧睡眠后回心血量增加、副交感神经张力增加、膈肌抬高、肺活量减少有关。③端坐呼吸。④急性肺水肿（心源性哮喘）：是呼吸困难最严重的状态。除呼吸困难外，常有咳嗽、咳痰、咯血等。

（2）心排血量不足的表现　①体能下降、乏力、疲倦。②记忆力减退、焦虑、失眠等。③尿量减少。

2. 体征

（1）肺部体征　随着病情由轻到重，肺部湿啰音可从局限于肺底发展到全肺。病情严重出现心源性哮喘时，可闻及散在哮鸣音。

（2）心脏体征　心脏轻度扩大、心率加快、心音低钝，肺动脉瓣区第二心音亢进、心尖区可闻及舒张期奔马律和/或收缩期杂音，可触及交替脉等。

（二）右心衰竭

以体循环淤血的表现为主，临床体征显著但症状不具特异性。

1. 症状　以胃肠道及肝脏淤血症状为主，表现为食欲不振、腹胀、上腹隐痛等，是右心衰竭最常见的症状。伴有夜尿增多、轻度气喘等。

2. 体征

（1）颈静脉征：颈静脉搏动增强、充盈、怒张，肝颈静脉反流征阳性。

（2）肝脏肿大：肝脏因淤血肿大伴压痛。

(3) 水肿：身体低垂部位有压陷性水肿，多由脚踝部开始，逐渐向上进展，午后加重。

(4) 心脏体征：可出现三尖瓣关闭不全的反流性杂音。

(5) 发绀。

(三) 全心衰竭

左、右心力衰竭均存在，有肺淤血、心排血量降低和体循环淤血的相关症状和体征。

● **要点二　实验室检查及其他检查**

1. 常规实验室检查　包括血液一般检查、尿常规、血液生化等。

2. 血浆脑钠肽（BNP）检测　有助于心衰的诊断及判断预后。BNP < 100pg/mL，不支持心衰的诊断，BNP > 400pg/mL，支持心衰的诊断。

3. 胸部X线　是确诊左心衰竭肺水肿的主要依据，主要改变有：①心影增大。②肺纹理增粗，早期主要表现为肺门血管影增强。急性肺泡性肺水肿时肺门呈蝴蝶状，肺野可见大片融合的阴影。

4. 超声心动图　是诊断心力衰竭最有价值的方法，确切提供各心腔大小变化、心瓣膜结构及功能情况，估计心脏功能：①收缩功能：左心室射血分数（LVEF）≤40%为收缩性心力衰竭的诊断标准。②舒张功能：舒张功能不全时，E/A比值降低。

● **要点三　诊断**

心力衰竭的诊断首先应明确其器质性心脏病的诊断，结合症状、体征、实验室及其他检查即可作出诊断。左心衰竭因肺淤血引起不同程度的呼吸困难，右心衰竭因体循环淤血引起的颈静脉怒张、肝大、水肿等体征，是诊断的重要依据。

● **要点四　治疗**

（一）治疗原则和目的

防止和延缓心力衰竭的发生，缓解临床症状，提高运动耐量，改善生活质量；阻止或延缓心肌损害进一步加重；降低死亡率。

（二）治疗措施

1. 病因治疗

(1) 治疗原发病如冠心病、心肌炎、心肌病等。

(2) 消除诱因包括及时有效控制肺部感染，避免过多过快补液，避免洋地黄中毒等。

2. 一般治疗

(1) 休息，监测体重。

(2) 控制钠盐摄入。

3. 药物治疗

(1) **利尿剂**　应长期维持，水肿消失后，应以最小剂量长期使用。常用利尿剂有：①噻嗪类利尿剂。②袢利尿剂。③保钾利尿剂。

(2) **肾素-血管紧张素-醛固酮系统抑制剂**　①血管紧张素转换酶抑制剂（ACEI）：阻断心肌、小血管重塑，以达到维护心肌功能，延缓心力衰竭进展的治疗效果。②血管紧张素Ⅱ受体拮抗剂：作用与ACEI相同。③醛固酮受体拮抗剂：对抑制心血管重构、改善慢性心力衰竭的远期预后有较好的作用。

(3) **β受体阻滞剂**　可对抗交感神经激活，阻断心肌重塑，长期应用达到延缓病情进展、减少复发和降低猝死的治疗目的。

(4) **正性肌力药**

1) 洋地黄类药物：可明显改善症状，减少住院率，提高运动耐量，增加心排血量：①地高辛：适用于中度心力衰竭的维持治疗。②毛花苷C：适用于急性心力衰竭或慢性心衰加重时，特别适用于心力衰竭伴快速心房颤动者。

洋地黄的适应证：在利尿剂、ACEI和β受体阻滞剂治疗过程中，持续有心力衰竭症状的患者，可考虑加用地高辛。如同时伴有心房颤动则更应使用洋地黄制剂。

洋地黄中毒及其处理：①低血钾、肾功能不全以及与其他药物的相互作用都是引起洋地黄中毒的因素。②洋地黄中毒最重要的毒性反应是出现各类心律失常及加重心力衰竭，还可出现胃肠道反应如恶心、呕吐，以及中枢神经的症状如视力模糊、黄视、倦怠等。③发生洋地黄中毒时应立即停药，并进行对症处理。

2) 肾上腺素能受体兴奋剂：小剂量多巴胺可增强心肌收缩力，扩张血管，特别是扩张肾小动脉，且心率加快不明显。

3）磷酸二酯酶抑制剂：仅用于重症心力衰竭，实施心力衰竭的各项治疗措施后症状仍不能控制时短期应用。

（5）血管扩张药物 适用于中、重度慢性心力衰竭。常用的有：①小静脉扩张剂如硝酸酯类药。②小动脉扩张剂如酚妥拉明等。③同时扩张动、静脉药如硝普钠等。

细目三 心律失常

● 要点一 分类

正常情况下，心脏的冲动由窦房节维持，每分钟60~100次。心脏冲动起源异常、冲动传导异常导致心律、心率异常，称为心律失常，心律失常为器质性心脏病的常见并发症，并可为死亡原因，也可无病理意义。心律失常依据发作时心率增加或减少，分为快速性、缓慢性心律失常。

（一）快速性心律失常

1. 窦性 窦性心动过速、窦性心律不齐。

2. 异位性

（1）过早搏动 房性、房室交界性、室性过早搏动。

（2）心动过速 ①非阵发性心动过速：室上性、室性。②阵发性心动过速：室上性、室性。③并行心律性心动过速。

（3）扑动与颤动 心房扑动与颤动、心室扑动与颤动。

3. 综合征 预激综合征等。

（二）缓慢性心律失常

1. 窦性 窦性心动过缓、窦性静止、窦性停搏。

2. 异位性 逸搏与逸搏心律。

3. 传导阻滞 窦房阻滞、房内阻滞、房室阻滞、室内阻滞。

4. 综合征 病窦综合征。

● 要点二 过早搏动

（一）心电图诊断

1. 房性过早搏动 ①提前出现的P′波与窦性P波形态各异；P′R间期≥0.12秒。②提前出现的QRS波群形态通常正常。③代偿间歇常不完全。

2. 房室交界性过早搏动 ①提前出现的室上性QRS波群，其前面无相关的P波。②若有逆行P′波，可在QRS波群之前（P′R间期<0.12秒）、之中（可消失）或之后（RP′间期<0.2秒）。③QRS波群形态多正常。④代偿间歇多完全。

3. 室性过早搏动 ①提前出现的QRS波群前无相关P波。②提前出现的QRS波群宽大畸形，时限>0.12秒，T波方向与QRS波群主波方向相反。③代偿间歇完全。

（二）治疗

了解原有心脏病变的程度，有无症状，是否影响心功能及发展成严重心律失常的危险等临床情况，决定是否给予治疗、采取何种方法治疗及确定治疗的终点。

1. 无器质性心脏病的过早搏动 无症状者无需药物治疗；症状明显者可给予镇静剂和β受体阻滞剂等。

2. 频发、症状明显或伴有器质性心脏病的过早搏动

（1）积极治疗病因，去除诱因，对症治疗。

（2）应用抗心律失常药物：①房性和房室交界性过早搏动可选用Ⅰa类、Ⅰc类、Ⅱ类和Ⅳ类抗心律失常药。②室性过早搏动多选用Ⅰ类和Ⅲ类药。③洋地黄中毒所致的室性早搏，应立即停用洋地黄，给予苯妥英钠或氯化钾等治疗。

（3）心动过缓时出现的室性早搏，宜给予阿托品、山莨菪碱等。

● 要点三 心房颤动

（一）心电图诊断

1. P波消失，代之大小不等、形状不同、节律完全不规则的房颤波（f波），频率为350~600次/分。

2. 心室率绝对不规则。

3. QRS波群形态正常，伴室内差异性传导时则增宽变形。

（二）治疗

1. 病因治疗 积极治疗原发疾病，消除诱因。

2. 急性房颤症状显著者 ①控制心室率：心室率过快或伴有心功能不全者，可静脉注射毛花苷C将心室率控制在100次/分以下，随后给予地高辛口服维持。②药物或电复律：药物治疗未能恢复窦性心律，伴急性心力衰竭或血压明显下降者，宜紧急施行电复律。③房颤转复后，药物维持窦性心律。

3. 慢性房颤 ①阵发性房颤常能自行终止，发作频繁或伴随症状明显者，可口服胺碘酮或普罗帕酮，以减少发作的次数与持续时间。②持续性房颤应给予复律：选用药物复律或电复律，常用复律药物有胺碘酮、普罗帕酮等。复律前应用抗凝药物预防血栓栓塞，复律后给予抗心律失常药物，预防复律后房颤复发。③经复律无效者，以控制心室率为主，首选药物为地高辛，也可应用β受体阻滞剂。

4. 预防栓塞 既往有栓塞史，或有严重心脏瓣膜病、高血压、糖尿病的患者，以及老年人、左心房扩大、冠心病等高危患者，应长期采用抗凝治疗，口服华法林或肠溶阿司匹林。

5. 其他 病窦综合征合并房颤者不宜复律，若心率过慢，可考虑安装起搏器。发作频繁甚至持久发作，药物治疗无效，心室率很快的患者，可考虑施行射频消融术。其他治疗方法有外科手术、植入式心房除颤器等。

细目四 原发性高血压

要点一 病因

1. 高钠、低钾膳食。
2. 超重和肥胖：身体脂肪含量与血压水平呈正相关。
3. 饮酒：高血压患病率随饮酒量增加而升高。
4. 精神紧张：长期从事高度精神紧张工作的人群高血压患病率增加。
5. 其他：缺乏体力活动、睡眠呼吸暂停综合征等。

要点二 临床表现

1. 症状

（1）一般症状 常见症状有头昏、头痛、颈项板紧、疲劳、心悸等，多数症状可自行缓解。

（2）受累器官症状 ①脑：脑出血和脑梗死是高血压最主要的并发症。前者多在情绪激动、用力情况下出现，表现为剧烈头痛、恶心呕吐、偏瘫、意识障碍等；后者多在安静状态或睡眠中出现，多表现为三偏综合征或伴运动性失语，轻者仅表现为短暂脑缺血发作。②心脏：并发高血压性心脏病，可出现心功能不全表现，并发冠心病可出现心绞痛、心肌梗死表现。③肾脏：早期可出现多尿、夜尿增多；继而出现肾功能不全，尿量减少，最终导致肾衰竭。④眼：眼底血管受累出现视力进行性减退。

2. 体征 体征较少，重点检查项目有周围血管搏动、血管杂音、心脏杂音等。常出现血管杂音的部位是颈部、背部两侧肋脊角、腹部脐两侧。心音异常及心脏杂音包括主动脉瓣区第二心音亢进、收缩期杂音或收缩早期喀喇音。

要点三 并发症

1. 高血压危象：血压急剧上升，影响重要脏器血供，出现头痛、烦躁、眩晕、恶心呕吐、心悸、气急及视力模糊等症状，伴有痉挛动脉相应靶器官的缺血症状如心绞痛。

2. 高血压脑病：血压升高突破脑血流自动调节范围，脑组织血流灌注过多引起脑水肿，出现剧烈头痛、呕吐、精神错乱、意识障碍甚至昏迷，局灶性或全身抽搐。

3. 脑卒中：包括脑出血、脑血栓形成、腔隙性脑梗死、短暂性脑缺血发作等。

4. 高血压性心脏病与冠心病：左心室肥厚与扩张，晚期出现慢性心力衰竭。促发动脉粥样硬化并发冠心病，表现为心绞痛、心肌梗死等。

5. 慢性肾衰竭。

6. 主动脉夹层。

要点四 实验室检查及其他检查

1. 尿常规 可有少量蛋白、红细胞，偶有透明管型和颗粒管型。

2. 肾功能 晚期肾实质损害可有血肌酐、尿素氮和尿酸升高，内生肌酐清除率降低，浓缩及稀释功能减退。

3. 血脂测定 血清总胆固醇、甘油三酯及低密度脂蛋白胆固醇增高，高密度脂蛋白胆固醇降低。

4. 血糖、葡萄糖耐量试验及血浆胰岛素测定 部分患者有空腹和（或）餐后2小时血糖及血胰岛素水平增高。

5. 眼底检查 可出现血管病变及视网膜病变。眼底动脉变细、反光增强、交叉压迫及动静脉比例降低；视网膜病变有出血、渗出、视乳头水肿等。

6. 胸部X线 可见主动脉迂曲延长，其升、弓或降部可扩张。

7. 心电图 可出现左室肥厚。

8. 超声心动图 可见主动脉内径增大、左房扩大、左室肥厚。

要点五 诊断

1. 诊断要点 在未使用降压药物的情况下，非同日3次测量血压，收缩压≥140mmHg和/或舒张压≥90mmHg，即可诊断为高血压。收缩压≥140mmHg和舒张压＜90mmHg为单纯性收缩期高血压。患者既往有高血压史，目前正在使用降压药物，血压虽然低于140/90mmHg，也应诊断为高血压。排除继发性高血压，可诊断为原发性高血压。

2. 血压水平的定义和分级 见下表。

血压水平的定义和分级（2010中国高血压防治指南）

级别	收缩压（mmHg）		舒张压（mmHg）
正常血压	＜120	和	＜80
正常高值	120～139	和/或	80～89
高血压	≥140	和/或	≥90
1级高血压（轻度）	140～159	和/或	90～99
2级高血压（中度）	160～179	和/或	100～109
3级高血压（重度）	≥180	和/或	≥110
单纯收缩期高血压	≥140	和	＜90

要点六 治疗

血压控制目标：所有患者均应将血压降至140/90mmHg以下；65岁及以上的老年人的收缩压应控制在150mmHg以下，如能耐受还可进一步降低；伴有慢性肾脏疾病、糖尿病，或病情稳定的冠心病、脑血管病的高血压患者治疗应个体化，一般可以将血压降至130/80mmHg以下。

（一）非药物治疗

适用于所有高血压患者，包括减少钠盐摄入、增加钾盐摄入；控制体重；戒烟限酒；体育运动；减轻精神压力，保持心理平衡等。

（二）药物治疗

1. 降压药治疗原则

（1）小剂量 小剂量开始，根据需要，逐步增加剂量。

（2）尽量应用长效制剂 使用每日1次给药而有持续24小时降压作用的长效药物，以有效控制夜间血压与晨峰血压。

（3）联合用药 增加降压效果又不增加不良反应，对血压≥160/100mmHg或超过目标值20/10mmHg的患者，起始即应小剂量联合用药。

（4）个体化 根据患者具体情况、耐受性及个人意愿或长期承受能力，选择适合患者的降压药物。

2. 常用降压药物分类

（1）利尿剂　可作为无并发症高血压患者的首选药物，适用于轻、中度高血压尤其是老年高血压、肥胖及并发心力衰竭者。利尿剂有噻嗪类、袢利尿剂和保钾利尿剂3类。常用噻嗪类如氢氯噻嗪和氯噻酮、吲哒帕胺等。禁用于痛风患者。

（2）β受体阻滞剂　用于轻、中度高血压，尤其是静息心率较快（>80次/分）或合并心绞痛及心肌梗死后患者。常用药物有美托洛尔、阿替洛尔、索他洛尔等。

（3）钙通道阻滞剂（CCB）　又称钙拮抗剂，可分为二氢吡啶类和非二氢吡啶类，前者有氨氯地平、非洛地平、硝苯地平等，后者有维拉帕米、地尔硫䓬。可用于各种程度高血压，尤其老年人高血压或合并稳定型心绞痛时。周围血管疾病、糖尿病及合并肾脏损害的患者均可用。应优先选择使用长效制剂，如氨氯地平、拉西地平、维拉帕米缓释片等。

（4）血管紧张素转换酶抑制剂（ACEI）　降压起效缓慢，逐渐增强，在3~4周时达最大作用，特别适用于伴有心力衰竭、心肌梗死后、糖耐量异常或糖尿病肾病的高血压患者，常用卡托普利、依那普利、苯那普利、福辛普利等。妊娠、肾动脉狭窄、肾衰竭（血肌酐>265μmol/L）者禁用。

（5）血管紧张素Ⅱ受体阻滞剂（ARB）　降压作用起效缓慢，但持久而平稳。常用氯沙坦、缬沙坦、厄贝沙坦、替米沙坦、坎地沙坦和奥美沙坦等。

细目五　冠状动脉粥样硬化性心脏病

● 要点　临床分型

冠状动脉粥样硬化性心脏病是指冠状动脉粥样硬化性血管阻塞，导致心肌缺血、缺氧而引起的心脏病，它和冠状动脉功能性改变（痉挛）心脏病一起，统称冠状动脉性心脏病，即缺血性心脏病。绝大多数冠心病为冠脉粥样硬化所致，少数由冠脉功能性改变（痉挛）引起。

1. 1979年世界卫生组织将其分为5型：包括隐匿性冠心病、心绞痛、心肌梗死、缺血性心肌病型冠心病、心源性猝死。

2. 近年来趋于将本病分为急性冠脉综合征和慢性冠脉病两大类。急性冠脉综合征包括不稳定型心绞痛、非ST段抬高性心肌梗死、ST段抬高性心肌梗死及冠心病猝死；慢性冠脉病包括稳定型心绞痛、冠脉正常的心绞痛（如X综合征）、无症状性心肌缺血和缺血性心力衰竭（缺血性心肌病）。

细目六　心绞痛

● 要点一　发病机制

1. 心肌缺血的机制　冠状动脉粥样硬化病变导致冠脉管腔狭窄，供血量减少并相对固定，在此基础上，当心脏负荷突然增加，需血量增多，超过了冠状动脉供血的代偿能力，或冠脉痉挛、心排血量急骤减少，冠脉供血量显著下降，或上述因素同时存在，引起心肌急剧、暂时缺血缺氧而发生心绞痛。

2. 疼痛的机制　心肌缺血，无氧代谢增加，缺血局部心肌酸性代谢产物等增多，刺激交感神经末梢，从而产生疼痛。

● 要点二　临床表现

1. 典型心绞痛发作

（1）诱因　体力劳动、情绪激动、饱食、寒冷、心动过速等可诱发，胸痛发生于诱因出现的当时。

（2）部位　在胸骨体上段或中段之后，可放射至肩、左臂内侧甚至达无名指和小指，边界模糊，范围约一个手掌大小。

（3）性质　常为压迫感、紧缩感、压榨感，多伴有濒死感。

（4）持续时间　一般短暂，3~5分钟，很少超过15分钟。

（5）缓解方式　去除诱因和/或舌下含服硝酸甘油可迅速缓解。

发作时常有心率增快、血压升高、皮肤湿

冷、出汗等。有时可出现第四心音或第三心音奔马律；暂时性心尖部收缩期杂音，第二心音分裂及交替脉。

2. 不典型心绞痛 不典型心绞痛是指典型心绞痛的5个特点中某些表现不典型，一般出现胸痛部位、疼痛性质不典型。疼痛感可出现在下颌至上腹部的任何部位，或没有痛感仅有显著的胸闷感。

● **要点三 实验室检查及其他检查**

1. 胸部X线 多无异常或见心影增大。

2. 心电图 超过95%的患者心绞痛发作时，出现相应导联ST段水平型下移和/或T波倒置；运动负荷试验、动态心电图在心绞痛发作时的ECG记录，可见以R波为主的导联中ST段呈水平型下移和/或T波倒置；变异型心绞痛发作时则相关导联ST段呈弓背向上抬高。

3. 冠状动脉造影 对冠心病具有确诊的价值。

4. 其他 超声心动图可探测到缺血区室壁运动异常。

● **要点四 诊断**

根据典型心绞痛的发作特点和体征，含用硝酸甘油后可短时间内缓解，结合年龄和存在冠心病危险因素，除外其他原因所致心绞痛，一般即可确立诊断。必要时行选择性冠状动脉造影明确诊断。

心绞痛严重度的分级：根据加拿大心血管病学会（CCS）分级分为4级：

Ⅰ级：一般体力活动（如步行和登楼）不受限，仅在强、快或持续用力时发生心绞痛。

Ⅱ级：一般体力活动轻度受限。快步、饭后、寒冷或刮风中、精神应激或醒后数小时内发作心绞痛。一般情况下平地步行200m以上或登楼一层以上受限。

Ⅲ级：一般体力活动明显受限，一般情况下平地步行200m，或登楼一层引起心绞痛。

Ⅳ级：轻微活动或休息时即可发生心绞痛。

● **要点五 治疗**

治疗原则：改善冠状动脉的血供和降低心肌的耗氧，同时治疗动脉粥样硬化。

（一）发作时治疗

1. 休息 发作时立刻休息。

2. 药物治疗 较重的发作，可使用作用较快的硝酸酯制剂。

（1）硝酸甘油 0.5mg置于舌下含化，可重复使用。

（2）硝酸异山梨酯 5~10mg舌下含化。

（二）缓解期的治疗

宜尽量避免各种已知的足以诱发心绞痛发作的因素。避免饱食，戒烟限酒。调整日常生活与工作量；减轻精神负担；一般不需卧床休息，保持适当的体力活动，以不致发生疼痛症状为度。

1. 药物治疗 使用作用持久的抗心绞痛药物，以防心绞痛发作，可单独、交替或联合应用抗心绞痛药物。

（1）硝酸酯类 ①硝酸异山梨酯。②5-单硝酸异山梨酯。③长效硝酸甘油制剂。

（2）β受体阻滞剂 适用于心绞痛伴有高血压及心率增快的患者。常用美托洛尔、比索洛尔，或用兼有α受体阻滞作用的卡维地洛。

（3）钙通道阻滞剂 常用氨氯地平、非洛地平、地尔硫䓬等。

2. 介入治疗 经皮穿刺股动脉或桡动脉，将球囊导管逆行送入冠状动脉的狭窄部位，加压充盈球囊以扩张病变使血管内径增大，从而改善心肌血供、缓解症状并减少心肌梗死的发生。

3. 外科手术治疗 主动脉-冠状动脉旁路移植手术。

4. 运动锻炼疗法 适宜的运动锻炼有助于促进冠状动脉侧支循环的形成，提高体力活动的耐受量而改善症状。

5. 其他 增强型体外反搏治疗可增加冠状动脉的血供，可考虑应用。

细目七 心肌梗死

● **要点一 发病机制**

由于冠状动脉粥样硬化，管腔内血栓形成、粥样斑块破溃、粥样斑块内或其下发生出血、血管持久痉挛，致使冠状动脉血供中断，相应区域心肌严重而持久的缺血，即可发生心肌梗死（MI）。重体力活动、情绪过分激动、血压急剧升高等致心肌氧耗急剧增加，冠脉不能代偿，以及休克、脱水、出血、外科手术或严重心律失常等导致心排血量骤减，冠脉供血急剧减少，从而发生心肌缺血性坏死。

● 要点二　临床表现

1. 先兆表现　50%以上患者在发病前有先兆症状，其中最常见的是原有的稳定型心绞痛变为不稳定型，或突然出现心绞痛发作等。

2. 症状

（1）疼痛　疼痛为最早出现和最突出的症状，部位、性质与心绞痛相似，程度更剧烈，持续时间更长，可达数小时至数天，多无诱因，休息和含服硝酸甘油多不能缓解。患者常有烦躁不安、出汗、恐惧、濒死感。

（2）心律失常　以室性心律失常最多，若室早频发、多源、成对出现或呈短阵室性心动过速，且有 R-on-T 现象，常为心室颤动先兆。

（3）低血压和休克　疼痛时可有血压下降，若疼痛缓解后收缩压仍 <80mmHg，伴有烦躁不安、面色苍白、皮肤湿冷、脉细而快、大汗淋漓、尿量减少、神志淡漠甚至昏厥，应考虑发生了休克。

（4）心力衰竭　主要是急性左心衰竭，可在最初几天内发生，为梗死后心脏舒缩功能显著减弱及室壁运动不协调所致。

（5）胃肠道症状　疼痛剧烈时，常有恶心呕吐、上腹胀痛和肠胀气。部分患者出现呃逆。

（6）其他　坏死心肌组织吸收引起发热、心悸等。

3. 体征

（1）心脏体征　心脏浊音界可轻至中度增大；心率增快或减慢；心尖区第一心音减弱；可出现舒张期奔马律；二尖瓣乳头肌功能失调或断裂，出现心尖区粗糙的收缩期杂音或伴有收缩中晚期喀喇音。部分患者发病后 2~3 天出现心包摩擦音。

（2）血压　早期可增高，随后均降低。

（3）其他　发生心律失常、休克或心力衰竭时，出现相关体征。

● 要点三　实验室检查及其他检查

1. 心电图　心电图进行性、动态性改变，有助于诊断、定位、定范围、估计病情演变和预后。

（1）特征性改变　①ST 段抬高反映心肌损伤。②病理性 Q 波，反映心肌坏死。③T 波倒置，反映心肌缺血。

（2）动态性改变　①起病数小时内，无异常或出现异常高大两肢不对称的 T 波。②数小时后，ST 段明显抬高，弓背向上与直立的 T 波连接，形成单相曲线。数小时至 2 天内出现病理性 Q 波，同时 R 波减低。③ST 段抬高持续数天至 2 周，逐渐回到基线水平，T 波则变为平坦或倒置。④数周至数月后，T 波呈 V 形倒置，两肢对称，波谷尖锐，是为慢性期改变。

（3）定位和定范围　ST 抬高性心肌梗死的定位和定范围，可根据出现特征性改变的导联判断（见下表）。

心肌梗死的心电图定位诊断

部位	特征性 ECG 改变导联	对应性改变导联
前间壁	V_1~V_3	
局限前壁	V_3~V_5	
前侧壁	V_5~V_7、Ⅰ、aVL	
广泛前壁	V_1~V_6	
下壁	Ⅱ、Ⅲ、aVF	Ⅰ、aVL
高侧壁	Ⅰ、aVL、"高"V_4~V_6	Ⅱ、Ⅲ、aVF
右室	V_3R~V_7R，多伴下壁梗死	

2. 超声心动图 有助于了解心室壁的运动和左心室功能，诊断室壁瘤和乳头肌功能失调等。

3. 放射性核素检查 可显示梗死的部位和范围。

4. 实验室检查

（1）血液一般检查 起病24～48小时后外周血白细胞可增至（10～20）×10^9/L，中性粒细胞增多，嗜酸性粒细胞减少或消失；红细胞沉降率增快。

（2）血心肌坏死标记物 心肌坏死标记物增高水平与心肌梗死范围及预后明显相关：①肌红蛋白起病后2小时内升高，12小时内达高峰；24～48小时内恢复正常。②肌钙蛋白I（cTnI）或T（cTnT）起病3～4小时后升高，cTnI于11～24小时达高峰，7～10天降至正常，cTnT于24～48小时达高峰，10～14天降至正常；肌钙蛋白升高是诊断MI的敏感指标。③肌酸激酶同工酶CK-MB在起病后4小时内增高，16～24小时达高峰，3～4天恢复正常，其增高的程度能较准确地反映梗死的范围，其高峰出现时间是否提前有助于判断溶栓治疗是否成功。

● **要点四 诊断**

根据典型的临床表现，典型的ECG改变以及血清肌钙蛋白和心肌酶的改变，一般可确定诊断。对于非ST段抬高的心肌梗死，肌钙蛋白测定的诊断价值更大。

● **要点五 治疗**

对ST段抬高的急性心肌梗死，强调及早发现，及早住院，并加强住院前的就地处理。治疗原则是尽快恢复心肌的血流灌注（到达医院后30分钟内开始溶栓或90分钟内开始介入治疗），以挽救濒死的心肌、防止梗死扩大面积或缩小心肌缺血范围，保护和维持心脏功能，及时处理严重心律失常、泵衰竭和各种并发症，防止猝死。

（一）监护和一般治疗

1. 休息 急性期卧床休息，保持环境安静。减少探视，防止不良刺激，解除焦虑。

2. 监测 在冠心病监护室进行心电图、血压和呼吸的监测，除颤仪应随时处于备用状态。

3. 护理 第1周完全卧床休息，加强护理，进食不宜过饱，食物以易消化的流质或半流质为主，含较少脂肪而少产气者为佳。

4. 建立静脉通道 保持给药途径畅通。

（二）解除疼痛

1. 哌替啶50～100mg肌注或吗啡5～10mg皮下注射。

2. 硝酸甘油0.5mg或硝酸异山梨酯5～10mg舌下含服或静脉滴注。

（三）再灌注治疗

起病3～6小时最迟在12小时内，使闭塞的冠状动脉再通，心肌得到再灌注，濒死的心肌可能得以存活或使坏死范围缩小，减轻梗死后心肌重塑，预后改善，是一种积极的治疗措施。

1. 介入治疗（PCI）

（1）直接PCI 适应证：①ST段抬高和新出现左束支传导阻滞的MI。②ST段抬高性MI并发心源性休克。③适合再灌注治疗而有溶栓治疗禁忌证者。④非ST段抬高性MI，但梗死相关动脉严重狭窄，血流≤TIMI Ⅱ级。

（2）补救性PCI 溶栓治疗后仍有明显胸痛，抬高的ST段无明显降低者，应尽快进行冠状动脉造影，如显示TIMI 0～Ⅱ级血流，宜立即施行补救性PCI。

（3）溶栓治疗再通者的PCI 溶栓治疗成功的患者，如无缺血复发表现，可在7～10天后行冠状动脉造影。

2. 溶栓疗法 无条件施行介入治疗时，如无禁忌证应立即（接诊患者后30分钟内）行溶栓治疗。

（1）适应证 ①两个或两个以上相邻导联ST段抬高，起病时间＜12小时，患者年龄＜75岁。②ST段显著抬高的MI患者年龄＞75岁，经慎重权衡利弊仍可考虑。③ST段抬高性MI，发病时间已达12～24小时，但如仍有进行性缺血性胸痛，广泛ST段抬高者也可考虑。

（2）禁忌证 ①既往发生过出血性脑卒中，1年内发生过缺血性脑卒中或脑血管事件。②颅内肿瘤。③近期有活动性内脏出血。④未排除主动脉夹层。⑤入院时严重且未控制的高血压（>180/110mmHg）或慢性严重高血压病史。⑥目前正在使用治疗剂量的抗凝药或已知有出血倾向。⑦近期（2~4周）创伤史，包括头部外伤、创伤性心肺复苏或较长时间（>10分钟）的心肺复苏。⑧近期（<3周）外科大手术。⑨近期（<2周）曾有在不能压迫部位的大血管行穿刺术。

（3）溶栓药物的应用 ①尿激酶（UK）30分钟内静脉滴注150万~200万U。②链激酶（SK）或重组链激酶（rSK）以150万U静脉滴注，在60分钟内滴完。③重组组织型纤维蛋白溶酶原激活剂（rt-PA）100mg在90分钟内静脉给予。

冠脉再通的判断：①心电图抬高的ST段于2小时内回降>50%。②胸痛2小时内基本消失。③2小时内出现再灌注性心律失常。④血清CK-MB酶峰值提前出现（14小时内）。

3. 紧急主动脉-冠状动脉旁路移植术 介入治疗失败或溶栓治疗无效有手术指征者，宜争取6~8小时内施行主动脉-冠状动脉旁路移植术。

（四）抗血小板和抗凝治疗

1. 抗血小板治疗 首次口服非肠溶阿司匹林300mg，随后75~100mg每日1次维持。

2. 抗凝治疗 再灌注治疗后应用低分子肝素皮下注射。

（五）消除心律失常

心律失常必须及时消除，以免演变为严重心律失常甚至猝死。

1. 心室颤动或持续多形性室性心动过速：尽快采用电复律。

2. 室性期前收缩或室性心动过速：立即用利多卡因50~100mg静脉注射；室性心律失常反复可用胺碘酮治疗。

3. 窦性心动过缓：可用阿托品0.5~1mg肌内注射或静脉注射。

4. 房室传导阻滞：发展到第二度或第三度，伴有血流动力学障碍者宜用人工心脏起搏器做临时的经静脉心内膜右心室临时起搏治疗。

5. 室上性快速性心律失常药物治疗不能控制时，可考虑用同步直流电复律。

（六）控制休克

1. 补充血容量。

2. 应用升压药：补充血容量后血压仍不升高，可用多巴胺或去甲肾上腺素。

3. 应用血管扩张剂：血压能维持而肺动脉楔压增高，心排血量低或周围血管显著收缩以致四肢厥冷并有发绀时，可用血管扩张剂。常用硝普钠或硝酸甘油静脉滴注，直至左室充盈压下降。

4. 其他：治疗休克的其他措施包括纠正酸中毒、避免脑缺血、保护肾功能，必要时应用洋地黄制剂等。

（七）治疗心力衰竭

主要是治疗急性左心衰竭，以应用吗啡（或哌替啶）和利尿剂为主，亦可选用血管扩张剂减轻左心室的负荷，或用短效血管紧张素转换酶抑制剂从小剂量开始等治疗。梗死发生后24小时内宜尽量避免使用洋地黄制剂。右心室梗死的患者应慎用利尿剂。

（八）恢复期的处理

如病情稳定，体力增进，经2~4个月的休息后，酌情恢复部分或轻工作，以后部分患者可恢复全天工作，但应避免过重体力劳动或精神过度紧张。

（林 谦）

第三单元 消化系统疾病

细目一 消化性溃疡

要点一 病因

消化性溃疡是指胃肠道黏膜在一定情况下，被胃酸/胃蛋白酶消化而发生的慢性溃疡，主要包括胃溃疡（GU）和十二指肠溃疡（DU）。十二指肠溃疡多见于青壮年，胃溃疡多见于中老年。消化性溃疡的发生是由于对胃、十二指肠黏膜有损害作用的侵袭因素与黏膜自身防御、修复因素之间失去平衡的结果。GU 的发生主要是由于防御、修复因素的减弱，而 DU 的发生主要是侵袭因素的增强。

1. 胃酸及胃蛋白酶分泌增多 胃酸在致病过程中发挥着重要的作用。

2. 幽门螺杆菌（Hp）感染 是引起消化性溃疡的主要病因。

3. 药物因素 某些药物如非甾体抗炎药（NSAID）、抗肿瘤药、糖皮质激素等，可导致溃疡的发生。

4. 神经精神因素 长期精神紧张、焦虑、抑郁、恐惧者易发生溃疡。

5. 其他因素 吸烟、嗜酒、饮浓茶、过食辛辣食物、暴饮暴食及饮食不规律均可诱发溃疡。

要点二 临床表现

消化性溃疡的典型表现为慢性、周期性、节律性的上腹部疼痛，体征多不典型。

1. 症状

（1）上腹部疼痛 是本病的主要症状。常因精神刺激、过度疲劳、饮食不当、服用药物、气候变化等因素诱发或加重。疼痛呈慢性过程，反复周期性发作，尤以 DU 明显。疼痛位于上腹部，GU 疼痛部位多位于中上腹部或偏左，DU 疼痛多位于中上腹部偏右侧。疼痛发作期与缓解期交替，一般秋冬和冬春换季时易发病。腹痛呈节律性并与进食相关，DU 饥饿时疼痛，多在餐后 3 小时左右出现，进食后缓解，部分患者可有午夜痛；GU 疼痛不甚规则，常在餐后 1 小时内发生，至下次餐前自行消失。腹痛的性质可为钝痛、灼痛、胀痛或饥饿痛。疼痛剧烈且突然发生或加重，由上腹部迅速向全腹弥漫，应疑诊为急性穿孔。疼痛较重，向背部放射，经抗酸治疗不能缓解者，应考虑后壁慢性穿透性溃疡。

（2）其他症状 常有反酸、嗳气、恶心等消化道症状。少数患者可有失眠、多汗等全身症状。

2. 体征 溃疡活动期上腹部可有局限性触痛，并发幽门梗阻、急性穿孔、上消化道出血时，出现相应体征。

3. 特殊类型的消化性溃疡

（1）无症状性溃疡 15%～20% 的患者可无任何症状，经胃镜或 X 线钡餐检查时被偶然发现，或出现出血、穿孔等并发症时被发现，可见于任何年龄，以老年人多见。

（2）复合性溃疡 胃和十二指肠同时存在活动性溃疡称为复合性溃疡，DU 常先于 GU 发生，男性多见，易并发幽门狭窄和上消化道出血。

（3）幽门管溃疡 发生于幽门孔 2cm 以内的溃疡称为幽门管溃疡，男性多见，一般呈高胃酸分泌，常缺乏典型的周期性和节律性疼痛而表现为餐后立即出现的中上腹剧烈疼痛，应用抗酸药可部分缓解，易并发幽门痉挛、幽门狭窄及出血，内科治疗效果较差。

（4）球后溃疡 发生于十二指肠球部以下，多位于十二指肠乳头近端的溃疡，称为球后溃疡，夜间痛及背部放射痛常见，易并发出血，内科治疗效果差。X 线及胃镜检查易漏诊。

（5）难治性溃疡 DU 正规治疗 8 周或 GU 正规治疗 12 周后，经内镜检查确定未愈合的溃疡和/或愈合缓慢、复发频繁的溃疡。

◉ **要点三　并发症**

1. 出血　消化性溃疡是上消化道出血最常见的病因，出血发生率为20%～25%，10%～25%的患者以上消化道出血为首发表现，DU出血多于GU。

2. 穿孔　穿孔发生率DU多于GU。溃疡穿透胃肠壁达游离腹腔，导致急性弥漫性腹膜炎，称为急性穿孔或游离穿孔；溃疡穿透并与邻近器官粘连，称为穿透性溃疡或慢性穿孔。患者突发上腹部持续性剧烈疼痛，并迅速弥漫全腹，伴休克表现，查体腹部压痛、反跳痛、呈板状腹，肝浊音界缩小或消失，肠鸣音减弱或消失，外周血白细胞及中性粒细胞增高，腹部X线透视见膈下游离气体影，是诊断穿孔的重要依据。

3. 幽门梗阻　幽门梗阻多见于DU及幽门管溃疡。溃疡活动期引起的幽门梗阻，随着炎症的好转而缓解，呈暂时性，称为功能性梗阻或内科梗阻；由溃疡瘢痕收缩或与周围组织粘连所致，非手术不能缓解，呈持久性，称为器质性梗阻或外科梗阻。呕吐是幽门梗阻的主要症状，吐后症状减轻，呕吐物含有发酵宿食，查体有胃型、胃蠕动波及震水音。X线及胃镜检查可辅助诊断。

4. 癌变　GU的癌变率在1%以下，罕见十二指肠球部溃疡有癌变者。

◉ **要点四　实验室检查及其他检查**

1. 胃镜检查和黏膜活检　可直接观察黏膜情况，确定病变的部位、大小、数目、表面状态、有无活动出血及其他合并疾病的存在，同时可以取活组织进行病理检查和Hp检测，是诊断消化性溃疡最有价值的检查方法。

2. X线钡餐　X线钡餐检查有直接和间接两种征象。直接征象为龛影，对溃疡的诊断有确诊意义，在溃疡的周围尚可见到黏膜放射状皱缩及因组织炎症水肿而形成的环行透亮区（环堤）；间接征象有局部压痛、胃大弯侧痉挛性切迹、十二指肠球部激惹及变形。溃疡合并穿孔、活动性出血时禁行X线钡餐检查。

3. Hp检测　快速尿素酶试验是目前临床上最常用的Hp感染的检测方法，特异性和敏感性均高；细菌培养是诊断Hp感染最可靠的方法。^{13}C或^{14}C尿素呼气试验属非侵入性检查，特异性、敏感性高，简单易行，患者容易接受。

4. 粪便隐血试验　主要用于确定溃疡有无活动及合并活动性出血，并可作为疗效判断的指标。粪便隐血试验呈阳性，提示溃疡活动。粪便隐血持续阳性者，应排除癌变的可能。

◉ **要点五　诊断**

根据患者有慢性、周期性、节律性上腹部疼痛的典型病史，即可作出初步诊断，但确诊依靠胃镜或X线钡餐检查。

◉ **要点六　治疗**

治疗的目：消除病因、解除症状、愈合溃疡、防止复发和避免并发症。

1. 一般治疗　生活规律，劳逸结合；合理饮食，少饮浓茶、咖啡，少食酸辣刺激性食物；戒烟酒；调节情绪，避免过度紧张；慎用NSAID、肾上腺皮质激素等药物。

2. 药物治疗　DU的治疗重点在于根除Hp与抑制胃酸分泌，GU的治疗侧重于保护胃黏膜。

（1）根除Hp的治疗　根除Hp可降低溃疡的复发率，使溃疡痊愈。对Hp相关性溃疡，均应抗Hp治疗。根除Hp方案有：①三联疗法：一种质子泵抑制剂（PPI）或一种胶体铋剂联合克拉霉素、阿莫西林、甲硝唑（或替硝唑）3种抗菌药物中的2种。②四联疗法：以铋剂为主的三联疗法加一种PPI组成。疗程为7～14天。三联疗法根治失败后，停用甲硝唑，改用呋喃唑酮或改用PPI、铋剂联合2种抗生素的四联疗法。

（2）抑制胃酸分泌　①碱性药：氢氧化铝、氢氧化镁、碳酸氢钠等可中和胃酸，对缓解溃疡的疼痛症状有较好效果，一般不单独用于治疗溃疡。②抗胃酸分泌药：H_2受体拮抗剂如西咪替丁、雷尼替丁、法莫替丁等；PPI如奥美拉唑、兰索拉唑、泮托拉唑等。③其他药物：抗胆碱能药物如山莨菪碱、阿托品、哌仑西平，以及胃泌素受体拮抗剂丙谷胺等。

（3）保护胃黏膜药物　胃黏膜保护药有硫糖铝、枸橼酸铋钾、米索前列醇等。

3. 治疗并发症 并发急性上消化道出血、急性穿孔、幽门梗阻时，应及时明确诊断，并行积极治疗，无效者应考虑手术治疗。疑诊发生癌变者，应尽快明确诊断，实施治疗。

4. 外科治疗 外科治疗适用于：①大量或反复出血，内科治疗无效者。②急性穿孔。③瘢痕性幽门梗阻。④GU癌变或癌变不能除外者。⑤内科治疗无效的顽固性溃疡。

细目二 胃 癌

● 要点一 病因

胃癌是指发生于胃黏膜的恶性肿瘤，任何年龄均可发病，55~70岁为高发年龄段。男性发病约为女性的2倍。目前胃癌的病因尚未完全明了，可能与下列因素有关：

1. 幽门螺杆菌（Hp）感染 近年来流行病学研究表明，Hp感染与胃癌的发生有一定关系，WHO已将Hp列为致癌源。

2. 饮食因素 饮食的各个环节均对胃癌的发生有影响，其主要机制可能与食物中亚硝基化合物、苯并芘等致癌物质含量高及饮食中缺乏抗癌或抑癌物质（如维生素C、β胡萝卜素及维生素E）有关。

3. 环境因素 环境因素与胃癌的发生有密切关系，高纬度、高泥炭土壤、石棉地区及寒冷潮湿地区居民发病率较高。

4. 遗传因素 胃癌有明显的家族聚集倾向，此外，不同血型、不同人种，其胃癌发病率亦有差异，如A型血者比O型血者发病率高，美国的黑人比白人发病率高。

5. 癌前变化 癌前变化包括癌前病变与癌前状态。癌前病变包括异型增生及上皮内瘤变。癌前状态包括：①萎缩性胃炎（伴或不伴肠化及恶性贫血）。②腺瘤型息肉尤其直径>2cm者。③慢性胃溃疡。④残胃：毕Ⅱ式胃切除术后并发胆汁反流性残胃炎。⑤胃黏膜巨大皱襞症。

● 要点二 临床表现

1. 症状 取决于肿瘤发生的部位、病理性质、病程长短及是否有转移。

（1）上腹疼痛 最常见症状。早期仅为上腹部不适、饱胀或隐痛，餐后为甚，经治疗可缓解。进展期胃癌腹痛可呈持续性，且不能被抑酸剂所缓解。

（2）食欲减退 可为首发症状，晚期可厌肉食及腥味食物。

（3）恶心呕吐 胃窦癌引起幽门梗阻时可出现恶心呕吐，呕吐物为黏液及宿食，有腐臭味。贲门癌可有吞咽困难或食物反流。

（4）呕血、黑便 中晚期胃癌隐血便常见，癌瘤侵蚀大血管时可引起大量呕血和黑便。

（5）全身症状 可出现低热、疲乏、体重减轻、贫血等。

2. 体征 早期可无任何体征，中晚期可出现阳性体征。腹部肿块是胃癌的主要体征，多在上腹部偏右可触及坚实而可移动的结节状肿块伴压痛。发生淋巴转移，可触及左锁骨上淋巴结肿大。癌细胞侵犯肝、门静脉、腹膜，可出现血性腹水。部分患者出现伴癌综合征，表现为反复发作性血栓性静脉炎、黑棘皮病、皮肌炎等。

● 要点三 实验室检查及其他检查

1. 血液检查 呈低色素性贫血，血沉增快，血清癌胚抗原（CEA）阳性。

2. 粪便隐血试验 常持续阳性，可作为胃癌筛选的首选方法。

3. 胃镜检查 胃镜检查是诊断早期胃癌最重要的手段，可直接进行观察及取活组织进行细胞学检查。胃癌好发部位依次为胃窦、贲门、胃体等。

4. X线钡餐检查 采用气钡双重对比法。X线征象有充盈缺损，癌性龛影，皮革胃及胃潴留等表现。但对早期胃癌诊断率低，胃底癌易漏诊。

5. 超声内镜检查 可显示胃壁各层与周围5cm范围内的声学结构，能清晰观察肿瘤的浸润范围与深度，了解有无周围转移。

● 要点四 诊断

胃癌诊断主要依赖于X线、内镜加活组织检

查。为提高早期诊断率，凡年龄在40岁以上，出现不明原因的上腹不适、食欲不振、体重明显减轻者，尤其是原有上腹痛而近期疼痛性质及节律发生改变者，或经积极治疗而病情继续发展者，宜及早进行排查。

● 要点五 治疗

早期选择手术治疗，中晚期采用综合疗法，并针对肿瘤的不同情况拟订不同的治疗方案。手术治疗是目前唯一有可能根治胃癌的手段。进展期胃癌在全身化疗的基础上，内镜下局部化疗、微波、激光等方法，可以杀灭癌细胞，延长生存期限。化学治疗是手术切除前或根治术后的辅助治疗，或作为不能手术的姑息治疗，可选择单一药物或联合用药。免疫增强剂如转移因子、白细胞介素-2等，可提高患者的免疫力，辅助治疗。

细目三 肝硬化

● 要点一 病因

肝硬化是由不同病因长期损害肝脏引起的慢性、进行性、弥漫性肝病的终末阶段，以肝组织弥漫性纤维化、假小叶和再生结节为组织学特征的进行性慢性肝病，是一种常见的慢性肝病。肝硬化发病高峰年龄在20~50岁，男性多于女性。引起肝硬化的原因很多，在我国由病毒性肝炎所致的肝硬化最常见。

1. 病毒性肝炎。病毒的持续存在是演变为肝硬化的主要原因。

2. 慢性酒精中毒。长期大量饮酒可导致肝硬化。

3. 非酒精性脂肪性肝病。见于肥胖、糖尿病、高甘油三酯血症等，形成脂肪性肝病，发展成肝硬化。

4. 长期胆汁淤积。

5. 肝脏循环障碍。

6. 其他。血吸虫等感染，营养不良（慢性炎症性肠病、长期缺乏必需氨基酸等），化学毒物（四氯化碳、砷、甲基多巴、四环素等），遗传和代谢疾病（血色病、肝豆状核变性等），自身免疫性肝炎，均可导致肝硬化。

● 要点二 临床表现

临床上根据肝硬化的病程分成肝功能代偿期和失代偿期，但两期界限很难截然分开。

1. 代偿期 症状轻微，表现为乏力、食欲减退、腹部不适、恶心、上腹部隐痛、轻微腹泻等，症状多呈间歇性。查体示肝脏轻度肿大，质地偏硬，无或轻度压痛，脾轻度或中度肿大。肝功能检查多数正常或轻度异常。

2. 失代偿期

（1）症状 ①全身症状：消瘦、纳减、乏力、精神萎靡、夜盲、浮肿、舌炎、不规则低热等。②消化道症状：上腹饱胀不适、恶心呕吐、易腹泻。③出血倾向和贫血：皮肤黏膜出血、贫血等，与凝血因子合成减少、脾功能亢进、营养不良等因素有关。④内分泌失调：男性性欲减退、毛发脱落、乳房发育，女性月经失调、闭经、不孕等；糖尿病患病率增加，伴严重肝细胞功能衰竭时易发生低血糖。

（2）体征 ①慢性病容，糖皮质激素分泌减少，可见皮肤色素沉着，面部黝黑。出现肝掌、蜘蛛痣。②腹壁和脐周静脉曲张呈水母头样。③随病情加重，疾病中晚期多出现黄疸。④肝脏早期肿大，晚期缩小坚硬，可伴有中重度脾肿大。⑤腹部移动性浊音阳性，提示有中等量以上的腹水，并可出现肝性胸水，多出现于右侧。

● 要点三 并发症

1. 急性上消化道出血：最常见，是主要死因。表现为呕血与黑便，大量出血可引起出血性休克，并诱发腹水和肝性脑病。

2. 肝性脑病：晚期肝硬化最严重的并发症，也是最常见死亡原因之一，主要表现为神经和精神方面的异常。

3. 原发性肝癌。

4. 感染：易并发各种感染如支气管炎、胆道感染、自发性腹膜炎、结核性腹膜炎等。

5. 其他：门脉高压性胃病、肝肾综合征、电解质和酸碱平衡紊乱、肝肺综合征、门静脉血栓形成等。

要点四 实验室检查及其他检查

1. 肝功能检查 ①血清白蛋白降低而球蛋白增高，白蛋白与球蛋白比例降低或倒置。②血清 ALT 与 AST 增高。③凝血酶原时间在代偿期多正常，失代偿期则有不同程度延长。④重症者血清胆红素有不同程度增高。⑤血清Ⅲ型前胶原肽、透明质酸、层粘连蛋白等肝纤维化指标可显著增高。

2. 免疫学检查 ①血 IgG 升高。②可出现非特异性自身抗体，如抗核抗体、抗平滑肌抗体等。③病因为病毒性肝炎者，乙型、丙型或丁型肝炎病毒标记物呈阳性。④甲胎蛋白可增高，若 >500μg/L 或持续升高，应怀疑合并肝癌。

3. 腹水检查 一般为漏出液，如并发自发性腹膜炎，则透明度降低，比重增高，白细胞及中性粒细胞增多，黏蛋白定性试验阳性。腹水呈血性，应高度怀疑癌变，应做细胞学检查。

4. X 线检查 食管静脉曲张时，食管吞钡 X 线检查显示虫蚀样或蚯蚓状充盈缺损及纵行黏膜皱襞增宽；胃底静脉曲张时，吞钡检查可见菊花样充盈缺损。

5. 内镜检查 胃镜可直接观察静脉曲张的程度与范围；并发上消化道出血时，可判明出血部位和病因，并进行止血治疗。

6. 超声检查 可测定肝脾大小、腹水及估计门脉高压。肝硬化时肝实质回声增强、不规则、不均匀，为弥漫性病变。进行常规 B 超检查，有助于早期发现原发性肝癌。

7. 肝穿刺活检 是确诊代偿期肝硬化的唯一方法。若见有假小叶形成，可确诊。

要点五 诊断

早期肝硬化的诊断较为困难，对于病毒性肝炎、长期饮酒等患者，严密随访观察，必要时做肝活检以早期诊断。肝硬化肝功能失代偿期，有肝功能损害和门脉高压的临床表现，结合实验室和其他检查可以确诊。

要点六 治疗

目前尚无特效治疗。关键在于早期诊断，及时针对病因治疗，加强一般治疗，防止病程进展。对已进入失代偿期患者主要采取对症治疗，改善肝功能和抢救危急并发症。

1. 病因治疗

2. 一般治疗

（1）休息 肝功能代偿期患者可参加一般轻工作，注意劳逸结合；肝功能失代偿期或有并发症者，需卧床休息。

（2）饮食 宜进高热量、高蛋白、足量维生素、低脂肪及易消化的食物。有腹水者，应低盐或无盐饮食。肝功能衰竭或有肝性脑病先兆应限制或禁食蛋白，避免进食粗糙、坚硬食物。慎用巴比妥类等镇静药，禁用损害肝脏的药物。

3. 药物治疗

（1）保护肝细胞治疗 用于转氨酶及胆红素升高的肝硬化患者：①促进胆汁排泄及保护肝细胞：如熊去氧胆酸、强力宁等。②维生素类：B 族维生素有防止脂肪肝和保护肝细胞的作用；维生素 C 有促进代谢和解毒的作用；维生素 E 有抗氧化和保护肝细胞作用；维生素 K 在有凝血障碍时可应用；慢性营养不良者，可适当补充维生素 B_{12} 和叶酸。

（2）抗肝纤维化药物 目前尚无特效药物，可应用丹参、黄芪、虫草菌丝等。

（3）抗病毒治疗 病毒性肝炎应根据情况进行抗病毒治疗，抑制病毒复制、改善肝功能，延缓进展。首选核苷类似物如拉米夫定等。

4. 腹水的治疗

（1）限制水、钠的摄入 一般每天钠盐摄入量 <5g。如有稀释性低钠血症、难治性腹水则应严格控制进水量在 800~1000mL/d。

（2）利尿 轻度腹水患者首选螺内酯；疗效不佳或腹水较多的患者，螺内酯和呋塞米联合应用。无水肿者每天减轻体重 500g，有下肢水肿者每天减轻体重 1000g。

（3）提高血浆胶体渗透压 有利于肝功能恢复和腹水消退。常用人血白蛋白，也可用血浆，定期、少量、多次静脉滴注。

（4）放腹水疗法 仅限用于利尿剂治疗无效，或由于大量腹水引起呼吸困难者。大量放腹水的主要并发症有严重水和电解质紊乱，诱发肝性脑病、肝肾综合征。

细目四　原发性肝癌

要点一　病因

原发性肝癌是指发生于肝细胞或肝内胆管上皮细胞的恶性肿瘤，为我国常见恶性肿瘤之一，死亡率高，仅次于肺癌，位居第二位。本病多见于中年男性，男女之比为5:1。

1. 病毒性肝炎　乙型病毒性肝炎病毒（HBV）和丙型病毒性肝炎病毒（HCV）与原发性肝癌有着明显的相关性。

2. 黄曲霉毒素污染　黄曲霉菌的代谢产物黄曲霉毒素B_1是动物肝癌最强的致癌剂。

3. 肝硬化　肝硬化与肝癌密切相关。

4. 家族史及遗传因素　高发地区家族史是原发性肝癌发生的重要危险因素。

5. 其他　其他致癌物质或被疑为致癌的因素有：①酒精中毒。②亚硝胺类物质。③有机氯类农药。④雄激素及类固醇。⑤微量元素如低硒、锌及高镍、砷等。⑥铁代谢障碍。

要点二　临床表现

本病起病隐匿，早期缺乏典型表现，经AFP普查检出的早期病例可无任何症状和体征，称为亚临床肝癌。中晚期患者表现有：

1. 症状

（1）肝区疼痛　最常见，呈持续性胀痛或隐痛，由癌肿迅速生长使肝包膜绷紧所致。当肝表面的癌结节破裂，坏死的癌组织经血液流入腹腔时，可突然引起剧痛，出现急腹症表现。

（2）消化系统症状　食欲减退最常见。晚期可出现恶心、呕吐或腹泻。

（3）转移灶症状　症状因肝癌的转移部位不同而异。

（4）全身症状　进行性消瘦、乏力、发热较多见。

2. 体征　绝大多数患者有肝肿大。进行性肝肿大是特征性体征之一，肝质地坚硬，边缘不规则，表面呈结节状，部分伴有明显压痛。晚期出现黄疸，由肝细胞损害、癌块压迫或侵犯胆总管所致。脾肿大多见于合并肝硬化与门静脉高压病例。

要点三　实验室检查及其他检查

1. 甲胎蛋白（AFP）　是当前诊断肝细胞癌最特异的标志物。检测血清中AFP，有助于原发性肝癌的早期诊断。AFP检查诊断肝细胞癌的标准为：①AFP大于500μg/L持续4周。②AFP由低浓度逐渐升高不降。③AFP＞200μg/L持续8周。AFP浓度通常与肝癌大小呈正相关。

2. 异常凝血酶原　对原发性肝癌有较高的特异性。

3. 超声检查　肝脏B超检查能确定肝脏占位性病变的病灶性质、病变部位、播散及转移情况。

4. CT、MRI　对肝癌定位和定性诊断均有很重要的价值。

5. 肝动脉造影　是目前诊断小肝癌的最佳方法。

6. 肝组织活检或细胞学检查　在超声和CT引导下用细针穿刺行组织学或细胞学检查，是目前获得2cm直径以下小肝癌确诊的有效方法。

要点四　诊断

有典型表现者诊断不难，但已属晚期。凡有肝病史的中年人，尤其是男性患者，如有不明原因的肝区疼痛、消瘦、进行性肝肿大，应做AFP、B超、CT等有关检查，进而明确诊断。满足下列三项中的任一项，即可诊断肝癌：①具有两种典型影像学（超声、增强CT、MRI或选择性肝动脉造影）表现，病灶＞2cm。②一项典型的影像学表现，病灶＞2cm，AFP＞400μg/L。③肝脏活检阳性。

要点五　治疗

根据疾病分期确定治疗方案，所有患者治疗前均应进行肺部影像学检查以确定有无肺部转移。早期患者首选根治性肝切除术，中晚期患者可实施肝动脉栓塞化疗或局部消融治疗。

1. 手术切除　早期肝癌尽量手术切除，肝切除术是治疗肝癌最有效的方法。

2. 综合治疗 不能切除者应采取综合治疗措施。

（1）分子靶向治疗。

（2）放射治疗：病灶较为局限，肝功能较好，且能耐受较大放射剂量者，放射治疗效果较好。

（3）介入性治疗：介入性治疗已广泛应用，成为肝癌治疗的主要方法：①经皮股动脉穿刺肝动脉栓塞化疗术是非手术治疗肝癌患者的首选方法。②肝动脉灌注性化疗广泛用于治疗中晚期肝癌中不宜行肝动脉栓塞者，或由于血管变异，导管难以进入肝固有动脉者。

（4）局部消融治疗：安全性高、并发症少、易耐受、重复性好。对于单发的直径≤3cm的小肝癌可获得根治性消融。

（5）生物治疗：能选择性地作用于肿瘤细胞，对原发部位和转移部位的肿瘤均有杀伤作用。

（6）全身化疗：以奥沙利铂为主的联合化疗用于无禁忌证的晚期肝癌患者。

（潘　涛）

第四单元　泌尿系统疾病

细目一　慢性肾小球肾炎

● 要点一　病因

慢性肾小球肾炎是原发于肾小球的一组疾病。病程长，呈缓慢进行性发展，以蛋白尿、血尿、高血压、水肿为基本临床表现，晚期出现不同程度的肾功能减退，最终发展为慢性肾衰竭。绝大多数病因尚不明确，部分与溶血性链球菌、乙型肝炎病毒等感染有关。仅有少数慢性肾炎是由急性肾炎发展所致。

● 要点二　临床表现

慢性肾小球肾炎可发生于任何年龄，但以中青年为主。以血尿、蛋白尿、高血压和水肿为基本临床表现，有急性发作的倾向，感染、过度疲劳为常见诱因。

1. 血尿　多为镜下血尿。

2. 蛋白尿　尿蛋白多在1~3g/d。

3. 水肿　以眼睑及脚踝部晨起水肿为特点，严重时可呈现全身性水肿。

4. 高血压　可为首发表现，严重时出现高血压脑病及高血压心脏病。

5. 其他　疾病加重可出现：①贫血，多为正细胞正色素性贫血。②眼底出血、渗出、视乳头水肿。③肾功能受损等。

● 要点三　实验室检查及其他检查

1. 尿液检查　可见轻重不等的蛋白尿，多为非选择性蛋白尿。多为镜下血尿，尿畸形红细胞>80%，尿红细胞MCV<75fl。可见颗粒管型。

2. 肾功能　早期正常或轻度受损（Ccr下降或轻度氮质血症），可持续数年至数十年；晚期出现血肌酐升高、Ccr下降。

3. 肾穿刺活检　如有条件且无禁忌证，或治疗效果欠佳且病情进展者应做肾穿刺病理检查。

4. 肾脏超声　双肾病变呈一致性，表现为肾实质回声增强、双肾体积缩小等。

● 要点四　诊断

凡存在临床表现如血尿、蛋白尿、水肿和高血压者均应疑诊慢性肾炎。但确诊前需排除继发性肾小球疾病如系统性红斑狼疮、糖尿病、高血压肾病等。诊断困难时，应做肾穿刺行病理学检查。

● 要点五　治疗

主要治疗目的是防止或延缓肾功能进行性恶化、改善缓解临床症状及防治严重并发症。

1. 饮食治疗　优质低蛋白饮食，蛋白质摄入量 0.6~1g/(kg·d)，以优质蛋白（牛奶、蛋、瘦肉等）为主，控制饮食中磷的摄入，适量增加碳水化合物的摄入量。低蛋白饮食 2 周后使用必需氨基酸或 α-酮酸。

2. 控制高血压 高血压是加速病情进展的重要危险因素。尿蛋白<1g/d 时，血压应控制在<130/80mmHg。尿蛋白≥1g/d 者，血压应控制在<125/75mmHg。首选具有肾脏保护作用的降压药如 ACEI 或 ARB，一般需联合用药，血压控制不达标时联合应用钙拮抗剂、β 受体阻滞剂和利尿剂等。

3. 抗凝和抗血小板解聚集 可延缓病变进展，部分患者可减少蛋白尿。高凝状态明显者多见于易引起高凝状态的病理类型如膜性肾病、系膜毛细血管增生性肾炎。常用双嘧达莫、肠溶阿司匹林、尿激酶、肝素等。

4. 糖皮质激素和细胞毒药物 不做常规应用，患者肾功能正常或仅轻度受损，肾脏体积正常，病理类型较轻（如轻度系膜增生性肾炎、早期膜性肾病等），尿蛋白较多者，如无禁忌证可试用。

5. 其他 积极防治各种感染，禁用或慎用具有肾毒性的药物，积极纠正高脂血症、高血糖、高尿酸血症等。人工虫草制剂可辅助治疗。

细目二 尿路感染

● 要点一 病因

尿路感染是指各种病原微生物直接侵袭泌尿系统所致的感染性炎症。最常见致病菌为革兰阴性杆菌，其中大肠埃希菌约占门诊患者的 90%，住院尿路感染患者的 50%；其次有副大肠杆菌、变形杆菌、克雷白杆菌、产气杆菌、产碱杆菌和铜绿假单胞菌等。5%~10% 的尿路感染由革兰阳性细菌引起，主要是粪链球菌和葡萄球菌。

● 要点二 临床表现

1. 膀胱炎 常见于年轻女性，主要表现为膀胱刺激征，即尿频、尿急、尿痛，尿液常混浊，并有异味，约 30% 患者出现血尿。一般无明显全身感染症状，少数患者可有腰痛、低热等。血白细胞计数多不增高。

2. 急性肾盂肾炎 常发生于育龄妇女，临床表现有：①泌尿系统症状：膀胱刺激征、腰痛和（或）下腹部痛、肋脊角及输尿管点压痛、肾区压痛和叩击痛；腰痛程度不一，多为钝痛、酸痛。②全身感染症状：寒战、发热、头痛、恶心呕吐、食欲不振等，体温多在 38℃~39℃，常伴有血白细胞计数升高和血沉增快。

3. 慢性肾盂肾炎 病程隐匿，少数可间歇出现症状性肾盂肾炎，以间歇性无症状细菌尿和间歇性尿急、尿频等下尿路感染症状为常见，可有间歇性低热。疾病后期肾小管功能受损，可出现多尿、夜尿增多、电解质紊乱、肾小管性酸中毒等。最终可致肾小球功能受损而导致肾衰竭。

● 要点三 实验室检查及其他检查

1. 血常规 急性肾盂肾炎时，血白细胞及中性粒细胞可升高。

2. 尿常规 尿液含脓、血较多时外观混浊。尿沉渣镜检白细胞>5 个/HP，诊断意义较大；部分患者可有红细胞，少数出现肉眼血尿。尿蛋白含量多为 ±~+。出现白细胞管型多提示为肾盂肾炎。

3. 尿细菌学检查 取清洁中段尿，必要时导尿或膀胱穿刺取标本，进行培养及药敏试验。如细菌定量培养菌落计数≥10^5/mL，可确诊；如菌落计数为 10^4~10^5/mL，结果可疑；如<10^4/mL，多为污染。

4. 影像学检查 尿路 X 线（腹部平片和静脉肾盂造影）及 B 超检查的主要目的是及时发现引起尿路感染反复发作的易感因素如结石、梗阻、反流、畸形等。慢性肾盂肾炎可有两侧或一侧肾脏缩小、肾盂形态异常等改变。

● 要点四 诊断

1. 膀胱炎 常以尿路刺激征为突出表现，一般少有发热、腰痛；尿白细胞增多，尿细菌培养阳性等即可确诊。

2. 急性肾盂肾炎 常有全身（发热、寒战，甚至毒血症状）、局部（明显腰痛、输尿管点和/

或肋脊点压痛、肾区叩痛）症状和体征，伴有：①膀胱冲洗后尿培养阳性。②尿沉渣镜检见白细胞管型，除外间质性肾炎、狼疮肾炎等。③尿N-乙酰-β-D-氨基葡萄糖苷酶（NAG）、尿 β_2 微量蛋白升高。④尿渗透压降低。可诊断。

3. 慢性肾盂肾炎 诊断要点：①反复发作的尿路感染病史。②影像学显示肾外形凹凸不平且双肾大小不等，或静脉肾盂造影见肾盂肾盏变形、缩窄。③合并持续性肾小管功能损害。

● **要点五 治疗**

1. 一般治疗 发热或症状明显时应卧床休息。宜多饮水以增加尿量，促进细菌和炎症分泌物的排泄。给予足够热量及维生素等。

2. 抗菌治疗

（1）膀胱炎 目前推荐短疗程（3天）疗法：选用喹诺酮类、半合成青霉素、头孢类或磺胺类等抗生素中的1种，连用3天，治愈率达90%，可显著降低复发率。对无复杂因素存在的急性膀胱炎，可单用1种抗生素治疗。停药7天后需检查尿细菌培养，仍为阳性者，应继续给予2周抗生素治疗。对妊娠妇女、糖尿病患者和复杂性尿路感染者，应采用较长疗程抗生素治疗。

（2）急性肾盂肾炎 尿标本采集后立即进行治疗，一般首选对革兰阴性杆菌有效的抗生素，但应兼顾革兰阳性菌感染。72小时无效者根据药敏结果调整用药。常用抗生素有喹诺酮类、半合成青霉素类、头孢类，必要时联合用药。热退后连续用药3天改为口服，总疗程一般为7~14天。停药后第2、第6周复查尿细菌定量培养，随后每月复查1次，随访中出现感染复发，应重新进行治疗。

（3）慢性肾盂肾炎 常为复杂性尿路感染，治疗的关键是去除易感因素；急性发作时，治疗同急性肾盂肾炎。反复发作者，应根据病情和参考药敏试验结果制定治疗方案。如联合几种抗菌药物，分组轮流使用，疗程适当延长至症状改善，菌尿消失，再以1种药物低剂量长期维持，疗程半年至1年。

（倪 伟）

第五单元 血液系统疾病

细目一 缺铁性贫血

● **要点一 病因**

缺铁性贫血是因体内铁储备耗竭，影响血红蛋白合成所引起的贫血，是贫血中最常见的类型。可发生于任何年龄，以育龄妇女及婴幼儿多见。

1. 铁的丢失过多 慢性失血是成年人引起缺铁性贫血的最常见原因。见于溃疡病、胃肠道恶性肿瘤、溃疡性结肠炎、痔等引起的消化道出血；女性可见于月经过多。此外，阵发性睡眠性血红蛋白尿、人工心脏瓣膜引起的机械性溶血等，均可因长期尿内失铁而致贫血。

2. 铁需求增加而摄入量不足 婴幼儿、儿童，尤其是早产儿、孪生儿或母亲原有贫血者，需铁量增加，补给不足；妊娠和哺乳期妇女需铁量增加等，易引起缺铁性贫血。若长期食物含铁不足，也可发生缺铁。

3. 铁吸收不良 胃大部切除术后胃酸缺乏，或胃空肠吻合，影响铁的吸收；萎缩性胃炎长期胃酸缺乏，导致铁的吸收不良；长期腹泻影响铁吸收。

● **要点二 临床表现**

1. 症状 临床表现与贫血的程度和起病缓急有关。患者除有一般贫血症状外，尚有与组织缺铁和含铁酶活性降低有关的症状。常出现行为异常、乏力、心悸、耳鸣、烦躁易激动、注意力不集中等，儿童尤其显著。部分患者（尤其儿童）可有嗜食泥土、生米等异食癖。严重者可致黏膜组织变化和外胚叶营养障碍，出现口炎、舌炎、萎缩性胃炎、皮肤干燥、毛发干枯脱落、指甲扁平、脆薄易裂和反甲，甚至出现吞咽困难等。患者免疫功能下降，易发生细菌性感染。

2. 体征 体格检查可见皮肤黏膜苍白，睑结膜、口唇黏膜、甲床呈苍白；心脏体征有心动过速、心尖区收缩期杂音等。

● **要点三 实验室检查及其他检查**

1. 血象 典型表现为小细胞低色素性贫血。MCV<80fl，MCHC<32%。成熟红细胞苍白区扩大，大小不一。白细胞和血小板计数一般正常或轻度减少。

2. 骨髓象 骨髓增生活跃，幼红细胞增生，中幼红细胞及晚幼红细胞比例增高。骨髓铁染色显示骨髓小粒可染铁消失，铁粒幼红细胞消失或显著减少。

3. 铁代谢检查 ①血清铁及总铁结合力测定：血清铁浓度常<8.9μmol/L，总铁结合力>64.4μmol/L，转铁蛋白饱和度常降至15%以下。②血清铁蛋白测定：血清铁蛋白<12μg/L可作为缺铁依据。由于血清铁蛋白浓度稳定，与体内贮铁量的相关性好，可用于早期诊断和人群铁缺乏症的筛检。

4. 红细胞游离原卟啉（FEP）测定 缺铁时血红素合成障碍，FEP/Hb>4.5μg/gHb有诊断意义。

● **要点四 诊断**

1. 贫血为小细胞低色素性贫血：男性Hb<120g/L，女性Hb<110g/L，孕妇Hb<100g/L；MCV<80fl，MCHC<32%。

2. 有缺铁的证据

（1）贮铁耗尽 ①血清铁蛋白<12μg/L。②骨髓铁染色阴性，铁粒幼红细胞<15%。具备其中一条即可。

（2）缺铁性红细胞生成 ①符合贮铁耗尽的诊断。②血清铁<8.95μmol/L，总铁结合力>64.4μmol/L，转铁蛋白饱和度<15%；FEP/Hb>4.5μg/gHb。

3. 有明确的缺铁病因和临床表现。

● **要点五 治疗**

1. 病因治疗 尽可能明确病因，针对病因治疗。

2. 铁剂治疗

（1）口服铁剂 是治疗缺铁性贫血的首选方法。最常用硫酸亚铁片，进餐时或饭后吞服可减少胃肠道刺激，如仍有恶心、胃痛等则可将剂量减半，再逐渐加至正常剂量。服药时忌茶，以防铁被鞣酸沉淀而影响铁吸收。其他有琥珀酸亚铁及富马酸铁等。缺铁性贫血患者服用铁剂后，短时期网织红细胞计数明显升高，常于5~10天到达高峰，平均达0.06~0.08，以后又下降，2周后血红蛋白开始上升，一般2个月可恢复正常。

（2）注射铁剂 肌内注射铁剂应严格掌握适应证：①口服铁剂后有严重消化道反应而不能耐受者。②口服铁剂不能奏效者，如脂肪泻、萎缩性胃炎等有胃肠道铁吸收障碍。③需要迅速纠正缺铁者，如妊娠后期贫血严重。④严重消化道疾患，如消化性溃疡、溃疡性结肠炎等，口服铁剂可加剧原发病者。⑤不易控制的慢性出血，失铁量超过肠道所能吸收的铁量。常用注射铁剂有右旋糖酐铁和山梨醇枸橼酸铁，各含铁50mg/mL，给药途径是臀部深位肌内注射。患者所需铁的总剂量应准确计算，不应超量以免引起急性铁中毒。

计算方法：所需补充铁的总剂量(mg)=[150−患者Hb(g/L)]×体重(kg)×0.33。

细目二 再生障碍性贫血

● **要点一 病因**

再生障碍性贫血简称再障，是由多种病因引起的骨髓造血功能衰竭，临床呈全血细胞减少的一组综合征。可发生于各年龄段，老年人发病率较高；男女发病无明显差异。

1. 药物及化学物质 药物及化学物质是继发性再障的首位病因。最常见的药物是氯霉素、抗肿瘤药和保泰松等解热镇痛药，其次是磺胺、有机砷及抗癫痫药，偶有西咪替丁、肼屈嗪、氯丙嗪及抗甲状腺药甲巯咪唑等。非药物性化学物质引起再障以苯及其衍生物为多见。杀虫剂、农药、染发剂等也可引起再障。

2. 电离辐射 各种电离辐射如X线、放射性核素等，达到一定的剂量均可抑制骨髓造血功能。

3. 感染 再障可以发生于病毒性肝炎之后，且病情较重。部分患者发病前有病毒性呼吸道感染病史，如腮腺炎、麻疹、流行性感冒等。各种严重感染也可能影响骨髓造血。

要点二 临床表现

主要临床表现为进行性贫血、出血及感染。

1. 重型再障 起病急，进展迅速，常以出血、感染和发热为主要首发表现。发病初期贫血常不明显，但进行性加重。几乎所有患者都有出血倾向，皮肤瘀斑、鼻出血、牙龈出血、消化道出血、血尿、妇女月经过多等均常见，颅内出血发生率高，可致死亡。感染发热多为高热，常见皮肤、肺部和口腔感染等，可因败血症而死亡。病程短，患者常在数月至1年内死亡。

2. 非重型再障 起病和进展缓慢，主要表现为乏力、心悸、头晕、面色苍白等贫血症状。出血较轻，内脏出血少见。感染发热一般为轻度，出现较晚，且易控制。病程较长，患者可以生存多年，若治疗恰当，可长期缓解以至痊愈。少数病例可转变为急性过程。

要点三 实验室检查及其他检查

1. 血象 呈全血细胞减少，但发病早期可先有一个或两个血细胞系列减少。为正细胞正色素性贫血。网织红细胞显著减少，少数慢性型网织红细胞百分数可轻度升高，但绝对值减少；中性粒细胞和单核细胞均减少，急性型减少显著；淋巴细胞的百分数增高但绝对值不增高；血小板计数减少，急性型常 $<10\times10^9/L$。

2. 骨髓检查 重型骨髓穿刺物中骨髓小粒很少，脂肪滴显著增多。骨髓有核细胞量少，幼红细胞、粒系细胞及巨核细胞均明显减少或无；淋巴细胞、浆细胞、组织嗜碱细胞等非造血细胞相对增多。非重型者在骨髓再生不良部位，其骨髓象与重型相似或稍轻；如抽取灶性增生部位的骨髓，则细胞数量减少不很明显，甚至幼红细胞可增多，但巨核细胞难见。

要点四 诊断

诊断标准：①全血细胞减少，网织红细胞绝对值减少，淋巴细胞比例增高。②一般无肝、脾肿大。③骨髓多部位增生减低（＜正常50%）或重度减低（＜正常25%），造血细胞减少，骨髓小粒成分中应见非造血细胞增多（有条件者应做骨髓活检）。④能除外引起全血细胞减少的其他疾病。

要点五 治疗

1. 一般治疗 防止患者与任何对骨髓造血有毒性作用的物质接触。禁用对骨髓有抑制作用的药物。

2. 支持疗法 积极防治感染。出血者可适当应用糖皮质激素，严重出血尤其内脏出血，可输入浓集血小板。严重贫血患者可输入浓集红细胞，尽量少用全血，避免滥用或多次输血。

3. 刺激骨髓造血

（1）**雄激素** 为治疗非重型再障的首选药物：①增加红细胞生成素（EPO）的产生，并加强造血干细胞对EPO的敏感性。②促进多能干细胞增殖和分化。常用制剂有丙酸睾酮、司坦唑（康力龙）及达那唑、十一酸睾酮（安雄）等。疗程至少3个月以上，如治疗半年以上无网织红细胞或血红蛋白上升趋势，确定为无效。药物不良反应有雄性化（以丙酸睾酮最明显）、肝脏毒性反应（以司坦唑等较明显）等。

（2）**其他药物** 一叶秋碱治疗非重型再障有效，疗程6个月以上。其机制是通过兴奋自主神经系统改善骨髓微循环；莨菪碱也有相似作用，治疗慢性再障有效。

4. 免疫抑制剂 抗胸腺细胞球蛋白及抗淋巴细胞球蛋白是目前治疗重型再障的主要药物，临床常联合应用环孢素、大剂量甲泼尼龙、丙种球蛋白等治疗重型再障。

5. 造血干细胞移植 用于重型再障，年龄＜40岁、无感染及其他并发症的患者，最好在未输血之前尽早进行。

6. 造血生长因子 主要用于重型再障，可促进血象恢复，与免疫抑制剂联合应用可提高疗效。常用粒细胞集落刺激因子、粒-单细胞集落刺激因子及EPO等。

细目三 急性白血病

要点一 病因

白血病是指白细胞某一系列在造血组织中呈肿瘤性增殖，并浸润其他组织器官，正常造血受抑制的一种造血干细胞的恶性克隆性疾病。我国急性白血病比慢性白血病多见（约5.5∶1）。成人患者中急粒白血病最多见，在儿童患者中急淋白血病多见。病因尚未阐明，现认为与物理、化学和生物等因素有关。

1. 病毒。成人T细胞白血病是由Ⅰ型人类T细胞白血病/淋巴瘤病毒（HTLV-1）所致。

2. 电离辐射。

3. 化学因素。苯、氯霉素、磺胺、保泰松、乙双吗啉、抗癌药（尤其是烷化剂）以及其他细胞毒药物。

4. 遗传因素。

5. 其他血液病。某些血液病的部分患者最终发展成为急性白血病，如真性红细胞增多症、淋巴瘤、原发性血小板增多症、骨髓增生异常综合征、多发性骨髓瘤等。

要点二 临床表现

1. 起病特点 可急骤或较缓慢。急骤者常有高热、贫血、出血倾向等。

2. 正常血细胞减少的表现

（1）发热和感染 约半数以上患者以发热起病。发热程度不同，多因感染引起。感染以咽峡炎、口腔炎最多见，肺部感染、肛周炎及皮肤感染也较常见。严重感染可致菌血症或败血症，是急性白血病最常见的死亡原因之一。较常见的致病菌有肺炎克雷白杆菌、铜绿假单胞菌、大肠杆菌、金黄色葡萄球菌等。常见的霉菌感染以念珠菌及曲霉菌多见。病毒感染也较多见，并且较重。

（2）出血 与血小板减少有关，少数可因弥散性血管内凝血而发生。牙龈出血、鼻出血、皮肤瘀斑均为常见症状。结膜或眼底出血可影响视力。晚期可出现颅内出血，引起头痛、昏迷或突然死亡。消化道及泌尿道等内脏出血亦多见。

（3）贫血 随病情发展而进行性加重，常与出血程度不成比例。引起贫血的主要机制是幼红细胞发育被异常增生的白血病细胞所干扰。呈正细胞正色素性贫血。

3. 白血病细胞增多的表现

（1）淋巴结和肝脾肿大 多为全身浅表淋巴结肿大，质地中等，无压痛。肝脾肿大一般为轻至中度。

（2）骨骼及关节 胸骨中下段压痛，此体征有助于诊断。四肢关节痛或骨痛在儿童很多见，可误诊为风湿性关节炎。偶尔骨膜上出现无痛性肿块，多发生于眼眶周围，也可出现于颅骨、胸骨、肋骨或四肢骨，称为绿色瘤。

（3）神经系统 中枢神经系统白血病（CNL）以脑膜浸润最多见。症状多出现于缓解期，也发生于活动期。CNL以儿童急淋白血病最多见。主要临床表现为头痛、恶心、呕吐、视力模糊、颈项强直等。

（4）其他 齿龈肿胀多见于急单白血病；皮肤浸润表现为皮疹或皮下结节；睾丸浸润多见于急淋白血病；心肺、消化道等处也可有相应浸润症状。

要点三 实验室检查及其他检查

1. 血象 贫血及血小板减少极常见。白细胞计数多数增高，$>10\times10^9/L$者称为白细胞增多性白血病；部分患者在正常或低于正常范围，称为白细胞不增多性白血病。白细胞增多性白血病患者血片中易找到原始和早期幼稚细胞，数量不等，最高可达95%以上。

2. 骨髓象 是确诊白血病的依据。多数病例骨髓增生明显活跃或极度活跃，原始细胞等于或大于全部骨髓有核细胞的30%。正常造血细胞严重受抑制，正常幼红细胞及巨核细胞减少。白血病性原始细胞形态有异常改变。

3. 细胞化学染色 各类型急性白血病的幼稚细胞，在形态学上有时易于混淆，细胞化学染色有助于急性白血病的分类鉴别。

4. 免疫学检查 细胞遗传学检查有助于白血病的诊断分型及治疗监测。

5. 血生化 血清尿酸水平增高，特别在化疗期间；血清乳酸脱氢酶可增高。

● 要点四 诊断

临床有发热、感染、出血、贫血等症状，体检有淋巴结、肝脾肿大及胸骨压痛，外周血片有原始细胞，骨髓细胞形态学及细胞化学染色显示其某一系列原始细胞≥30%即可诊断。诊断成立后应进一步分型。

● 要点五 治疗

治疗措施包括：①化学治疗：是当前主要的治疗措施，可使白血病缓解，延长患者生存时间。②支持治疗：以保证化疗顺利进行，防止并发症。③骨髓移植：是当前将白血病完全治愈最有希望的措施。

1. 化学治疗 目的是达到完全缓解并延长生存期。完全缓解即白血病的症状、体征完全消失，血象Hb≥100g/L（男性）或≥90g/L（女性、儿童），中性粒细胞绝对值≥1.5×10^9/L，血小板≥100×10^9/L，外周血中无白血病细胞；骨髓象原粒细胞+早幼粒细胞≤5%，红细胞及巨核细胞正常。急性白血病的化疗可分诱导缓解和缓解后治疗两个阶段。诱导缓解的目的是要迅速消灭尽量多的白血病细胞，使骨髓的造血功能恢复正常，达到完全缓解的标准，化疗为主要治疗方法。缓解后仍需继续巩固和强化治疗，以便进一步消灭残存的白血病细胞，防止复发，延长缓解和生存时间，争取治愈，此期的主要治疗方法是化疗及造血干细胞移植。

（1）急性淋巴细胞白血病 ①诱导缓解治疗：由长春新碱及泼尼松组成的VP方案是急淋诱导缓解的基本方案。②缓解后治疗：强化巩固、维持治疗及防治中枢神经系统白血病。未行造血干细胞移植治疗者，巩固维持治疗一般需要3年。

（2）急性非淋巴细胞白血病 ①诱导缓解治疗：常用DA、(3+7)方案、IA方案、HA方案等。②缓解后治疗：其特点为中枢神经系统白血病发生率低；一般维持治疗2~3年时间。

2. 支持治疗

（1）防治感染。

（2）纠正贫血：严重贫血输注浓集红细胞。

（3）控制出血：输注浓集血小板悬液是控制出血的有效措施。

（4）防治尿酸性肾病。

（5）加强营养，维持水、电解质平衡。

3. 造血干细胞移植 包括自身骨髓移植及异基因外周血造血干细胞移植。

（潘 涛）

第六单元 内分泌与代谢疾病

细目一 甲状腺功能亢进症

● 要点一 病因

甲状腺腺体本身产生甲状腺激素（TH）过多，引起甲状腺毒症（以神经、循环、消化等系统兴奋性增高和代谢亢进为主要表现）的一组临床综合征，以弥漫性毒性甲状腺肿（Graves病）为最常见病因。

Graves病（GD）为器官特异性自身免疫病。以遗传易感为背景，在环境因素的作用下，产生自身免疫反应，出现针对甲状腺细胞TSH受体的特异性自身抗体，不断刺激甲状腺细胞增生和甲状腺激素合成、分泌增加而致 Graves 病。

● **要点二 临床表现**

1. 甲状腺毒症表现

（1）高代谢综合征　怕热多汗、皮肤潮湿、低热、多食善饥、体重锐减和疲乏无力；糖耐量减低或加重糖尿病；血总胆固醇降低。

（2）精神神经系统　神经过敏、多言好动、烦躁易怒、失眠不安、注意力不集中、记忆力减退、手和眼睑震颤、腱反射亢进，甚至幻想、躁狂症或精神分裂症。偶尔表现为寡言抑郁、淡漠。

（3）心血管系统　心悸、气短、胸闷等。体征有：①心动过速，常为窦性，休息和睡眠时心率仍快。②第一心音亢进，心尖区常有 2/6 级以下收缩期杂音。③收缩压升高、舒张压降低，脉压增大，可见周围血管征。④心脏肥大和心力衰竭。⑤心律失常，以心房颤动、房性早搏等房性心律失常多见。

（4）消化系统　食欲亢进，稀便、排便次数增加。

（5）肌肉骨骼系统　肌无力和肌肉萎缩。部分患者发生甲亢性肌病，呈进行性肌无力和肌肉萎缩，多见于近心端的肩胛和骨盆带肌群。少数可见指端粗厚、重症肌无力和骨质疏松。

（6）其他　女性患者出现月经减少或闭经，男性患者出现阳痿，偶有乳腺增生。外周血淋巴细胞增多，可伴血小板减少性紫癜。少数患者有典型的对称性黏液性水肿，局部皮肤增厚变粗，可伴继发感染和色素沉着。

2. 甲状腺肿大　为弥漫性、对称性肿大，质地表现不同，多柔软，无压痛，肿大的甲状腺随吞咽而上下移动。甲状腺上下极可触及震颤，闻及血管杂音，为甲状腺功能亢进症的特异性体征。

3. 眼征　按病变程度分为单纯性（良性、非浸润性）突眼和浸润性（恶性）突眼两类：

4. 特殊表现

（1）甲状腺危象　甲状腺危象是甲状腺毒症急性加重的综合征，多发生于较重的甲亢未予治疗或治疗不充分的患者。主要诱因有感染、手术、创伤、精神刺激及放射性碘治疗等。临床表现有：高热（体温 >39℃）、心率增快 >140 次/分、烦躁不安、大汗淋漓、厌食、恶心呕吐、腹泻，继而出现虚脱、休克、嗜睡或谵妄，甚至昏迷。部分可伴有心力衰竭、肺水肿，偶有黄疸。白细胞总数及中性粒细胞常升高。血 T_3、T_4 升高，TSH 显著降低，病情轻重与血 TH 水平可不平行。

（2）淡漠型甲亢　多见于老年人，起病隐匿，全身症状明显，以纳差、乏力、消瘦、淡漠为主要表现，易发生心绞痛、心力衰竭、房颤等，高代谢表现、甲状腺肿大及眼征不明显。

（3）亚临床甲亢　患者无自觉症状，血 T_3、T_4 正常，但 TSH 显著降低，部分患者可进展为临床型甲亢。

● **要点三 实验室检查及其他检查**

1. 血清甲状腺激素测定　①TT_3 和 TT_4：TT_3 较 TT_4 更为灵敏，更能反映本病的程度与预后。②FT_3 和 FT_4：游离甲状腺激素是实现甲状腺激素生物效应的主要部分，且不受血中甲状腺结合球蛋白浓度和结合力的影响，是诊断甲亢的首选指标。

2. TSH 测定　反映甲状腺功能最敏感的指标，也是反映下丘脑-垂体-甲状腺轴功能、鉴别原发性与继发性甲亢的敏感指标，尤其对亚临床型甲亢和甲减的诊断具有更重要意义。测定高敏 TSH（sTSH）灵敏度更高。

3. 甲状腺自身抗体测定　TSH 受体抗体（TRAb）阳性率 75%～96%，是鉴别甲亢病因、诊断 GD 的指标之一。

4. 甲状腺摄 ^{131}I 率　主要用于甲状腺毒症病因鉴别：甲状腺功能亢进类型的甲状腺毒症 ^{131}I 摄取率增高；非甲状腺功能亢进类型的甲状腺毒症 ^{131}I 摄取率减低。

5. 其他　超声、CT、MRI 等有助于甲状腺、异位甲状腺肿和球后病变性质的诊断。放射性核素扫描有助于诊断甲状腺自主高功能腺瘤。

● 要点四　诊断

1. 甲亢的诊断　①高代谢症状和体征。②甲状腺肿大。③血清 TT_3、FT_3、TT_4、FT_4 增高，TSH 减低。具备以上 3 项诊断即可成立。

2. GD 的诊断　①甲亢诊断确立。②甲状腺弥漫性肿大（触诊和 B 超证实）。③眼球突出和其他浸润性眼征。④胫前黏液性水肿。⑤TRAb、TSAb 阳性。⑥TGAb、TPOAb 阳性。

①、②项为诊断必备条件，少数病例可以无甲状腺肿大。③、④、⑤项虽为诊断的辅助条件，但是为 GD 甲亢诊断的重要依据。⑥项虽非本病的致病性抗体，但提示本病的自身免疫病因。

● 要点五　治疗

1. 一般治疗　适当休息、避免精神紧张及过度劳累。补充足够热量和营养，减少碘摄入量，忌用含碘药物。精神紧张和失眠患者可酌用镇静剂。

2. 甲状腺功能亢进的治疗

（1）抗甲状腺药物（ATD）　有硫脲类（如丙硫氧嘧啶）和咪唑类（如甲巯咪唑和卡比马唑）两类药物。适应证：①病情轻、中度患者。②甲状腺轻、中度肿大。③年龄 < 20 岁。④孕妇、高龄或由于其他严重疾病不适宜手术者。⑤手术前和 ^{131}I 治疗前的准备。⑥手术后复发且不适宜 ^{131}I 治疗者。分为初治、减量和维持期 3 个阶段，疗程通常在 1.5～2.5 年或以上。不良反应有粒细胞减少、药疹和中毒性肝病。

停药的指征为：①肿大的甲状腺明显缩小。②所需的药物维持量小。③血 T_3、T_4、TSH 长期测定在正常范围内。④TSAb 或 TRAb 转阴。目前认为 ATD 维持治疗 18～24 个月可以停药。复发是指甲亢完全缓解，停药半年后又有反复者，多在停药后 1 年内发生。

（2）放射性 ^{131}I 治疗　甲状腺能高度摄取和浓集碘，^{131}I 衰减时释出大量 β 射线可破坏甲状腺滤泡上皮而减少 TH 分泌，并可抑制甲状腺内淋巴细胞的抗体生成。适应证：①成人 GD 伴甲状腺肿大 Ⅱ 度以上。②ATD 治疗失败或过敏。③甲亢手术后复发。④甲状腺毒症心脏病或甲亢伴其他病因的心脏病。⑤甲亢合并白细胞和（或）血小板减少或全血细胞减少。⑥老年甲亢。⑦甲亢合并糖尿病。⑧毒性多结节性甲状腺肿。⑨自主功能性甲状腺结节合并甲亢。禁忌证：妊娠和哺乳期妇女。主要并发症为甲状腺功能减退，发生甲减后均需用甲状腺素替代治疗。

（3）手术　适应证：①中、重度甲亢，长期服药无效，停药后复发，或不愿长期服药者。②甲状腺显著肿大，压迫邻近器官。③胸骨后甲状腺肿伴甲亢者。④结节性甲状腺肿伴甲亢者。

禁忌证：①伴严重 Graves 眶病。②合并较重心、肝、肾疾病，不能耐受手术。③妊娠初 3 个月和第 6 个月以后。

（4）其他治疗　①β 受体阻滞剂适用于各类甲亢，但主要在药物治疗的初治期使用，可控制心动过速等临床症状。也用于甲状腺危象、^{131}I 治疗前后及手术前准备。常用比索洛尔、美托洛尔等。②复方碘液仅适用于甲状腺危象及手术前准备。

3. 甲状腺危象的治疗　积极治疗甲亢是预防危象发生的关键。抢救措施包括：①抑制 TH 合成：使用大量抗甲状腺药物，首选丙硫氧嘧啶。②抑制 TH 释放：抗甲状腺药物、复方碘溶液和碘化钠。③迅速阻滞儿茶酚胺释放，降低周围组织对甲状腺激素的反应性，如普萘洛尔。④肾上腺糖皮质激素：常用氢化可的松。⑤对症治疗：如降温、镇静、保护脏器功能、防治感染等。⑥其他如血液透析、腹膜透析或血浆置换等。

细目二　糖尿病

● 要点一　概念及分类

1. 概念　糖尿病（DM）是由多种病因引起的以慢性高血糖为特征的代谢异常综合征，基本病理生理改变是胰岛素绝对或相对不足，引起糖、蛋白质、脂肪和继发的水、电解质代谢紊乱。早期无症状，典型症状为多尿、多饮、多食、消瘦等。

2. 分类 分为 1 型糖尿病、2 型糖尿病、其他特殊类型糖尿病、妊娠期糖尿病（GDM）4 类。

1 型糖尿病、2 型糖尿病的临床特点及鉴别要点见下表。

1 型糖尿病与 2 型糖尿病的鉴别要点

	1 型糖尿病	2 型糖尿病
年龄	多见于儿童和青少年	多见于中、老年
起病	急	多数缓慢
症状	明显	较轻或缺如
酮症酸中毒	易发生	少见
自身免疫性抗体	阳性率高	阴性
血浆胰岛素和 C 肽	低于正常	正常、高于正常或轻度降低
治疗原则	必须使用胰岛素	基础治疗、口服降糖药，必要时用胰岛素

妊娠期糖尿病（GDM）是在确定妊娠后，发现有各种程度的葡萄糖耐量减低或明显的糖尿病，不论是否需用胰岛素或仅用饮食治疗，也不论分娩后这一情况是否持续，均可认为是 GDM。

● **要点二 病因**

1. 1 型糖尿病 某些环境因素如病毒感染、化学物质、饮食因素等作用于遗传易感性个体，激活 T 淋巴细胞介导的一系列自身免疫反应，选择性引起胰岛 β 细胞破坏和功能衰竭，胰岛素分泌绝对缺乏导致 1 型糖尿病。

2. 2 型糖尿病 遗传因素在 2 型糖尿病比 1 型糖尿病更重要，胰岛素抵抗和胰岛 β 细胞分泌胰岛素功能缺陷，联合环境因素，导致 2 型糖尿病。中心性肥胖、高热量饮食及缺乏体力活动是导致 2 型糖尿病最主要的环境因素。

● **要点三 临床表现**

1. 无症状期 多数 2 型糖尿病患者先有肥胖、高血压、动脉硬化、高脂血症或心血管病，出现症状前数年已存在高胰岛素血症、胰岛素抵抗。糖耐量减低（IGT）和空腹血糖受损（IFG）被认为是糖尿病的前期状态。

2. 典型症状 为"三多一少"，即多尿、多饮、多食和体重减轻。1 型患者大多起病较快，病情较重，症状明显且严重。2 型患者多数起病缓慢，病情相对较轻，肥胖患者起病后也会体重减轻。

3. 其他 反应性低血糖可为首发表现；可有皮肤瘙痒，尤其是外阴瘙痒；视力模糊；女性月经失调，男性阳痿等。

● **要点四 并发症**

1. 急性并发症 酮症酸中毒、高血糖高渗状态、乳酸性酸中毒等。

2. 慢性并发症 主要有糖尿病肾脏病变、糖尿病视网膜病变、糖尿病性心脏病变、糖尿病性脑血管病变、糖尿病性神经病变（周围神经病变、自主神经病变）、糖尿病足和其他（如白内障、青光眼、视网膜黄斑病和虹膜睫状体病变、皮肤病变等）。

3. 感染 多为化脓性细菌感染、肺结核和真菌感染等。

● **要点五 实验室检查及其他检查**

1. 尿糖 为诊断的重要线索，但非诊断依据。

2. 血糖 是诊断的主要依据，也是长期监控病情和判断疗效的主要指标。

3. 口服葡萄糖耐量试验（OGTT） 当血糖高于正常范围而又未达到糖尿病诊断标准，须在清晨空腹做 OGTT。

4. 糖化血红蛋白 A1（GHbA1）测定 GHbA1 可反映取血前 8～12 周的平均血糖状况，是监测糖尿病病情的重要指标。GHbA1≥6.5% 有助于糖尿病的诊断，尤其是对于血糖波动较大的患者有诊断意义。

5. 血浆胰岛素、C 肽测定 反映胰岛 β 细胞的功能情况。1 型糖尿病明显降低，2 型糖尿病可呈现升高、正常及降低的变化。

● 要点六 诊断

有"三多一少"症状，原因不明的酸中毒、脱水、昏迷、休克，反复发作的皮肤疖或痈、真菌性阴道炎、结核病等，血脂异常、高血压、冠心病、脑卒中、肾病、视网膜病、周围神经炎、下肢坏疽以及代谢综合征，高危人群如空腹血糖受损、糖耐量减低、年龄 45 岁以上、肥胖、糖尿病或肥胖家族史等均为糖尿病的重要诊断线索。

糖尿病诊断以血糖异常升高为依据，应注意单纯空腹血糖正常不能排除糖尿病的诊断，应检测餐后血糖，必要时进行 OGTT。

目前我国采用 1999 年 WHO 糖尿病标准，见下表。

DM、IFG 和 IGT 的诊断标准（1999 年，WHO）

诊断类型	血糖 mmol/L（mg/dL）
糖尿病（DM）	FPG≥7（126），或者 OGTT 2hPG 或随机血糖≥11.1（200）
空腹血糖受损（IFG）	FPG 6.1～7（110～126），且 OGTT 2hPG＜7.8（140）
糖耐量减低（IGT）	FPG＜7（126），且 OGTT 2hPG 7.8～11.1（140～200）

注：FPG 为空腹血糖，PG 为随机血糖，随机指餐后任何时间，注意随机血糖不能用于诊断 IFG 和 IGT。国际糖尿病专家委员会已将 IFG 修订为 5.6～6.9mmol/L。

● 要点七 治疗

糖尿病强调早期、长期、个体化、积极而理性的治疗原则。

1. 治疗目标：纠正代谢紊乱，使血糖、血脂、血压降至正常或接近正常，消除症状，防止或延缓并发症，提高生活质量，延长寿命。具体目标见下表。

中国 2 型糖尿病的控制目标

	目标值
血糖 mmol/L*	空腹 3.9～7.2（70～130mg/dL）
	非空腹≤10（180mg/dL）
HbA1c（%）	＜7
血压（mmHg）	＜130/80
HDL-C mmol/L	男性＞1（40mg/dL）
	女性＞1.3（50mg/dL）
TG（mmol/L）	＜1.7（150mg/dL）
LDL-C（mmol/L）	未合并冠心病＜2.6（100mg/dL）
	合并冠心病＜1.8（70mg/dL）
体重指数（BMI，kg/m²）	＜24
尿白蛋白/肌酐比值（mg/mmol）	男性＜2.5（22mg/g）
	女性＜3.5（31mg/g）
尿白蛋白排泄率	＜20μg/min（30mg/d）
主动有氧活动（分钟/周）	≥150

注：*毛细血管血糖。

2. 健康教育：有利于提高患者的信心和自我保健能力，有利于积极配合治疗并使疾病控制达标。应对患者和家属耐心宣教，了解糖尿病的基础知识和治疗控制要求。

3. 医学营养治疗：主要是饮食治疗，是各型糖尿病的基础治疗。部分轻症患者只需饮食治疗即可达到理想或良好控制。关键是控制每天摄入的总热量、合理搭配营养成分，定量定时进餐。

（1）首先计算理想体重［理想体重（kg）=身高（cm）-105］，然后根据工作性质计算总热量：成人休息状态下105～125.5kJ/（kg·d），轻度体力劳动125.5～146kJ/（kg·d），中度体力劳动146～167kJ/（kg·d），重度体力劳动167kJ/（kg·d）以上。

（2）热量来源分配：糖类占饮食总热量的50%～60%；蛋白质不超过15%，一般0.8～1.2g/（kg·d）；脂肪约占总热量的30%。

（3）合理分配：每日三餐分配为1/5、2/5、2/5或1/3、1/3、1/3。

4. 运动治疗：长期坚持体育锻炼应作为一项基本措施，适用于病情相对稳定者，尤其是适合于肥胖的2型糖尿病患者。

5. 口服降糖药物治疗

（1）双胍类　常用二甲双胍，适应证：①2型糖尿病，尤其是无明显消瘦以及伴血脂异常、高血压或高胰岛素血症的患者，作为一线用药，可单用或联合应用其他药物。②1型糖尿病，与胰岛素联合应用可能减少胰岛素用量和血糖波动。

（2）磺脲类　餐前半小时服用，主要不良反应为低血糖反应。主要有格列本脲、格列吡嗪、格列美脲等。适应证：①经饮食与运动治疗未能良好控制的非肥胖2型糖尿病患者。②肥胖2型糖尿病患者应用双胍类血糖控制仍不满意，或因胃肠道反应不能耐受，可加用或改用磺脲类。③胰岛素治疗每日用量在0.3U/kg以下者。

（3）α-葡萄糖苷酶抑制剂　进餐时服用。主要有阿卡波糖、伏格列波糖。适应证：①2型糖尿病或IGT，尤其是餐后高血糖为主者。②1型糖尿病用胰岛素时加用本药，可增加疗效，减少胰岛素剂量，避免发生餐前低血糖。

（4）噻唑烷二酮　主要有罗格列酮、吡格列酮等。适应证：2型糖尿病，尤其是肥胖、胰岛素抵抗明显者。可单独使用，也可与磺脲类或胰岛素等联合应用。

（5）格列奈类　为胰岛素促分泌剂。有瑞格列奈、那格列奈和米格列奈。适合于2型糖尿病早期餐后高血糖阶段或以餐后高血糖为主的老年患者。

（6）胰高血糖素样肽-1受体激动剂和二肽基肽酶-4抑制剂　可降低GHbA1c 0.5%～1%，有艾塞那肽和西格列汀。

6. 胰岛素治疗

（1）适应证　①1型糖尿病。②2型糖尿病经饮食、运动和口服降糖药治疗未获得良好控制。③糖尿病酮症酸中毒、高渗性昏迷和乳酸性酸中毒伴高血糖时。④各种严重的糖尿病急性或慢性并发症。⑤手术、妊娠和分娩。⑥2型糖尿病β细胞功能明显减退者。⑦某些特殊类型糖尿病。目前主张2型糖尿病患者早期使用胰岛素，以保护β细胞功能。

（2）使用原则　应在综合治疗基础上进行。根据血糖水平、β细胞功能缺陷程度、胰岛素抵抗程度、饮食和运动状况等，决定胰岛素剂量。一般从小剂量开始，用量、用法必须个体化，及时调整剂量。

（3）不良反应　低血糖反应最常见，其他有过敏反应、局部反应（注射局部红肿、皮下脂肪萎缩或增生）、胰岛素水肿、视力模糊等。

7. 手术治疗：减肥手术可改善肥胖2型糖尿病的血糖控制。

8. 胰腺移植和胰岛细胞移植。

9. 防治慢性并发症。

（倪　伟）

第七单元 结缔组织病

细目 类风湿关节炎

要点一 病因

类风湿关节炎（RA）是一种异质性、系统性、以侵蚀性、对称性多关节炎为主要表现的自身免疫性疾病。多发生于中年女性，男女之比为1：3。为一种抗原驱动、T细胞介导及与遗传相关的自身免疫病。

要点二 临床表现

1. 关节表现

（1）晨僵 见于95%以上患者，经夜间休息后，晨起时受累关节出现较长时间的僵硬、胶黏着样感觉，一般持续1小时以上。

（2）疼痛 出现最早的表现。最常出现的部位为腕、掌指关节、近端指间关节，其次是趾、膝、踝、肘、肩等关节。多呈对称性、持续性，但时轻时重。

（3）肿胀 呈对称性，以腕、掌指关节、近端指间关节、膝关节最常受累。

（4）关节畸形 多见于较晚期患者，常见有手指关节的尺侧偏斜、鹅颈样畸形、纽扣花畸形等。

（5）关节功能障碍 分为4级：Ⅰ级：能照常进行日常生活和工作；Ⅱ级：能生活自理，并参加一定工作，但活动受限；Ⅲ级：仅能生活自理，不能参加工作和其他活动；Ⅳ级：生活不能自理。

2. 关节外表现

（1）类风湿结节 多出现在关节的隆突部位及皮肤的受压部位，如上肢的鹰嘴突、腕部和下肢的踝部出现皮下小结，大小不一、质硬、无压痛、对称性分布。常提示疾病处于活动阶段。

（2）类风湿血管炎 重症患者可出现出血性皮疹、指（趾）端坏疽、皮肤溃疡、巩膜炎等。

（3）肺 约30%患者可表现为肺间质病变、胸膜炎及肺结节样改变。

（4）心脏 可伴发心包炎、心肌炎和心内膜炎。

（5）神经系统 神经受压是患者出现神经系统病变的常见原因，最常受累的神经有正中神经、尺神经以及桡神经，表现复杂多样。

（6）其他 可伴有贫血，为正细胞正色素性贫血；血小板增多多见于活动期；口干、眼干等干燥综合征表现。

要点三 实验室检查及其他检查

1. 血象 有轻度至中度贫血。活动期血小板可增高，白细胞总数及分类大多正常。

2. 炎性标记物 可判断类风湿关节炎活动程度。活动期血沉增快，C反应蛋白升高。

3. 自身抗体

（1）类风湿因子（RF） 常规检测为IgM型，阳性率70%~80%，且其滴度与疾病的活动性和严重性成正比。

（2）抗角蛋白抗体谱 抗角蛋白抗体（AKA）、抗核周因子（APF）和抗环瓜氨酸肽抗体（CCP）等自身抗体，对RF的诊断有较高的特异性，有助于早期诊断。但敏感性不如RF。

4. 关节影像学检查

（1）X线摄片 对疾病的诊断、关节病变分期均很重要。首选双手指及腕关节摄片检查，骨损害的X线表现分为4期：Ⅰ期：可见关节周围软组织肿胀或关节端骨质疏松。Ⅱ期：可见关节间隙狭窄。Ⅲ期：可见关节面出现虫蚀样破坏。Ⅳ期：可见关节脱位或半脱位或关节强直（纤维性强直或骨性强直）。

（2）CT和MRI CT有助于发现早期骨侵蚀和关节脱位等改变。MRI有助于发现关节内透明软骨、滑膜、肌腱、韧带和脊髓病变。

要点四 诊断

按美国风湿病学会1987年修订的分类标准，共7项：①晨僵持续至少1小时（≥6周）。②3个或3个以上关节肿（≥6周）。③腕关节或掌指关节或近端指间关节肿（≥6周）。④对称性关节肿（≥6周）。⑤类风湿皮下结节。⑥手和腕关节的X线摄片有关节端骨质疏松和关节间隙狭窄。⑦类风湿因子阳性（该滴度在正常的阳性率<5%）。上述7项中，符合4项即可诊断。

要点五 治疗

治疗目的在于控制病情，改善关节功能和预后。强调早期治疗、联合用药和个体化原则。

1. 一般治疗 强调患者教育及整体和规范治疗的理念，包括营养支持、适度休息、急性期关节制动、恢复期关节功能锻炼、配合适当物理治疗等。

2. 药物治疗

（1）非甾体抗炎药 有效缓解症状，但不能控制病情进展，不单独使用。常用布洛芬、萘普生和双氯芬酸。

（2）改善病情的抗风湿药及免疫抑制剂 起效缓慢，对疼痛的缓解作用较差，但能延缓或阻止关节的侵蚀及破坏。常用甲氨蝶呤、柳氮磺吡啶、来氟米特、抗疟药（如氯喹、羟氯喹）、青霉胺、金制剂和环孢素A等。

（3）糖皮质激素 ①伴有血管炎等关节外表现的重症RA。②不能耐受非甾体抗炎药的患者作为"桥梁"治疗。③其他治疗方法效果不佳者。④伴局部激素治疗指征（如关节腔内注射）。治疗原则是小剂量、短疗程。使用激素必须同时应用抗风湿药。在激素治疗过程中，应补充钙剂和维生素D。

（4）植物药制剂 有雷公藤多苷、白芍总苷和青藤碱等。

（5）生物制剂 包括TNF-α拮抗剂、IL-1和IL-6拮抗剂、抗CD20单抗以及T细胞共刺激信号抑制剂等。

3. 外科治疗 急性期采用滑膜切除术，晚期患者关节畸形，失去功能者，可采用关节成形术或关节置换术。

（倪 伟）

第八单元 神经系统疾病

细目一 脑梗死

要点一 病因

脑梗死又称为缺血性脑卒中，是各种原因导致脑动脉血流中断，相应脑组织发生缺血性坏死，从而出现相应神经功能缺失的一组急性脑血管病。

1. 动脉血栓性脑梗死 最常见的病因是脑动脉粥样硬化，斑块破溃可穿通和破坏血管内膜，破溃处血小板聚集而形成血栓，加重管腔狭窄甚至闭塞，导致血管供血区的脑组织缺血、软化和坏死，产生脑局灶性症状。

2. 脑栓塞 最常见的病因是心源性脑栓塞，以心脏瓣膜病二尖瓣狭窄伴房颤所形成的附壁血栓脱落及瓣膜病并发感染性心内膜炎的赘生物脱落多见。此外，骨折、手术时的脂肪、寄生虫卵、癌细胞、肾病综合征高凝状态均可引起栓塞。

3. 腔隙性梗死 发生于大脑深部及脑干的缺血性微梗死灶，经吞噬细胞清除后形成腔隙。最主要的病因是高血压性小动脉硬化，约占脑梗死的20%。其他还有血流动力学和血液成分异常，各种类型小栓子阻塞和破坏小动脉，引起供血区形成小的梗死灶，其直径常<1.5cm。

要点二 临床表现

1. 一般表现

（1）动脉血栓性脑梗死 常在安静或睡眠中

发病,起病较缓,症状在数小时或1~2天内发展达高峰。

（2）脑栓塞　可在数秒钟达高峰,且局灶性神经缺失症状与栓塞动脉的供血区的功能对应,具明显的定位症状和体征,可在24小时至3天内逐渐加重。脑梗死多数无头痛、呕吐、昏迷等全脑症状,少数起病即有昏迷、抽搐,类似脑出血,多为脑干梗死。

（3）腔隙性梗死　往往不引起症状。

2. 常见脑动脉闭塞的表现

（1）颈内动脉闭塞综合征　可有视力减退或失明、一过性黑矇、Horner综合征；病变对侧偏瘫、皮质感觉障碍；优势半球受累可出现失语、失读、失写和失认。

（2）大脑中动脉　出现典型的"三偏征"，即病变对侧偏瘫、偏身感觉障碍和同向偏盲，优势半球病变伴失语。

（3）大脑前动脉　病变对侧中枢性面、舌瘫；下肢重于上肢的偏瘫；对侧足、小腿运动和感觉障碍；排尿障碍；可有强握、吸吮反射、精神障碍。

（4）大脑后动脉　对侧同向偏盲及丘脑综合征。优势半球受累，有失读、失写、失用及失认。

（5）椎-基底动脉　可突发眩晕、呕吐、共济失调。并迅速出现昏迷、面瘫、四肢瘫痪、去脑强直、眼球固定、瞳孔缩小、高热。可因呼吸、循环衰竭而死亡。

（6）小脑后下动脉或椎动脉　①延髓背外侧综合征：突发头晕、呕吐、眼震；同侧面部痛、温觉丧失，吞咽困难，共济失调，Horner征；对侧躯干痛温觉丧失。②中脑腹侧综合征：病侧动眼神经麻痹、对侧偏瘫。③脑桥腹外侧综合征：病侧外展神经和面神经麻痹，对侧偏瘫。④闭锁综合征：意识清楚，四肢瘫痪，不能说话和吞咽。

（7）小脑梗死　常有眩晕、恶心、呕吐、眼球震颤、共济失调。

（8）腔隙综合征　①纯运动性轻偏瘫以同侧的面部、肩和腿完全或不完全的瘫痪为主，不伴有其他缺失体征，在脑卒中的任何时间无嗜睡。②纯感觉性卒中以偏侧感觉减退和（或）感觉异常为主要表现。③感觉运动性卒中出现偏身感觉障碍合并轻偏瘫。④共济失调性偏瘫可有同侧共济失调-脚轻瘫综合征或构音障碍-手笨拙综合征。

3. 临床分型

（1）完全性卒中　发病后神经功能缺失症状较重、较完全，常有完全性瘫痪及昏迷，于数小时内（<6小时）达到高峰。

（2）进展性卒中　发病后神经功能缺失症状在48小时内逐渐进展或呈阶梯式加重。

（3）可逆性缺血性神经功能缺失　发病后神经缺失症状较轻，持续24小时以上，但可于3周内恢复，不留后遗症。

● **要点三　实验室检查及其他检查**

1. CT　急性脑梗死通常在起病24~48小时后可见闭塞血管低密度病变区，并能发现周围水肿区，以及有无合并出血和脑疝。在3~5天内可见缺血性脑水肿高峰期，2~3周后完全消退。

2. MRI　早期发现大面积脑梗死，特别是脑干和小脑的病灶，以及腔隙梗死。

● **要点四　诊断**

诊断要点：①有动脉硬化、高血压、糖尿病、心房颤动等病史。②常有短暂性脑缺血发作（TIA）病史，表现为发作性半身乏力、麻木、自主运动功能丧失或眩晕伴共济失调，持续数分钟至数小时，一般不超过24小时，可完全恢复。③突然起病，出现局限性神经缺失症状，并持续24小时以上；神经系统症状和体征可用某一血管综合征解释；意识常清楚或轻度障碍，多无脑膜刺激征。④脑部CT、MRI检查可显示梗死部位和范围，并可排除脑出血、肿瘤和炎症性疾病。腔隙性梗死诊断需依据CT或MRI检查。

● **要点五　治疗**

1. 一般治疗　保持呼吸道通畅；控制血压、血糖；维持水、电解质平衡；预防感染。大面积脑梗死可选用20%甘露醇、呋塞米或白蛋白。

2. 溶栓治疗 目前尚不作为常规治疗方法。常用的溶栓药物有重组组织型纤维蛋白溶酶原激活剂（rt-PA）和尿激酶（UK）。

3. 降纤治疗 脑梗死早期可选用降纤治疗，尤其适用于合并高纤维蛋白原血症患者。常用巴曲酶，应用中注意出血倾向。

4. 抗凝治疗 脑栓塞者，如无出血倾向，可考虑抗凝治疗。常用低分子肝素每天1~2次皮下注射。

5. 抗血小板聚集药物 常用阿司匹林、氯吡格雷等。

6. 神经保护剂 可减少细胞损伤，加强溶栓效果，改善脑代谢，常用胞二磷胆碱等。

7. 减轻脑的缺血性损伤 亚低温（32℃~35℃）对脑缺血有保护作用；可选用口服尼莫地平作为神经保护剂。

8. 恢复期治疗 早期进行功能锻炼、预防复发、控制危险因素、针灸、理疗等。

细目二　脑出血

要点一　病因

脑出血是指脑内血管破裂导致的脑实质内的出血，脑出血最主要病因是高血压性动脉硬化，还包括血液病、动脉瘤、脑血管畸形、脑动脉炎、脑肿瘤、抗凝或溶栓治疗等。

要点二　临床表现

脑出血以50岁以上的高血压患者多见，通常在情绪激动和过度用力时急性起病。发病时血压明显升高，突然剧烈头痛、头晕、呕吐，意识障碍和神经缺失症状常在数分钟至数小时内达高峰。根据出血部位不同分为以下常见类型：

1. 壳核出血（内囊外侧型） 可出现典型的"三偏"征，即对侧偏瘫、对侧偏身感觉障碍和对侧同向偏盲。部分病例双眼向病灶侧凝视，称为同向偏视。出血量大可有意识障碍，病灶位于优势半球可有失语。

2. 丘脑出血（内囊内侧型） "三偏"征，以感觉障碍明显。上、下肢瘫痪程度基本均等；眼球上视障碍，可凝视鼻尖，瞳孔缩小，光反射消失。

3. 脑桥出血 一侧脑桥少量出血，表现为交叉性瘫痪，两眼向病灶侧凝视麻痹。但多数累及两侧脑桥，出血破入第四脑室，迅速出现深度昏迷、双侧瞳孔针尖样缩小、四肢瘫痪和中枢性高热的特征性体征，并出现中枢性呼吸障碍和去脑强直，多于数天内死亡。

4. 小脑出血 常有眩晕、频繁呕吐、后枕剧痛、步履不稳、构音障碍、共济失调和眼球震颤而无瘫痪。重症者因血肿压迫脑干或破入第四脑室，迅速出现昏迷、中枢性呼吸困难，常因急性枕骨大孔疝死亡。

5. 脑叶出血 头痛、呕吐、脑膜刺激征及出血脑叶的定位症状。额叶可有对侧单肢瘫或偏身轻瘫、精神异常、摸索、强握；左颞叶可有感觉性失语、幻视、幻听；顶叶可有对侧单肢瘫或偏身感觉障碍、失用、空间构像障碍；枕叶为视野缺损。

要点三　实验室检查及其他检查

1. CT 头颅CT可显示血肿的部位和形态以及是否破入脑室。血肿灶为高密度影，边界清楚，血肿被吸收后显示为低密度影。对进展型脑出血病例进行动态观察，可显示血肿大小变化、血肿周围的低密度水肿带、脑组织移位和梗阻性脑积水，对脑出血的治疗有指导意义。

2. MRI 可明确部位、范围、脑水肿和脑室情况，除高磁场强度条件下，急性期脑出血不如CT敏感。但对脑干出血、脑血管畸形、脑肿瘤比CT敏感。

要点四　诊断

诊断要点：①多数为50岁以上高血压患者，在活动或情绪激动时突然发病。②突然出现头痛、呕吐、意识障碍和偏瘫、失语等局灶性神经缺失症状，病程发展迅速。③CT检查可见脑内高密度区。

要点五　治疗

1. 内科治疗

（1）一般治疗　保持安静，避免不必要搬

动。确保气道通畅。建立静脉通道，保持营养和水、电解质平衡。注意纠正高血糖和高热。昏迷患者禁食2~3天后应酌情鼻饲营养。加强护理，防止感染和压疮等。

（2）减轻脑水肿，降低颅内压　①适当控制液体输入，抬高床头（20°~30°），吸氧并控制躁动、疼痛。②气管插管，高流量给氧降低动脉血二氧化碳分压至30~35mmHg。③依病情选择高渗脱水剂或白蛋白。一般不常规使用激素。

（3）控制血压　如血压显著升高（≥200/110mmHg），在降颅压同时可慎重平稳降血压治疗。血压过低者应升压治疗，以保护脑灌注压。

（4）亚低温治疗　具有脑保护作用。

（5）并发症的处理　控制抽搐，首选苯妥英钠或地西泮静脉注射，可重复使用。同时用长效抗癫痫药物。及时处理上消化道出血，注意预防肺部、泌尿道及皮肤感染等。

2. 外科治疗　脑出血后出现颅内高压和脑水肿并有明显占位效应者，外科清除血肿、制止出血是降低颅内高压、挽救生命的重要手段。

（林　谦）

第九单元　常见急危重症

细目一　心脏骤停

● 要点一　概念

心脏骤停（SCA）是指心脏机械活动突然停止，射血功能骤然丧失，是临床最危急的情况之一。

● 要点二　病因

以冠状动脉粥样硬化性心脏病最常见，其他有心肌病、急性心肌炎、主动脉瓣膜病变、二尖瓣脱垂、窦房结病变、预激综合征及先天性和获得性QT间期延长综合征等。尤其既往有原发性室颤或室扑史，无脉性持续性室速史，频发性与复杂性室性快速心律失常史，左室射血分数低于30%或有明显心力衰竭，有QT间期延长伴晕厥史，心肌梗死后期的室性早搏等均是猝死的危险因素。

● 要点三　诊断

1. 心脏骤停判断的主要依据　①突然意识丧失。②心音或大动脉（颈动脉、股动脉）搏动消失。③心电图呈现：心室颤动、室性自主心律（即心肌电-机械分离）或心室停搏（心电完全消失而呈一条直线或偶有P波）。在上述3条主要诊断依据中，以心电图的诊断最为可靠，但临床很难做到。为争取时间，单凭第2条就可以决定开始实施心肺复苏（CPR）。

2. 心脏骤停判断的次要依据　①双侧瞳孔散大、固定、对光反射消失。②自主呼吸完全消失，或先呈叹息或点头状呼吸，随后自主呼吸消失。③口唇、甲床等末梢部位出现发绀。次要诊断依据可以及时提醒救治人员及早意识到可能发生心搏停止，警惕和考虑是否已发生或即将发生心搏停止。

● 要点四　心肺复苏

（一）初级心肺复苏

传统的初级心肺复苏包括畅通气道（airway）、人工呼吸（breathing）和人工胸外按压（circulation），简称为ABC，以达到快速建立有效人工循环，给患者基础生命支持（BLS）的目的。近来强调BLS应包括电话呼救、启动急救医疗服务系统，强调胸外按压的早期CPR和迅速使用自动体外电除颤。最新的指南中强调，基础生命支持最重要。心肺复苏中国专家共识中强调，先进行胸外按压（C），再行保持气道通畅（A）和人工呼吸（B）的操作，但如果明确是由窒息造成的SCA，应进行传统的CPR即A-B-C，新生儿的 CPR 仍为 A‑B‑C。

1. 畅通气道 使患者仰卧于坚固的平地或平板上,头颈部与躯干保持在同一轴面上,取出义齿,用手指清理口咽部,解开患者衣扣,松开裤带。畅通气道的方法有:

(1) 仰头举颏法 一手置于患者的前额,手掌向后方施加压力,另一手示指托住下颏,举起下颏,使下颏尖与耳垂的连线与地面成垂直状态。使患者口张开,便于自主呼吸,同时准备人工呼吸。

(2) 仰头抬颈法 一手置于患者前额使其头后仰,另一手放在颈后,托起颈部。注意不要过度伸展颈椎。该法有损伤脊髓的危险,颈椎损伤者忌用。

2. 人工呼吸 开放气道后,立即耳听、面感、眼观,检查患者有无自主呼吸,如患者自主呼吸已停止,立即进行人工呼吸。

(1) 气管内插管 是建立人工通气的最好方法。

(2) 口对口(鼻)呼吸 为一种快捷有效的通气方法。畅通气道后,将置于患者前额的手的拇指与示指捏住患者的鼻孔,操作者深吸气后,用口唇把患者的口唇紧密全罩住后缓慢吹气,每次吹气应持续1秒以上,待患者胸部扩张后放松鼻孔,让患者胸部自行回缩将气体排出。若患者牙关紧闭或口唇创伤,应用口对鼻呼吸,吹气时捏紧患者口唇,操作者口唇密合于患者鼻孔的四周后吹气,其余操作同口对口呼吸。人工通气的频率为每分钟8~10次,开始应先连续吹气2次。

(3) 其他 目前推荐使用有防护装置的通气方法,有口对面罩呼吸、呼吸球囊面罩装置等。

3. 胸外心脏按压 是建立人工循环的主要方法,应尽量使按压次数≥100次/分,以保证脑和冠状动脉的灌注。最新指南中进一步强调强化按压的重要性,要求按压间断时间不超过5秒,并强烈建议未经培训或不熟练的施救者仅做胸外按压的CPR,弱化人工呼吸的作用,将 A‑B‑C 改变为"C‑A‑B"即连续胸外按压30次然后开放气道进行人工呼吸,连续吹气2口。

(1) 按压方法 患者仰卧于硬的平面上,施救者跪在患者右侧的胸部旁。按压时,一手掌根置于患者胸骨长轴上,手指背曲不接触胸壁,另一手掌根重叠其上。按压时关节伸直,用肩背部力量垂直向下按压。

(2) 按压部位 接触胸壁的掌根位于胸骨中下部。

(3) 按压深度 成年人使胸骨下陷≥5cm 或胸廓前后径约1/3,然后放松,放松时掌跟不应离开胸壁。

(4) 胸外心脏按压与人工呼吸的比例 按国际指南建议,胸外心脏按压与人工呼吸的比例为30:2。应在检查心律前先进行5个周期的CPR,电除颤1次后也应立即进行5个周期的CPR,然后再检查心律。一般要求每2分钟检查1次心律。有2位施救者时,一人必须完成5个周期约2分钟后,方可交换职责。

4. 除颤 多数突发的、非创伤的心搏骤停是心室颤动所致,除颤是最好的复律方法。目前认为宜尽早除颤。在室颤发生3分钟内进行除颤,心跳骤停未及时发现者,在BLS 2分钟后即行除颤。

(1) 院外除颤 强调自动体外除颤器(AED)的使用。

(2) 院内除颤 首选非同步直流电击除颤。

(二) 高级心肺复苏

1. 心室颤动的处理 ①电击除颤:能量双相波为200J,单相波为360J。前‑侧位是首选的电极位置,在不同情况下电极贴选择前‑后、前‑左肩胛下和前‑右肩胛下位均是合理的。电击后立即从胸外按压开始继续进行CPR 2分钟,再检查心律,如需要可再次电击。如果电击后室颤终止,但稍后室颤又复发,可按前次能量再次电击。②室颤/室速持续复发者,继续CPR,气管插管,开放静脉通道。③肾上腺素1mg静脉注射,根据需要3~5分钟重复使用,并可增加剂量。④电击除颤最大到360J(可重复1次)。⑤室颤/室速持续或复发可药物治疗,如利多卡因或胺碘酮静脉注射。⑥每次用药30~60秒后除颤，除颤能量不超过360J。

2. 无脉性电活动/心室停搏的处理 抢救人员应立即进行 CPR 2 分钟，再重新检查心律，观察心律有无变化，如无变化继续循环进行上述抢救措施。一旦有应用抢救药品的条件时，应给予肾上腺素或血管加压素，不推荐使用阿托品。

复苏有效时，患者自主心搏恢复并可扪及颈和股动脉搏动。若心电图显示有满意的心律，但扪不到脉搏，则应继续胸外按压和给药。有效心脏复苏指征为：①患者皮肤色泽改善。②瞳孔回缩。③出现自主呼吸。④意识恢复。

3. 复苏药物 ①肾上腺素：为心肺复苏的首选药物。②胺碘酮：适用于难治性室颤和室速。③异丙肾上腺素：仅适用于缓慢性心律失常。④碳酸氢钠：电除颤复律和气管插管后酸中毒持续存在时，循环停止 >2 分钟者，静脉使用或参照血气分析给予碳酸氢钠 1mmol/kg 静脉滴注。

4. 给药途径 可选择的给药途径包括经外周静脉、骨髓腔、中心静脉和气管。首选从上肢静脉、颈内静脉穿刺或锁骨下静脉插管建立的静脉通道给药。肾上腺素、阿托品和利多卡因还可经气管内给药。尽量避免心内注射，除非上述给药途径尚未建立时才心内直接注射肾上腺素。

（三）心脏搏动恢复后处理

1. 维持有效循环。心脏复跳后可有低心排血量或休克，可选用多巴胺、多巴酚丁胺、去甲肾上腺素等药物治疗。需要时进行血流动力学监测，并根据监测结果给予血管收缩药和（或）扩张药物治疗。

2. 维持有效呼吸。心跳恢复后患者可有不同程度的呼吸功能异常，应继续使用机械通气和吸氧治疗，保持呼吸道通畅。当自主呼吸有效时，可逐渐减少辅助呼吸。若自主呼吸不出现，常提示严重脑缺氧。

3. 防治脑缺氧和脑水肿。脑复苏是心肺复苏能否最后成功的关键。

（1）维持脑灌注压。缺氧性脑损伤的严重程度与心脏骤停的时间密切相关。自主循环恢复后，应保证适当的血压，使平均动脉压不低于 110mmHg。

（2）控制过度换气。将动脉血二氧化碳分压控制在 25～35mmHg，动脉血氧分压控制在 100mmHg，有利于脑循环自主调节功能恢复和降低颅内压。

（3）维持正常或偏低的体温。轻度低温（33℃～35℃）可降低颅内压和脑代谢，有益于神经功能的恢复。

（4）脱水。血压平稳后尽早脱水治疗脑水肿。常用 20% 甘露醇快速静脉滴注，每天2～4次。也可依据脑水肿程度联合使用呋塞米、白蛋白或地塞米松。

（5）高压氧治疗。

4. 维持水、电解质和酸碱平衡。记录水出入量，严密观察电解质、动脉血气变化并及时予以纠正。

5. 防治急性肾衰竭。

细目二 休 克

● 要点一 概念

休克是机体遭受强烈的致病因素侵袭后，有效循环血量显著下降，不能维持机体脏器与组织的正常灌注，继而发生全身微循环功能障碍的一种危急重症。其主要病理学特征是重要脏器组织微循环灌流不足、代谢紊乱和全身各系统的功能障碍。

● 要点二 病因及分类

目前多主张按休克的发生原因和病理生理改变进行分类（见下表）。各型休克可单独存在，也可合并存在（复合性休克）。

休克的病因及分类

原因	分类	常见原发病
低血容量	失血性休克	消化道大出血、异位妊娠破裂、产后大出血、动脉瘤及血管畸形破裂等
	失液性休克	严重烧伤、急性腹膜炎、肠梗阻、严重呕吐及腹泻等
	创伤性休克	严重骨折、挤压伤、大手术等
心泵功能障碍	心源性休克	急性心肌梗死、肺栓塞、急性重症心肌炎、严重二尖瓣狭窄伴心动过速、严重心律失常等
	心脏压塞性休克	大量心包积液、心包内出血、张力性气胸等
血管功能失常	感染性休克	重症肺炎、中毒性菌痢、化脓性胆管炎、创面感染、流行性脑脊髓膜炎、流行性出血热等
	过敏性休克	药物、食物、异种蛋白等过敏
	神经源性休克	创伤、剧痛、脊髓损伤、麻醉、神经节阻滞剂、大量放胸腹水等
	细胞性休克	氢化物、杀虫剂、生物素中毒、缺氧、低血糖等

要点三 临床表现

（一）各期休克的临床表现

休克按病理生理改变，分为休克早期（微血管痉挛期）、休克期（微血管扩张期）、休克晚期（微循环衰竭期），各期病理生理变化及临床表现不同。

1. 休克早期（微血管痉挛期）

（1）面色苍白，四肢冰凉，出冷汗，口唇或四肢末梢轻度发绀。

（2）神志清，伴有轻度兴奋、烦躁不安。

（3）血压大多正常，脉搏细速，脉压可有明显减小，也可骤降（见于大失血），所以血压下降并不是判断早期休克的指标。

（4）呼吸深而快。

（5）尿量减少。

2. 休克期（微血管扩张期）

（1）全身皮肤青紫，发凉，口干明显。

（2）表情淡漠、反应迟钝。

（3）体温正常或升高。

（4）脉搏细弱，浅静脉萎陷，收缩压进行性下降至60~80mmHg，心音低钝。

（5）可出现呼吸衰竭。

（6）出现少尿甚至无尿。

3. 休克晚期（微循环衰竭期）

（1）全身静脉塌陷，皮肤发绀甚至出现花斑，四肢厥冷，冷汗淋漓。

（2）意识不清甚至昏迷。

（3）体温不升。

（4）脉搏细弱，血压极低甚至测不到，心音呈单音。

（5）呼吸衰竭，严重低氧血症，酸中毒。

（6）无尿，急性肾衰竭。

（7）全身出血倾向：上消化道、泌尿道、肺、肾上腺等出血。

（8）多器官功能衰竭：急性心力衰竭、呼吸衰竭、肾衰竭、肝衰竭、脑功能障碍等。

（二）休克的临床监测

1. 临床体征

（1）精神状态　反映脑组织灌注情况。患者神志淡漠或烦躁、头晕、眼花或从卧位改为坐位时出现晕厥，常表示循环血量不足。

（2）肢体温度、色泽　反映体表灌流情况。四肢皮肤苍白、湿冷、轻压指甲或口唇时颜色变苍白而松压后恢复红润缓慢，表示末梢循环不良。

（3）脉搏　休克时脉搏细速出现在血压下降之前。休克指数是临床常用观察休克进程的指标，是脉率与收缩压之比。休克指数<0.5表示无休克；1~1.5表示存在休克；>2表示休克严重。

2. 血流动力学

（1）血压　是休克诊断及治疗中最重要的观察指标之一。休克早期，血压接近正常，随后血压下降。收缩压<80mmHg，脉压<20mmHg，是休克存在的依据。血压回升，脉压增大，表示休克转好。

（2）中心静脉压　中心静脉压受血容量、静脉血管张力、右心排血功能、胸腔和心包内压力及静脉回心血量等因素的影响，正常值5~12mmH$_2$O。在低血压的情况下，中心静脉压<5mmH$_2$O时，表示血容量不足。

（3）肺动脉楔压　有助于了解肺静脉、左心房和左心室舒张末期的压力，反映肺循环阻力情况。正常值6~15mmHg。肺水肿时>30mmHg。

3. 心电图
心电图改变可以显示心脏的即时状态。

4. 肾功能
动态监测尿量、尿比重、血肌酐、血尿素氮、血电解质等。尿量是反映肾灌注情况的指标，同时也反映其他器官灌注情况、临床补液及应用利尿、脱水药物是否有效的重要指标。休克时应留置导尿管，动态观察每小时尿量，抗休克时尿量应>20mL/h。尿量稳定在30mL/h以上时，表示休克已纠正。

5. 呼吸功能
包括呼吸的频率、幅度、节律、动脉血气指标等。

6. 生化指标
休克时应监测血电解质、血糖、丙酮酸、乳酸、血清转氨酶、氨等血液生化指标。此外，还应监测DIC的相关指标。

7. 微循环灌注
①体表温度与肛温：正常时二者之间相差约0.5℃，休克时增至1℃~3℃，二者相差值愈大，预后愈差。②红细胞比容：末梢血比中心静脉血的红细胞比容大3%以上，提示有周围血管收缩，应动态观察其变化幅度。③甲皱微循环：休克时甲皱微循环的变化为小动脉痉挛、毛细血管缺血、甲皱苍白或色暗红。

● 要点四　诊断

1. 诊断要点　①有诱发休克的诱因。②意识障碍。③脉搏细速>100次/分或不能触及。④四肢湿冷，胸骨部位皮肤指压征，皮肤花纹，黏膜苍白或发绀，尿量<30mL/h。⑤收缩压<80mmHg。⑥脉压差<20mmHg。⑦高血压患者收缩压较基础血压下降30%以上。符合第①条及②、③、④条中的两项和⑤、⑥、⑦条中的1项即可诊断。

2. 分期诊断　临床上按照休克的发展经过及病情轻重，分为3期。

● 要点五　治疗

（一）病因防治

积极防治引起休克的原发病，去除休克的原始动因如止血、控制感染、输液、镇痛等。

（二）紧急处理

平卧体位，或头胸与下肢均抬高20°~30°；保暖，镇静，少搬动；吸氧2~4L/min或更高；建立静脉通道；建立必要的监测项目，除生命体征外，主要监测心肺功能、血流动力学和心电图，或按照危重症严重程度评估系统要求设定监测项目。

（三）抗休克治疗

1. 补充血容量　除心源性休克外，补充血容量是提高心输出量和改善组织灌流的根本措施。输液强调及时和尽早。正确估计补液总量，量需而入。动态观察静脉充盈程度、尿量、血压和脉搏等指标，可作为监护输液量多少的参考指标。有条件时应动态监测中心静脉压（CVP）和肺动脉楔压（PAWP）。

血容量扩充剂分胶体液与晶体液两种。晶体液常用平衡盐液、0.9%氯化钠溶液；胶体液包括全血、血浆、白蛋白、代血浆、右旋糖酐等。开始用晶体液1000~2000mL，然后补充胶体液，晶体液与胶体液之比为3:1，胶体液输入量一般不超过1500~2000mL。中度和重度休克应输部分全血。判断补液量充分的指标为：①收缩压正常或接近正常，脉压>30mmHg。②CVP升高>12cmH$_2$O。③尿量≥30mL/h。④临床症状好转如神志恢复，皮肤、黏膜红润温暖等。

2. 纠正电解质与酸碱平衡失调　代谢性酸中毒多因低灌注造成缺氧导致乳酸堆积、排出减少，往往在扩容和氧疗后纠正。严重酸中毒常用5%碳酸氢钠、11.2%乳酸钠等纠正。

3. 应用血管活性药 患者经紧急抢救和扩容治疗后，如周围循环仍未能改善，血压不稳定，可考虑应用血管活性药物。一般在外周血管扩张（高排低阻型休克）时可酌情选用血管收缩剂；而在外周血管痉挛（低排高阻型休克）时宜用血管扩张剂；对于不明休克类型者常在补足血容量后试用血管扩张剂或二者联用。休克早期小动脉痉挛，后期则小静脉痉挛，上述两类药物交替或联合使用，以提高血压并维持、改善微循环，增强心肌收缩力和心排血量，改善器官灌流。

（1）拟肾上腺素类 ①多巴胺。②多巴酚丁胺。③异丙肾上腺素。④肾上腺素。⑤去甲肾上腺素。⑥间羟胺。

（2）肾上腺素能α受体阻滞剂 ①酚妥拉明：常用于心血管急症。②酚苄明：常用于出血性、创伤性和感染性休克。

（3）莨菪类（抗胆碱类） 包括阿托品、东莨菪碱和654-2（山莨菪碱）等，主要用于感染性休克。

（4）其他 ①硝普钠：用于急性心梗合并心源性休克。②氯丙嗪：用于感染性、创伤性休克。③血管紧张素胺：升压作用强而短暂。④糖皮质激素：用于感染性休克、过敏性休克和急性心梗合并心源性休克者。

4. 维护脏器功能 主要提高脏器灌注，改善细胞代谢：①增强心肌收缩：常用毛花苷C、多巴酚丁胺。②维护呼吸功能：加强通气与给氧措施，必要时建立人工气道机械呼吸，尽早施行呼气末正压通气（PEEP）防治急性呼吸窘迫综合征（ARDS）。③维护肾功能：持续少尿时，快速静脉注射20%甘露醇或呋塞米，使尿量＞100mL/h；若仍无尿，则提示急性肾功能不全，予透析治疗或相应处理。④防治脑水肿：常用20%甘露醇快速静脉滴注，降低颅内压，解除脑血管痉挛。⑤DIC的治疗：在抗休克综合治疗的基础上尽早给予肝素或活血化瘀中药制剂。

细目三 上消化道出血

● 要点一 概念

上消化道出血是指屈氏韧带以上的消化道，包括食管、胃、十二指肠、上段空肠以及肝、胰、胆病变引起的出血，是消化系统最常见的急危症。上消化道大出血是指在短时期内的失血量超过1000mL或循环血容量的20%。

● 要点二 病因

最常见的病因是消化性溃疡，其次是食管胃底静脉曲张破裂、急性胃黏膜损害及胃癌等。

1. 消化系统疾病

（1）食管疾病 食管静脉曲张破裂、食管炎、食管贲门黏膜撕裂、食管癌、食管异物，以及放射性损伤和强酸、强碱等化学性损伤。

（2）胃部疾病 胃溃疡、急性胃黏膜损伤、胃黏膜脱垂、胃癌、胃血管病变（血管瘤、动静脉畸形）及胃憩室等。

（3）十二指肠疾病 十二指肠溃疡、十二指肠炎、憩室、肿瘤等。

（4）肝胆疾病 胆管或胆囊结石、胆道蛔虫病、胆囊或胆管癌、肝癌、肝脓肿或肝动脉瘤破入胆道。

（5）胰腺疾病 急性出血坏死性胰腺炎、胰腺肿瘤。

2. 全身性疾病

（1）血管性疾病：过敏性紫癜、遗传性出血性毛细血管扩张等。

（2）血液病：血友病、血小板减少性紫癜、白血病、弥散性血管内凝血等。

（3）急性感染：流行性出血热、重型肝炎、钩端螺旋体病及败血症等。

（4）应激性溃疡：各种严重疾病引起的应激状态下（如重度烧伤、脑血管意外、慢性肺心病、呼吸衰竭等）产生的应激性溃疡。

（5）结缔组织病：结节性多动脉炎或其他血管炎、系统性红斑狼疮、白塞病等。

（6）尿毒症。

要点三 临床表现

1. 呕血和黑便 呕血和黑便为上消化道大出血的特征性表现。一般情况下，幽门以上大量出血表现为呕血，幽门以下出血表现为黑便。但如果幽门以下出血量大，速度快，血液反流入胃，可兼有呕血；反之，如果幽门以上出血量小或出血速度慢，血液全部流入肠内，则亦仅见黑便。有呕血者往往发生黑便，有黑便者不一定发生呕血。

2. 失血性周围循环衰竭 急性大量出血，因循环血容量迅速减少、静脉回心血量相应不足，故可导致周围循环衰竭。表现为头昏、心悸、出汗、乏力、黑矇、口渴、心率加快、血压降低等，严重时发生休克。

3. 发热 一般在24小时内出现发热，体温多在38.5℃以下，一般持续3~5天后降至正常。

4. 贫血 上消化道大量出血后均有急性失血后贫血。出血早期，红细胞计数、血红蛋白浓度及红细胞比容一般无明显变化。出血后3~4小时以上出现红细胞、血红蛋白数值降低；大量出血2~5小时后，白细胞计数可升高。

5. 氮质血症 上消化道大出血后，数小时内由于大量血液分解产物被肠道吸收，引起血尿素氮浓度增高，称肠性氮质血症。大多在出血后数小时血尿素氮开始上升，24~48小时可达高峰，3~4天后降至正常。

要点四 诊断

1. 大出血诊断的确定 根据呕血、黑便和失血性周围循环衰竭的临床表现，呕吐物或黑便隐血试验呈强阳性，内镜及选择性动脉造影等检查，可作出上消化道大出血的诊断。呕血还需与咯血鉴别。

2. 估计出血量 ①成人每天消化道出血量达5~10mL，粪便隐血试验阳性。②每天出血量>50mL，出现黑便。③胃内积血量达250~300mL，可引起呕血。④一次性出血量>400mL，可引起全身症状如烦躁、心悸、头晕、出汗等。⑤数小时内出血量>1000mL（循环血容量的20%），可出现周围循环衰竭表现。⑥数小时内出血量>1500mL（循环血容量的30%），发生失代偿性休克。根据收缩压可估计失血量，血压降至90~100mmHg时，失血量约为循环血容量的20%；血压降至60~80mmHg时，失血量约为循环血容量的30%；血压降至40~50mmHg时，失血量>循环血容量的40%。提示严重大出血的征象是：收缩压<80mmHg或较基础压降低>25%；心率>120次/分，血红蛋白<70g/L。

3. 判断是否继续出血 临床上出现下列情况应考虑继续出血：①反复呕血，或黑便次数增多，甚至呕血转为鲜红色，黑便转为暗红色，伴肠鸣音亢进。②虽经补液、输血，周围循环衰竭的表现未见明显改善，或暂时好转后又恶化。③血红蛋白浓度、红细胞计数与血细胞比容继续下降，网织细胞计数持续升高。④在体液与尿量足够的情况下，血尿素氮持续或再次增高。

4. 病因诊断

（1）胃镜 是目前诊断上消化道出血病因的首选检查方法，可以判断出血部位、病因及出血量，还可获得活组织检查和细胞检查标本，提高诊断的准确度。必要时应在发病24小时内进行。

（2）选择性腹腔动脉造影 是发现血管畸形、血管瘤等血管病变致消化道出血的唯一方法，一般不作为首选，主要用于消化道急性出血而内镜检查无阳性发现者。本检查须在活动性出血时进行。

（3）X线钡餐检查 主要用于患者有胃镜检查禁忌或不愿进行胃镜检查者，或对经胃镜检查出血原因不明，而病变在十二指肠降段以下小肠段者，则有特殊诊断价值。主张在出血停止2周以上和病情基本稳定数天后进行。

要点五 治疗

（一）一般治疗

患者应卧床休息，防止窒息。吸氧，大量出血时应禁食，烦躁不安者可给予适量镇静剂。加强护理，严密监测心率、血压、呼吸、尿量及神志变化，观察呕血及黑便情况，定期复查血红蛋白浓度、红细胞计数、红细胞比容与血尿素氮。必要时进行心电监护。

(二) 补充血容量

尽快建立有效的静脉输液通道，立即配血。可先输用葡萄糖氯化钠溶液，开始输液宜快。改善急性失血性周围循环衰竭的关键是输足量全血，紧急输血指征是：①患者改变体位时出现晕厥、血压下降和心率加快。②收缩压<90mmHg（或较基础压下降>25%）。③血红蛋白<70g/L，或红细胞比容<25%。对于肝硬化食管胃底静脉曲张破裂出血者，应输入新鲜血，且输血量适中，以免门静脉压力增高导致再出血，或诱发肝性脑病。

(三) 止血治疗

1. 食管胃底静脉曲张破裂大出血

（1）药物止血 常用垂体后叶素静脉注射，止血后逐渐减量维持12~14小时；生长抑素用于治疗食管胃底静脉曲张出血。为防止食管静脉曲张出血停止后再次出血，需加用预防食管静脉曲张出血药物如硝苯地平、硝酸甘油等。

（2）气囊压迫止血 压迫胃底食管曲张静脉而止血，止血效果肯定，适用于药物治疗失败或无手术指征者。

（3）内镜治疗 ①硬化栓塞疗法：是控制食管静脉曲张破裂出血的重要方法，但要严格掌握适应证及禁忌证。②食管静脉曲张套扎术：是治疗食管静脉曲张破裂出血的重要手段。

（4）经皮经颈静脉肝穿刺肝内门体分流术 在B超或CT引导下的介入治疗技术。

（5）手术治疗 在大出血期间采用各种非手术治疗不能止血者，可考虑进行外科手术治疗。

2. 非静脉曲张破裂大出血 最常见于消化性溃疡。

（1）提高胃内pH值 胃内pH值下降可抑制血小板聚集，使形成的血栓溶解，并抑制凝血酶活性，不利于止血。静脉使用抑制胃酸分泌的药物如西咪替丁、雷尼替丁或质子泵抑制剂奥美拉唑等，升高胃内pH值，可有效止血。

（2）局部止血措施 ①冰盐水洗胃。②胃内注入去甲肾上腺素溶液，老年患者不宜使用。

（3）内镜下止血 在出血部位附近注射高渗盐水、无水乙醇、1:10000肾上腺素溶液或凝血酶溶液等；也可选择在内镜下用激光、高频电灼、热探头或微波等热凝固方法进行止血。

（4）手术治疗 经积极内科治疗仍有活动性出血者，应掌握时机进行手术治疗，指征是：①年龄>50岁并伴动脉硬化、经治疗24小时后出血不止。②严重出血经内科积极治疗后仍不止血。③近期曾有多次反复出血。④合并幽门梗阻、胃穿孔或疑有癌变者。

细目四 急性中毒

● 要点一 概述

（一）病因

一定量的毒物短时间内进入机体，产生相应的毒性损害，起病急、病情重，甚至危及生命，称为急性中毒。急性中毒的病因有：

1. 职业性中毒 有毒物质的生产、包装、运输、使用过程中，因防护不当或发生意外，毒物经消化道、呼吸道、皮肤黏膜等进入机体而发病，可以导致急性或慢性中毒。

2. 生活性中毒 由于生活中误食、意外接触、自杀、谋杀、用药过量等，毒物进入机体而发生中毒，多数情况下造成急性中毒。

（二）诊断原则

1. 采集病史 向现场目击者了解起病经过，获取有关中毒的信息。生活性中毒详细询问患者的精神状态、家庭成员的服药情况、家中留存的可疑毒物；职业性中毒应详细询问职业、工种，生产中接触的毒物种类与数量，采取的防护措施，有无意外情况发生等。

2. 体格检查 发现特异性中毒体征。首先明确患者生命体征情况，判定是否立即实施救治，随后仔细检查患者呕吐物、呼出气体的气味，皮肤黏膜颜色、出汗情况、有无皮疹，观察瞳孔大小，并进行系统的体格检查，发现有诊断价值的中毒体征。

3. 辅助检查 留取可疑毒物及呕吐物、血液、尿液等含毒物，快速送检，获取确切的诊断依据。

4. 诊断性治疗 结合患者对特异性解毒剂试验性治疗的反应，协助诊断。

（三）治疗原则

1. 一般处理

（1）边实施救治，边采集病史，留取含毒物或采血送检。

（2）给患者取恰当的体位，保持呼吸道通畅，及时清除口咽、鼻腔内分泌物，给氧。

（3）及时向患者家属交代病情及可能发生的病情变化。

2. 清除未吸收的毒物 根据中毒途径选择。

（1）口服中毒 ①催吐：用于神志清醒患者。最简单的方法为用压舌板等刺激咽后壁或舌根催吐，也可服用土根糖浆。意识障碍者禁止催吐。②洗胃：应尽早、反复、彻底洗胃，洗胃方法有口服法、胃管法。③导泻：于洗胃后进行。常用导泻剂有硫酸钠、硫酸镁、甘露醇等。④灌肠：用于中毒时间较长>6小时的患者。常用微温肥皂水高位连续灌肠。

（2）皮肤、黏膜吸收中毒 多为各种农药制造、使用过程中发生中毒。立即应用清水或能溶解毒物的溶剂彻底洗涤接触毒物部位。

（3）吸入中毒 立即将患者移离中毒现场，吸氧。严重患者应用呼吸兴奋剂或进行人工呼吸。

（4）注射中毒 中毒早期应用止血带或布条扎紧注射部位上端，或于注射部位放射状注射1‰肾上腺素，减缓毒物吸收。

3. 促进吸收的毒物排出

（1）利尿 促进毒物由肾脏排泄。快速输液并应用呋塞米静脉注射，或应用20%甘露醇静脉滴注。合并有肺水肿患者慎用或禁用。

（2）吸氧 用于有毒气体中毒。

（3）改变尿液酸碱度 应用碳酸氢钠碱化尿液，用于巴比妥类、异烟肼等中毒；应用维生素等酸化尿液，用于苯丙胺等中毒。

（4）其他 血液透析、血浆置换等。

4. 应用特效解毒剂 特效解毒剂指对某种毒物有特异性解毒作用的药物，明确诊断后应尽早使用，根据病情选择应用剂量与给药途径。

5. 对症治疗 针对中毒后出现的症状、体征及并发症，给予相应的急救处理。快速纠正危及生命的毒性效应如呼吸心跳骤停、心肺功能衰竭、休克、肺水肿、脑水肿、严重心律失常、弥漫性血管内凝血、急性肾衰竭等。

● **要点二 急性一氧化碳中毒**

（一）病因及中毒机制

急性一氧化碳中毒为较常见的生活性及职业性中毒，如未及时发现并实施救治，短时间内危及生命，为常见临床急症。

1. 病因 任何含碳的物质不完全燃烧，均可产生一氧化碳。

（1）生活性中毒 寒冷季节于密封的居室中用煤气或煤炉取暖，因通风不良而引发中毒，应用燃气热水器洗浴不当或煤气泄露发生意外也为中毒的常见原因。

（2）生产性中毒 炼钢、烧窑、煤矿矿井等工作中因产生大量一氧化碳而防护不当时。

2. 中毒机制 一氧化碳吸收入机体后，85%与血液中血红蛋白结合，形成稳定不易解离的碳氧血红蛋白，使血红蛋白丧失正常的携氧能力，导致机体组织器官缺氧。此外，一氧化碳可抑制细胞色素氧化酶活性，阻碍组织对氧的利用。大脑与心脏最早发生异常，因缺氧可出现脑细胞能量耗竭、脑细胞水肿、脑内酸性代谢产物蓄积而发生脑细胞间质水肿。继之脑循环障碍而发生脑血栓形成、脑组织缺血性坏死与广泛脱髓鞘病变，为部分患者发生迟发性脑病的病理基础。

（二）临床表现

急性中毒的程度及表现取决于患者接触毒物的时间长短、既往健康状况。依据临床表现及血碳氧血红蛋白浓度，将中毒分为轻、中、重3级。

1. 轻度中毒 以剧烈头痛、头晕、乏力、恶心、呕吐、视物不清、嗜睡、意识模糊为特点，可诱发心绞痛发作。查体见口唇黏膜呈樱桃红色。血碳氧血红蛋白浓度为10%～20%。

2. 中度中毒 出现神志不清，皮肤、黏膜呈明显樱桃红色，伴多汗、烦躁不安，逐渐出现意识障碍，进入昏迷状态。查体可见瞳孔对光反射、角膜反射迟钝，肌腱反射减弱，部分患者开始出现生命体征异常。血碳氧血红蛋白浓度为30%~40%。

3. 重度中毒 进入昏迷状态，伴反复惊厥发作，大小便失禁，血压下降，呼吸不规则，瞳孔扩大，各种反射减弱甚至消失，体温升高，可并发肺水肿、脑水肿及心脏、肾脏损害。部分患者呈现去大脑皮层状态，表现为无意识、睁眼、不动、无语、呼之不应、推之不动。此期患者若抢救存活，多遗留中枢神经系统后遗症。

急性一氧化碳中毒患者经治疗病情好转，意识恢复后，于发病数天至数十天之后，出现一系列神经系统功能异常表现，称为迟发性脑病，表现为精神、意识障碍；锥体外系功能障碍；锥体系功能障碍；大脑皮层局灶性功能缺失；周围神经炎等。

（三）诊断

有导致急性一氧化碳中毒的情况存在，结合临床表现以及血碳氧血红蛋白测定＞10%，可以确定诊断。应注意排除急性脑血管病、其他急性中毒等导致中枢神经功能障碍的疾患与情况。

（四）治疗

1. 一般处理 立即将患者搬移至空气新鲜处，松解衣服，平卧位休息，注意保暖，保持呼吸道通畅。发生呼吸、心跳停止，立即进行心肺复苏术。向患者家属交代病情。

2. 纠正吸氧 关键性治疗。应用面罩吸入纯氧，条件允许吸入含5%二氧化碳的氧气，可刺激呼吸中枢，加速一氧化碳解离。高压氧舱治疗可增加血液中溶解氧，提高动脉血氧分压，促进氧气向组织弥散，从而迅速纠正缺氧，为最有效的治疗方法。

3. 防治脑水肿 于发病后24~48小时达高峰，尤其有意识障碍的中、重度中毒患者，应用25%甘露醇或/和糖皮质激素、利尿剂治疗。昏迷患者头部冰敷降温。

4. 对症处理 高热者给予物理降温及药物降温；抽搐患者适当应用镇静剂，严重发作的患者可考虑应用人工冬眠；纠正水、电解质失衡，防治感染、肺水肿与急性肾衰竭。

5. 其他 静脉滴注细胞色素C、维生素C、能量合剂等；加强护理；注意营养与热量的供给。

● 要点三 急性有机磷杀虫药中毒

（一）病因及中毒机制

1. 病因 有机磷杀虫药品种繁多，为农业生产过程中最常用的杀虫剂。有机磷杀虫药按其对于大鼠急性经口进入体内的半数致死量（LD_{50}），分为剧毒类（甲拌磷、内吸磷、对硫磷等），高毒类（甲胺磷、氧乐果、敌敌畏等），中毒类（乐果、敌百虫等），低毒类（马拉硫磷、氯硫磷等）。有机磷杀虫药易挥发而具有一种刺激性蒜味。

（1）**职业性中毒** 可因有机磷的生产、运输、使用过程中防护不当，发生中毒，多经呼吸道吸入或经皮肤黏膜吸收中毒。

（2）**生活性中毒** 多见于有机磷误服、服毒等，也可因用其杀灭蚊虫时使用不当经呼吸道、皮肤中毒。

2. 中毒机制 有机磷杀虫药进入机体后，迅速分布于全身，其中肝脏含量最高，主要在肝脏代谢。有机磷杀虫药进入人体后，以其磷酸根与胆碱酯酶的活性部分紧密结合，形成稳定的磷酰化胆碱酯酶，使胆碱酯酶失去水解乙酰胆碱的能力，从而导致体内胆碱能神经末梢释放的乙酰胆碱蓄积过多，作用于胆碱能受体，使其先过度兴奋，而后抑制，最终衰竭，从而产生一系列中毒症状，严重时可因昏迷、呼吸衰竭而发生死亡。

（二）临床表现

接触有机磷杀虫药后至发病，有一定的潜伏期，经口服中毒一般于10分钟~2小时出现症状；经皮肤黏膜吸收中毒，多数在接触后2小时以上出现症状。

1. 毒蕈碱样表现（M样症状） 为出现最早的表现。

(1) 腺体分泌增加　表现为流泪、流涎、大汗，呼吸道分泌物增多，严重时导致发绀、呼吸困难、肺水肿。

(2) 平滑肌痉挛　表现为恶心、呕吐、腹痛、腹泻、大小便失禁等。

(3) 心脏抑制　表现为心动过缓。

(4) 瞳孔括约肌收缩　表现为瞳孔缩小呈针尖样。

2. 烟碱样表现（N样症状）　见于中、重度中毒，面部、四肢甚至全身肌肉颤动，严重时出现肌肉强直性痉挛、抽搐，表现为牙关紧闭、颈项强直，伴有脉搏加速、血压升高、心律失常等，随后出现肌力减退、瘫痪，严重时因呼吸肌麻痹而出现周围性呼吸衰竭，部分患者出现意识障碍。

3. 中枢神经系统表现　头痛、头晕、行走不稳、共济失调等，病情严重者可出现烦躁、抽搐，甚至发生脑水肿，进入昏迷状态。

4. 其他　经皮肤黏膜吸收中毒，接触毒物部位可出现过敏性皮炎，并可发生水疱与剥脱性皮炎。少数重度急性有机磷杀虫药中毒患者，在发病后2~3天出现指端麻木、疼痛，逐渐加重出现肢体乏力，甚至四肢瘫痪、肌肉萎缩等，称为迟发性脑病，多见于甲胺磷中毒。少数患者于急性中毒发生24小时后，中毒症状缓解之后，出现肌肉无力，表现为抬头困难、眼球活动受限、上睑下垂、声音嘶哑、吞咽困难，严重时出现呼吸肌麻痹、呼吸困难而发生死亡，称为中间综合征。

(三) 诊断

1. 诊断要点

(1) 病史　有机磷杀虫药接触史，多在接触后0.5~12小时内出现中毒症状，多不超过24小时。

(2) 临床特点　呼出气、呕吐物有刺激性蒜臭味，以出现毒蕈碱样症状、烟碱样症状及中枢神经系统症状为临床特点。

(3) 辅助检查　测定全血胆碱酯酶活力<70%，为诊断有机磷杀虫药中毒的特异性指标，常作为判断中毒程度、估计预后、评价疗效的重要依据。

2. 分级诊断　依据病情及临床特点、全血胆碱酯酶活力测定，将有机磷杀虫药中毒分为轻、中、重3级。

(1) 轻度中毒　以N样症状为主，表现为头痛、恶心呕吐、多汗、视物不清、乏力、瞳孔缩小等。全血胆碱酯酶活力70%~50%。

(2) 中度中毒　除M样症状外，出现N样症状：肌肉颤动，瞳孔缩小呈针尖样，伴有呼吸困难、流涎、腹痛、腹泻、步态不稳，意识可清醒。全血胆碱酯酶活力50%~30%。

(3) 重度中毒　除M样症状及N样症状外，出现中枢神经系统及重要脏器功能障碍的表现：脑水肿、肺水肿、呼吸麻痹等，表现为呼吸困难、发绀、大小便失禁、抽搐及昏迷。全血胆碱酯酶活力<30%。

(四) 治疗

1. 一般处理　立即使患者脱离中毒现场，脱去被污染的衣物鞋袜及首饰、佩戴物，保持呼吸道通畅。

2. 清除毒物　经皮肤、毛发中毒者，应用肥皂水或清水彻底清洗。经口中毒者，立即刺激咽喉部催吐，并经胃管洗胃。选择洗胃液应注意：敌百虫中毒禁用2%碳酸氢钠洗胃；内吸磷、对硫磷、甲拌磷、乐果等禁用高锰酸钾溶液洗胃；洗胃后给予硫酸镁或硫酸钠经胃管或口服导泻，深昏迷患者禁用硫酸镁导泻，禁用油类导泻剂。

3. 应用特效解毒药物

(1) 抗胆碱能药物　阻断乙酰胆碱的作用，缓解毒蕈碱样症状及中枢神经系统症状，对烟碱样症状无效，不能恢复胆碱酯酶活力。常用阿托品，以早期、足量、反复、持续快速阿托品化为原则，但应注意剂量个体化，尽早达"阿托品化"，即应用阿托品后患者出现意识好转、皮肤干燥、颜面潮红、肺部湿性啰音消失、瞳孔较前扩大、心率较前增快等表现。治疗过程中患者出现瞳孔扩大、烦躁不安、神志不清、抽搐、尿潴留，甚至昏迷，提示发生阿托品中毒，应立即停用。

（2）胆碱酯酶复能剂　可恢复被抑制的胆碱酯酶的活性，并可缓解烟碱样症状。常用药物有碘解磷定、氯磷定、双复磷等。胆碱酯酶复能剂应与阿托品联合应用，两种药物同时应用时，应减少阿托品的剂量，以免发生阿托品中毒。目前临床上已广泛应用复方解毒剂，常用解磷注射液。

4. 对症治疗　针对呼吸抑制、心律失常、肺水肿、休克、脑水肿、抽搐等严重表现，积极采取相应的有效急救措施治疗。必要时适量应用糖皮质激素，及时给予呼吸机治疗。

（潘　涛）

传染病学

第一单元　传染病学总论

细目一　感　染

要点一　感染的概念

传染病（communicable diseases）是由各种病原微生物和寄生虫感染人体后产生的有传染性的疾病。感染性疾病（infectious diseases）是由病原微生物和寄生虫侵入人体引起的疾病，较之传染病不同点在于感染性疾病包括传染病，但范围更广泛，且不一定具有传染性。传染病学是一门临床学科，是研究传染病在人体发生、发展、传播、诊断、治疗和预防的科学。

1. 概念　感染（infection）是病原体与人体相互作用的过程。病原体主要是病原微生物和寄生虫。病原微生物包括病毒、衣原体、立克次体、支原体、细菌、真菌、螺旋体、朊毒体等，寄生虫包括原虫和蠕虫等。有些微生物和寄生虫与人体宿主之间达到了相互适应、互不损害的共生状态。但当某些因素导致机体免疫功能受损或机械损伤使寄生物异位寄生时，则可引起宿主的损伤，称为机会性感染。

2. 分类　根据病原体感染的次数、时间先后和种数，感染可分为原发感染、重复感染、混合感染、重叠感染四种。

要点二　感染过程的表现

病原体经过不同途径进入人体就开始了感染过程。感染是否导致疾病取决于病原体的致病力和人体的抗病能力。在感染过程中出现的各种不同表现称为感染谱（infection spectrum），有五种表现形式。

1. 病原体被清除　由于正常情况下人体具有强大的防御体系，病原体在入侵部位即被消灭，或从鼻咽部、肠道、尿道及汗腺等通道排出体外，不出现病理损害和疾病的临床表现。

2. 隐性感染　又称亚临床感染，病原体只引起特异性免疫应答，不引起或只引起轻微的组织损伤，无临床症状，只能通过免疫学检查发现。

3. 显性感染　又称临床感染，即传染病发病。感染后不但引起机体免疫应答，还导致组织损伤，引起病理改变和临床表现。

4. 病原携带状态　病原体侵入机体后，存在于机体的一定部位，并生长、繁殖，虽可有轻度的病理损害，但不出现疾病的临床症状，能排出病原体。包括带病毒者、带菌者和带虫者。携带病原体超过3个月者为慢性携带者，发生于显性感染之后为恢复期携带者，发生于隐性感染的为健康携带者，发生于显性感染临床症状出现之前为潜伏期携带者。

5. 潜伏性感染　是指病原体侵入人体某些部位后，机体免疫系统将病原体局限化，但又不能清除病原体，机体免疫功能下降时潜伏的病原体才引起显性感染。

一般隐性感染者最多见，病原携带者次之，显性感染者比率最低，一旦出现最易识别。仅少数传染病存在潜伏性感染者。

要点三　感染过程中病原体的作用

病原体侵入人体后能否引起疾病，取决于病原体的致病作用、宿主的免疫功能和外环境三个因素。病原体的致病作用包括以下四个方面：

1. 侵袭力　病原体侵入机体并在体内生长、繁殖和扩散的能力称侵袭力。病原体侵入人体和扩散的主要方式有6种。

2. 毒力 毒力是指病原体释放毒素和毒力因子的能力。毒素主要包括外毒素（exotoxin）和内毒素（endotoxin）。

3. 数量 相同病原体感染，致病力与病原体数量成正比，但不同病原体最低致病量有很大的差别。

4. 变异性 病原体通过抗原基因的变异、遗传信息的交换、耐药性的形成，逃避免疫的攻击，使机体对病原体的清除作用减低或消失，从而使疾病持续或慢性化。在人工培养多次传代的条件下，可使病原体的致病力减弱或消失，如卡介苗；在宿主之间传播可使致病力增强，如肺鼠疫。

细目二 传染病的流行过程

● 要点 流行过程的基本条件

传染病的流行过程就是传染病在人群中发生、发展和转归的过程。流行过程的构成需要有三个基本条件，包括传染源、传播途径和易感人群。同时流行过程又受到社会因素和自然因素的影响。

（一）传染源

传染源指体内有病原体生长、繁殖并能排出体外的人和动物。

1. 患者 急性患者通过咳嗽、呕吐、腹泻等传播病原体；轻型患者易被忽视，作为传染源的意义重大；慢性患者长期排出病原体，是重要的传染源。有些传染病，如麻疹、天花、水痘等，患者是唯一的传染源。

2. 隐性感染者 隐性感染者数量多，且不易被发现。对于某些传染病，如肠道病毒感染，隐性感染者是主要传染源。

3. 病原携带者 包括慢性病原携带者、恢复期病原携带者、潜伏期携带者和健康病原携带者等，是重要的传染源。

4. 受感染的动物 传播疾病的动物为动物传染源，动物作为传染源传播的疾病，称为动物源性传染病，如狂犬病、布鲁菌病等；野生动物为传染源的传染病，称为自然疫源性传染病，如鼠疫、钩端螺旋体病、流行性出血热等。

（二）传播途径

病原体离开传染源到达另一个易感者所经过的途径称传播途径。

1. 呼吸道传播 因吸入含有病原体的空气、飞沫或尘埃引起。

2. 消化道传播 常因食物、水、苍蝇和蟑螂等因素引起。

3. 接触传播 包括直接接触传播和间接接触传播。直接接触传播指传染源与易感者接触而未经任何外界因素所造成的传播；间接接触传播也称日常生活接触传播，是指易感者接触了被传染源的排泄物或分泌物污染的日常生活用品而造成的传播。

4. 虫媒传播 ①经节肢动物机械携带传播：苍蝇、蟑螂等可携带肠道传染病病原体。②经吸血节肢动物传播：吸血节肢动物叮咬患菌血症、立克次体血症、病毒血症、原虫症的宿主，使病原体随宿主的血液进入节肢动物肠腔或体腔内，经过发育和（或）繁殖后，才能感染易感者。

5. 血液和体液传播 存在于血液或体液中的病原体通过输血、使用血制品、分娩、性交而传播，如疟疾、乙型肝炎、丙型肝炎、艾滋病、梅毒等。

6. 母婴传播 由母亲传给胎儿或婴儿称母婴传播，母婴传播属于垂直传播，其他途径称为水平传播。出生前在宫内获得的感染称先天性感染，如梅毒等。母婴传播包括：①经胎盘传播。②上行性传播。③分娩引起的传播。④哺乳传播等。

7. 土壤 土壤被病原体污染（如人粪肥使肠道传染病病原体或寄生虫虫卵污染土壤，如钩虫卵、蛔虫卵等；某些细菌的芽孢可以长期在土壤中生存，如破伤风、炭疽、气性坏疽等若遇皮肤破损，可以引起感染。

（三）易感人群

对某一传染病缺乏特异性免疫力的人为易感

者。人群易感性指人群对某种传染病病原体的易感程度或免疫水平。

1. 人群易感性增高的因素 ①新生儿增加、非流行区人口迁入、免疫人群减少等。②许多传染病（包括隐性感染）流行或人工免疫后经一段时间，其免疫力逐渐降低，其患者又成为易感人群，因此传染病的流行常有周期性。③新的传染病出现或传入。

2. 人群易感性降低的因素 ①计划免疫及必要的强化免疫。②传染病流行或隐性感染后。

细目三 传染病的特征

要点一 基本特征

1. 病原体 每一种传染病都是由特异性病原体所引起的。病原学检查是传染病的确诊依据。

2. 传染性 传染性是传染病与非传染性疾病的最主要区别。传染性是指病原体能够通过特定途径感染给他人。传染病人有传染性的时期称为传染期。每一种传染病都有相对固定的传染期，是确定传染病患者隔离期的主要依据。

3. 流行病学特征 主要指传染病的流行性、季节性和地方性，还包括在不同人群（年龄、性别、职业等）中的分布特点。

（1）流行性 传染病在人群中连续发生造成不同程度蔓延的特性。①散发：某种传染病在某一地区近几年发病率的一般水平。②流行：某种传染病在某一地区的发病率高于一般水平。③大流行：某传染病流行范围广，甚至超过国界或洲界。④暴发：某种传染病病例的发病时间分布高度集中于一个短时间之内。

（2）季节性 传染病发病率在时间上的分布特点。季节性的发病率变化与气温、湿度、传播媒介、人群流动等因素有关。

（3）地方性 传染病发病率在空间（地区分布）中的分布特点。某些传染病和寄生虫病只限于一定地区和范围内发生，自然疫源性疾病也只限于一定地区内发生，这些传染病有其地区特征，又称为地方性传染病。

4. 感染后免疫 人体感染病原体后能产生不同程度的特异性免疫。

要点二 临床特征

（一）病程发展的阶段性

急性传染病的发生、发展和转归具有一定的阶段性，通常分为四个期。

1. 潜伏期 是指从病原体侵入机体至开始出现临床症状为止的时期。

2. 前驱期 是从起病至症状明显的时期。

3. 症状明显期 在此期间患者表现出该传染病所特有的症状和体征。

4. 恢复期 此期机体免疫力增长到一定程度，体内病理生理过程基本终止，症状及体征基本消失。但体内可能仍有残余病原体，病理改变和生化改变尚未完全恢复。一些患者还有传染性，血清中抗体效价逐渐升高，直至达到最高水平。

5. 复发与再燃 有些传染病患者进入恢复期后，已稳定退热一段时间，由于潜伏于组织内的病原体再度繁殖，使发热等初发症状再度出现，称为复发。有些患者在恢复期，体温未稳定下降至正常，又再度升高，此为再燃。

6. 后遗症 在恢复期结束后机体功能仍长期不能恢复正常。

（二）常见的症状与体征

1. 发热 热型是传染病的重要特征之一，具有鉴别诊断意义。

2. 发疹 许多传染病在病程中有皮疹出现，称为发疹性传染病。

3. 毒血症状 病原体的代谢产物和毒素可引起全身中毒症状，如寒战、高热、乏力、全身酸痛、厌食、头痛、肌肉痛、关节骨骼疼痛，严重者可出现精神神经症状，有时还可引起肝、肾损害和多器官功能衰竭。临床常见毒血症、菌（病毒、螺旋体）血症、败血症、脓毒血症等。

4. 单核-吞噬细胞系统反应 在病原体及其代谢产物的作用下，可出现充血、增生等反应，表现为肝、脾和淋巴结的肿大。

细目四 传染病的诊断

● 要点一 流行病学资料

流行病学资料包括患者的年龄、职业、流行季节与地区、免疫接种史与既往患传染病史、与传染病患者接触史、有无传染病病例等。

● 要点二 临床资料

1. 病史及症状 要全面准确了解患者病史，特别注意起病方式、特有的症状和体征，它们具有疾病鉴别意义。

2. 体格检查 应认真检查，特殊体征应特别关注。

● 要点三 实验室检查与其他检查

（一）实验室检查

实验室检查对传染病的诊断具有特殊的意义，病原体的检出可直接确定诊断，而免疫学检查亦可为诊断提供重要根据。对许多传染病来说，一般实验室检查有助于诊断与判断病情变化及严重程度。

1. 常规检查 血常规检查和大便常规检查等。

2. 病原学检查

（1）病原体的直接检出或分离培养 是传染病病原学诊断的"金指标"。一些病原体可采用患者的体液、组织、分泌物与排泄物直接检出，一些病原体可采用血液、尿液、粪便、脑脊液、痰、骨髓和皮疹内含物进行人工分离培养检出。

（2）分子生物学检测 是传染病病原学诊断发展的方向。目前应用的有分子杂交技术、聚合酶链反应（PCR）等。

3. 免疫学检测 应用已知的抗原、抗体检测患者血清或体液中相应的抗体或抗原，是最常用的免疫学检测方法。

（二）其他检查

包括内镜检查、影像学检查、活体组织检查。

细目五 传染病的防治

● 要点一 治疗原则

治疗、护理与隔离、消毒并重，一般治疗、对症治疗与特效治疗相结合。

（一）一般治疗

一般治疗包括隔离、护理、饮食及心理治疗等。

（二）对症治疗

对症治疗包括降温、镇静、强心、改善微循环、纠正水电解质失衡及电解质紊乱、应用糖皮质激素以及血液透析和血浆置换等。

（三）病原治疗

1. 抗菌治疗 主要用于细菌、立克次体、支原体、真菌、螺旋体等感染的治疗。应用抗菌药物应遵守以下原则：①严格掌握适应证，使用针对性强的药物。②病毒感染性疾病不宜使用抗菌药物。③不明原因发热患者，如果用多种抗菌药物治疗无效，应停用或改用适合的抗菌药物，避免继续使用带来的菌群失调和毒副反应。④应用抗菌药物前最好做病原体培养，按药敏试验结果用药。⑤预防性应用抗菌药物应有明确的目的。⑥对于免疫功能低下的患者和疑似细菌感染的患者，可试用抗菌药物治疗。

2. 抗寄生虫治疗 主要用于蠕虫病和原虫病的治疗。

3. 抗病毒治疗 临床应用较多的有干扰素（治疗乙型肝炎和丙型肝炎）、阿糖腺苷、无环鸟苷（治疗疱疹病毒感染）、利巴韦林（治疗流行性出血热）、核苷类似物（治疗AIDS或乙型肝炎）。

4. 血清免疫制剂治疗 有直接中和毒素和清除病原体的作用。使用抗毒素前必须做过敏试验，对过敏者应采用脱敏法注射。

（四）康复治疗

某些传染病（如脊髓灰质炎、脑炎和脑膜炎）可有肢体瘫痪和语言障碍等后遗症，需进行康复治疗。

● 要点二 预防

(一) 管理传染源

1.《中华人民共和国传染病防治法》把传染病分为甲类、乙类和丙类，实行分类管理。甲类为强制管理传染病，包括鼠疫和霍乱，乙类为严格管理传染病，丙类属监测管理传染病。

2. 甲类传染病属强制管理传染病，根据国务院卫生行政部门的规定，乙类传染病中传染性非典型肺炎、肺炭疽、人感染高致病性禽流感和脊髓灰质炎等按甲类传染病报告和管理。

3. 疾病预防控制机构、医疗机构和采供血机构及其执行职务的人员发现法定的传染病疫情或者发现其他传染病暴发、流行以及突发原因不明的传染病时，应当遵循疫情报告属地管理原则，按照国务院规定的或者国务院卫生行政部门规定的内容、程序、方式和时限报告。所有公民均为义务报告人。

4. 对患者做到早发现、早诊断、早报告、早隔离、早治疗；对传染源的密切接触者，进行检疫、医学观察、药物预防和应急接种；对病原携带者应随访、治疗、管理、观察并适当调整工作；对患者或带病原体的动物给予隔离治疗、检疫，对有害动物（如鼠类、病犬等）则坚决捕杀。

(二) 切断传播途径

切断传播途径通常是起主导作用的预防措施。对消化道传染病应搞好个人及环境卫生，加强饮食、水源及粪便管理；对呼吸道传染病应搞好居室卫生并保持空气流通，必要时可进行空气消毒，通常以戴口罩为简便的预防方法；对虫媒传播的传染病应搞好室内外卫生，消灭动物媒介，如消灭苍蝇、蟑螂、蚊子及灭虱、灭蚤等；对寄生虫病应努力消灭中间宿主，如消灭钉螺控制血吸虫病等。

(三) 保护易感人群

1. **提高非特异性免疫力** 改善营养、锻炼身体等。在流行期间应避免同易感人群接触，必要时可进行潜伏期预防性服药。

2. **提高特异性免疫力** 接种疫苗、菌苗、类毒素等可提高人群的主动性特异性免疫，接种抗毒素、丙种球蛋白或高效价免疫球蛋白可使机体获得被动特异性免疫。儿童计划免疫对传染病预防起关键性的作用。

(李秀惠)

第二单元 病毒感染

细目一 病毒性肝炎

病毒性肝炎（viral hepatitis）是由肝炎病毒引起的以肝脏炎性损害为主的一组传染病，具有传染性强、传播途径复杂、流行面广、发病率高等特点。新近发现的庚型肝炎病毒（HGV）、输血传播病毒（TTV）及 Sen 病毒（SENV）等，由于其嗜肝性及致病性尚未定论，至今没有归属于肝炎病毒。其他如巨细胞病毒、EB 病毒、柯萨奇病毒、疱疹病毒等多种病毒有时也可引起肝脏炎性损害，但肝脏受累是其全身表现的一部分，故不属于肝炎病毒。

● 要点一 病原学

(一) 甲型肝炎病毒

甲型肝炎病毒（HAV）简称甲肝病毒，属微小 RNA 病毒科，人类嗜肝 RNA 病毒属。

HAV 对外环境抵抗力较强，含有 HAV 的粪便室温下放置 1 个月后仍有传染性。对有机溶剂如乙醚等有抵抗力，耐酸、耐碱。60℃ 1 小时不能完全灭活，100℃ 1 分钟可完全灭活。对紫外线照射、过氧乙酸、甲醛及氯类等消毒剂敏感。

(二) 乙型肝炎病毒

乙型肝炎病毒 (hepatitis B virus, HBV) 简称乙肝病毒，属嗜肝 DNA 病毒 (hepadna viruses)。完整的乙肝病毒称为 Dane 颗粒，直径 42nm，球形。外壳含有乙肝病毒表面抗原 (HBsAg)，核心内含有 HBV DNA 和 DNA 聚合酶 (DNAP)，核壳含有乙肝病毒核心抗原 (HBcAg)。HBV 感染者血清内除含有 Dane 颗粒外，电镜下还可见到直径 22nm 的小球形颗粒及长度不一的线状颗粒，它们只含有 HBsAg 成分而无核心成分，是 HBV 复制过程中产生的过剩病毒外壳。

乙肝病毒的外壳蛋白有主蛋白（即 S 蛋白）、中蛋白（由前 S_2 及 S 蛋白组成）和大蛋白（由前 S_1、前 S_2 及 S 蛋白组成）三种形式。其中主蛋白即 HBsAg，是最主要的外壳蛋白。

由于 HBV DNA 聚合酶缺乏严格的自我校正功能，以及在感染宿主的免疫压力或抗病毒药物的选择压力下，HBV DNA 很容易发生变异。大部分变异属沉默变异，无生物学意义。部分变异可引起 HBV 生物学特征的改变，不仅其自身复制能力可能受到影响，同时可引发对抗病毒药物的耐药及导致其他严重的后果，会给乙型肝炎的预防、诊断和治疗等带来一系列新的问题。

HBV 对外环境抵抗力很强，在干燥或冰冻环境下能生存数月至数年，加热 60℃ 10 小时、100℃ 10 分钟、高压蒸汽消毒等可被灭活，对次氯酸、甲醛及过氧乙酸等消毒剂敏感，对乙醇不敏感。

(三) 丙型肝炎病毒

丙型肝炎病毒 (hepatitis C virus, HCV) 简称丙肝病毒，属 RNA 病毒。

肝细胞是 HCV 复制的主要场所，但也可在外周血单个核细胞内复制及存储。

HCV 基因变异可产生不同的基因型、亚型和准种。基因型与病情的严重程度及干扰素治疗应答等有一定的相关性，也可用于流行病学调查。

HCV 对氯仿等有机溶剂敏感，100℃ 10 分钟或 60℃ 10 小时或 37℃ 96 小时或 1：1000 甲醛可被灭活。

(四) 丁型肝炎病毒

丁型肝炎病毒 (HDV) 简称丁肝病毒，是一种缺陷的负链 RNA 病毒，其生活周期需要 HBV 等嗜肝 DNA 病毒的帮助，为其提供外壳及在病毒侵入肝细胞、包装、成熟及释放等方面提供帮助。直径 35～37nm。目前将 HDV 归类于代尔塔病毒属 (Deltavirus genus)，该属暂不归属于任何科。

HDAg 是 HDV 的结构蛋白和抗原成分，是 HDV 感染特异性诊断的基础。

HDV 比较耐热，但对各种灭活剂（如甲醛溶液、脂溶剂氯仿）较敏感。

(五) 戊型肝炎病毒

戊型肝炎病毒 (HEV) 简称戊肝病毒，为单股正链 RNA 病毒。能够感染人的 HEV 只有一个血清型，HEV 抗原存在于 HEV 颗粒表面及肝细胞浆中。HEV 主要在肝细胞中复制，通过胆汁排出。

HEV 不稳定，在 4℃ 以下保存易被破坏，反复冻融也易使病毒降解，在碱性环境条件下较稳定，在镁和锰离子存在的情况下易于保持其完整性。HEV 对常用消毒剂如过氧乙酸、甲醛及氯类等敏感。

● 要点二　流行病学

(一) 传染源

甲、戊型肝炎的传染源主要是急性期患者和亚临床感染者。病毒主要通过粪便排出体外，发病前 2 周至发病后 2～3 周内具有传染性，而以发病前后各 1 周的传染性最强。

乙、丙、丁型肝炎的传染源是相应的急、慢性患者及病毒携带者。病毒存在于患者的血液及各种体液（阴道分泌物、精液、羊水、唾液、乳汁等）中。急性期患者自发病前 2～3 个月即有传染性，并持续于整个急性期。慢性感染者均具有传染性。

(二) 传播途径

甲、戊型肝炎主要经粪-口途径传播。粪便

中排出的病毒通过污染手、水、食物等经口感染。散发病例以日常生活接触传播为主要方式，如水源或食物（如贝类海产品等）被污染可引起局部暴发或流行。甲、戊型肝炎在少见的情况下也可通过输血或血制品等传播。

乙、丙、丁型肝炎病毒可通过传染源的各种体液排出体外，通过皮肤或黏膜的破损口（显性或隐性）进入易感者的体内而传播。传播途径包括：①输血及血制品以及使用污染的注射器或针刺器具等传播。②母婴传播。③性接触传播。④其他，如日常生活密切接触传播。

（三）易感人群

人类对各型肝炎普遍易感，各年龄组均可发病。

感染甲肝病毒后机体可产生持久的免疫力。感染 HBV 后如产生抗 - HBs，一般不会再次感染，但有部分感染者可演变为慢性，感染年龄越小演变为慢性的几率越高。丙型肝炎的发病以成人多见，感染后 75%～85% 演变为慢性。丁型肝炎的易感者为 HBsAg 阳性的急、慢性肝炎或无症状携带者。戊型肝炎发病以成年人为主，感染后可产生一定的免疫力。

各型肝炎之间无交叉免疫，可重叠感染或先后感染。

（四）流行特征

1. 甲型肝炎 世界各地均有发生。在高发地区常呈周期性流行。全年均可发病，而以冬春季为发病高峰。我国目前总体上已属低流行区，但不同地区发病率差异较大，一般来说农村高于城市，西部地区高于东部地区，北方地区高于南方地区。

2. 乙型肝炎 见于世界各地，全球约 20 亿人感染过 HBV，其中约 3.5 亿人为慢性 HBV 感染，约占全球人口的 6%。在我国乙肝流行率为 9.17%，分布存在着地区差异。乙型肝炎的发病无明显季节性，多为散发，但常有家庭集聚现象，患者及 HBsAg 携带者男性多于女性。

3. 丙型肝炎 见于世界各国，主要为散发，多见于成人，尤以输血与使用血制品者、静脉药瘾者、血液透析者、肾移植者、同性恋者等为多见，发病无季节性。

4. 丁型肝炎 在世界各地均有发现，但感染率差异较大。我国属 HDV 低地方性流行区，在 HBsAg 阳性人群中的流行率为 1.2%。

5. 戊型肝炎 存在流行和散发两种形式。流行主要发生于亚洲、非洲和中美洲的一些不发达国家。在我国成人急性病毒性肝炎中，多数地区戊型肝炎已占首位，尤其是老年人戊型肝炎所占比例更高，多发生于雨季或洪水泛滥之后。散发病例一年四季均可发生。

● 要点三 临床表现

各型肝炎的潜伏期长短不一，甲型肝炎为 2～6 周（平均 4 周），乙型肝炎为 4～24 周（平均 3 个月），丙型肝炎为 2～26 周（平均 7.4 周），丁型肝炎为 4～20 周，戊型肝炎为 2～9 周（平均 6 周）。

（一）急性肝炎

总病程一般为 2～4 个月，临床上根据有无黄疸分为以下两型。

1. 急性黄疸型肝炎 可分为 3 期。

（1）黄疸前期 多以发热起病，可有恶寒。本期突出的症状是全身乏力及食欲不振、厌油、恶心、呕吐、腹胀、便溏等消化系统症状。本期末尿色逐渐加深，似浓茶色，体征可有右上腹叩击痛。本期持续数日至 2 周，平均 1 周。

（2）黄疸期 继尿色加深之后，首先出现巩膜黄染，继及皮肤，多于数日至 2 周达高峰。黄疸初现时，发热很快消退，但乏力、胃肠道症状等可短期加剧，继而迅速缓解。黄疸多为肝细胞性，部分患者可短时表现为胆汁淤积性黄疸。体征除皮肤及巩膜黄染外，尚有肝大、触痛及肝区叩击痛，脾可轻度增大。本期持续 2～6 周。

（3）恢复期 黄疸消退，症状消失，肝功能正常，肿大的肝脏、脾脏逐渐恢复正常。本期约需数周至 4 个月，平均 1 个月。

2. 急性无黄疸型肝炎 此型较多见。起病缓慢，临床症状较轻，主要表现为乏力，食欲不振，腹胀，肝区疼痛，有的患者可有恶心、呕吐、便溏或低热。体征可有肝大、压痛，脾也可轻度增大。

甲、戊型肝炎以黄疸型多见，急性丙型肝炎临床表现较轻，以无黄疸型多见。部分患者无症状，仅有肝功能异常，此乃亚临床型感染。

（二）慢性肝炎

慢性肝炎指急性肝炎病程超过半年，或原有慢性乙型、丙型、丁型肝炎或慢性肝炎病毒携带史，本次又因同一病原再次出现肝炎症状、体征及肝功能异常者。发病日期不明或虽无肝炎病史，但肝组织病理学检查符合慢性肝炎改变，或根据症状、体征、实验室检查及影像学检查综合分析，亦可做出相应诊断。

为区分病情严重程度，临床上将慢性肝炎分为：

1. 轻度 临床症状、体征轻微或缺如，肝功能指标仅1或2项轻度异常。

2. 中度 症状、体征、实验室检查居于轻度和重度之间。

3. 重度 有明显或持续的肝炎症状，如乏力、食欲不振、腹胀、尿黄、便溏等，有肝病面容、肝掌、蜘蛛痣、脾大等体征，且无门脉高压表现者。实验室检查血清丙氨酸氨基转移酶（ALT）和（或）天门冬氨酸氨基转移酶（AST）反复或持续升高，白蛋白降低或A/G比值异常，丙种球蛋白明显升高。除前述条件外，凡白蛋白≤32g/L，胆红素大于5倍正常值上限（ULN），40%＜凝血酶原活动度＜60%，胆碱酯酶＜4500U/L，四项检测中有一项达上述程度者即可诊断为重度慢性肝炎。

（三）重型肝炎

重型肝炎（肝衰竭）是由肝细胞大量坏死导致肝功能严重受损及多组织或器官功能障碍的一种临床综合征，为病毒性肝炎的主要死因。急性重型肝炎病死率为50%～70%，慢性重型肝炎病死率更高，可达80%以上。

1. 急性重型肝炎 亦称暴发型肝炎。以急性黄疸型肝炎起病，病程2周内出现极度乏力，明显消化道症状（无食欲、恶心、频繁呕吐、鼓肠等），常有高热，迅速出现神经、精神症状（如性格改变、行为反常、嗜睡、烦躁不安，甚至昏迷等），肝浊音界进行性缩小，黄疸急剧加深。

2. 亚急性重型肝炎 以急性黄疸型肝炎起病，病程15日～24周出现极度乏力，消化道症状明显，出血倾向明显，常有神经、精神症状，晚期可出现肝肾综合征，临终前多发生消化道出血、肝性脑病等严重并发症。

3. 慢性重型肝炎 在慢性肝病的基础上发病。慢性肝病包括：①慢性肝炎或肝硬化病史。②慢性HBV携带史。③无肝病史及无HBsAg携带史，但有慢性肝病体征（如肝掌、蜘蛛痣等）、影像学改变（如脾大等）及生化检测异常者（如丙种球蛋白升高，A/G比值下降或倒置）。④肝穿活组织学检查支持慢性肝炎改变。

根据病情的严重程度，亚急性重型和慢性重型肝炎可分为早、中、晚三期。

（1）早期 患者有重型肝炎的表现或经病理学证实，但未发生明显的脑病，亦未出现腹水。

（2）中期 有Ⅱ度肝性脑病和（或）明显腹水或出血倾向（出血点或瘀斑），20%＜PTA≤30%。

（3）晚期 有难治性并发症如肝肾综合征、消化道大出血、严重出血倾向（注射部位瘀斑等）、严重感染、难以纠正的电解质紊乱或Ⅲ度以上肝性脑病、脑水肿，PTA≤20%。

中华医学会感染病学分会肝衰竭与人工肝学组和中华医学会肝病学分会重型肝病与人工肝学组2006年共同制订的《肝衰竭诊疗指南》，根据病理组织学特征和病情发展速度，将肝衰竭分为四类：①急性肝衰竭（ALF）：起病急，发病2周内出现以Ⅱ度以上肝性脑病为特征的肝衰竭症候群。②亚急性肝衰竭（SALF）：起病较急，发病15日～26周内出现肝衰竭症候群。③慢加急性（亚急性）肝衰竭（ACLF）：在慢性肝病基础上出现的急性肝功能失代偿。④慢性肝衰竭（CLF）：在肝硬化基础上，肝功能进行性减退导致的以腹水或门静脉高压、凝血功能障碍和肝性脑病等为主要表现的慢性肝功能失代偿。

(四) 淤胆型肝炎

以肝内胆汁淤积为主要表现的一种特殊类型。起病类似急性黄疸型肝炎，但自觉症状常较轻，皮肤瘙痒，大便灰白，常有明显肝脏肿大，肝功能检查血清胆红素明显升高（常高于正常值10倍），以直接胆红素为主，PTA＞60%或应用维生素K肌内注射后1周可升至60%以上，血清胆汁酸、γ-谷氨酰转肽酶、碱性磷酸酶、胆固醇可明显升高，黄疸常持续3周以上，并除外其他原因引起的肝内外梗阻性黄疸者，可诊断为急性淤胆型肝炎。在慢性肝炎或肝硬化基础上发生前述临床表现者，可诊断为慢性淤胆型肝炎，预后差。

(五) 肝炎肝硬化

凡慢性肝炎患者具有肯定的门脉高压证据（如腹壁及食管静脉曲张、腹水），影像学检查肝脏缩小、脾脏增大、门静脉增宽，且除外其他引起门静脉高压原因者，均可诊断为肝炎肝硬化。

1. 肝炎肝纤维化 主要根据组织病理学检查结果诊断，B超检查结果可供参考。肝纤维化的血清学指标如透明质酸（HA）、Ⅲ型前胶原（PC-Ⅲ）、Ⅳ型胶原（Ⅳ-C）、层连蛋白（LN）等指标与肝纤维化有一定相关性，但不能代表肝组织纤维沉积的量，更不能代替肝穿刺活组织学检查。

2. 肝炎肝硬化 是慢性肝炎的发展结果，肝组织病理学表现为弥漫性肝纤维化及假小叶形成。

(1) 代偿性肝硬化 指早期肝硬化，一般属Child-Pugh A级。虽可有轻度乏力、食欲减退或腹胀症状，但无明显肝功能衰竭表现。血清白蛋白降低，但仍≥35g/L，胆红素≤35μmol/L，PTA＞60%。血清ALT和AST轻度升高，AST可高于ALT，γ-谷氨酰转肽酶可轻度升高。可有门脉高压症，如轻度食管静脉曲张，但无腹水、肝性脑病或上消化道出血。

(2) 失代偿性肝硬化 指中晚期肝硬化，一般属Child-Pugh B、C级。有明显肝功能异常及失代偿征象，如血清白蛋白＜35g/L，A/G＜1.0，黄疸明显，胆红素＞35μmol/L，ALT和AST升高，凝血酶原活动度＜60%。患者可出现腹水、肝性脑病及门脉高压引起的食管、胃底静脉明显曲张或破裂出血。

(六) 隐匿性慢性乙型肝炎

血清HBsAg阴性，但血清和（或）肝组织中HBV DNA阳性，并可有慢性肝炎的临床表现。除HBV DNA阳性外，患者可有血清抗-HBs、抗-HBe和（或）抗-HBc阳性，但约20%隐匿性慢性乙型肝炎患者的血清学标志均为阴性。诊断需排除其他病毒及非病毒因素引起的肝损伤。

(七) HBV携带者

1. 慢性HBV携带者 多为处于免疫耐受期的慢性HBV感染者。血清HBsAg和HBV DNA阳性，HBeAg或抗-HBe阳性，1年内连续随访3次以上，血清ALT和AST均在正常范围，肝组织学检查无明显异常。

2. 非活动性HBsAg携带者 血清HBsAg阳性、HBeAg阴性、抗-HBe阳性或阴性，HBV DNA（PCR）低于最低检测限，1年内连续随访3次以上，ALT均在正常范围，肝组织学检查病变轻微。

◉ 要点四 实验室检查

(一) 血常规

急性肝炎早期血白细胞正常或略高，黄疸期至恢复期白细胞正常或略低。急性重型肝炎白细胞和多个核细胞均可增加。慢性重型肝炎、肝炎肝硬化、脾大及脾功能亢进时可有不同程度的血小板、白细胞及红细胞减少。

(二) 尿常规

出现黄疸的患者尿胆素及尿胆原常阳性，且有助于黄疸的鉴别。

(三) 肝功能

1. 血清转氨酶 临床用于肝病诊断的转氨酶主要有丙氨酸氨基转移酶（ALT）和天门冬氨酸氨基转移酶（AST）。在肝细胞中，ALT主要存在于肝细胞浆中，易于释出，而 AST 在胞浆中仅占 20%，80% 存在于肝细胞线粒体内，因此在急性肝炎时 ALT 常常高于 AST。

肝病时转氨酶测定实际上是反映肝细胞损伤情况，且较敏感，ALT 为目前诊断肝炎最有价值的酶活力测定。

2. 血清胆红素（Bil） 病毒性肝炎等肝脏疾患如血清胆红素明显升高，常表示肝脏损伤严重或有胆汁淤积。

3. 蛋白质 白蛋白由肝脏产生，如肝脏损伤严重（中度、重度慢性肝炎，重型肝炎，肝硬化等）则白蛋白常减少，球蛋白常增加，A/G 比值下降或倒置。

4. 凝血酶原时间（PT）和凝血酶原活动度（PTA） 如果肝实质广泛而严重损伤时，肝脏产生凝血因子减少，PT 明显延长，PTA 下降。

5. 血胆固醇（Ch） 血中的胆固醇 60% ~ 80% 来自肝脏，严重肝损伤时，肝脏合成胆固醇减少，故而血胆固醇明显减少常提示肝病病情严重。淤胆型肝炎、胆道梗阻时胆固醇常有升高。

6. 转肽酶（γ-GT，GGT） 此酶灵敏度高，特异性差。肝炎时常增高，持续增高者提示可能迁延不愈；在慢性肝炎中 γ-GT 上升幅度与病情严重程度有一定关系；淤胆型肝炎时常明显升高；肝癌、阻塞性黄疸、心肌梗死、胰腺炎、酗酒等患者也可增高或明显增高。

7. 碱性磷酸酶（ALP/AKP） 骨骼疾患及肝胆疾患如淤胆型肝炎、肝内胆汁淤积及肝外阻塞性黄疸者可明显升高。肝细胞性黄疸时仅轻度增高。生长发育期儿童亦明显增高。

8. 甲胎蛋白（AFP） 孕妇、新生儿、部分睾丸或卵巢胚胎性癌及部分慢性肝损伤、肝硬化患者可轻度升高。AFP 明显升高或进行性升高提示有肝细胞癌（HCC）发生。重型肝炎有大量肝细胞坏死后的肝细胞再生，AFP 也常升高，则与预后相关。

（四）病原学检查

1. HAV

（1）抗-HAV IgM 出现较早，一般在病后 1 周黄疸出现时即可测出，2 周时达高峰，1~2 个月滴度开始下降，3~4 个月大部分消失，为甲型肝炎早期诊断最常用而简便的可靠指标。

（2）抗-HAV IgG 在急性肝炎后期和恢复早期出现，可在体内长期存在。如恢复期抗体滴度比急性期增高 4 倍以上有诊断意义。常用于测定人群免疫水平。

（3）其他 检测潜伏末期及急性初期患者粪便标本中的 HAV RNA、HAAg、HAV 颗粒等，阳性可确诊为 HAV 感染。一般不用于临床。

2. HBV

（1）血清 HBV 标志物检测

①HBsAg：是感染 HBV 后最早出现的血清学标志，感染后 4~7 周血清中开始出现，而后出现 ALT 升高及症状、体征等。是 HBV 现症感染指标之一，可见于急性乙型肝炎潜伏期、急性期患者以及各种慢性 HBV 感染者。

②抗-HBs：是感染 HBV 后机体产生的唯一保护性抗体，对 HBV 具有中和作用。一般在 HBsAg 消失后隔一段时间才出现，这段时间称为空窗期。抗-HBs 阳性见于乙肝恢复期、HBV 既往感染者和乙肝疫苗接种后。

③HBcAg：HBcAg 为 HBV 核心蛋白的组成部分，血液中一般无游离的 HBcAg。如血清 HBcAg 阳性表示血液内含有 HBV，患者传染性强，HBV 复制活跃。

④抗-HBc：此为 HBcAg 刺激机体产生的，为感染 HBV 后最早出现的抗体，属非中和性抗体，可持续存在多年。抗-HBc 是 HBV 感染的标志，可能为现症感染或既往感染。

⑤HBeAg 和抗-HBe：感染 HBV 后，HBeAg 可与 HBsAg 同时或稍后出现于血清中，其消失则稍早于 HBsAg。HBeAg 与 HBV DNA 有着良好的相关性，是病毒复制活跃、传染性强的标志。急性乙型肝炎患者若 HBeAg 持续阳性 10 周以上，可能转为慢性感染。抗-HBe 的出现预示着病毒复制减少或终止，传染性减弱。

（2）HBV DNA 常采用 PCR 检测，是 HBV 存在和复制最可靠的直接证据，反映病毒复制程度及传染性强弱，也常用来监测抗病毒药物的疗效。

（3）HBV现症感染　具备下列任何一项即可确定为HBV现症感染：①血清HBsAg阳性。②血清HBV DNA阳性。③血清抗-HBc IgM阳性。④肝内HBcAg和（或）HBsAg阳性或HBV DNA阳性。

（4）急性HBV感染　①HBsAg滴度由高到低，消失后抗-HBs转阳性。②急性期抗-HBc IgM高滴度，抗-HBc IgG阴性或低滴度。具备此两项中的任何一项即可确定为急性HBV感染。

3. HCV

（1）抗-HCV　抗-HCV阳性可诊断为HCV感染。一般认为抗-HCV是感染的标志（包括既往感染和现症感染）。抗-HCV IgM阳性更多见于现症感染者。抗-HCV在HCV感染后4～6周或更久出现，慢性患者抗-HCV可持续阳性。

（2）HCV RNA　HCV RNA的出现较抗-HCV早，阳性表示体内有HCV复制，有传染性，可用于HCV感染的早期诊断及疗效评估。HCV的基因分型检测对流行病学研究及指导慢性丙型肝炎治疗有重要意义。

4. HDV

（1）HDAg　感染HDV后HDAg较早在血清中出现，且持续时间短（1～2周），HDAg阳性是急性HDV感染的直接证据。

（2）抗-HD　抗-HD IgM阳性是HDV现症感染的标志。

（3）HDV RNA　血清或肝组织中HDV RNA是HDV现症感染的直接证据，急性HDV感染一过性阳性，慢性HDV感染则持续阳性。

5. HEV

（1）抗-HEV　发病1～2周后抗-HEV转阳性，3～5周后达高峰，然后逐渐下降。抗-HEV转阳性或滴度由低到高或抗-HEV滴度 >1:20或抗-HEV IgM阳性对急性戊型肝炎有诊断意义。

（2）其他　血清和（或）粪便HEAg或HEV RNA阳性或粪便标本中找到HEV颗粒可明确诊断。

要点五　诊断

病毒性肝炎的临床表现复杂，应根据流行病学、临床表现、实验室检查及影像学检查结果，结合患者具体情况及动态变化进行综合分析，做出临床诊断，并根据特异性检查结果做出病原学诊断。对诊断不明确者应争取行肝穿刺活组织学检查。切忌主观片面地依靠某一点或某一次异常做出诊断。

要点六　治疗

病毒性肝炎临床类型复杂，表现多样，治疗要根据不同的病原、临床类型及组织学改变区别对待。

（一）急性肝炎

1. 休息　早期应住院卧床休息，症状和黄疸消退后可起床活动，并随着病情的好转逐渐增加活动量，一般以不感到疲劳为度。

2. 饮食　应进食易消化、富含维生素的清淡饮食。禁止饮酒。

3. 药物治疗　黄疸持续不退者可考虑中医中药治疗，或用门冬氨酸钾镁溶液等。保肝药物种类繁多，可酌情选用1～2种，不可滥用，以防加重肝脏负担。

急性病毒性肝炎多为自限性，一般不需抗病毒治疗。急性乙型肝炎有慢性化倾向者及急性丙型肝炎可考虑应用抗病毒治疗。

（二）慢性肝炎

慢性病毒性肝炎的治疗主要包括一般及对症治疗、抗病毒、免疫调节、保肝、抗肝纤维化等治疗措施。抗病毒治疗是慢性乙型肝炎和丙型肝炎的关键治疗，只要有适应证，且条件允许，就应进行规范的抗病毒治疗。

1. 休息　应适当休息。病情活动时应卧床休息；病情稳定时应注意锻炼身体，以活动后不感到疲乏为度。

2. 饮食　宜进蛋白质及维生素含量丰富的饮食，以维持平衡为宜。忌酒。

3. 抗病毒治疗　目的是清除或持续抑制体内的肝炎病毒，减轻肝细胞炎症坏死及肝纤维化，延缓和阻止疾病进展,减缓和防止肝脏失代偿、肝硬化、HCC及其并发症的发生,从而改善生活质量和延长存活时间。

(1) 慢性乙型肝炎 抗病毒治疗的适应证:①HBeAg阳性者,HBV DNA≥10^5copies/mL;HBeAg阴性者,HBV DNA≥10^4copies/mL。②ALT≥2正常值上限(ULN);如用IFN治疗,ALT应≤10 ULN,血清总胆红素应<2ULN。③ALT<2ULN,但肝组织学显示Knodell HAI≥4,或炎症坏死≥G_2,或纤维化≥S_2。

对持续HBV DNA阳性,达不到上述治疗标准,但有以下情形之一者,亦应考虑给予抗病毒治疗:①对ALT大于ULN且年龄>40岁者,应考虑抗病毒治疗。②对ALT持续正常但年龄较大者(>40岁),应密切随访,最好进行肝活检,如果肝组织学显示Knodell HAI≥4,或炎症坏死≥G_2,或纤维化≥S_2,应积极给予抗病毒治疗。③动态观察发现有疾病进展的证据(如脾脏增大)者,建议行肝组织学检查,必要时给予抗病毒治疗。

目前常用抗HBV药物干扰素(interferon, IFN)和核苷类似物(nucleotide analogues, NA)。

(2) 丙型肝炎 所有慢性丙型肝炎患者即使血清ALT正常或轻度升高,HCV RNA阳性者均应考虑抗病毒治疗。HCV RNA阳性的急性丙型肝炎一经确诊也应开始抗病毒治疗,以防转为慢性。在临床具体应用时,还应考虑患者肝组织损伤程度、有无肝功能失代偿、产生应答的可能性、有无合并症存在、潜在的严重不良反应等因素的影响。

4. 调节免疫疗法 对不能耐受或不愿接受IFN或核苷(酸)类药物治疗的慢性乙型肝炎患者,如有条件,可试用胸腺肽α_1。

5. 抗肝纤维化治疗 抗病毒治疗是抗纤维化治疗的基础。γ干扰素及中药冬虫夏草、丹参、桃仁等制剂有一定的抗肝纤维化作用。

(三) 重型肝炎

目前的治疗原则是在密切观察病情、早期诊断的基础上,以支持和对症疗法为主,同时进行多环节阻断肝细胞坏死、促进肝细胞再生,积极防治各种并发症,必要时可采用人工肝支持系统,争取进行肝移植。

1. 一般治疗及支持治疗 患者应绝对卧床休息,进行重症监护,密切观察病情变化,控制蛋白质的摄入,减少肠道氨的来源,补足每日必需的热量、液体、维生素等,适当补充新鲜血浆、白蛋白、免疫球蛋白、富含支链氨基酸的多种氨基酸,纠正水、电解质及酸碱平衡紊乱等。

2. 病因治疗 由HBV引起的重型肝炎应及早给予核苷类似物抗病毒治疗,以减轻或阻止免疫病理损伤。不宜使用干扰素。

3. 促进肝细胞再生 常用的有:①促肝细胞生长因子(HGF)。②前列腺素E_1(PGE_1)。③还原型谷胱甘肽等。

4. 抗内毒素血症 间歇应用广谱抗菌药物,抑制肠道菌内毒素释放;口服乳果糖或拉克替醇等,促进肠道内毒素排泄。

5. 防治并发症 积极防治肝性脑病、脑水肿、上消化道出血、继发感染、肝肾综合征、代谢紊乱等并发症。

6. 人工肝支持系统和肝细胞移植 有条件者可采用人工肝支持系统以清除血中有毒物质,补充生物活性物质,降低胆红素,升高PTA,可为晚期患者争取时间进行肝移植。肝细胞移植既是一种支持疗法,也可起到肝移植的桥梁作用。

7. 肝移植 可显著提高终末期肝病患者生存率。

● 要点七 预防

(一) 管理传染源

病毒性肝炎属我国法定管理传染病种中的乙类传染病,发现后应及时做好疫情报告并隔离患者。急性甲型及戊型肝炎自发病之日起隔离3周,乙型及丙型肝炎隔离至病情稳定后可以出院。对急性甲型或戊型肝炎患者的接触者可进行医学观察45日。肝功能异常或HBsAg阳性或抗-HCV阳性者不得献血、组织或器官。HBsAg携带者不得献血,可照常工作和学习,但要定期随访,注意个人卫生、防止血液及其他体液污染并感染他人；不共用食具、刮刀、修面用具、洗漱用品等。

（二）切断传播途径

提高个人卫生水平，加强饮食卫生管理、水源保护、环境卫生管理以及粪便无害化处理。加强托幼机构、各服务业卫生管理。

（三）保护易感人群

1. 甲型肝炎 甲肝减毒活疫苗或灭活疫苗均有较好的预防效果，高危易感人群应接种；人血丙种球蛋白及甲肝疫苗于HAV暴露后2周内注射均有一定程度的保护作用。

2. 乙型肝炎

（1）乙肝免疫球蛋白（HBIG） 主要用于阻断HBV的母婴传播及意外暴露的被动免疫，应在出生后或暴露后的24小时内（时间越早越好）注射。

（2）乙型肝炎疫苗 主要用于新生儿和高危人群的乙肝预防。对HBsAg阳性产妇所生婴儿，与乙肝免疫球蛋白联合使用可提高保护率。

细目二 流行性感冒

流行性感冒（influenza）简称流感，是由流感病毒引起的急性呼吸道传染病。

要点一 病原学

流感病毒属正黏病毒科，由核心和包膜组成。核心由分节段的单股负链RNA、与其结合的核蛋白（NP）和RNA多聚酶组成，流感病毒核酸分节段的结构特点使其具有较高的基因重配频率，因而其抗原性容易发生变异，并导致新亚型病毒的出现。包膜分为两层，内层为基质蛋白1（M1），外层主要来自宿主细胞的脂质双层膜，表面分布着两种刺突——血凝素（HA）和神经氨酸酶（NA），成分为糖蛋白，具有亚型和株的特异性。

根据病毒NP和M1抗原性的不同，流感病毒分为甲（A）、乙（B）和丙（C）三型，甲型流感病毒根据HA和NA的抗原性不同分为若干亚型，HA可分为H1~H16亚型，NA可分为N1~N9亚型，人类流感主要与H1、H2、H3和N1、N2亚型有关。甲型流感病毒宿主广泛，易发生变异，曾多次引起世界性大流行；乙型流感病毒变异较少，通常只引起局部暴发；丙型流感病毒稳定，多为散发，主要侵犯婴幼儿和免疫力低下的人群；乙型、丙型相对较少，主要感染人类。

流感病毒的变异，最常发生于甲型，主要形式有两种：①抗原漂移（antigen drift），变异幅度小，属于量变，不会引起流感的大规模流行，出现频率较高，且有逐渐积累效应。②抗原转换（antigen shift），变异幅度大，属于质变，形成新的病毒亚型，由于人群对抗原转换后出现的新亚型缺少免疫力，往往会引起流感的全球性大流行，发生频率较低，且缓慢。

流感病毒不耐热，100℃ 1分钟或56℃ 30分钟灭活，对常用消毒剂及紫外线敏感，耐低温和干燥，真空干燥或-20℃以下仍可存活。

要点二 流行病学

1. 传染源 主要为流感患者和隐性感染者。潜伏期即有传染性，发病3日内传染性最强。

2. 传播途径 经呼吸道-空气飞沫传播，也可通过直接接触或病毒污染物品间接接触传播。

3. 易感人群 普遍易感，感染后获得对同型病毒免疫力，但维持时间短，各型及亚型之间无交叉免疫。

4. 流行特征 一般多发于冬季，我国北方每年流感活动高峰一般发生在当年11月底至次年的2月底，而南方除冬季为活动高峰外，还有一个活动高峰（5~8月份），大流行可发生于任何季节。流感在流行病学上最显著的特点为：突然暴发，迅速蔓延，波及面广，具有一定的季节性，一般流行3~4周后会自然停止（世界性大流行通常有2~3个流行波），流行过后人群获得一定的免疫力，流感流行期间总要造成不同数量的死亡，死者多为年迈体衰、年幼体弱或合并有慢性疾病者。甲型流感常引起暴发流行，乙型流感呈局部流行或散发，亦可大流行，丙型以散发为主。

● 要点三 临床表现

潜伏期通常为1~3日。起病多急骤，主要以全身中毒症状为主，呼吸道症状轻微或不明显。发热通常持续3~4日。

1. 单纯型流感 最常见，骤起畏寒、发热，体温可达39℃~40℃，头痛、全身酸痛、咽干、乏力及食欲减退等全身症状明显；咳嗽、流涕、鼻塞、咽痛等呼吸道症状较轻。

2. 肺炎型流感 较少见，可以由单纯型转为肺炎型，或直接表现为肺炎型，多发生在2岁以下的小儿，或原有慢性基础疾病者。特点是在发病后24小时内出现高热、烦躁、呼吸困难、咯血痰和明显发绀，可进行性加重，抗菌治疗无效，可因呼吸循环衰竭在5~10日内死亡。两肺可有呼吸音减低、湿啰音或哮鸣音，但无肺实变体征。X线胸片可见双肺广泛小结节性浸润，近肺门较多。婴儿流感的临床症状往往不典型，可见高热、惊厥。部分患儿表现为喉、气管、支气管炎症，严重者出现气道梗阻现象。新生儿流感少见，一旦发生常呈败血症表现，如嗜睡、拒奶、呼吸暂停等，常伴有肺炎，病死率高。

3. 其他类型 包括中毒型、胃肠型、脑炎型等少见类型。

4. 并发症 呼吸道并发症：细菌性气管炎、细菌性支气管炎、细菌性肺炎；肺外并发症：雷耶（Reye）综合征、中毒性休克、骨骼肌溶解、心肌炎、心包炎。

本病预后一般良好，常于短期内自愈。婴幼儿、老年人和合并有慢性基础疾病者，预后较差。

● 要点四 实验室检查

1. 血液检查 在发病最初数日白细胞总数大多减少，中性粒细胞显著减少，淋巴细胞相对增加。重症患者多有白细胞总数及淋巴细胞下降。重者可有乳酸脱氢酶（LDH）、肌酸磷酸激酶（CK）等增高。

2. 病毒分离 将起病3日内患者的含漱液或上呼吸道分泌物接种于鸡胚或组织培养，进行病毒分离。灵敏度高，但实验要求高、费时。

3. 血清学检查 急性期（发病后7日内采集）和恢复期（间隔2~3周采集）双份血清进行补体结合试验或血凝抑制试验，后者抗体滴度与前者相比有4倍或以上升高，有助于确诊（回顾性诊断）。灵敏度、特异性均较差。

4. 病毒特异抗原及其核酸检查 取患者呼吸道标本或肺标本，采用免疫荧光或酶联免疫法检测甲、乙型流感病毒型特异的核蛋白（NP）或基质蛋白（M1）及亚型特异的血凝素蛋白。还可用RT-PCR检测编码上述蛋白的特异基因片段。

5. 快速诊断法 取患者鼻黏膜压片染色找到包涵体，免疫荧光检测抗原。

● 要点五 诊断

在同一地区，流行季节，短时间之内出现大量流感样病例，应考虑流感。诊断分为两类：

1. 疑似病例 流行病学史、临床表现。

2. 确诊病例 流行病学史、临床表现、实验室病原学检查。

● 要点六 治疗

（一）治疗原则

1. 隔离患者 流行期间对公共场所加强通风和空气消毒。

2. 早期治疗 起病1~2日内应用抗流感病毒药物治疗。

3. 加强支持治疗和防治并发症 卧床休息，多饮水，饮食要易于消化。密切观察和监测并发症，抗菌药物仅在有继发细菌感染时才考虑应用。

4. 合理应用对症治疗药物 应用解热药、缓解鼻黏膜充血药物、止咳祛痰药物等对症治疗。儿童忌用阿司匹林制剂，以免诱发致命的雷耶（Reye）综合征。

（二）抗流感病毒药物治疗

1. 离子通道 M2 阻滞剂 金刚烷胺和甲基金刚烷胺可阻断病毒吸附于宿主细胞，抑制病毒复制，早期应用可减少病毒的排毒量，缩短排毒期，对甲型流感病毒有效。目前对此类药物的耐药性已普遍存在。

2. 神经氨酸酶抑制剂 奥司他韦是目前较为理想的抗病毒药物，发病初期使用，能特异性抑制甲、乙型流感病毒的神经氨酸酶，从而抑制病毒的释放。扎那米韦通过抑制流感病毒的神经氨酸酶发挥作用，适用于成年患者和12岁以上的青少年患者，治疗甲型和乙型流感，对金刚烷胺、金刚乙胺耐药的病毒株也起抑制剂作用。

● 要点七　预防

（一）控制传染源

早发现、早报告、早隔离、早治疗，隔离时间为1周或至主要症状消失。

（二）切断传播途径

流感流行期间，尽量少去公共场所，注意通风，加强对公共场所进行消毒。医务人员在工作期间戴口罩，勤洗手，防止交叉感染。流感患者的用品要彻底消毒。

（三）保护易感人群

1. 接种流感疫苗 在流感好发季节，给易感的高危人群和医务人员接种疫苗。高危人群包括：年龄超过65岁；有慢性肺或心血管系统疾病（包括哮喘）的成人和6个月以上的儿童；肾功能障碍者；免疫功能抑制（包括药物性）者；妊娠中期以上孕妇等。

2. 应用抗流感病毒药物预防 明确或怀疑某部门流感暴发时，对所有非流感者和未进行疫苗接种的医务人员给予金刚烷胺、金刚乙胺或奥司他韦进行预防性治疗。

细目三　人感染高致病性禽流感

● 要点一　病原学

人感染高致病性禽流感简称人禽流感，是由甲型禽流感病毒引起的人、禽、畜共患的急性传染病。通常禽流感病毒并不感染人，但自1997年5月禽甲型流感病毒H5N1亚型感染人类以来，又有H9N2和H7N7等亚型感染人类的报道。

禽流感病毒属于正黏病毒科，属甲型流感病毒，包括其全部亚型。根据其致病性，禽流感病毒可分为高致病性、低致病性和非致病性三大类，其中H5和H7亚型为高致病性，又以H5N1致病性最强，患者病情重，死亡率高。

禽流感病毒容易被稀酸、乙醚等有机溶剂和碘剂、含氯石灰灭活。禽流感病毒没有超常的稳定性，病毒可在加热、极端的pH、非等渗和干燥的条件下灭活，对低温抵抗力强，在有甘油保护的情况下可保持活性1年以上。在野外条件下，禽流感病毒常从病禽的鼻腔分泌物和粪便中排出，病毒受到这些有机物的保护极大地增加了抗灭活能力。此外，禽流感病毒可以在自然环境中，特别是凉爽和潮湿的条件下存活很长时间。粪便中病毒的传染性在4℃条件下可以保持30～50日，20℃时为7日。

● 要点二　流行病学

1. 传染源 主要为病禽、健康带毒的禽，特别是感染H5N1亚型病毒的鸡、鸭。其他禽类和野禽也有可能成为传染源。

2. 传播途径 主要经呼吸道传播，通过密切接触感染的禽类及其分泌物、排泄物，受污染的水及直接接触病毒株被感染。目前尚无人与人之间直接传播的确切证据。

3. 易感人群 人类对禽流感病毒普遍不易感，偶可感染人。发病与年龄、性别无关，12岁以下的儿童病情较重。

4. 发病季节 禽流感一年四季均可发生，但冬、春季节多暴发流行。夏季发病较少，多呈散发，症状也较轻。

● 要点三　临床表现

潜伏期一般为1～3日，通常在7日以内。

急性起病，早期表现类似流感。主要为发热，体温大多持续在39℃以上，热程1～7日，一般为3～4日，可伴有眼结膜炎、流涕、鼻塞、咳嗽、咽痛、头痛和全身不适。部分患者可有恶心、腹痛、腹泻、稀水样便等消化道症状。重症患者病情发展迅速，可出现肺炎、急性呼吸窘迫综合征（ARDS）、肺出血、胸腔积液、全血细胞减少、肾衰竭、败血症、休克及Reye综合征等多种并发症。体征可见眼结膜轻度充血，咽部充血，肺部有干啰音等，半数患者有肺部实变体征。

● 要点四 实验室检查与其他检查

（一）血常规检查

多数患者外周血白细胞、淋巴细胞和血小板不同程度减少。

（二）血生化检查

部分患者肝功能异常，表现为 ALT、AST 升高，亦可出现 BUN 的升高。

（三）病原及血清学检查

1. 病毒抗原及基因检测 取患者呼吸道标本，采用免疫荧光法（或酶联免疫法）检测甲型流感病毒核蛋白抗原（NP）及禽流感病毒 H 亚型抗原。还可用快速核酸模板等温扩增技术（NASBA）或 RT-PCR 检测禽流感病毒亚型特异性 H 抗原基因。

2. 病毒分离 从患者呼吸道标本（如鼻咽分泌物、口腔含漱液、气管吸出物或呼吸道上皮细胞）中分离禽流感病毒。

3. 血清学检查 以微粒中和法或 H5 特异的酶联免疫吸附试验（ELISA）检测抗体，发病初期和恢复期双份血清抗禽流感病毒抗体滴度有 4 倍或以上升高，有助于回顾性诊断。

（四）其他检查

重症患者胸部 X 线检查可显示单侧或双侧肺炎，严重者呈"白肺"，少数可伴有胸腔积液等。

● 要点五 诊断

根据流行病学资料、临床症状和病原分离而确诊。

1. 医学观察病例 1 周内有流行病学接触史者，出现流感样症状，对其进行 7 日医学观察。

2. 疑似病例 有流行病学史和临床表现，患者呼吸道分泌物标本采用甲型流感病毒和 H5 型单克隆抗体抗原检测阳性者。

3. 临床诊断病例 被诊断为疑似病例，且与其有共同暴露史的人被诊断为确诊病例者。

4. 确诊病例 临床诊断病例呼吸道分泌物标本中分离出特定病毒或采用 RT-PCR 检测到禽流感病毒基因，且发病初期和恢复期双份血清抗禽流感病毒抗体滴度 4 倍或以上升高。

● 要点六 治疗

（一）一般治疗

对疑似和确诊患者应进行隔离治疗。加强支持治疗，预防并发症。注意休息，多饮水，加强营养，饮食易消化。

（二）对症治疗

可应用解热药、缓解鼻黏膜充血药、止咳祛痰药等。儿童忌用阿司匹林制剂，以防发生 Reye 综合征。

（三）抗流感病毒治疗

应在发病 48 小时内试用抗流感病毒药物。

1. 神经氨酸酶抑制剂 奥司他韦（oseltamivir）对禽流感病毒 H5N1 和 H9N2 有抑制作用。

2. 离子通道 M2 阻滞剂 金刚烷胺和金刚乙胺可抑制禽流感病毒株的复制，早期应用可阻止病情发展，减轻病情，改善预后。

（四）重症患者的治疗

对出现呼吸障碍者给予吸氧及其他呼吸支持，必要时进行免疫调节治疗，如糖皮质激素、胸腺肽、干扰素、丙种球蛋白等。

● 要点七 预防

（一）管理传染源

加强禽类疾病的监测，一旦发现禽流感疫情，动物防疫部门应立即按有关规定进行处理。加强对密切接触禽类人员的监测。当接触禽类人员中出现流感样症状时，应立即进行流行病学调查，采集患者标本并送至指定实验室检测，以进一步明确病原，同时采取相应的防治措施。

（二）切断传播途径

接触人禽流感患者应戴口罩、戴手套、穿隔离衣。接触后应洗手。要加强检测标本和实验室禽流感病毒毒株的管理，严格执行操作规范，防止医院感染和实验室的感染及传播。

（三）保护易感人群

注意饮食卫生，不喝生水，不吃未熟的肉类及蛋类等；勤洗手，养成良好的个人卫生习惯。对密切接触者必要时可试用抗流感病毒药物或按中医理论辨证施防。

细目四 艾滋病

艾滋病是获得性免疫缺陷综合征（acquired immunodeficiency syndrome，AIDS）的简称，是由人免疫缺陷病毒（Human immunodeficiency virus，HIV）引起的以侵犯辅助性T淋巴细胞（CD_4^+T lymphocytes，Th）为主，造成细胞免疫功能缺损为基本特征的传染性疾病。

● 要点一 病原学

HIV为RNA病毒，可分为HIV-1型和HIV-2型。

根据包膜蛋白基因（env）核酸排列的不同，HIV-1分为M、O、N 3个亚型组13个亚型。

HIV进入人体后可刺激机体产生抗体，但中和抗体少，作用极弱。血清同时存在抗体和病毒时仍有传染性。HIV主要感染CD_4^+T细胞，也感染单核-吞噬细胞、小神经胶质细胞和骨髓干细胞等，有嗜淋巴细胞性和嗜神经性。

HIV对热敏感，对甲醛、紫外线和γ射线不敏感。56℃30分钟能使HIV在体外对人的T淋巴细胞失去感染性；100℃20分钟能使HIV完全灭活；75%乙醇、0.2%次氯酸钠、2%戊二醛及0.1%漂白粉5~10分钟能使HIV灭活。

● 要点二 流行病学

（一）传染源

艾滋病患者和无症状HIV感染者是本病的传染源。

（二）传播途径

1. **性接触传播** 是本病主要传播途径。

2. **血源传播** 通过输血、器官移植、药瘾者共用针具等方式传播。

3. **母婴传播** 感染HIV的孕妇可以通过胎盘、产程中及产后血性分泌物、哺乳等传给婴儿。

（三）易感人群

人群普遍易感。静脉吸毒者、性工作者、同性恋、性乱者、血友病人、多次接受输血或血制品者是感染的高危人群。

（四）流行特征

1981年美国首次报道AIDS。据UNAIDS估计，截至2010年底全球有HIV感染者约3400万。1985年我国发现第1例AIDS患者。目前中国艾滋病主要呈现四个特点：一是艾滋病疫情上升速度有所减缓；二是艾滋病疫情的地区分布差异大；三是性传播已成为主要传播途径（异性传播46.5%，同性传播17.4%）；四是艾滋病流行因素广泛存在。

● 要点三 临床表现

（一）急性HIV感染期

少数急性感染（感染后平均2~4周）者有临床症状，通常持续数日到数周后自然消失，平均为1~2周，以发热最为常见，可伴有头痛、咽痛、恶心、呕吐、腹泻、皮疹、关节痛、淋巴结肿大以及神经系统症状。一般只有在对高危人群，如静脉吸毒或同性恋者的随访中才能发现，随后进入长期无症状感染期。

（二）无症状感染期

临床无明显症状，但血中可检出病毒及抗体。持续时间一般为6~8年，短可数月，长可达15年。

（三）艾滋病期

为感染HIV后的最终阶段。患者CD_4^+T淋巴细胞计数明显下降，HIV血浆病毒载量明显升高。此期主要表现为持续1个月以上的发热、盗汗、腹泻，体重减轻10%以上。部分患者可表现为神经精神症状，如记忆力减退、表情淡漠、性格改变、头痛、癫痫及痴呆等，另外还可出现持续性全身性淋巴结肿大。

（四）并发症

艾滋病期可并发各系统的各种机会性感染及

恶性肿瘤。

1. 呼吸系统 卡氏肺孢子菌肺炎（PCP）最为常见。巨细胞病毒、结核杆菌、鸟分枝杆菌、念珠菌及隐球菌等也常引起肺部感染。

2. 中枢神经系统 如隐球菌脑膜炎、结核性脑膜炎、弓形体脑病、各种病毒性脑膜脑炎等。

3. 消化系统 念珠菌（假丝酵母菌）食道炎、巨细胞病毒性食道炎、肠炎、沙门菌、痢疾杆菌、空肠弯曲菌及隐孢子虫肠炎。

4. 口腔 可见鹅口疮、舌毛状白斑、复发性口腔溃疡、牙龈炎等。

5. 皮肤 可见带状疱疹、传染性软疣、尖锐湿疣、真菌性皮炎和甲癣。

6. 眼部 可见巨细胞病毒性和弓形体性视网膜炎。

7. 肿瘤 可见恶性淋巴瘤、卡波西肉瘤等。卡波西肉瘤是艾滋病患者最常见的肿瘤。

● **要点四　实验室检查**

（一）常规检查

不同程度的贫血和白细胞计数降低。尿蛋白常阳性。血清转氨酶、肌酐、尿素氮可升高。

（二）免疫学检查

T淋巴细胞绝对计数下降；CD_4^+T淋巴细胞减少，$CD_4^+/CD_8^+ < 1.0$；链激酶、植物血凝素等迟发型变态反应性皮试常阴性。

（三）病原学检测

1. 抗体检测 包括筛查试验和确认试验。筛查试验阳性需经确认试验确定。筛查试验方法包括酶联免疫试验（ELISA）、快速检测（快速试纸条和明胶颗粒凝集试验）等。确认试验常用的方法是免疫印迹法（Western bloting，WB）。

2. 抗原检测 用ELISA法测血清p24抗原，采用流式细胞技术检测血或体液中HIV特异性抗原。

3. 病毒载量测定 病毒载量测定常用方法有RT-PCR、核酸序列依赖性扩增（NASBA NucliSens）技术、支链DNA信号放大系统（bDNA）。

4. 蛋白质芯片 能同时检测HIV、HBV、HCV联合感染者血中HIV和相应的抗体，应用前景较好。

● **要点五　诊断**

1. 急性感染期 有流行病学史和相关临床表现，结合实验室HIV抗体由阴性转为阳性即可诊断，或仅实验室检查HIV抗体由阴性转为阳性即可诊断。

2. 无症状感染期 有流行病学史，HIV抗体阳性，或仅实验室检查HIV抗体阳性即可诊断。

3. 艾滋病期 有流行病学史，实验室检查HIV抗体阳性，加下述各项中的任何一项即可诊断：

（1）原因不明的不规则发热，体温高于38℃持续1个月以上。

（2）慢性腹泻（每日＞3次）持续1个月以上。

（3）体重在6个月内下降10%以上。

（4）反复发作的口腔念珠菌感染。

（5）反复发作的单纯疱疹病毒、带状疱疹病毒感染。

（6）卡氏肺孢子菌肺炎。

（7）反复发生的细菌性肺炎。

（8）活动性结核或非结核分枝杆菌病。

（9）深部真菌感染。

（10）中枢神经系统占位性病变。

（11）中青年人出现痴呆。

（12）活动性巨细胞病毒感染。

（13）弓形体病。

（14）马尔尼菲青霉菌感染。

（15）反复发生的败血症。

（16）皮肤黏膜或内脏的卡波西肉瘤、淋巴瘤。另外，CD_4^+T淋巴细胞计数＜200/μl也可帮助诊断。

● **要点六　治疗**

（一）心理治疗

耻辱感和歧视经常会导致患者被孤立，因此要让他们感到被理解、被接受、被关心。

（二）抗病毒治疗

目前主要采用高效抗反转录病毒治疗（HAART）。其治疗的目标是最大限度地抑制病毒复制，保存和恢复免疫功能，提高患者的生活质量，降低病死率和HIV相关疾病的发病率，减少艾滋病的传播。

目前国内的抗HIV药物有三类。

1. 核苷类反转录酶抑制剂（NRTI） 选择性抑制HIV反转录酶，掺入正在延长的DNA链中，使DNA链的延长终止。常用的有：齐多夫定、拉米夫定、去羟肌苷、司他夫定、阿巴卡韦及复合制剂双汰芝和三协维等。

2. 非核苷类反转录酶抑制剂（NNRTI） 作用于HIV反转录酶某位点，使其失去活性而抑制HIV的复制。常用的有：奈韦拉平、依非韦伦等。

3. 蛋白酶抑制剂（PI） 主要作用是抑制蛋白酶，阻断HIV复制和成熟过程中必需的蛋白质合成。此类药物有：沙奎那韦、茚地那韦、利托那韦、奈非那韦、克力芝（洛匹那韦+利托那韦）、阿扎那韦等。

（三）免疫治疗

基因重组白细胞介素-2（IL-2）与抗病毒药物同时应用。

（四）各种机会性感染及恶性肿瘤的治疗

1. 卡氏肺孢子菌肺炎 用复方磺胺甲噁唑、喷他咪等治疗。

2. 结核病 常规抗结核治疗，疗程适当延长。

3. 鸟分枝杆菌感染 克拉霉素、阿奇霉素、乙胺丁醇，重症患者可同时联合应用利福布汀或阿米卡星。

4. 弓形虫脑病 首选乙胺嘧啶+磺胺嘧啶。

5. 真菌感染 常见的真菌感染为念珠菌感染和新型隐球菌感染，可选用氟康唑、两性霉素B、5-氟胞嘧啶。口腔真菌感染还可选用制霉菌素局部外用等。

6. 病毒感染 可用阿昔洛韦或更昔洛韦。

7. 卡波西肉瘤 抗病毒治疗同时联合α干扰素治疗，也可用博来霉素、长春新碱和阿霉素联合化疗等。

（五）支持及对症治疗

包括输血及营养支持治疗，补充维生素等。

（六）预防性治疗

CD_4^+T淋巴细胞$<0.2\times10^9/L$者服复方磺胺甲噁唑，可预防卡氏肺孢子菌肺炎。医务人员职业暴露后，需根据预防程序进行评估和用药预防。

● **要点七 预防**

（一）管理传染源

做好疫情报告工作，积极开展抗艾滋病病毒治疗，对高危人群进行普查，患者的血、排泄物和分泌物应进行消毒，加强国境检疫。

（二）切断传播途径

加强宣传教育，加强血液制品管理。推广使用一次性注射器。严格消毒医疗器械。提倡高危人群使用安全套。注意对HIV感染孕妇的产科干预防治。不共用牙具、剃须刀等。

（三）保护易感人群

目前尚无成功应用于易感者的疫苗。

细目五　流行性出血热

流行性出血热（epidemic hemorrhagic fever，EHF）又称肾综合征出血热（hemorrhagic fever with renal syndrome，HFRS），是由汉坦病毒（Hantan virus，HV）引起的一种自然疫源性急性传染病。

● **要点一 病原学**

汉坦病毒属于布尼亚病毒科汉坦病毒属（Hantavirus，HV）。汉坦病毒目前至少有23个以上血清型，WHO认定的只有Ⅰ~Ⅴ型。病毒型别不同，对人类的致病性亦不同。Ⅰ型汉滩病毒（Hantaan virus，HTNV或野鼠型）引起的病情较重；Ⅱ型汉城病毒（Seoul virus，SEOV或家鼠型）病情中等。

汉坦病毒对乙醚、氯仿、丙酮等脂溶剂和去氧胆酸盐敏感，不耐热和酸，高于37℃及pH5.0以下易被灭活，56℃30分钟或100℃1分钟可被灭活。对紫外线、乙醇和碘酒等消毒剂敏感。

● **要点二　流行病学**

（一）传染源

汉坦病毒具有多宿主性和动物源性，其中以鼠类为主要传染源，在我国是黑线姬鼠（野鼠型）、褐家鼠（家鼠型）等。虽然患者早期的血、尿中携带病毒，但人不是主要的传染源。

（二）传播途径

病毒通过鼠等宿主动物的血及唾液、尿、粪便等排出，主要传播途径有：

1. 呼吸道传播　含出血热病毒的鼠排泄物污染尘埃后形成的气溶胶颗粒经呼吸道吸入感染。

2. 消化道传播　进食被染毒鼠排泄物污染的食物后感染。

3. 接触传播　被鼠类咬伤或破损伤口接触带病毒的鼠类排泄物或血液而感染。

4. 垂直传播　孕妇患病后可经胎盘感染胎儿。

5. 虫媒传播　寄生于鼠类身上的革螨或恙螨可通过叮咬人而传播。

（三）易感人群

人群普遍易感。感染后多显性发病，隐性感染率较低，野鼠型为3%～4%，家鼠型隐性感染率稍高，为5%～16%。青壮年发病率高。病后可获持久免疫。

（四）流行特征

1. 地区性　本病流行广泛，主要分布在欧亚两大洲，我国疫情最重，发病人数占全球的90%。

2. 季节性　全年均有散发，但有明显的季节高峰。野鼠型发病以秋冬季为多，高峰在11月份～次年1月份，部分地区5～7月份有小高峰。家鼠型发病以春夏季为多，高峰在3～5月份。

3. 人群分布　各年龄组均可发病，发病的多少与接触传染源的机会多少有关。发病以青壮年为主，儿童极少见，男性多于女性，野外工作人员及农民发病率高。

● **要点三　临床表现**

本病潜伏期为4～46日，一般为7～14日。

典型患者的临床经过可分为发热期、低血压休克期、少尿期、多尿期及恢复期等五期。非典型和轻型病例可出现越期或不典型表现，而重症患者则可出现发热期、休克期和少尿期之间的重叠。

1. 发热期　主要表现为感染中毒症状、毛细血管损伤和肾脏损害。

起病急骤，突然畏寒、发热，体温在1～2日内可达39℃～40℃，热型多为弛张热或稽留热，一般持续3～7日。同时出现全身中毒症状，高度乏力，周身酸痛，常有典型的"三痛"：头痛、腰痛、眼眶痛，常伴较突出的胃肠道症状。

毛细血管损伤主要表现为"三红"征：颜面、颈部及上胸部呈弥漫性潮红，酒醉貌。颜面和眼睑浮肿，眼结膜充血，球结膜水肿。发病2～3日软腭充血明显，两腋下、上胸部、颈及肩部等皮肤有散在、条索状出血点，束臂试验常阳性，少数患者有鼻出血、咯血、黑便等。

发病1～2日即可出现肾脏损害，表现为蛋白尿、血尿和少尿倾向，有时尿中可见膜状物。

2. 低血压休克期　主要为低血容量休克的表现。一般发生于第4～6病日，迟者可于8～9日出现。热退后病情反而加重是本期的特点。体温开始下降或退热后不久，出现低血压，重者发生休克。可引起DIC、心力衰竭、水及电解质紊乱、脑水肿、ARDS、急性肾衰竭（多脏衰）等。本期一般持续1～3日，重者达6日以上。

3. 少尿期　少尿期与低血压休克期常无明显界限，两者经常重叠或接踵而至，也可由发热期直接进入少尿期。少尿期多发生于第5～8病日，持续时间2～5日。24小时尿量少于400mL为少尿，少于50mL为无尿。可引起尿毒症、酸中毒和水电解质紊乱，重者可出现高血容量综合征。可并发内脏出血或原有出血加重、感染等。

4. 多尿期　多尿期一般出现在病程第9～14

日，持续时间一般为7~14日，短者1日，长者可达数月之久。本期肾小球滤过功能恢复，但由于肾小管重吸收功能尚未完全恢复，加上尿素氮等代谢产物潴留引起高渗性利尿作用，以致尿量显著增多。本期水电解质紊乱达到高峰，常见低钠血症、低钾血症，甚至可再次引发休克。

5. 恢复期 一般在病程的3~4周开始，随着肾功能的恢复，每日尿量逐渐恢复至2000mL以内。症状逐渐消失，精神及食欲好转，完全康复尚需1~3个月。

● **要点四 实验室检查**

(一) 一般检查

1. 血常规

(1) 白细胞计数 第3病日后逐渐升高，可达$(15~30)\times10^9/L$，少数重症患者可达$(50~100)\times10^9/L$。

(2) 白细胞分类 发病早期中性粒细胞增多，核左移，有中毒颗粒。第1~2病日后出现异型淋巴细胞，4~6病日达高峰。

(3) 血红蛋白和红细胞 发热后期至低血压休克期血红蛋白和红细胞数升高，可达150g/L和$5.0\times10^{12}/L$以上。

(4) 血小板 从第2病日起开始减少，一般在$(50~80)\times10^9/L$左右，休克期与少尿期最低，并可见异型血小板。

2. 尿常规

(1) 尿蛋白 第2病日即可出现，第4~6病日尿蛋白常达(+++)或(++++)，如突然出现大量尿蛋白或尿中出现膜状物则更有助于诊断。

(2) 显微镜检 可见红细胞、白细胞和管型。此外，尿沉渣中可发现巨大的融合细胞，其中可检出流行性出血热病毒抗原。

3. 血液生化检查

(1) 血尿素氮及肌酐 多数患者在低血压休克期，少数患者在发热后期，尿素氮和肌酐开始升高，多尿移行期末达高峰，多尿后期开始下降。

(2) 血酸碱度 发热期血气分析以呼吸性碱中毒多见，休克期和少尿期以代谢性酸中毒为主。

(3) 电解质 血钠、氯、钙在本病各期中多数降低；血磷、镁等则增高；血钾在少尿期多升高，其他期多降低。

(4) 肝功能 约50%的患者血清转氨酶升高，少数患者血清胆红素升高。

4. 凝血功能检查 发热期开始血小板减少及功能异常。若出现DIC，血小板常减少至$50\times10^9/L$以下。DIC的高凝期出现凝血时间缩短，消耗性低凝血期则纤维蛋白原降低、凝血酶原时间延长和凝血酶时间延长，进入纤溶亢进期则出现纤维蛋白降解物（FDP）升高。

(二) 血清学检查

特异性抗体检测 发病第2日即可检出特异性抗体IgM，为临床常用的早期诊断依据。IgG抗体1∶40为阳性或1周后两次抗体滴度上升4倍或以上有诊断意义。发病早期血清、白细胞内可检出病毒抗原，有诊断意义。

(三) 病原学检查

应用RT-PCR检测汉坦病毒RNA，敏感性高，有早期诊断价值。

● **要点五 诊断**

1. 流行病学资料 在流行地区、流行季节，最长潜伏期内有疫区逗留史或直接、间接与鼠类或其粪便有接触史。

2. 临床表现 包括发热、出血、肾损害三大主症，"三红"，"三痛"，热退病情反而加重，有临床五期经过等。

3. 实验室检查 外周血WBC增多，早期出现异型淋巴细胞（>7%）与血小板减少；尿蛋白于短期内急剧增加，如见膜状物及包涵体更有助于诊断。血清特异性抗体IgM阳性，血或尿标本病毒抗原或病毒RNA阳性可确定诊断。

● **要点六 治疗**

早发现，早休息，早治疗和少搬动（"三早一少"）是关键。治疗以综合疗法为主，早期可应用抗病毒治疗。治疗中要注意防治休克、出血、肾衰竭和继发感染。

（一）发热期

1. 抗病毒 发病3日内可给予利巴韦林，静脉滴注。

2. 减轻外渗 应早期卧床休息。为降低血管通透性，可给予芦丁、维生素C、输注平衡盐液等。

3. 改善中毒症状 高热以物理降温为主，慎用发汗退热药；中毒症状重者可给予地塞米松静脉注射；呕吐频繁者给予甲氧氯普胺肌内注射。

4. 预防DIC 给予低分子右旋糖酐或丹参注射液静脉滴注，以降低血液黏滞度。

（二）低血压休克期

1. 补充血容量 宜早期、快速和适量。争取4小时内稳定血压，但要适量，以防引起肺水肿、心衰。液体应晶胶结合，以平衡盐液为主。对休克较重者，可用双渗平衡盐液。常用的胶体溶液有低分子右旋糖酐、甘露醇、血浆和白蛋白等。

2. 纠正酸中毒 常用5%碳酸氢钠，既能纠酸，亦有扩容作用。可根据血气分析或CO_2CP结果分次给予。

3. 使用血管活性药 经补液、纠酸后，升高的血红蛋白已恢复正常，但血压仍不升高或不稳定者，可应用血管活性药物如多巴胺、间羟胺及山莨菪碱等静脉滴注。

4. 应用糖皮质激素 糖皮质激素具有降低毛细血管通透性、减少外渗、降低外周血管阻力、改善微循环作用，还可稳定细胞膜及溶酶体膜，减轻休克时器官实质细胞损害。

5. 强心 有心衰者可给予强心剂。

（三）少尿期

治疗以稳定机体内环境，促进利尿，导泻和透析治疗为主。

1. 稳定机体内环境

（1）维持水、电解质、酸碱平衡 少尿早期需与休克所致的肾前性少尿相鉴别。肾性少尿，应严格控制输入量。此期极易出现高血钾，应注意监测血钾和心电图。

（2）减少蛋白分解，控制氮质血症 给予高糖、高维生素和低蛋白饮食。不能进食者，每日静脉输入高渗葡萄糖，并加入适量胰岛素。

（3）维持酸碱平衡 患者常有代谢性酸中毒，可根据血气分析结果或CO_2CP检测结果，用5%碳酸氢钠溶液纠正。

2. 促进利尿 少尿初期可应用20%甘露醇静脉注射，以减轻肾间质水肿，但不宜大量应用。常用利尿剂为呋塞米，从小量开始。

3. 导泻和放血疗法 为预防高血容量综合征和高血钾，无消化道出血者可进行导泻，以通过肠道排出体内多余的水分和钾离子等。常用甘露醇，口服。亦可用50%硫酸镁溶液或中药口服。出现高血容量综合征者可紧急放血。

4. 透析疗法 目前常用腹膜透析和血液透析，以血液透析效果更佳。透析指征为少尿持续4日以上或无尿24小时以上，并存在以下情况之一者：①尿素氮>28.56mmol/L。②高分解状态，尿素氮每日升高>7.14mmol/L。③血钾>6mmol/L，心电图有T波高耸等高血钾表现。④高血容量综合征或伴肺水肿者。⑤极度烦躁不安或伴脑水肿者。

（四）多尿期

移行期和多尿早期的治疗同少尿期。多尿后期主要是维持水和电解质平衡，防治继发感染。

1. 维持水与电解质平衡 给予半流质和富含钾的食物。补充水分以口服为主，不能进食者可以静脉补液。

2. 防治继发感染 注意口腔卫生，必要时对室内空气进行消毒，及时发现和治疗继发感染。

（五）恢复期

应注意补充营养，适当休息，逐步恢复活动量。出院后仍应休息1~2个月。定期复查肾功能、血压和垂体功能。

（六）积极防治并发症

病程中应积极防治腔道大出血、心衰、肺水肿、急性呼吸窘迫综合征及各种继发感染等。

● 要点七 预防

1. 控制传染源 防鼠、灭鼠是预防本病的关键措施。

2. 切断传播途径 注意食品卫生，防止食品被鼠类污染；注意个人防护，不用手接触鼠及其排泄物；注意灭螨。

3. 保护易感人群 疫区内高危人群可接种疫苗。

细目六　流行性乙型脑炎

流行性乙型脑炎（epidemic encephalitis B）亦称日本脑炎（Japanese encephalitis），简称乙脑，是经蚊虫传播乙型脑炎病毒而引起的以脑实质炎症为主要病变的中枢神经系统急性传染病。

要点一　病原学

乙型脑炎病毒（arbovirus）属虫媒病毒乙组的黄病毒科，球形，核心为单股正链RNA，包被有单股多肽的核衣壳蛋白，外层为脂质包膜，镶嵌有糖基化蛋白（E蛋白）和非糖基化蛋白（M蛋白）。E蛋白是病毒的主要抗原成分，可诱导机体产生中和抗体和血凝抑制抗体。乙脑病毒对热、乙醚和酸等常用消毒剂敏感，100℃ 2分钟、56℃ 30分钟即可灭活，但耐低温和干燥。在蚊虫体内繁殖的适宜温度为25℃～30℃。

要点二　流行病学

（一）传染源

乙脑是人畜共患的自然疫源性疾病，人和动物感染乙脑病毒后可发生病毒血症，成为传染源。人不是主要的传染源，猪是本病主要的传染源。蝙蝠可作为本病的长期储存宿主和传染源。

（二）传播途径

乙脑主要通过蚊虫叮咬而传播。蚊虫叮咬感染乙脑病毒的动物后，可通过叮咬将病毒传给人或其他动物，再由动物感染更多蚊虫，形成蚊—动物（猪）—蚊循环。蚊虫亦是乙脑病毒的长期储存宿主，可带病毒越冬，并通过蚊卵传代。被感染的候鸟、蝙蝠等也可作为乙脑病毒的越冬宿主。

（三）易感人群

人群对乙脑病毒普遍易感。感染乙脑病毒后多为隐性感染，显性极少。感染后可获得持久的免疫力。母亲传递的抗体对婴儿具有保护作用。

（四）流行特征

东南亚和西太平洋地区是乙脑的主要流行区，我国除东北北部、青海、新疆、西藏外均有乙脑流行。这主要与蚊虫繁殖、气温、雨量及人口流动（如大学新生入学、新兵入伍）、交通状况、卫生措施（防蚊灭蚊）等因素有关。近年由于儿童和青少年广泛接种疫苗，发病率已明显下降，成人和老年人的发病率相对增加。

要点三　临床表现

乙脑潜伏期为4～21日，一般为10～14日。人感染乙脑病毒后，大多数患者不产生任何临床症状，部分患者仅出现发热、头痛，少数患者表现为典型乙型脑炎。典型患者可分为4期。

（一）初期

病程的1～3日。起病急骤，发热，体温在1～3日内达到39℃～40℃，伴头痛、食欲不振、呕吐，多有嗜睡和精神倦怠。少数患者可有颈项强直。头痛是乙脑最常见和最早出现的症状。

（二）极期

病程的4～10日，此期多为脑实质损害的表现。

1. 高热　此期发热达顶点，可达40℃以上，一般持续7～10日，重者可达3周。发热越高，持续时间越长，病情越重。

2. 意识障碍　表现可轻可重，可见嗜睡、谵妄、昏迷或定向力障碍等。意识障碍最早可见于病程的1～2日，以3～8日多见，一般持续1周左右，重者可长达1个月以上。昏迷的深浅、持续时间的长短与病情的严重性和预后有关。

3. 惊厥或抽搐　多于病程第2～5日出现，是病情严重的表现。可由脑实质炎症、脑缺氧、脑水肿及高热等原因引起。可见局部或全身性、阵发性或强直性抽搐，历时数分钟或数十分钟不等，可反复发生，并伴有意识障碍，重者伴有呼吸暂停、发绀、痰鸣声。

4. 呼吸衰竭　为本病最严重的表现之一，也是最主要的死亡原因，多见于深度昏迷的患者。主要为中枢性呼吸衰竭。表现为呼吸浅表、节律不整、双吸气、叹息样呼吸、潮式呼吸、下颌呼吸，甚至呼吸停止。有时可出现周围性呼吸衰竭，多由脊髓病变导致膈肌或肋间肌麻痹或呼吸道痰阻、肺部感染等所致，表现为呼吸困难、呼吸减弱、发绀，但呼吸节律基本整齐。一般以中枢性呼吸衰竭为主，或两者皆有之。

5. 颅内高压及脑膜刺激征 患者多有剧烈的头痛、喷射性呕吐、血压增高、脉搏变慢等颅内压增高表现，同时可伴有脑膜刺激征。婴幼儿囟门未闭常表现为前囟隆起而脑膜刺激征缺如。重者可出现脑疝，以颞叶疝（小脑幕切迹疝）较多见，表现为昏迷突然加深，呼吸节律异常，疝侧瞳孔散大和上睑下垂，对侧肢体瘫痪和锥体束征阳性。双侧瞳孔不等大是脑水肿所致钩回疝的早期表现。由于脑水肿和钩回疝使脑干错位，进一步可发生小脑扁桃体疝（枕骨大孔疝），表现为极度躁动、面色苍白、眼球固定、瞳孔散大或对光反射消失、呼吸节律异常，或血压下降、呼吸骤停而死亡。

6. 其他神经系统症状和体征 乙脑的神经系统表现多在病程10天内出现，第2周后较少出现新的神经症状和体征。常有浅反射先减弱后消失，深反射先亢进后消失，锥体束征阳性。昏迷者可有肢体强直性瘫痪、偏瘫或全瘫，伴肌张力增高，还可伴膀胱和直肠麻痹（大、小便失禁或尿潴留）。

高热、抽搐和呼吸衰竭是乙脑极期的严重表现，三者常相互影响，互为因果。

（三）恢复期

病程的8～12日，患者体温逐渐下降，于2～5日内降至正常，神经系统症状和体征逐日好转，一般于2周左右可完全恢复。重症患者可留有神志迟钝、痴呆、失语、多汗、吞咽困难、颜面瘫痪、四肢强直性瘫痪或扭转痉挛等。

（四）后遗症期

发病半年后，5%～20%重症患者仍有意识障碍、痴呆、失语、肢体瘫痪、扭转痉挛和精神失常等，称为后遗症。经积极治疗及耐心的护理可有不同程度的恢复。癫痫可持续终生。

（五）临床分型

1. 轻型 体温39℃以下，神志始终清楚，有轻度头痛、恶心呕吐、嗜睡等，无抽搐，脑膜刺激征不明显。病程5～7日。

2. 普通型 体温39℃～40℃，嗜睡或浅昏迷，偶有抽搐及病理反射阳性，脑膜刺激征明显。病程约7～14日，多无后遗症。

3. 重型 体温40℃以上，昏迷，反复或持续性抽搐，病理反射阳性，深反射先亢进后消失。可有肢体瘫痪或呼吸衰竭。病程多在2周以上，恢复期常有精神异常、瘫痪、失语等，部分患者留有不同程度的后遗症。

4. 极重型（暴发型） 起病急骤，体温于1～2日内升至40℃以上，常反复或持续性抽搐，深度昏迷，迅速出现脑疝及中枢性呼吸衰竭等。多于3～5日内死亡，幸存者多有严重后遗症。

◉ **要点四　实验室检查**

（一）血象

白细胞总数常增高，多为$(10～20)×10^9$/L，中性粒细胞80%上，嗜酸粒细胞常减少。

（二）脑脊液

脑脊液压力增高，外观清或微浑，白细胞计数多为$(50～500)×10^9$/L，个别可高达$1000×10^9$/L以上，分类早期以中性粒细胞稍多，以后以单核细胞为主，糖及氯化物正常，蛋白质轻度升高。部分病例于病初脑脊液检查正常。

（三）血清学检查

1. 特异性 IgM 抗体测定 目前多用此法进行早期诊断。一般在病后3～4天即可出现，脑脊液中最早在病程第2天测到，两周达高峰。

2. 血凝抑制试验 血凝抑制抗体出现较早，一般在病后4～5天出现，2周达高峰，抗体水平维持数年，可用于临床诊断及流行病学调查。

3. 补体结合试验 为IgG抗体，多在发病后2周出现，5～6周达高峰，1年后消失。主要用于回顾性诊断或流行病学调查。

4. 中和试验 出现和消失最晚，可持续10～20年，主要用于免疫水平调查，一般不用于诊断。

（四）病原学检查

1. 病毒分离 病程第1周内死亡病例的脑组织中可分离到病毒（一般采用小白鼠脑内接种法），但脑脊液和血中不易分离到病毒。

2. 病毒抗原或核酸检测 采用直接免疫荧光或RT-PCR检测。

要点五 诊断与鉴别诊断

（一）诊断

1. 流行病学资料 严格的季节性（7～9月），10岁以下儿童多见。

2. 临床特征 起病急、高热、头痛、呕吐、意识障碍、抽搐、病理征及脑膜刺激征阳性等。

3. 实验室检查 外周血白细胞及中性粒细胞均增高；脑脊液压力高，细胞数轻度增高，蛋白稍高，糖及氯化物正常；血清特异性IgM或脑脊液抗原检测阳性可作出早期诊断。

（二）鉴别诊断

1. 中毒型菌痢 本病与乙脑均多发生于夏秋季，10岁以下儿童多见，但起病较乙脑更急，常在发病24小时内迅速出现高热、抽搐、意识障碍和循环衰竭。脑膜刺激征常阴性，脑脊液多正常。肛拭子取便或生理盐水灌肠镜检，可见大量白细胞或脓细胞。

2. 结核性脑膜炎 无季节性，多有结核病史或接触史。起病缓慢，病程长，脑膜刺激征明显。脑脊液呈毛玻璃样，氯化物与糖降低，蛋白增高明显，放置后可见网状物及薄膜产生，其薄膜涂片或培养可见抗酸杆菌。胸部X片、眼底及结核菌素试验等有助于诊断。

3. 化脓性脑膜炎 患者脑膜刺激征显著，脑脊液外观混浊，细胞数常在$1000 \times 10^9/L$以上，中性粒细胞占90%以上，蛋白明显升高，糖明显降低，脑脊液及血液细菌学检查可找到相应的病原菌。脑膜炎球菌所致者，多发生于冬春季，皮肤黏膜常有瘀点、瘀斑。

4. 其他病毒性脑炎 如单纯疱疹病毒、腮腺炎病毒、肠道病毒等均可引起脑炎，临床表现与乙脑相似，鉴别困难。确诊有赖于血清学检查或病毒分离。

要点六 治疗

目前在病原学治疗方面尚无特效的抗病毒药物，早期可试用利巴韦林、干扰素等。主要是采取积极对症治疗、支持治疗和护理。重点处理好高热、抽搐和呼吸衰竭等危重症候。

（一）一般治疗

患者应住院隔离于有防蚊设施的病室，控制室温在30℃以下。昏迷患者应注意口腔及皮肤清洁，定时翻身、拍背、吸痰，防止继发肺部感染和褥疮发生。昏迷及抽搐患者应设床栏以防坠床，并防止舌被咬伤。注意水及电解质平衡，重症患者应输液，并酌情补充钾盐，纠正酸中毒，但输液量不宜过多，以防脑水肿。

（二）对症治疗

1. 降温 以物理降温为主，药物降温为辅，同时降低室温，使肛温控制在38℃左右。

（1）物理降温 可用冰敷额、枕部和体表大血管部位，酒精擦浴，冷盐水灌肠等。

（2）药物降温 幼儿或年老体弱者可用50%安乃近滴鼻。

（3）亚冬眠疗法 适于高热伴抽搐者，以氯丙嗪和异丙嗪肌内注射，并配合物理降温。用药过程要密切观察生命体征变化，保持呼吸道通畅。

2. 止痉 包括去除病因及镇静解痉。①高热所致者以降温为主。②脑水肿所致者以脱水降低颅内压为主，可用20%甘露醇快速静脉滴注或推注，同时可合用糖皮质激素、呋塞米、50%高渗葡萄糖注射液等。③因脑实质病变引起的抽搐，可使用镇静剂，首选地西泮，肌内注射或缓慢静脉注射；水合氯醛鼻饲或灌肠。巴比妥钠可用于预防抽搐。

3. 防治呼吸衰竭 积极降温、控制颅内压以防止呼吸衰竭的发生。根据引起呼吸衰竭的原因给予相应的治疗：①氧疗。②由脑水肿所致者应用脱水剂。③中枢性呼吸衰竭可用呼吸兴奋剂，首选山梗菜碱，静脉注射或滴注，亦可用尼可刹米、山梗菜碱、二甲弗林等交替使用。若缺氧明显时，可经鼻导管使用高频呼吸器治疗。必要时可行气管插管或气管切开，人工辅助呼吸。④呼吸道分泌物梗阻所致者，吸痰和加强翻身引流。若痰液黏稠，可雾化吸入α糜蛋白酶5mg，伴支气管痉挛可用0.25%~0.5%异丙肾上腺素雾化吸入，并适当用抗菌药物防治细菌感染。为保持呼吸道通畅，必要时可行气管插管或气管切开。⑤改善微循环，减轻脑水肿，可用血管扩张剂，如东莨菪碱，稀释于葡萄糖注射液中静注或静滴。也可用酚妥拉明、山莨菪碱等。

（三）糖皮质激素的应用

有学者认为其有抗炎、退热、降低毛细血管通透性和渗出、减轻脑水肿等作用。也有学者认为其有抑制免疫功能，增加继发感染机会，且疗效不明显，不主张使用。对于重症患者，可早期、短程应用。

（四）恢复期及后遗症处理

细心护理，防止褥疮和感染的发生；进行功能训练；理疗、针灸、按摩、体疗、高压氧治疗等对智力、语言和运动功能的恢复有一定疗效。

● 要点七 预防

以防蚊、灭蚊及预防接种为预防乙脑的关键。

1. 控制传染源 隔离患者和疑似患者至体温正常。加强对家畜的管理，搞好饲养场所的环境卫生，人畜居地分开。流行季节前可对幼猪进行疫苗接种，能有效控制人群乙脑的流行。

2. 切断传播途径 防蚊、灭蚊为主要措施，包括灭越冬蚊和早春蚊，消灭蚊虫孳生地。可用蚊帐、驱蚊剂等防蚊。

3. 保护易感人群 预防接种是保护易感人群的关键措施。目前我国使用的是地鼠肾细胞灭活疫苗和减毒活疫苗。接种对象以6~12个月的婴幼儿为主。对于初次进入流行区的人员也需接种。在乙脑开始流行前一个月接种。应注意不能与伤寒三联菌苗同时注射，有中枢神经系统疾患和慢性酒精中毒者禁用。

（黄象安　李秀惠）

第三单元　细菌感染

细目一　流行性脑脊髓膜炎

流行性脑脊髓膜炎（epidemic cerebrospinal meningitis）简称流脑，是由脑膜炎奈瑟菌引起的一种急性化脓性脑膜炎。

● 要点一 病原学

脑膜炎奈瑟菌属奈瑟菌属，革兰染色阴性双球菌，呈肾形或卵圆形，有荚膜，无芽孢。依据其特异性荚膜多糖抗原的不同，分为13个菌群，其中以A、B、C三群最常见。在我国长期流行菌群为A群，C群流行也增多。该菌仅存在于人体，可从带菌者鼻咽部及患者的血液、脑脊液、皮肤瘀点中检出，专性需氧，对营养要求较高。

细菌裂解后可释放内毒素，具有强烈致病性，是重要的致病因子。

该菌在体外能形成自溶酶，易死亡，对寒冷、干燥、阳光、紫外线及一般消毒剂均敏感。

● 要点二 流行病学

1. 传染源 患者和带菌者是本病的传染源，人是唯一宿主。带菌者不易被发现，是重要的传染源。流行期间以A群为主，B和C群多为散发。

2. 传播途径 主要通过咳嗽、喷嚏、说话等由飞沫借空气经呼吸道传播。因病菌在体外的生活能力极弱，间接传播机会很少，但密切接触，如同睡、怀抱、喂乳、亲吻等对2岁以下婴幼儿亦可造成传播。

3. 易感人群 人群普遍易感，但新生儿有来自母体的特异性抗体，成人则从多次流行过程中隐性感染获得免疫，故发病以15岁以下少年儿童多见，尤以6个月至2岁的婴幼儿高发。人群感染后60%~70%呈无症状带菌者，绝大多数不治而愈，发病者仅占1%。感染后对同种菌群可获持久免疫力，非同种菌群间有一定交叉免疫，但不持久。

4. 流行特征 本病遍及全世界，我国各地区均有病例发生。全年散发，但以冬春季高发，一般发病集中在11月至来年5月，3、4月份为高峰。本病有周期性流行特点，每隔10年左右可有一次较大流行。

● **要点三 临床表现**

潜伏期1~10日，一般为2~3日。

（一）普通型

约占全部病例的90%。可分为以下各期：

1. 前驱期（上呼吸道感染期） 多数患者无症状，少数患者有低热、咽痛、轻咳、鼻咽分泌物增多等上呼吸道感染症状。此期传染性最强。

2. 败血症期 患者突发寒战、高热、头痛、呕吐、全身乏力、肌肉酸痛及精神委靡等症状。幼儿则见哭闹拒乳、烦躁不安、皮肤感觉过敏及惊厥等。此期重要的体征是皮疹，约70%的患者可有皮肤黏膜的瘀点、瘀斑。病情严重者瘀点、瘀斑可迅速扩大，甚至发生皮肤大片坏死。约10%的患者可出现唇周及其他部位单纯疱疹。多数患者于1~2日内发展为脑膜炎期。

3. 脑膜炎期 此期高热及毒血症持续，出现中枢神经系统表现，患者头痛欲裂，呕吐频繁，血压增高，脉搏减慢，烦躁或谵妄，脑膜刺激征阳性，严重者可出现呼吸或循环衰竭。婴儿脑膜刺激征可缺如，前囟隆起有助于诊断。此期持续2~5日。

4. 恢复期 此期患者体温渐降至正常，症状好转，瘀斑、瘀点消失，神经系统检查正常，一般1~3周痊愈。

（二）暴发型

此型病势凶险，病死率高，如不及时抢救，常于24小时内危及生命，儿童高发。

1. 休克型 急骤起病，寒战高热，头痛，精神萎靡，常于短期（12小时）内出现遍及全身的瘀点、瘀斑，且迅速扩大融合成片，并伴中央坏死。见面色苍灰，唇指发绀，皮肤花斑，肢端厥冷，呼吸急促，尿少，脉搏细速，血压下降等急性循环衰竭的症状，易发生DIC。脑膜刺激征大多缺如，脑脊液大多澄清，细胞数正常或轻度增加，血培养多为阳性。

2. 脑膜脑炎型 主要以中枢神经系统表现为主。患者除高热、剧烈头痛、喷射样呕吐外，意识障碍加深，且迅速陷入昏迷，频繁惊厥，锥体束征阳性，血压可持续升高，视盘可见水肿，严重者可发生脑疝而致呼吸衰竭。

3. 混合型 兼有上述两型的临床表现，是本病最严重的一型，病死率最高。

（三）轻型

多发生于本病流行后期。病变轻微，热势不高，可有轻度头痛、咽痛等，皮肤黏膜可见少数出血点。

（四）慢性败血症型

极少见，多为成人，以间歇发热、皮疹及关节疼痛为特征，诊断主要依据发热期反复多次的血培养阳性。

● **要点四 实验室检查**

（一）血象

白细胞明显增加，一般在$20 \times 10^9/L$左右，中性粒细胞比例为80%~90%。

（二）脑脊液检查

此为明确诊断的重要方法。脑脊液外观混浊，压力升高，白细胞明显增高，蛋白质增高，糖明显降低，氯化物降低。发病初期或抗菌药物治疗后，脑脊液改变可不典型。

（三）细菌学检查

1. 涂片 刺破皮肤瘀点，挤出少量组织液，或脑脊液沉淀涂片，革兰染色后查找病原体，阳性率可达60%~80%，因此为早期诊断本病的重要方法。

2. 细菌培养 取患者血液、脑脊液、骨髓等作病原菌培养，阳性者可确诊，但阳性率低。

（四）血清学检查

1. 特异性抗原检测 应用对流免疫电泳法、乳胶凝集试验、酶联免疫吸附试验、放射免疫法等，检测血、脑脊液中的脑膜炎奈瑟菌抗原，具有灵敏度高、特异性强、快捷等优点，可早期诊断。

2. 特异性抗体检测 恢复期血清效价大于急性期4倍以上，有诊断价值，阳性率可达70%。抗体多在发病1周后才开始升高，无早期诊断价值。

（五）分子生物学检查

应用PCR检测血清和脑脊液中的脑膜炎奈瑟菌DNA，敏感性、特异性高。

● 要点五 诊断与鉴别诊断

（一）诊断

1. 流行病学资料 冬春季发病，当地有本病发生或流行，或与患者密切接触。

2. 临床表现 突起高热、头痛、呕吐，皮肤黏膜瘀点、瘀斑，脑膜刺激征。

3. 实验室检查 白细胞及中性粒细胞明显升高，脑脊液呈化脓性改变，尤其是细菌培养阳性及流脑特异性血清免疫检测阳性为确诊的主要依据。

（二）鉴别诊断

1. 其他化脓性脑膜炎 常继发于其他感染、颅脑外伤、手术等，例如肺炎、中耳炎、皮肤疖肿、颅脑手术、腰穿等。无季节性，确诊有赖于细菌学检测。

2. 流行性乙型脑炎 夏秋季流行。以脑炎表现为主，病理征常阳性，无皮肤黏膜瘀点。脑脊液澄清，白细胞数一般不超过$1.0 \times 10^9/L$，以淋巴细胞为主，糖和氯化物正常。血清或脑脊液特异性IgM抗体阳性可确诊。

3. 结核性脑膜炎 起病缓，病程长，有结核病史或密切接触史，有低热、盗汗、消瘦等结核常见症状，无皮肤瘀点，无季节性。脑脊液呈毛玻璃状，白细胞在$0.5 \times 10^9/L$以下，以淋巴细胞为主。脑脊液涂片可找到抗酸杆菌。

4. 虚性脑膜炎 败血症、伤寒、肺炎等全身性感染常因有高毒血症而发生脑膜刺激征。脑脊液除压力增高外，其余一般正常。

5. 中毒型细菌性痢疾 夏秋季高发，脑脊液检查阴性，粪便常规检查及细菌培养有助于鉴别。

● 要点六 治疗

（一）普通型流脑的治疗

1. 一般治疗 早诊断、早隔离，保证液体量、热量及电解质供应。密切观察病情变化，加强护理，防止褥疮、呼吸道感染及其他并发症。

2. 病原治疗

（1）青霉素 为首选药，较大剂量青霉素能使脑脊液内药物达到有效浓度。

（2）头孢菌素类 第三代头孢菌素对脑膜炎奈瑟菌抗菌活性高，易通过血脑屏障。C群菌株可作为首选。常用头孢噻肟或头孢曲松等静脉滴注。

（3）氯霉素 对脑膜炎奈瑟菌敏感，脑脊液中药物浓度高。因其有骨髓抑制作用，故不作首选。

（4）磺胺类 磺胺嘧啶或复方磺胺甲噁唑脑脊液中药物浓度高，但因其副作用多、耐药菌株增多，已较少使用。

以上各种抗菌药物的疗程均为5~7日。用药1~2日病情不见缓解或加重者，应调整抗菌治疗方案。

3. 对症治疗 高热时可用物理及药物降温，惊厥时可用地西泮，颅内高压时应予脱水剂。

（二）暴发型流脑的治疗

1. 休克型

（1）病原治疗 首选第三代头孢菌素或青霉素。

（2）抗休克治疗 ①补充血容量，改善微循环。②纠正酸中毒。③充分供氧。④经过上述处理，如休克仍未纠正，可应用血管活性药物，如山莨菪碱（654-2）静脉注射，亦可用多巴胺、间羟胺、去甲肾上腺素等。⑤糖皮质激素：短期应用，休克纠正后即停药。⑥若皮肤瘀点增多、扩大、融合成片，并伴有血小板、纤维蛋白进行性减少，应用肝素抗DIC治疗，同时应给予新鲜血、血浆或纤维蛋白原、凝血酶原复合物，以补充消耗的凝血因子。⑦心率明显加快时可用强心剂。

2. 脑膜炎型

（1）病原治疗　同休克型。

（2）脑水肿治疗　用20%甘露醇脱水可以减轻脑水肿，重症患者可用高渗葡萄糖与甘露醇交替应用，直至颅内高压症状好转为止。亦可同时应用糖皮质激素。

（3）呼吸衰竭的处理　及时吸氧、吸痰，保持呼吸道通畅。给予呼吸兴奋剂洛贝林、尼可刹米交替静脉注射，重者行气管插管，辅助人工呼吸。

（4）对症治疗　高热及惊厥者应予物理及药物降温，必要时行亚冬眠疗法。

（三）慢性败血症型的治疗

本型主要以病原治疗为主。

● 要点七　预防

（一）控制传染源

早发现、早隔离、早治疗。患者一般隔离至症状消失后3日，密切接触者应医学观察7日。

（二）切断传播途径

搞好环境卫生，注意室内通风，流行期间避免到拥挤的公共场所，外出应戴口罩。

（三）保护易感人群

1. 菌苗注射　在预测区域流行季节到来之前，对易感人群进行一次普种，要求覆盖率达85%以上，对6个月～2岁的婴幼儿隔年再加强免疫一次，共两次。我国多年来应用A群多糖菌苗，接种后保护率达90%左右，但近年C群流行增多，我国已开始接种A+C结合菌苗，也有较好的免疫效果。

2. 药物预防　对密切接触者可用复方磺胺甲噁唑预防。亦可用利福平。

细目二　伤　寒

伤寒（typhoid fever）是由伤寒杆菌经消化道传播引起的急性传染病。

● 要点一　病原学

伤寒杆菌属沙门菌属D组，革兰染色阴性，短杆状，有鞭毛，能活动，不产生芽孢和荚膜。含有菌体O、鞭毛H、表面Vi抗原。O抗原和H抗原的抗原性较强，可刺激机体产生相应的抗体，临床可用于血清凝集试验（肥达反应）；Vi抗原的抗原性较弱，随伤寒杆菌的清除其抗体也随之消失，可用于慢性带菌者的调查及疗效评价。伤寒杆菌可产生内毒素，是伤寒发病的重要因素。伤寒杆菌能在普通培养基上生长，在含有胆汁的培养基上生长更好。

伤寒杆菌在自然界中的生存力较强，在自然水中可存活2～3周，在粪便中能存活1～2个月。耐低温，在冰冻环境中可存活数月。对光、热、干燥的抵抗力较弱。加热60℃15分钟或煮沸后即刻死亡。对常用化学消毒剂敏感。

● 要点二　流行病学

（一）传染源

患者和带菌者是本病传染源。患者自潜伏期开始即有传染性，病后2～4周传染性最强。少数患者病后可成为长期带菌者，持续带菌超过3个月者称为慢性带菌者。

（二）传播途径

主要经粪-口途径传播。病菌常随被粪便污染的食物和水进入体内，卫生条件差的地区还可通过污染的手、苍蝇或其他昆虫（如蟑螂等）传播。散发流行多经日常生活接触传播。

（三）易感人群

人群普遍易感，病后可获得持久免疫力。预防接种可获得一定的免疫力，使发病机会减少，病情减轻。

（四）流行特征

世界各地均有发病，亚热带、热带地区及卫生条件较差的地区多见，我国发病率已明显下降。全年均可有散发，夏秋季高发。

● 要点三　临床表现

潜伏期2～30日，平均1～2周。

（一）典型伤寒

1. 初期（侵袭期）　病程第1周。缓慢起病，发热是最早出现的症状，体温呈弛张热型，逐渐上升，于5～7日内达39℃或以上。常伴有头痛、全身不适、乏力、食欲减退、腹部不适等症。部分患者出现便秘或腹泻。病程第一周末脾肝可及。

2. 极期　病程第2～3周。

（1）高热　持续性高热达39℃～40℃，多为稽留热型，少数为弛张热或不规则热型，一般持续10～14日，免疫功能低下者可持续2～3个月之久。

（2）消化系统表现　食欲不振，腹部不适或腹胀、便秘或腹泻，可有便血，腹部压痛，以右下腹明显。

（3）神经系统表现　呈特殊的中毒面容，表情淡漠、反应迟钝、听力减退，重者可有谵妄、抓空、昏迷或出现脑膜刺激征（虚性脑膜炎）。

（4）循环系统表现　可有相对缓脉、重脉。病情严重者可有脉搏细速、血压下降、循环衰竭等表现。

（5）肝脾大　多数患者于起病1周左右可有脾大，质软或有轻压痛。部分患者肝脏亦大，重者可出现黄疸、肝功能异常。

（6）皮疹　部分患者于病程第6～12日皮肤出现暗红色小斑丘疹，称为玫瑰疹，散在分布于前胸和上腹部，2～4mm大小，压之褪色，数目不多，6～10个，分批出现，多在2～4日内消失。

此期极易出现肠出血和肠穿孔等并发症。

3. 缓解期　相当于病程第4周。体温波动性下降，食欲逐渐好转，腹胀逐渐消失。本期仍有肠出血或肠穿孔的危险。

4. 恢复期　病程第5周。体温已恢复正常，症状和体征消失，食欲好转，常有饥饿感。约需1个月左右康复。

（二）不典型伤寒

近年来由于预防注射和抗菌药物的广泛应用，典型的伤寒病例逐渐减少，不典型或轻型患者增多。

1. 轻型　症状较轻，体温多在38℃左右，病程短，1～2周即可痊愈。多见于儿童、早期接受抗菌治疗或接种过伤寒菌苗者。目前临床上相对多见，易漏诊或误诊。

2. 暴发型　起病急，进展迅速，病情重。表现为突发超高热或体温不升，中毒症状重，血压下降，常并发中毒性脑病、中毒性心肌炎、中毒性肝炎、休克、DIC、肠麻痹等，皮疹多显著。预后凶险。

3. 迁延型　起病与典型伤寒相同，由于机体免疫功能低下，发热持续时间长，热程可达5周以上。常见于合并有慢性血吸虫病或慢性肝炎等患者，热程可达数月之久。

4. 逍遥型　发热及毒血症症状轻微，可照常工作。部分患者因肠出血或肠穿孔就医始被发现。

5. 顿挫型　起病较急，开始症状典型，但病程极短，约1周左右发热等症状迅速消退而痊愈。

（三）再燃与复发

伤寒缓解期患者，体温开始下降，但尚未降到正常时，又再度升高，称再燃。患者进入恢复期，体温正常1～3周后，发热等临床症状再度出现，称为复发。不论是再燃还是复发，都是病灶内伤寒杆菌未被完全消灭，当机体免疫力不足时再度繁殖所致，此时血培养可阳性。多见于抗菌疗程不足者。

（四）慢性带菌者

常在伤寒患者随访时发现，但也有无伤寒病史者，可能当时症状较轻，未引起注意。成年女性多见，儿童少见。多为胆囊带菌，胆囊造影可发现胆石或胆囊功能障碍，有时可发展为急性胆囊炎。慢性泌尿道带菌者少见。

（五）并发症

由于抗菌药物的应用，病变可得到及时控制，所以伤寒并发症已明显减少，但由于临床表现不典型，发生肠出血、肠穿孔才确诊者也不少见。常见的并发症有肠出血、肠穿孔、中毒性肝炎、中毒性心肌炎、肺炎、胆囊炎、骨髓炎、肾盂肾炎等。

● 要点四 实验室检查

（一）常规检查

1. 血液 白细胞计数减少或正常，中性粒细胞减少；嗜酸粒细胞计数减少或消失有助于诊断和判断病情；血小板也可减少。

2. 尿液 可有少量蛋白尿或管型。

3. 粪便 可有便血或粪便隐血试验阳性。当病变侵及结肠黏膜时，患者可有黏液便，甚或脓血便。

（二）血清学检查

伤寒血清凝集试验又称为肥达反应（Widal reaction）。对可疑伤寒或副伤寒患者用已知的菌体抗原及鞭毛抗原检测患者血清中的相应抗体。菌体抗原"O"为伤寒杆菌、副伤寒甲、乙杆菌的共同抗原，可刺激机体产生抗体 IgM，出现早，但维持时间短。鞭毛抗原刺激机体产生的抗体为 IgG，出现晚，但维持时间长。检测时所用的抗原有伤寒杆菌菌体"O"抗原、鞭毛"H"抗原、副伤寒甲、乙、丙鞭毛抗原5种。对伤寒有辅助诊断价值，常在病程第1周末出现阳性，第3~4周阳性率可达90%，其效价随病程的演变而递增，第4~5周达高峰，至恢复期应有4倍以上升高。

肥达反应的临床意义：

（1）正常人血清中可能有低效价凝集抗体存在，通常"O"效价≥1∶80，"H"效价≥1∶160，才有诊断价值；

（2）每周检查1次，如凝集效价逐次递增，则更具诊断意义；

（3）只有"O"抗体效价的升高，可能是疾病的早期；

（4）仅有"H"抗体效价增高，而"O"抗体效价不高，可能是患过伤寒，或接种过伤寒、副伤寒菌苗的回忆反应；

（5）"O"抗体效价增高只能推断为伤寒类感染，不能区别伤寒或副伤寒，诊断时需依鞭毛抗体凝集效价而定。

（6）若肥达反应阴性，不能排除伤寒。有少数伤寒患者肥达反应始终呈阴性，其原因可能有：①感染轻，特异性抗体产生少。②早期应用有效抗菌药物或接受糖皮质激素治疗者，特异性抗体的形成受到影响。③患者过于衰弱，免疫反应低下，或患丙种球蛋白缺乏症，不能产生特异性抗体。

（三）病原学检查

细菌培养是确诊伤寒的主要手段。

1. 血培养 病程第1周阳性率最高，可达80%，以后阳性率逐渐下降，至第4周常转为阴性，复发或再燃时可又呈阳性。

2. 骨髓培养 阳性率较血培养为高，可达90%。阳性率受病程及应用抗菌药的影响小，已开始抗菌治疗者仍可获阳性结果。

3. 粪便培养 整个病程中均可阳性，第3~4周阳性率最高，可达75%。粪便培养阳性表示大便排菌，有传染性，除外慢性胆囊带菌者，对伤寒有诊断意义。

4. 尿培养 早期常为阴性，病程3~4周阳性率约25%。

● 要点五 诊断

1. 流行病学资料 流行季节、当地有伤寒流行，与伤寒患者有密切接触史等。

2. 临床表现 见持续性发热、特殊中毒面容、相对缓脉、玫瑰疹、肝脾大等典型表现，出现肠出血和肠穿孔等并发症，均高度提示伤寒的可能。

3. 实验室检查 外周血白细胞减少、嗜酸粒细胞减少或消失，肥达反应阳性。确诊有赖于血或骨髓培养检出伤寒杆菌。

要点六 治疗

（一）一般治疗

1. 隔离与休息 给予消化道隔离，临床症状消失后每周1次、连续2次粪便培养阴性方可解除隔离，一年内应定期随访。发热期患者必须卧床休息。

2. 护理 注意皮肤及口腔的护理，密切观察体温、脉搏、血压、腹部、大便等变化。

3. 饮食 给予高热量、高维生素、易消化的无渣饮食。退热后，食欲增强时，仍应继续进食一段时间无渣饮食，以防诱发肠出血和肠穿孔。注意维持水、电解质平衡。

（二）对症治疗

1. 高热 适当应用物理降温，慎用解热镇痛类药，以免虚脱。

2. 便秘 可用开塞露或用生理盐水低压灌肠，禁用泻剂和高压灌肠。

3. 腹泻 可用收敛药，忌用鸦片制剂。

4. 腹胀 可用松节油腹部热敷及肛管排气，禁用新斯的明类药物。

5. 激素的应用 高热患者如无禁忌，可在足量有效抗菌治疗下短期使用糖皮质激素。

（三）病原治疗

1. 氟喹诺酮类 是首选。抗菌谱广，杀菌作用强，能抑制细菌DNA旋转酶，阻碍DNA复制，口服吸收完全，体内分布广，胆囊浓度高，副作用少，不易产生耐药。目前常用的药物有氧氟沙星、左氧氟沙星、环丙沙星等。孕妇、儿童、哺乳期妇女慎用。

2. 头孢菌素类 第三代头孢菌素在体外对伤寒杆菌有强大抗菌活性，体内分布广，胆汁浓度高，不良反应少，尤其适用于孕妇、儿童、哺乳期妇女等患者。常用的有头孢曲松、头孢噻肟、头孢哌酮等。

3. 氯霉素 耐药率及复发率高，且毒副作用大，现已很少使用。

4. 其他抗菌药 有氨苄西林或阿莫西林、复方磺胺甲噁唑等也可酌情选用。

（四）带菌者的治疗

成人带菌者可用氨苄西林、阿莫西林、氧氟沙星、环丙沙星等治疗。伴有胆囊炎或胆石症者，可行胆囊切除术，术前术后均需抗菌治疗。

（五）并发症的治疗

1. 肠出血 绝对卧床休息，禁食或进食少量流质食物，密切观察血压、脉搏、神志变化及粪便情况；烦躁不安，可给予镇静剂；禁用泻剂及灌肠。注意水电解质的补充，应用止血药，必要时酌情输血。经积极内科治疗仍出血不止者，应考虑手术治疗。

2. 肠穿孔 禁食，胃肠减压，静脉补充液体，保证热量供给和水电解质平衡。加强抗菌特别是抗革兰阴性菌及厌氧菌的抗菌药。必要时可外科手术治疗。

要点七 预防

1. 控制传染源 患者应及早隔离治疗，体温正常15日后，大便培养每周1次，连续2次阴性方可解除隔离。患者及带菌者的排泄物、用具等应严格消毒。

2. 切断传播途径 是预防伤寒的关键措施。搞好"三管一灭"（管理饮食、水源、粪便，消灭苍蝇），养成良好的个人卫生习惯。

3. 保护易感人群 对高危人群可进行预防接种。常用伤寒、副伤寒甲、乙三联疫苗，也可口服伤寒杆菌Ty21a变异株活菌苗。

细目三 细菌性痢疾

细菌性痢疾（bacillary dysentery）简称菌痢，是由志贺菌（Genus Shigellae，又称痢疾杆菌）引起的肠道传染病，故亦称为志贺菌病（Shigellosis）。

要点一 病原学

志贺菌属于肠杆菌科，革兰阴性杆菌，菌体短小，无荚膜和芽孢，有菌毛，为兼性厌氧菌，在有氧和无氧条件下均能生长。在普通培养基上生长良好。根据生化反应和菌体O抗原不同，可将志贺菌分为 A、B、C、D 四群，分别相当于痢疾志贺菌、福氏志贺菌、鲍氏志贺菌、宋内志贺菌，共有 40 个血清型（其中 A 群 15 个，B 群 6 个，C 群 18 个，D 群 1 个）及多个亚型。痢疾志贺菌感染病情较重，福氏志贺菌感染易转为慢性，宋内志贺菌感染病情轻，多不典型。我国的优势血清型为福氏 2a、宋内氏、痢疾 I 型，其他血清型相对比较少见。宋内志贺菌抵抗力最强，福氏志贺菌次之，痢疾志贺菌最弱。

志贺菌可产生内毒素及外毒素。内毒素可引起全身反应如发热、毒血症及休克等。外毒素即志贺毒素（Shigatoxin），有肠毒性、神经毒性和细胞毒性，甚至可引发溶血性尿毒综合征等严重表现。痢疾志贺菌产生外毒素的能力最强。

志贺菌抵抗力弱，加热 60℃ 10 分钟可被杀死，对酸和一般消毒剂敏感。在粪便中数小时内死亡，在污染物品及瓜果、蔬菜上可存活 10～20 日。

● **要点二　流行病学**

（一）传染源

主要是急、慢性菌痢患者和带菌者。非典型患者、慢性患者及带菌者有重要流行病学意义。

（二）传播途径

主要经粪 - 口途径传播。病菌随感染者粪便排出后，通过污染食物、水、手及生活用品等经口感染，也可经苍蝇等媒介传播。

（三）人群易感性

人群普遍易感。病后可获得一定的免疫力，但持续时间短，且不同菌群及血清型间无交叉免疫，故易反复或重复感染。

（四）流行特征

菌痢全年均可发病，夏秋季高发。主要发生在经济不发达、卫生条件较差的国家或地区，我国菌痢的发病率仍较高。儿童发病高于成人。

● **要点三　临床表现**

潜伏期一般为 1～3 日（数小时～7 日）。

临床表现因志贺菌的型别、感染的轻重、机体的状态、病变的范围及程度而各异。根据病程长短和病情严重程度可以分为 2 期 6 型。

（一）急性菌痢

1. 典型菌痢　起病急，发热（39℃ 或更高）、腹痛、腹泻、里急后重、黏液或脓血便，并有头痛、乏力、食欲减退等全身中毒症状。腹泻多先为稀水样便，1～2 日转为黏液脓血便，每日十余次至数十次，粪便量少，伴有里急后重。体征有肠鸣音亢进，左下腹压痛等。自然病程为 10～14 日，少数可转为慢性。

2. 轻型菌痢　全身中毒症状轻微，可无发热或有低热。腹泻水样或稀糊便，每日 10 次以内，可有黏液，但无脓血，腹痛较轻，可有左下腹压痛，里急后重较轻或无，易被误诊为肠炎。病程 3～7 日，也可转为慢性。

3. 中毒型菌痢　多见于 2～7 岁儿童。起病急骤、发展快、病势凶险。突起畏寒、高热，全身中毒症状重，可有烦躁或嗜睡、昏迷及抽搐等，数小时内可迅速发生循环衰竭或呼吸衰竭。肠道症状不明显或缺如。按临床表现不同可分为 3 型。

（1）休克型（周围循环衰竭型）　较为常见，以感染性休克为主要表现。面色苍白、四肢厥冷、皮肤出现花斑、发绀、脉搏细速等，血压下降，救治不及时可出现心、肾功能不全和意识障碍。

（2）脑型（呼吸衰竭型）　以中枢神经系统表现为主。由于脑血管痉挛，脑缺血、缺氧，致脑水肿、颅内压增高甚至脑疝。患者剧烈头痛、频繁呕吐、烦躁、惊厥、昏迷、瞳孔不等大、对光反射减弱或消失等，严重者可出现中枢性呼吸衰竭。此型病情严重，病死率高。

（3）混合型　兼有上述两型的表现，病情最为凶险，病死率最高（90% 以上）。

（二）慢性菌痢

急性菌痢反复发作或迁延不愈达 2 个月以上者为慢性菌痢。菌痢慢性化的原因有：原有营养不良、胃肠道慢性疾病、肠道分泌型 IgA 减少等机体抵抗力低下，或急性期治疗不当；福氏志贺菌感染；耐药菌株感染等。根据临床表现不同，可分为3型。

1. 慢性迁延型 急性菌痢病情迁延不愈，反复出现腹痛、腹泻，大便常有黏液及脓血。长期腹泻可致营养不良、贫血等。

2. 急性发作型 有慢性菌痢史，常因进食生冷食物或受凉、劳累等因素诱发，出现急性发作，表现类似急性菌痢，但发热等中毒症状较轻。

3. 慢性隐匿型 有急性菌痢史，无明显症状，但粪便培养可检出志贺菌，结肠镜检可发现黏膜有炎症或溃疡等病变。

慢性菌痢中以慢性迁延型最为多见，慢性隐匿型最少。

● **要点四 实验室检查**

1. 粪便常规 粪便外观为黏液、脓血便，镜检可见白细胞或脓细胞（≥15个/高倍视野）和少数红细胞，如见到吞噬细胞则更有助于诊断。

2. 血常规 急性患者白细胞总数增多，以中性粒细胞为主。慢性患者可有贫血。

3. 细菌培养 粪便培养出志贺菌是确诊的主要依据。应在使用抗菌药物前采集新鲜标本，取脓血部分及时送检，早期多次送检可提高阳性率。

4. 特异性核酸检测 采用核酸杂交或PCR可直接检查粪便中的志贺菌核酸，灵敏度高、特异性强、对标本要求低。

● **要点五 诊断与鉴别诊断**

（一）诊断

细菌性痢疾应依据流行病学资料、临床表现及实验室检查等进行综合诊断，确诊需依据病原学检查结果。

1. 流行病学资料 夏秋季有不洁饮食或与菌痢患者有接触史。

2. 临床表现 急性期表现有发热、腹痛、腹泻、黏液或脓血便、里急后重。慢性菌痢患者常有急性菌痢史，病程超过两个月。中毒型菌痢以儿童多见，有高热、惊厥、意识障碍及呼吸、循环衰竭，起病时肠道症状轻微或无，常需盐水灌肠或肛拭子取便行粪便检查方可诊断。

3. 实验室检查 粪便镜检有大量白细胞或脓细胞（≥15个/高倍视野），可见红细胞；确诊需粪便培养志贺菌阳性。

（二）鉴别诊断

菌痢应与各种腹泻类疾病相鉴别。

1. 急性菌痢的鉴别诊断

（1）急性阿米巴痢疾 鉴别要点见下表。

细菌性痢疾与阿米巴痢疾的鉴别

鉴别要点	急性细菌性痢疾	阿米巴痢疾
病原	志贺菌	溶组织内阿米巴原虫
流行方式	散发或流行或暴发	散发
潜伏期	1～7日	数周至数月
全身症状	起病急，中毒症状重，多有发热	起病缓，中毒症状轻或无，多无发热
腹部表现	腹痛、腹泻明显，左下腹压痛	腹痛轻，便次少，右下腹轻度压痛
里急后重	明显	不明显
粪便检查	量少，黏液或脓血便，镜检可见大量白细胞、少量红细胞及吞噬细胞，培养志贺菌阳性	量多，呈暗红色果酱样，有腥臭味，红细胞为主，可见夏科-雷登结晶，可找到溶组织内阿米巴滋养体或包囊
结肠镜检查	病变以乙状结肠及直肠为主，肠黏膜弥漫性充血、水肿、浅表溃疡	病变主要在回盲部结肠及升结肠，见散发潜行溃疡，周围红晕，溃疡间肠黏膜正常

（2）其他细菌性肠道感染 大肠埃希菌、空肠弯曲菌、气单胞菌等细菌引起的肠道感染也可出现痢疾样表现，鉴别有赖于粪便病原菌的培养检出。

（3）其他　还需与细菌性食物中毒、急性肠套叠、急性坏死出血性小肠炎等相鉴别。

2. 中毒型菌痢的鉴别诊断

流行性乙型脑炎　起病及进展相对缓慢；循环衰竭少见；意识障碍及脑膜刺激征明显；脑脊液可有蛋白及白细胞增高，粪便检查多无异常；乙脑病毒特异性抗体 IgM 阳性可资鉴别。

3. 慢性菌痢的鉴别诊断　需与直结肠癌、慢性血吸虫病及溃疡性结肠炎等疾病相鉴别，特异性病原学检查、结肠镜检和病理可资鉴别。

● 要点六　治疗

（一）急性菌痢

1. 一般治疗及对症治疗　隔离至消化道症状消失，大便培养连续两次阴性。中毒症状重者应卧床休息。给予流质易消化饮食。腹泻明显可予口服补液盐（ORS），必要时可同时静脉补液。高热者以物理降温为主，必要时适当使用退热药；腹痛剧烈者可予阿托品等解痉止痛剂。

2. 病因治疗　抗菌治疗可缩短病程、减轻病情和缩短排菌期，防止转为慢性或带菌者。应根据当地志贺菌耐药情况、个体差异、大便培养及药敏试验结果选择敏感抗菌药物。

（1）氟喹诺酮类　为首选，儿童、孕妇及哺乳期患者应慎用。常用的有环丙沙星、左氧氟沙星、加替沙星等，不能口服者可静脉滴注。

（2）二线药物　主要为三代头孢菌素。可选用匹美西林、头孢曲松及头孢哌酮等，也可用阿奇霉素。只有在志贺菌株对环丙沙星等耐药时才考虑应用。

（3）小檗碱（黄连素）　有减少肠道分泌的作用，在使用抗菌药物的同时使用。

（二）中毒型菌痢

中毒型菌痢病情凶险，应及时采取以对症治疗为主的综合救治措施。

1. 对症治疗

（1）降温止惊　高热可致惊厥，加重脑缺氧及脑水肿，应积极给予物理降温，必要时给予退热药，将体温降至38.5℃以下；高热伴烦躁、惊厥者，可采用亚冬眠疗法；反复惊厥者，可用地西泮、苯巴比妥钠等肌注后，再用水合氯醛灌肠。

（2）休克型　①迅速扩充血容量及纠正酸中毒，给予低分子右旋糖酐、葡萄糖生理盐水及5%碳酸氢钠等液体，休克好转后则应继续静脉输液维持。②予抗胆碱药物改善微循环，如山莨菪碱等，疗效不佳者，可改用酚妥拉明、多巴胺或间羟胺等，以改善重要脏器血流灌注。③短期使用糖皮质激素。④保护心、脑、肾等重要脏器功能。⑤有早期 DIC 者可予肝素抗凝治疗。

（3）脑型　①减轻脑水肿，可给予20%甘露醇快速静脉滴注。应用血管活性药物以改善脑组织微循环，给予糖皮质激素有助于改善病情。②防治呼吸衰竭，保持呼吸道通畅，及时吸痰、吸氧。如出现呼吸衰竭可使用呼吸兴奋剂，必要时应用人工辅助呼吸。

2. 抗菌治疗　与急性菌痢基本相同，但宜采用静脉给药，成人可用环丙沙星、左旋氧氟沙星等氟喹诺酮类或三代头孢菌素。儿童首选头孢曲松等三代头孢菌素。

（三）慢性菌痢

慢性菌痢病情复杂，应采取以抗菌治疗为主的综合性措施。

1. 一般治疗　注意生活规律，进食易消化的食物，忌食生冷、油腻及刺激性食物，积极治疗肠道寄生虫病及其他慢性消化道疾患。

2. 病原治疗　根据药敏试验结果选用抗菌药物，常联合或交替使用两种不同类型的抗菌药物，并延长疗程，必要时可多疗程治疗。也可用小檗碱液、大蒜素液、磺胺嘧啶银悬液等灌肠液保留灌肠。灌肠液中可添加小剂量糖皮质激素以提高疗效。

3. 对症治疗　有肠道功能紊乱者可采用镇静或解痉药物。有菌群失调者可予微生态制剂。

● 要点七　预防

应采用以切断传播途径为主的综合性预防措施。

1. 管理传染源　急、慢性患者和带菌者应隔离或定期进行随访，并给予彻底治疗。对餐饮人员、水源管理人员、托幼人员等应定期粪检，发现患者或带菌者应立即调离原工作岗位，并予彻底治疗。

2. 切断传播途径 做好"三管一灭"，养成良好的个人卫生习惯。

3. 保护易感人群 目前尚无获准生产的可有效预防志贺菌感染的菌苗。

细目四 霍 乱

霍乱（cholera）是由霍乱弧菌（Vibrio cholerae）引起的烈性肠道传染病，为国际检疫传染病，我国法定管理传染病种的甲类传染病。

要点一 病原学

霍乱弧菌属弧菌科弧菌属，菌体短小稍弯曲，呈弧形或逗点状，革兰染色阴性，无芽孢和荚膜（O_{139}群有荚膜）。菌体有一较长的极端鞭毛，运动极活泼。

霍乱弧菌具有耐热的菌体O抗原和不耐热的鞭毛H抗原。霍乱弧菌H抗原相同。O抗原则有群特异性和型特异性两种抗原，是霍乱弧菌分群和分型的基础。根据O抗原的特异性和致病性不同，将其分为三群：

1. O_1群霍乱弧菌 为霍乱的主要致病菌。依其生物学性状可分为古典生物型和埃尔托生物型。据O抗原的A、B、C抗原成分不同，O_1群霍乱弧菌又可分为3个血清型：即稻叶型（原型，含A、C抗原），小川型（异型，含A、B抗原）和彦岛型（中间型，含A、B、C三种抗原）。目前我国流行的霍乱弧菌以埃尔托生物型、小川型为主。

2. 不典型O_1群霍乱弧菌 可被多价O_1群血清凝集，但不产生肠毒素，无致病性。

3. 非O_1群霍乱弧菌 不能被O_1群霍乱弧菌多价血清凝集，不产生肠毒素，统称为不凝集弧菌。血清型已从O_2编排至O_{200}以上，一般无致病性。但其中的O_{139}群霍乱弧菌可产生霍乱肠毒素，能引起流行性腹泻，与O_1群无交叉免疫。WHO要求将O_{139}群霍乱弧菌引起的腹泻与O_1群霍乱同等对待。

霍乱弧菌可产生内毒素和外毒素。内毒素为多糖体，可诱发机体免疫反应，是制作菌苗产生抗菌免疫的主要成分。霍乱外毒素，即霍乱肠毒素（cholera toxin，CT），是霍乱的主要致病物质，可刺激机体产生中和抗体。

霍乱弧菌属兼性厌氧菌，在普通培养基中生长良好，耐碱不耐酸，在pH8.4~8.6碱性蛋白胨水或碱性琼脂平板上生长良好。

古典生物型对外环境抵抗力较弱，埃尔托生物型抵抗力较强，在水体中可存活1~3周，在藻类、贝壳类食物上存活时间更长。霍乱弧菌对热、干燥、日光、化学消毒剂和酸等均很敏感，耐低温。湿热55℃15分钟，100℃即刻，水中加0.5ppm氯15分钟可被杀死。在正常胃酸中能存活4分钟。

要点二 流行病学

自1817年以来，全球共发生了七次世界性霍乱大流行。前六次是由古典生物型霍乱弧菌引起的。第七次大流行始于1961年，是由埃尔托生物型所致。1992年印度和孟加拉国等地先后发生了O_{139}群霍乱的暴发和流行。

1820年霍乱传入我国，历次世界大流行均波及我国。古典生物型霍乱于1948年得到了有效控制。1961年第七次世界霍乱大流行开始时埃尔托生物型即传入我国，目前除西藏外，其余各省（市、区）均有疫情发生。1993年开始，O_{139}霍乱在我国部分地区也相继发生了局部暴发与流行。目前霍乱在我国呈多菌群（型）混合流行的局面。

（一）传染源

患者和带菌者是传染源。典型患者频繁泻吐，是重要传染源。轻型患者及带菌者不易被发现，作为传染源的意义更大。

（二）传播途径

主要经粪-口途径传播。患者吐泻物和带菌者粪便污染水源及食物，特别是水源被污染后易引起局部暴发。日常生活接触和苍蝇等媒介传播也是重要的传播途径。

(三) 易感人群

人群普遍易感。感染后肠道局部免疫和体液免疫的联合作用可产生一定的免疫力，但持续时间短（至少3年），可再次感染。

(四) 流行特征

全年均有发病，夏秋季高发。以沿海地带为主。流行方式有暴发及迁延散发两种，前者常为经水或食物传播引起，多见于新疫区，而后者多发生在老疫区。

● 要点三 临床表现

潜伏期1~3日（数小时~7日）。多突然起病，少数在发病前1~2日有头昏、疲乏、腹胀、轻度腹泻等前驱症状。古典生物型与O_{139}群霍乱弧菌引起者症状较重，埃尔托型所致者多为轻型或无症状。

(一) 典型表现

1. 泻吐期 多以剧烈腹泻开始，病初大便尚有粪质，迅速成为黄色水样便或米泔水样便，无粪臭，每日可达数十次，甚至失禁。一般无发热和腹痛（O_{139}群除外），无里急后重。呕吐多在腹泻数次后出现，常呈喷射状，呕吐物初为胃内容物，后为水样，严重者亦可为米泔水样。本期可持续数小时至2~3日。

O_{139}型霍乱的特征为发热、腹痛较常见（达40%~50%），且可并发菌血症等肠道外感染。

2. 脱水期 由于频繁的腹泻和呕吐，大量水和电解质丧失，患者迅速出现脱水和循环衰竭。表情淡漠，或烦躁不安，甚至昏迷。声音嘶哑、眼窝凹陷、口唇干燥、皮肤弹性差或消失、手指皱瘪，脉搏细速或不能触及，血压降低或休克，少尿或无尿。酸中毒者可呈深大呼吸（Kussmaul呼吸）。低钠可引起肌肉痉挛，多见于腓肠肌和腹直肌。低血钾可致肠胀气，心律失常，肌张力减弱，腱反射减弱或消失等。此期一般为数小时至1~2日。

3. 恢复期或反应期 患者脱水如能得到及时纠正，多数症状迅速消失。少数患者有反应性发热，一般持续1~3日后可自行消退，可能为循环改善后毒素吸收增加所致。

(二) 并发症

1. 肾衰竭 是最常见的严重并发症，也是常见的死因。表现为尿量减少和氮质血症，严重者可因尿毒症而死亡。

2. 急性肺水肿 代谢性酸中毒可导致肺循环高压，后者又因补充大量不含碱的盐水而加重。

3. 其他 如低钾综合征、心律失常等。

● 要点四 实验室检查

(一) 一般检查

1. 血液检查 脱水致血液浓缩，外周血红细胞、白细胞和血红蛋白均增高；血清尿素氮、肌酐升高；钠、氯化物和碳酸氢盐降低，血pH下降；当酸中毒纠正后，可出现血清钾明显降低。

2. 尿液检查 部分患者尿中可有少量蛋白、红白细胞及管型。

3. 粪便常规 可见黏液或少许红、白细胞。

(二) 血清学检查

抗菌抗体中的抗凝集素抗体在病后第5日出现，1~3周达高峰。若双份血清抗凝集素抗体滴度增长4倍以上，有诊断意义。主要用于流行病学调查、回顾性诊断或粪便培养阴性可疑患者的诊断。

(三) 病原学检查

1. 粪便涂片染色 取粪便或早期培养物涂片做革兰染色镜检，可见革兰阴性、稍弯曲的弧菌。

2. 悬滴检查 将新鲜粪便做悬滴暗视野显微镜检查，可见运动活泼呈穿梭状的弧菌，此为动力试验阳性。加入O_1群抗血清后，若运动停止，或凝集成块，为制动试验阳性，表示标本中含有O_1群霍乱弧菌；如细菌仍活动，还应加O_{139}群血清做制动试验。此检查可用于快速诊断。

3. 增菌培养 所有疑为霍乱的患者，除做粪便显微镜检外，均应进行增菌培养。一般用pH8.4的碱性蛋白胨水，36℃~37℃增菌培养6~8小时后表面可形成菌膜。此时应再进一步用庆大霉素琼脂平皿或碱性琼脂平板分离培养18~

24 小时，可提高检出率和早期诊断。

4. PCR　可快速诊断及进行群与型的鉴别。

● 要点五　诊断

1. 疑似霍乱诊断标准　具有下列两项之一者诊断为疑似霍乱：

（1）凡有典型临床症状，如剧烈腹泻，水样便（黄水样、清水样、米泔样或血水样），伴有呕吐，迅速出现脱水，循环衰竭及肌肉痉挛（特别是腓肠肌）的首发病例，在病原学检查尚未肯定前应诊断为疑似霍乱。

（2）霍乱流行期间有明确接触史（如同餐、同住或护理者等），并发生泻吐症状，而无其他原因可查者。

疑似病例未确诊之前按霍乱处理，大便培养每日1次，连续2次阴性可否定诊断。

2. 临床诊断　霍乱流行期间的疫区内，凡有霍乱典型症状，粪便培养 O_1 群及 O_{139} 群霍乱弧菌阴性，但无其他原因可查者。

3. 确定诊断　具有下列三项之一者可诊断为霍乱：

（1）凡有腹泻症状，粪便培养 O_1 群或 O_{139} 群霍乱弧菌阳性。

（2）在流行期间的疫区内有腹泻症状，做双份血清抗体效价测定，如血清凝集试验呈4倍以上或杀弧菌抗体呈8倍以上增长者。

（3）在疫源检查中，首次粪便培养检出 O_1 群或 O_{139} 群霍乱弧菌，前后各5日内有腹泻症状者。

4. 带菌者　指无腹泻或呕吐等临床症状，但粪便中检出 O_1 群或（和）O_{139} 群霍乱弧菌。

● 要点六　治疗

本病的处理原则是严格隔离，迅速补充水及电解质，以纠正脱水、电解质平衡紊乱和酸中毒，辅以抗菌治疗及对症治疗。

（一）一般治疗

可给予流质饮食，恢复期逐渐增加饮食，重症患者应注意保暖、给氧、监测生命体征。

（二）补液治疗

及时足量补液是治疗的关键。补液的原则是早期、快速、足量，先盐后糖，先快后慢，纠酸补钙，见尿补钾。

1. 静脉补液　多采用与患者丧失液体电解质浓度相似的5：4：1溶液，即每升液体含氯化钠5g，碳酸氢钠4g和氯化钾1g，另加50%葡萄糖注射液20mL 以防止低血糖。小儿由于肾脏排钠功能较差，其比例调整为每升液体含氯化钠2.65g，碳酸氢钠3.75g，氯化钾1g，葡萄糖10g。

补液量与速度应根据患者的失水程度、血压、脉搏、尿量和血浆比重等决定，应注意防止心功能不全和肺水肿，还应给液体适当加温，并监测血钾的变化。

2. 口服补液　轻、中型脱水的患者可予口服补液。口服补液可减少静脉补液量，预防静脉补液的副作用及医源性电解质紊乱，故也可用于重型患者。WHO 推荐使用口服补液盐（Oral Rehydration Salts，ORS），其配方为葡萄糖20g（可用蔗糖40g 或米粉40～60g 代替）、氯化钠3.5、枸橼酸钠2.9g（或碳酸氢钠2.5g）和氯化钾1.5g，溶于1000mL 饮用水内，配方中各电解质浓度均与患者排泄液的浓度相似。新的低渗口服补液盐（口服补液盐Ⅲ）尤适用于儿童，其组成成分为：每包含氯化钠为0.65g，枸橼酸钠0.725g，氯化钾0.375g，无水葡萄糖3.375g，溶于250mL 温开水中口服。

（三）抗菌治疗

早期应用抗菌药物有助于缩短腹泻和排菌时间，减少腹泻次数及排泄量，降低病后带菌率等，但不能代替补液。目前常用药物为氟喹诺酮类，如环丙沙星、多西环素等。也可采用四环素、氨苄西林、红霉素或阿奇霉素、复方磺胺甲噁唑等。

● 要点七　预防

1. 控制传染源　建立健全腹泻病门诊，及时检出患者，按甲类传染病予以隔离治疗，直至症状消失。停用抗菌药物后大便培养每日一次，连续3次阴性方可解除隔离。对密切接触者应严密检疫5日，并进行粪便悬滴检查及培养和服药预防。做好国境卫生检疫和国内交通检疫。

2. 切断传播途径 改善环境卫生，加强饮水和食品管理。养成良好的个人卫生习惯。对患者和带菌者的排泄物进行彻底消毒。消灭苍蝇、蟑螂等传播媒介。

3. 保护易感人群 目前国外应用基因工程技术制成多价口服菌苗，主要有B亚单位-全菌体菌苗（WC/rBS）和减毒口服活菌苗CVD103-HgR，但免疫时间短，价格较高，目前尚不能推广应用。

（李秀惠　黄象安）

第四单元　消毒与隔离

细目一　消　毒

要点一　消毒的概念

消毒（disinfection）是指用物理、化学、生物学的方法清除或杀灭体外环境中的病原微生物，使其达到无害化程度的过程。传染病消毒是用物理或化学方法消灭停留在不同传播媒介物上的病原体，藉以切断传播途径，阻止和控制传染的发生。用于消毒的药物称为消毒剂。灭菌是一个绝对的概念，是指用物理或化学方法除去或杀灭全部微生物的过程，包括致病微生物和非致病微生物，也包括细菌芽孢和真菌孢子，灭菌后的物品是完全无菌的，是最彻底的消毒法。

要点二　消毒的目的

传染病病原体大多极易从患者体内排出而传播。为了防止传染病的传播，避免患者被其他病原体感染，防止并发症，发生交叉感染，保护医护等人员免受感染，从而防止传染病的发生和蔓延，必须严格执行消毒制度，杀灭由传染源排到外界环境中的病原体。

仅靠消毒措施还不足以达到以上目的。须同时进行必要的隔离措施和工作中的严格操作，才能达到控制传染的目的。

要点三　消毒的种类

（一）预防性消毒

预防性消毒指未发现传染源的情况下，对可能受病原体污染的场所、物品和人体进行的消毒措施。如日常卫生消毒、饮水消毒、餐具消毒、粪便垃圾无害化处理、饭前便后的洗手、公共场所消毒、运输工具消毒等。预防性消毒能控制或减少未被发现或未被管理的传染源污染所引起的传染病传播。

（二）疫源地消毒

疫源地消毒指对有传染源存在的地区进行消毒。可分为终末消毒与随时消毒。

1. 随时消毒 指在传染源仍然存在的疫源地内，对传染源的排泄物、分泌物及其污染过的物品进行的及时性消毒处理。如患者住院时的卫生处理（沐浴、更衣等）；对患者呕吐物、痰液、尿液、粪便及卫生敷料的消毒处理；对病室空气、地面、家具的消毒和接触患者或其污染物品及脱手套后的洗手等。

2. 终末消毒 指传染源离开疫源地（如转送、痊愈出院或死亡后），对其曾经产生的含有病原体的排泄物、分泌物以及排泄物、分泌物所污染的物品及场所进行的最后一次彻底消毒。终末消毒包括患者的终末处理和原居住地或病室单位的终末处理。

终末消毒的目的是完全杀灭和清除患者所播散遗留的病原体。终末消毒应在患者离开后立即进行。

要点四　消毒方法

（一）消毒方法的分类

根据消毒杀灭微生物的种类和强弱，将各种

物理和化学消毒方法分为灭菌法和高、中、低效消毒法四大类。

1. 灭菌法 可以杀灭包括细菌芽孢的一切微生物。该类消毒方法有热力、电离辐射、微波等物理方法和甲醛、戊二醛、过氧乙酸、环氧乙烷等化学灭菌剂。

2. 高效消毒法 能杀灭一切细菌繁殖体（包括分枝杆菌）、病毒、真菌及其孢子，并对细菌芽孢有显著杀灭作用。主要有紫外线消毒法和臭氧、含氯消毒剂、过氧化氢等。

3. 中效消毒法 能杀灭除细菌芽孢以外的各种微生物。主要有超声波消毒法和中效消毒剂如醇类、碘类、酚类消毒剂等。

4. 低效消毒法 只能消灭细菌繁殖体、部分真菌和亲脂性病毒。物理低效消毒方法有通风换气、冲洗和洗手等；化学低效消毒剂有氯己定（洗必泰）、苯扎溴铵（新洁尔灭）等。

（二）消毒方法

1. 物理消毒法 物理消毒法是利用物理因素作用于病原微生物，将之清除或杀灭。常用的有热力辐射、过滤除菌等方法。

（1）热力消毒 利用热力破坏微生物的蛋白质、核酸、细胞壁和细胞膜，从而导致其死亡，是使用最广泛的方法。①干热消毒灭菌法：包括燃烧法、干烤法。②湿热消毒灭菌：包括煮沸消毒法、压力蒸汽灭菌法、巴氏消毒法、流动蒸汽消毒法。

（2）辐射消毒 ①非电离辐射：包括紫外线（可引起细胞成分特别是核酸、原浆蛋白等发生变化，导致微生物死亡），红外线和微波（产热杀菌）等。②电离辐射：利用γ射线的高能电子束（阴极射线）进行辐射灭菌。适用于不耐热的物品灭菌。其设备昂贵，对人及物品有一定的损害，较少使用。

（3）过滤除菌 医院内常用过滤除菌来清除空气及液体中的微生物。如空气过滤是通过三级空气过滤器，选用合理的气流方式，除掉空气中0.5～5μm的尘埃，达到洁净空气的目的。

2. 化学消毒法 化学消毒法是采用各种化学消毒剂清除或杀灭微生物的方法。化学消毒剂种类繁多，分为灭菌剂和高、中、低效消毒剂。常用的化学消毒剂有：醇类（75%乙醇、异丙醇等）、含碘化合物（碘酊、碘伏等）、含氯化合物（漂白粉、次氯酸钠、84消毒液、健之素片剂等）、醛类（甲醛、戊二醛）、杂环类气体（环氧乙烷、环氧丙烷等）、过氧化物类（过氧乙酸、双氧水等）、酚类（石碳酸、来苏等）、季胺盐类（新洁尔灭、消毒净等）和洗必泰等。

3. 生物消毒方法 利用生物因子去除病原体，作用缓慢，且消毒不彻底，一般不用于传染病的疫源地消毒。

细目二 隔 离

◎ 要点一 隔离的概念

隔离是将传染期内的传染病患者或病原携带者置于不能传染给他人的条件之下，暂时避免与周围人群接触，防止病原体扩散，便于管理和消毒，同时也使患者得到及时的治疗。对于不明原因的突发传染病，有效的隔离措施对控制其播散往往起决定性作用。根据不同的传染病病原学和流行病学特点，采取的隔离措施和隔离检疫期限也有所不同。

◎ 要点二 隔离的种类

根据传播途径不同，隔离分为以下几种：

1. 严密隔离 适用于经飞沫、分泌物、排泄物直接或间接传播的烈性传染病及传播途径不明的传染病，如鼠疫（肺鼠疫）、肺炭疽、传染性非典型肺炎、霍乱等的隔离。凡传染性强、病死率高的传染病均需采取严密隔离。

2. 呼吸道隔离 适用于以空气中的飞沫传播为主的传染病的隔离。

3. 肠道隔离 适用于以粪-口途径传播为主的传染病的隔离。

4. 接触隔离 适用于经体表或伤口直接或间接接触而感染的疾病的隔离。

5. 血液-体液隔离 主要用于预防直接或间接接触传染性血液或体液的传染性疾病的预防。

6. 虫媒隔离 适用于以昆虫为媒介而传播的疾病的隔离。

7. 保护性隔离 适用于抵抗力低或极易感染的患者，如严重烧伤、早产儿、白血病、脏器移植及免疫缺陷患者等的隔离。

● **要点三　隔离的期限**

隔离期是根据传染病的最长传染期而确定的，同时应根据临床表现和微生物检验结果来决定是否可以解除隔离。某些传染病患者出院后尚应追踪观察。

细目三　医院感染

● **要点一　医院感染的概念**

（一）定义

医院感染有广义和狭义之分。

广义医院感染是指任何人员在医院活动期间遭受病原体侵袭而引起的感染。

由于就诊患者、访客、陪客和探视者在医院的时间短暂，获得感染的因素多而复杂，难以确定感染是否来自医院，故实际上医院感染的对象主要是住院患者和医院工作人员，即狭义的医院感染，也就是我们通常所指的医院感染。

医院感染是指住院患者在医院内获得的感染，包括在住院期间发生的感染和在医院内获得出院后发生的感染，但不包括入院前已开始或者入院时已处于潜伏期的感染。医院工作人员在医院内获得的感染也属医院感染。

（二）诊断标准

1. 依据卫生部医院感染诊断标准（试行），下列情况属于医院感染

（1）无明确潜伏期的感染，规定入院48小时后发生的感染为医院感染；有明确潜伏期的感染，自入院起超过平均潜伏期后发生的感染为医院感染。

（2）本次感染直接与上次住院有关。

（3）在原有感染基础上出现其他部位新的感染（除外脓毒血症迁徙灶），或在原感染已知病原体基础上又分离出新的病原体（排除污染和原来的混合感染）的感染。

（4）新生儿在分娩过程中和产后获得的感染。

（5）由于诊疗措施激活的潜在性感染，如疱疹病毒、结核杆菌等的感染。

（6）医务人员在医院工作期间获得的感染。

2. 下列情况不属于医院感染

（1）皮肤黏膜开放性伤口只有细菌定殖而无炎症表现。

（2）由于创伤或非生物性因子刺激而产生的炎症表现。

（3）新生儿经胎盘获得（出生后48小时内发病）的感染，如单纯疱疹、弓形体、水痘等。

（4）患者原有的慢性感染在医院内急性发作。

● **要点二　医院感染的防护原则**

为保障医疗安全，做好医院感染的防控，要求所有医务人员在工作中必须采取标准预防，即医院所有的患者均被视为具有潜在传染的患者，即认定患者的血液、体液、分泌物（不包括汗液）、排泄物等均具有传染性，须进行隔离，不论是否有明显的血迹污染或是否接触非完整的皮肤与黏膜，接触上述物质者，必须采取防护措施，根据传播途径采取空气、飞沫、接触隔离。这是预防医院感染的有效措施，是针对医院所有患者和医务人员采取的一组预防医院感染措施，包括手卫生，根据预期可能的暴露选用手套、隔离衣、口罩、护目镜或防护面屏，以及安全注射。也包括穿戴合适的防护用品处理患者环境中污染的物品与医疗器械等。

（一）标准预防的基本特点

1. 强调双向防护，既要防止疾病从患者传至医护人员，又要防止疾病从医护人员传至患者。

2. 既要防止血源性疾病的传播，也要防止非血源性疾病的传播。

3. 根据疾病的主要传播途径，采取相应的隔离措施，包括接触隔离、空气隔离和飞沫隔离。

（二）隔离措施

由于标准预防的基本措施中不能有效预防经由空气、飞沫、接触途径传播的感染性疾病，因此，还需要根据疾病的传播途径采取相应的接触隔离、空气隔离和飞沫隔离措施。

1. 接触隔离 接触传播指病原微生物通过手、媒介物直接或间接接触导致的传播（如肠道感染、多重耐药菌感染、皮肤感染等），是医院感染主要而常见的传播途径，包括直接接触传播和间接接触传播。在实施标准预防的基础上，还要实施接触隔离。

2. 空气隔离 空气传播是指病原微生物（如SARS、肺结核、水痘等）经由悬浮在空气中的微粒-气溶胶（微粒直径≤5μm）携带通过空气流动导致的传播。这种微粒能在空气中悬浮时间长，并可随气流漂浮到远处，可造成多人感染，甚至导致医院感染暴发。在实施标准预防的基础上，还要实施空气隔离。

3. 飞沫隔离 飞沫传播又称微粒传播，是指经由带有病原微生物的较大飞沫微粒（微粒直径＞5μm）在空气中短距离移动而发生的传播（如百日咳、白喉、流行性感冒、病毒性腮腺炎、流行性脑脊髓膜炎等）。飞沫微粒在空气中悬浮的时间不长，喷射的距离一般不超过1m。在实施标准预防的基础上，还应实施飞沫隔离。

（黄象安）

医学伦理学

第一单元 概 述

细目一 伦理学与医学伦理学

要点一 伦理学的概念和规范伦理学的类型

1. 伦理学亦称道德哲学,是哲学的一个分支,是关于道德现象及其理论的学科。它的任务是分析、评价并发展规范的道德标准,以处理各种道德问题。

2. 道德是人们在社会生活实践中形成的,由经济基础决定,用善恶标准去评价,依靠社会舆论、内心信念和传统习俗为指导。是调节人与人、人与自然之间关系的行为原则和规范的总和。

3. "伦理"与"道德",通常被混用。在伦理学中,道德表达的是最高意志,是"你最好应该",主要是一种精神和最高原则。道德更侧重于个体,更强调内在操守方面,指主体对道德规范的内化和实践,即主体的德性和德行。伦理表达的是社会规范的性质,是"你必须应该",更侧重于社会,更强调客观方面,主要指社会的人际"应然"关系,这种关系主要概括为道德规范。

4. 伦理学分为规范伦理学和非规范伦理学。规范伦理学注重对道德规范的论证、制订与实施策略的研究,分为普通规范伦理学和应用规范伦理学。规范伦理学是伦理学理论的主要形态,主要目的是为人们提供价值标准和行为准则,即通过制定一系列的道德行为规范,来引导和规定人们的行为。

规范伦理分为两大理论体系:目的论和义务论。目的论和义务论的主要区别在于二者判断道德行为正确性的标准不同。义务论认为,如果行为符合道德"应当"的行为规范的形式,那么这种行为就是道德的,而不必考虑行为的效果。而目的论却将行为所导致的"善"的结果作为首要标准,判断行为是否道德要看其是否有助于"善"的实现。

义务论和目的论又可以区分为多种类别:根据道德义务来源的不同,义务论可以分为神命义务论、道义义务论、契约义务论。目的论可以根据对什么是"善"的不同理解而区分为"快乐主义"和"自我实现"两种理论。在"快乐主义"目的论中,又可以根据"快乐"指向主体的不同而区分为"利己主义"和"功利主义"。"自我实现"目的论中最重要的理论是"德性论"。

一般认为,医学伦理学属于应用规范伦理学。作为应用规范伦理学,医学伦理学的主要目的是为人们在医疗实践及其相关领域中的活动提供价值标准和行为规范。

要点二 医学伦理学的概念和医学道德的作用

1. 医学伦理学是研究医学道德的一门科学,是运用伦理学的理论、方法研究医学领域中人与人、人与社会、人与自然关系的道德问题的一门学科。由于医学临床实践、医学科学研究和其他医学活动过程中都体现了伦理价值和道德追求,因此医学本身就含有伦理因素。医学伦理学是伦理学与医学相互交融的一门学科。

2. 医学道德是一种职业道德,一般指医务生活中的道德现象和道德关系,可简称为"医德"。它是社会一般道德在医学领域中的具体表达,是医务人员自身的道德品质,是调节医务人员与病人、他人、集体及社会之间关系的行为准则、规范的总和。

3. 医学道德对医务人员、病人和社会都具有重要意义，特别在保障人类健康、发展医学科学及卫生事业等方面，具有不可忽视的特殊价值。具体来说，医学道德对医院人际关系具有调节作用，对医疗质量具有保证作用，对医学科学具有促进作用，对社会文明具有推动作用。

● 要点三　医学伦理学的研究对象

1. 医学伦理学作为一门发展中的和开放的学科，不同的阶段其研究对象和内容不同。从传统医德学到医学伦理学，再从医学伦理学到生命伦理学，它的内容不断扩展与丰富。总体上来说，医学伦理学的研究对象是医学领域中的医学道德现象和医学道德关系。

2. 医学道德现象包括医德意识现象、医德规范现象和医德活动现象。

3. 医学道德关系是指由经济关系所决定，派生在医学领域内人与人、人与社会、人与自然之间的关系。具体地说，医学伦理学主要研究以下几种医德关系：医务人员与患者（包括患者的家属）的关系；医务人员相互之间的关系；医务人员与社会之间的关系；医务人员与医学科学发展之间的关系。

● 要点四　医学伦理学的研究内容

1. 医学道德的基本理论　包括医学道德的起源、本质、特点、发生发展规律、社会作用与影响；医学历史中出现的医学道德现象及其背景；医学伦理学的基本理论、医学伦理学的发展趋势等。

2. 医学道德的规范体系　包括医德的原则、规范和范畴等。

3. 医学道德的基本实践　包括医学道德教育和修养、医德评价的标准和方法、医学临床、医学科研、整个卫生保健领域、现代医学发展中的难题等。

细目二　医学模式与医学目的

● 要点一　医学模式的内涵

1. 医学模式即医学观，是对医学本质的概括。是指在特定历史时期内，人们关于健康和疾病的基本观点，或特定历史时期，人们在观察和处理人类健康和疾病问题时的思维方式和行为方式。

2. 医学模式的实质，是人们以什么样的方法观察、分析和处理人类的健康和疾病问题，它决定着人们对人类的生理、病理、心理、预防、保健、治疗等问题的基本观念。

3. 医学模式来源于医学实践，是对医学实践的反映和概括，一定的医学模式与一定的社会发展和医学发展水平相适应。

4. 医学模式反映人们对医学的总体认识，它是医学临床实践活动和医学科学研究的指导思想和理论框架，它反映医学科学总的特征。在不同的历史时期有不同的医学模式。

● 要点二　医学模式的类型

1. 神灵主义医学模式　这是一种原始的医学模式，人们认为人的生命和健康是神灵所赐，疾病和灾祸是天谴神罚或鬼魂附体等原因造成的，因此维护健康和治疗疾病要依靠求神问卜、祈祷神灵等方式。在这种医学模式中，医学和巫术往往交织在一起。

2. 自然哲学医学模式　以古代朴素的唯物论和辩证法为指导，经验医学得到较大发展，医生根据经验、直觉或思辨推理进行医疗活动，实践中形成了宝贵的诊断、治疗手段、药物疗效等方面的原始资料。中国传统医学中的阴阳五行学说和"六淫""七情"病因学说，古希腊医学家希波克拉底的"四体液"学说，都是这一模式的典型代表。它结束了人类社会在原始医学中长期巫医不分的状态，驱逐了神灵主义医学中的鬼神成分，人类开始将零散的医学知识综合和条理化。

3. 机械论医学模式　这种医学模式是在西方经验哲学和现代物理学的影响下发展起来的，16～17世纪，欧洲文艺复兴运动带来了工业革命，推动了科学进步，也影响了医学观。当时把人比作机器，疾病是机器某部分零件失灵，用机械观解释一切人体现象。这种医学模式忽视了生命的生物复杂性和社会复杂性，具有机械性和片面性的缺点。

4. 生物医学模式 19世纪西方工业化进程带来的流行病的暴发，促进了细菌学、生理学、病理学、免疫学、遗传学等一大批学科的发展。人们对健康和疾病有了新的认识。生物医学模式以近代实验科学和生物学为基础，认为疾病从发生、发展，到治疗、预后，都是生物学因素起作用的结果。疾病的机制是外界特定的生物或理化因素，作用于人体的细胞、组织或器官上，导致其形态学或化学上的变化和功能障碍，这种变化可以测量，因而治疗疾病就是消除和调整这些特定的生物或理化因素。

生物医学模式以实验观察为方法来认识生命现象，以及疾病过程和原因，使医学彻底摆脱了宗教神学和唯心主义观念的束缚，对人体的形态结构、生理病理、发病原因机制进行深入的研究，形成了比较完整的科学体系，从而奠定了现代医学的基础。这种医学模式的缺点是忽视了社会环境、个体行为、生活方式、心理因素等对人体健康和疾病的影响。

5. 生物-心理-社会医学模式 1977年，美国罗彻斯特大学精神病学和内科学教授恩格尔提出，应当用生物-心理-社会医学模式取代现今的生物医学模式，要充分考虑个体心理、生活方式、生物遗传、社会环境等各方面因素对于疾病和健康的重要影响，全方位探求影响人类健康的因果关系问题。这种模式认为人的心理与生理、精神与躯体、机体内外环境是一个完整的统一体，心理、社会因素与疾病的发生、发展、转化有着密切的联系，强调生物、心理、社会三因素是相互联系、不可分割的，在考察人类的健康和疾病时，既要考虑生物学因素，又要重视心理、社会因素的影响。

生物-心理-社会医学模式是生物医学模式的发展和完善，它更加准确地肯定了生物因素的含义和生物医学的价值，全方位探求影响人类健康的因果关系，使医学从传统的纯自然科学回归到自然科学和社会科学、人文科学相结合、相交叉的应用性学科，对医疗卫生事业的各个领域都产生重大而深远的影响，是未来医学模式的发展方向。

● **要点三　医学目的的内涵**

1. 医学目的是医学在一定历史条件下为满足特定的人类群体或个体对医学的需求而形成的目标。这种需求影响到了医学的技术模式和医务人员的行为模式，实际上体现了人们对医学实现的理想和愿望。

2. 自医学产生之日起，人们就将医学的目的确定为"救死扶伤""克服疾病""延长生命""避免死亡"。这一崇高的目标激励着一代代的医学工作者不断努力。但随着社会的发展，传统的医学目的也存在着许多缺点，如对于健康和疾病的概念理解得过于片面，忽视生命的质量，不能正确对待死亡，重治疗轻预防，过度追求技术发展，造成医疗费用的不断上涨等等。现代医学目的是致力于预防疾病，减少发病率，促进和维护健康；治疗疾病，解除由疾病引起的疼痛和疾苦；治疗和照料患者，照料那些不能治愈的人，延长寿命，降低死亡率；避免早死和追求安详死亡；提高生命质量，优化生存环境，增进身心健康。

（赵　丽）

第二单元　医学伦理学的历史发展

细目一　中国医学伦理学的历史发展

要点一　中国古代医学道德思想的发展过程

1. 古代医学道德思想的萌芽时期　从原始社会的晚期到奴隶社会的初中期，包括传说中的五帝时期和夏朝。由于当时生产力水平低下，原始人类对疾病现象的恐惧和对医药知识的贫乏，促使他们相信那些超自然的神鬼的魔力，认为所有自然现象和人类活动都是由一种力量支配着，于是便产生了万物有灵、上帝为主的宗教观念，从敬万物、敬祖先进而产生对上帝的崇拜。

在我国古代传说中，有"神农……尝百草之滋味，水泉之甘苦，令民知所避就"（《淮南子·修务训》）和"伏羲画八卦……百病之理得以类推，乃尝味百药而制九针，以拯夭亡"（《帝王世纪·路史》），以及"民有疾病，未知药石，炎帝始味草木之滋，尝一日而遇七十毒，神而化之，遂作方书，以疗民疾，而医道立矣"（《通鉴外纪》）的记载。这些传说，反映了人类早期医疗保健活动的一些事实。从这些传说可以看到，在古代的社会道德影响下，我国很早就形成了医学目的是为了"以拯夭亡""令民知所避就"等医德思想，也就是说已经认识到医学的目的是为了拯救人命，使人了解药物对人的利弊等。

2. 古代医学道德思想的形成时期　奴隶社会末期至西汉，是古代医学道德思想的形成时期。春秋战国时期是社会大变革时期，各种政治力量、学术流派粉墨登场，形成了"诸子蜂起，百家争鸣"的局面，为医学经验交流和积累创造了条件，医学进入了以理论综合及实践经验积累为特点的发展时期。

医学的发展促进了医德的进步，医学人道主义成为这一时期医德发展的主流。儒家的"仁"是其伦理思想的核心，"医乃仁术"被奉为职业伦理原则，提倡"济世救人""爱人、行善、慎独"，强调医生自身的道德修养和自我规范。

成书于战国时期的《黄帝内经》，系统全面地总结了战国以前医学理论和医疗实践，不仅是我国第一部医书，而且是我国第一部有专门论述医德内容的医书，在"疏五过论""征四失论"和"师传"等篇章中对医德进行了专门的论述，是我国历史上最为重要的医德经典。其"天覆地载，万物悉备，莫贵于人"的人命至重思想，"圣人不治已病治未病"的重视预防思想，"上知天文，下知地理，中知人事"的医生素质要求等丰富的医德思想，为后人留下了宝贵的精神财富，对后世产生了深远的影响。

3. 古代医学道德思想的发展和完善时期　我国进入封建社会后，儒家学说逐步成为意识形态主流，医学的发展取得了长足的进步，各个时期的医学家都通过临床实践和理论说明了医学道德的重要性，促进了我国传统医德思想的发展和完善。

东汉名医张仲景的《伤寒杂病论·自序》，是一篇具有很高价值的医德文献。主要的医德思想有：①明确从医的目的：医者要"精究方术""上以疗君亲之疾，下以救贫贱之厄，中以保长全，以养其生"。②强调严肃认真的态度：医病不能"按寸不及尺，握手不及足"。③强调广博精深的知识："自非才高识妙，岂能探其理致哉？"应当"勤求古训，博采众方"。

隋唐时期的医德继承发展了医学人道主义传统，孙思邈堪称我国传统医德的集大成者。在他的《千金要方》中有这样的叙述："人命至重，贵于千金，一方济之，德逾于此。"而此书中的"大医精诚"篇则是祖国医德史中的一块瑰宝，对后世医德发展产生了深远的影响。孙思邈主张医家必须具备"精"和"诚"的精神，所谓"精"就是要具有精湛的医术，所谓"诚"就是指医生应具备高尚的医德，只有具备"精"和

"诚"的医家才是"大医",即高尚而优秀的医家。

明代陈实功在《外科正宗》中对我国古代医德做了系统总结,他概括的"医家五戒十要"被美国1978年出版的《生命伦理学百科全书》列为世界古典医药道德文献之一。清代喻昌一改以往医家箴言式的空洞说教,结合临床诊治论医德,写出《医门法律》一书。他把临床诊治的法则称为"法",把针对临床诊治中易犯的错误提出的禁例称为"律",对临床医生的医疗行为进行评价,开创了临床医德评价的先河。

● **要点二　中国医学道德的优良传统**

1. 仁爱救人,赤诚济世的行医宗旨。
2. 不图名利,清廉正直的道德品质。
3. 普同一等,一心赴救的服务态度。
4. 尊重同道,谦和不矜的医疗作风。
5. 注重自律,忠于医业的献身精神。

● **要点三　中国近现代医学伦理学的发展**

1. 继承发扬传统医德思想,医生的社会责任感增强。
2. 吸收借鉴西方医学伦理准则。20世纪30年代末,翻译《美国医学道德主义条例》《希波克拉底誓言》。
3. 初步探讨医学伦理学理论。1932年6月上海出版了由宋国宾主编的《医业伦理学》,这是我国第一部较系统的医学伦理学专著,表明中国已由传统的医德学进入到近代医学伦理学阶段。

细目二　国外医学伦理学的历史发展

● **要点一　古希腊、古罗马、古印度和阿拉伯国家的医德起源与传统**

1. 古希腊文化是西方文明的源头,其医德思想直接影响了整个西方医德的发展。伟大的医学家希波克拉底被称为西方医德的奠基人,其著名的《希波克拉底誓言》对医生之间、医患之间的行为准则作了较系统的阐述。这一文献对医德理论的创立和发展都有着深远的影响,成为世界医德史中的一部经典。

2. 古罗马医学是古希腊医学的沿袭和发展。这一时期最具代表性的人物是古罗马著名的医生盖仑。他在继承希波克拉底的体液学说的基础上,发展了机体的解剖结构和器官生理概念,创立了医学和生物学的知识体系。在医德方面,他提出:"作为医生,不可能一方面赚钱,一方面从事伟大的艺术——医学。"这种医德思想对西方医学发展起到了一定的作用。

3. 印度是世界文明的发源地之一,医学发展很早,其医德最早主要表现在公元前5世纪印度外科鼻祖妙闻的《妙闻集》和公元前1世纪印度内科鼻祖阇罗迦的《阇罗迦集》中。如《妙闻集》中说:"医生要有一切必要的知识,要洁身自持,要使患者信仰,并尽一切力量为患者服务。"并说:"正确的知识、广博的经验、聪明的知觉及对患者的同情,是为医者的四德"。《阇罗迦集》中也有待病人应有"四德"的提法,反对医学商品化。这些论述都体现了医学人道主义精神,表现出高尚的医德修养。

4. 当欧洲正处于黑暗的中世纪时代时,阿拉伯地区的医学却异军突起,它继承和发展了古希腊以来的医学,达到很高的水平,在世界医学史上占有重要的地位。阿拉伯的犹太医生迈蒙尼提斯是这一时期的代表人物,他在医德方面的突出贡献是以他的名字命名的《迈蒙尼提斯祷文》,其主要思想是:为了世人的生命和健康,要时刻不忘医德,不要被贪欲、虚荣、名利所干扰而忘却为人类谋幸福的高尚目标。

● **要点二　国外近现代医学伦理学的发展**

1. 医学伦理学在近代的西方已形成一门独立的学科,它首先产生于英国。它的形成以1803年英国的托马斯·帕茨瓦尔的《医学伦理学》出版为标志。这一时期医学伦理学关心的永恒话题是医患关系,主要是讨论医生应具备的美德和医生对病人的责任方面。

2. 进入20世纪中叶,近现代医学伦理学无论是在规范体系还是理论基础方面都较完善了,其标志是1948年《日内瓦宣言》和1949年《国际医德守则》的颁布。

细目三 生命伦理学

● 要点一 生命伦理学产生的背景

1. 医学模式的转变 由于人类文明的巨大进步，医学模式由原来的生物医学模式转变为生物-心理-社会医学模式，健康概念发生了变更，人们对医学的期望不再仅仅是治病，而且还希望自己健康长寿，希望自己智力和体力有更理想的发展，希望人口质量有更大的提高。医学被赋予了新的社会意义，医学道德也有了更广泛的社会价值。

2. 从义务论哲学到价值论哲学的转变 传统义务论不顾及现实情境，不考虑条件，追求绝对的理想的善。根据义务论思想，人的生命不管质量高低，都必须加以保护和保存，因为生命是"无价"的。价值论认为，行动选择的个人与社会的后果，是评价善恶的标准，人的生命是有价的，根据生命质量的高低来选择我们的行动，这是一种认识上的飞跃。从无价到有价，从无条件到有条件，是生命伦理学有别于传统医学伦理学的重要标志，是人类对于自我认识的一次深刻革命。生命伦理学可以从价值论哲学中找到辩护，有力地解决生命质量、放弃治疗、脑死亡与安乐死等重大实践问题。

3. 新生命科学技术的发展 生物技术的进步，使医学面临了许多前所未有的新难题，并对传统的伦理观念提出了新挑战。这是产生生命伦理学的根本原因。器官移植、克隆及胚胎干细胞技术、人类基因组计划、人工授精等生殖工程、冰冻、复苏与生命支持装置等的研究与应用，是人类开启历史新阶段的标志，但却涉及深刻而复杂的伦理问题。医学发展和新技术应用带来的新问题，需要医学伦理学提供道德评价的依据，作出合理的解释。

4. 经济发展与卫生经济社会 当代经济的发展已达到前所未有的高峰，同时，贫富之间的巨大差距和严重的分配不公现象困扰着经济伦理学家。富人医学和奢侈医疗、卫生资源分配中的不公正问题已成为医学道德争论的焦点。

5. 卫生制度改革 世界上没有一种卫生制度和医疗体制是尽善尽美的。其实，不管处于什么发展水平的国家，都需要进行持续的卫生保健制度的改革，这已成为整个社会政治改革的一部分。卫生保健改革已经融入世界性卫生大变革中。卫生制度改革主要是医学活动中伦理关系的重新调整，尽早使"人人享有医疗保健"或"人人享有基本医疗保健"的理想成为现实。

● 要点二 生命伦理学的基本理论、原则和研究内容

1. 生命伦理学是对人类生存过程中生命科学技术和卫生保健政策，以及医疗活动中道德问题的伦理学研究，是有关人和其他生命体生存状态和生命终极问题的学科。

2. 美国学者比彻姆和丘卓斯（Tom Beauchamp & James Childress）在他们的《生物医学伦理学原则》一书中提出的无伤原则、行善原则、公正原则和尊重原则是国际上被普遍接受的生命伦理学的基本原则。

3. 生命伦理学是医学伦理学发展的现代阶段，它的内容已经扩展到对卫生政策、生命技术、生态、人性与死亡道德问题的研究和争论。具体内容有：临床决策和行为的伦理原则、病人及医生的权利与义务、医患及医际关系、医务人员的道德修养等；生命科学研究的伦理问题、人体受试者的权益保护、高新生命科学技术应用中的伦理问题、脑死亡、临终关怀、生命质量和安乐死等；卫生经济伦理问题、医疗改革、保险与医院工作、医院伦理委员会、卫生政策与法制建设等；生态与环境保护、大地或地球伦理、动物权利保护等。

（赵 丽）

第三单元　医学伦理学的理论基础

细目一　生命论

要点一　生命神圣论、生命质量论、生命价值论的概念

生命论是人们审视生命的角度及对待生命的态度。人类历史上不同时期都有不同的代表性的生命观，而对生命的不同观点就构成了整个医学伦理学研究和发展的理论基础。

1. 生命神圣论，是指人的生命至高无上，神圣不可侵犯。
2. 生命质量论，是以人的自然素质的高低、优劣为依据，衡量生命对自身、他人和社会存在价值的一种伦理观。
3. 生命价值论，是以人具有的内在价值与外在价值的统一来衡量生命意义的一种理论。

要点二　生命质量的标准及伦理意义

1. 生命质量的标准。有主要质量（个体的身体或智力状态）、根本质量（生命的意义和目的，与其他人在社会和道德上的相互作用）和操作质量（如智商，用来测知智能方面的质量）。
2. 生命质量论有利于提高人口素质；有利于控制人口增长；有利于人类自我认识的飞跃。为医务人员对某些不同生命质量的病人，采取相应的治疗原则、方法和手段提供了理论依据，对于合理、公正地分配卫生资源也具有十分重要的意义。

要点三　生命价值的标准及伦理意义

1. 生命价值论是生命神圣与生命质量统一的理论。判断生命价值高低或大小，主要有两个因素：一是生命的内在价值，即生命本身的质量（体力和智力）是生命价值判断的前提和基础；二是生命的外在价值，即指某一生命对他人、社会的贡献，是生命价值的目的和归宿。
2. 生命价值论将生命的内在价值和外在价值统一起来，并以此来评价生命的价值，可以避免就个体生命的某一阶段或某个时期来判断生命的价值。

细目二　人道论

要点一　医学人道主义的含义

医学人道主义是人道主义思想在医学领域中的具体体现，是将人道主义关于人的价值的标准和如何对待人的准则贯彻在医学实践领域中所产生的特殊的医学的人的价值标准和行动准则。医学人道主义的内涵包括：在关于人的价值标准问题上，认为人的生命是宝贵的，人的生命和尊严具有最高的价值，应当受到尊重。在如何行动的问题上，医学人道主义要求医务人员应当同情、关心、尊重和爱护患者，努力为他们免除疾病的痛苦，维护他们的身体健康。

要点二　医学人道主义的核心内容

1. 尊重病人的生命。
2. 尊重病人的人格。
3. 尊重病人的权利。

细目三　美德论

要点一　美德论的含义

美德论，是以行为者为中心，研究和探讨人应该具有什么样的美德和品格，什么是有意义的生活。

要点二　医德品质的含义

医德品质是指医务人员在长期的职业行为中形成和表现出来的稳定的医学道德气质、习惯和特征。医德品质是医德认识、医德情感和医德意志的统一。

要点三　医德品质的内容

1. **仁爱**　以人道主义的精神关心爱护患者，

尊重患者的各项权利，同情患者的痛苦，全身心地为患者服务。

2. 严谨 严肃认真的工作作风，表里如一的做人准则，精勤不倦的科学精神。

3. 诚挚 表现在医生应忠诚医学科学，潜心医学事业，对患者要讲诚信，具有宽厚、诚挚的人格品德。

4. 公正 对待患者一视同仁，在医疗资源分配等问题上做到公平公正。

5. 奉献 有时需要为了患者和社会的利益而牺牲自身的利益。

细目四 功利论

要点一 功利论的含义

功利论，是以"功利"作为道德标准的学说。功利论继承发展了历史上幸福论和快乐主义的伦理传统，认为人的本性就是追求快乐和幸福。由于利益是幸福和快乐的基础，所以追求利益就成为了道德的标准。

要点二 功利论的主要特征

1. 用"功利"来定义善的内涵，功利是指对有感受力的存在者而言的利益、好处、快乐、善或幸福。

2. 强调行为的结果，不重视行为的动机，即判断道德正确与否的标准是看这一行为是否带来了善的结果，并且要看这一后果是否实现了"善"总量的最大化，亦即"最大多数人的最大幸福"原则。

细目五 道义论

要点一 道义论的含义

道义论又称义务论，认为道德上应当采取的具体行动或行动准则的正确性不是由行为的后果所决定的，而是由这一行为或这种行为准则的自身固有特点所决定的。

医学道义论主要研究医务人员职业道德规范。

要点二 道义论的主要特征

1. 强调行为动机的重要性，认为只要行为的动机是善的，不管结果如何，这个行为都是道德的。

2. 强调原则的超验性，以人的理性为基础，而不进行感性经验的证明。

3. 立足于全体社会成员的普遍性，而不是从个体的利益出发提出准则。

（赵　丽）

第四单元　医学道德的规范体系

细目一 医学道德原则

要点一 行善原则的含义、内容及意义

1. 含义 行善原则就是要求医学界对服务对象实施有利的医学行为。

2. 内容 善待生命，同情、关心、体贴患者；善待服务对象，树立"以病人为中心"的服务理念；善待社会，以社会公益为基础，把满足个体患者康复利益与满足人人享有卫生保健的利益统一起来。

3. 意义 行善原则是医学道德的根本原则，它调整的是整个医学界医学行为引起的一切伦理关系，具有管辖全面、贯彻始终的纲领统帅性；行善原则也是医学道德的最高原则，当医学道德原则之间发生矛盾和冲突时，医务人员的医学道德行为选择以不违背行善原则为基准。

要点二 尊重原则的含义、内容及意义

1. 含义 在医护实践中主要是对能够自主的病人自主性的尊重。病人的自主性是指病人对有

关自己的医护问题，经过深思熟虑所作出的合乎理性的决定并据以采取的行动。

2. 内容 尊重患者的人格；尊重患者的自主决定权；尊重患者的隐私权。

3. 意义 医患双方相互尊重，有利于相互理解，维护双方利益。医务人员尊重病人的人格尊严，提供人性化服务，尊重病人的自主决定，有利于医患合作，建立和谐的医患关系，提高治疗效果；医务人员尊重病人的隐私保护权，可以减少医务人员可能要承担的民事和刑事责任。

● **要点三　公正原则的含义、内容及意义**

1. 含义 是指在医学服务中公平、正直地对待每一位病人的伦理原则。体现于人际交往和资源分配公正两个方面。

2. 内容 公正对待服务对象，一视同仁；公正分配卫生资源。

3. 意义 公正原则协调的是医患之间的利益关系。医务人员平等对待患者，有利于患者的心理平衡，有利于医患关系的和谐，有利于医疗效果的提高；医学界公正合理地分配卫生资源，有利于社会公正环境的形成，有利于社会稳定。

● **要点四　无伤原则的含义、内容及意义**

1. 含义 指在诊治、护理过程中努力避免对病人造成不应有的医疗伤害。

2. 内容 培养为病人利益和健康着想的动机和意向；尽力提供最佳的诊治、护理手段；不滥施辅助检查，不滥用药物，不滥施手术。

3. 意义 无伤原则是善待服务对象的起码要求。它为医学界规定了一条道德底线，那就是如果医务人员的医学行为不能有利于病人，至少要不伤害病人。医务人员在医学实践活动中贯彻这一原则，可以提高医务人员的医学责任感，减少医患纠纷，有利于医患关系的和谐。

细目二　医学道德规范

● **要点一　医学道德规范的含义**

医学道德规范是医务人员在各种医学活动中应遵守的行为准则，是医学道德基本原则的具体体现，是医务人员道德行为和道德关系普遍规律的反映。

● **要点二　医学道德规范的内容**

根据1988年卫生部颁布的《医务人员医德规范及其实施办法》，医学道德规范的主要内容可以概括为：

救死扶伤，忠于医业；
钻研医术，精益求精；
一视同仁，平等待患；
慎言守密，礼貌待人；
廉洁奉公，遵纪守法；
互学互尊，团结协作。

细目三　医学道德范畴

● **要点一　医学道德范畴的含义**

1. 医学道德范畴是医学道德实践的总结与概括，是医学活动中人自身以及人的本质关系的反映，是普遍道德范畴在医学活动中的特殊表现。它作为一种信念存于医务人员内心，指导和规约其行为。医学道德范畴是对医学道德原则和规范的补充，也是医学道德原则和规范的内化。

2. 医学道德范畴的内容有权利与义务、情感与良心、审慎与保密、荣誉与幸福等。

● **要点二　医学道德权利的含义和作用**

1. 含义 是指在医学道德活动中，医学道德主体所享有的道义上允许使用的权利和应享受的利益。它既包括医务人员的权利，又包括患者的权利。

2. 作用 医务人员正当的职业道德权利受到尊重和维护，可保证医学职业的声誉和社会地位，也可以调动和提高广大医务人员履行职业道德义务的积极性和主动性，有利于医务人员在维护和促进人类健康中发挥更大的作用；患者的道德权利受到尊重和维护，有利于患者道德义务的履行，可以促进患者配合诊疗的积极性，提高治疗效果，有利于医患关系的和谐。

● **要点三　医学道德义务的含义和作用**

1. 含义 医学道德义务是指在医学道德活动

中，医学道德主体对他人和社会所应承担的责任。道德义务具有不以获取某种相应的权利或报偿为前提的特点。医务人员的医学的道德义务是指医务人员依据医学道德的原则和规范的要求，对病人、集体和社会所负的道德责任，以应有的行为履行自己的职责。

2. 作用　可以增强医务人员的责任感，使之自觉、愉快地履行自己的职业义务，并逐渐变成自己的内心信念。有利于在维护和提高人类健康水平方面做出贡献，不断使自己的医学道德境界得到升华，也有利于医患关系的和谐。

● 要点四　医学道德情感的含义和作用

1. 含义　是指医务人员对医学事业和服务对象所持的态度和内心体验。主要包括同情感、责任感和事业感。

2. 作用　医学道德情感对医务人员的医学道德行为起着调节作用。医学道德情感中的同情感，可以促使医务人员关怀、体贴病人，并对处于病痛危难之际的病人竭尽全力进行抢救。同时，也可以使病人产生良好的心理效应，有利于病人的早日康复；医学道德情感中的责任感可弥补同情感随时间推移逐渐淡化的不足，使医务人员的行为具有稳定性，真正履行对病人的道德责任；医学道德情感中的事业感能激励医务人员为医学事业的发展发愤图强，不计较个人得失，为患者的利益承担风险，为医学事业作出更大的贡献。

● 要点五　医学道德良心的含义及作用

1. 含义　医学道德良心是指医务人员在履行义务的过程中，对自己行为应负道德责任的自觉认识和自我评价能力。

2. 作用　医学道德良心是一种对所负道德责任的自觉认识，无论有无别人的监督，凭借职业良心，尽职尽责地工作，从而感受到良心上的满足与喜悦。它还可以促使医务人员在任何情况下，都能坚守医学道德原则和规范的要求，自觉抵制不正之风的影响。

● 要点六　医学道德审慎的含义和作用

1. 含义　是指医务人员在行为之前的周密思考及行为之中的小心谨慎。

2. 作用　有利于医务人员养成良好的医护作风，提高责任感，从而避免因疏忽大意、敷衍塞责而酿成医疗差错事故；促使医务人员钻研业务知识和医疗技术；促进医务人员以高度负责的精神对待病人，以医学道德的原则、规范严格要求自己和加强自身道德修养，从而不断地提高自身的医学道德水平。

● 要点七　医学道德保密的含义和作用

1. 含义　是指医务人员在医护活动中应当具有对医疗和护理保守秘密的职业道德品质。

2. 作用　体现了患者对医务人员的无比信任；体现了医务人员对病人人格和权利的尊重；有利于建立良好的医患关系；有利于医护工作的开展和医护质量的提高；可以避免因泄密而给病人带来危害和发生医患纠纷。

● 要点八　医学道德荣誉的含义和作用

1. 含义　是指医务人员履行了自己的职业义务以后，获得他人、集体或社会上的赞许、表扬和奖励。

2. 作用　它可以促使医务人员关心自己行为的社会后果，并严格地要求自己；作为一种精神力量，激励广大医务人员关心荣誉、争取荣誉，从而形成一种积极向上的正气并推动广大医务人员不断进步。

● 要点九　医学道德幸福的含义和作用

1. 含义　幸福是同人生目的、意义以及现实生活和理想联系最密切的道德现象。

2. 作用　促使医务人员自觉地履行医学道德义务；促使医务人员树立正确的苦乐观。

（赵　丽）

第五单元 医患关系道德

细目一 医患关系概述

要点一 医患关系的内涵

医患关系是医疗活动中最大量、首要的关系，是医学伦理学的核心问题和主要研究对象。狭义的医患关系是指行医者与患者的关系。广义的医患关系是指以医务人员为一方的群体与以患者及其家属等为一方的群体之间的医疗人际关系。

要点二 医患关系的内容

1. 医患关系的内容可分为技术方面的关系和非技术方面的关系两部分。
2. 医患间技术方面的关系是指医患间因诊疗方案、措施的制定和实施而产生的关系。
3. 医患间非技术方面的关系是指医患交往过程中在社会、法律、道德、心理、经济等方面建立起来的人际关系。如医患间的道德关系、经济关系、价值关系、法律关系等。

要点三 医患关系的模式

1976年美国学者萨斯和荷伦德在《医学道德问题》上发表的题为《医生－病人关系的基本模型》的文章中提出了医生与病人关系的三种不同的模型。根据医生和患者的地位、主动性大小，将医患关系划分为三种模型：主动－被动型，指导－合作型，共同参与型。

要点四 影响医患关系的主要因素

影响医患关系的因素主要存在于医务人员、患者及其家属、医疗体制以及法律等方面。

1. **医生方面** 医生的医疗观、道德修养、服务态度和责任感等。
2. **病人方面** 不遵守就医道德、对医务人员不信任等。
3. **管理、社会方面** 医院管理制度上的缺陷、国家对卫生事业的资金投入不足、社会上的不正之风仍然存在、卫生法规不够健全等。

要点五 医患关系的发展趋势

1. **医患关系结构的"人机化"趋势** 医学高新技术的应用，使诊疗方式发生了巨大变化。医生可以通过高新技术、设备获得病人的生理指标、生化指标等数据，并为自己诊疗提供依据，这样就使医患之间的人（医生）－人（患者）关系向人（医生）－机（仪器）－人（患者）的结构演变，因而医患之间直接交往减少，加重了医生对高新技术设备的依赖。
2. **医患交往的"经济化"趋势** 限于我国卫生资源不足和分配使用中的不合理，仍普遍存在着看不起病、吃不起药、住不起院等状况，在医患交往上有经济化趋势。
3. **医患要求的"多元化"趋势** 随着社会的发展，人们的价值观念的多元化倾向也反映在医患关系上，病人对医疗卫生保健的要求也有层次上、档次上的差别，呈现出多元化倾向。
4. **医患关系调节方式上的"法制化"趋势** 随着高新技术广泛应用于临床以及人们道德观念、价值观念的变化，不仅促进了法律观念的更新，而且给卫生立法提供了物质基础和思想基础。有些问题仅靠道德调节是不够的，必须通过法制调节。

细目二 医患双方的权利与义务

要点一 医生的权利内容

《中华人民共和国执业医师法》第21条规定医师在执业活动中享有：①在注册的执业范围内，进行医学检查、疾病调查、医学处置、出具相应的医学证明文件，选择合理的医疗、预防、保健方案；②按照国务院卫生行政部门规定的标准，获得与本人执业行为相当的医疗设备基本条件；③从事医学研究、学术交流，参加专业学术团体；④参加专业培训，接受继续医学教育；⑤在执业活动中，人格尊严、人身安全不受侵犯；⑥获取工资报酬和津贴，享受国家规定的福利待遇；⑦对所在机构的医疗、预防、保健工作和卫生行政部门的工作提出建议，依法参与所在机构的民主管理。

此外，在一些特定情况下，医生可以为保护病人、他人和社会的利益，对某些病人的行为和自由进行适当的限制，即特殊干涉权。这是针对诸如精神病人、自杀未遂病人拒绝治疗，传染病人强制性隔离等情况而拥有的一种特殊权力。

要点二 医生的义务内容

《中华人民共和国执业医师法》的相关条款在法律上规定了医师的义务，如：①遵守法律、法规，遵守技术操作规范；②树立敬业精神，遵守职业道德，履行医师职责，尽职尽责为患者服务；③关心、爱护、尊重患者，保护患者的隐私；④努力钻研业务，更新知识，提高专业技术水平；⑤从事科学研究，发展医学科学；⑥宣传卫生保健知识，对患者进行健康教育等。

在职业活动中，医生还应履行下列职业道德义务：维护病人健康，减轻病人痛苦；解释说明与履行知情同意原则；保守秘密。

要点三 患者的权利内容

我国目前尚无系统的病人权利法规，只在如《宪法》等相关法规中可见散在的有关病人权利的内容。综合国内外关于病人权利方面的研究成果并根据我国国情，可将病人的基本权利归纳为以下几个方面：①基本医疗权；②疾病认知权；③知情同意权；④保护隐私权；⑤社会免责权；⑥经济索赔权。

要点四 患者的义务内容

1. 保持和恢复健康的义务。
2. 积极配合诊疗的义务。
3. 遵守医院各种规章制度的义务。
4. 支持医学科学发展的义务。

细目三 医患冲突与沟通

要点一 医患沟通的意义

1. **含义** 医患沟通是医患之间利用语言或非语言形式进行的信息交流。
2. **意义** 是医学目的的需要，是医学诊断的需要，是临床治疗的需要，是医学人文精神的需要，是减少纠纷的需要。

要点二 医患冲突的原因

1. **服务态度问题** 大量调查表明，医疗服务态度是导致医患冲突的主要原因。
2. **医疗事故与医疗过失的原因** 医疗事故或过失发生后，造成患者人身损害，在绝大多数情况下，都会严重影响医患关系，导致医患冲突发生。
3. **满足病人需求方面的因素** 医患冲突发生还与病人需求是否得到满足有关。原则上，医务人员应尽可能满足病人的合理要求，但因为主、客观条件限制无法满足病人需求时，就会导致病人不满意。
4. **医疗体制与医院管理方面的因素** 我国目前的医疗体制还存在一些亟待解决的问题。如医疗收费制度、社会保障体制、营利性和非营利性医疗机构的管理模式和目标等，均存在制度和体制的不健全问题，极易造成社会对医疗卫生部门和医务人员的不满，从而引起医患冲突。

要点三 医患冲突的化解

1. **医患纠纷的化解** 不属于医疗事故的医疗纠纷应当通过医患沟通来化解。大部分的纠纷是因为沟通方面存在问题，比如在知识、信息方面的不对称，医生在解释方面的欠缺，病人理解上的误区等等往往是产生纠纷的主要因素。因为在医患关系中医生起主导作用，因此在医患纠纷的化解上要求医生承担更大的责任。
2. **医疗事故的处理** 由医疗事故引发的医疗纠纷，应该依据相关的法律、法规和制度进行处理。处理这类纠纷，应遵循公开、公平、公正的原则。同时，还应该坚持实事求是的科学态度。

（赵 丽）

第六单元 临床诊疗工作中的道德

细目一 临床诊疗工作的医学道德原则

要点一 临床诊疗道德的含义

临床诊疗道德是指医务人员在诊疗过程中处理好各种关系的行为准则和特殊医德要求，是医德原则、规范在临床医疗实践中的具体运用。

要点二 临床诊疗的道德原则

1. 最优化原则 指在临床诊疗中诊疗方案要以最小的代价获得最大效益的决策原则，也叫最佳方案原则。其内容为：疗效最佳，安全无害，痛苦最小，耗费最少。最优化原则是最普通、最基本的治疗原则。

2. 知情同意原则 知情同意是指患者或者家属有权知晓患者的病情，并对医务人员采取的防治措施决定取舍的自主权。知情同意原则是临床诊疗工作中处理医患关系的基本伦理准则之一。

3. 保密原则 是指医务人员在防病治病中应当保守医疗秘密，不得随意泄露病人的疾病情况等个人隐私，以防对病人造成不必要的伤害。

4. 生命价值原则 生命价值原则提出尊重人的生命并且要尊重生命的价值，关心生命的质量而不仅仅是数量，人的生命是珍贵的、有价的，如果生命质量低劣，就没有义务加以保护与保存。生命价值原则是医疗行为选择的重要伦理依据。

细目二 临床诊断工作的道德要求

要点一 中医四诊的道德要求

1. 安神定志 早在《素问·征四失论》中就指出："精神不专，志意不理"是医生失误的重要原因之一。为了排除医生主观因素的干扰，中医诊断疾病非常强调安神定志。

2. 实事求是 要求医生忠实反映症状的客观真实性。辨证是以症状为依据的，通过四诊所获得的症状是否客观，将直接影响到辨证的正确与否，进而影响到治疗的正确与否。

要点二 体格检查的道德要求

1. 全面系统，认真细致。
2. 关心体贴，减少痛苦。
3. 尊重病人，心正无私。

要点三 辅助检查的道德要求

1. 目的明确，诊治需要。
2. 知情同意，尽职尽责。
3. 综合分析，切忌片面。
4. 密切联系，加强协作。

细目三 临床治疗工作的道德要求

要点一 药物治疗中的道德要求

1. 对症下药，剂量安全 必须首先明确疾病的诊断和药物的性能、适应证和禁忌证，然后选择治本或标本兼治的药物。剂量要因人而异，既要看到近期效果，也要注意远期不良影响。

2. 合理配伍，细致观察 要达到合理配伍，首先要掌握药物的配伍禁忌，其次要限制药味数。在用药过程中，不管是联合还是单独用药，都应细致观察，了解药物的疗效和毒副作用，并随着病情的变化调整药物种类、剂量，以取得较好的治疗效果和防止药源性疾病的发生。

3. 节约费用，公正分配 在确保疗效的前提下尽量节约病人的费用。进口药、贵重药数量少、价格高，使用这些药物时要根据病情的轻重缓急等进行全面考虑，做到公正分配，秉公处理。

要点二 手术治疗中的道德要求

1. 手术前严格掌握手术指征，动机正确，必须做到知情同意，必须认真做好术前准备。
2. 手术中要关心病人，体贴入微；态度严肃，作风严谨；精诚团结，密切协作。

3. 手术后要严密观察，勤于护理，减轻患者痛苦，加速患者康复。

⊙ **要点三　心理治疗中的道德要求**

1. 要掌握和运用心理治疗的知识、技巧去开导病人。

2. 要有同情、帮助病人的诚意。

3. 要以健康、稳定的心理状态去影响和帮助病人。

4. 要保守病人的秘密、隐私。

⊙ **要点四　康复治疗中的道德要求**

1. 理解与同情患者　残疾患者不仅有躯体上的创伤，而且有轻重不等的自卑、孤独、悲观失望等心理痛苦。医务人员要理解、同情他们，绝不能讥笑和伤害他们的自尊，以建立起和谐的医患关系，并促进他们尽快康复。

2. 关怀与帮助　残疾人行动不便，有的生活难以自理。在康复治疗中，医务人员要耐心地在细微之处关怀与帮助他们的生活与训练，鼓励他们的进步，使他们逐渐由被动状态达到主动参与治疗，增加他们重返社会的信心与毅力

3. 联合与协作　残疾人的康复需要多学科的知识和多学科的医务人员、工程技术人员、社会工作者、特殊教育工作者等人员的共同参与和努力。

细目四　临床某些科室的道德要求

⊙ **要点一　急诊科（室）的工作特点及道德要求**

1. 工作特点　①随机性强；②时间性强；③协作性强。

2. 道德要求　①争分夺秒，全力抢救；②承担风险，团结协作；③满腔热情，关注患者的心理需求；④合理使用医疗资源。

⊙ **要点二　传染科（室）的工作特点及道德要求**

1. 工作特点　①传染病病人的心理问题多；②传染科病房管理难度大；③对传染科医务人员的道德要求高。

2. 道德要求　①热爱本职工作，具有无私奉献精神；②坚持预防为主的积极防疫思想；③严格执行消毒隔离制度，防止交叉感染；④遵守国家法律规定，及时上报疫情。

（赵　丽）

第七单元　医学科研工作的道德

细目一　医学科研工作的基本道德要求

⊙ **要点　医学科研道德的基本要求**

1. 道德准则　实事求是，真诚协作。

2. 工作作风　严肃的治学态度，严格的工作作风，严密的科学手段。

细目二　医学人体实验工作的道德

⊙ **要点一　人体实验的类型**

1. 天然实验　天然实验是不受研究者控制的，在天然条件（如战争、旱灾、水灾、地震、瘟疫以及疾病高发区等）下的人体实验。这种实验的开始、发展、结束都是自然演进的结果，与研究者的意志无关，所以这种研究是没有道德代价的。

2. 自愿实验　自愿实验是实验者出于医学的目的，受试者本人在一定的社会目的、健康目的或经济利益的支配下自愿参加的人体实验。包括自我实验和志愿实验。

3. 强迫实验　通常是在一定的军事、政治或行政组织的强大压力下，强迫受试者进行人体实验。

4. 欺骗实验　对一些风险较大的人体实验，实验者对受试者告知的实验信息不准确，或者采用蒙骗手法的，即是欺骗性人体实验。

● 要点二　人体实验的道德原则

1. 知情同意原则　《纽伦堡法典》的基本精神是绝对需要受试者的知情同意；我国《中华人民共和国执业医师法》第37条第八款规定：未经患者或家属同意，对患者进行实验性临床医疗的，要承担法律责任。

2. 维护病人利益原则　人体实验必须以维护病人利益为前提，不能只顾及医学科研而牺牲病人的根本利益。受试者利益第一，医学利益第二。

3. 医学目的原则　人体实验的目的只能是为了提高医疗水平，改进预防和诊治措施，加深对发病机理的了解，更好地为维护、增进人类的健康服务。

4. 科学对照原则　人体实验不仅受实验条件和机体内在状态的制约，而且受社会、心理等因素的影响。为了消除偏见，正确判定实验结果的客观性，减少对受试者肉体、精神及人格上的冲击，人体实验设置对照，不仅符合医学科学的需要，也符合医德要求。

（赵　丽）

第八单元　医学道德的评价、教育和修养

细目一　医学道德评价

● 要点一　医学道德评价的标准

1. 疗效标准　是指医疗行为是否有利于病人疾病的缓解、痊愈和保障生命的安全。这是评价和衡量医务人员医疗行为是否符合道德及道德水平高低的重要标志。

2. 社会标准　是指医疗行为是否有利于人类生存环境的保护和改善。

3. 科学标准　是指医疗行为是否有利于促进医学科学的发展和社会的进步。

● 要点二　医学道德评价的依据

1. 动机与效果的辩证统一　在医学道德评价上，我们应该坚持哲学上的动机与效果辩证统一的观点，既从效果上去检验动机，又要从动机上去看待效果，对具体情况做具体分析。

2. 目的和手段的辩证统一　一般情况下目的决定手段，手段服从目的，没有目的的手段是毫无意义的。同时，没有一定的手段相助，目的也是无法实现的。在评价医务人员的医德行为时，不仅要看其目的是否正确，还要看其是否选择了恰当的手段。

● 要点三　医学道德评价的方式

1. 内心信念　内心信念是指医务人员发自内心地对道德义务的深刻认识、真诚信仰和强烈的责任感；是医务人员对自己行为进行善恶评价的内在动力，是医德品质构成的基本要素，也是医德评价的重要方式。内心信念是通过职业良心发挥作用的，一个具有高尚医德品质的医务工作者，能通过内心自律调整自己的医疗行为，能自觉地正确对待来自社会的评价和监督。

2. 社会舆论　社会舆论是指公众对某种社会现象、行为和事件的看法和态度，即公众的认识。社会舆论可以形成一种强大的精神力量，调整人们的道德行为，指导人们的道德生活，是医德评价中最普遍、最具有影响力的方式，在医德评价中起着重要作用。

3. 传统习俗　传统习俗是指人们在长期的社会生活中逐步积累和形成的一种普遍的、稳定的、世代相传的行为方式、行为规范和道德风尚。传统习俗被社会广泛承认，并根深蒂固地存在于人们的观念之中。医德传统是传统习俗的一个组成部分，体现着医学职业特点的价值观。

细目二　医学道德教育

● 要点一　医学道德教育的意义

1. 有助于形成医务人员的内在品质，是把医

学道德原则和规范转化为内心信念的重要一环。

2. 有助于培养医务人员的人文素养和道德情操，是形成良好医德医风的重要环节。

3. 有助于培养高素质的医学人才，是促进医学科学工作发展的重要措施。

● 要点二 医学道德教育的过程

1. 提高医德认识。
2. 培养医德情感。
3. 锻炼医德意志。
4. 坚定医德信念。
5. 养成医德行为和习惯。

细目三 医学道德修养

● 要点一 医学道德修养的含义

医德修养是指医务人员在医德品质、情感、意志、习惯等方面按照一定的医德原则和规范进行自我改造、自我锻炼、自我培养的医德实践过程，以及在此基础上所要达到的医德境界。其中包括在医疗实践中所形成的情操、举止、仪表、品行等。

● 要点二 医学道德修养的途径

与医疗实践相结合是医德修养的根本途径，具体地说，就是从以下三个方面做起：①要坚持在为人民健康服务的医疗实践中认识主观世界，改造主观世界；②要坚持在医疗实践中检验自己的品德，自觉地进行自我教育，自我煅炼，提高自己的医学修养；③要随着医疗实践的发展，使自己的认识不断提高，医学道德修养不断深入。

（赵　丽）

第九单元　生命伦理学

细目一 生命伦理学研究的内容及伦理原则

● 要点一 实施人类辅助生殖技术的伦理原则

根据卫生部2003年6月27日颁布的《人类辅助生殖技术规范》《人类精子库基本标准和技术规范》《人类辅助生殖技术和人类精子库伦理原则》，实施人类辅助生殖技术的伦理原则如下：

1. 有利于患者的原则。
2. 夫妻双方自愿和知情同意的原则。
3. 确保后代健康的原则。
4. 维护社会公益的原则。
5. 互盲和保密的原则。
6. 严防精子、卵子商品化的原则。
7. 伦理监督原则。

● 要点二 人体器官移植的伦理原则

根据我国2007年开始实施的《人体器官移植条例》，人体器官移植的主要伦理原则为：

1. 知情同意原则。供体和受体都是出于自愿，必须做到知情同意。

2. 尊重原则。从事人体器官移植的医疗机构及其医务人员应当履行对捐献者知情同意、不会损害活体器官捐献人其他正常的生理功能、尊重死者捐献者的尊严；对摘取器官完毕的尸体，应当进行符合伦理原则的医学处理，除用于移植的器官以外，应当恢复尸体原貌等道德义务。

3. 效用原则。应恪守不伤害原则，使接受治疗者所获的利益必须远远大于风险，获得新生的机会。

4. 禁止商业化原则。任何组织或者个人不得以任何形式买卖人体器官，不得从事与买卖人体器官有关的活动。

5. 保密原则。从事人体器官移植的医务人员应当对人体器官捐献人、接受人和申请人体器官移植手术患者的个人资料保密。

6. 伦理审查原则。

要点三　人类胚胎干细胞研究和应用的伦理原则

1. 尊重原则　爱惜和尊重胚胎，只允许对14天内的人体胚胎用于研究。

2. 知情同意原则　只允许使用自愿捐献的生殖细胞或辅助生殖多余的胚胎，供者必须是自愿捐献，贯彻知情同意原则。

3. 安全和有效原则　在使用人类胚胎干细胞治疗疾病时，必须经动物实验有效，并设法避免给病人带来伤害。不允许将捐献胚胎重新植入妇女子宫，不允许将人类配子与动物配子相结合。

4. 防止商品化原则　禁止买卖人体胚胎，并避免妇女故意制造胚胎。

要点四　基因诊断和基因治疗的伦理原则

1. 尊重与平等的原则　无论携带有何种的基因都应受到尊重，都应得到公正对待。反对基因决定论，防止基因歧视。

2. 知情同意的原则　对人体进行的基因检测和基因治疗，都必须遵守知情同意的原则，尊重患者的自主权，不能因为经济的、政治的、宗教的及情感的因素使患者做出违背其本人真实意愿的决定。

3. 保护隐私原则　基因诊断的结果属于个人所有，其所获得的信息应该得到保密。应禁止任何人以任何不适当理由公布他人的基因信息。

4. 以治疗为目的原则　基因治疗的研究和应用只能是为了更有效地预防和治疗疾病，挽救人类生命，维护和增进人类健康。

要点五　死亡标准与安乐死的伦理问题

1. 传统的心肺死亡标准　传统的医学死亡标准是心脏和循环功能的丧失，即呼吸、心跳、血液循环的完全停止。

2. 脑死亡　脑死亡是指包括脑干在内的全脑功能不可逆转的丧失，即死亡。按照这个死亡定义，即使心跳、呼吸还能靠人工维持，但是只要全脑功能已经发生不可逆的损坏，就可以宣布这个病人已经死亡。

3. 脑死亡的诊断标准

（1）哈佛标准：1968年，美国哈佛大学医学院特设委员会提出的"脑死亡"诊断标准。①对外部的刺激和内部的需要无接受性、无反应性；②自主的肌肉运动和自主呼吸消失；③诱导反射消失；④脑电波平直或等电位。同时规定，凡符合以上4条标准，持续24小时测定，每次不少于10分钟，反复检查多次结果一致者，就可宣告死亡。

（2）我国卫生部2009年发布了《脑死亡判定标准（成人）（修订稿）》和《脑死亡判定技术规范（成人）（修订稿）》，这两个文件规定了脑死亡判定的先决条件、临床判定、确认试验和判定时间等，明确了判定的三步骤：脑死亡临床判定，脑死亡确认试验和脑死亡自主呼吸激发试验。三步骤均符合判定标准才能确认为脑死亡。

4. 安乐死的伦理问题　①安乐死在道德上是否接受的伦理问题；②安乐死中知情同意的问题；③安乐死与人道主义原则相违背的问题；④安乐死与人的生存权相冲突的问题。

细目二　生命伦理学最新重要文献

要点一　《贝尔蒙报告》（保护人类受试者的伦理原则与准则）（1979年）

①区分医疗与研究之间的界限；②基本伦理学原则：尊重个人、有利、公正；③伦理原则的应用：要求知情同意；要进行风险及效益评估；要求在选择受试者时应当具备公平的程序和结果。

要点二　《赫尔辛基宣言》（涉及人类受试者医学研究的伦理准则）（2000年修订）

①必须保护受试者准则；②必须符合医学目的准则；③必须经受试者知情同意准则；④必须接受伦理审查准则。

要点三　生命伦理学《吉汉宣言》（2000年）

坚决主张科技必须考虑公共利益。意识到生物学与医学的巨大进展，保证人权的迫切需要，滥用这个进展可能给人权带来的危险。

● 要点四 《国际性研究中的伦理与政策问题：发展中国家的临床试验》（2001年）

①对临床试验伦理行动的基本要求；②提供已确定的有效治疗作为对照；③公平对待和尊重参加者；④获得试验后利益；⑤在国际性临床试验中确保保护研究参加者。

● 要点五 国际人类基因组组织（HUGO）伦理委员会关于人类基因组数据库的声明（2002年）

建议：①人类基因组数据库是全球的公共财产；②个人、家庭、社群、商业实体、机构和政府应促进这项公共财产；③应该鼓励数据的自由流动以及从使用数据库研究中所获利益的公平和公正的分配；④应尊重个人、家庭与社群的选择和隐私；⑤应保护个人、家庭与社群，防止歧视和侮辱；⑥研究人员、机构与商业实体有权为数据库做出智力和财政贡献而获得公平回报。

● 要点六 国际医学科学组织委员会《人体生物医学研究国际道德指南》（2002年8月修订）

本指南由21条指导原则组成，旨在规范各国的人体生物医学研究政策，根据各地情况应用伦理标准，以及确立和完善伦理审查机制。

● 要点七 《突发公共卫生事件应急条例》（2003年5月9日国务院375号令）

包括：①总则；②预防与应急准备；③报告与信息发布；④应急处理；⑤法律责任；⑥附则。

● 要点八 中华人民共和国卫生部《人类辅助生殖技术和人类精子库伦理原则》（2003年）

包括：①有利于患者的原则；②知情同意的原则；③保护后代的原则；④社会公益原则；⑤保密原则；⑥严防商业化的原则；⑦伦理监督的原则。

● 要点九 中华人民共和国国家食品药品监督管理局《药物临床试验质量管理规范》（2003年）

该《规范》分总则、临床试验前的准备与必要条件、受试者的权益保障、试验方案、研究者的职责、申办者的职责、监查员的职责、记录与报告、数据管理与统计分析、试验用药品的管理、质量保证、多中心试验、附则13个章节，共70条。

● 要点十 中华人民共和国科技部、卫生部《人胚胎干细胞研究伦理指导原则》（2003年）

该文件明确了人胚胎干细胞的来源定义、获得方式、研究行为规范等，并再次申明中国禁止进行生殖性克隆人的任何研究，禁止买卖人类配子、受精卵、胚胎或胎儿组织。

（赵 丽）

卫生法规

第一单元　卫生法概述

细目一　卫生法的概念和渊源

要点一　卫生法的概念

卫生法是调整在卫生活动过程中所发生的社会关系的法律规范的总称。

要点二　卫生法的渊源

卫生法的渊源是指卫生法的各种具体表现形式。

1.《宪法》　《宪法》是国家的根本大法，是法律的母法。是国家最高权力机关——全国人民代表大会依照法定程序制定的具有最高法律效力的规范性法律文件，是各部门法的立法依据和基准。我国《宪法》中有关保护公民生命健康的医疗卫生方面的条款，就是我国卫生法的渊源之一，是制定卫生法的重要依据，并在卫生法律体系中具有最高的法律效力。

2. 法律　法律作为卫生法的渊源，包括由全国人民代表大会制定的基本法律和由全国人民代表大会常务委员会制定的非基本法律，其法律效力仅次于《宪法》。

目前我国还没有专门的卫生基本法律。现行的由全国人民代表大会常务委员会制定的卫生非基本法律有十部：《食品安全法》《药品管理法》《执业医师法》《国境卫生检疫法》《传染病防治法》《红十字会法》《母婴保健法》《献血法》《职业病防治法》《人口与计划生育法》等。

3. 卫生行政法规　卫生方面的行政法规发布有两种形式，一种是由国务院直接发布；另一种是经国务院批准，由国务院卫生行政部门单独或者与有关部门联合发布。如《医疗机构管理条例》《麻醉药品和精神药品管理条例》《中华人民共和国中医药条例》等。卫生行政法规的法律效力低于法律而高于地方性法规。

4. 地方性卫生法规　地方性卫生法规在卫生法法源中也占有重要地位，它是由省、直辖市、自治区人民代表大会及其常务委员会制定的规范性文件。这些规范性文件只能在制定机关管辖范围内有效。

5. 自治条例、单行条例　根据《宪法》规定，民族自治地方的人民代表大会有权依照当地民族的政治、经济、文化特点，制定自治条例、单行条例。自治条例、单行条例作为卫生法法源，只限于民族自治地方使用。

6. 卫生规章　国务院卫生行政部门单独或者与国务院有关部门联合制定发布的规范性文件，称为卫生规章。如《医疗机构管理实施条例》《医师资格考试暂行办法》等。规章不得与《宪法》、法律、行政法规相抵触。

7. 卫生标准　卫生标准是指以技术标准形式发布的与卫生相关的规范性文件。由于卫生法具有技术控制和法律控制的双重性质，因此卫生标准、卫生技术规范和操作规程就成为卫生法渊源的重要组成部分。

8. 卫生国际条约　卫生国际条约是指我国与外国缔结或者我国加入并生效的国际法规性文件，是卫生法的一种特殊法源，如《国际卫生条例》《麻醉品单一公约》《精神药品公约》等。一旦生效，除声明保留的条款外，一律适用于我国的国家机关和公民。

细目二 卫生法的基本原则和作用

要点一 卫生法的基本原则

卫生法的基本原则是指反映卫生法立法精神、适用于卫生法律关系的基本原则。主要有以下五个方面：

1. 卫生保护原则 卫生保护原则有两方面的内容：第一，人人有获得卫生保护的权利。第二，人人有获得有质量的卫生保护的权利。卫生法在制定和实施过程中，都必须时刻将保护公民生命健康权益放在首位。

2. 预防为主原则 预防为主是我国卫生工作的基本方针和政策，也是卫生法必须遵循的基本原则。实行预防为主原则是由卫生工作的性质和我国经济发展所决定的。

3. 公平原则 公平原则就是以利益均衡作为价值判断标准来配置卫生资源，协调卫生保健活动，以便每个社会成员普遍能得到卫生保健。

4. 保护社会健康原则 保护社会健康原则，本质上是协调个人利益与社会健康利益的关系，它是世界各国卫生法公认的目标。

5. 患者自主原则 患者自主原则是指患者经过深思熟虑就有关自己疾病的医疗问题作出合理的、理智的并负责的自我决定权。维护患者权利、尊重患者自主意识也是卫生法的基本原则之一。

要点二 卫生法的作用

我国卫生法的作用概括为三个方面：
1. 维护社会卫生秩序。
2. 保障公共卫生利益。
3. 规范卫生行政行为。

（杨建红）

第二单元 卫生法律责任

卫生法中的法律责任可分为卫生民事责任、卫生行政责任和卫生刑事责任3种。

细目一 卫生民事责任

要点一 卫生民事责任的概念及其特征

1. 卫生民事责任的概念 卫生法中的民事责任主要是指医疗机构和卫生工作人员或从事与卫生事业有关的机构违反法律规定侵害公民的健康权利时，应向受害人承担损害赔偿责任。

2. 卫生民事责任的特征
（1）主要是财产责任；
（2）是一方当事人对另一方的责任；
（3）是补偿当事人的损失；
（4）在法律允许的条件下，民事责任可以由当事人协商解决。

要点二 卫生民事责任的构成

构成损害赔偿的民事责任，要同时具备下列四个条件：
1. 损害的事实存在；
2. 行为的违法性；
3. 行为人有过错；
4. 损害事实与行为人的过错有直接的因果关系。

要点三 卫生民事责任的承担方式

《民法通则》规定承担民事责任的方式有：停止损害；排除妨碍；消除危险；返还财产；恢复原状；修理、重作、更换；赔偿损失；支付违约金；消除影响、恢复名誉；赔礼道歉。

卫生法所涉及的民事责任以"赔偿损失"为主要形式。

细目二　卫生行政责任

要点一　卫生行政责任的概念及其种类

卫生行政责任是指卫生行政法律关系主体违反卫生行政法律规范，尚未构成犯罪所应承担的法律后果。

根据我国现行卫生行政管理法规的规定，卫生行政责任主要包括行政处罚和行政处分两种。

要点二　卫生行政处罚的概念及其种类

卫生行政处罚是指卫生行政机关或者法律法规授权组织在职权范围内对违反卫生行政管理秩序而尚未构成犯罪的公民、法人和其他组织实施的一种卫生行政制裁。

行政处罚的种类主要有警告、罚款、没收非法财物、没收违法所得、责令停产停业、暂扣或吊销有关许可证等。

要点三　卫生行政处分的概念及其种类

卫生行政处分是指有管辖权的国家机关或企事业单位的行政领导对所属一般违法失职人员给予的一种行政制裁。

行政处分的种类主要有警告、记过、记大过、降级、降职、撤职、留用察看、开除等形式。

细目三　卫生刑事责任

要点一　卫生刑事责任的概念

卫生刑事责任是指违反卫生法的行为侵害了《刑法》所保护的社会关系，构成犯罪所应承担的法律后果。

要点二　实现刑事责任的方式

根据我国《刑法》规定，实现刑事责任的方式是刑罚。刑罚包括主刑和附加刑。主刑有管制、拘役、有期徒刑、无期徒刑、死刑。它们只能单独适用。附加刑有罚金、剥夺政治权利、没收财产。附加刑是补充主刑适用的刑罚方法，既可以独立适用，也可以附加适用。

要点三　违反卫生法的刑事责任

我国《刑法》规定了十余个与违反卫生法有关的罪名。

1. 生产、销售假药、劣药罪；
2. 生产、销售不符合卫生标准的食品罪；
3. 生产、销售不符合卫生标准的医疗器械、医用卫生材料罪；
4. 非法行医罪；
5. 违反《传染病防治法》的规定，引起甲类传染病传播或者有传播严重危险罪；
6. 非法采集、供应血液罪或者制作、供应血液制品罪；
7. 违反国境卫生检疫罪；
8. 违反规定造成病菌种、毒种扩散罪；
9. 医疗事故罪。

另外，法律还规定了玩忽职守的犯罪、危害环境的犯罪等。

（杨建红）

第三单元　《中华人民共和国执业医师法》

细目一　执业医师的概念及职责

要点一　执业医师的概念

医师是指依法取得执业医师资格或者执业助理医师资格，经注册在医疗、预防、保健机构中执业的专业医务人员。

要点二　执业医师的职责

医师应当具备良好的职业道德和医疗执业水平，发扬人道主义精神，履行防病治病、救死扶伤、保护人民健康的神圣职责。

细目二 医师资格考试制度

◉ 要点一 执业医师资格考试的条件

具有下列条件之一的，可以参加执业医师资格考试：

1. 具有高等学校医学专业本科以上学历，在执业医师指导下，在医疗、预防、保健机构中试用期满一年的；

2. 取得执业助理医师执业证书后，具有高等学校医学专科学历，在医疗、预防、保健机构中工作满二年的；

3. 具有中等专业学校医学专业学历，在医疗、预防、保健机构中工作满五年的；

4. 以师承方式学习传统医学满三年或者经多年实践医术确有专长的，经县级以上人民政府卫生行政部门确定的传统医学专业组织或者医疗、预防、保健机构考核合格并推荐。

◉ 要点二 执业助理医师资格考试的条件

1. 具有高等学校医学专科学历或者中等专业学校医学专科学历，在执业医师指导下，在医疗、预防、保健机构中试用期满一年的，可以参加执业助理医师资格考试；

2. 以师承方式学习传统医学满三年或者经多年实践医术确有专长的，经县级以上人民政府卫生行政部门确定的传统医学专业组织或者医疗、预防、保健机构考核合格并推荐。

细目三 医师执业注册制度

◉ 要点一 执业医师注册的条件及办理

取得医师资格的，可以向所在地县级以上人民政府卫生行政部门申请注册。

受理申请的卫生行政部门应当自收到申请之日起三十日内准予注册，并发给由国务院卫生行政部门统一印制的医师执业证书。

医疗、预防、保健机构可以为本机构中的医师集体办理注册手续。

医师经注册后，可以在医疗、预防、保健机构中按照注册的执业地点、执业类别、执业范围执业，从事相应的医疗、预防、保健业务。

未经医师注册取得执业证书，不得从事医师执业活动。

◉ 要点二 不予注册的情形

有下列情形之一的，不予注册：

1. 不具有完全民事行为能力的；

2. 因受刑事处罚，自刑罚执行完毕之日起至申请注册之日止不满二年的；

3. 受吊销医师执业证书行政处罚，自处罚决定之日起至申请注册之日止不满二年的；

4. 有国务院卫生行政部门规定不宜从事医疗、预防、保健业务的其他情形的。

细目四 执业医师的权利、义务和执业规则

◉ 要点一 执业医师的权利

1. 在注册的执业范围内，进行医学诊查、疾病调查、医学处置、出具相应的医学证明文件，选择合理的医疗、预防、保健方案；

2. 按照国务院卫生行政部门规定的标准，获得与本人执业活动相当的医疗设备基本条件；

3. 从事医学研究、学术交流，参加专业学术团体；

4. 参加专业培训，接受继续教育；

5. 在执业活动中，人格尊严、人身安全不受侵犯；

6. 获取工资报酬和津贴，享受国家规定的福利待遇；

7. 对所在机构的医疗、预防、保健工作和卫生行政部门的工作提出意见和建议，依法参与所在机构的民主管理。

◉ 要点二 执业医师的义务

1. 遵守法律、法规，遵守技术操作规范；

2. 树立敬业精神，遵守职业道德，履行医师职责，尽职尽责为患者服务；

3. 关心、爱护、尊重患者，保护患者的隐私；

4. 努力钻研业务，更新知识，提高专业技术水平；

5. 宣传卫生保健知识，对患者进行健康教育。

● 要点三 医师执业规则

1. 医师实施医疗、预防、保健措施，签署有关医学证明文件，必须亲自诊查、调查，并按照规定及时填写医学文书，不得隐匿、伪造或者销毁医学文书及有关资料。医师不得出具与自己执业范围无关或者与执业类别不相符的医学证明文件。

2. 对急危患者，医师应当采取紧急措施及时进行诊治；不得拒绝急救处置。

3. 医师应当使用经国家有关部门批准使用的药品、消毒药剂和医疗器械。除正当治疗外，不得使用麻醉药品、医疗用毒性药品、精神药品和放射性药品。

4. 医师应当如实向患者或者其家属介绍病情，但应注意避免对患者产生不利后果。医师进行实验性临床医疗，应当经医院批准并征得患者本人或者其家属同意。

5. 医师不得利用职务之便，索取、非法收受患者财物或者牟取其他不正当利益。

6. 遇有自然灾害、传染病流行、突发重大伤亡事故及其他严重威胁人民生命健康的紧急情况时，医师应当服从县级以上人民政府卫生行政部门的调遣。

7. 医师发生医疗事故或者发现传染病疫情时，应当依照有关规定及时向所在地机构或者卫生行政部门报告。医师发现患者涉嫌伤害事件或者非正常死亡时，应当按照有关规定向有关部门报告。

8. 执业助理医师应当在执业医师的指导下，在医疗、预防、保健机构中按照其执业类别执业。在乡、民族乡、镇的医疗、预防、保健机构中工作的执业助理医师，可以根据医疗诊治的情况和需要，独立从事一般的执业活动。

细目五 《执业医师法》规定的法律责任

● 要点一 民事责任

医师在医疗、预防、保健工作中造成事故的，依照法律或者国家有关规定处理。未经批准擅自开办医疗机构行医或者非医师行医的，除按规定承担行政责任外，给患者造成损害的，依法承担赔偿责任。

● 要点二 行政责任

1. 以不正当手段取得医师执业证书的，由发给证书的卫生行政部门吊销执业证书；对负有直接责任的主管人员和其他直接责任人，依法给予行政处分。

2. 医师在执业活动中有下列行为之一的，由县级以上人民政府卫生行政部门给予警告或者责令暂停六个月以上一年以下执业活动；情节严重的，吊销其医师执业证书：

（1）违反卫生行政规章制度或者技术操作规范，造成严重后果的；

（2）由于不负责任延误急危病重患者的抢救和诊治，造成严重后果的；

（3）造成医疗责任事故的；

（4）未经亲自诊查、调查，签署诊断、治疗、流行病学等证明文件或者有关出生、死亡等证明文件的；

（5）隐匿、伪造或者擅自销毁医学文书及有关资料的；

（6）使用未经批准使用的药品、消毒药剂和医疗器械的；

（7）不按照规定使用麻醉药品、医疗用毒性药品、精神药品和放射性药品的；

（8）未经患者或者其家属同意，对患者进行实验性临床医疗的；

（9）泄露患者隐私，造成严重后果的；

（10）利用职务之便，索取、非法收受患者财物或者牟取其他不正当利益的；

（11）发生自然灾害、传染病流行、突发重大伤亡事故以及其他严重威胁人民生命健康的紧急情况时，不服从卫生行政部门调遣的；

（12）发生医疗事故或者发现传染病疫情，患者涉嫌伤害事件或者非正常死亡，不按照规定报告的。

3. 未经批准擅自开办医疗机构行医或者非医

师行医的，由县级以上人民政府卫生行政部门予以取缔，没收其违法所得及其药品、器械，并处十万元以下的罚款；对医师吊销其执业证书。

4. 卫生行政部门工作人员或者医疗、预防、保健机构工作人员违反本法有关规定，弄虚作假、玩忽职守、滥用职权、徇私舞弊，尚不构成犯罪的，依法给予行政处分。

● 要点三 刑事责任

1. 违反《执业医师法》规定，有第三十七条规定所列 12 项违法行为之一，情节严重，造成严重后果，构成犯罪的，依照《刑法》第 335 条、第 383 条、第 385 条追究刑事责任。

2. 未经批准擅自开办医疗机构或者非医师行医，构成犯罪的，依照《刑法》第 336 条追究刑事责任。

3. 卫生工作人员严重不负责任，弄虚作假、玩忽职守、滥用职权、徇私舞弊，构成犯罪的，依照《刑法》第 397 条、第 409 条追究刑事责任。

4. 在执业活动中，违反《药品管理法》规定，构成犯罪的，依法追究刑事责任。

（杨建红）

第四单元 《中华人民共和国药品管理法》

细目一 概述

● 要点一 《药品管理法》的立法目的

为加强药品监督管理，保证药品质量，保障人体用药安全，维护人民身体健康和用药的合法权益，特制定本法。

● 要点二 药品的法定含义

药品是指用于预防、治疗、诊断人的疾病，有目的地调节人的生理机能并规定有适应证或者功能主治、用法和用量的物质，包括中药材、中药饮片、中成药、化学原料药及其制剂、抗生素、生化药品、放射性药品、血清、疫苗、血液制品和诊断药品等。

● 要点三 药品必须符合法定要求

1. 必须是《中华人民共和国药品管理法》（以下简称《药品管理法》）明确规定的药品含义中所包括的内容。

2. 必须符合《药品管理法》有关规定要求：

（1）药品生产、经营企业是合法的生产、经营企业。药品生产企业须经企业所在地省、自治区、直辖市人民政府药品监督管理部门批准并发给《药品生产许可证》，凭《药品生产许可证》到工商行政管理部门办理登记注册。无《药品生产许可证》的，不得生产药品。药品经营企业必须经企业所在地省、自治区、直辖市人民政府药品监督管理部门批准发给《药品经营许可证》，凭《药品经营许可证》到工商行政管理部门办理登记注册。无《药品经营许可证》的，不得经营药品。

（2）生产药品须经国务院药品监督管理部门批准并发给药品批准文号。

（3）药品必须符合国家药品标准。国务院药品监督管理部门颁布的《中华人民共和国药典》和药品标准为国家药品标准。

细目二 禁止生产（包括配制）、销售假药与劣药

● 要点一 禁止生产（包括配制）、销售假药

有下列情形之一的为假药：

1. 药品所含成分与国家药品标准规定的成分不符的；

2. 以非药品冒充药品或者以他种药品冒充此种药品的。

有下列情形之一的药品，按假药论处：

1. 国务院药品监督管理部门规定禁止使

用的；

2. 依照本法必须批准而未经批准生产、进口，或者依照本法必须检验而未经检验即销售的；

3. 变质的；

4. 被污染的；

5. 使用依照本法必须取得批准文号而未取得批准文号的原料药生产的；

6. 所标明的适应证或者功能主治超出规定范围的。

● 要点二 禁止生产（包括配制）、销售劣药

药品成分的含量不符合国家药品标准的为劣药。有下列情形之一的药品按劣药论处：

1. 未标明有效期或者更改有效期的；

2. 不注明或者更改生产批号的；

3. 超过有效期的；

4. 直接接触药品的包装材料和容器未经批准的；

5. 擅自添加着色剂、防腐剂、香料、矫味剂及辅料的；

6. 其他不符合药品标准规定的。

细目三 特殊药品的管理

● 要点一 特殊药品的分类

特殊药品包括麻醉药品、精神药品、医疗用毒性药品、放射性药品，国家对这四类药品实行特殊管理。

● 要点二 麻醉药品和精神药品管理的相关规定

1.《麻醉药品和精神药品管理条例》的相关规定 《麻醉药品和精神药品管理条例》第四条规定：国家对麻醉药品药用原植物以及麻醉药品和精神药品实行管制。

第三十条规定：麻醉药品和第一类精神药品不得零售。禁止使用现金进行麻醉药品和第一类精神药品交易，但是个人合法购买麻醉药品和精神药品的除外。

第三十二条规定：第二类精神药品零售企业应当凭执业医师出具的处方，按规定剂量销售第二类精神药品，并将处方保存2年备查；禁止超剂量或者无处方销售第二类精神药品；不得向未成年人销售第二类精神药品。

2.《处方管理办法》的相关规定 《处方管理办法》第二十三条规定：为门（急）诊患者开具的麻醉药品注射剂，每张处方为一次常用量；控缓释制剂，每张处方不得超过7日常用量；其他剂型，每张处方不得超过3日常用量。

第一类精神药品注射剂，每张处方为一次常用量；控缓释制剂，每张处方不得超过7日常用量；其他剂型，每张处方不得超过3日常用量。哌甲酯用于治疗儿童多动症时，每张处方不得超过15日常用量。

第二类精神药品一般每张处方不得超过7日常用量；对于慢性病或某些特殊情况的患者，处方用量可以适当延长，医师应当注明理由。

第二十四条规定：为门（急）诊癌症疼痛患者和中、重度慢性疼痛患者开具的麻醉药品、第一类精神药品注射剂，每张处方不得超过3日常用量；控缓释制剂，每张处方不得超过15日常用量；其他剂型，每张处方不得超过7日常用量。

第二十六条规定：对于需要特别加强管制的麻醉药品，盐酸二氢埃托啡处方为一次常用量，仅限于二级以上医院内使用；盐酸哌替啶处方为一次常用量，仅限于医疗机构内使用。

第五十条规定：处方由调剂处方药品的医疗机构妥善保存。普通处方、急诊处方、儿科处方保存期限为1年，医疗用毒性药品、第二类精神药品处方保存期限为2年，麻醉药品和第一类精神药品处方保存期限为3年。

● 要点三 医疗用毒性药品管理的相关规定

《医疗用毒性药品管理办法》第九条规定：医疗单位供应和调配毒性药品，凭医师签名的正式处方。每次处方剂量不得超过2日极量。

细目四 《药品管理法》及相关法规、规章对医疗机构及其人员的有关规定

● 要点一 医疗机构药品使用的管理规定

《药品管理法》第二十五条规定：医疗机构

配制的制剂,应当是本单位临床需要而市场上没有供应的品种,并须经所在地省、自治区、直辖市人民政府药品监督管理部门批准后方可配制。配制的制剂必须按照规定进行质量检验;合格的,凭医师处方在本医疗机构使用。

医疗机构配制的制剂,不得在市场销售。

《药品管理法》第二十六条规定:医疗机构购进药品,必须建立并执行进货检查验收制度;必须有真实、完整的药品购进记录。

《药品管理法实施条例》第二十七条规定:医疗机构向患者提供的药品应当与诊疗范围相适应,并凭执业医师或者执业助理医师的处方调配。计划生育技术服务机构采购和向患者提供药品,其范围应当与经批准的服务范围相一致,并凭执业医师或执业助理医师的处方调配。个人设置的门诊部、诊所等医疗机构不得配备常用药品和急救药品以外的其他药品。常用药品和急救药品的范围和品种,由所在地的省、自治区、直辖市人民政府卫生行政部门会同同级人民政府药品监督管理部门规定。

● 要点二 处方的管理规定

《处方管理办法》第二条规定:处方是指由注册的执业医师和执业助理医师(以下简称医师)在诊疗活动中为患者开具的、由取得药学专业技术职务任职资格的药学专业技术人员(以下简称药师)审核、调配、核对,并作为患者用药凭证的医疗文书。处方包括医疗机构病区用药医嘱单。

第四条规定:医师开具处方和药师调剂处方应当遵循安全、有效、经济的原则。处方药应当凭医师处方销售、调剂和使用。

第十七条规定:医师开具处方应当使用经药品监督管理部门批准并公布的药品通用名称、新活性化合物的专利药品名称和复方制剂药品名称。医师开具院内制剂处方时应当使用经省级卫生行政部门审核、药品监督管理部门批准的名称。医师可以使用由卫生部公布的药品习惯名称开具处方。

第十九条规定:处方一般不得超过7日用量;急诊处方一般不得超过3日用量;对于某些慢性病、老年病或特殊情况,处方用量可适当延长,但医师应当注明理由。

第三十七条规定:药师调剂处方时必须做到"四查十对":查处方,对科别、姓名、年龄;查药品,对药名、剂型、规格、数量;查配伍禁忌,对药品性状、用法用量;查用药合理性,对临床诊断。

● 要点三 关于禁止药品购销中账外暗中给予、收受回扣或者其他利益的规定

《药品管理法》第五十九条规定:禁止药品的生产企业、经营企业和医疗机构在药品购销中账外暗中给予、收受回扣或者其他利益。

禁止药品的生产企业、经营企业或者其代理人以任何名义给予使用其药品的医疗机构的负责人、药品采购人员、医师等有关人员以财物或者其他利益。禁止医疗机构的负责人、药品采购人员、医师等有关人员以任何名义收受药品的生产企业、经营企业或者其代理人给予的财物或者其他利益。

细目五 《药品管理法》规定的法律责任

● 要点一 民事责任

药品的生产企业、经营企业、医疗机构违反本法规定,给药品使用者造成损害的,依法承担赔偿责任。

● 要点二 行政责任

1. 生产、销售假药的,没收违法生产、销售的药品和违法所得,并处违法生产、销售药品货值金额两倍以上五倍以下的罚款;有药品批准证明文件的予以撤销,并责令停产、停业整顿;情节严重的,吊销有关许可证。

2. 生产、销售劣药的,没收违法生产、销售的药品和违法所得,并处违法生产、销售药品货值金额一倍以上三倍以下的罚款;情节严重的,责令停产、停业整顿或者撤销药品批准证明文件、吊销有关许可证。

3. 医疗机构将其配制的制剂在市场销售的,责令改正,没收违法销售的制剂,并处违法销售

制剂货值金额一倍以上三倍以下的罚款；有违法所得的，没收违法所得。

- **要点三　刑事责任**

  生产、销售假药、劣药，构成犯罪的，依法追究刑事责任。

- **要点四　有关单位或者个人在药品购销中违法给予、收受回扣应承担的法律责任**

  1. 医疗单位的有关人员在药品购销中，收受给予财物或者其他利益，由卫生行政部门或者本单位给予处分，没收违法所得；对违法行为情节严重的执业医师，由卫生行政部门吊销其执业证书；构成犯罪的，依法追究刑事责任。

  2. 《中华人民共和国刑法修正案（六）》第七条将《刑法》第一百六十三条修改为：公司、企业或者其他单位的工作人员利用职务上的便利，索取他人财物或者非法收受他人财物，为他人谋取利益，数额较大的，处五年以下有期徒刑或者拘役；数额巨大的，处五年以上有期徒刑，可以并处没收财产。

  3. 公司、企业或者其他单位的工作人员在经济往来中利用职务上的便利，违反国家规定，收受各种名义的回扣、手续费，归个人所有的，依照前款的规定处罚。

  （杨建红）

第五单元　《中华人民共和国传染病防治法》

细目一　概　述

- **要点一　《传染病防治法》的立法目的**

  为了预防、控制和消除传染病的发生与流行，保障人体健康和公共卫生，制定本法。

- **要点二　我国对传染病防治实行的方针**

  国家对传染病防治实行预防为主的方针，防治结合、分类管理、依靠科学、依靠群众。

- **要点三　法定传染病的分类**

  《传染病防治法》将37种急、慢性传染病列为法定管理的传染病，并根据其传播方式、速度及对人类危害程度的不同，分为甲类、乙类和丙类三类。

  甲类传染病是指：鼠疫、霍乱。

  乙类传染病是指：传染性非典型肺炎、艾滋病、病毒性肝炎、脊髓灰质炎、人感染高致病性禽流感、麻疹、流行性出血热、狂犬病、流行性乙型脑炎、登革热、炭疽、细菌性和阿米巴性痢疾、肺结核、伤寒和副伤寒、流行性脑脊髓膜炎、百日咳、白喉、新生儿破伤风、猩红热、布鲁菌病、淋病、梅毒、钩端螺旋体病、血吸虫病、疟疾。

  丙类传染病是指：流行性感冒、流行性腮腺炎、风疹、急性出血性结膜炎、麻风病、流行性和地方性斑疹伤寒、黑热病、包虫病、丝虫病，除霍乱、细菌性和阿米巴性痢疾、伤寒和副伤寒以外的感染性腹泻病。

  上述规定以外的其他传染病，根据其暴发、流行情况和危害程度，需要列入乙类、丙类传染病的，由国务院卫生行政部门决定并予以公布。

  对乙类传染病中传染性非典型肺炎、炭疽中的肺炭疽和人感染高致病性禽流感，采取本法所称甲类传染病的预防、控制措施。其他乙类传染病和突发原因不明的传染病需要采取本法所称甲类传染病的预防、控制措施的，由国务院卫生行政部门及时报经国务院批准后予以公布、实施。

细目二　传染病预防与疫情报告

- **要点一　国家建立传染病预防的相关制度**

  1. 国家实行有计划的预防接种制度。用于预防接种的疫苗必须符合国家质量标准。

国家对儿童实行预防接种证制度。国家免疫规划项目的预防接种实行免费。医疗机构、疾病预防控制机构与儿童的监护人应当相互配合，保证儿童及时接受预防接种。具体办法由国务院制定。

2. 国家建立传染病监测制度。各级疾病预防控制机构对传染病的发生、流行以及影响其发生、流行的因素进行监测；对国外发生、国内尚未发生的传染病或者国内新发生的传染病，进行监测。

3. 国家建立传染病预警制度。国务院卫生行政部门和省、自治区、直辖市人民政府根据传染病发生、流行趋势的预测，及时发出传染病预警，根据情况予以公布。

县级以上地方人民政府应当制定传染病预防控制预案，报上一级人民政府备案。

4. 国家建立传染病菌种、毒种库。对可能导致甲类传染病传播的以及国务院卫生行政部门规定的菌种、毒种和传染病检测样本，确需采集、保藏、携带、运输和使用的，须经省级以上人民政府卫生行政部门批准。

● 要点二　各级医疗机构和疾病预防控制机构在传染病预防控制中的职责

1. 各级医疗机构必须严格执行国务院卫生行政部门规定的管理制度、操作规范，防止传染病的医源性感染和医院感染。应当确定专门的部门或者人员，承担传染病疫情报告、本单位的传染病预防、控制以及责任区域内的传染病预防工作；承担医疗活动中与医院感染有关的危险因素监测、安全防护、消毒、隔离和医疗废物处置工作。

疾病预防控制机构应当指定专门人员负责对医疗机构内传染病预防工作进行指导、考核，开展流行病学调查。

2. 各级疾病预防控制机构在传染病预防控制中履行下列职责：

①实施传染病预防控制规划、计划和方案；

②收集、分析和报告传染病监测信息，预测传染病的发生、流行趋势；

③开展对传染病疫情和突发公共卫生事件的流行病学调查、现场处理及其效果评价；

④开展传染病实验室检测、诊断、病原学鉴定；

⑤实施免疫规划，负责预防性生物制品的使用管理；

⑥开展健康教育、咨询，普及传染病防治知识；

⑦指导、培训下级疾病预防控制机构及其工作人员开展传染病监测工作；

⑧开展传染病防治应用性研究和卫生评价，提供技术咨询。

3. 疾病预防控制机构、医疗机构的实验室和从事病原微生物实验的单位，应当符合国家规定的条件和技术标准，建立严格的监督管理制度，对传染病病原体样本按照规定的措施实行严格监督管理，严防传染病病原体的实验室感染和病原微生物的扩散。

4. 疾病预防控制机构、医疗机构使用血液和血液制品，必须遵守国家有关规定，防止因输入血液、使用血液制品引起经血液传播疾病的发生。

● 要点三　传染病疫情报告

疾病预防控制机构、医疗机构和采供血机构及其执行职务的人员发现本法规定的传染病疫情或者发现其他传染病暴发、流行以及突发原因不明的传染病时，应当遵循疫情报告属地管理原则，按照国务院规定的或者国务院卫生行政部门规定的内容、程序、方式和时限报告。

任何单位和个人发现传染病病人或者疑似传染病病人时，应当及时向附近的疾病预防控制机构或者医疗机构报告。

● 要点四　传染病疫情的通报和公布

《传染病防治法》第三十四条规定：县级以上地方人民政府卫生行政部门应当及时向本行政区域内的疾病预防控制机构和医疗机构通报传染病疫情以及监测、预警的相关信息。接到通报的疾病预防控制机构和医疗机构应当及时告知本单位的有关人员。

《传染病防治法》第三十八条规定：国家建立传染病疫情信息公布制度。国务院卫生行政部门定期公布全国传染病疫情信息。省、自治区、直辖市人民政府卫生行政部门定期公布本行政区域的传染病疫情信息。

传染病暴发、流行时，国务院卫生行政部门负责向社会公布传染病疫情信息，并可以授权省、自治区、直辖市人民政府卫生行政部门向社会公布本行政区域的传染病疫情信息。

公布传染病疫情信息应当及时、准确。

细目三 传染病疫情控制措施及医疗救治

要点一 医疗机构发现传染病时应采取的措施

1. 医疗机构发现甲类传染病时，应当及时采取下列措施：

（1）对病人、病原携带者，予以隔离治疗，隔离期限根据医学检查结果确定；

（2）对疑似病人，确诊前在指定场所单独隔离治疗；

（3）对医疗机构内的病人、病原携带者、疑似病人的密切接触者，在指定场所进行医学观察和采取其他必要的预防措施。

拒绝隔离治疗或者隔离期未满擅自脱离隔离治疗的，可以由公安机关协助医疗机构采取强制隔离治疗措施。

2. 医疗机构发现乙类或者丙类传染病病人，应当根据病情采取必要的治疗和控制传播措施。

3. 医疗机构对本单位内被传染病病原体污染的场所、物品以及医疗废物，必须依照法律、法规的规定实施消毒和无害化处置。

要点二 疾病预防控制机构发现或接到传染病疫情时应采取的措施

1. 对传染病疫情进行流行病学调查，根据调查情况提出划定疫点、疫区的建议，对被污染的场所进行卫生处理，对密切接触者，在指定场所进行医学观察和采取其他必要的预防措施，并向卫生行政部门提出疫情控制方案；

2. 传染病暴发、流行时，对疫点、疫区进行卫生处理，向卫生行政部门提出疫情控制方案，并按照卫生行政部门的要求采取措施；

3. 指导下级疾病预防控制机构实施传染病预防、控制措施，组织、指导有关单位对传染病疫情的处理。

要点三 各级政府部门在传染病发生时应采取的紧急措施

1. 传染病暴发、流行时，县级以上地方人民政府应当立即组织力量，按照预防、控制预案进行防治，切断传染病的传播途径，必要时，报经上一级人民政府决定，可以采取下列紧急措施并予以公告：

（1）限制或者停止集市、影剧院演出或者其他人群聚集的活动；

（2）停工、停业、停课；

（3）封闭或者封存被传染病病原体污染的公共饮用水源、食品以及相关物品；

（4）控制或者扑杀染疫野生动物、家畜家禽；

（5）封闭可能造成传染病扩散的场所。

上级人民政府接到下级人民政府关于采取前款所列紧急措施的报告时，应当即时作出决定。

紧急措施的解除，由原决定机关决定并宣布。

2. 甲类、乙类传染病暴发、流行时，县级以上地方人民政府报经上一级人民政府决定，可以宣布本行政区域部分或者全部为疫区；国务院可以决定并宣布跨省、自治区、直辖市的疫区。

要点四 医疗救治

医疗机构应当对传染病病人或者疑似传染病病人提供医疗救护、现场救援和接诊治疗，实行传染病预检、分诊制度；对传染病病人、疑似传染病病人，应当引导至相对隔离的分诊点进行初诊；书写病历记录以及其他有关资料，并妥善保管。

医疗机构不具备相应救治能力的，应当将患者及其病历记录复印件一并转至具备相应救治能

细目四 相关机构及其人员违反《传染病防治法》有关规定应承担的法律责任

● 要点一 民事责任

《传染病防治法》规定：单位和个人违反本法，导致传染病传播、流行，给他人人身、财产造成损害的，应依法承担民事责任。

● 要点二 行政责任

医疗机构违反本法规定的下列情形之一的，由县级以上人民政府卫生行政部门责令改正，通报批评，给予警告；造成传染病传播、流行或者其他严重后果的，对负有责任的主管人员和其他直接责任人员，依法给予降级、撤职、开除的处分，并可以依法吊销有关责任人员的执业证书；构成犯罪的，依法追究刑事责任。

1. 未按照规定承担本单位的传染病预防、控制工作，医院感染控制任务和责任区域内的传染病预防工作的；

2. 未按照规定报告传染病疫情，或者隐瞒、谎报、缓报传染病疫情的；

3. 发现传染病疫情时，未按照规定对传染病病人、疑似传染病病人提供医疗救护、现场救援、接诊、转诊的，或者拒绝接受转诊的；

4. 未按照规定对本单位内被传染病病原体污染的场所、物品以及医疗废物实施消毒或者无害化处置的；

5. 未按照规定对医疗器械进行消毒，或者对按照规定一次使用的医疗器具未予销毁，再次使用的；

6. 在医疗救治过程中未按照规定保管医学记录资料的；

7. 故意泄露传染病病人、病原携带者、疑似传染病病人、密切接触者涉及个人隐私的有关信息、资料的。

● 要点三 刑事责任

单位和个人违反本法，构成犯罪的，依法追究刑事责任。

(杨建红)

第六单元 《突发公共卫生事件应急条例》

细目一 概 述

● 要点一 突发公共卫生事件的概念

本条例所称突发公共卫生事件（以下简称突发事件），是指突然发生，造成或者可能造成社会公众健康严重损害的重大传染病疫情、群体性不明原因疾病、重大食物和职业中毒以及其他严重影响公众健康的事件。

● 要点二 突发公共卫生事件应急工作的方针及原则

突发事件应急工作，应当遵循预防为主、常备不懈的方针，贯彻统一领导、分级负责、反应及时、措施果断、依靠科学、加强合作的原则。

细目二 突发公共卫生事件的预防与应急准备

● 要点一 突发公共卫生事件应急预案制定与预案的主要内容

1. 突发事件应急预案的制定：国务院卫生行政主管部门按照分类指导、快速反应的要求，制定全国突发事件应急预案，报请国务院批准。

省、自治区、直辖市人民政府根据全国突发事件应急预案，结合本地实际情况，制定本行政区域的突发事件应急预案。

2. 全国突发事件应急预案应包括的主要内容：

（1）突发事件应急处理指挥部的组成和相关部门的职责；

（2）突发事件的监测与预警；

（3）突发事件信息的收集、分析、报告、通报制度；

（4）突发事件应急处理技术和监测机构及其任务；

（5）突发事件的分级和应急处理工作方案；

（6）突发事件预防、现场控制，应急设施、设备、救治药品和医疗器械以及其他物资和技术的储备与调度；

（7）突发事件应急处理专业队伍的建设和培训。

● 要点二　突发公共卫生事件预防控制体系

1. 国家建立统一的突发事件预防控制体系。

2. 县级以上人民政府建立和完善突发事件监测与预警系统。

3. 县级以上人民政府卫生行政主管部门指定机构负责开展突发事件的日常监测。

细目三　突发公共卫生事件的报告与信息发布

● 要点一　突发公共卫生事件应急报告制度与报告情形

1. 国家建立突发事件应急报告制度　国务院卫生行政主管部门制定突发事件应急报告规范，建立重大、紧急疫情信息报告系统。

2. 突发事件的报告情形和报告时限要求　突发事件监测机构、医疗卫生机构和有关单位发现有下列情形之一的，应当在2小时内向所在地县级人民政府卫生行政主管部门报告；接到报告的卫生行政主管部门应当在2小时内向本级人民政府报告，并同时向上级人民政府卫生行政主管部门和国务院卫生行政主管部门报告：

（1）发生或者可能发生传染病暴发、流行的；

（2）发生或者发现不明原因的群体性疾病的；

（3）发生传染病菌种、毒种丢失的；

（4）发生或者可能发生重大食物和职业中毒事件的。

任何单位和个人对突发事件不得隐瞒、缓报、谎报或者授意他人隐瞒、缓报、谎报。

● 要点二　突发公共卫生事件的信息发布

国家建立突发事件的信息发布制度。国务院卫生行政主管部门负责向社会发布突发事件的信息。必要时，可以授权省、自治区、直辖市人民政府卫生行政主管部门向社会发布本行政区域内突发事件的信息。

信息发布应当及时、准确、全面。

细目四　突发公共卫生事件的应急处理

● 要点一　应急预案的启动

在全国范围内或者跨省、自治区、直辖市范围内启动全国突发事件应急预案，由国务院卫生行政主管部门报国务院批准后实施。省、自治区、直辖市启动突发事件应急预案，由省、自治区、直辖市人民政府决定，并向国务院报告。

● 要点二　应急预案的实施

1. 医疗卫生机构、监测机构和科学研究机构，应当服从突发事件应急处理指挥部的统一指挥，相互配合、协作，集中力量开展相关的科学研究工作。

2. 根据突发事件应急处理的需要，突发事件应急处理指挥部有权紧急调集人员、储备的物资、交通工具以及相关设施、设备；必要时，对人员进行疏散或者隔离，并可以依法对传染病疫区实行封锁。

3. 参加突发事件应急处理的工作人员，应当按照预案的规定，采取卫生防护措施，并在专业人员的指导下进行工作。

4. 医疗卫生机构应采取的措施

医疗卫生机构应当对因突发事件致病的人员提供医疗救护和现场救援，对就诊病人必须接诊治疗,并书写详细、完整的病历记录;对需要转送的病人,应当按照规定将病人及其病历记录的复印件转送至接诊的或者指定的医疗机构。

医疗卫生机构内应当采取卫生防护措施,防止交叉感染和污染。

医疗卫生机构应当对传染病病人密切接触者采取医学观察措施。

医疗机构收治传染病病人、疑似传染病病人,应当依法报告所在地的疾病预防控制机构。

5. 有关部门、医疗卫生机构应当对传染病做到早发现、早报告、早隔离、早治疗,切断传播途径,防止扩散。

细目五 《突发公共卫生事件应急条例》规定的法律责任

● 要点一 医疗机构违反《突发公共卫生事件应急条例》规定应追究的法律责任

医疗卫生机构有下列行为之一的,由卫生行政主管部门责令改正、通报批评、给予警告;情节严重的,吊销《医疗机构执业许可证》;对主要负责人、负有责任的主管人员和其他直接责任人员依法给予降级或者撤职的纪律处分;造成传染病传播、流行或者对社会公众健康造成其他严重危害后果,构成犯罪的,依法追究刑事责任:

1. 未依照本条例的规定履行报告职责,隐瞒、缓报或者谎报的;

2. 未依照本条例的规定及时采取控制措施的;

3. 未依照本条例的规定履行突发事件监测职责的;

4. 拒绝接诊病人的;

5. 拒不服从突发事件应急处理指挥部调度的。

● 要点二 在突发事件处理工作中有关单位和个人未履行职责应承担的法律责任

在突发事件应急处理工作中,有关单位和个人未依照本条例的规定履行报告职责,隐瞒、缓报或者谎报,阻碍突发事件应急处理工作人员执行职务,拒绝国务院卫生行政主管部门或者其他有关部门指定的专业技术机构进入突发事件现场,或者不配合调查、采样、技术分析和检验的,对有关责任人员依法给予行政处分或者纪律处分;触犯《中华人民共和国治安管理处罚条例》,构成违反治安管理行为的,由公安机关依法予以处罚;构成犯罪的,依法追究刑事责任。

● 要点三 在突发事件发生期间扰乱公共秩序应追究的法律责任

在突发事件发生期间,散布谣言、哄抬物价、欺骗消费者,扰乱社会秩序、市场秩序的,由公安机关或者工商行政管理部门依法给予行政处罚;构成犯罪的,依法追究刑事责任。

(杨建红)

第七单元 《医疗事故处理条例》

细目一 概述

● 要点一 医疗事故的概念

本条例所称的医疗事故,是指医疗机构及其医务人员在医疗活动中,违反医疗卫生管理法律、行政法规、部门规章和诊疗护理规范、常规,过失造成患者人身损害的事故。

这一概念包含以下含义:

1. 医疗事故是在医疗活动中发生的;

2. 医疗事故是违反医疗卫生管理法律、行政法规、部门规章和诊疗护理规范、常规的过失行为造成的;

3. 医疗事故的责任主体是医疗机构及其医务

人员；

4. 医疗事故给患者造成了人身损害。

● 要点二　医疗事故处理的原则

处理医疗事故应当遵循公开、公平、公正、及时、便民的原则，坚持实事求是的科学态度，做到事实清楚、定性准确、责任明确、处理恰当。

● 要点三　医疗事故的分级

根据对患者人身造成的损害程度，医疗事故分为四级：

一级医疗事故：造成患者死亡、重度残疾的；

二级医疗事故：造成患者中度残疾、器官组织损伤导致严重功能障碍的；

三级医疗事故：造成患者轻度残疾、器官组织损伤导致一般功能障碍的；

四级医疗事故：造成患者明显人身损害的其他后果的。

细目二　医疗事故的预防与处置

● 要点一　医疗事故的预防

1. 医疗机构及其医务人员在医疗活动中，必须严格遵守医疗卫生管理法律、行政法规、部门规章和诊疗护理规范、常规，恪守医疗服务职业道德。

2. 医疗机构应当对其医务人员进行医疗卫生管理法律、行政法规、部门规章和诊疗护理规范、常规的培训和医疗服务职业道德教育。

3. 医疗机构应当设置医疗服务质量监控部门或者配备专（兼）职人员，具体负责监督本医疗机构的医务人员的医疗服务工作，检查医务人员执业情况，接受患者对医疗服务的投诉，向其提供咨询服务。

4. 医疗机构应当按照国务院卫生行政部门规定的要求，书写并妥善保管病历资料。因抢救急危患者，未能及时书写病历的，有关医务人员应当在抢救结束后 6 小时内据实补记，并加以注明。

5. 在医疗活动中，医疗机构及其医务人员应当将患者的病情、医疗措施、医疗风险等如实告知患者，及时解答其咨询；但是，应当避免对患者产生不利后果。

6. 医疗机构应当制定防范、处理医疗事故的预案，预防医疗事故的发生，减轻医疗事故的损害。

● 要点二　医疗事故的报告与处置

1. **发生医疗事故后的报告**　医务人员在医疗活动中发生或者发现医疗事故、可能引起医疗事故的医疗过失行为或者发生医疗事故争议的，应立即向所在科室负责人报告，科室负责人应及时向本医疗机构负责医疗服务质量监控的部门或者专（兼）职人员报告；负责医疗服务质量监控的部门或者专（兼）职人员接到报告后，应立即进行调查、核实，将有关情况如实向本医疗机构的负责人报告，并向患者通报、解释。

发生医疗事故的，医疗机构应当按照规定向所在地卫生行政部门报告。

发生下列重大医疗过失行为的，医疗机构应当在 12 小时内向所在地卫生行政部门报告：

①导致患者死亡或者可能为二级以上的医疗事故；

②导致 3 人以上人身损害后果；

③国务院卫生行政部门和省、自治区、直辖市人民政府卫生行政部门规定的其他情形。

2. **发生医疗事故的处置**

（1）发生或者发现医疗过失行为，医疗机构及其医务人员应立即采取有效措施，避免或者减轻对患者身体健康的损害，防止损害扩大。

（2）发生医疗事故争议时，死亡病例讨论记录、疑难病例讨论记录、上级医师查房记录、会诊意见、病程记录应在医患双方在场的情况下封存和启封。封存的病历资料可以是复印件，由医疗机构保管。

（3）患者死亡，医患双方当事人不能确定死因或者对死因有异议的，应当在患者死亡后 48 小时内进行尸检；具备尸体冻存条件的，可以延长至 7 日。尸检应当经死者近亲属同意并签字。

● 要点三　医疗事故处置中患者的权利

患者有权复印或者复制其门诊病历、住院志、体温单、医嘱单、化验单（检验报告）、医学影像检查资料、特殊检查同意书、手术同意书、手术及麻醉记录单、病理资料、护理记录以及国务院卫生行政部门规定的其他病历资料。

细目三　医疗事故的技术鉴定

● 要点一　医疗事故技术鉴定组织

设区的市级地方医学会和省、自治区、直辖市直接管辖的县（市）地方医学会负责组织首次医疗事故技术鉴定工作。省、自治区、直辖市地方医学会负责组织再次鉴定工作。

必要时，中华医学会可以组织疑难、复杂并在全国有重大影响的医疗事故争议的技术鉴定工作。

● 要点二　医疗机构应提交的有关医疗事故技术鉴定材料

医疗机构提交的有关医疗事故技术鉴定的材料应当包括下列内容：

1. 住院患者的病程记录、死亡病例讨论记录、疑难病例讨论记录、会诊意见、上级医师查房记录等病历资料原件；
2. 住院患者的住院志、体温单、医嘱单、化验单（检验报告）、医学影像检查资料、特殊检查同意书、手术同意书、手术及麻醉记录单、病理资料、护理记录等病历资料原件；
3. 抢救急危患者，在规定时间内补记的病历资料原件；
4. 封存保留的输液、注射用物品和血液、药物等实物，或者依法具有检验资格的检验机构对这些物品、实物作出的检验报告；
5. 与医疗事故技术鉴定有关的其他材料。

● 要点三　《医疗事故处理条例》中规定不属于医疗事故的情形

《医疗事故处理条例》第三十三条规定：有下列情形之一的不属于医疗事故：

1. 在紧急情况下为抢救垂危患者生命而采取紧急医学措施造成不良后果的；
2. 在医疗活动中由于患者病情异常或者患者体质特殊而发生医疗意外的；
3. 在现有医学科学技术条件下，发生无法预料或者不能防范的不良后果的；
4. 无过错输血感染造成不良后果的；
5. 因患方原因延误诊疗导致不良后果的；
6. 因不可抗力造成不良后果的。

细目四　医疗事故的处理与法律责任

● 要点一　医疗事故的处理

1. 发生医疗事故争议，可以由医患双方当事人以互解互谅的精神自行协商解决。
2. 医疗事故争议协商不成的，当事人自知道或者应当知道其身体健康受到损害之日起1年内，可以向卫生行政部门提出医疗事故争议处理申请，也可以直接向人民法院提起民事诉讼。

卫生行政部门应当自收到医疗事故争议处理申请之日起10日内进行审查，作出是否受理的决定。

● 要点二　法律责任

已确定为医疗事故的，由卫生行政部门根据医疗事故等级和情节，给予警告；情节严重的，责令限期停业整顿，直至由原发证部门吊销执业许可证，对负有责任的医务人员依照《刑法》关于医疗事故罪的规定，依法追究刑事责任；尚不够刑事处罚的，依法给予行政处分或者纪律处分。

对发生医疗事故的有关医务人员，除依照前款处罚外，卫生行政部门并可以责令暂停6个月以上1年以下执业活动；情节严重的，吊销其执业证书。

（杨建红）

第八单元 《中华人民共和国中医药条例》

细目一 概述

要点一 《中医药条例》制定目的与适用范围

1. 制定目的 为了继承和发展中医药学，保障和促进中医药事业的发展，保护人体健康。

2. 适用范围 在中华人民共和国境内从事中医医疗、预防、保健、康复服务和中医药教育、科研、对外交流以及中医药事业管理活动的单位或者个人，应当遵守本条例。

要点二 国家发展中医药的方针

国家保护、扶持、发展中医药事业，实行中西医并重的方针，鼓励中西医相互学习、相互补充、共同提高，推动中医、西医两种医学体系的有机结合，全面发展我国中医药事业。

要点三 发展中医药事业的原则与中医药现代化

发展中医药事业应当遵循继承与创新相结合的原则，保持和发扬中医药特色和优势，积极利用现代科学技术，促进中医药理论和实践的发展，推进中医药现代化。

细目二 中医医疗机构与从业人员管理

要点一 中医医疗机构的设立与要求

开办中医医疗机构，应当符合国务院卫生行政部门制定的中医医疗机构设置标准和当地区域卫生规划，并按照《医疗机构管理条例》的规定办理审批手续，取得《医疗机构执业许可证》后，方可从事中医医疗活动。

中医医疗机构违反《中医药条例》的规定，有下列情形之一的，由县级以上地方人民政府负责中医药管理的部门责令限期改正；逾期不改正的，责令停业整顿，直至由原审批机关吊销其医疗机构执业许可证、取消其城镇职工基本医疗保险定点医疗机构资格，并对负有责任的主管人员和其他直接责任人员依法给予纪律处分：

（一）不符合中医医疗机构设置标准的；

（二）获得城镇职工基本医疗保险定点医疗机构资格，未按照规定向参保人员提供基本医疗服务的。

未经批准擅自开办中医医疗机构的，依照《医疗机构管理条例》的有关规定给予处罚。

中医医疗机构从事医疗服务活动，应当充分发挥中医药特色和优势，遵循中医药自身发展规律，运用传统理论和方法，结合现代科学技术手段，发挥中医药在防治疾病、保健、康复中的作用，为群众提供价格合理、质量优良的中医药服务。

依法设立的社区卫生服务中心（站）、乡镇卫生院等城乡基层卫生服务机构，应当能够提供中医医疗服务。

要点二 中医从业人员的管理与要求

中医从业人员应当依照有关卫生管理的法律、行政法规、部门规章的规定，通过资格考试，并经注册取得执业证书后，方可从事中医服务活动。

以师承方式学习中医学的人员以及确有专长的人员应当按照国务院卫生行政部门的规定，通过执业医师或者执业助理医师资格考核考试，并经注册取得医师执业证书后，方可从事中医医疗活动。

中医从业人员应当遵守相应的中医诊断治疗原则、医疗技术标准和技术操作规范。

全科医师和乡村医生应当具备中医药基本知识以及运用中医诊疗知识、技术，处理常见病和多发病的基本技能。

未按照规定通过执业医师或者执业助理医师资格考试取得执业许可，从事中医医疗活动的，依照《中华人民共和国执业医师法》的有关规定给予处罚。

细目三 中医药教育与科研

要点一 《中医药条例》对中医药教育、科研的规定

1. 各类中医药教育机构应当加强中医药基础理论教学，重视中医药基础理论与中医药临床实践相结合，推进素质教育。

2. 设立各类中医药教育机构，应当符合国家规定的设置标准，并建立符合国家规定标准的临床教学基地。

中医药教育机构的设置标准由国务院卫生行政部门会同国务院教育行政部门制定；中医药教育机构临床教学基地标准，由国务院卫生行政部门制定。

3. 省、自治区、直辖市人民政府负责中医药管理的部门应当依据国家有关规定，完善本地区中医药人员继续教育制度，制定中医药人员培训规划。

4. 国家发展中医药科学技术，将其纳入科学技术发展规划，加强重点中医药科研机构建设。

县级以上地方人民政府应当充分利用中医药资源，重视中医药科学研究和技术开发，采取措施开发、推广、应用中医药技术成果，促进中医药科学技术发展。

中医药科学研究应当注重运用传统方法和现代方法开展中医药基础理论研究和临床研究，运用中医药理论和现代科学技术开展对常见病、多发病和疑难病的防治研究。

要点二 《中医药条例》对中医药学术经验和技术专长继承工作的规定

1. 承担中医药专家学术经验和技术专长继承工作的指导老师应当具备下列条件：

（1）具有较高学术水平和丰富的实践经验、技术专长和良好的职业品德；

（2）从事中医药专业工作30年以上并担任高级专业技术职务10年以上。

2. 中医药专家学术经验和技术专长继承工作的继承人应当具备下列条件：

（1）具有大学本科以上学历和良好的职业品德；

（2）受聘于医疗卫生机构或者医学教育、科研机构从事中医药工作，并担任中级以上专业技术职务。

细目四 中医药发展的保障措施

要点一 政府、单位、组织和个人的作用

1. 国家支持、鼓励各种方式发展中医药事业 县级以上地方人民政府应当根据中医药事业发展的需要以及本地区国民经济和社会发展状况，逐步增加对中医药事业的投入，扶持中医药事业的发展。

任何单位和个人不得将中医药事业经费挪作他用。

国家鼓励境内外组织和个人通过捐资、投资等方式扶持中医药事业发展。

非营利性中医医疗机构，依照国家有关规定享受财政补贴、税收减免等优惠政策。

县级以上地方人民政府劳动保障行政部门确定的城镇职工基本医疗保险定点医疗机构，应当包括符合条件的中医医疗机构。

获得定点资格的中医医疗机构，应当按照规定向参保人员提供基本医疗服务。

2. 加强对中医药文献的整理、研究与保护工作 县级以上各级人民政府应当采取措施加强对中医药文献的收集、整理、研究和保护工作。有关单位和中医医疗机构应当加强重要中医药文献资料的管理、保护和利用。

要点二 加强中医药资源管理

国家保护野生中药材资源，扶持濒危动植物中药材人工代用品的研究和开发利用。

县级以上地方人民政府应当加强中药材的合理开发和利用，鼓励建立中药材种植、培育基地，促进短缺中药材的开发、生产。

● **要点三　与中医药有关的评审或者鉴定活动的法定要求**

与中医药有关的评审或者鉴定活动，应当体现中医药特色，遵循中医药自身的发展规律。

中医药专业技术职务任职资格的评审，中医医疗、教育、科研机构的评审、评估，中医药科研课题的立项和成果鉴定，应当成立专门的中医药评审、鉴定组织或者由中医药专家参加评审、鉴定。

（杨建红）

第九单元　《医疗机构从业人员行为规范》

● **要点一　总则**

第一条　为规范医疗机构从业人员行为，根据医疗卫生有关法律法规、规章制度，结合医疗机构实际，制定本规范。

第二条　本规范适用于各级各类医疗机构内所有从业人员，包括：

（一）管理人员。指在医疗机构及其内设各部门、科室从事计划、组织、协调、控制、决策等管理工作的人员。

（二）医师。指依法取得执业医师资格或执业助理医师资格，经注册在医疗机构从事医疗、预防、保健及临床、科研、教学等工作的人员。

（三）护士。指经执业注册取得护士执业证书，依法在医疗机构从事护理工作的人员。

（四）医技人员。指医疗技术人员，主要包括医疗机构内各种检验检查科室技术人员、口腔技师、康复理疗师、医学物理工程师和医疗器械检验、维护人员等。

（五）药学技术人员。指依法取得药学专业技术职称，在医疗机构从事药学工作的药师及技术人员。

（六）其他人员。指除以上五类人员外，在医疗机构从业的其他人员，主要包括物资、总务、设备、信息、统计、财务、基本建设、后勤等部门工作人员。

第三条　医疗机构从业人员，既要遵守本文件所列基本行为规范，又要遵守与职业相对应的分类行为规范。

● **要点二　医疗机构从业人员基本行为规范**

第四条　以人为本，践行宗旨。坚持救死扶伤、防病治病的宗旨，以病人为中心，全心全意为人民健康服务。

第五条　遵纪守法，依法执业。自觉遵守国家法律法规，遵守医疗卫生行业规章和纪律，严格执行所在医疗机构各项制度规定。

第六条　尊重患者，关爱生命。遵守医学伦理道德，尊重患者的知情同意权和隐私权，为患者保守医疗秘密，维护患者合法权益；尊重患者被救治的权利，不因种族、宗教、地域、贫富、地位、残疾、疾病等歧视患者。

第七条　优质服务，医患和谐。言语文明，举止端庄，认真践行医疗服务承诺，加强与患者的交流与沟通，自觉维护行业形象。

第八条　廉洁自律，恪守医德。弘扬高尚医德，严格自律，不索取和非法收受患者财物，不利用执业之便谋取不正当利益；不收受医疗器械、药品、试剂等生产、销售企业或人员以各种名义、形式给予的回扣、提成，不参与其提供的各类娱乐活动；不违规参与医疗广告宣传和药品医疗器械促销，不倒卖号源。

第九条　严谨求实，精益求精。热爱学习，钻研业务，努力提高专业素养，抵制学术不端行为。

第十条　爱岗敬业，团结协作。忠诚职业，尽职尽责，正确处理同行同事间关系，互相尊重，互相配合，和谐共事。

第十一条　乐于奉献，热心公益。积极参加上级安排的指令性医疗任务和社会公益性的扶贫、义诊、助残、支农、援外等活动，主动开展公众健康教育。

● 要点三　管理人员行为规范

第十二条　牢固树立科学的发展观和正确的业绩观，坚持医疗机构的社会公益性，加强制度建设和文化建设，与时俱进，创新进取，努力提升医疗质量、保障医疗安全、提高服务水平。

第十三条　认真履行管理职责，努力提高管理能力，依法承担管理责任，不断改进工作作风，切实服务临床一线。

第十四条　坚持依法、科学、民主决策，正确行使权力，遵守决策程序，推进院务公开，自觉接受监督，尊重员工民主权利。

第十五条　遵循公平、公正、公开原则，严格人事招录、评审、聘任制度，不在人事工作中谋取不正当利益。

第十六条　严格落实医疗机构各项内控制度，加强财物管理，合理调配资源，遵守国家采购政策，不违反规定干预和插手药品、医疗器械采购和基本建设等工作。

第十七条　加强医疗质量管理，建立健全医疗风险管理机制。

第十八条　尊重人才，鼓励公平竞争和学术创新，建立完善科学的人员考核、激励、惩戒制度，不从事或包庇学术造假等违规违纪行为。

第十九条　恪尽职守，勤勉高效，严格自律，发挥表率作用。

● 要点四　医师行为规范

第二十条　遵循医学科学规律，不断更新医学理念和知识，保证医疗技术应用的科学性、合理性。

第二十一条　规范行医，严格遵循临床诊疗规范和技术操作规范，使用适宜诊疗技术和药物，因病施治，合理医疗，不隐瞒、误导或夸大病情，不过度医疗。

第二十二条　认真执行医疗文书制度，规范书写、妥善保存病历材料，不隐匿、伪造或违规涂改、销毁医学文书及有关资料，不违规签署医学证明文件。

第二十三条　按规定履行医疗事故、传染病疫情和涉嫌伤害事件或非正常死亡报告职责。

第二十四条　认真履行医师职责，强化责任安全意识，积极防范和控制医疗责任差错事件。

第二十五条　开展医疗新技术时，保障患者及家属在充分知情条件下对诊疗决策的决定权，不违规进行试验性医疗。

● 要点五　护士行为规范

第二十六条　提高综合素质，尊重关心爱护患者，为患者提供专业医学照顾，注重沟通，体现人文关怀。

第二十七条　全面履行护理职责，正确执行疾病护理常规和临床护理技术规范，严格落实各项规章制度，为患者提供优质的护理服务。

第二十八条　竭诚协助医生诊治，密切观察患者病情。发现患者病情危急，应立即通知医师；在紧急情况下为抢救垂危患者生命，应及时实施必要的紧急救护。

第二十九条　严格执行医嘱，发现医嘱违反法律、法规、规章或者诊疗技术规范，应及时与医师沟通。

第三十条　按照《病历书写基本规范》要求，及时准确、完整规范书写护理病历，认真管理，不伪造、隐匿或违规涂改、销毁护理病历。

● 要点六　医技人员行为规范

第三十一条　爱护仪器设备，遵守各类操作规范，发现患者的检查项目不符合医学常规的，应及时与医师沟通。

第三十二条　正确运用医学术语，及时、准确出具检查、检验报告，不谎报数据，不伪造报告。发现检查检验结果达到危急值时，应及时提示医师注意。

第三十三条　指导和帮助患者配合检查，耐心帮助患者查询结果，对接触传染性物质或放射性物质的相关人员，进行告知并给予必要的防护。

第三十四条　合理采集、使用、保护、处置标本，不得违规买卖标本，谋取不正当利益。

要点七　药学技术人员行为规范

第三十五条　严格执行药品管理法律法规，科学指导用药，保障用药合理、安全。

第三十六条　认真履行处方审核调配职责，坚持查对制度，不得对处方所列药品擅自更改或代用。

第三十七条　配合医师做好患者用药使用禁忌、不良反应、注意事项和使用方法的解释说明，详尽解答用药疑问。

第三十八条　严格执行药品采购、验收、保管、供应等各项制度规定，不得私自销售、使用非正常途径采购的药品。

第三十九条　加强药品不良反应监测，自觉执行药品不良反应报告制度。

要点八　其他人员行为规范

第四十条　热爱本职工作，认真履行岗位职责，增强为临床服务的意识，保障医疗机构正常运营。

第四十一条　刻苦学习，钻研技术，熟练掌握本职业务技能，认真执行各项具体工作制度和技术操作常规。

第四十二条　严格执行财务、物资、采购等管理制度，认真做好设备和物资的计划、采购、保管、报废等工作，廉洁奉公，不谋私利。

第四十三条　严格执行医疗废物处理规定，不得随意丢弃、倾倒、堆放、使用、买卖医疗废物。

第四十四条　严格执行信息安全和医疗数据保密制度，不得随意泄露、买卖医学信息。

第四十五条　勤俭节约，爱护公物，保持环境卫生，为患者提供清洁整齐、舒适便捷、秩序良好的就医环境。

要点九　实施与监督

第四十六条　医疗机构行政领导班子负责本规范的贯彻实施。主要责任人要以身作则，模范遵守本规范，同时抓好本单位的贯彻实施。

第四十七条　医疗机构相关职能部门协助行政领导班子抓好本规范的落实，纪检监察纠风部门负责对实施情况进行监督检查。

第四十八条　各级卫生行政部门要加强对辖区内各级各类医疗机构及其从业人员贯彻执行本规范的监督检查。

第四十九条　医疗机构及其从业人员实施和执行本规范的情况，应列入医疗机构校验管理和医务人员年度考核、定期考核和医德考评的重要内容，作为医疗机构等级评审、医务人员职称晋升、评先评优的重要依据。

第五十条　医疗机构从业人员违反本规范的，由所在单位视情节轻重，给予批评教育、通报批评、取消当年评优评职资格或缓聘、解职待聘、解聘。其中需要追究党纪、政纪责任的，由有关纪检监察部门按照党纪政纪案件的调查处理程序办理；需要给予行政处罚的，由有关卫生行政部门依法给予警告、暂停执业或吊销执业证书；涉嫌犯罪的，移送司法机关依法处理。

（杨建红）